临床精神药理学手册
（第八版）

〔美〕艾伦·F.沙茨贝格　（Alan F. Schatzberg, M.D.）
〔美〕查尔斯·德巴蒂斯塔　（Charles DeBattista, D.M.H., M.D.）　　著

范静怡　　张小梅　〔美〕张道龙　译

Manual of
Clinical
Psychopharmacology

Eighth Edition

AMERICAN
PSYCHIATRIC
ASSOCIATION
PUBLISHING

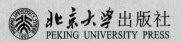

北京大学出版社
PEKING UNIVERSITY PRESS

北京大学医学出版社

著作权合同登记号　图字：01-2016-6192

图书在版编目（CIP）数据

临床精神药理学手册：第八版/〔美〕艾伦·F. 沙茨贝格，〔美〕查尔斯·德巴蒂斯塔著；范静怡，张小梅，〔美〕张道龙译. —北京：北京大学出版社，2018.9
　　ISBN 978-7-301-29515-1

　　Ⅰ.①临…　Ⅱ.①艾…②查…③范…④张…⑤张…　Ⅲ.①精神药理学－手册
Ⅳ.①R964-62

中国版本图书馆 CIP 数据核字（2018）第 081283 号

书　　　名	临床精神药理学手册（第八版）
	LINCHUANG JINGSHEN YAOLIXUE SHOUCE
著作责任者	〔美〕艾伦·F. 沙茨贝格（Alan F. Schatzberg, M. D.）　〔美〕查尔斯·德巴蒂斯塔（Charles DeBattista, D. M. H., M. D.）　著
	范静怡　张小梅　〔美〕张道龙　译
策 划 编 辑	姚成龙
责 任 编 辑	颜克俭
标 准 书 号	ISBN 978-7-301-29515-1
出 版 发 行	北京大学出版社
地　　　址	北京市海淀区成府路 205 号　100871
网　　　址	http://www.pup.cn　新浪微博：@北京大学出版社
电 子 邮 箱	编辑部 zyjy@pup.cn　总编室 zpup@pup.cn
电　　　话	邮购部 010-62752015　发行部 010-62750672　编辑部 010-62704142
印 刷 者	北京中科印刷有限公司
经 销 者	新华书店
	787 毫米×1092 毫米　16 开本　35.75 印张　800 千字
	2018 年 9 月第 1 版　2024 年 5 月第 3 次印刷
定　　　价	208.00 元（精装）

〔美〕Alan F. Schatzberg，M. D.：美国斯坦福大学医学院精神医学和行为科学系肯尼思·T.诺里斯讲座教授。

〔美〕Charles DeBattista，D. M. H.，M. D.：美国斯坦福大学医学院精神医学和行为科学系教授，抑郁症研究门诊与研究项目联席主任，心境障碍中心主任，精神医学系医学生教育主任。

〔美〕张道龙（Daolong Zhang，M. D.）：美国芝加哥退伍军人医学中心（Jesse Brown VA Medical Center）精神医学系行为健康部主诊医师；伊利诺伊大学芝加哥分校（The University of Illinois at Chicago）精神医学系临床助理教授；河北医科大学、齐齐哈尔医学院客座教授，温州康宁医院集团首席医疗官。

范静怡，M. D.，Ph. D.：武汉大学中南医院儿科主任医师，副教授，儿童神经与心理疾病专科负责人，武汉大学发展与教育心理学研究所导师，原美国芝加哥大学生物医学部研究助理。

张小梅，M. D.：北京大学精神医学博士。

前　言

本手册是《临床精神药理学手册》的第八版，它的第一版问世于 1986 年。正如本书第一版和所有后续版本所示，我们一直希望为读者提供一本可读性强又与时俱进的临床药理学指南。读者的反响总体表明该手册已达到了最初的目标。然而，上市药品的数目不断增加，适应证的范围也在扩大，这必然导致该手册的篇幅越来越长。在本版中，我们删掉或精简了那些已变得不太常用的药物（如巴比妥类），这样我们就有更多的篇幅展示那些已被美国食品和药品管理局（FDA）批准（如沃替西汀）或可能获得批准的新药。我们始终努力保持一种学院式的、以读者为中心的风格，这种风格在该手册的所有版本中一以贯之。鉴于此，我们继续为读者提供总结各类精神活性药物关键信息的表格，作为供读者快速参考的指南。

本手册反映了我们目前对特定药物的疗效、剂量或副作用等方面的见解。我们所用的资料主要基于循证，同时结合自身的临床经验。这些经验可以为读者自身的实践提供指导。我们鼓励读者将本书的推荐（尤其是剂量用法）与其他标准的参考书和教材进行比对，尤其是最新版的《医生案头参考书》。

对于此类书籍的撰写，我们需要感谢太多的人。我们的家人一直非常支持和理解我们对此项目的付出。

遗憾的是，Jonathan Cole 在上一版（2009 年）的工作中去世了。精神药理学领域失去了一位最早的先锋人物，他是一位极具智慧和人文主义情怀的长者。我们谨把此书献给他。

Robert Chew 提出了很多编辑方面的宝贵建议。美国精神医学出版社（APP）的编辑人员，John McDuffie、Bessie Jones、Greg Kuny、Tammy Cordova 和 Judy Castagna，对他们的支持、批判性阅读和专业技能，我们非常感激。出版社的领导 Bob Hales 和 Rebecca Rinehart 对我们担当作者一职充满信心，我们为此永怀感恩之心。我们还要感谢在斯坦福大学的同事们和实习生们，他们的深刻见解使我们的经验不断得到充实。最后，我们要感谢过去数十年来治疗过的患者，他们教会了我们很多关于药物治疗的知识。

我们希望读者认为本手册的第八版比前七版更加翔实而有益，同时我们期待在计划未来的版本时得到你们的反馈。

Alan F. Schatzberg，M. D.

Charles DeBattista，D. M. H. ，M. D.

2013 年 12 月

目　　录

表格目录

附图目录

第一章　精神药物治疗的一般性原则

自 20 世纪 70 年代以来，精神医学在治疗方法上经历了一个快速的转变。从精神分析取向向生物学立场的转变，不仅彻底改变了医治患者的基本方法，也改变了精神科医生的职业认同。20 世纪八九十年代的这场变革对大多数年长的精神科医生来说并不容易。首先，面对生物学理论的信息爆炸，新的实验室检查，计算机化、新型药物以及老药新用，要跟上这些发展的步伐，本身就占据了医生们全部的工作时间，因此医生经常没有更多的时间或精力将现有的信息整合到日常实践中。其次，生物学和精神药理学方面信息的激增导致对生物学和心理治疗方法的整合变得越发困难。然而，过渡期现已结束，历经二三十年，一批精神科医生骨干接受了培训，他们在精神药理学上颇有造诣。

对于许多学者和医疗从业者来说，生物学和精神药理学的方法已经成为精神医学的本质，而许多年来另一些人则坚持认为这些药物只不过掩盖了基础疾病，不利于矛盾的解决，并对治疗造成干扰。在过渡期，大多数医疗从业者发展出更加平衡和实用的方法，将心理治疗和精神药理学的要素相结合。奇怪的是，纯理论的精神医学落后于临床实践，它时常采用偏重一方或两极分化的方法，而在临床实践中需要将不同的方法进行实际的融合。确实，我们在直觉上相信精神医学作为医学的一门亚专业，它必须纳入心理社会、精神生物学和精神药理学三方面的理论才能构成真正新型的精神医学，然而住院医生的培训经历尤其是实习期很短，并且过度地依赖 DSM《精神障碍诊断与统计手册》诊断标准，可能无法使他们样样精通。

之所以需要一种混合式的方法，一个主要的原因是虽然精神活性药物对认知、心境和行为具有巨大而有益的影响，但它们常常无法改变基础的疾病过程，这种过程经常对内心的、人际关系的和心理社会方面的应激源高度敏感。一般来说，只有同时减轻症状并提高个体适应紧急情况的能力，才能达到有益的治疗结果。引人关注的是，一些内科的医疗从业者已经运用心理社会的原理去治疗各种疾病，如高血压、类风湿性关节炎和幼年型糖尿病。类似地，那些把精神药理学当作终极目标的精神科医生很可能发现，他们自己与那些认为处方噻嗪类药物是治疗高血压疾病的简便方法的内科医生并无区别。反过来，精神分析或其他心理治疗的实践者不应期待自己的方法可以治愈或显著减少内源性抑郁患者的自主神经症状。更确切地说，他们需要意识到其他替代治疗方法的潜在益处——尤其是精神活性药物。

对于没有广泛经验的医疗从业者来说，要想在实践中更多地运用药物治疗的确存在很多困难。但在处方精神活性药物后，临床结果的改善确实会增强对精神药理学方法的信心。从实践的角度来说，精神药理学的方法对患者结果的改善经常比心理治疗更快，所以对精神药理学的信心更容易建立。选择性 5-羟色胺再摄取抑制剂（SSRI 类）使用方便且疗效广谱，它们使医疗从业者成为药物治疗的专家。

虽然本书主要是一部精神药理学的指南,但不应该让读者认为了解了如何选择和处方精神活性药物就可以不必全面地评估和理解精神科患者。我们的主要目的是向医疗从业者提供各种精神科药物的基本且实用的信息。我们结合自身的临床经验和科学文献使本书成为一部实用、可用的临床指南,用于指导如何为个体患者选择和处方恰当的药物治疗。本书不是一系列详细记录的文献资料,因此,并非书中的所有表述都单独注明了出处。更准确地说,为更加方便读者,我们为关键的表述提供了参考资料,并且每章结尾都为想要扩展阅读的读者列出了一份相关文章和书籍的清单。对于每个新的版本,我们均参照评论者和读者的反馈做出调整,并且我们希望此版本比先前的版本对读者更有帮助。

一、一般性建议

如今,年轻的精神科医生普遍接受过比老一辈更正式的精神药理学培训。我们一度建议临床工作者着重学习每类药物中的一两个,这样在处方时就能应付自如。尽管这个建议在今天仍然是合理的,但由于制药公司削减对教育项目的支持力度,且不允许学术机构介绍药品的详细信息,我们越来越担心临床工作者无法获得最新药物的充分信息,因而不能自信地处方这些药物。这是一种不幸,因为对于某些患者来说,一种新药可能被证明是救命的。久而久之,人们希望建立一套更加理性和折中的方法来应对制药业的发展。医疗从业者应该做些什么才能不落伍?显然,追踪文献和参加继续医学教育(CME)项目必有帮助,但它们无法提供关于新药的实时信息。例如,《药理学通讯》可以提供有用的当前信息;一些重要的参考资料可以作为通讯的补充,如精神药理学的教科书和《医生案头参考书》(*Physicians' Desk Reference*,PDR)。(在本书结尾的附录中可以找到一些有用的书名。)对于“现代人”而言,下载一个像 Epocrates 这样的应用程序到电脑上或手机上是一件非常方便的事情,同时还可以提供一个电子版的 PDR。

此外,医疗从业者应该熟悉很多面向公众的书籍,这样有助于为患者提供补充信息。

在当地确定精神药理学方面的会诊医生也是一个很好的主意,在需要时他们可以提供第二意见——例如,当药物对患者无效或当患者出现严重的副作用时。

二、实践指南

从 20 世纪 90 年代起,专业学会和学术领袖就已建立了实践指南。这些指导原则非常有用,因为它们普遍基于文献中的证据。遗憾的是,由于对指导原则的过度依赖而使它们暴露出了一些局限性。第一,随着新的证据、适应证或治疗方法的报告出现,指导原则可能迅速变得过时了。第二,已发表文献提供的证据可能支持的某些药物治疗不典型或有共病情况的患者不是最有效的。第三,当医疗从业者遇到初始治疗缺乏疗效时,文献中的证据就常常失效,他们会再次求助于临床经验或自己的判断。第四,指导原则中的推荐经常基于专家的共识意见。这些意见虽然有用但未必准确无误。第五,指导原则可能对非专科的从业者最有帮助,但很少能帮到更有经验的治疗者面对难治性疾病患者的情况。归根结底,医学实践仍然需要相当的艺术性。

三、法律、伦理和经济问题

简要地讨论在精神药理学领域产生的一些法律、伦理和经济问题似乎是一种审慎的做法。因为对所有这些问题的全面讨论超出了本书的范畴,读者可去其他地方获取特定的信息。Hoop 等在 2009 年对这个领域的工作做了精彩的综述。

在医学中,知情同意已经成为一个越来越重要的问题。标准的医疗实践始终要求医生告知患者手术和医疗操作的受益和风险。在过去十年里,知情同意的问题受到了更多的关注;然而对于精神医学,迅速产生了几个关键问题。例如,精神科医生必须努力解决对患者能力的评估问题,即患者能否完全理解处方药物的受益和风险,或能否以一种思辨和有益的方式来理解医生提供的信息。显然,这个问题对精神病性患者来说尤为紧迫,并且有时要有法定监护人才能充分实施知情同意。幸好这些患者仅代表医疗从业者的患者群体中的少数。

偏执但有决定权的患者所呈现的实际问题,最好通过建立稳固的工作关系来解决。上述这样的患者较少遇到,更常见的是高度焦虑、强迫或激越的患者,他们容易对药物治疗感到恐惧。医疗从业者乍一看可能认为在这种情况下知情同意是一个不可逾越的障碍。然而,从实践的角度来说,即使医疗从业者不向这些患者告知副作用,患者也会感到焦虑。实际上,吐露事实反而经常可以减轻患者的焦虑,这也隐含了对他们疾病严重程度的尊重,并需要双方共同承担一些风险。

医生应该向患者告知列在 PDR 中的每种副作用,还是仅强调最常见的那些?如果医生不把每种副作用都告诉患者,有些法庭可能判决医生负有法律责任。从实践的角度来说,由于若干原因,大多数临床工作者不会这样做,包括牵涉的时间和担心患者过度惊恐。后一种情况尤其与患者琢磨药品说明书上的信息有关,那上面几乎列出了所有在药物试验中报告过的副作用,即使它们不是由于药物所致,而且观察到的副作用仅仅或主要出现在相似的药物中。然而,患者不仅能够随时获得 PDR 的资料,像 Epocrates 那样的应用程序,以及药物的消费者指南,而且通常都要使用它们。在某种意义上,这些做法开始消除了明显需要医生解决的问题。医生要与所有患者就药物的受益和副作用进行开放式对话,连(或尤其是)那些受教育程度较高的患者也需要。那些读了 PDR 的患者需要被告知某种副作用发生的相对概率。例如,医生应该让患者认识到,三环类抗抑郁药(TCA)导致口干是可预期的,但粒细胞缺乏症或过敏症却极其罕见。我们的经验是医生认为这些副作用不会发生的信念(和希望)可以让患者感到安心。如今,药品说明书经常包括一些表格,将特定药物治疗组出现的副作用与安慰剂组相比较。这从一个更好的角度来评价副作用的问题。某些医生例行给患者一些详细说明药物相对风险的书面材料(经常每种药物单独一章)。这种方式行之有效,但只有当医疗从业者对其应用自如并且真正变成他们实践中的常规才行。

在非典型抗精神病药问世前的许多年里,一个特别困难的问题是围绕对迟发性运动障碍发生风险的知情同意,这是一种很不幸的副作用,一般由于长期使用典型抗精神病药所致(参见第四章"抗精神病药")。在今天的精神科实践中,发生迟发性运动障碍的实际风险已经减少。在接受规范的神经阻滞剂维持治疗超过 3 年的患者中,有 14％的患者可能出现迟发性运动障碍,并且相较于精神分裂症患者,情感障碍患者更常出现。因此,医疗从业者在给未表现出频繁或慢性精神病性发作的患者使用神经阻滞剂时务必要谨慎。然而遗憾的是,慢性精神病性障碍确实存在,所以即使慎重地使用一线抗精神病药也无法消除发生迟发性运动障碍的风险。更新型的抗精神病药为降低此项风险提供了更好的前景,虽然风险从未被彻底消除。

关于迟发性运动障碍,医生应该对患者说些什么并且何时说呢?此处给出两种不同的方法。一种是在处方典型的神经阻滞剂前,向患者和(或)家属告知发生迟发性运动障碍的风险。这种做法可能会过度促发焦虑且不现实,特别是对于急性的精神病性患者,因为迟发性运动障碍一般是长期副作用并且迫切需要快速地帮助患者。另一种方式是在使用抗精神病药治疗约 4～6 周以后,开始长期或维持治疗之前,引入迟发性运动障碍发生风险的话题。这种做法似乎对我们来说更加审慎。使用非典型的抗精神病药发生此风险的概率较低。

患者应该获得书面证实的知情同意吗?此处也提供几种不同的方法。一些机构和医疗从业者采用了正式、书面的知情同意。其他机构和医疗从业者遵循传统的口头知情同意的程序并且把相应的书面证明文件放在患者的病历里。还有些机构和医疗从业者例行向患者提供关于迟发性运动障碍或其他副作用的额外的书面信息(除 PDR 中提供的信息以外),但不要求患者签署书面的知情同意。这些方法均有其优势及倡导者。目前,我们推荐:① 医疗从业者和机构采用一些正式的、有记录的方式来公开第一代抗精神病药引起迟发性运动障碍的风险;② 他们将以上做法与对第一代抗精神病药的保守使用(从使用时间和剂量的角度)联合在一起;③ 他们和患者在监测患者发生迟发性运动障碍时进行合作。如今这个问题在很大程度上不那么重要了,因为在美国使用典型抗精神病药长期治疗的情况已经相对少见。

在氯氮平投放市场后,对于这种有潜在致死性但疗效独特的药物,精神科医生需要认真地考虑采用一种标准的、记录在案的知情同意程序。无行为能力做出知情同意的患者应该由监护人做出知情同意。第二代药物如奥氮平,没有发生粒细胞缺乏症的明显风险,基本回避了这个问题,但仍有难治性疾病的患者需要氯氮平治疗。

虽然第二代抗精神病药在某些方面比第一代药物更安全,但体重增加、胰岛素抵抗(代谢综合征)和糖尿病是这些药物的主要问题,尤其是奥氮平和氯氮平。糖尿病酮症酸中毒是一种罕见但严重的副作用,受到了很多的关注。然而更常见的是由几种新型药物所致的体重增加,同时可能导致胰岛素敏感性的降低。对开始服用这些药物的患者应该密切监测体重和胰岛素抵抗的情况。如果药物增加了引起此类副作用的风险(如氯氮平、奥氮平),医生应该提醒患者多加留意(参见第四章"抗精神病药"),那些引起麻烦的药物可能要被停用。

自 20 世纪 90 年代早期以来,医生们越来越多地面对这种进退两难的情况,即处方标准药物来治疗未获美国食品和药品管理局(FDA)批准的适应证或处方的剂量高于 PDR 中的推荐。在某些情况下,当追踪这种医疗行为时会发现药品被错误地使用,而且此行为显然是危险的。在许多其他情况下,已出现相当多的临床或研究资料表明此类做法可为众多患者带来潜在的巨大益处,但药品说明书上的信息可能由于经济或监管的因素而尚未更改。例如,多年来丙咪嗪通常以 300 毫克/天的剂量处方给门诊和住院患者。然而,药品说明书的表述是门诊患者的剂量不应超过 225 毫克/天。在某种程度上,这反映了获批的给药方案是基于多年前的数据确定的,当时更大比例的严重抑郁症患者住院治疗而且不能监测血药浓度(参见第三章"抗抑郁药")。这份药品说明书一直没有更新。需要设计额外的研究进一步证明更高剂量的疗效和安全性,但这对药品制造商来说代价太大,因为药品的专利权早已到期,他们不可能收回此类研究的成本。一家制药企业在若干年前向 FDA申请并获批将药物去甲替林(Pamelor)的每日最高剂量从 100 毫克增加到 150 毫克。一家制造商生产相同的药物去甲替林,商品名为 Aventyl,没有提出上述申请,并且这个商品要求每日最高剂量仅为 100 毫克。因此,在美国的市场上,人们面对两种相同的去甲替林但每日最高剂量却不同的情况。Aventyl 目前已经退出美国市场。

在本手册的之前版本中,所谓超适应证使用的例子包括用丙咪嗪和苯乙肼治疗场所恐怖症或惊恐障碍,还有许多年来,用卡马西平治疗双相障碍。这些年来,出现许多其他诸如此类的超适应证使用,包括将丙戊酸钠用于双相障碍的维持治疗、用 SSRI 类治疗躯体变形障碍及相关障碍、用安非他酮治疗注意缺陷障碍、用拉莫三嗪治疗重性抑郁障碍等。有大量的资料支持这些药物对这些适应证的有效性,但市场状况和监管准则可能导致这些药物中的部分甚至全部无法获批官方的新适应证。

SSRI 类的一个普遍未获批的适应证是青少年抑郁症。FDA 已经警告此类药物和文拉法辛的疗效数据均非常有限,并且这些药物有增加自杀行为的风险。氟西汀似乎在这两方面都是一个例外,并且目前已经获批用于 8~18 岁儿童和青少年。因此我们推荐在患有抑郁症的青少年中最开始选用氟西汀。如果对患者无效,则可以考虑替代方案,并且如果选用其他药物,医疗从业者应该做出清晰的记录。医生应尽可能地与年轻患者及其家长讨论这些药物的风险和受益。自从FDA 开始对在青少年和儿童中使用抗抑郁药的潜在风险实施黑框警告,儿科医生的处方率下降了约 20%(Nemeroff 等,2007)。年轻人中的自杀率可能在升高。Gibbons(2006)的一篇报告指出在实施黑框警告后,荷兰的年轻男性青少年(约 15岁)的自杀率显著升高。这些资料表明撇开潜在受益而单独讨论副作用可能带来糟糕的结果。

医疗从业者超适应证处方药物要承担法律风险吗?美国医学会和 FDA 一般主张对任何上市药品的超适应证使用或对个体患者的超剂量使用均在临床工作者

的权限之内。PDR 不是一本医疗实践的官方教材,而是用于销售目的的药品信息手册。它给制药公司对其产品的宣传设定了限制。医疗事故是没有在医疗社区的正常规范范围内实践所致。然而,许多临床工作者不愿意冒被那些可能对标准药物的超适应证使用或对药物的超剂量使用出现不良反应的患者起诉的风险,即使这种诉讼可能没什么依据。另外,当处方超出批准的剂量范围时,一些保险公司拒绝支付药费。医疗从业者可以尝试提供为对治疗没有反应的患者采用超剂量治疗的临床依据并发表病例报告(Ninan 等,2006)。

有哪些解决办法呢? 在各种势力(患者和医生)足以引起扩大适应证或重新定义最大剂量的现行体制发生变革之前,每位临床工作者必须决定是否承担这项风险。然而,虽然临床工作者可能试图采用一种保守的方法,但他们终将遇到寻求其他治疗方法的患者。一种可能有帮助的做法是从更专业的精神药理学家或社区里的其他医疗从业者那里获得外部咨询。另一种做法是向患者解释问题的改善余地,给他们提供现有已发表的并有积极影响的病例报告,同时在病历中记录这些行动方案。一些医生会提供告知患者的书面记录。总之,没有简单的解决方案,并且医生总会面临这个问题。

治疗难治性患者的精神科医生会面临另一个问题。许多抗抑郁药和抗精神病药在加拿大或欧洲国家均有售。在 1989 年氯米帕明获得 FDA 批准之前,加拿大的药店在收到患者的处方和支票后会定期把药品邮寄到美国。随着来自 AIDS(获得性免疫缺乏综合征,艾滋病)患者的压力不断增加,FDA 和美国海关总署似乎正面地(或至少被动地)看待为个体患者进口 3 个月用量的在美国买不到的药品。得到认可的药物如米安色林、更老的如单胺氧化酶抑制剂(异丙烟肼、尼亚拉胺)、更新型的药物如阿戈美拉汀和噻奈普汀,在加拿大或欧洲均有售,精神科医生或患者可以通过那里的药房、同事、朋友或亲戚买到它们。

许多患者长年服用来自加拿大的氯米帕明,但我们从未听说对医疗事故的诉讼。尽管如此,这种可能性依然存在。关于此类使用现在或过去是否恰当,美国的州法律已经发生了改变。精神科医生如果想用未在美国获批的进口药物来治疗患者,就应该考虑对自身和对其患者的风险。我们建议如果要使用国外的药物就让患者签署一份知情同意文件。有关这个问题的信息可以从 FDA 的网站(www.fda.gov)获得。

King(1998)讨论过这些问题并概述了获得 FDA 和新药研究申请批准的程序,主要针对试验药物。

精神药理学实践的一个重要方面是记录治疗的各个步骤:诊断、给药方案、其他治疗药物、知情同意等。Lamb(2001)在一篇文献里详细地描述了这些实用性的贴士(tips,也作提示信息)。

随着过去数年互联网的兴起,一个相关问题随之出现。一些患者开始在线订购药物,而且经常从国外订购,我们目前怀疑很多制剂是非法的。最近一位患者服用了再次从网上订购的阿立哌唑后,原先阿立哌唑的正性增效作用完全丧失。来自印度的制剂没有产生任何作用。当她重新服用美国的专利制剂后,疗效再次出现。

　　管理式医疗对精神医学的实践产生了强烈影响。建立在精神药理学最初的成功之上，主要沿着药理学的发展脉络，管理式医疗已在某种意义上重塑了精神医学的实践。通过提供有限的益处，管理式医疗强迫精神科医生注重药物治疗。这一直是一种短视的做法，必将导致许多患者仅接受有限的医疗。此外，有限的治疗次数和对住院治疗的回避时常导致患者及其家属产生不切实际的期待，也对医疗从业者施加过多的压力。虽然精神药理学的方法意味着可以大大减轻医疗的工作量，但医疗从业者必须牢记患者对治疗的反应是逐渐显现的，并且任何短期的成功都必须辅以巩固和维持治疗。

　　成本控制导致许多健康保险倾向用仿制药物取代专利药物。我们经常被问到处方仿制药物是否可取。许多年来，FDA 仅要求制造商证明某个药物的指定剂量产生的血药浓度达到专利形式的 20%～30%。显然，对于一些药物（如 TCA 类），这种标准被证实是有问题的。当使用传统剂量的仿制 TCA 治疗时，更低的血药浓度可能对患者起不到治疗作用。此外，患者经一定剂量的标准抗抑郁药治疗有效后，换成对等剂量的仿制药物可能导致疗效丧失。仿制和专利形式之间的差别可以导致两种完全不同的结局。使用仿制形式可以引起更高的、有潜在毒性的血药浓度。2001 年 8 月，氟西汀的仿制剂型在市场上销售。氟西汀在血液和大脑中可以产生较高的浓度，并且仿制形式未被证实有问题。同样，我们尚未听说仿制的帕罗西汀出现问题。几年前，这个问题再次成为热点，人们担心一些仿制的治疗心脏病的药物可能无法起到与专利产品同等的疗效。在上一版中，我们指出，可以想象在未来，仿制剂型的疗效需要得到证明，而且近期安非他酮的仿制剂型确实出现了问题。

　　大约 20 年前，FDA 责令很多仿制的苯二氮䓬类药物撤出市场，因为它们的质量降到了最低标准以下。因此，仿制药物的生产质控未必符合可接受的标准。然而，在不同批次的同种专利药物之间也存在显著的变异性，同时大型的制药公司出现了在生产专利药物方面的其他问题。近些年，一般而言，仿制药物在等效性上更为接近对应的专利药物。

　　在早期的版本中，我们建议医生最开始给患者使用专利药物（尤其在使用 TCA 类的情况下），并调整剂量直至达到治疗效果并且副作用较少。然后可以使用仿制药物进行维持治疗。当患者仍使用专利药物治疗时，即在换到仿制药之前，如有可能，则要测定血药浓度，并且当患者服用对等剂量的仿制药时，如果疗效丧失或出现副作用，则要重新测定血药浓度。这些年来，我们对此方式不再那么坚定了，部分原因是仿制药在当今实践中应用普遍，同时 TCA 类的使用越来越少。此外，我们没有第二代药物在治疗中血药浓度方面的有效数据，并且测量血药浓度不够便捷。不过，如前所述，问题可能还会偶尔出现。

　　成本控制的另一个结果是健康保险坚持要患者取走 3 个月的药物用量，一般是对维持治疗期的患者。显然，如果患者有药物滥用史、自杀行为、使用安全剂量范围窄的药物时，这种要求就成问题了。我们建议使用明智的临床判断来决定要处方多少药片或胶囊。当地药店要经常与医生和患者合作，以求找到一种在临床上和经济上均合理的折中方案(如同意把药品保留在患者名下,但只配发 1～2 周的用量)。但是,如果患者通过健康保险计划来邮购药物,以上做法就行不通了。不过,新型药物趋向于具有更广的安全剂量范围,在很大程度上规避了这种问题。

　　近来一直争论各个州和市政府容忍从加拿大和其他国家大规模进口美国批准的药物是否妥当。FDA 反对这种降低成本的尝试,部分原因是从加拿大进口的药物的来源、安全性和疗效均无法查证(要获得更进一步的信息,参见 FDA 网站:www.fda.gov/importeddrugs)。在写书之际,这个问题仍未解决。然而,在加拿大可以买到美国批准的用于精神科或其他用途的药物(但比在美国的价钱低得多),这促使医生从特定的加拿大药店订购药物。虽然可能存在未解决的监管问题,但这种做法似乎比患者盲目网购更可靠。

　　在本书中,我们提供关于各种不同精神活性药物的实用信息。除非另做说明,关于剂量的信息均针对成人患者(年龄为 18～60 岁)。我们囊括的信息既来自我们对精神医学文献的阅读,也来自我们自身的临床实践。只要可能,我们都会指出出于营销目的而未获得 FDA 官方批准的用法,但我们也试图为读者提供充足的资料来帮助他们决定是否或如何处方特定药物。这样做,我们不是在宣传这些特定的药物,而是试图结合实际地正确看待每一种药物。我们认为真实世界的精神医学实践决定了我们为医疗从业者提供的信息只能基于科学文献或常见的临床用法,即药物的适应证可能尚未改变,也许由于经济的原因,可能永远不会改变。具体药物的信息应该与 PDR 和药品说明书进行核对以确保为特定患者处方的准确性。

参考文献

Applebaum P S. Legal and ethical aspects of psychopharmacologic practice, in Clinical Psycho-pharmacology, 2nd Edition. Edited by Bernstein J C. Boston, MA, Wright PSG, 1984

Erickson S H, Bergman J J, Schneeweiss R, Cherkin D C. The use of drugs for unlabeled indica-tions. JAMA 243(15): 1543—1546, 1980 7359738

FDA does not approve uses of drugs (editorial). JAMA 252: 1054—1055, 1984

Gibbons R D. Efficacy and safety of antidepressants for depression and suicide risk in youth and adults: results of new analyses. Neuropsychopharmacology 31(suppl 1): S50, 2006

Gutheil T G. Liability issues and malpractice prevention, in Handbook of Clinical Psychopharma-cology. Edited by Tupin J P, Shader R I, Harnett D S. Northvale, NJ, Jason Aronson, 1988, pp 439—453

Gutheil T G. Reflections on ethical issues in psychopharmacology: an American perspective. Int J Law Psychiatry 35(5—6): 387—391, 2012 23063110

Hoop J G, Layde J B, Roberts L W. Ethical considerations in psychopharmacological treatment and research, in The American Psychiatric Publishing Textbook of Psycho-pharmacology, 4th Edition. Edited by Schatzberg A F, Nemeroff C B. Washington, DC, American Psychi-atric Publishing, 2009, pp 1477—1495

King S M. Legal and risk management concerns relating to the use of non-FDA approved drugs in the practice of psychiatry. Rx for Risk 6(2): 1—7, 1998

Lamb K. Risk management and medication prescribing/administering. Rx for Risk 9(1):1—3, 2001

March J, Silva S, Petrycki S, et al. Treatment for Adolescents With Depression Study (TADS) Team: Fluoxetine, cognitive-behavioral therapy, and their combination for adolescents with depression: Treatment for Adolescents With Depression Study (TADS) randomized controlled trial. JAMA 292(7):807—820, 2004 15315995

Nemeroff C B, Kalali A, Keller M B, et al. Impact of publicity concerning pediatric suicidality data on physician practice patterns in the United States. Arch Gen Psychiatry 64(4):466—472, 2007 17404123

Ninan P T, Koran L M, Kiev A, et al. High-dose sertraline strategy for nonresponders to acute treatment for obsessive-compulsive disorder: a multicenter double-blind trial. J Clin Psychiatry 67(1):15—22, 2006 16426083

Nonapproved uses of FDA-approved drugs. JAMA 211:1705, 1970

Slovenko R. Update on legal issues associated with tardive dyskinesia. J Clin Psychiatry 61(Suppl 4):45—57, 2000 10739331

Use of approved drugs for unlabeled indications. FDA Drug Bulletin, April 1982 [entire issue] Use of drugs for unapproved indications: your legal responsibility. FDA Drug Bulletin, October 1972 [entire issue]

第二章　诊断与分类

自 20 世纪 70 年代末以来,精神科医生更加关注严格的诊断和分类,其证据是 1980 年出版了当时极具前瞻性的 DSM-Ⅲ(美国精神医学学会,1980)。与之前的版本不同,DSM-Ⅲ提供了详细的诊断标准和描述性的诊断方法。随后的版本,包括 DSM-Ⅲ-R(美国精神医学学会,1987),DSM-Ⅳ(美国精神医学学会,1994)(其文本修订版,DSM-Ⅳ-TR,出版于 2000 年;美国精神医学学会,2000),以及最新的 DSM-5(美国精神医学学会,2013),均对诊断标准做了改进。这些改变主要基于新的实践经验资料和从现场试验获得的结果。数年来,各种精神障碍的生物学和治疗进展引发了对更严格的疾病分类学的极大关注,做出精确的诊断似乎越发重要。例如,碳酸锂对许多诊断为双相(躁狂-抑郁)障碍患者的疗效促使人们坚持不懈地努力对躁郁症和精神分裂症加以区分,这导致了许多患者的诊断发生改变并且治疗有所变动。然而,诊断的精确性并不总会带来明确而有效的治疗。

精神药理学的治疗方法常常基于将某个确定的治疗或治疗联合与某个特定的诊断进行匹配。虽然这种方法代表一种理想,但它仅对约 60% 的患者有效,因为以下几点原因。

① 许多患者的障碍都很难归为一种特定的综合征。

② 许多患者存在共病的障碍。

③ 传统的药物治疗对一些表面上患有典型障碍的患者可能效果不佳。

④ 各种药物(如抗惊厥药)不断显示出比其药物分类名称更广泛的作用。当抗惊厥药首次用于双相障碍时,它们并未获准用于此综合征。对照临床试验最终使美国食品和药品管理局(FDA)批准丙戊酸钠、拉莫三嗪、卡马西平和奥卡西平治疗双相障碍。今天,除氯氮平外,第二代抗精神病药均被批准治疗急性躁狂,其中几种(奥氮平、阿立哌唑和喹硫平)还有双相障碍的维持治疗的适应证。

因此,临床工作者多年来已将"理想的"治疗范式与一种更加灵活的方法相结合——即临床工作者试图将某种确定的治疗与多种症状群相匹配,而不是与某个总体上的综合征相匹配。但这种方法的危险在于,如果过于极端,可能导致太过创新的治疗方法甚至不健康的多重用药。显然,临床工作者必须尝试建立一种通用的策略,把一系列特定的治疗与存在某些诊断或症状的患者相匹配。最好做到以下几点。

① 查明患者是否符合某种障碍的症状标准(如重性抑郁障碍伴或不伴忧郁)。

② 确定药物类别(如三环类抗抑郁药[TCA 类]或选择性 5-羟色胺再摄取抑制剂[SSRI 类])或治疗,通常被认为在治疗某种障碍时有效。

③ 处方确定药物类别中的典型代表药物(如丙咪嗪或西酞普兰);如果初始试
验性治疗证明无效,可以接着换用不那么传统的药物或联合用药。

上述方法总体上是合理的;然而,临床工作者必须意识到诊断分类存在固有的
局限,这可能误导诊断。例如,许多曾经诊断为 DSM-Ⅲ 重性抑郁障碍的患者使用
抗抑郁药治疗无效,而且他们经常需要一些形式的心理治疗(如人际关系心理治疗
或认知治疗)。在某种程度上,这是由于仅需要有限数目和类型的症状就可以诊断
为重性抑郁障碍。其实,虽然通常将重性抑郁障碍误认为是一种内源性的抑郁疾
病,但实际上——从历史和实践的角度来说——内源性抑郁只是重性抑郁障碍的
亚型,传统上认为 TCA 类治疗有效。DSM-Ⅲ-R 和 DSM-Ⅳ(DSM-Ⅳ-TR)对重性
抑郁障碍的诊断标准比 DSM-Ⅲ 中要严格一些——这种改变在一定程度上消除了
上述问题。

另一个可以解释药物与诊断匹配失败的原因是,可能与使用特定症状预测不
良疗效有关,就像把焦虑当作药物治疗反应不良的预测因素。在那些情况下,可能
需要替代策略,即联合使用抗抑郁药和抗焦虑药。

DSM-5 跨越诊断类别,为了更好地描述患者的障碍,引入了对关键维度(如焦
虑和抑郁)的维度性测量。鉴于医疗从业者的繁忙日程和时间限制,这些维度起到
的作用大小还有待探讨。

虽然对精神医学分类的全面讨论超出了本手册的范围,但对回顾目前的
(DSM-5)系统和成人精神障碍中主要分类的患病率仍然是很有帮助的,并在每个
类别中强调何种精神活性药物经常被证实最为有效。本章提供的患病率主要来自
流行病学服务区(ECA)研究和国家共病调查(NCS)的报告。

一、DSM-5 的总体结构

DSM 进行了重组,使得在 DSM-5 中各个章节的排列更加有条理,在一定程度
上暗示了各类别间的共享特征(表 2-1)。例如,初始章节包括神经发育障碍(如自
闭症谱系、注意缺陷/多动障碍[ADHD]),并且与其相邻的是精神病性障碍(如精
神分裂症)。双相障碍紧随其后,以表明与精神分裂症有共享特征,然后是抑郁障
碍,它们与重性抑郁障碍有共享特征。DSM-Ⅳ 的焦虑障碍已被拆分,创伤后应激
障碍和强迫症分别归到创伤及应激相关障碍和强迫及相关障碍中。除其他章节
外,章节结构还包括睡眠及相关障碍和神经认知障碍(表 2-1)。

虽然 DSM-5 与 DSM-Ⅳ 没有根本性的不同,但很多改变和对药物治疗的影响
均值得一提。一个改变是儿童期障碍现在穿插在其他 22 个诊断类别中。例如,一
种新的儿童期障碍——破坏性心境失调障碍——被包括在抑郁一章中。分离焦虑
障碍被列入焦虑障碍。重要的是某些典型的儿童期障碍,如 ADHD,现在的概念
化使成人患者可以得到诊断。经常包括一条诊断标准,关于症状是否符合预期的
发育水平,例如,在年幼儿童中的分离焦虑,以此避免把正常的行为病理化。

表 2-1 DSM-5 第二部分的精神障碍

神经发育障碍

精神分裂症及其他精神病性障碍

双相及相关障碍

抑郁障碍

焦虑障碍

强迫及相关障碍

创伤及应激相关障碍

分离障碍

躯体症状及相关障碍

喂食及进食障碍

排泄障碍

睡眠-觉醒障碍

性功能失调

性别烦躁

破坏性、冲动控制及品行障碍

物质相关及成瘾障碍

神经认知障碍

人格障碍

性欲倒错障碍

其他精神障碍

药物所致的运动障碍及其他药物不良反应

可能成为临床关注焦点的其他状况

二、神经发育障碍

自闭症障碍已被整合到(自闭症谱系障碍)(ASD)的标题下。这一诊断强调社交缺陷和行为问题两个方面。其患病率约为1%。对于自闭症谱系障碍的总体治疗,没有药物治疗的适应证,但是利培酮有 FDA 批准的用于治疗此障碍中激越症状的适应证,而且许多其他药物通常用于治疗其他方面,虽然经常是超适应证使用。此外,许多制剂正在被研发用于治疗自闭症的各个方面(如经鼻给药催产素用于治疗社交亲和性)。ADHD 也被列入神经发育障碍内。据估计 ADHD 的患病率在儿童中为5%、在成人中为2.5%(美国精神医学学会,2013)。通常,使用哌甲酯、苯丙胺或托莫西汀治疗 ADHD 患者(Michelson 等,2001)。

三、精神分裂症谱系及其他精神病性障碍

精神病性障碍在两个主要方面发生了改变。首先,在精神分裂症的标题下,各

种亚型（如偏执、紊乱）已经整合成一个单一类别的诊断。精神分裂症的诊断标准发生了改变，没有典型的精神病性症状（如幻觉或妄想）则不能做诊断。因此，仅有思维障碍而没有所谓的阳性症状则不再进行诊断。

疾病的过程是慢性的（至少 6 个月），并且经常不断恶化，患者通常表现出社交隔离和退缩。虽然 DSM-5 列出的终生患病率为 0.3%～0.7%，但在 ECA 研究中，精神分裂症的 6 个月和终生患病率分别为 0.8% 和 1.3%。

首选治疗是第二代抗精神病药（如奥氮平、利培酮、喹硫平），还有第一代神经阻滞剂抗精神病药，包括吩噻嗪类、丁酰苯类和硫杂蒽类。急性期治疗可以在第二代抗精神病药之上合用丙戊酸钠。一些研究者还报告锂盐也会带来部分受益。三环类（TCA 类）和选择性 5-羟色胺再摄取抑制剂（SSRI 类）对一些无反应的、抑郁的精神分裂症患者同样具有疗效——有趣的是，精神病恶化的比率相对较低。

精神分裂症样障碍，被包括在精神分裂症谱系障碍中（表 2-2），先前认为只是在病程上不同于精神分裂症——持续 4 周至 6 个月。精神分裂症样障碍是一种罕见的障碍，6 个月和终生患病率为 0.1%。对此障碍的急性期治疗一般使用抗精神病药。术语分裂情感性障碍描述的患者在其病程中存在精神分裂症的慢性症状，同时也符合躁狂、轻躁狂或抑郁的诊断标准。在分裂情感性障碍中，精神病性症状并非仅出现于情感发作时。例如，一些患者有一次心境障碍发作和一次如精神分裂症中所见的显著思维障碍，就可做此诊断。而且，有精神病残留症状的患者，当其心境症状大部分缓解时也可做此诊断。对分裂情感性障碍诊断标准的主要改变在于诊断是基于精神病性和心境症状的终生模式，而非任何一次发作的横断面。此障碍的患者通常接受最复杂的药物治疗方案，以努力控制混合的情感、精神分裂症甚至焦虑症状。

表 2-2　DSM-5 精神分裂症谱系及其他精神病性障碍

分裂型（人格）障碍
妄想障碍
短暂精神病性障碍
精神分裂症样障碍
精神分裂症
分裂情感性障碍
物质/药物所致的精神病性障碍
由于其他躯体疾病所致的精神病性障碍
与其他精神障碍有关的紧张症（紧张症标注）
由于其他躯体疾病所致的紧张症障碍
未特定的紧张症
其他特定的精神分裂症谱系及其他精神病性障碍
未特定的精神分裂症谱系及其他精神病性障碍

四、心境障碍

根据定义,心境障碍是病理性的情感状态。在 DSM-Ⅲ-R 中,这些障碍被分成双相和抑郁障碍,这两种障碍又被进一步细分成不同的疾病实体。此外,标注障碍的严重性、心理社会因素的程度和季节类型。在 DSM-Ⅳ(和 DSM-Ⅳ-TR)中,保留了这一类别的大部分。修订之处包括去除器质性心境障碍并新增双相Ⅱ型障碍、一种非典型的抑郁症、与物质滥用相关的心境障碍和由于躯体疾病所致的心境障碍。在 DSM-5 中,双相障碍自成一类,与抑郁障碍相邻。

(一)双相及相关障碍

双相障碍仍被细分成双相Ⅰ型障碍(混合、躁狂或抑郁)、双相Ⅱ型障碍、环性心境障碍和未特定的双相障碍。要诊断双相障碍(躁郁症),患者必须是当前符合轻躁狂或躁狂的诊断标准,或者必须是先前的发作符合轻躁狂或躁狂的诊断标准。当前的发作可以进一步分类,这要确定患者是否为躁狂、抑郁,还是正经历一种混合的情感状态。

DSM-5 诊断躁狂的核心标准与 DSM-Ⅳ 的标准完全相同,并包括一段明显的持续心境高涨或易激惹,足以引起损害或导致住院治疗。至少包括 7 条症状中的 3 条(如果仅有易激惹则至少需要 4 条):目标导向的活动增多、讲话增多、思维奔逸、自尊心膨胀、睡眠需求减少、随境转移和过度参与高风险的活动(如大肆挥霍、莽撞驾驶)。如同 DSM-Ⅲ,目前的诊断标准指出症状必须持续至少 7 天,或者如果症状需要住院治疗则天数不限。然而,如果症状持续短于 7 天并超过 4 天而且没有严重影响功能或需要住院治疗,则符合轻躁狂发作的诊断标准,可以诊断为双相Ⅱ型障碍。无论目前的发作是否为轻躁狂,只要先前的发作符合躁狂的诊断标准,就可做出双相Ⅰ型障碍的诊断。在 DSM-5 中,对双相Ⅰ型障碍的一个改变是伴有抑郁的混合发作类别被混合特征的标注取代。在普通人群中,根据 ECA 的研究资料,躁狂的 6 个月和终生患病率分别约为 0.5% 和 0.8%,但在 NCS 中略微升高。双相Ⅰ型和双相Ⅱ型障碍的合计患病率约为 1.5%。在 DSM-5 中,据估计,双相Ⅰ型和双相Ⅱ型障碍的 12 个月的患病率分别为 0.6% 和 0.8%。

要使心境障碍患者达到总体的心境稳定,经典的精神药理学方法是使用碳酸锂或枸橼酸锂治疗。卡马西平、奥卡西平、丙戊酸钠、一些苯二氮䓬类和非典型抗精神病药也显示出具有心境稳定的效果,对急性躁狂的疗效最为突出(参见第五章"心境稳定剂")。对急性轻躁狂或躁狂的治疗包括上述稳定心境的药物,以及抗精神病药和辅助睡眠的镇静-催眠药。双相抑郁的治疗经常需要联合使用锂盐或丙戊酸钠与治疗重性抑郁的药物(参见本章的分项"抑郁障碍")。有三种制剂获批用于治疗双相抑郁:奥氮平-氟西汀复合剂、喹硫平和鲁拉西酮。拉莫三嗪获批用于预防抑郁发作。曾经,抗惊厥药物对混合状态的疗效优于锂盐,但这一点目前不甚明确。

对双相躁狂状态的更广泛的重新定义无疑导致更多患者接受心境稳定剂的治疗。必须权衡放宽诊断对许多患者的潜在受益和为使用锂盐或其他抗抑郁药而过度诊断双相障碍的"一刀切"的趋势。临床工作者经常看到慢性障碍患者曾经被当作精神分裂症,而目前又被再次诊断为双相障碍或分裂情感性障碍。同样地,时常把边缘型人格障碍的情感不稳定和冲动性误认为双相Ⅱ型障碍的症状。遗憾的是,许多此类患者对心境稳定剂无反应,这表明对此类别的过度放宽存在某些内在的局限。

比起双相障碍,环性心境障碍是一种更加慢性且不太严重的疾病。要符合这一障碍的诊断标准,需要至少 2 年反复发作轻度的心境障碍。环性心境障碍的患者可能叠加出现双相Ⅰ型或双相Ⅱ型障碍。许多研究者声称碳酸锂对一些环性心境障碍的患者有效。

(二) 抑郁障碍

DSM-5 对重性抑郁发作的诊断标准与 DSM-Ⅳ相比没有本质上的改变。根据定义,如果患者没有轻躁狂或躁狂病史(即一种双相障碍),重性抑郁障碍就是一种单相障碍。在 ECA 研究中,重性抑郁发作的 6 个月和终生患病率分别为 3% 和6%,并且女性患病率通常是男性的 2 倍。在 NCS 中,重性抑郁障碍的 12 个月和终生患病率要高得多,分别为 10.3% 和 17.1%。

重性抑郁发作的诊断标准由各种体征和症状组成,包括食欲紊乱、睡眠紊乱、精神运动性迟滞或激越、自杀、对生活的兴趣降低和内疚。显然,欧洲和美国的研究者们使用其中一些症状来描述内源性抑郁。然而,一个患者可能符合重性抑郁发作的诊断标准但未明显表现出内源性抑郁的症状。在 DSM-Ⅲ-R 中,仅需 4 条症状就符合重性抑郁发作的诊断;而 DSM-Ⅳ(和 DSM-Ⅳ-TR)需要 5 条症状。在这两个系统中,要符合诊断标准仅需症状持续 2 周。目前许多不同类型的抗抑郁药均对重性抑郁障碍有效,包括 TCA 类、SSRI 类、5-羟色胺-去甲肾上腺素再摄取抑制剂(SNRI 类)、单胺氧化酶抑制剂(MAOI 类)及其他上市药物。

重性抑郁障碍的一个亚型(忧郁特征)更类似于内源性抑郁。在 DSM-Ⅳ 和DSM-5 中,这种亚型的诊断标准与 DSM-Ⅲ 和 DSM-Ⅲ-R 相比做了修改。目前的诊断标准仍要求对令人愉快的刺激存在快感缺失或丧失愉悦感。此外,必须至少存在以下 6 条症状中的 3 条:日间变异性,明显的精神运动性迟滞或激越,早醒,显著厌食或体重减轻,过度或不适当的内疚,以及不同性质的抑郁心境。生物学异常,如地塞米松非抑制性和肾上腺皮质功能亢进,相比不太严重的抑郁形式,在伴忧郁的重性抑郁障碍中更加常见,但这些异常未包括在目前的诊断标准里。现在仍不清楚伴忧郁特征的重性抑郁障碍是否完全接近内源性抑郁。伴忧郁特征亚型的诊断标准包括短暂的时间周期,类似于重性抑郁障碍,但目前不包括早期的标准,即对既往生物学治疗反应良好。所有抗抑郁药均对伴忧郁特征这一亚型有效,虽然对 SSRI 类治疗忧郁症是否不如 TCA 类或 SNRI 类有效的问题,持续存在激烈的争议。希望进一步的研究为忧郁症带来更好的现象学定义。

DSM-Ⅳ和DSM-5包括一个表明重性抑郁障碍亚型的标注,数年来在精神医学的文献中被描述为:非典型抑郁症。这种障碍与忧郁症不同,其特征为对愉快刺激有显著的心境反应,外加4条其他症状中的至少2条:显著的体重增长或食欲增加,睡眠过多,对人际拒绝敏感,以及肢体沉重感。这种亚型似乎对TCA类反应较差,但对MAOI类反应较好并可能对SSRI类有反应。

另一个包括在DSM-Ⅳ中并在DSM-5中保留的标注与产后起病相关。女性在产后更易患各种心境障碍,包括抑郁和躁狂。这个新的标注可以用于生产后4周内出现心境症状的情况。

DSM-Ⅳ(和DSM-Ⅳ-TR)在附录B中还包括混合焦虑-抑郁障碍作为一整套诊断标准用于进一步的研究。在DSM-5中,对一个综合征进行了现场试验,这个综合征包括来自重性抑郁发作和广泛性焦虑障碍的两条或三条诊断标准,但由于此综合征的信度差而未纳入DSM-5。DSM-5没有包括一种单独的症状完全符合这两种障碍的综合征。焦虑可以使用DSM-5中的维度量表进行测量,这样有助于识别出伴有显著焦虑的患者,他们通常对抗抑郁药单药治疗的反应较差。患者还可能被确认为具有混合特征(即躁狂或轻躁狂),类似于双相障碍这个名称。

在DSM-5中重性抑郁障碍标准的一个改变是去掉了丧痛这一排除标准。这种改变反映了大多数资料表明在失去亲人时出现的长期且严重的抑郁症状类似于在这种丧失之外发生的抑郁症。用于丧痛障碍的诊断标准包括持续或反复的烦躁心境持续至少1个月,伴有担心、易激惹、疲劳、睡眠紊乱和注意力集中困难等症状。一些资料显示SSRI类和其他抗抑郁药可能对这种状况有效。最近的资料显示这是一种相对罕见的障碍。

最后,重性抑郁障碍的一个非常重要且普遍很严重的亚型——重性抑郁发作伴精神病性特征——根据定义,涉及以内疚或虚无妄想为证据的妄想性思维、幻觉甚至无法交流。这种亚型占所有重性抑郁障碍的15%～19%。在DSM-Ⅳ中,此障碍患者的表现在严重性维度上归为重度伴精神病性特征。在DSM-5中,精神病根据其自身独立的严重程度进行标示。这种变化反映了很多研究报告抑郁症的严重性在某种程度上独立于精神病(Keller等,2007;Maj等,2008;Ohayon和Schatzberg,2003)。通常,伴精神病性特征的抑郁症患者对抗抑郁药的单药治疗反应不佳。他们一般需要合并一种抗精神病药或电抽搐治疗。一些资料提示糖皮质激素拮抗剂可能对治疗这种障碍有效(DeBattista等,2006;Feores等,2006)。

在更早版本的DSM中,恶劣心境障碍是一种更加慢性的疾病,并且根据定义,其症状没有严重到符合重性抑郁障碍的诊断标准。在DSM-5中,恶劣心境与慢性重性抑郁障碍(即病程至少为2年)合并组成持续性抑郁障碍(恶劣心境)。在DSM-Ⅲ中,恶劣心境障碍的诊断标准很宽泛,并且很多症状标准(如焦虑、易激惹和强迫)并不是抑郁症特有的。目前的命名系统要求有以下6条抑郁症状中的2条:食欲紊乱、睡眠紊乱、疲劳、自尊心下降、注意力不集中或犹豫不决以及无望。DSM-Ⅳ不再区分原发性和继发性恶劣心境障碍,因为缺乏证据表明这种差异的有效性。恶劣心境障碍的终生患病率在 ECA 研究中约为 3％,在 NCS 中为 6.4％,SSRI 类对此障碍有效,较早的证据表明 MAOI 类对恶劣心境的疗效优于 TCA 类。关于使用抗抑郁药治疗恶劣心境的资料在历史上有些粗略,但对 SSRI 类的研究已经澄清了这个问题。

DSM-5 增加了破坏性心境失调障碍,以解决在儿童中双相障碍诊断的使用逐渐增多以及相关的非典型抗精神病药的使用增加的问题(表 2-3)。这个障碍强调言语或行为上的脾气爆发,但与其所处情境不成比例。鉴别诊断经常包括对立违抗障碍。以前经常对有脾气爆发的儿童给出双相的诊断。

表 2-3　DSM-5 心境障碍

双相及相关障碍

　　双相 Ⅰ 型障碍

　　　　目前或最近为躁狂发作、轻躁狂发作、抑郁发作、未特定的发作

　　双相 Ⅱ 型障碍

　　　　目前或最近为轻躁狂发作、抑郁发作

　　环性心境障碍

　　物质/药物所致的双相及相关障碍

　　由于其他躯体疾病所致的双相及相关障碍

　　其他特定的双相及相关障碍

　　未特定的双相及相关障碍

抑郁障碍

　　破坏性心境失调障碍

　　重性抑郁障碍

　　　　单次发作、反复发作

　　　　焦虑痛苦、混合、忧郁、非典型、精神病性(心境协调和心境不协调)、紧张症、围产期起病、季节性

　　持续性抑郁障碍(恶劣心境)

　　经前期烦躁障碍

　　物质/药物所致的抑郁障碍

　　由于其他躯体疾病所致的抑郁障碍

　　其他特定的抑郁障碍

　　未特定的抑郁障碍

经前期烦躁障碍是指在月经开始前一周表现出明显的情感不稳定、易激惹、抑郁心境、焦虑等症状。在 DSM-5 中,此障碍的一年患病率据估计为 1.8％～5.8％。这种综合征通常用 SSRI 类治疗。

最后,DSM-5 鼓励使用维度来测量跨障碍的焦虑或抑郁症状。此外,对抑郁障碍,可以使用许多标注来描述患者的障碍(如伴焦虑痛苦、伴混合特征、伴忧郁特征)。

五、焦虑障碍

在过去的数版 DSM 中,焦虑障碍的分类发生了演变。焦虑障碍的 DSM-Ⅲ 分类完全不同于前一版本 DSM-Ⅱ(美国精神医学学会,1968),并且近期的版本和修订进一步对此方法做了详细的阐述。焦虑在 DSM-Ⅲ 中被分成 2 个主要类别:恐怖症和焦虑状态。此后,不再区分焦虑状态和恐怖症。在 DSM-Ⅳ(和 DSM-Ⅳ-TR)中,焦虑障碍被分成 12 种亚型,包括惊恐障碍(伴有和不伴有场所恐怖症)、特定恐怖症(以前叫作单纯恐怖症,例如对高处或蛇的恐怖症)、场所恐怖症(害怕处于难以逃脱的地方)、广泛性焦虑障碍(GAD)、强迫症(OCD)和由于某种一般躯体疾病或与物质滥用相关的焦虑障碍。此外,DSM-Ⅳ(和 DSM-Ⅳ-TR)的焦虑障碍包括创伤后应激障碍(PTSD),并纳入一个新的相关诊断:急性应激障碍。新增的这个诊断用来描述对创伤性应激源的反应,这种反应发生在接触应激源的 1 个月之内并持续 2 天至 4 周。

虽然 DSM 的先前版本和修订反映了焦虑分类上的重大进展,但仍有很多困惑和争论。明显存在以下悬而未决的问题:如何细分场所恐怖症,场所恐怖症伴惊恐发作,惊恐障碍、社交恐怖症和 GAD;PTSD 是否且如何与这些障碍相联系;以及 OCD 适合归在何处。

DSM-5 的焦虑障碍包括分离焦虑障碍、选择性缄默症、特定恐怖症、社交焦虑障碍(社交恐怖症)、惊恐障碍、场所恐怖症、广泛性焦虑障碍、物质/药物所致的焦虑障碍、由于其他躯体疾病所致的焦虑障碍、其他特定的焦虑障碍和未特定的焦虑障碍(表 2-4)。OCD 已从焦虑障碍中移出,成为一个新的诊断类别,即强迫及相关障碍,而 PTSD 现已被包含在创伤及应激相关障碍中。在 DSM-5 中对这些章节的分组体现了上述障碍之间的密切关系。

表 2-4　DSM-5 焦虑障碍

分离焦虑障碍
选择性缄默症
特定恐怖症
社交焦虑障碍(社交恐怖症)
惊恐障碍
场所恐怖症
广泛性焦虑障碍
物质/药物所致的焦虑障碍
由于其他躯体疾病所致的焦虑障碍
其他特定的焦虑障碍
未特定的焦虑障碍

特定恐怖症包括对特定刺激源(如高处、动物、密闭空间)的害怕和回避。动物恐怖症几乎仅发生在女性中并且一般始于童年。单纯恐怖症的 6 个月和终生患病

率极高：在 ECA 研究和 NCS 中，分别约为 8％和 13％。在 DSM-5 中，12 个月的患病率据估计为 7％～9％。这些状况一般可用行为疗法进行治疗。

社交恐怖症涉及强烈且过度地害怕和回避人际互动，在公共卫生间小便及其他事件。这些表现在两性中均可出现并始于青少年晚期和成年早期。青少年期的社交恐怖症可能是成年期重性抑郁障碍的前驱症状。MAOI 类、SSRI 类及 SNRI 类均对此障碍患者有效。在 DSM-5 中 12 个月的患病率为 7％。

场所恐怖症——害怕处于逃脱有困难或令人尴尬的地方（如超市或购物中心）——在 20 世纪 80 年代引起了相当多的关注，尤其反映在针对 DSM-Ⅲ定义的场所恐怖症伴惊恐发作，有大量的精神药理学和心理治疗方面的研究。据显示，惊恐障碍可以伴有或不伴有场所恐怖症。当不存在明显的惊恐发作时，诊断为不伴有惊恐的场所恐怖症。有这种表现的患者可能经历部分惊恐发作（有限症状发作）。一些研究者主张场所恐怖症的发生一定伴有明显的有限症状发作或惊恐发作；然而，ECA 研究资料的分析表明，不伴有明显惊恐发作的场所恐怖症比以前所认为的要常见得多。场所恐怖症在女性中比男性更加常见，并且发病的平均年龄在 30 岁之前。场所恐怖症的终生患病率约为 4％。在 DSM-5 中，年患病率为 1.7％。这个障碍严重影响生活，因为患病可能显著限制患者的日常活动。对恐怖症的治疗可以通过行为疗法或心理治疗。苯二氮䓬类对急性症状的减轻最有效。

在 DSM-Ⅳ（和 DSM-Ⅳ-TR）中对惊恐障碍的诊断标准比 DSM-Ⅲ-R 更宽泛。惊恐障碍的特征是有反复的、不可预期的惊恐发作——急性、几乎导致失能的焦虑——随后持续担心再次发作（至少 1 个月）。这条诊断标准明显不同于 DSM-Ⅲ-R 中要求 4 周有 4 次发作的标准。这些发作的特征是在 13 条症状中至少有 4 条，包括呼吸困难、胸部不适、心悸、头晕、恐惧感、忽冷忽热、出汗和晕厥。如果症状与场所恐怖症有关，则做出惊恐障碍伴场所恐怖症的诊断。在 ECA 研究中，惊恐障碍 6 个月和终生患病率分别约为 0.8％和 1.1％，而在 NCS 中终生患病率为 3.5％。在 DSM-5 中，12 个月的患病率据估计为 2％～3％。女性患惊恐障碍的比例是男性的 2 倍。因为惊恐发作通常可见于各种障碍，所以目前在 DSM-5 中增加了明确定义的惊恐发作的标注。

惊恐障碍伴有和不伴有场所恐怖症对多种药物均有反应，包括许多 TCA 类、MAOI 类、SSRI 类、SNRI 类、瑞波西汀（在美国没有上市）、阿普唑仑和氯硝西泮。即使惊恐症状不明显，有某种指征表明这些药物也可能对场所恐怖症有效。

在 DSM-5 中，GAD 的诊断标准总体上与 DSM-Ⅳ相似。在 DSM-Ⅲ中，GAD 以至少 1 个月的持续性焦虑为特征。DSM 的最新版本及修订显示 GAD 是慢性的，持续至少 6 个月。DSM-Ⅲ简化了 DSM-Ⅲ-R 中的 18 条症状清单，将症状分为 6 个领域：疲劳，运动性紧张（摇晃、肌肉紧张、颤抖），易激惹，注意力集中困难，睡眠紊乱（通常为入睡型失眠），坐立不安。DSM-Ⅳ在其对惊恐的诊断标准中严格限制了这一诊断的使用，有一次惊恐发作并随后出现 GAD 症状的患者才能指定为有惊恐障碍。较早的研究指出患病率在 2％～6％不等。在 NCS 和 ECA 研究中，按照 DSM-Ⅲ-R 标准，GAD 的 1 年患病率据估计为 3％，且终生患病率据估计约为

5%。在 DSM-5 中,12 个月的成人患病率为 2.9%。

许多药物种类均对治疗 GAD 有效;这些种类包括苯二氮䓬类、丁螺环酮和抗组胺药。然而,在这些药物中,最常处方的是苯二氮䓬类。TCA 类与曲唑酮一样,也显示出对此障碍的治疗有效。其他抗抑郁药,包括 SSRI 类和文拉法辛,也已证明对 GAD 的治疗有效并且目前已有 FDA 批准的适应证。若干双盲研究报告了普瑞巴林的疗效,但在本书的写作过程中尚未收到 FDA 批准治疗 GAD 的适应证。

六、强迫及相关障碍

在 DSM-5 中,各种强迫障碍被包括在此诊断类别中:强迫症(OCD)、躯体变形障碍、囤积障碍、拔毛癖(拔毛障碍)、抓痕(皮肤搔抓)障碍、物质/药物所致的强迫及相关障碍、由于其他躯体疾病所致的强迫及相关障碍、其他特定的强迫及相关障碍、未特定的强迫及相关障碍(表 2-5)。

表 2-5 DSM-5 强迫及相关障碍

强迫症(OCD)
躯体变形障碍
囤积障碍
拔毛癖(拔毛障碍)
抓痕(皮肤搔抓)障碍
物质/药物所致的强迫及相关障碍
由于其他躯体疾病所致的强迫及相关障碍
其他特定的强迫及相关障碍
未特定的强迫及相关障碍

OCD 的特点是产生显著痛苦的强迫思维和强迫行为。DSM-Ⅳ(和 DSM-Ⅳ-TR)尝试澄清强迫思维和强迫行为之间的区别。根据 DSM-Ⅲ-R 诊断标准,一个计数仪式既可以是一种强迫思维也可以是一种强迫行为;然而,在 DSM-Ⅳ 中,强迫思维是一种观念、想法或冲动,体验的为侵入性的或不恰当的并促发焦虑。另外,强迫行为是一种重复的行为或精神表象,起到避免或减轻焦虑的作用。因此,在 DSM-Ⅳ(和 DSM-Ⅳ-TR)中,大多数的计数仪式是强迫行为,即使它们相对于行动来说是重复性的想法。在欧洲,OCD 通常被当作一种心境障碍而非焦虑障碍。这种障碍在女性中比男性更常见,并且在 ECA 研究中,6 个月和终生患病率分别为 1.5% 和 2.5%。在 DSM-5 中,12 个月的患病率为 1.2%。通过仔细观察经常会发现,有明显强迫症状的患者符合重性抑郁的诊断标准。许多研究发现氯米帕明——一种有明显 5-羟色胺再摄取阻断特性的 TCA,对 OCD 有效,并获得 FDA 的批准。SSRI 类已证明对 OCD 有效,并且氟西汀、氟伏沙明、舍曲林和帕罗西汀已获得 FDA 批准用于治疗 OCD。有限的研究发现其他 TCA 类和 MAOI 类的疗效不佳。

拔毛癖、偷窃狂和躯体变形障碍等似乎与 OCD 密切相关。拔毛癖的特征是反复地拔除毛发。拔毛具有强迫行为的性质,这种行为是自我排斥的,但可以缓解紧张。同样地,偷窃狂的特点是难以控制地偷窃,但并非为了获取金钱。躯体变形障碍包括强迫思维和强迫行为,并且根据 DSM-5,其时点患病率为 2.4%。然而,在 DSM-Ⅳ(和 DSM-Ⅳ-TR)中,拔毛癖和偷窃狂被列为冲动控制障碍,且躯体变形障碍被列在躯体形式障碍之下,它们没有被当作焦虑障碍或 OCD 的变体。在 DSM-5中,拔毛癖和躯体变形障碍目前被包括在强迫及相关障碍中,而偷窃狂被保留在破坏性、冲动控制及品行障碍中。值得注意的是,SSRI 类已证明对治疗拔毛癖患者和一些偷窃狂或躯体变形障碍的患者非常有效。

七、创伤及应激相关障碍

这一诊断类别包括反应性依恋障碍、脱抑制性社会参与障碍、创伤后应激障碍、急性应激障碍、适应障碍、其他特定的创伤及应激相关障碍和未特定的创伤及应激相关障碍(表 2-6)。PTSD 自越南战争以来受到了越来越多的关注,并且这种兴趣一致延续到近期的战争,同时民间的创伤也得到相当多的关注。此障碍的特点是存在一个明显的应激源,它可能引起大多数个体的痛苦。经由反复回忆或梦到创伤事件或突然感到事件重现,个体会再次体验到先前的创伤经历。此障碍患者经常表现出对外部世界的反应性或参与度降低。一般症状包括惊跳反应、记忆或注意力问题,睡眠紊乱、对幸存感到内疚,回避模仿或模拟此事件的刺激,并且暴露于此类刺激时症状复发。DSM-Ⅳ 与 DSM-5 之间的一个关键区别是对创伤性事件的情感反应(如害怕和无助)不再包括在诊断标准 A 中。这些症状在两性中均未发现。虽然因为越南战争的政治因素,此障碍获得了广泛的关注,但类似的障碍,如在第二次世界大战参战飞行员中的创伤性战争神经症,长期以来仅在文献中有所报告。相比先前的 DSM 版本,此障碍的患病率在 DSM-5 中似乎较高,终生患病率为 8.7%,12 个月的患病率为 3.5%。在民间 PTSD 中,强奸、人身侵犯和车祸是常见的应激源。

表 2-6   DSM-5 创伤及应激相关障碍

反应性依恋障碍
脱抑制性社会参与障碍
创伤后应激障碍
急性应激障碍
适应障碍
其他特定的创伤及应激障碍
未特定的创伤及应激障碍

数年来尚未对 PTSD 的精神活性药物治疗研究透彻。许多较早期的研究表明苯乙肼(一种 MAOI)和丙咪嗪能够减轻特定症状但总体疗效有限。同样地,卡马

西平对治疗 PTSD 典型的对创伤性事件的再体验症状有一定作用。作用于肾上腺素能受体的药物如普萘洛尔和可乐定已用于降低 PTSD 的自主神经系统高唤起状态。哌唑嗪可以减少患 PTSD 的退伍军人的梦魇及其他症状（Raskind 等，2013）。SSRI 类中的帕罗西汀和舍曲林对治疗 PTSD 有效，并且已获得 FDA 批准。其他 SSRI 类和 SNRI 类可能同样有效。

DSM-Ⅳ（和 DSM-Ⅳ-TR）包括那时的新诊断急性应激障碍。这个术语描述在应激事件之后立即出现的对创伤性应激源的急性反应。此障碍的特征是创伤同样可能引发 PTSD，但此诊断聚焦于在接触极端应激源 1 个月内发生的焦虑症状。此诊断要求符合 5 条症状中的 3 条：情感麻木、现实解体、人格解体、遗忘和感到茫然。人们认为急性应激障碍的发展可能预示着一个通常更加慢性的障碍如 PTSD。此时，关于急性应激障碍的药理学治疗，尚无可靠的研究。然而，预计抗焦虑药如苯二氮䓬类可能对治疗此障碍有效。

八、躯体症状及相关障碍

躯体症状及相关障碍是 DSM-5 中的一个新类别，包括躯体症状障碍、疾病焦虑障碍、转换障碍（功能性神经症状障碍）、影响其他躯体疾病的心理因素、做作性障碍、其他特定的躯体症状及相关障碍和未特定的躯体症状及相关障碍。躯体形式障碍代表一类有躯体主诉但没有客观医学根据的障碍。此组中的 5 个主要疾病是躯体化障碍、转换障碍、疼痛障碍、癔症和躯体变形障碍。

DSM-Ⅲ 和 DSM-Ⅳ 中此组障碍的患病率在 ECA 研究中约为 0.1%，并且这些障碍主要发生于女性中。然而，DSM-5 中定义的此类障碍的患病率并不为人熟知。此类障碍的患者过度关注躯体症状，而这些症状通常没有器质基础。已报告抗抑郁药治疗对先前的躯体形式疼痛障碍有效。过去的精神活性药物治疗未显示出对其他此类障碍有特别的疗效，但在一些情况下，SSRI 类可以有效治疗担心自身健康并且症状符合躯体症状障碍诊断标准的个体。有趣的是观察到 SNRI 类文拉法辛和度洛西汀均对糖尿病性神经痛有效。度洛西汀已获 FDA 批准用于此障碍，以及后背痛和纤维肌痛。普瑞巴林，一种加巴喷丁的类似物，也被批准治疗糖尿病性神经痛和纤维肌痛。度洛西汀似乎也可减轻重性抑郁患者的疼痛症状。目前在临床和社区样本中进行的几项研究指出慢性疼痛通常与重性抑郁障碍共病（Ohayon 和 Schatzberg，2003，2010）。

九、人格障碍

在 DSM-Ⅳ（和 DSM-Ⅳ-TR）中，人格障碍诊断是在轴 Ⅱ 做出。在 DSM-5 中已取消多轴诊断系统，人格障碍目前归入以前的轴 Ⅰ 类别。在斟酌如何最佳细分人格障碍时，出现了大量的争论，一些学者支持一种与处理精神分裂症相似的更单一的方法，而另一些学者主张维持亚型。最后采纳的是后者，并且 DSM-5 中的分类在本质上与之前版本一样。在 DSM-5 的第三部分中包括另一种分类方法用于进一步的研究。一般而言，尚未发现精神活性药物对治疗人格障碍非常有效；然而，药物治疗可以减轻某些症状。对本手册而言,有 3 种人格障碍需要特别加以注意:边缘型人格障碍、偏执型人格障碍和反社会型人格障碍。边缘型人格障碍,近些年引起了很多的关注和研究,其特征为冲动、不稳定且紧张的人际关系,不恰当且极端的愤怒,身份紊乱、情感不稳定、自我破坏性的躯体行为以及慢性的空虚感。DSM-Ⅳ还增加了应激所致的偏执观念或分离症状。此障碍(或其变体)患者可能对心境稳定剂(起初用于情感不稳定的特征)、苯乙肼(用于癔症样烦躁)和典型及非典型抗抑郁药治疗有效。已证明 SSRI 类对边缘型人格障碍中常见的烦躁、攻击性和冲动性疗效显著,并且丙戊酸钠可有效减少攻击行为的爆发。

　　偏执型人格障碍的特征是存在普遍和毫无根据的猜疑、过度敏感且情感受限。根据定义,偏执不是由于精神分裂症或偏执型障碍所致。虽然对偏执型人格障碍的躯体治疗尚未研究透彻,但非典型抗精神病药或碳酸锂的试验可证明对此障碍有效。

　　反社会型人格障碍以长期的反社会行为为特征,起病于 15 岁前。这种人格障碍的特征是多次出现非法行为和撒谎、冲动、不负责任、不顾及他人安全并对恶行缺乏悔意。DSM-Ⅳ还补充要求在 15 岁以前存在品行障碍。此障碍男性比女性多出 3 倍。ECA 研究的 6 个月和终生患病率分别约为 0.8% 和 2.5%。在 DSM-5 中,12 个月的患病率据报告在 0.2%～3.3% 不等。尚未证明药物治疗对此障碍特别有效。然而,心境稳定剂对治疗某些患者的冲动性和反复爆发的暴力行为有一定帮助。

十、物质使用障碍

　　在历史上,DSM-Ⅲ-R 和 DSM-Ⅳ 对滥用和依赖进行了区分。滥用显示对物质的病理性使用或继发于物质使用出现的社交和职业表现受损。依赖包括对持续使用某种物质的心理需要以及对物质的滥用、耐受,或对特定物质的典型戒断症状。在 DSM-5 中消除了这种区别,滥用被看作依赖的早期阶段,并且两者共同代表了整个使用障碍。

　　不幸的是,物质使用障碍的患病率在美国非常高。酒精依赖/滥用的 6 个月和终生患病率在 ECA 研究中分别约为 5% 和 13%,与 NCS 中的相似。在 DSM-5 中,青少年 12 个月的患病率为 4.6%,成人为 8.5%。男性的酒精滥用/依赖比女性多出 5 倍。毒品滥用/依赖不太常见,6 个月和终生患病率分别为 2% 和 6%。毒品滥用/依赖在男性中略微更加常见。在 DSM-5 中,物质使用障碍逐一按照滥用毒品的类别(如阿片类)进行罗列。

　　在涉及物质使用或滥用的障碍中,药物治疗一般致力于通过面向中毒产生躯体不适(如戒酒硫用于酒精滥用)或阻断药源性欣快(如美沙酮或纳曲酮)来改善戒断症状或促进禁戒。阿坎酸已被批准促进嗜酒患者戒断后的禁戒。服用安非他酮和伐尼克兰可帮助戒烟。虽然不是 FDA 批准的用法,但近期的报告指出加巴喷丁有助于治疗酒精或大麻滥用的患者(Mason 等,2012,2014)。当物质滥用发生在另一种障碍的背景下(如重性抑郁障碍),则需要治疗基础障碍(如使用某种 SSRI)。

十一、喂食及进食障碍

如本章先前部分所述,在各种诊断类别下,童年障碍一般与成人障碍合并在一起。这一点在喂食及进食障碍中非常明显,此类障碍包括异食癖、反刍障碍、回避性/限制性摄食障碍、神经性厌食、神经性贪食、暴食障碍、其他特定的喂食或进食障碍以及未特定的喂食或进食障碍。一种在 DSM-Ⅳ(和 DSM-Ⅳ-TR)中被归于于童年或青少年期起病的障碍说明了这种变化。神经性贪食,以极度地暴食和清除为特征,可发生在青少年和成人中,并且一些研究者认为与抑郁症或情感性疾病相关。在 DSM-Ⅳ 中,把一些障碍列为童年障碍让临床工作者感到困惑。因为对于其他类别的障碍,成人和儿童形式的障碍均在同一标题下。虽然对可能关系的性质有一些争论,但明确的是许多贪食患者用抗抑郁药治疗有效,包括 TCA 类和 SSRI 类。一些贪食患者用行为疗法也有效。在 DSM-5 中,暴食障碍是一种新的障碍,用来描述有暴食但没有清除行为的患者。除清除行为以外,暴食障碍似乎在许多特征上均有别于神经性贪食。特定的苯丙胺可能对这个障碍治疗有效。

另一种综合征——ADHD,它的特征是多动和注意力不集中。一般来说,ADHD 起病于童年,但在成人中也存在(通常发生在儿童期多动的患者中)。此障碍患者用兴奋剂治疗效果良好且 TCA 类也有效,此外安非他酮或文拉法辛同样可能有效。托莫西汀已被批准用于患 ADHD 的儿童和成人(Michelson 等,2001)。此药是一种强效的去甲肾上腺素再摄取阻滞剂,对 5-羟色胺或多巴胺几乎没有作用。

十二、FDA 批准的症状减轻策略

过去许多年,FDA 的立场是为特定障碍批准特定的药物(如批准氟西汀治疗重性抑郁障碍或 OCD)。近些年,FDA 开始批准减轻症状的适应证,可用于多种障碍。例如,批准肌注奥氮平用于减轻急性激越症状,以及正在研究各种非典型抗精神病药用于减轻阿尔茨海默病中的精神病或行为脱抑制症状。可能我们将有许多辅助药物用于治疗多种障碍的组成部分。

十三、DSM-5 和药物遗传学

在上一版(第七版)中,我们指出 DSM-5 试图把生物学(如遗传学)的近期研究资料纳入一套新的命名系统。遗憾的是这个安排并未实现。我们还指出会尝试更合理地解决实践中遇到的常见共病。维度的创立就是为了捕捉关键特征,如精神病、认知功能失调、严重程度、焦虑和抑郁。Regier 等(2009)的报告强调了这种方法。

遗传学可能在未来有助于分类和治疗。人类基因组计划已经提供了很多关于我们自身基因结构单元的资料。希望这一信息能够提供与特定综合征或症状相关的基因的等位基因的变异情况。此类资料将最终有助于澄清许多常见共病的障碍之间的关系,例如,儿童 ADHD 和双相障碍,广泛性焦虑障碍和重性抑郁障碍,以及精神分裂症和双相障碍。我们原本希望这一点在 DSM-5 中可以有所实现，但遗传学领域尚未完全突破。遗传学信息，特别是与症状有关的信息，完全可能带来一个新的分类系统，而此系统基于生物学、遗传学和临床资料的结合来重新定义综合征。DSM-5 的各种维度和美国国立精神卫生研究院对研究领域诊断标准的尝试均极大地推动了这一进程。

药物遗传学终将对最佳治疗方案的制定发挥作用。如果一个特定的等位基因变异预测某种特定的治疗有效，我们的下一版手册就可以有一系列的建议，向有此特定等位基因变异的患者（如重性抑郁障碍）推荐使用特定的药物。很多研究组报告 5-羟色胺转运体的长型等位基因预测 SSRI 类的疗效更好。我们及其他研究者均报告如果个体的 5-羟色胺转运体为短型纯合子，则证明服用 SSRI 类时疗效不佳或有明显的副作用（Murphy 等，2004；Serretti 等，2006）。我们团队还报告了在抑郁的老年患者中，APOE4 等位基因预测米氮平的疗效以及 5-羟色胺 5-HT$_{2A}$ 受体的 102TC SNP 预测对帕罗西汀的不耐受（Murphy 等，2003b）。有商业性的实验室可以为医疗从业者提供其中一些检测，并且此类资源在未来十年会继续增长。因此，很可能在不久的将来，药物选择在某种程度上将由实验室检测来确定。

十四、总结

准确的诊断和分类可以为精神药物治疗策略的发展提供线索。然而，临床工作者不要期待在实践中遇到的患者类型可以和文献中的经典原型完全匹配。当临床工作者追踪一位患者长达数年后，这个警告可能被证明尤为重要。在这种情况下，需要采用灵活的方法——这种方法包括对患者的状况进行常规且规律的重新评估，并考虑是否需要改变药物治疗。这些问题在本手册的后续章节会被更加详细地讨论。

参考文献

American Psychiatric Association. Diagnostic and Statistical Manual of Mental Disorders, 2nd Edition. Washington, DC, American Psychiatric Association, 1968

American Psychiatric Association. Diagnostic and Statistical Manual of Mental Disorders, 3rd Edition. Washington, DC, American Psychiatric Association, 1980

American Psychiatric Association. Diagnostic and Statistical Manual of Mental Disorders, 3rd Edition, Revised. Washington, DC, American Psychiatric Association, 1987

American Psychiatric Association. Diagnostic and Statistical Manual of Mental Disorders, 4th Edition. Washington, DC, American Psychiatric Association, 1994

American Psychiatric Association. Diagnostic and Statistical Manual of Mental Disorders, 4th Edition, Text Revision. Washington, DC, American Psychiatric Association, 2000

American Psychiatric Association. Diagnostic and Statistical Manual of Mental Disorders, 5th Edition. Arlington, VA, American Psychiatric Association, 2013

Bauer M S, Dunner D L. Validity of seasonal pattern as a modifier for recurrent mood disorders for DSM-Ⅳ. Compr Psychiatry 34(3)：159—170, 1993 8339533

Bourdon K H, Boyd J H, Rae D S, et al. Gender differences in phobias: results of the ECA community survey. J Anxiety Disord 2:227—241, 1988

Boyd J H, Burke J D Jr, Gruenberg E, et al. Exclusion criteria of DSM-Ⅲ: a study of co-occurrence of hierarchy-free syndromes. Arch Gen Psychiatry 41(10):983—989, 1984 6477056

DeBattista C, Belanoff J, Glass S, et al. Mifepristone versus placebo in the treatment of psychosis in patients with psychotic major depression. Biol Psychiatry 60 (12): 1343—1349, 2006 16889757

Fava M, Rush A J, Alpert J E, et al. Difference in treatment outcome in outpatients with anxious versus nonanxious depression: a STAR*D report. Am J Psychiatry 165(3): 342—351, 2008 18172020

Fink M. Catatonia in DSM-Ⅳ (editorial). Biol Psychiatry 36(7):431—433, 1994 7811838

Flores B H, Kenna H, Keller J, et al. Clinical and biological effects of mifepristone treatment for psychotic depression. Neuropsychopharmacology 31(3):628—636,2006 16160710

Frances A, Mack A H, First M B, et al. DMS-Ⅳ meets philosophy. J Med Philos 19(3): 207—218, 1994 7964208

Gelenberg A J, Lydiard R B, Rudolph R L, et al. Efficacy of venlafaxine extended-release capsules in nondepressed outpatients with generalized anxiety disorder: a 6-month randomized controlled trial. JAMA 283(23):3082—3088, 2000 10865302

Insel T R. The NIMH Research Domain Criteria (RDoC) Project: precision medicine for psychiatry. Am J Psychiatry 171(4):395—397, 2014 17548842

Keller J, Schatzberg A F, Maj M. Current issues in the classification of psychotic major depression. Schizophr Bull 33(4):877—885, 2007 10865302

Kessler R C, McGonagle K A, Zhao S, et al. Lifetime and 12-month prevalence of DSM-Ⅲ-R psychiatric disorders in the United States: results from the National Comorbidity Survey. Arch Gen Psychiatry 51(1):8—19, 1994 8279933

Liebowitz M R. Mixed anxiety and depression: should it be included in DSM-Ⅳ? J Clin Psychiatry 54:4—7 [discussion 17—20], 1993

Maj M, Pirozzi R, Magliano L, et al. Phenomenology and prognostic significance of delusions in major depressive disorder: a 10-year prospective follow-up study. J Clin Psychiatry 88: 1411—1417, 2008 17915981

Marks I, Lader M. Anxiety states (anxiety neurosis): a review. J Nerv Ment Dis 156(1):3—18, 1973 4570384

Mason B J, Crean R, Goodell V, et al. A proof-of-concept randomized controlled study of gabapentin: effects on cannabis use, withdrawal and executive function deficits in cannabis-dependent adults. Neuropsychopharmacology 37(7):1689—1698,2012 22373942

Mason B J, Quello S, Goodell V, et al. Gabapentin treatment for alcohol dependence: a randomized clinical trial. JAMA Intern Med 174(1):70—77, 2014 24190578

Michelson D, Wernicke J, Heiligenstein J, et al. LY 139603 (tomoxetine) a new, nondopaminergic intervention for ADHD. Poster presented at the 41st annual meeting of the National Institute of Mental Health New Drug Clinical Drug Evaluation Unit, Phoenix, AZ, May 2001, Poster Session Ⅱ-55

Murphy G M, Kremer C, Rodrigues H, Schatzberg A F. Mitrazapine versus Paroxetine Study

Group：The apolipoprotein E epsilon4 allele and antidepressant efficacy in cognitively intact elderly depressed patients. Biol Psychiatry 54(7):665—673, 2003a 14512205

Murphy G M Jr, Kremer C, Rodrigues H E, Schatzberg A F. Pharmacogenetics of antidepressant medication intolerance. Am J Psychiatry 160(10):1830—1835, 2003b 14514498

Murphy G M Jr, Hollander S B, Rodrigues H E, et al. Effects of the serotonin transporter gene promoter polymorphism on mirtazapine and paroxetine efficacy and adverse events in geriatric major depression. Arch Gen Psychiatry 61(11):1163—1169,2004 15520364

Myers J K, Weissman M M, Tischler G L, et al. Six-month prevalence of psychiatric disorders in three communities 1980 to 1982. Arch Gen Psychiatry 41(10):959—967, 1984 6332591

Nathan P E. DSM-Ⅳ: empirical, accessible, not yet ideal (editorial). J Clin Psychol 50(1): 103—110, 1994 8150989

Ohayon M M, Schatzberg A F. Prevalence of depressive episodes with psychotic features in the general population. Am J Psychiatry 159(11):1855—1861, 2002 12411219

Ohayon M M, Schatzberg A F. Using chronic pain to predict depressive morbidity in the general population. Arch Gen Psychiatry 60(1):39—47, 2003 12511171

Ohayon M M, Schatzberg A F. Chronic pain and major depressive disorder in the general population. J Psychiatr Res 44(7):454—461, 2010 20149391

Pope H G Jr, Lipinski J F Jr. Diagnosis in schizophrenia and manic-depressive illness: a reassessment of the specificity of 'schiophrenic' symptoms in the light of current research. Arch Gen Psychiatry 35(7):811—828, 1978 354552

Raskind M A, Peterson K, Williams T, et al. A trial of prazosin for combat trauma PTSD with nightmares in active-duty soldiers returned from Iraq and Afghanistan. Am J Psychiatry 170 (9):1003—1010, 2013 23846759

Regier D A, Boyd J H, Burke J D Jr, et al. One-month prevalence of mental disorders in the United States: based on five Epidemiologic Catchment Area sites. Arch Gen Psychiatry 45 (11):977—986, 1988 3263101

Regier D A, Narrow W E, Kuhl E A, Kupfer D J. The conceptual development of DSM-Ⅴ. Am J Psychiatry 166(6):645—650, 2009 19487400

Robins L N, Helzer J E, Weissman M M, et al. Lifetime prevalence of specific psychiatric disorders in three sites. Arch Gen Psychiatry 41(10):949—958, 1984 6332590

Rush A J, Weissenburger J E. Melancholic symptom features and DSM-Ⅳ. Am J Psychiatry 151 (4):489—498, 1994 8147445

Sadler J Z, Hulgus Y F, Agich G J. On values in recent American psychiatric classification. J Med Philos 19(3):261—277, 1994 7964211

Schatzberg A F. Classification of affective disorders, in The Brain, Biochemistry, and Behavior (Proceedings of the Sixth Arnold O. Beckman Conference in Clinical Chemistry). Edited by Habig R L. Washington, DC, American Association for Clinical Chemistry, 1984, pp 29— 46

Schatzberg A F, Rothschild A J. Psychotic (delusional) major depression: should it be included as a distinct syndrome in DSM-Ⅳ? (also see comments). Am J Psychiatry 149(6):733— 745, 1992 1590491

Schatzberg A F, Kremer C, Rodrigues H, et al. Double-blind, randomized comparison of mirtazapine vs paroxetine in elderly depressed patients. Am J Geriatr Psychiatry 10(5):541—550, 2002 12213688

Serretti A, Cusin C, Rausch J L, et al. Pooling pharmacogenetic studies on the serotonin transporter: a mega-analysis. Psychiatry Res 145(1):61—65, 2006 17069894

Sheehan D V, Sheehan K H. The classification of anxiety and hysterical states, Part Ⅰ: historical review and empirical delineation. J Clin Psychopharmacol 2(4):235—244, 1982a 6749908

Sheehan D V, Sheehan K H. The classification of anxiety and hysterical states, Part Ⅱ: toward a more heuristic classification. J Clin Psychopharmacol 2(6):386—393,1982b 7174861

Smeraldi E, Zanardi R, Benedetti F, et al. Polymorphism within the promoter of the serotonin transporter gene and antidepressant efficacy of fluvoxamine. Mol Psychiatry 3(6):508—511, 1998 9857976

Stein M B, Fyer A J, Davidson J R, et al. Fluvoxamine treatment of social phobia (social anxiety disorder): a double-blind, placebo-controlled study. Am J Psychiatry 156(5):756—760, 1999 10327910

Woody G, Schuckit M, Weinrieb R, Yu E. A review of the substance use disorders section of the DSM-Ⅳ. Psychiatr Clin North Am 16(1):21—32, 1993 8456046

Zanarini M C, Schulz S C, Detke H C, et al. A dose comparison of olanzapine for the treatment of borderline personality disorder: a 12-week randomized, doubleblind, placebo-controlled study. J Clin Psychiatry 72(10):1353—1362, 2011 21535995

Zisook S, Corruble E, Duan N, et al. The bereavement exclusion and DSM-5. Depress Anxiety 29(5):425—443, 2012 22495967

第三章　抗抑郁药

　　美国疾病控制与预防中心 2011 年报告《美国 12 岁及以上人群抗抑郁药使用情况》指出，在美国抗抑郁药是医生对 12～44 岁个体最常处方的药物，同时在所有药物和所有年龄组中，抗抑郁药位居镇痛药和抗生素之后第三大常见的处方药（Dratt 等，2011）。文献和大众媒体对抗抑郁药如此广泛地使用是否明智？是否存在争议？毫无疑问的是，临床工作者越来越愿意处方这些药物。抗抑郁药的日益流行依赖于很多因素，包括治疗抑郁症的疗效、作用广谱、相对安全并且使用方便。市场营销等因素也对临床实践中抗抑郁药的广泛使用起到推动作用。

　　抗抑郁药对重性抑郁障碍的治疗功效已从历经半个世纪的随机临床试验中获得证实。相对于安慰剂，抗抑郁药似乎对减轻重性抑郁障碍的不同症状普遍有效，可使总体症状比基线改善 50%，达到更高的症状缓解率，并可预防复发性重性抑郁障碍患者出现复发。在更严重的抑郁症中，抗抑郁药相对安慰剂的优势最为突出。安慰剂的有效率在临床试验中逐步上升，并且许多试验的统计效力无法与安慰剂进行区别。因此，在 FDA 的数据库中，只有大约一半的抗抑郁药试验能将抗抑郁药与安慰剂区分开。

　　一些研究者总结道，如果把阴性结果的试验包括未发表的研究纳入评估抗抑郁药疗效的荟萃分析，则抗抑郁药的优势很小并且可能弊大于利。这个结论很可能不正确。首先，在抑郁症的试验中，安慰剂并不只是在真空环境中服用的糖丸。在临床抑郁症试验中，有许多难以在研究设置外重复的非特异性效应，其中包括与高度投入的研究人员和医生长达数周或数月的广泛接触。被试可能在住院环境服用安慰剂，而住院治疗可提供所有随之而来的治疗效应。安慰剂有效率的增长还意味着，与数年前相比，目前许多研究的统计效力可能不足以显示出差异。在抑郁症试验中，样本量的统计效力不足造成更多的试验无法显示出与安慰剂的差异。最后，那些证明了抗抑郁药略优于安慰剂的研究往往聚焦于某种标准化的评定量表如汉密尔顿抑郁评定量表（HDRS）与基线相比的得分变化。但我们知道，通过评估某个抑郁量表的平均得分变化，可能无法囊括抗抑郁药给患者带来的益处。我们认识到抗抑郁药可以影响各个方面，包括疼痛、不同维度的焦虑、工作效率和认知等，这些症状不是依靠某个量表如 HDRS 就能充分获得的。抗抑郁药对这些非抑郁症状的疗效决定着患者的幸福感，但这种幸福感无法通过评估症状维度的抗抑郁疗效来充分评价。

　　抗抑郁药的普及在很大程度上源于这些药物具有的广谱性。除了治疗重性抑郁障碍，服用抗抑郁药在 20 世纪 90 年代作为一种可行的治疗方法用于大多数的焦虑障碍。许多选择性 5-羟色胺再摄取抑制剂（SSRI 类）和 5-羟色胺-去甲肾上腺素再摄取抑制剂（SNRI 类）已获得 FDA 批准，用于治疗广泛性焦虑障碍（GAD）的适应证。与苯二氮䓬类等其他治疗 GAD 的药物相比，抗抑郁药虽然见效较慢，但仍是有效的。而且与苯二氮䓬类不同,抗抑郁药没有使患者产生依赖的风险。SSRI类还获批用来治疗惊恐障碍、创伤后应激障碍(PTSD)、社交焦虑障碍和强迫症(OCD),并且目前是这些障碍的一线用药。抗抑郁药对焦虑障碍如社交焦虑的疗效常比对重性抑郁障碍更强。

虽然对重性抑郁障碍和焦虑障碍的治疗是抗抑郁药的主要用途,但这些药物还可治疗多种精神障碍。抗抑郁药(氟西汀、舍曲林)获批用来治疗厌食症和经前期烦躁障碍。超适应证使用包括治疗精神分裂症的阴性症状,痴呆中的激越,冲动控制障碍和边缘型人格。

抗抑郁药获批的精神科用途还包括治疗疼痛状况,如神经痛、背痛和纤维肌痛(度洛西汀);戒烟(安非他酮)和遗尿症(丙咪嗪)。超适应证使用包括治疗绝经期的血管舒缩症状,预防偏头痛和治疗早泄。

相比于更老的三环类抗抑郁药(TCA类)和单胺氧化酶抑制剂(MAOI类),新型抗抑郁药如SSRI类、SNRI类、安非他酮和米氮平的普及,源于它们相对便于使用和更具安全性。大多数新型抗抑郁药每天服用一次,并且起始剂量通常就是治疗剂量。然而,所有抗抑郁药都存在限制其使用的副作用,但新型药物明显比TCA类或MAOI类更易耐受。此外,大多数新型抗抑郁药在用药过量时相对安全,而某种TCA或MAOI的过量通常是致命的。

目前,大多数新型抗抑郁药和所有老的抗抑郁药因失去专利保护,并可买到仿制药因而变得相当便宜。实际上,在本书写作之时,大部分抗抑郁药的90天供应量在某大型连锁药店要价仅10美元。只有最新上市的药物(沃替西汀、左米那普仑、维拉唑酮和去甲文拉法辛)尚无仿制产品。

抗抑郁药的局限包括有副作用、见效慢和对许多患者缺乏疗效。当前正在研发的新药有望解决目前市面上抗抑郁药的这些缺陷。例如,NMDA受体拮抗剂如氯胺酮及其类似物可能在单次注射的数小时内即显示出疗效,而传统的口服抗抑郁药则要数周方可见效。不过,改进策略还不可用于维持疗效。三重再摄取抑制剂,如替索芬辛,可以阻断多巴胺、5-羟色胺及去甲肾上腺素的再摄取,似乎有助于减轻体重并可能比现有药物见效更快;不过,有几种三重再摄取阻滞剂在对照试验中未显示出疗效。抗糖皮质激素药物可能见效迅速并对现有药物治疗无效的患者有效。不过,非单胺能机制的新药在随机对照试验中效果一般,并且不确定能否有某种新药将被证明有效并可耐受,从而加入现有的众多抗抑郁药行列。

一、历史

现代抗抑郁药的发现十分偶然。在20世纪50年代早期,研究者们注意到结核病患者经一种被认为是抗结核药的MAOI异烟酰异丙肼治疗后表现出持久的心境高涨。异烟酰异丙肼是一种MAOI药物,被认为是抗结核药。异烟酰异丙肼被证实对结核病无效,它对心境的作用引发了一些最早期的精神药理学双盲研究,这些研究证明了MAOI类是有效的抗抑郁药。从生物学和药理学的角度观察到MAOI类是一类抗抑郁药并且单胺氧化酶可以降解去甲肾上腺素和5-羟色胺,这一发现成为抑郁症所谓的生物胺理论的基础。

后来因为担心异烟酰异丙肼引起肝坏死而将其撤出美国市场。许多年来其他 MAOI 类的使用也在下降，一方面是因为 TCA 类的引入，另一方面是因为有患者发生明显的高血压危险现象。

TCA 类的发现也十分意外。关于 TCA 对抑郁症疗效的报告首先来自瑞士的 Kuhn 教授（1958），他敏锐地注意到研发用来治疗精神分裂症的三环化合物丙咪嗪尽管缓解不了精神病，却似乎可以提高心境。丙咪嗪在结构上与吩噻嗪类相似，但仅在中心环上用氮取代了硫，就带来独特的抗抑郁特性。

两种四环结构的抗抑郁药，马普替林和阿莫沙平，具有与那些更传统的 TCA 类相似的药理学作用。这些作用可以预期，因为很多更早期的抗抑郁化合物的开发是建立在它们对特定动物模型的作用与原型 TCA 类的相似性上，这种相似性使得一些学者称之为"同质药"。然而，许多所谓的同质药之间存在细微或明显的区别。例如，阿莫沙平是一种强效的 $5-HT_2/5-HT_3$ 拮抗剂。另一种四环类抗抑郁药米氮平，具有与 TCA 类非常不同的特点。米氮平通过阻断突触前 α_2 受体增加去甲肾上腺素的释放。相应地，这种释放也刺激了 5-羟色胺的释放。与许多 TCA 类一样，米氮平的抗组胺作用很强，但缺乏 TCA 类中所见的抗毒蕈碱作用。

传统抗抑郁药在治疗抑郁症上的成功引起制药业希望找到有 TCA 类疗效但又没有许多不良反应如心脏毒性的化合物。1972 年，美国礼来公司由 Bryan Malloy、Dave Wong 和 Ray Fuller 组成的研究团队合成了一种具有以上特性的标记为 LY86032 的制剂。这一化合物进行些许改变，产生出盐酸氟西汀（百忧解）。在最初投放比利时和南非后，氟西汀于 1988 年在美国上市。首个 5-羟色胺能制剂曲唑酮于 1982 年上市，它主要是一种 $5-HT_2$ 拮抗剂，但远不及氟西汀的影响力。在精神医学的历史上，其他药物受到的关注均无法与氟西汀匹敌，不管是正性的还是负性的。无论如何，氟西汀提供了传统药物之外的另一种选择，因为它保留了传统抗抑郁药的疗效但又没有它们所具有的诸多副作用。此外，氟西汀在过量使用时相对安全。因此，在重性抑郁的治疗中，氟西汀及相关抗抑郁药已经取代 TCA 类作为一线用药。在美国，2000 年仅仅氟西汀的销量就超过 20 亿美元（氟西汀在 2001年中期失去专利保护）。氟西汀的成功促使其他制药公司纷纷研发选择性增强 5-HT 功能的药物，其他几种新药随后陆续上市。

对选择性药物的寻找还引入了新的抗抑郁药种类。文拉法辛是一种选择性 SNRI，似乎与 TCA 类的疗效相当但没有过量的风险及 TCA 类的诸多副作用。它的代谢产物去甲文拉法辛是一种比其专利药更均衡的 5-羟色胺-去甲肾上腺素药物。同样地，度洛西汀、左米那普仑和米那普仑均比文拉法辛具有更强的去甲肾上腺素能。司来吉兰，一种选择性的单胺氧化酶 B 药物，在经皮或舌下给药时可以规避一些传统 MAOI 类存在的问题。选择性和可逆性的单胺氧化酶 A 抑制剂体现了以另一种更可控的形式治疗不耐受 MAOI 类的患者。沃替西汀是一种多模式的药物，既有 5-羟色胺再摄取-阻断的特性，又对多种不同的 5-羟色胺受体有作用。它引起性功能失调、体重增加和镇静的概率相对较低，因而优于一些其他的抗抑郁药。同样地,维拉唑酮可能比 SSRI 类引起性功能失调的比率更低。

尽管新型抗抑郁药在提高安全性和耐受性上取得了极大的成功,但在改善抗抑郁药的疗效和缩短起效时间上一直没有明显的突破。与传统药物一样,任何一种新型抗抑郁药仅能有效治疗不超过 50%~65% 的重性抑郁障碍患者,而且没有药物能够将达到最佳疗效的时间明确缩短 1~2 个月或更长时间。缩短抗抑郁药的起效时间并增强疗效均是未来研究的重要目标。

二、抗抑郁药使用的一般性原则

虽然抗抑郁药在疗效、毒性、剂量和潜在药物相互作用上的机制变化万千,但仍有一些临床决策适用于所有抗抑郁药的使用。这些决策包括如何选择抗抑郁药、如何决定药物是否足量以及如何确定最佳的治疗周期。

(一)抗抑郁药的选择

随着市面上抗抑郁药数量的稳步增长,药物的选择变得更加困难。虽然普遍认为副作用谱是选择抗抑郁药的首要因素,但将某种抗抑郁药与特定患者进行最佳匹配既是科学也是一门艺术。抑郁症的亚型、年龄、性别和躯体状况等患者参数要与副作用、安全性和成本等药物参数相匹配。

一般认为市场上的所有抗抑郁药对抑郁症疗效相当。这是不可能的。抑郁症的异质性巨大,以致各种作用的抗抑郁药不可能对所有类型的抑郁症同等有效。

对抗抑郁药疗效相当的看法基于以下事实,即在一个特定的临床试验中任何抗抑郁药的有效率不可能超过 50%~70%。相比之下,在门诊患者的试验中,安慰剂的有效率经常约为 30%。疗效通常定义为某个标准抑郁评定量表如 HDRS 的得分改善 50%。当我们把缓解而非笼统的改善作为疗效的标准时,抗抑郁药之间的区别可能就会显现。在不同种类的抗抑郁药之间,即使 5% 的缓解率差异都是有临床意义的。然而,一个研究需要数千的样本量才足以显示出这种差异。此类试验的资金高得令人望而却步。因此,相似研究的荟萃分析经常用来提高统计效力和发现更细微的差异。过去一直猜测神经递质作用更复杂的抗抑郁药如 TCA 类、文拉法辛、度洛西汀、米氮平和 MAOI 类比 SSRI 类更有可能使患者达到缓解,目前已对这个假设进行了研究。一些研究,如 Thase 等(2001)的荟萃分析,指出文拉法辛比 SSRI 类更可能使患者获得缓解。然而这个领域仍然是有争议的。FDA 过去指责惠氏公司在营销上使用 Thase 的研究,并指出文拉法辛的优势仅是相对于氟西汀而言。确实,Nemeroff 等(2003)和 Weinmann 等(2008)近期的荟萃分析并未显示出文拉法辛在总体上明确优于 SSRI 类。一个主要问题是文拉法辛的原始研究设计不是为了比较最大剂量随时间的疗效变化,也不是为了治疗患者使之缓解。

在一篇对随机临床试验的综述中,Montgomery 及同事(2007)总结存在证据表明某些抗抑郁药可能优于另外一些。这篇综述发现三种抗抑郁药在比较研究中往往显示出疗效优势,即氯米帕明、文拉法辛和艾司西酞普兰。这篇综述的结论更多依靠直接比较而非荟萃分析。许多精神科医生的确同意氯米帕明、文拉法辛和艾司西酞普兰的疗效优于其他药物。然而,这种优势相对有限并且对许多患者而言可能弊端更多,如出现副作用或花费过高。

如果按照非典型、忧郁型和精神病性等抑郁症的亚型来评估,抗抑郁药各类别间的差异就出现了。非典型抑郁症,其特征是存在心境反应,并有颠倒的自主神经症状如睡眠和食欲增加,长期以来显示对 MAOI 类的治疗反应优于 TCA 类。因为非典型抑郁症也可能对 SSRI 类和安非他酮反应良好,这些药物仍然是治疗此亚型的一线用药。然而,考虑使用某种 MAOI 治疗难治性抑郁障碍伴非典型特征的患者是相当明智的。经皮给药的司来吉兰副作用更易耐受并且没有饮食限制,应该成为目前治疗非典型或难治性抑郁障碍的首选 MAOI。

至于忧郁型或精神病性抑郁对 TCA 类或 SNRI 类的反应是否优于 SSRI 类,仍然存在争论。虽然大多数抗抑郁药对这些亚型的疗效研究都涉及 TCA 类,但从未进行前瞻性、直接的比较,文献也尚无定论。TCA 类显然对忧郁型抑郁症有效,而且使用文拉法辛或米氮平起始治疗比使用 SSRI 更明智,因为它们的双重作用与TCA 相似。同样地,电抽搐治疗(ECT)、一种四环类药物阿莫沙平,或 TCA 和抗精神病药的联合均对精神病性抑郁有效。一些近期的对照研究显示氟西汀和奥氮平的联合也是有效的,并且出于安全性和易于使用被推荐为一线策略。

患者年龄是抗抑郁药选择中的一个重要考量因素。在老年患者中,药物毒性更强可能因为他们同时服用多种药物、脂肪肌肉比升高,以及肝功能和肾脏清除能力下降。在 SSRI 类中,艾司西酞普兰、西酞普兰和舍曲林似乎耐受性最好且很少发生严重的药代动力学相互作用。同样地,文拉法辛和米氮平在老年患者中发生药物相互作用的风险较低。然而,有文献对身体虚弱的养老院患者使用文拉法辛的安全性提出了一些担忧(Oslin 等,2003)。虽然在数年前的老年研究中,一些老年科医生仍强调用去甲替林治疗忧郁的老年患者,并且异卡波肼的耐受性良好,但实际上老年患者对 TCA 类和 MAOI 类的耐受性较差,它们应该作为二线或三线用药。

对于某个特定的抗抑郁药种类,性别也是影响耐受性和疗效的重要考量因素。大量证据表明男性对 TCA 类的反应和耐受比女性更好。相反,绝经前的女性似乎对 5-羟色胺能药物的反应更好。因此,男性更适合用文拉法辛、度洛西汀或 TCA治疗,而女性更适合用 SSRI 或某种 5-HT$_2$ 拮抗剂治疗。虽然出于安全性考虑,一般建议临床工作者不要使用 TCA 作为起始治疗,但是对男性患者最好使用更具去甲肾上腺素能的药物作为起始治疗,而非 SSRI。此外,只有进行直接的比较研究才能给出更明确的建议,目前这个领域仍然是有争议的。

患者的躯体状况是抗抑郁药选择中的一个重要考量因素。有疼痛状况的患者可能更适合使用度洛西汀、文拉法辛或 TCA。目前有一些证据表明,SNRI 类和TCA 类可能对既有抑郁症又有疼痛状况的患者有效。有惊厥障碍、卒中或头部创伤病史的患者使用 SSRI 或文拉法辛治疗比用 TCA 或安非他酮更安全。同样地,有心律失常或冠脉疾病的患者使用 5-羟色胺能药物治疗比用 TCA 类或 MAOI 类更安全。在为服用蛋白酶抑制剂的 AIDS 患者处方萘法唑酮时应该使用警告,因为它可能通过药代动力学的相互作用增加蛋白酶抑制剂的毒性。

抗抑郁药选择中的首要药物参数是副作用和安全性。大多数 SSRI 类都有仿制药而且相当便宜。老药如 TCA 类和 MAOI 类通常需要更频繁的复诊和监测，这可能抵消了购买药物节省的费用。SSRI 类在过量时相对安全，并且对大多数患者而言，它比 TCA 类和 MAOI 类的耐受性更好。FDA 在 2011 年发出警告，西酞普兰超过 40 毫克/天的剂量会有 QT 延长风险，并在 2012 年进行了修订。至少从理论上讲，西酞普兰在过量时比其他 SSRI 类更可能引起致命的心律失常。然而，现存的资料很少提示西酞普兰与其他 SSRI 类相比有更高的致命性。SNRI 文拉法辛在过量时也没有 SSRI 类安全，但比 TCA 类安全。单从安全性角度，很难有理由把 TCA 或 MAOI 作为治疗的首选。大多数 SSRI 类每天给药一次，并且有时起始剂量就是治疗剂量。因此，SSRI 类也是最易使用的药物。几年前，NICE［译者注：National Institute for Health and Clinical Excellence，（英国）国家卫生和临床优化研究所］英国的顾问小组指出文拉法辛过量比 SSRI 类过量更可能致命。有段时间，他们反对把文拉法辛作为一线用药并建议进行常规的 ECG 监测，但最终他们改变了立场。FDA 也没有接受此警告。

各类抗抑郁药的副作用千差万别。对依从性有较大影响的长期副作用是体重增加和性功能失调。TCA 类、MAOI 类和米氮平可能最容易引起体重增加，而氟西汀和安非他酮引起体重增加的可能性最小。性功能失调对大多数抗抑郁药来说很常见，尤其是 MAOI 类、氯米帕明和 SSRI 类。有些药物较少引起性功能方面的副作用，包括萘法唑酮、安非他酮和米氮平。此外，经皮给药的司来吉兰引起性功能方面副作用的风险也较低。更具去甲肾上腺素能的 SNRI 类，如度洛西汀，发生性方面副作用的概率可能也比 SSRI 类要低，但目前还没有设计良好的前瞻性资料。

另一个选择抗抑郁药的共同方法是把一次抑郁发作的特定症状作为治疗对象。例如，以失眠为特征的抑郁症患者会受益于具有镇静作用的药物，如米氮平或叔胺三环类抗抑郁药。明显焦虑的患者常用 SSRI 或 SNRI 治疗。STAR*D 证明与不焦虑的患者相比，共病焦虑的患者对西酞普兰和其他抗抑郁药的治疗反应要差。有失眠或焦虑的患者还可以用一种 SSRI 或 SNRI 联合一种催眠药或苯二氮䓬类来治疗。或者，许多临床工作者会选择一种兴奋作用更强的抗抑郁药，如安非他酮或经皮给药的司来吉兰来治疗有嗜睡和疲乏症状的患者。有明显认知缺陷或执行功能问题的患者可以用去甲肾上腺素能药物，如安非他酮或度洛西汀治疗。这种治疗抑郁症的定向方法从直觉上是合理的，但未必可以得到经验性资料的支持。

在医学的许多领域中，实验室研究均有助于指导临床工作者选择治疗特定疾病的药物。例如，细菌培养有助于内科对某种抗生素或敏感性做出选择，此外基因分型也越来越多地用于指导妇科治疗。目前，精神科缺乏一种帮助我们选择特定治疗的生物学鉴定法。有一些非常初步的资料提示很多方法在未来可能有助于临床工作者对抗抑郁药的选择。例如，功能核磁共振成像和正电子发射断层扫描通过成像产生情绪的边缘区以及与皮质区连接的早期改变，有望在早期发现抗抑郁药是否有效。在一些预测某个抗抑郁药后续疗效的研究中,定量脑电图(QEEG)可以显示第一周前额叶脑电波活动的改变。其他小型且初期的研究发现,与治疗有效者的数据库相比较,QEEG 可以预测何种药物最可能对某位患者有效。基因组学在确定最佳的抗抑郁药方面同样重要。例如,5-羟色胺转运体启动子区的多态性(5HTTPRL)已有一定能力预测与去甲肾上腺素能抗抑郁药相比,5-羟色胺能抗抑郁药对何种患者的疗效更好,或者何种患者更可能出现 SSRI 所致的副作用。同样地,虽然对可能的受益说法不一,但市场上销售的对细胞色素 P450(CYP)2D6 的 AmpliChip 基因检测技术(Assurex,一家美国生物技术公司)从理论上讲应该有助于确定某个体的耐受性和给药剂量。目前一些资料指出 AmpliChip 可以预测 TCA 类的副作用,但不能用于 SSRI 类。市场上还销售一种用于重性抑郁障碍的血液检测技术(里奇诊断服务 Ridge Diagnostics),这种技术也有一定的治疗预测价值。然而,这种检测方法的预测效用尚未得到评估。此外,神经心理学测试在一定程度上可以预测何种患者更适合某一类抗抑郁药。而且,老年患者的神经心理学缺陷预示抗抑郁药对此类人群的疗效欠佳。在未来数十年里,基因组学、功能成像、心理测试和像 QEEG 这样的工具将为抗抑郁药选择上的临床决策提供额外信息,并且一定最受欢迎。在此之前,就抗抑郁药的选择而言,唯一切实可行的做法仍是依靠临床判断。

(二) 剂量和用法

一种抗抑郁药的最佳剂量是副作用最少的最低有效剂量。决定增加多少抗抑郁药的剂量归根结底是权衡疗效和副作用的情况。如果使用某剂量的抗抑郁药治疗,4 周后没有症状改善的征象,那么此剂量很可能无效(Quitkin 等,1996)。同样,老年抑郁症患者在服药 4 周后未达到至少 30% 的改善,则仅有 17% 的可能性在 12 周时达到缓解(Sackeim 等,2005)。另外,即使剂量不变,前 4 周的部分缓解预示之后 8 周更完全的改善。如果对某剂量耐受,但 4 周后症状未获得一定缓解,则应继续增加剂量而不是换药。一般来说,每 2 周增加一次剂量可以使临床工作者有机会评估当前剂量的受益和副作用。如果能耐受剂量增加且未观察到症状完全缓解,则应逐渐加量到最大推荐剂量。

(三) 治疗周期

虽然在 20 世纪六七十年代,标准的抗抑郁药试验经常为 4 周,但 6~12 周是目前的标准。很难在不到 4 周的时间里评估某种抗抑郁药的疗效。而且,在耐受的患者中,4 周将不足以评估更高的剂量。Quitkin 等(1984)回顾了一系列使用传统 TCA 类治疗的抑郁症患者,他们认为极少有患者仅在治疗 2 周后就表现出明显的改善,许多患者需要长达 6 周才能起效。数年前,我们研究组报告(Schatzberg 等,1981)可以通过测量预处理尿液的 3-甲氧基-4-羟苯基乙二醇(MHPG)水平,MHPG 是去甲肾上腺素功能的指征,这样就能从生物学上识别对马普替林反应慢和反应快的患者。低 MHPG 水平的患者对马普替林反应快（在 14 天以内），而那些高 MHPG 水平的患者则需要治疗 4～6 周。Nierenberg 等（1995,2000）的近期综述也指出服用某剂量的氟西汀 4 周症状仍未改善，则预示在 8 周和 12 周时疗效不佳。

一种抗抑郁药某个剂量治疗有效的患者都应该用此剂量维持治疗至少 6～12 个月。所有抗抑郁药的持续使用均可显著降低复发风险。美国国立精神卫生研究院的一项主要合作研究指出，在 2 年维持期里，丙咪嗪对重性抑郁障碍的复发预防普遍比安慰剂或锂盐更有效。与此研究相反，两个分别在美国和英国开展的早期主要研究发现，锂盐在对单相抑郁患者的复发预防上疗效与 TCA 类相当。在 Prien 等（1984）开展的美国研究中，单相组的总体复发率相对较高（为 64％，丙咪嗪组为 49％），并且作者主张开发更新型的替代策略，使用除 TCA 类以外的药物（对情感障碍维持治疗的进一步讨论，参见第四章"抗精神病药"）。在本书的第一版中，我们指出在接受有效剂量的 3～4 个月的维持治疗后，许多患者可以用较低剂量（原始剂量的 1/2～3/4）进行余下数月的维持治疗。然而，Frank 等（1990）的研究结果建议成功地维持治疗需要足量。这些研究者发现当使用足量的丙咪嗪（平均为 200 毫克/天）维持治疗时，80％的复发性抑郁症患者 3 年未再复发。我们支持 Frank 及同事的建议，即患者应以治疗剂量进行维持治疗，除非出现明显的副作用。近期研究文拉法辛维持疗效的试验证明，使用文拉法辛治疗的患者在 2 年里病情保持稳定的比率是随机分到安慰剂组的患者的两倍。在文拉法辛维持治疗的研究中，除非出现的副作用要求减量，否则患者应持续服用急性期剂量。由于抑郁症在指标性发作后的 15 年里有 87％的患者出现复发，所以对于有过 3 次或更多次严重抑郁发作或在过去 5 年里有 2 次发作的任何人都应进行长期维持治疗。

然而，目前兴起的关于抑郁症的神经生物学资料质疑是否总是要等到 2～3 次发作后才考虑长期或终生维持治疗。一些研究指出，抑郁症与海马和其他脑区包括前扣带回和内侧眶额叶皮质的体积进行性丢失有关。而且，这些改变可能作为抑郁病程和复发次数的应变量而进一步发展（Maletic 等,2007）。这些形态学的改变难以阻止，也可能变成永久性的。此外，在许多患者中大脑形态学的累积性改变与抑郁症的进展相一致。随后的复发可能更难治、病程更长、更严重，并与外部应激的关系更小。复发还可能与积累的认知缺陷有关，特别是记忆减退，这一点与观察到的海马进行性丢失是一致的。其实，Gorwoo 及同事（2008）估计在患者经历前 4 次抑郁症发作时，每次发作均会永久性丧失 2％～3％的记忆功能。因此，对某些患者来说，即使在首次重度抑郁发作之后考虑长期维持治疗也是明智的。

抗抑郁药的长期治疗是对患者依从性的一种挑战。大多数患者不喜欢长期持续服用抗抑郁药的这种理念。病耻感、副作用、花费和不便均导致患者对抗抑郁药维持治疗的不依从。有几种干预措施可以增加依从性。对患者和家属进行教育非常有用，教育的内容可以包括抑郁症的病程、抗抑郁药的起效时间以及当患者感到好转时仍需继续治疗。我们对患者的教育越来越关注文献中不断报告的与抑郁症有关的进行性大脑改变和长期认知缺陷。检查潜在的副作用也会对患者有所帮助。临床工作者通过要求患者给予反馈并回答他们的问题便可核实患者对医嘱的理解。还要指导患者在没有咨询主治医生之前不要改变剂量或是停药。

三、选择性 5-羟色胺再摄取抑制剂

虽然 TCA 类在全世界作为主导的抗抑郁药类别超过 30 年,但 SSRI 类在短短十年里就取而代之、风行全球。目前,这一类别包括氟西汀、帕罗西汀、舍曲林、氟伏沙明、西酞普兰和艾司西酞普兰(图 3-1)。氟伏沙明没有 FDA 批准的用于治疗抑郁症的适应证,但除了长期以来治疗 OCD 的适应证以外,它在 2008 年获批可用于社交焦虑。此外,氟伏沙明在许多国家作为抗抑郁药销售。与 TCA 类或其他处方精神科药物不同,SSRI 类尤其是氟西汀,大量出现在非科学的宣传资料中。

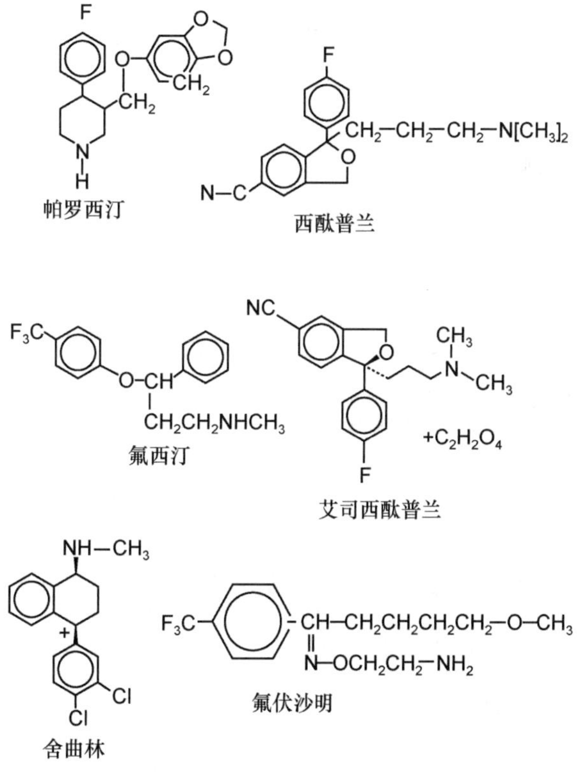

图 3-1 选择性 5-羟色胺再摄取抑制剂(SSRI 类)的化学结构

这些药物在公众的报告中褒贬不一,但 SSRI 类在患者和医生中流行的原因是相当一致的。这些药物广受欢迎主要由于它们比 MAOI 类和 TCA 类有更好的安全性和更易耐受的副作用谱。SSRI 类还证实对各种精神科障碍的作用广谱,并且它们有额外优势更易达到最佳的治疗剂量。而且,除艾司西酞普兰以外,所有 SSRI 类目前都有仿制药且非常便宜。在 2008 年,一家大型连锁药店一个月的 SSRI 类售价为 3~4 美元。然而,并非所有患者均对 SSRI 类耐受或有反应,如前所述(参见本章先前的"抗抑郁药的选择"这一部分),SSRI 类与其他抗抑郁药一

样,可能对某些类型的抑郁症和某些特定的症状如疼痛无效(表 3-1)。

表 3-1 选择性 5-羟色胺再摄取抑制剂(SSRI 类):概述

项 目	指 标
疗效	一线治疗用于 MDD(所有均获得 FDA 批准,除氟伏沙明外)、恶劣心境 PD(氟西汀、帕罗西汀和舍曲林获得 FDA 批准) OCD(所有均获得 FDA 批准,除西酞普兰和艾司西酞普兰外) 社交焦虑障碍(舍曲林和帕罗西汀获得 FDA 批准) PTSD(舍曲林和帕罗西汀获得 FDA 批准) 贪食症(氟西汀获得 FDA 批准) GAD(帕罗西汀和艾司西酞普兰获得 FDA 批准) PMDD(氟西汀[仅 Sarafem]和帕罗西汀[仅控释剂型]和舍曲林获得 FDA 批准)
副作用	GI 副作用(恶心、腹泻、烧心) 性功能失调(力比多、性高潮延迟) 头痛 失眠/嗜睡
过量时的安全性	一般过量达 30～90 天的用量时是安全的 以支持生命体征和洗胃的方式处理 惊厥/癫痫持续状态(罕见)
剂量和用法	西酞普兰、帕罗西汀、氟西汀:每天给药一次,以 10～20 毫克起始,增加到最大剂量 40 毫克(西酞普兰),50 毫克(帕罗西汀)和 80 毫克(氟西汀) 艾司西酞普兰:每天给药一次,以 10 毫克起始,至少在 1 周后增加到 20 毫克 舍曲林:以 25～50 毫克起始并按需增加至最大量 200 毫克 在 4～8 周达到最大疗效
停药	帕罗西汀、氟伏沙明、舍曲林:停药后引起感觉异常、恶心、头痛、流感样症状 在突然停药后的 1～7 天出现
药物相互作用	MAOI(禁忌):5-羟色胺综合征 ↑TCA 水平(帕罗西汀、氟西汀) ↑卡马西平、苯巴比妥、苯妥英钠水平 ↑氟哌啶醇、氯氮平水平(氟伏沙明) ↑茶碱水平(氟伏沙明) ↑恩卡尼、氟卡尼水平(避免使用)

注:FDA＝美国食品和药品管理局;GAD＝广泛性焦虑障碍;GI＝胃肠道;MAOI＝单胺氧化酶抑郁剂;MDD＝重性抑郁障碍;OCD＝强迫症;PD＝惊恐障碍;PMDD＝经前期烦躁障碍;PTSD＝创伤后应激障碍;TCA＝三环类抗抑郁药。

(一) 药理作用

正如此类抗抑郁药的名称所示,SSRI 类通过对突触前神经元上的钠/钾三磷酸腺苷酶(ATPase)即 5-羟色胺转运体(SERT)的抑制作用而选择性阻断 5-HT 的再摄取。标准 TCA 如阿米替林阻断神经元对 5-HT 和去甲肾上腺素再摄取的强度大致相当,与之相比,氟西汀选择性阻断 5-HT 再摄取的强度比去甲肾上腺素高出 200 倍。氟西汀在体外对 5-HT 再摄取的抑制能力大约是阿米替林的 4 倍,而帕罗西汀大约是阿米替林的 80 倍。在目前市面上的 5 种 SSRI 类中,帕罗西汀和西酞普兰是最强的 5-HT 再摄取抑制剂。

选择性是相对的。虽然 SSRI 类比 TCA 类更具选择性,但所有 SSRI 类均作用于其他的神经递质系统。例如,体外证据显示高剂量的帕罗西汀(>40 毫克/天)对去甲肾上腺素再摄取的阻断作用与文拉法辛相当。舍曲林也可阻断多巴胺的再摄取并且可能比安非他酮更强。同样地,帕罗西汀的抗胆碱能作用强度与去甲丙咪嗪相当。

SSRI 类的再摄取阻断特性至少在两个不同阶段增强了总体的 5-羟色胺能水平。最初 SSRI 类可以显著提高突触间隙的 5-HT 浓度。但这种作用不可能与抗抑郁药的疗效有关,因为 SSRI 类与所有抗抑郁药一样具有延迟起效的特性。但在反复给药后,细胞体-树突和末梢上 5-HT$_{1A}$ 自受体的敏感性降低,此效应的时间进程与抗抑郁药的起效更为相关。此外,长期服用 SSRI 类产生的 SERT 阻断可以增加神经营养因子的表达。SSRI 类增强神经营养因子的转录,包括脑源性神经营养因子(BDNF)。抗抑郁药源性 BDNF 的增加与突触生成、神经生成和神经元复原力的增强有关。这些均是长期服用 SSRI 类和其他有效的抗抑郁药类别的重要结果。

与 TCA 类不同,SSRI 类对组胺(H$_1$,H$_2$)、毒蕈碱或 α$_1$-肾上腺素能受体几乎没有亲和力。虽然舍曲林在体外对 α$_1$-肾上腺素能受体的亲和力是丙咪嗪的 25%,但此发现不具有临床相关性。另外,帕罗西汀的抗毒蕈碱活性较弱,但有一定的临床意义。帕罗西汀的抗胆碱能亲和力与去甲丙咪嗪大致相当。然而,总的来说,SSRI 类对受体的选择性带来良好的安全性和较大的治疗指数。

SSRI 类广泛由肝酶代谢,特别是细胞色素 P450 2D6 酶(表 3-2)。舍曲林还由细胞色素 P450 3A3/4 酶代谢。只有氟西汀和舍曲林有药理学上的活性代谢产物(表 3-3)。氟西汀经脱甲基作用变为去甲氟西汀,而舍曲林代谢为 N-去甲舍曲林和羟基酮。因此,氟西汀和舍曲林的功能性半衰期均比帕罗西汀和氟伏沙明长得多。氟西汀有大约 34 小时的半衰期,而去甲氟西汀的半衰期至少 1 周。舍曲林的半衰期大约 26 小时,而其代谢产物的半衰期通常为 48～72 小时不等。帕罗西汀和氟伏沙明的半衰期平均短于 20 小时,而西酞普兰的半衰期大约为 35 小时。在反复给药后,所有 SSRI 类的半衰期都显著延长,尤其是帕罗西汀和氟西汀,因为这些药物会抑制它们自身的代谢。因此,在持续服药时,氟西汀和去甲氟西汀的功能性半衰期将近 2～3 周。SSRI 类的血药浓度监测证明对临床没有帮助。SSRI 类血药浓度在个体间的变异性很大,以至于几乎不可能将疗效或毒性与血药浓度相关联。

表 3-2　抗抑郁药对细胞色素 P450 酶的抑制作用

酶	代谢的药物	抗抑郁药抑制剂
2D6	TCA 类（羟基化） 安非他酮 文拉法辛 硫利达嗪 1C 抗心律失常药 β-阻断剂 帕罗西汀 利培酮 可待因 氟哌啶醇 氯氮平 苯扎托品 奋乃静	氟西汀（去甲氟西汀） 舍曲林（去甲舍曲林） 帕罗西汀 氟伏沙明和西酞普兰（最弱）
1A2	咖啡因 茶碱 TCA 类（去甲基化） 氯氮平 地西泮	氟伏沙明
3A3/4	阿普唑仑 三唑仑 TCA 类（去甲基化） 特非那定 阿司咪唑 卡马西平 红霉素 地塞米松 西酞普兰 艾司西酞普兰 环孢菌素	氟西汀 舍曲林 氟伏沙明 奈法唑酮
2C19	TCA 类（去甲基化） 华法林 甲苯磺丁脲 苯妥英钠 地西泮	氟西汀 氟伏沙明 舍曲林

注：TCA＝三环类抗抑郁药。

表 3-3　选择性 5-羟色胺再摄取抑制剂(SSRI 类)的药代动力学

SSRI	半衰期/小时	代谢产物及其半衰期	血药浓度达峰时间/小时	蛋白结合比/(%)
氟西汀	24～72	去甲氟西汀，7～14 天	6～8	94
舍曲林	25	N-去甲基舍曲林，2～3 天	6～8	95
帕罗西汀	<20	NA	2～8	99
氟伏沙明	15	NA	2～8	77
西酞普兰	35	NA	4～6	91
艾司西酞普兰	32	S-去甲基西酞普兰	5	56

注：NA＝不适用。

(二) 适应证

SSRI 类的主要适应证是治疗重性抑郁障碍，并已得到许多研究的支持。大量的双盲、安慰剂对照研究表明 SSRI 类对治疗轻到中度的门诊重性抑郁障碍患者有效(Rickels 和 Schweizer,1990)。一些研究也提示 SSRI 类对更重的抑郁症患者同样有效，虽然数年来对此结论一直存在争议（参见下文）。实际上，Montagomery 及同事(2007)指出相比其他抗抑郁药，有证据支持艾司西酞普兰对重度抑郁症有更强的疗效。SSRI 类可治疗非典型抑郁症，可与标准抗精神病药联合治疗精神病性抑郁，并且在持续 1 年的试验中还可用于复发性抑郁症的维持治疗。此外，SSRI 类也可治疗慢性重性抑郁障碍伴恶劣心境。一些临床工作者把 SSRI 类看作治疗以上这些障碍的选择。

然而，关于 SSRI 类对更严重的抑郁症如忧郁症的疗效持续存在争议。大型荟萃分析和随机对照试验未显示出 SSRI 类与 TCA 类或 SNRI 类在治疗重度抑郁症上的显著疗效差异(Bielski 等,2004；Hirschfeld,1999)。但涉及 SSRI 类治疗重度抑郁症住院患者的研究相对较少，而一些涉及此类患者的研究又未将 SSRI 类与更老的药物如 TCA 类进行直接的比较。一些进行了直接比较的研究提示帕罗西汀在使忧郁型住院患者获得缓解方面劣于氯米帕明(丹麦大学抗抑郁药研究组, 1990)，并且氟西汀在治疗因抑郁症住院的忧郁型老年心脏病患者上疗效远不及去甲替林(Roose 等,1994)。这些研究对治疗有效的定义不是总体严重度的降低而是缓解。其他研究未能发现 TCA 类和 SSRI 类对更加重度的抑郁症住院患者的疗效差异。关于 SSRI 类对重度抑郁症疗效的争议可能还会继续。现有资料显示 SSRI 类可能对某些重度抑郁的老年住院患者的疗效不佳，但它们确实比 TCA 类或 SNRI 类具有更好的安全性。

SSRI 类的第二个适应证是治疗 OCD。氯米帕明（一种 5-羟色胺能 TCA）对 OCD 的治疗作用于 1968 年被首次发现。从那时起，人们发现其他 5-羟色胺能药物也可治疗 OCD 这种长期以来的难治性障碍(Chouinard 等,1990;Tollefson 等,1994)。氟伏沙明、氟西汀、舍曲林和帕罗西汀均有 FDA 治疗 OCD 的适应证,但所有 SSRI 类都表现出治疗此障碍的疗效。SSRI 治疗 OCD 的剂量通常比治疗抑郁症更高,而且反应潜伏期通常更长。

SSRI 类的第三个且被研究透彻的适应证是对进食障碍的治疗,尤其是神经性贪食。氟西汀对某些贪食患者的暴食-清除循环有正性作用(氟西汀神经性贪食研究协作组,1992)。SSRI 类还可减轻与神经性贪食和肥胖有关的对碳水化合物的渴求和心境紊乱。氟西汀和舍曲林对肥胖患者的体重和摄食具有一定作用。不幸的是,大多数在 SSRI 治疗期间体重减轻的患者随着时间的变迁体重均会反弹。关于使用 SSRI 类治疗典型神经性厌食的资料很少,但有一篇报告显示氟西汀可能对此状况有效(Kaye 等,1991)。至今最大型的关于氟西汀预防神经性厌食患者复发的对照研究未显示出氟西汀相对安慰剂具有任何优势(Walsh 等,2006)。然而,此研究涉及的成人均为更慢性的疾病形式,而 SSRI 对神经性厌食患者的某些亚型可能有效。

最后,SSRI 类可以治疗大多数焦虑障碍,包括惊恐障碍、社交焦虑障碍、GAD 和 PTSD。虽然惊恐障碍患者可能对一些 SSRI 类的激活效应敏感,但大多数患者能够耐受缓慢加量。例如,一些报告指出虽然某些患者不能耐受氟西汀的起始剂量为 20 毫克/天,但如果起始剂量减为 5 毫克/天,则许多患者可从中受益(Schneier 等,1990)。

基于已发表的资料,所有 SSRI 类包括西酞普兰和氟伏沙明均可有效治疗惊恐障碍。帕罗西汀、舍曲林和氟西汀获得 FDA 批准治疗惊恐障碍的适应证。

1999 年,帕罗西汀获得 FDA 批准治疗社交焦虑障碍的适应证,并且初步资料表明其他 SSRI 类也可治疗此障碍。许多双盲研究指出,20~50 毫克/天的帕罗西汀对过度害怕和回避人际互动等症状的减轻比安慰剂更有效。而且,帕罗西汀可以改善与更严重的社交焦虑障碍有关的显著缺陷。有对照研究支持其他 SSRI 类包括西酞普兰对社交焦虑的疗效,但它们未获批此适应证。一般来说,SSRI 类对社交焦虑的疗效至少与重性抑郁障碍相当。然而,虽然社交焦虑障碍是常见的焦虑障碍,但与其他焦虑障碍相比,对它的诊断和治疗却较为少见。

创伤后应激障碍与各种共患疾病有关,特别是抑郁症和物质滥用。SSRI 类从 20 世纪 80 年代起就用于治疗 PTSD 的一些症状,包括抑郁、失眠、过度警觉和激越。大量证据表明,氟西汀、帕罗西汀和舍曲林有助于减轻这些症状,甚至可能影响共病的物质使用。1999 年,舍曲林成为首个 FDA 批准的治疗 PTSD 的药物。许多使用舍曲林治疗的 PTSD 患者为达到最佳疗效需要超过 100 毫克/天的剂量。在用帕罗西汀治疗 PTSD 时,20 毫克/天的疗效与 40 毫克/天差不多。

SSRI 类对 GAD 有效,而且帕罗西汀和西酞普兰已经获得 FDA 的批准。帕罗西汀在剂量为 20~50 毫克/天时可有效降低焦虑,且汉密尔顿焦虑评定量表的得分可减少 60%。大规模研究也显示出西酞普兰对广泛性焦虑的疗效。

经前期烦躁障碍(PMDD)在大约 3% 的女性人群中是每月一次的非常扰人的事件。1995 年,在氟西汀治疗 PMDD 的首个大型研究中,20 毫克和 60 毫克剂量在 6 个连续月经周期中的疗效均优于安慰剂。疗效早在起始治疗后的第一个月经周期就可看到。从那时起，很多研究均支持使用 SSRI 类治疗此障碍，特别是氟西汀和舍曲林。这两种药物还在黄体期用作间歇性治疗，也显示出疗效（Jerman 等，1999）。1999 年，氟西汀（Sarafem）成为首个被批准治疗 PMDD 的药物。

5-羟色胺能药物可对许多障碍发挥作用，而 SSRI 类治疗的疾病种类也在不断扩展。SSRI 类有助于治疗与一些人格障碍有关的愤怒或冲动性攻击（Kavoussi 等，1994；Rinne 等，2002）和某些疼痛障碍，如糖尿病性神经病变和纤维肌痛（Wolfe 等，1994），虽然混合性去甲肾上腺素-5-羟色胺再摄取抑制剂似乎对上述情况更为有效。

（三）副作用

如前所述，SSRI 类往往比它们之前的药物更安全且更易耐受。在临床实践中，经常有 SSRI 类过量的情况，但很少酿成悲剧。实际上，一篇综述囊括了 234 例氟西汀过量使用的情况，其中氟西汀的剂量最高达 1500 毫克，但未发现任何致命案例，并且超过半数的患者完全没有症状。所有患者需要的只不过是支持性照料。中等过量（每日总量的 5～30 倍）很少导致严重后果。尽管如此，SSRI 类过量而致命的情况也发生过。一项分析显示，在 SSRI 类的过量使用中有 14/1000 的比例可能是致命的（McKenzie 和 McFarland，2007）。然而，许多过量使用的情况受摄入其他物质的影响而变得复杂。不过，在 SSRI 过量使用中有 0.14% 的比例与致命性有关，仅占 TCA 过量导致致命比例的一小部分，也低于文拉法辛过量而致命的情况。常见的死亡原因是出现惊厥或癫痫持续状态的并发症，并通常摄入数千毫克（Barbey 和 Roose，1998）。

在早期临床研究中，因 TCA 类不良反应而脱落的患者数是 SSRI 类的 2 倍。SSRI 类主要是没有困扰 TCA 类的抗胆碱能副作用。而且，SSRI 的使用通常不会发生体位性低血压。一般来讲，SSRI 类也比 MAOI 类和 SNRI 类更易耐受。这并不是说所有人对 SSRI 类的耐受性都优于其他种类的抗抑郁药。例如，一些患者不耐受某种 SSRI 对性功能的副作用，但他们或许可以耐受某些 SNRI 类、安非他酮或经皮给药的司来吉兰。

患者在治疗早期停用 SSRI 类的最常见的原因是胃肠道（GI）副作用。这些副作用包括呕吐、腹泻、痉挛、烧心及其他 GI 不适症状。肠道内壁有包括 5-HT$_3$ 在内的 5-HT 受体，而 SSRI 所致的 GI 不适似乎由此引起。最早期的报告显示约有 20%～30% 使用氟西汀治疗的患者出现 GI 副作用，但临床实践中的发生率要低得多。在早期的研究中，氟西汀的起始剂量经常为 20 毫克/天，但在第一周末时达到 60 毫克/天。在临床实践中，使用 20 毫克/天的起始剂量维持 3 周，这样呕吐的发生率和严重程度均会降低。此外，GI 副作用往往在治疗的前 2～4 周内有所减轻。

若干策略可有助于减少 SSRI 所致的 GI 不适。首先是缓慢滴定药物。以通常起始剂量的一半或更少开始治疗并缓慢加量可使敏感患者逐步适应。另一个策略是指导患者将药物与饭同服。避免空腹可以减轻一些 GI 不适。其他 5-HT$_3$ 拮抗剂如多拉司琼(Anzemet)和昂丹司琼(Zofran),也明显有助于止吐,但因太昂贵而无法常规使用。米氮平是一种相当强效的 5-HT$_2$ 和 5-HT$_3$ 拮抗剂,可以与 SSRI 类联合使用。事实上,肿瘤科医生和麻醉科医生越来越多地使用米氮平作为一种不太贵的方式来替代传统的 5-HT$_3$ 拮抗剂治疗术后和化疗所致的呕吐(Kast 和 Foley,2007)。

SSRI 类常出现的另一组副作用与中枢神经系统(CNS)的激活相关。至少10%～20%接受 SSRI 治疗的患者抱怨有失眠、神经过敏和激越的表现。鉴于SSRI 类对CNS 5-羟色胺能传递的选择性而非特异性作用,这些副作用的出现在预料之中。也就是说,SSRI 类广泛影响 5-羟色胺能通路,其中一些通路可引起 CNS的唤起。因此,具有明显激活特性的氟西汀应该晨服,这样可以减少对睡眠的干扰。同样地,如果患者服用其他 SSRI 类出现失眠,通常可以让患者在白天更早服药。偶尔,患者在治疗早期需要适量的苯二氮䓬类(如氯硝西泮 0.5 毫克每天两次,劳拉西泮 0.5 毫克每天两次,阿普唑仑 0.25 毫克每天两次)以帮助控制激越和改善睡眠。曲唑酮,另一种常用药物,睡前服用 50～100 毫克有助于改善 SSRI 所致的失眠。许多案例报告也指出曲唑酮可增加 SSRI 类的疗效。

相反,SSRI 类对某些患者有镇静作用。这种作用最多见于帕罗西汀。当出现镇静作用时,在大约晚上 8 点服药可以使血药浓度的峰值与发生镇静作用的最佳时间(大约凌晨 2 点)相匹配。一些服用其他 SSRI 类的患者会在心境稳定期出现麻木或无力的感觉。Donald Klein 推荐使用低剂量的溴隐亭(2.5 毫克,每天一次或每天两次)或兴奋剂以抵消上述影响。莫达非尼是一种较少引起滥用的兴奋剂并且 FDA 批准用其治疗发作性睡病和特发性嗜睡。我们发现早上服用 100～200 毫克的莫达非尼有助于减轻治疗期间出现的嗜睡(DeBattista 等,2003)。此外,莫达非尼可以治疗抑郁症的其他维度症状,包括疲乏和认知症状。阿莫达非尼是莫达非尼的 R-对映异构体,它比莫达非尼更长效,但在对抗抑郁药源性副作用的治疗上作用相似。

自从 SSRI 类在 20 世纪 90 年代出现以来,越来越明确的是相比先前的认识,SSRI 治疗期间出现的性功能障碍是一个更大的问题。上市前研究表明性功能失调(包括延迟射精、性快感缺失、阳痿和性欲降低)的发生率不到 4%。然而,更多的最新报告指出对于所有 SSRI 类来说,性功能失调的发生率可能更接近 30%～40%。虽然有些患者确实会对性功能的副作用产生适应,但这种改善可能需要数月甚至数年。在预期发生性活动之前的 24 小时暂停使用更短效的 SSRI 类,如帕罗西汀和舍曲林,据说对 50% 的患者有帮助。半衰期长的氟西汀用此方法无效。

表 3-4 描述了很多对抗治疗期间出现的性功能失调的方法,但大多数尚未明确证实。附加治疗的受益差不多都是基于个案报告或开放研究。目前已完成几项对照研究,但结论仍不确凿。在若干研究性功能失调对抗药的双盲试验中,有一项指出丁螺环酮(一种 5-HT$_{1A}$ 的部分激动剂)在剂量为 20～60 毫克/天时可有效治疗某些患者的 SSRI 所致的性功能失调(Landén 等,1999)。然而,另一项用丁螺环酮治疗 SSRI所致的性功能失调的双盲研究并未发现丁螺环酮对此有帮助(Michelson 等,2000)。米氮平在一项对照试验中也显示无效,虽然奥氮平作为一种 5-HT$_2$/D$_2$ 拮抗剂明显比安慰剂有效(Michelson 等,2002)。将SSRI换成安非他酮或合并使用 75～

150 毫克/天的安非他酮（Ashton 和 Rosen，1998；Hirschfeld，1999；Labbare 和 Pollack，1994）已在一些案例中被证明有效。我们完成了一项把安非他酮作为附加治疗的双盲研究，发现它在固定剂量 150 毫克/天时对心境症状有效，但对性功能失调的改善无效（DeBattista 等，2005）。安非他酮对性唤起程度的增强仅略微有效，要改善性功能失调可能需要 300 毫克或更高的剂量。Clayton 和同事（2004）发现安非他酮 150 毫克/每天两次服用 4 周后可提高对性活动的欲望和兴趣。

表 3-4　对选择性 5-羟色胺再摄取抑制剂（SSRI）所致的性功能失调的辅助用药

辅助用药	剂　　量	研　　　究
丁螺环酮	20～60 毫克/天	Landén 等，1999；Norden，1994
安非他酮	75～150 毫克/天	Ashton 和 Rosen，1998；Labbate 和 Pollack，1994；DeBattista 等，2005
西地那非	50～100 毫克 prn	Ashton 和 Bennett，1999；Gupta 等，1999；Nurnberg 等 1999a，1999b，2008；Fava 等，2006a
他达拉非	10～20 毫克	Segraves 等，2007
伐地那非	10～20 毫克	Rosen 等，2006
银杏叶提取物	60～240 毫克/天	Wheatley，2004
金刚烷胺	100～300 毫克/天	Balon，1996；Shrivastava 等，1995
赛庚啶	4～12 毫克 prn	Aizenberg 等，1995；Keller Ashton 等，1997
育亨宾	5.4 毫克 tid	Jacobsen，1992；Price 和 Grunhaus，1990

据报告西地那非（Viagra，万艾可）对男性中 SSRI 所致的性功能失调明显比安慰剂有效（Fava 等，2006a；Nurnberg 等，2001）。西地那非对 SSRI 所致的性功能副作用的改善有些违反直觉，因为 SSRI 最常见的性功能副作用是降低性欲和延迟性高潮而不是勃起障碍。然而，据报告西地那非可增加男性和女性的总体性满意度。在一项女性的对照研究中，我们观察到西地那非（50～100 毫克/天）相比安慰剂可显著全面改善患者声称由抗抑郁药所致的性功能的副作用（Nurmberg 等，2008）。类似药物，如伐地那非至少在男性中也对与抗抑郁药有关的性功能失调有作用（Rosen 等，2006）。赛庚啶在剂量为 4～12 毫克/天时可在一定程度上逆转性功能失调。不幸的是，赛庚啶还可能抵消 SSRI 类的抗抑郁或抗强迫作用，并有明显镇静作用。α-肾上腺能激动剂育亨宾对一些患者有帮助（Jacobsen，1992），但在对照试验中无效（Michelson 等，2002）。不幸的是，育亨宾对一些患者可引起明显的焦虑，这就往往适得其反。类似地，一些病例报告指出多巴胺能药物如金刚烷

胺、苯丙胺和溴隐亭可能对某些患者有效。古老的草药银杏叶提取物据报告可改善某些患者的 SSRI 所致的性功能失调。然而,有益的效果可能需要服用更高剂量(如 240 毫克/天)数周,但这种剂量有时会引起 GI 副作用、出血增加或导致老年患者出现意识错乱。上述副作用经常发生,更加严格控制的研究也未能显示出银杏叶提取物对抗抑郁药所致的性功能失调有治疗作用(Wheatley,2004)。鉴于缺乏证据支持银杏及其对某些副作用的潜在疗效,所以我们不鼓励患者尝试。

还有许多与 SSRI 类有关的其他不良反应,但这些不良反应不会会总是出现。头痛可能在一些患者的治疗早期出现。另外,SSRI 类在长期使用时又显示出对偏头痛的预防有一定作用。经常报告有自主神经症状如多汗和口干。多汗给一些患者带来很大的困扰。轶事性治疗 SSRI 所致出汗的方法如使用 β-阻断剂和抗胆碱能药物,多半未经验证。α_2-肾上腺能药物可能对此有效。震颤的出现与剂量相关,并且适量的普萘洛尔治疗有效(10 毫克 tid)。帕罗西汀治疗的患者中约 20% 出现口干,这反映了此药有轻度的抗胆碱能作用。

体重增加是否与 SSRI 类的长期使用有关,这一问题已成为人们关注的焦点。一般来说,很难确切地将显著的体重增加与 SSRI 治疗相关联。在治疗一年以后,大多数的 SSRI 类不引起体重增加或仅引起适度的体重增加。在 SSRI 类中,帕罗西汀更易引起体重增加,而氟西汀则较少引起体重增加。

Teicher 等(1990)报告在氟西汀治疗早期有 6 位患者出现强烈的自杀先占观念。使用其他抗抑郁药时这种现象也可能发生。后续研究和数据分析未发现氟西汀比其他抗抑郁药有更大的自杀倾向(Beasley 等,1991)。此外,在贪食症(Wheadson 等,1992)或 OCD 中(Beasley 等,1992)未发现氟西汀与自杀相关联。这提示治疗期间出现的自杀想法可能是患者基础抑郁症的人为现象,而并非药物治疗的结果。然而,氟西汀可引起激越或可能有静坐不能样副作用,并且能想见的是一些抑郁患者在发生这些副作用时更倾向自杀(Rothschild 和 Locke,1991)。Rothschild 和 Locke(1991)给 3 位既往服用氟西汀时企图自杀的患者再次使用氟西汀。他们报告 3 位患者重新服用氟西汀后均出现严重的静坐不能。其中 2 位的自杀困扰通过服用普萘洛尔减轻。因此,换用激活性较小的抗抑郁药或与 SSRI 合并使用某种苯二氮䓬类如氯硝西泮或劳拉西泮或是某种 β-阻断剂对治疗期间出现自杀观念的案例均是可取的。一些患者在服用某种 TCA 时出现上述现象,而服用氟西汀时可能没有。

上一版的第二作者(Jonathan O. Cole, M. D.)参与了 Teicher 等(1990)与氟西汀有关的强迫性自杀想法的报告并认为在罕见案例中患者会经历这种现象。Fisher 等(1993)在一个基于处方的调查中,发现最近按处方服用氟西汀的患者中有 0.5% 拨打了 800 电话报告有新的自杀驱动,而按处方服用曲唑酮的患者未报告有上述副作用。治疗期间出现自杀想法的罕见发生率不是回避使用 SSRI 类的一个理由。FDA 对儿童中抗抑郁药使用和自杀情况的审查发现使用抗抑郁药后自杀风险增加约为 3%,而使用安慰剂后自杀风险增加约为 1.5%。这导致对青少年和儿童使用所有抗抑郁药发出黑框警告。然而,这种风险的增加必须与更多患者在服用抗抑郁药时自杀观念的改善相权衡。

在黑框警告之后,检验抗抑郁药引起自杀行为风险的研究普遍未发现关联(Hammad 等,2006a,2006b;Kaizar 等,2006;Simon 等,2006;Søndergård 等,2006a,2006b)。值得注意的是 Simon 等(2006)的研究,其中自杀企图的风险在起始治疗前的那个月最高。同样,对现实样本中自杀率的分析显示,与未用抗抑郁药治疗的患者相比,不管年龄、性别或自杀企图史,使用抗抑郁药治疗显著降低自杀死亡的风险(Cougnard 等,2009)。FDA 发起的最新研究囊括 FDA 临床试验资料库中的 10 万例患者,揭示了在年龄为 18～25 岁的被试中发生紧急自杀样行为的风险为 2%,而接受安慰剂的被试风险为 1%。年龄更大的患者未显示风险增加,而且老年被试表现出显著的降低。但就成人而言,一小部分患者在服用抗抑郁药时出现自杀行为的风险更大(如青年人),包括隐藏的双相障碍的患者,服用抗抑郁药出现激越的患者和服用抗抑郁药变得精力充沛在心境彻底改善前冲动自杀的患者。

我们始终建议这些药物可以用于儿童/青少年和成人,但要结合适度的警告和监测。鉴于帕罗西汀在儿童中不良报告的聚集,对儿童尝试帕罗西汀之前选用其他药物是明智的。

(四) 过量

SSRI 类之所以受欢迎部分依赖于它们过量时的安全性(Barbey 和 Roose,1998)。在过去 20 年里发生过成千上万的过量案例,但极少仅仅因为 SSRI 过量而致命。在 2003 年报告有 55977 例 SSRI 过量案例,在这组人群中有 106 例死亡,并且许多死亡案例由于还服用其他物质而变得复杂(McKenzie 和 McFarland,2007)。氟西汀是首个在美国上市的 SSRI 并最常使用,它所致的与过量有关的死亡案例最多。中等过量(高达常见日剂量的 30 倍)往往引起轻度症状。高剂量、过量的最常见症状包括呕吐、恶心、震颤和镇静。当剂量非常高时(超过常见日剂量的 75 倍),据报告会出现更加严重的不良事件、心血管事件、惊厥和意识水平改变或降低。

在 SSRI 过量中最常见的死亡原因通常是癫痫持续状态和心血管事件如心律失常。

大多数死者都同时服用了其他药物,尤其是酒精或依赖细胞色素 P450 2D6 系统的药物,如 TCA 类(Dalfen 和 Stewart,2001)。

总的来说,绝大多数的 SSRI 过量患者都需要在急诊室接受洗胃和支持性治疗。在严重过量或那些涉及其他药物的案例中,可能需要心脏监测或控制惊厥发作。

(五) 药物相互作用

SSRI 类引起严重药物相互作用的风险很小。但几种类型的药物相互作用也可能发生。其中最严重的是与 MAOI 类的相互作用。当 SSRI 类与 MAOI 类的使用时间非常接近时,即使两种药物并未同时使用,但有患者死于 5-羟色胺综合征的报告。其中两个案例,氟西汀已经停用但随后立即换用 MAOI。因此,在 SSRI 类停用后且在 MAOI 起始治疗前,必须要有一段充分的清洗期(参见"停药"部分)。5-羟色胺综合征的治疗很困难。治疗此综合征最重要的干预措施是停用致病药物并开始医疗支持,包括必要时降低体温。此外,赛庚啶在剂量为 16 毫克/天时可能对存在肌阵挛的不太严重的病例有效。丹曲林也可能有效(参见第十章"急诊室治疗")。

  另一种潜在的药物相互作用来源于 SSRI 类竞争性抑制细胞色素 P450 系统的酶(表 3-2)。SSRI 类对 2D6 酶的抑制作用被研究得最为透彻。许多药物均由此酶代谢,包括 TCA 类、1C 型抗心律失常药、一些 β-阻断剂和苯扎托品及许多抗精神病药。大多数 SSRI 类能够抑制 2D6 酶,从而导致其他药物的血药浓度增加。例如,当氟西汀与 TCA 同时使用时,氟西汀可使 TCA 的血药浓度增加 8 倍。在摩尔级上,氟西汀、帕罗西汀和舍曲林对 2D6 酶的竞争性抑制倾向相当,而西酞普兰(艾司西酞普兰)和氟伏沙明对此酶无显著抑制。堪萨斯大学的 Sheldon Preskorn 曾报告 20 毫克的氟西汀对去甲丙咪嗪浓度的增加比 50 毫克的舍曲林高出数倍。然而,其他研究表明,更高剂量的舍曲林(如 150 毫克/天)可显著增加去甲丙咪嗪的浓度(Bertschy 等,1991)。氟伏沙明是比其他 SSRI 类弱 10 倍左右的 2D6 酶竞争性抑制剂,但它使两位患者的阿米替林浓度增加 2 倍,并使第三位患者的氯米帕明浓度增加 7 倍。氟伏沙明也曾被报告显著增加氯氮平浓度,这可能是通过它对细胞色素 P450 1A2 酶的抑制作用所致。因此,当任何一种 SSRI 类与主要依赖 2D6 酶的药物合并使用时都应该小心,因为合并用药会增加中毒风险。例如,当任何一种 TCA 类与某种 SSRI 联用时,应该审慎地监测 TCA 的血药浓度和心电图(ECGs)。然而,在一个对老年患者的研究中,Murphy 等(2003)未发现特定细胞色素 P450 2D6 等位基因和由于不良事件而退出的风险之间的关系,即使患者正在服用的各种医疗药品是 2D6 酶的已知底物。

  虽然 2D6 酶是细胞色素 P450 酶的最典型代表,但至少还有其他 5 种细胞色素 P450 酶,并如上所述 SSRI 类也可能对其中一些产生竞争性抑制。已知氟伏沙明抑制 1A2 酶,这种酶参与茶碱、咖啡因、某些苯二氮䓬类和氟哌啶醇的代谢。因此,当用氟伏沙明治疗哮喘患者时,要谨慎使用更低剂量的茶碱。此外,氟西汀和氟伏沙明能够抑制 3A3/4 酶,这两种酶可降解常见的药物如三唑类化合物,包括阿普唑仑、三唑仑和曲唑酮。据报告同时使用 SSRI 类和阿普唑仑治疗的患者更加困倦,但没有严重反应的报告。然而,伴随药物的剂量可能需要更低。一度认为 H_2 阻断剂会引起更多的不良的药物相互作用问题,但这一点未被证明。

  在 SSRI 类中,西酞普兰和艾司西酞普兰目前发生药代动力学相互作用的可能性最低。西酞普兰和艾司西酞普兰不仅是细胞色素 P450 2D6,也是 3A3/4、1A2 和 2C19 的弱抑制剂。与文拉法辛一样,西酞普兰引起药物相互作用的风险较低,这使得它在老年患者的治疗中被普遍使用。

（六）剂量和用法

SSRI 类之所以使用如此广泛,其中一个因素就是它的起始剂量经常也是最佳剂量(表 3-5)。除了已知的抗抑郁作用的起效潜伏期长以外,SSRI 类通常不需要为了达到治疗剂量而延长滴定期,但这对 TCA 类和 MAOI 类很常见。

氟西汀通常以 20 毫克/天起始,并且最大推荐剂量是 60 毫克/天。一篇综述汇总了使用氟西汀治疗重性抑郁障碍的双盲研究的疗效数据,发现产生最大受益的剂量为 20～40 毫克/天,而 60 毫克/天的受益减少。实际上,60 毫克/天似乎疗效减弱并且比 20～40 毫克/天有更多的副作用。因为经常 20 毫克就有效而且此药的半衰期长,所以制造商最后确定推荐使用起始剂量 20 毫克/天治疗 3 周,如有需要则后续增加至 40～80 毫克/天。有显著精神运动性迟滞的患者常至少需要 40 毫克/天。对于另一些患者,10 毫克/天可能就有效。氟西汀的剂型目前有 10 毫克、20 毫克和 40 毫克的胶囊,也有 10 毫克和 20 毫克的片剂以及混悬剂。低至 2 毫克/天的剂量可以使用混悬剂,这对不能耐受更高起始剂量的患者尤为有用。低剂量(20 毫克)疗效不佳的患者如果剂量增至 40～60 毫克/天则可能进一步获得改善(Fava 等,1994)。

表 3-5 选择性 5-羟色胺再摄取抑制剂(SSRI 类)及其他上市抗抑郁药: 名称、剂型和单位剂量以及治疗剂量

通用名	商品名	剂型[①]和单位剂量	通常治疗剂量/(毫克/天)[②]
SSRI 类			
西酞普兰	喜普妙	片剂:10 毫克,20 毫克,40 毫克 口服液:10 毫克/5 毫升(240 毫升药瓶)	20～40
艾司西酞普兰	来士普	片剂:5 毫克,10 毫克,20 毫克 口服液:5 毫克/5 毫升(240 毫升药瓶)	
氟西汀	百忧解	胶囊:10 毫克,20 毫克,40 毫克 胶囊(每周):90 毫克 口服液:20 毫克/5 毫升(120 毫升药瓶) 片剂:10 毫克,20 毫克	20～60
氟伏沙明	兰释 兰释 CR(控释)	片剂:25 毫克,50 毫克,100 毫克 片剂:100 毫克,150 毫克	100～200
帕罗西汀	赛乐特 赛乐特-CR(控释)	片剂:10 毫克,20 毫克,30 毫克,40 毫克 口服混悬液:10 毫克/5 毫升(250 毫升药瓶) 片剂:12.5 毫克,25 毫克,37.5 毫克	20～50
舍曲林	左洛复	片剂:25 毫克,50 毫克,100 毫克 口服浓缩剂:20 毫克/毫升(60 毫升药瓶)	50～200

通用名	商品名	剂型^①和单位剂量	通常治疗剂量/(毫克/天)^②
5-HT₂ 拮抗剂			
奈法唑酮	仅有仿制药	片剂：50 毫克，100 毫克，150 毫克，200 毫克，250 毫克	300～500
曲唑酮	仅有仿制药 Oleptro(缓释)	片剂：50 毫克，100 毫克，150 毫克^③，300^③ 毫克 片剂(有刻痕)：150 毫克，300 毫克	150～300 150～375
其他			
安非他酮	安非他酮和仿制药 安非他酮 SR(缓释) 安非他酮 XL(缓释)	片剂：75 毫克，100 毫克 片剂：100 毫克，150 毫克，200 毫克 片剂：150 毫克，300 毫克	200～450
米氮平	瑞美隆	片剂：7.5 毫克，15 毫克，30 毫克，45 毫克 口腔崩解片：15 毫克，30 毫克，45 毫克	15～45
沃替西汀	Brintellix	片剂：5 毫克，10 毫克，20 毫克	10～20
维拉唑酮	Viibryd	片剂：10 毫克，20 毫克，40 毫克	40
SNRI 类			
文拉法辛	怡诺思 怡诺思-XR(缓释) 和仿制药	片剂：25 毫克，37.5 毫克，50 毫克，75 毫克，100 毫克 仿制胶囊：37.5 毫克，75 毫克，150 毫克	75～375
去甲文拉法辛	Prestiq	片剂(缓释)：50 毫克，100 毫克	50～100
度洛西汀	欣百达	胶囊：20 毫克，30 毫克，60 毫克	60～120
左旋米那普仑	Fetzima	胶囊：20 毫克，40 毫克，80 毫克，120 毫克	40～120
米那普仑^④	Savella	片剂：12.5 毫克，25 毫克，50 毫克，100 毫克	100～200

　　注：5-HT₂＝5-羟色胺₂ 受体。

　　① 没有注射剂型。

　　② 剂量范围是大致的，许多患者在相对较低的剂量就有反应(即使低于上述剂量范围)；其他患者可能需要较高剂量。

　　③ 曲唑酮有 150 毫克和 300 毫克可分割的剂型。

　　④ 批准用于纤维肌痛；上述剂量用于此用途。

　　数年前推出了 90 毫克、每周服用一次的氟西汀剂型。这种剂型设计用来替代氟西汀 20 毫克/天的日治疗，并仅用于治疗的维持期。相比每天服药，有些患者更喜欢每周服一粒胶囊。每 3 天服用一粒胶囊大概相当于 40 毫克/天的剂量。一些患者在每周的同一天服用 2 粒胶囊以达到 40 毫克/天的对等剂量(但不清楚是否服用两粒 90 毫克胶囊相当于 40 毫克/天)。然而，每 3 天服一次药可减少副作用。每 3 天服用一次每周剂型的氟西汀似乎耐受性良好。

　　帕罗西汀的给药剂量与氟西汀非常相似，起始剂量为 20 毫克/天。此药的速释剂型目前有 10 毫克、20 毫克、30 毫克和 40 毫克的片剂。片剂上有刻痕，对整片不耐受的患者可服用半片 2～3 周。如果未见疗效，剂量可以每周增加 10～20 毫克/天,直至达到最大剂量 50 毫克/天。数据显示,抑郁更重的患者需要更高剂量(30～50 毫克/天)。控释(CR)帕罗西汀目前有 12.5 毫克、25 毫克和 37.5 毫克的片剂,分别相当于 10 毫克、20 毫克和 30 毫克的速释片剂(上一版之后,CR 剂型曾一度由于生产中的质控问题而退出市场)。

西酞普兰的剂量范围是 20～60 毫克/天。艾司西酞普兰(来士普)是西酞普兰的新形式,它的疗效更强,一般给药剂量在 10～20 毫克/天。艾司西酞普兰 20 毫克/天的副作用大体与西酞普兰 40 毫克/天所见相当。

舍曲林的剂量范围比氟西汀、帕罗西汀和西酞普兰要广一些。此外,舍曲林的量效曲线更呈线性,而其他 SSRI 类的量效曲线相对水平。治疗通常以 50 毫克/天起始,不过跟其他 SSRI 类一样,有时需要更低的起始剂量。50 毫克的剂量可以持续 2 周,如果无效,则剂量可以每周增加 50 毫克/天,直至达到最大剂量 200 毫克/天。舍曲林目前有 25 毫克、50 毫克和 100 毫克的片剂,还有浓缩剂。不同剂量的片剂价格相近。因此,通常更加节省的做法是处方有刻痕的 100 毫克片剂,并告诉患者掰成两半来获得 50 毫克/天的剂量。

氟伏沙明的剂量范围更广。通常以 50～100 毫克/天起始。由于氟伏沙明的半衰期短,为了达到最佳的药物利用度,超过 100 毫克/天的剂量就需要分开服用。在上市前的研究中,大多数重性抑郁障碍患者需要的剂量范围为 100～200 毫克/天。然而,一些患者需要的剂量高达 300 毫克/天。氟伏沙明控释剂的推荐起始剂量为睡前服用 100 毫克/天。与速释剂型一样,氟伏沙明控释剂的最大剂量为 300 毫克/天,但这种剂型可以一天仅服用一次。

(七) 停药

SSRI 类出现停药综合征的情况比 TCA 类少见。然而,很多病例报告和双盲研究的确指出停药综合征可能在突然停用某些 SSRI 类时发生,特别是短效药物帕罗西汀、舍曲林和氟伏沙明。

SSRI 停药综合征的最常见表现是在停用 SSRI 的 2～7 天内出现流感样状况伴乏力、恶心和头痛。当突然停药时,据报告还可能有感觉异常、头晕、激越和抑郁症状反弹。这些症状背后的机制尚不清楚。由于帕罗西汀对 5-羟色胺转运体的作用更强、半衰期更短并具有抗胆碱能特性,因此停药综合征可能比其他 SSRI 类更常见。氟西汀的半衰期很长,而西酞普兰的半衰期中等,它们发生停药症状的风险均有所降低。在 SSRI 类中,氟西汀突然停药没有太大的难度。然而,短效 SSRI 类要在数周内谨慎减药,特别对于因不良反应而需要缓慢加量的患者。如果切实可行的话,对于剂量超过 30 毫克的帕罗西汀,超过 100 毫克的舍曲林和超过 150 毫克的氟伏沙明,每周减少 25％的剂量是相当合理的。在 4 周或更短的试验中,可以尝试更快的减药计划,并且大多数患者将不需要逐渐减量。

如果发生停药综合征,第一步是把剂量增加到先前的量并更加缓慢地减量。恢复到先前剂量可以在 48 小时内缓解停药症状。临床工作者对有明显停药症状的患者偶尔用一种更长效的药物如氟西汀代替一种更短效的药物如帕罗西汀。然而,目前没有充分的数据表明这种方法的安全性或疗效。

在停用 SSRI 后,要开始使用 MAOI,一段安全的清洗期的长短基于药物的半衰期和它的代谢产物。对于氟西汀,制造商推荐当从氟西汀换成某种 MAOI 时要等待 5 周。这段时间是氟西汀活性代谢产物去甲氟西汀半衰期的 5 倍。能想见的是,更短时间(如 3 周)可能也足够,但目前没有相关资料。其他 SSRI 类相比氟西汀更加短效,用 2 周清洗就足够了。当从 MAOI 换成 SSRI 时,推荐在开始 SSRI 治疗前停用 MAOI 2 周。

临床实践中的一个常见问题是:如果某种 SSRI 无效而换用另外一种,这样做合理吗?虽然从一种 SSRI 换成另一种的做法很常见,但目前几乎没有前瞻性并设有对照的资料支持这种做法。但很显然,对一种 SSRI 不耐受的患者可通过换用另一种而受益。Brown 和 Harrison(1995)报告氟西汀治疗无效的患者可能对舍曲林有反应。到目前为止,对首个 SSRI 治疗失败后换用另一种 SSRI 的最大型的研究是 STAR*D。在那项研究中,727 例服用西酞普兰未达到缓解的患者换用舍曲林、文拉法辛或安非他酮。换用舍曲林的患者的缓解率和有效率与那些换用文拉法辛或安非他酮的患者基本相同。虽然这种开放式的研究设计可能导致同种药物倾向于始终产生相似的结局,但此项研究确实支持在 SSRI 类类别内换药与换用其他类别的药一样好。Thase 和同事(1997)发现对舍曲林初始治疗反应不佳的患者经常在换用氟西汀后效果良好。多达 50% 的对某种 SSRI 无反应的患者可能使用另一种 SSRI 治疗有效。但忧郁型住院患者如果某种SSRI 充分治疗无效,另一种 SSRI 有效的可能性则低很多。遵循同样的规则,Sacchetti 等(1994)发现有复发性重性抑郁障碍的患者更可能对先前发作治疗有效的相同 SSRI 有反应,而不是另一种不同的 SSRI。例如,如果患者在指标性抑郁发作中氟西汀治疗有效,他或她有 90% 的可能性在后续的发作中氟西汀治疗有效,但仅有 50% 的可能性氟伏沙明治疗有效。但不清楚这项报告中患者是否知情。很显然的是,在临床实践中许多以服用某种 SSRI 开始治疗的患者最终会服用另一种 SSRI。在一项回顾性综述中,至少 25% 使用某种 SSRI 治疗的患者随后服用另一种 SSRI(Nurnberg 等,1999c)。由于缺乏疗效或不耐受而停用某种 SSRI 的患者可能对另一种反应良好,所以作者认为 SSRI 类是不可随意互换的。类似地,在另一项研究中,91% 对氟西汀不耐受的患者可以耐受舍曲林(Brown 和 Harrison,1995)。

四、5-羟色胺-去甲肾上腺素再摄取抑制剂(文拉法辛、去甲文拉法辛、度洛西汀、左旋米那普仑和米那普仑)

文拉法辛(怡诺思)(图 3-2)是一种苯乙胺,1994 年在美国上市。1998 年,它的缓释剂型(怡诺思 XR)上市,每天服用一次。除了有 FDA 治疗抑郁症的适应证以外,怡诺思还成为首个获批治疗 GAD 的抗抑郁药,也被批准治疗社交焦虑障碍。

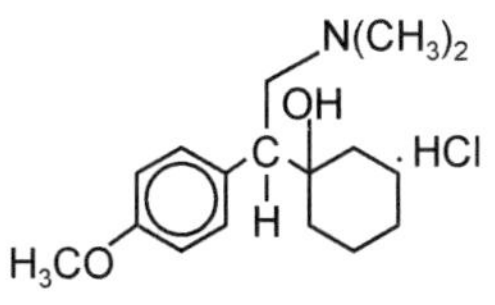

文拉法辛

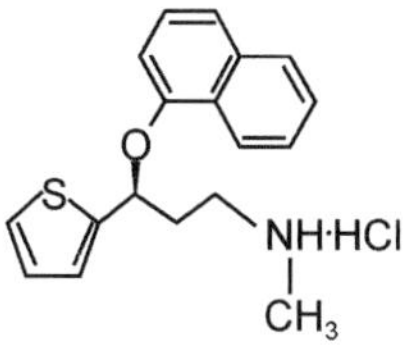

度洛西汀

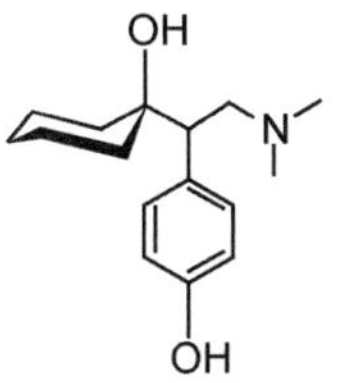

去甲文拉法辛

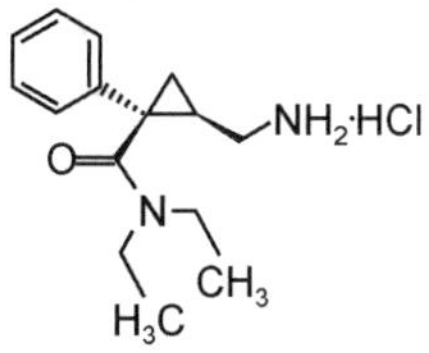

左旋米那普仑

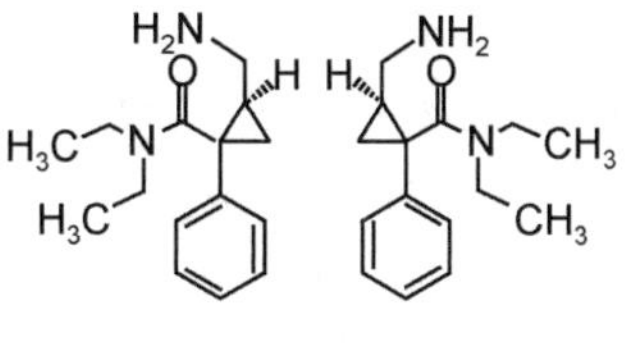

米那普仑

图 3-2 5-羟色胺-去甲肾上腺素再摄取抑制剂的化学结构
(文拉法辛、去甲文拉法辛、度洛西汀、左旋米那普仑和米那普仑)

过去数年里,文拉法辛的使用越来越广泛,因为它的疗效和作用机制与 TCA 类药物相似,但又没有 TCA 类的安全或副作用问题。它的代谢产物,去甲文拉法辛,在 2008 年上市,用于重性抑郁障碍。去甲文拉法辛是一种比文拉法辛更强的去甲肾上腺素再摄取抑制剂,但比度洛西汀的抑制作用弱。

度洛西汀(Cymbalta,欣百达)在一段长期的延迟之后于 2004 年上市。与文拉法辛和去甲文拉法辛一样,它对毒蕈碱或组胺等其他神经递质受体几乎没有亲和力。但它是比文拉法辛更强的去甲肾上腺素再摄取抑制剂(NRI)。我们尚不清楚作用力的增强是否可以转化为疗效的增加。最初,我们把度洛西汀当作治疗共病疼痛或压力性尿失禁的抑郁症患者的一线用药。度洛西汀还可以作为治疗严重抑郁症的一线用药,包括忧郁和精神病性亚型。我们推测它将来可治疗难治性抑郁障碍。SNRI 类也逐渐成为治疗不太严重的抑郁症的一线用药。

第四个 SNRI,米那普仑(Savella)在美国于 2009 年获批治疗纤维肌痛。目前已完成多项治疗重性抑郁障碍的随机试验,这些试验大多是在国外完成的,并且结果不一。在 2013 年,米那普仑的活性对映异构体,左旋米那普仑(Fetzima)被批准用于治疗重性抑郁障碍。

(一) 药理作用

相比 SSRI 类,文拉法辛对去甲肾上腺素转运体(NET)的轻度抑制作用补充了对 5-HT 的强阻断作用。通常,文拉法辛的剂量超过 150 毫克/天才能显现对去甲肾上腺素有临床意义的作用。相比之下,度洛西汀是一种很强的 5-HT 和去甲肾上腺素再摄取抑制剂,而去甲文拉法辛是一种比文拉法辛更强的 NET 抑制剂,但比度洛西汀对 NET 的抑制作用弱。

SNRI 类还有其他几种独特的药理特性。例如,SNRI 类促进 β-肾上腺受体偶联 cAMP(环腺苷酸)的快速下调。一些上市前研究已显示,这种作用可能与 SNRI 类的快速起效有关。另外,文拉法辛和去甲文拉法辛对蛋白质的结合力比其他抗抑郁药更弱(27%),这种较弱的结合不太可能取代紧密结合的药物,如华法林和苯妥英钠。此外,文拉法辛和去甲文拉法辛与西酞普兰和艾司西酞普兰一样,极少引起药代动力学上的药物相互作用,因为它们不是任何细胞色素 P450 肝酶的强抑制剂。然而文拉法辛是 CYP2D6 的底物,但去甲文拉法辛不是。因此,去甲文拉法辛的代谢不受 CYP2D6 的抑制剂(如氟西汀)或诱导剂(如卡马西平)影响。实际上,去甲文拉法辛几乎不经肝脏代谢。相对其他抗抑郁药而言,去甲文拉法辛的肝脏代谢是最少的。类似地,米那普仑也几乎不经过肝脏代谢。米那普仑和左旋米那普仑比文拉法辛的半衰期更短,对蛋白质的结合力更低。此外,米那普仑和左旋米那普仑主要在尿中以原形排泄。左旋米那普仑通过 3A3/4 实现去甲基作用。这两种药物口服均吸收良好。

(二) 适应证

目前已证实 SNRI 类对治疗重性抑郁障碍的门诊患者和忧郁型住院患者均有效。鉴于对使用 SSRI 类治疗更重的抑郁住院患者的争论持续不断,在对忧郁型患者的治疗上,SSRI 类似乎提供了一种安全并有效的替代 TCA 类的方案。在一项研究中,文拉法辛对忧郁型住院患者的疗效显著优于氟西汀(Clerc 等,1994)。类似研究也显示度洛西汀在达到缓解方面比 SSRI 类更有效,但其他研究未证明这种发现(Khan 等,2011)。

与文拉法辛一样,度洛西汀是一种有效的抗抑郁药。目前有几项但并非所有双盲研究证实了度洛西汀的作用,尤其是相对于安慰剂,使抑郁症状获得缓解。在一项 9 周的试验中,对重性抑郁障碍患者的治疗上,将每天服用 60 毫克度洛西汀与安慰剂相比较。在 9 周末时,123 名度洛西汀治疗的患者中有 44% 达到缓解,而接受安慰剂治疗的 122 名患者中仅有 16% 实现缓解(Detke 等,2002)。在另一项试验中,173 名患者被随机分到度洛西汀 120 毫克/天、氟西汀 20 毫克/天或安慰剂治疗组,持续 8 周。度洛西汀比氟西汀或安慰剂更显现疗效和实现缓解(Goldstein 等,2002)。

去甲文拉法辛仅有治疗重性抑郁障碍的适应证。它对重性抑郁障碍的疗效与其他 SNRI 类相当。研究发现 50～400 毫克/天的剂量对重性抑郁障碍(MDD)有效。然而，高剂量的疗效未优于低剂量，且有更多的不良事件。因此，50 毫克/天是去甲文拉法辛的标准剂量(Lohoff 和 Rickels，2008)。

　　文拉法辛和度洛西汀的第二个 FDA 适应证是治疗 GAD。迄今为止，文拉法辛治疗 GAD 的全部 5 项对照试验均显示优于安慰剂，并有时优于对照药物如丁螺环酮(Davidson 等，1999；DiazMartiner 等，1998)。一些研究指出，相对低剂量的文拉法辛 XR(75～150 毫克/天)对治疗 GAD 有效，并且大部分患者在 2 周内显效，经常在后续 6 周观察到进一步的改善。超过 6 个月的研究报告，文拉法辛 XR 的疗效显著优于安慰剂，许多患者在急性期治疗有效后持续获得改善(Gelenberg 等，2000)。文拉法辛 XR 还被批准治疗社交焦虑障碍(Altamura 等，1999；Lenderking 等，1999)。类似地，文拉法辛也对 PTSD 的治疗表现出一定疗效，包括 SSRI 治疗无效的 PTSD 患者(Hamner 和 Frueh，1998)。

　　度洛西汀对 GAD 的疗效与文拉法辛相似。涉及大约 800 名 GAD 患者的 3 项关键性试验表明，相比接受安慰剂的患者，接受度洛西汀治疗的 GAD 患者更可能在汉密尔顿焦虑量表的得分上表现出改善、有效和缓解。度洛西汀在剂量为 60～120 毫克/天时有效，但高剂量不一定比低剂量更有效(Rynn 等，2008)。

　　因为 SNRI 类的作用机制与 TCA 类类似，所以 SNRI 类也可治疗某些疼痛状况。文拉法辛经研究可治疗神经痛、纤维肌痛和其他慢性疼痛状况(Davis 和 Smith，1999；Kiayias 等，2000；Pernia 等，2000)。文拉法辛与 TCA 类一样对慢性疼痛有效并优于 SSRI 类。文拉法辛的剂量经常需要超过 150 毫克/天。度洛西汀也可治疗某些躯体和疼痛症状。在 Detke 及其同事的研究中(2002)，度洛西汀治疗的患者不仅抑郁症状获得改善，而且肩痛、背痛及干扰日常活动的疼痛均显著减轻。与 TCA 类一样，疼痛的改善可能独立于抑郁的改善。度洛西汀的确在治疗糖尿病性神经病变的研究中显示出明确疗效，并且度洛西汀在被批准治疗抑郁症后很快获批治疗神经病变。

　　在 2008 年，度洛西汀也是第二个(继普瑞巴林之后)获批治疗纤维肌痛的药物。纳入约 900 名患者的两项关键性试验均证明度洛西汀 60 毫克/天或 120 毫克/天治疗 3 个月，经简明疼痛量表评估，可减轻总体疼痛水平。其中一项研究还发现，使用度洛西汀治疗纤维肌痛 6 个月，疼痛会持续改善(Russell 等，2008)。度洛西汀的制造商基于两项与骨关节炎有关的膝痛治疗试验和一项治疗慢性背痛的研究，获得额外批准将适应证扩展到治疗肌肉骨骼痛。米那普仑数年来在欧洲用于慢性疼痛状况并在美国于 2009 年 1 月获得纤维肌痛的适应证。米那普仑的对照试验不仅显示出对纤维肌痛的疼痛症状的持续疗效，也显示出对伴随症状如睡眠和认知的持续疗效。去甲文拉法辛的制造商也希望找到治疗不同疼痛状况的适应证。早期研究提示去甲文拉法辛对治疗神经病变痛有作用，但据报告未得到随访研究的确认。显然，文拉法辛也对疼痛状况有效，包括在对照试验中与糖尿病有关的神经痛。

　　SNRI 类也被研究用于其他障碍。例如，很多研究指出文拉法辛在剂量为 150～300 毫克/天时对儿童期和成人的注意缺陷/多动障碍(ADHD)均有效。与包括去甲丙咪嗪和安非他酮在内的其他对 ADHD 有效的抗抑郁药一样，文拉法辛没有哌甲酯等药物的缺点，不会引起滥用而且不需要药品强制管理局的三联单。

度洛西汀可治疗的另一种疾病是压力性尿失禁。实际上,度洛西汀在美国以外获批治疗压力性尿失禁。在一项涉及 533 名女性的试验中,度洛西汀在剂量为 20～80 毫克/天时对失禁发作频率的降低优于安慰剂。度洛西汀治疗的患者的尿失禁发作次数减少 64％,而接受安慰剂的患者的发作次数减少 41％(Norton 等,2002)。在基线尿失禁发作频率高的患者中,度洛西汀与安慰剂的这种差别更大。

去甲文拉法辛对更年期伴随的血管舒缩症状有效。在剂量为 100 毫克/天和 150 毫克/天时,在 454 名女性中,显示去甲文拉法辛可降低更年期伴随的潮热发生的次数和强度(Archer 等,2009),虽然对此也有失败的试验。早期针对文拉法辛的研究也显示其对血管舒缩症状有效。

左旋米那普仑获批治疗重性抑郁障碍,而米那普仑目前仅有 FDA 批准的治疗纤维肌痛的适应证。在写作本书时,仅有米那普仑、度洛西汀和普瑞巴林获批用作纤维肌痛的治疗药物。然而,可认为所有 SNRI 均对纤维肌痛和其他疼痛状况有效。米那普仑对 5-羟色胺转运体和去甲肾上腺素转运体的同等效力使其非常适合治疗疼痛状况。相比之下,左旋米那普仑是一种更强的去甲肾上腺素能药物。左旋米那普仑经仔细审核适用于治疗抑郁症,但在治疗焦虑障碍时比其他 SNRI 类更难耐受。另外,左旋米那普仑的去甲肾上腺素能特性使其适用于治疗 ADHD。有一些早期但尚未发表的研究显示,左旋米那普仑可能对治疗儿童期 ADHD 有效。

(三) 副作用

SNRI 类与 SSRI 类有许多相同的副作用。例如,SNRI 类的 GI 副作用也很常见。实际上,SNRI 类比一些 SSRI 类更容易引起恶心。与 SSRI 类一样,可以在治疗的前 2～3 周很快适应这种副作用。一些研究显示,使用度洛西汀出现性功能副作用的发生率比 SSRI 类低。但这些结论往往不适用于特定的评定工具。任何一种强的 5-羟色胺再摄取抑制剂都会引起性功能的副作用,而且这 3 种 SNRI 类的 5-羟色胺能作用都很强。不过度洛西汀的去甲肾上腺素能作用可以减轻 5-羟色胺能所致的性功能方面的副作用。文拉法辛和去甲文拉法辛的肾上腺素能作用较弱,更可能引起性功能方面的副作用,但尚未实施对比研究探讨此问题。

SNRI 类不同于 SSRI 类的一个副作用是治疗期间出现的高血压。在文拉法辛治疗的患者中,这种去甲肾上腺素介导的副作用在使用小于 200 毫克/天速释文拉法辛的患者中约占 5％,同时在使用大于 300 毫克/天文拉法辛的患者中占 13％。血压增加的幅度通常不大,文拉法辛高剂量时舒张压的增加约为 5～7mmHg,度洛西汀约为 2mmHg。去甲文拉法辛表现出与剂量相关的血压增加,0.5％的患者有持续的舒张压增加,＞90mmHg 并超过基线 10mmHg;相比之下,以 400 毫克/天治疗的患者中有 2.3％表现出类似的血压增加幅度。度洛西汀也会引起血压增加,但可能比其他 SNRI 类轻微。一个对度洛西汀引起高血压比率更低的解释是相对去甲文拉法辛和文拉法辛,它有更强的蛋白结合力。不过,对血压的监测很重要,尤其在使用 SNRI 类高剂量治疗的前 2 个月。我们见过一些患者在服用 SNRI 时舒张压升高 20～30mmHg。如果发生高血压,降低剂量通常有效。如果这样做不可行,临床工作者应该考虑增加 β-阻断剂或 α-阻断剂。在临床印象中,使用缓释剂型时发生高血压的情况会减少,可能因为缓释剂型每日服用的总剂量更低或没有血药浓度的峰值效应。

SNRI 类的一个与去甲肾上腺素相关的副作用是增加心率。平均的增幅大约是每分钟 1～4 次(每分钟心跳),但更高剂量明显与更大的增幅有关。对一些患者,尤其是有心动过速病史的老年患者,应该更加密切监测。对于这些患者,SSRI 可能是更好的选择。

据报告,在先前存在肝脏疾病的患者中使用度洛西汀出现肝脏毒性,同时度洛西汀的药品说明书上有关于肝脏毒性的警告。发出这条警告是因为在度洛西汀治疗的 8000 多名患者中有 77 例治疗期间出现肝脏毒性病例,而使用安慰剂的 6000 多名患者中有 34 例。肝脏事件的总体发生率,例如肝酶增加超过正常上限的 3 倍,大约为 0.008％,这个比率与 SSRI 类和许多其他药物相似。从临床角度看,对有肝脏疾病的患者,使用广泛经肝脏代谢的药物,需要监测肝功能。米那普仑与肝功的升高也有一定关联,尤其对于先前有肝脏疾病的患者。因此,与度洛西汀有相同的警示。

左旋米那普仑、米那普仑和度洛西汀的去甲肾上腺素能作用更强,去甲文拉法辛的作用略弱,均会导致各种抗胆碱能样副作用,包括口干、便秘和尿潴留。老年男性尤其容易出现尿潴留,应予以监测。

(四) 过量

文拉法辛过量引起致命的情况,与 SSRI 类一样,非常罕见但偶尔被报告。与 SSRI 类一样,少于日剂量 30 倍的中等过量往往更常导致 GI 不适。在中等过量的案例中,经常使用洗胃。10 克或更高剂量的明显过量更常导致惊厥(Bhattacharjee 等,2001;Gittelman 和 Kirby,1993;Mainie,2001)和 5-羟色胺综合征(Spiller 等,1994)。在英国,对文拉法辛过量时的安全范围有很大顾虑(Buckley 和 McManus,2002)。对文拉法辛过量致命的警告添加到了药品说明书里,但机制尚不清楚。至今,没有度洛西汀过量致命的报告。高达 1200 毫克的剂量使用洗胃和支持治疗。同样地,在临床试验中,去甲文拉法辛过量达 5200 毫克尚未致命。然而,在上市后监测中,去甲文拉法辛过量同时联合其他药物有时出现心律失常、5-羟色胺综合征、横纹肌溶解和其他威胁生命的事件。因为没有单药过量的情况,所以不清楚多大剂量的去甲文拉法辛会引起毒性。鉴于相对 SSRI 类对文拉法辛的过量有更多担忧,所以在自杀患者中使用去甲文拉法辛要更加谨慎。

(五) 药物相互作用

SNRI 类与 MAOI 类联用时可引起 5-羟色胺综合征,因此禁忌这种联合。鉴于此,在停用 MAOI 后开始 SNRI 治疗前,应该间隔 2 周。因为文拉法辛的半衰期短(文拉法辛的半衰期是 5 个小时,而 O-去甲文拉法辛是 11 个小时),所以在开始 MAOI 前,清洗 1 周足矣。

文拉法辛和度洛西汀是细胞色素 2D6 的弱抑制剂。与西酞普兰和艾司西酞普兰一样,SNRI 类对其他肝酶的抑制也不强。然而,度洛西汀和文拉法辛经 2D6 酶和 1A2 酶代谢。因此,西咪替丁、度洛西汀和其他抑制 2D6 代谢的药物可导致更明显的血压升高或其他副作用。文拉法辛可以增加氟哌啶醇的血药浓度,但这不是经由 1A2 或 2D6 酶的介导,而是对排泄的影响所致。

去甲文拉法辛既不是 CYP2D6 的底物也不是其抑制剂。因此,相比其他 SNRI 类,对遗传学上 CYP2D6 的慢或快代谢者或同时服用 CYP2D6 抑制剂或诱导剂的个体,不会造成太大影响。

与去甲文拉法辛一样,米那普仑极少经过 CYP450 代谢,并且绝大部分以原形排泄。它对蛋白质的结合力(13％)也比去甲文拉法辛或文拉法辛更弱。米那普仑引起药代动力学上的药物相互作用的风险非常小。类似地,左旋米那普仑的蛋白质结合力仅为 22％,这种药物不可能取代其他与蛋白质紧密结合的药物。左旋米那普仑是 CYP3A4 的底物,对于服用强烈抑制 CYP3A4 的药物如酮康唑的患者,其剂量不应超过 80 毫克/天。

(六) 剂量和用法

制造商推荐文拉法辛的缓释剂型(怡诺思 XR)的起始剂量为 37.5 毫克。此后,剂量每 3 天增加 37.5 毫克或每周增加 75 毫克,直到剂量达到 150 毫克/天。除此之外,剂量应该以每周 75 毫克的速率增加。虽然制造商建议老年患者不需要更低的起始剂量,但许多老年精神科医生发现 37.5 毫克/天的起始剂量更易耐受。剂量的增加应该是渐进的。对于缓释剂型的文拉法辛来说,最大推荐剂量是 225 毫克/天,而速释剂型是 375 毫克/天。我们推荐使用缓释剂型。大多数抑郁的门诊患者的有效剂量范围是 75～225 毫克/天。因此,如果以起始剂量治疗 2 周未见疗效,根据耐受情况,可大约每 3 天增加 37.5 毫克。在上市前研究中,剂量有时在治疗的第一周就快速增加到最大量。这种快速滴定时常带来更加快速的起效,但在很多案例中耐受性不佳。文拉法辛有线性的量效曲线,并且剂量越大疗效越好(也会出现更明显的副作用)。忧郁型抑郁的住院患者和其他治疗疗效不佳的抑郁患者所需剂量通常更接近最大剂量 375 毫克/天(对于速释剂型而言),分次服用。偶尔我们甚至用更高剂量(450～600 毫克/天)也没有问题。

我们在临床试验中尝试过多种剂量的度洛西汀。一般来说,在起始时,可以用 20 毫克或 30 毫克的度洛西汀在早上与餐同服。在 3～7 天后,我们把剂量增加到 60 毫克/天。一些患者服用 30 毫克每天两次可减少恶心症状,但大多数患者可以耐受每天一次性服用 60 毫克。在剂量增加到 90 毫克/天之前,应该保持 60 毫克/天治疗 4 周,然后每天分次服用共计 120 毫克/天。但 60 毫克/天以上的剂量不一定比 60 毫克/天更有效。

　　一项治疗重性抑郁障碍的试验比较了文拉法辛（速释剂型）和度洛西汀。文拉法辛的起始剂量是 75 毫克/天，而度洛西汀的起始剂量是 60 毫克/天。度洛西汀因副作用而脱落的比率是文拉法辛的 2 倍。这些数据显示，从耐受性的角度看，30 毫克的度洛西汀更接近 75 毫克的文拉法辛。

　　去甲文拉法辛的起始剂量是 50 毫克/天。注册试验没有证明更高剂量的去甲文拉法辛比低剂量更有效。但注册试验的设计或统计效力不是为了显示不同剂量之间的区别。因此，如果去甲文拉法辛 50 毫克/天治疗 4 周无效，将剂量增加到 100 毫克/天未尝不可。目前研究过的剂量高达 400 毫克/天。这些高剂量显然会引起更明显的副作用，但未必疗效更佳。因此，对大多数患者而言，推荐剂量是 50～100 毫克/天。

　　大多数探讨米那普仑治疗抑郁症效果的研究以 50 毫克/天起始。这些剂量的问题是会出现恶心症状。对于纤维肌痛，起始剂量是 12.5 毫克/天，到第 3 天增加到 25 毫克/天，第 7 天增加到 50 毫克/天。目标剂量是 100～200 毫克/天。这些剂量也一般是用于抗抑郁药试验的剂量。左旋米那普仑的服用更加简单。左旋米那普仑以 20 毫克/天起始治疗 2 天，以后剂量增加至 40 毫克/天。40 毫克/天的剂量可能对许多患者有效，但与其他 SNRI 类一样，一些患者只对更高剂量有效（高达 120 毫克/天）。因为左旋米那普仑经过肾脏清除，所以有严重肾功能不全患者的最大剂量可能是 40 毫克/天。但有晚期肝脏疾病的患者似乎能够耐受更高剂量的左旋米那普仑，因为此药较少经肝清除。

（七）停药

　　文拉法辛、去甲文拉法辛和米那普仑的半衰期相对较短并且蛋白质的结合力低，如果突然停药，患者容易出现停药综合征。服用去甲文拉法辛的患者中至少有一半（接受安慰剂的患者有 1/3）突然停药时，即使剂量为 50 毫克/天，也会出现停药综合征。据报告快速停用文拉法辛会有明显的头晕，还会有感觉异常和典型的 SSRI 停药综合征。因此，制造商建议对任何服药超过 7 天的患者应逐渐减量。

　　对服用文拉法辛超过 2 周的患者，建议至少在 2 周内逐渐减量，并且一些患者的减量过程至少要 4 周或更长。对于许多患者而言，每 3 天减少 37.5 毫克或每周减少 75 毫克可规避停药综合征。因为去甲文拉法辛的最低剂量是 50 毫克，所以建议患者每两天服一次药，持续一周。米那普仑可以每周减少 25 毫克，但当剂量低于 50 毫克/天时，需要每次减少 12.5 毫克。在大多数患者中，左旋米那普仑的剂量可以每 3～7 天减少 20 毫克。换用舍曲林（Luckhaus 和 Jacob，2001）或增加止吐药昂丹司琼（Raby，1998）可能仍会有所帮助。在度洛西汀的双盲研究中，快速停药会出现预期症状。但与文拉法辛相比，度洛西汀的半衰期长并且蛋白质的结合力更强，出现停药综合征的频率要低。对大多数患者而言，度洛西汀每周总量减少 30 毫克是安全的。

五、5-HT$_2$ 受体拮抗剂（曲唑酮和奈法唑酮）

　　另一类抗抑郁药作为 5-HT$_2$ 拮抗剂（图 3-3；表 3-6）并对 5-HT 受体有一些其他的直接作用而不同于 SSRI 类。这个类别目前包括苯基哌嗪的奈法唑酮和三唑并哌啶的曲唑酮。曲唑酮于 20 世纪 60 年代在意大利合成并最终于 1981 年在美国上市。它代表了美国首个 5-HT 特定药物。奈法唑酮于 20 世纪 80 年代由 Bristol-Myers Squibb(BMS)合成,专门意在改进曲唑酮的副作用谱。奈法唑酮于 1995 年在美国上市。在 2011 年 12 月,FDA 发出关于奈法唑酮引起肝毒性风险的"黑框"警告。在 2003 年末,BMS 将 Serzone 从美国和加拿大撤出,但奈法唑酮的仿制药仍然存在。

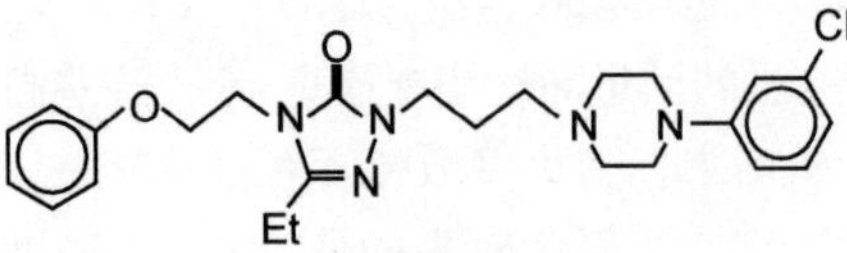

奈法唑酮

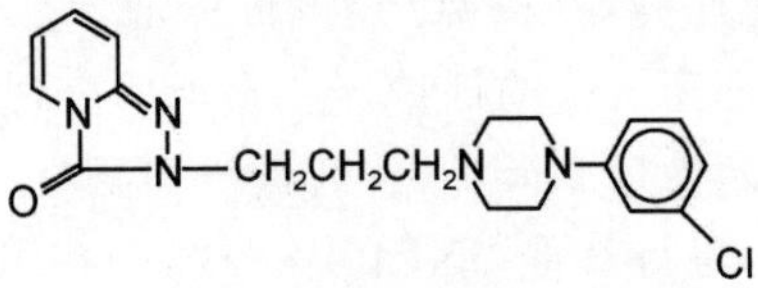

曲唑酮

图 3-3 5-HT$_2$ 受体拮抗剂的化学结构

表 3-6 5-HT$_2$ 受体拮抗剂

药　　物	起始剂量/(毫克/天)	最大剂量/(毫克/天)
曲唑酮(Desyrel)	50～100	600
曲唑酮缓释片(Oleptro)	150,300	
奈法唑酮(Serzone)	50～100	600

(一)药理作用

5-HT$_2$ 拮抗剂的药理作用比这个名称本身要复杂并仍有未解之谜。曲唑酮和奈法唑酮的最重要的作用是突触后 5-HT$_{2A}$ 和 5-HT$_{2C}$ 受体的拮抗剂。奈法唑酮是更强的拮抗剂。这种拮抗作用引起 5-HT$_2$ 位点出现自相矛盾的下调,这可能可以解释这种 5-HT$_2$ 拮抗剂的抗抑郁作用。5-HT$_2$ 受体还与其他受体相互关联,包括 5-HT$_{1A}$ 受体,它被认为在抑郁、焦虑和暴力行为中有重要作用。越来越多的证据表明奈法唑酮和曲唑酮均刺激 5-HT$_{1A}$ 位点,可能通过拮抗 5-HT$_2$ 受体实现。曲唑酮和奈法唑酮除了作为 5-HT$_2$ 拮抗剂,还在一定程度上阻断 5-HT 的再摄取。虽然相比于 SSRI 类,这两种药物对 5-HT 转运体的抑制较弱,但这种抑制作用可能具有临床意义。

最后,*m*-氯苯哌(*m*-CPP)作为奈法唑酮和曲唑酮的主要活性代谢产物,是一种很强的 5-HT 直接激动剂,大部分作用于 5-HT$_{2C}$ 受体,这种作用对疗效和副作用均有影响。

（二）适应证

曲唑酮和奈法唑酮的首要适应证是重性抑郁障碍。目前针对曲唑酮有超过24 项双盲、安慰剂对照研究，针对奈法唑酮至少有 8 项双盲研究，这些研究确立了这两种药物对重性抑郁障碍的疗效。其中大多数研究表明，曲唑酮和奈法唑酮与比较药物主要是 TCA 类相比，对重性抑郁障碍疗效相当。但很多对照研究涉及的是有轻到中度重性抑郁障碍的门诊患者，而在曲唑酮对重性抑郁患者的疗效上仍存在持续的质疑。一些研究者指出曲唑酮对迟滞性抑郁症不是特别有效。但一项对疗效研究的综述（Schatzberg，1987）发现，对于抑郁症住院患者和那些具有更典型的内源性特征的患者，TCA 类和曲唑酮之间似乎没有区别。有趣的是，使用曲唑酮产生最差结果的报告均是用药激进，在治疗第 1 周总量就达到 300～450 毫克。因此，曲唑酮在低剂量时可能比高剂量更有效并且耐受性更好，尤其在治疗初始阶段。至少有一项研究也总结出奈法唑酮对更加严重的抑郁患者有效（Ansseau 等，1994）。

曲唑酮和奈法唑酮都是有效的抗焦虑药。药物的抗焦虑作用通常比抗抑郁作用更早出现。低剂量曲唑酮与氯氮草对广泛性焦虑的比较显示这两种药物疗效相当。同样地，一项研究指出曲唑酮对 GAD 的治疗优于丙米嗪和地西泮。在抑郁患者中，奈法唑酮在剂量低于 250 毫克/天时有抗焦虑作用，但曲唑酮作为抗抑郁药已显示出晚间服用 25～100 毫克具有明显的催眠作用。因为曲唑酮的镇静作用很强且没有成瘾性，所以它是苯二氮草类的安全替代品。同样地，曲唑酮已成功用于治疗 SSRI 和 MAOI 所致的失眠。

除了抑郁症，奈法唑酮最适合治疗的障碍是 PTSD。目前，奈法唑酮属于在治疗 PTSD 时，因为睡眠紊乱、激越和共患物质滥用和抑郁问题而更常处方的药物。至少有 6 项曲唑酮治疗 PTSD 的开放研究表明，药物能够减少梦魇和高唤起并降低愤怒。剂量从 300～600 毫克/天似乎均有效，目前大型对照试验正在进行，用以确定各种剂量的疗效。

奈法唑酮不像曲唑酮可作为催眠药，因为总体上奈法唑酮的镇静作用较少。但初步数据（Armitage 等，1994）指出奈法唑酮与许多精神活性药物不同，它可以改善快速眼动（REM）睡眠，因此可以增加某些患者的深度睡眠。

病例报告指出奈法唑酮还有许多其他潜在用途。奈法唑酮已被报告对治疗社交恐怖症、惊恐障碍和 PMDD 有效，并可作为治疗精神分裂症阴性症状的辅助药物。

（三）副作用

虽然 5-HT$_2$ 拮抗剂是专门作用于 5-HT 的药物，但它们在作用机制和副作用谱上都不同于 SSRI 类（表 3-7）。所有目前上市的 5-羟色胺能抗抑郁药的一个共同副作用就是 GI 不适。使用曲唑酮和奈法唑酮出现恶心的概率少于 SSRI 类。但在上市前试验中，这仍是停用奈法唑酮的首要原因。更高剂量的曲唑酮，尤其当空腹服用时，也可能出现恶心。与 SSRI 类一样，这些药物的 GI 副作用通过与餐同服得以减轻。

表 3-7 曲唑酮和奈法唑酮的常见或令人烦恼的副作用

胃肠道的
恶心
消化不良
肝功能衰竭(奈法唑酮-罕见)
肾上腺素能阻断剂
立位晕厥(曲唑酮≫奈法唑酮)
头晕
神经系统的
头痛
视觉痕迹(奈法唑酮＞曲唑酮)
CNS 抑制
镇静(曲唑酮≫奈法唑酮)
CNS 激活
坐立不安(奈法唑酮＞曲唑酮)
性功能的
阴茎异常勃起(曲唑酮)

注：≫＝远多于；CNS＝中枢神经系统。

    据报告,曲唑酮和奈法唑酮都没有特别强的抗胆碱能作用。但它们会因阻断 α_1-肾上腺素能受体引起口干(唾液分泌由乙酰胆碱和去甲肾上腺能系统控制)。曲唑酮对 α_1-肾上腺素能的阻断也会导致明显的立位晕厥,尤其是对老年人。头晕甚至明显的晕厥可发生在空腹服用大剂量曲唑酮的患者中,也可见于一些服用曲唑酮的老年患者。因此需要监测易感患者的立位血压并鼓励其适当饮水。辅助长袜可能也有帮助。奈法唑酮引起立位晕厥的发生率低于曲唑酮。但据报告立位晕厥发生在高剂量的奈法唑酮和易感患者中。在引起镇静作用的强度上,曲唑酮也不同于奈法唑酮。如前所述,曲唑酮的镇静作用很强,并且中等剂量就可用作催眠药。奈法唑酮可引起日间嗜睡,但通常发生在高剂量。将大部分剂量转移到睡前服用将缓解此问题。

    CNS 激活一般对任何药物都不会被报告是个问题。但如果患者缺乏细胞色素 P450 2D6 酶或正在服用 SSRI 类,他们就可能经历 CNS 激活,这种激活继发于代谢产物 m-CPP 作用,而 m-CPP 由 P450 2D6 酶清除。我们还见到一些患者使用奈法唑酮出现烦躁性激活,即使最近没有使用 SSRI 类。因此,以更低剂量起始奈法唑酮是慎重的。

    在曲唑酮治疗的男性中,超过 200 例报告出现阴茎异常勃起。阴茎异常勃起虽然罕见——每 6000 名患者中有 1 例,但相当棘手。年轻男性发生与曲唑酮有关的阴茎异常勃起的风险更高,表现为晨勃时间延长或在相对短的时间里(数小时)

反复勃起。一些患者可能需要外科干预。急性治疗包括把 α-肾上腺素能受体激动剂（如肾上腺素）注射到阴茎里。如果没有及时治疗，阴茎异常勃起可能导致永久阳痿。因此应该警告男性患者如果出现任何提示阴茎异常勃起的症状（偶尔勃起不会产生问题），就要立即停药并且如果勃起持续 1 小时以上就要寻求急诊治疗。至少还有一例阴茎异常勃起的案例报告（Pescatori 等，1993）。

因为阴茎异常勃起通过肾上腺素能通路介导，所以奈法唑酮在此方面出问题的情况比曲唑酮少。目前没有奈法唑酮引起阴茎异常勃起的报告，但有男性出现持续勃起的单独报告和夜间阴茎肿胀次数增加的报告。还报告有一例使用奈法唑酮出现阴蒂充血，但不是异常勃起。

使用奈法唑酮总体上很少出现性功能的副作用。实际上，很难证明使用奈法唑酮治疗出现性功能失调的比率高于安慰剂。Feiger 和同事（1996）发现舍曲林和奈法唑酮的抗抑郁疗效相当。但舍曲林对性功能有负面作用，而奈法唑酮没有。

高达 12% 服用奈法唑酮的患者还可能出现视觉副作用。这些副作用经常在追踪运动物体时以残留影像的形式出现。有趣的是，追踪时的残留影像可能是5-羟色胺增强的效应，因为其他激动剂如麦角酸二乙胺（LSD）也会产生这种效应。应该告知患者视觉副作用一般会随时间而改善。

在 1999 年，有一个单独报告说一家中心的 3 名患者使用奈法唑酮治疗出现肝衰竭。患者都是年龄为 16~57 岁的女性，使用 200~400 毫克的奈法唑酮平均治疗数月。所有患者显示出明显的肝细胞损伤，并且其中两例经历了肝脏移植。第三例未经移植而恢复。在其中至少一位患者中，伴随用药可能具有肝毒性。自从这个首例报告以后，又出现许多其他案例，因而导致 FDA 建议 BMS 必须在产品说明书里加上黑框警告，提醒公众注意严重肝脏毒性的风险。据估计这种风险对于使用奈法唑酮治疗的每个患者来说每年大约为 1/250 000。换句话说，如果 25 万患者服用奈法唑酮 1 年，预期有一例患者可能出现严重的肝损害。虽然概率很小，但大约是严重肝损害基础发生率的 3~4 倍，出现黑框警告以后，奈法唑酮的使用急剧下降。BMS 主动将 Serzone 从市场退出，但奈法唑酮的仿制药仍然存在。许多抗抑郁药，包括 TCA 类，罕见并独特地与爆发性肝衰竭有关。目前没有明确的人口学变量可以预测某个抗抑郁药的肝毒性。但对任何有肝脏病史的患者，需要谨慎地检查基线肝酶水平并定期监测。奈法唑酮不应处方给任何有肝病史的患者。我们频繁被问到一位服用奈法唑酮效果良好的患者是否应该继续服药。我们常规不会让药物治疗有效的患者停止服药。如果有合理的奈法唑酮替代药则应该考虑。如果替代药疗效或耐受性不佳，尤为合理的做法是继续使用奈法唑酮但要告知患者已知的风险。我们也要教育患者肝脏疾病的有关症状，包括黄疸、厌食、GI 紊乱和乏力，并且如果有任何提示中毒的症状则应停药。

（四）过量

发生过量时，曲唑酮和奈法唑酮的安全范围很宽。服用剂量高达 10 克的曲唑酮未出现意外。动物的平均致死剂量为 500 毫克/千克。

虽然奈法唑酮或曲唑酮出现致命性过量的风险很小,但许多报告指出曲唑酮和其他 CNS 抑制剂如酒精联用时,如果服用过量则可能致命。常见的死因是呼吸抑制。虽然曲唑酮过量就可导致惊厥或呼吸骤停,但动物中的致死剂量接近体重的一半,或约为 500 毫克/千克。曲唑酮已有服用过量达 12 克或 20 倍于最大日剂量,但未出现严重反应。

(五) 药物相互作用

5-HT₂ 拮抗剂在药物相互作用方面相当安全。曲唑酮可以增强其他 CNS 抑制剂的效能并导致过度镇静。类似地,与曲唑酮有关的体位性低血压因同时服用降压药而恶化,这种联合用药应该频繁监测立位血压。因为 5-HT₂ 拮抗剂药物都有亲 5-羟色胺能效应,所以与 MAOI 类合用时有引起 5-羟色胺综合征的理论风险,尤其在高剂量时。但曲唑酮和奈法唑酮都不是强的儿茶酚胺再摄取抑制剂(虽然奈法唑酮有一定的再摄取抑制作用),因此合并使用 5-HT₂ 拮抗剂和 MAOI 类时出现高血压危象的风险很低。

奈法唑酮是细胞色素 P450 酶 3A3/4 的强抑制剂。如前所述,这种酶负责代谢常见药物如三唑苯二氮䓬阿普唑仑和三唑仑、酮康唑、红霉素和卡马西平。奈法唑酮和抗心律失常药匹莫齐特或齐拉西酮可以增加心脏毒性。奈法唑酮与这些药物合用可升高血药浓度,临床工作者在合用这些药物时应该谨慎行事。

偶尔,从 SSRI 类换用 5-HT₂ 拮抗剂尤其是奈法唑酮会出问题。奈法唑酮的代谢产物之一是 m-CPP,它经过细胞色素 P450 2D6 酶代谢。m-CPP 血药浓度的增加与烦躁性激越有关。因此,同时使用 SSRI 和曲唑酮,不管是当下还是近期(在清洗期结束之前),在一些患者中都可能难以耐受。氟西汀在停用后仍可使 m-CPP 浓度升高 4～5 周,且其他 SSRI 类在停用后这种作用可持续 1～2 周。因此,理想的情况是在停用 SSRI 和开始奈法唑酮之间有个清洗期。然而,一个替代策略是不用清洗期但以更低剂量的奈法唑酮(50～100 毫克/天)开始并在停用 SSRI 后逐渐向上滴定剂量。

(六) 剂量和用法

制造商推荐曲唑酮以 150 毫克/天起始,然后增加剂量到 600 毫克/天(表 3-6)。我们的经验是这个药物的镇静作用很强,我们让患者从 50 毫克/天起始,到第 7 天将剂量增加到 150 毫克/天。此后,我们每周增加日剂量 50～75 毫克,直到 300 毫克/天。以我们的经验,患者的有效剂量为 150～300 毫克/天。

因为曲唑酮的半衰期短,治疗抑郁症的最佳给药方式是每天分 2～3 次给药。大部分剂量可以在睡前服用以减轻日间嗜睡。

一些研究者提出曲唑酮有一个治疗窗;与去甲替林一样,太高的血药浓度反而疗效差。我们的经验提示可能如此,并且一些研究支持血药浓度和疗效之间的相关性(Montelone 和 Gnocchi,1990；Spar,1987)。稳态曲唑酮血药浓度在 650 纳克/毫升以上有理想的抗抑郁疗效。然而,需要更多的研究确定是否值得常规监测曲唑酮的血药浓度。

制造商推荐奈法唑酮的起始剂量是 100 毫克/每天两次。但我们推荐以 50 毫克/每天两次或更低剂量开始,并每四天增加 50 毫克直至 200 毫克/天。此后,每周的日剂量增加 100 毫克直到达到治疗剂量。最低抗抑郁治疗量是 300 毫克/天,而大多数患者需要至少 400 毫克/天。因此,合理的做法是把剂量滴定到 400 毫克/天,然后维持此剂量 3~4 周。如果未见疗效,剂量可以进一步增加到最大 600 毫克/天。老年患者的起始剂量应该是 50 毫克/天。一些患者可能在 100 毫克/每天两次时感觉困倦难耐或被激活,但他们经常能够耐受 50 毫克/每天两次的起始剂量。因此,我们最近让所有患者都常规以 50~100 毫克/天起始。制造商推荐一天两次给药,但一些从业者让患者每晚服药,这种做法在患者处于某个稳定剂量数周后尤其适用。缓释剂型的开发实现了一天一次服药。但在此书写作之时,一天一次的剂型还未上市。

(七) 停药

停药综合征对曲唑酮和奈法唑酮都不常见,但已有报告。一些案例报告指出快速停用曲唑酮可能偶尔导致停药症状,尤其是反弹性失眠(Otani 等,1994)。与 SSRI 类一样,有报告指出突然停用奈法唑酮会出现感觉异常和头晕。因此,一般来说,谨慎的做法是逐渐减药而不是突然停药。奈法唑酮和曲唑酮的总日剂量可以每周减少 50~100 毫克。

六、联合去甲肾上腺素能-多巴胺能抗抑郁药(安非他酮)

安非他酮(Wellbutrin)是一种单环抗抑郁药(图 3-4),原计划 1986 年上市,但因评估引起惊厥的风险而延迟上市。当明确了惊厥风险的增加与剂量相关并倾向于发生在特定人群中,安非他酮才在 1989 年中期被批准上市。在 1998 年,安非他酮出现一天服用两次的缓释剂型(Well-butrin SR),并且把惊厥风险降低到大约与 SSRI 类相当。在 2003 年,安非他酮出现一天服用一次的缓释剂型(Wellbutrin XL)。目前所有剂型都失去了专利保护,市场上存在仿制药。

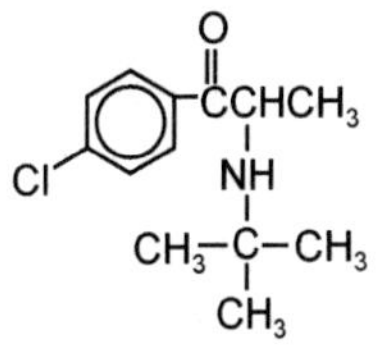

图 3-4　安非他酮的化学结构

(一) 药理作用

安非他酮不是 5-HT 再摄取抑制剂也不抑制单胺氧化酶。我们对它发挥作用的生化模式还没有完全弄清。假设它通过多巴胺再摄取阻断起作用,但它在动物中对多巴胺的增强作用发生在剂量和血药浓度都极高的情况下,远超过人类常规使用的剂量。安非他酮对多巴胺再摄取抑制的作用小于舍曲林。伏隔核的激活是多巴胺能传递增强的常见结果,相比人类的功能成像研究,更容易在安非他酮的动物研究中被证明。尽管如此,多巴胺能作用很重要,因为高香草酸作为多巴胺的首要代谢产物,它的血药浓度在安非他酮治疗有效的患者中降低,但在治疗无效的患者中并未降低(Golden 等,1988)。

近年来,安非他酮的去甲肾上腺素能作用变得日益明显。安非他酮的主要活性代谢产物羟基安非他酮在大鼠中确实阻断去甲肾上腺素的再摄取。早期涉及小鼠的研究未显示出对去甲肾上腺素的作用,但这个物种对药物的代谢不同。安非他酮可以降低 24 小时内去甲肾上腺素代谢产物的排泄,这个资料间接地说明它对去甲肾上腺素能的活性有影响。

(二) 适应证

安非他酮对多种类型的抑郁症都有效。这种疗效已经在轻到中度的抑郁症门诊患者以及更重的抑郁症住院患者中得以证实。安非他酮在抑郁的心脏病患者中也是安全的。有报告称安非他酮更少引起躁狂或快速循环,但服药期间确实会出现躁狂发作。反过来,有报告称安非他酮在有双相障碍的患者中不会引起快速循环。因为缺乏安非他酮和其他抗抑郁药对双相抑郁的疗效的直接比较,所以很难全面评估安非他酮相对其他药物引起躁狂的倾向。然而,对于双相抑郁的治疗,除了心境稳定剂外,安非他酮是合理的一线用药。

安非他酮的第二个 FDA 适应证是戒烟。两项对照临床试验指出安非他酮的缓释剂型(商品名叫 Zyban)服用 300 毫克/天可帮助戒烟(Goldstein,1998)。一项临床试验研究安非他酮缓释剂型对戒烟的治疗作用,共纳入超过 3000 例患者。就对抑郁症的治疗而言,缓释安非他酮的疗效不是即刻的,需要数周或更长时间才能显现。在治疗 7 周后,服用安非他酮 300 毫克/天的患者戒除尼古丁的比例(36%)是服用安慰剂患者(17%)的 2 倍。在第 26 周随访时,仅有 19% 的安非他酮治疗患者和 11% 的服用安慰剂患者处于戒烟状态。这些结果与那些使用尼古丁制剂戒烟的研究相似。在一项更近期的试验中,我们报告在青少年戒烟方面安非他酮未优于安慰剂。但安非他酮可以显著降低尼古丁的使用(Killen 等,2004)。在写作此书时,安非他酮被研究用来与纳曲酮联用抑制食欲,并且近期 Contrave 已获批准。

安非他酮最近的适应证是治疗季节性情感障碍(SAD)。SAD 历史上使用光照、抗抑郁药和心境稳定剂治疗。但直到安非他酮 XL 获批,对 SAD 才有 FDA 批准的治疗。研究指出,当患者情况良好时开始安非他酮治疗,与安慰剂相比,它可以预防复发并延长出现新的抑郁症状的时间(Modell 等,2005)。因为一些 SAD 患者的疾病属于双相谱系,所以我们发现心境稳定剂如拉莫三嗪或锂盐也会有效,虽然很少有使用心境稳定剂的经验性数据。

安非他酮的另一种很常见的用途是治疗 ADHD,对成人和儿童都有效(Cant-well,1998)。因为安非他酮代谢为很多苯丙胺样的产物,因此在治疗 ADHD 时可以安全替代兴奋剂。在共病物质滥用问题的青少年中,安非他酮可作为一线用药(Riggs 等,1998)。

安非他酮的两个重要用途是作为 SSRI 治疗的辅助用药以增强抗抑郁作用和对抗 SSRI 类的性功能副作用。安非他酮可以增强 SSRI 的抗抑郁作用,并且总体上比锂盐或甲状腺补充物的使用更简单。STAR*D 研究发现将安非他酮与 SSRI 联用有效,但是相比使用丁螺环酮作为辅助用药的平行非随机组,安非他酮未显示出更有效(Trivedi 等,2006)(安非他酮的增效作用将在第九章"难治性障碍的增效策略"做更详细的讨论)。

安非他酮可能对治疗焦虑障碍无效,这在抗抑郁药中很独特。一项安非他酮治疗惊恐障碍的预试验得出了阴性结果(Sheehan 等,1983)。据我们所知,近期没有研究探讨安非他酮治疗惊恐障碍的疗效。许多焦虑患者发现安非他酮的激活性太强,因而更喜欢其他药物。

安非他酮的代谢依赖于很多肝酶,但与 SSRI 类的交互作用可能比以前认为的要少。不过至少有一例氟西汀和安非他酮联用发生惊厥的报告。

(三) 副作用

安非他酮的安全性良好,部分因为它对毒蕈碱、α-肾上腺素能和组胺受体的低亲和力。在剂量为 100~300 毫克/天的临床试验中,缓释型安非他酮确定比安慰剂更常见的副作用仅是失眠、口干和震颤。对失眠的最佳处理是把晚上的剂量移到下午早些时候。我们建议早上和晚上的剂量至少间隔 8 小时。

安非他酮不引起体位性低血压或刺激食欲。一些研究认为安非他酮对服用其他药物出现体重增加的患者尤其有用。有报告指出服用其他抗抑郁药出现性功能失调的患者服用安非他酮后有所改善,还有安非他酮可以对抗 SSRI 所致的性功能失调。

据报告,速释型安非他酮在剂量小于 450 毫克/天时发生惊厥的比率为 4‰,而当剂量增加到 450 毫克/天以上时,风险就增长到 4%。缓释剂型已取代大部分速释剂型,在剂量小于 400 毫克/天时发生惊厥的风险大约是 1‰。这种风险与大多数抗抑郁药发生惊厥的风险类似。先前有惊厥障碍、头部损伤、贪食症和厌食症历史的患者发生惊厥的风险增加。同时使用酒精、兴奋剂或可卡因也会增加这些患者发生惊厥的风险。制造商也警告安非他酮速释剂型的单次剂量绝不应超过 150 毫克,缓释剂型不应超过 200 毫克。XL 剂型可单次服用高达 450 毫克。

(四) 过量

已证明安非他酮在过量时相对安全。但有数例仅服用安非他酮自杀死亡的案例(Rohrig 和 Ray,1992)。在一些案例中,过量服用安非他酮的患者有明显的神经系统并发症,包括惊厥和癫痫持续状态(Spiller 等,1994;Storrow,1994)。因此,在给有自杀倾向的患者处方大量安非他酮时要谨慎。

(五) 药物相互作用

安非他酮较少出现严重的药物相互作用。安非他酮受细胞色素 P450 2B6 酶的代谢,极少有药物(奥芬那君和环磷酰胺)经此酶代谢。因此,不可能与其他抗抑郁药或一般药物发生潜在的药代动力学相互作用。

任何降低惊厥阈值的药物都应谨慎与安非他酮合用。因此,氯氮平、茶碱和氯米帕明都应该谨慎或避免与安非他酮合用。类似地,对有酒精或苯二氮䓬类依赖的患者要回避使用安非他酮,因为在同时服用安非他酮的情况下,突然停用酒精或苯二氮䓬类均可增加惊厥风险。

MAOI 类和安非他酮禁止合用。苯乙肼和安非他酮合用会提高发生一般性中毒的风险,同时发生高血压危象的风险更大。

(六) 剂量和用法

安非他酮有相对广泛的常见剂量范围(即 200～450 毫克/天)。在我们的经验中,有效的最佳剂量范围是 300～400 毫克/天。安非他酮有速释剂(75 毫克和 100 毫克片剂),还有一天两次的长效剂(Wellbutrin SR)(100 毫克、150 毫克和 200 毫克片剂)以及一天一次的缓释剂(150 毫克和 300 毫克片剂)。

七、米氮平

米氮平于 1996 年在美国上市,在化学性质上与米安色林相关,米安色林已在欧洲使用数年。米氮平由 FDA 批准用于治疗抑郁症,但可用于多种其他障碍。虽然在 20 世纪 90 年代晚期米氮平不在更流行的抗抑郁药之列,但它在临床实践中确立了重要的位置。米氮平从 2004 年开始有仿制药。

(一) 药理作用

米氮平有一个四环的化学结构(图 3-5),但与 TCA 类无关。它的作用机制在现有抗抑郁药中相当少见。它是中枢突触前 α_2-肾上腺素能受体的拮抗剂。作为 α_2-肾上腺素能受体阻断剂,米氮平可增加去甲肾上腺素的释放。增加的去甲肾上腺素能张力通过刺激 5-HT 胞体上的 α_2-肾上腺素能受体来动员 5-HT 释放,从而导致突触 5-HT 水平的快速增加。米氮平还阻断 5-HT$_2$ 和 5-HT$_3$ 受体。米氮平不是某种单胺神经递质的特定再摄取抑制剂。然而,它是很强的 H$_1$ 受体拮抗剂,这种特征带来比较棘手的副作用。米氮平没有特别强的抗胆碱能作用并且不会显著阻

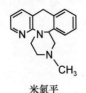

米氮平

图 3-5　米氮平的化学结构

断突触后 α-肾上腺素能受体。因此,体位性低血压一般与米氮平的使用无关。

米氮平有 7.5 毫克、15 毫克、30 毫克和 45 毫克的片剂。快速溶解片剂(Remeron SolTabs)一般用于老年患者。

米氮平通过 GI 吸收良好并广泛代谢为至少四种活性产物。每种代谢产物包括最常见的去甲盐酸米氮平均比母药的活性更低。米氮平由细胞色素 P450 2D6、3A3/4 和 1A2 酶代谢,但不是这些肝酶的诱导剂或抑制剂。因此,米氮平可以与其他精神活性药物安全合用。

(二)适应证

米氮平的上市前试验纳入数千名患者,它的疗效与 TCA 类阿米替林和氯米帕明相当。米氮平对轻度抑郁的门诊患者和严重抑郁的住院患者均有效。与曲唑酮相比,米氮平对抑郁住院患者的疗效更佳(van Moffaert 等,1995)。米氮平也被研究用以治疗短暂复发性抑郁,即除了时间标准以外,满足 DSM-IV(美国精神医学学会,1994)诊断重性抑郁障碍的所有标准。短暂抑郁症持续短于 2 周,但往往在一年的时间里复发多次。基于案例报告,低剂量的米氮平对这些抑郁发作有效(Stamenkovic 等,1998)。对于其他亚型的抑郁症,包括非典型抑郁症和季节性抑郁症,米氮平同样有效(Falkai,1999)。

更多的近期研究直接比较米氮平和 SSRI 类治疗抑郁症的疗效(Fava 等,2001;Leinonen 等,1999;Quitkin 等,2001;Wheatley 等,1998)。据报告米氮平与氟西汀、帕罗西汀和西酞普兰疗效相当,并在每项研究中,显示出略微更有效,虽然优势并不显著。相比于 SSRI 类,米氮平有更快速的抗焦虑和抗抑郁作用(Thompson,1999)。相对西酞普兰和帕罗西汀,米氮平的抗抑郁和抗焦虑作用有时在第二周出现。一项 Thase 做的荟萃分析(2003)发现米氮平比 SSRI 类更有效。但另一项更近期的荟萃分析未显示出米氮平的疗效优于 SSRI 类(Papakostas 等,2008)。因此,米氮平相对 SSRI 类的优势更可能体现在副作用谱上(性功能的副作用更少,夜间镇静作用更强),而不是疗效上。

米氮平的镇静和体重增加的倾向更大,经常用于 SSRI 类之后,因此 STAR*D 研究在两项试验失败后评估了米氮平对实现症状缓解的疗效(Fava 等,2006b)。在两项失败的抗抑郁药试验中,在实现缓解方面米氮平与去甲替林一样有效(或无效)。用汉密尔顿抑郁量表评估,米氮平治疗的缓解率在研究的晚期阶段仅为 8%。

此外,因米氮平治疗不良反应而脱落的比率通常与 SSRI 类相似。

我们报告了在老年抑郁患者中对帕罗西汀和米氮平的比较(Schatzberg 等,2002)。相比帕罗西汀,米氮平起效明显更早并且由于不良事件脱落的更少。

开放试验的初步数据显示对于 SSRI 类或文拉法辛治疗有效的大部分焦虑障碍患者,米氮平也是有效的。例如,米氮平可以治疗惊恐障碍伴或不伴抑郁症(Carpenter 等,1999b)。对于抑郁症共病 GAD 的患者,服用 15~45 毫克/天的米氮平疗效良好(Goodnick 等,1999)。米氮平治疗 PTSD 的预试验同样具有前景

(Connor 等,1999)。

米氮平的另一种潜在作用是增强抗抑郁药的作用。因为米氮平发生药代动力学相互作用的风险很低,所以它与许多抗抑郁药联用相对容易。米氮平有复杂的药理作用,可以作为那些作用更特定的抗抑郁药的补充。初步数据显示米氮平有效地增强了 SSRI 类的疗效(Carpenter 等,1999a)。在一项更近期的研究中,Blier等(2010)报告氟西汀加上米氮平明显比单用氟西汀的疗效更显著。相反,Rush 等(2011)在 CoMED 研究中,从开始就未发现西酞普兰加安慰剂、安非他酮 SR 加西酞普兰或文拉法辛加米氮平之间的差异。在 STAR* D 试验中,米氮平(平均剂量为 36 毫克/天)与文拉法辛(平均剂量为 210 毫克/天)联用仅使 13% 的连续 3 种抗抑郁药治疗失败的患者获得缓解(McGrath 等,2006)。这个结果与反苯环丙胺治疗 3 次试验失败的患者的缓解率相似。

据报告,米氮平有助于逆转 SSRI 所致的性功能副作用(Farash,1999),但一项双盲试验未显示米氮平治疗性功能副作用的优势(Michelson 等,2000)。此外,米氮平据报告有助于改善精神分裂症的阴性症状(Berk 等,2000),并改善抗精神病药所致的锥体外系症状。

如前所述,米氮平在化疗患者中已被用作有效的止恶心药物(Kim 等,2008)和术后麻醉药(Chen 等,2008)。在一项更近期的研究中,在使用鞘内吗啡治疗的整形外科的患者中,米氮平比安慰剂对恶心和呕吐症状的减轻更有效(Chang 等,2010)。与更常使用的 $5-HT_3$ 拮抗剂如昂丹司琼(Zofran)相比,仿制的米氮平的价格更低并可能提供额外的益处,如镇静和抗焦虑作用。虽然轶事性经验指出米氮平可以与 $5-HT_3$ 拮抗剂一样用作止恶心的药物,但还未做过比较研究。

(三) 副作用

米氮平在临床研究中一般耐受性良好。最常见的副作用是口干、镇静、嗜睡和体重增加。使用米氮平治疗的患者有一半以上出现嗜睡,而安慰剂治疗的患者仅有不到 20% 出现嗜睡。嗜睡在低剂量时更明显,因为在剂量低于 15 毫克/天时相对去甲肾上腺素能或 5-羟色胺能作用,抗组胺作用占主导。因此,关于镇静作用,30 毫克/天的起始剂量通常更好,而且通常不比 7.5 毫克/天剂量的耐受性更差。欧洲的一项试验比较了米氮平在剂量为 15 毫克/天和 30 毫克/天的情况,发现两组在镇静作用方面无差异。

体重增长和食欲增加对一些服用米氮平的患者是个明确的问题。在为期 6～12 周的短期试验中,大约 20% 米氮平治疗的患者报告食欲增加,7.5% 的患者体重至少增加 7%。根据我们的临床经验,至少 20% 的患者长期使用米氮平而出现体重增加。在服用米氮平时最可靠的控制体重的策略是控制食欲和进行锻炼。关于米氮平剂量越高体重增加的问题越少这个认识没有嗜睡作用那样明确。一些临床工作者轶事性报告使用 H_2 拮抗剂如雷尼替丁 150 毫克/每天两次,可以减轻米氮平所致的体重增加,但这未经过检验。类似地,一些临床工作者使用兴奋剂或西布

曲明(Orlistat)帮助控制体重。但西布曲明是一种 5-羟色胺能药物并可能增加
5-羟色胺能副作用的风险,而兴奋剂一般需要三联处方并有明确的滥用可能。老
年人出现体重增加不太常见。

　　近些年,米氮平对胆固醇和甘油三酯的作用有了更多的认识。约 15％的患者
表现出胆固醇显著增加(＞20％),而且 6％的患者有显著的甘油三酯增加。因此
有必要监测基线时的空腹甘油三酯和胆固醇水平并在治疗期间定期监测,尤其对
于已知有高胆固醇血症或有高甘油三酯病史的患者。合并使用 HMG-CoA(3-羟
基-3-甲基戊二酸单酰-辅酶 A)还原酶抑制剂如阿托伐他汀(立普妥)已被轶事性报
告可降低 10～80 毫克/天剂量米氮平所致的胆固醇和脂质增加。如果胆固醇或甘
油三酯水平从临床上看有明显增长,则要换用其他药物,除非米氮平的受益非常
显著。

　　与安非他酮和奈法唑酮一样,米氮平是少数几个性功能副作用少的抗抑郁药
之一。从 SSRI 换用米氮平可以解决使用 SSRI 出现的性功能失调(Koutouvidis
等,1999)。有案例报告指出添加 15～30 毫克/天剂量的米氮平到 SSRI 治疗中可
减轻 SSRI 所致的性功能副作用(Koutouvidis 等,1999)。但一项更近期的双盲试
验用米氮平治疗 SSRI 所致的性功能副作用,未显示出相对于安慰剂的优势
(Michelson 等,2002)。

　　体位性低血压或反之高血压,偶尔见于米氮平治疗的患者。大约 7％的患者
体验到明显的头晕,并且其中一些可能由于体位改变所致。有必要时常监测米氮
平治疗的患者的血压,尤其是老年患者。米氮平所致的其他罕见但值得关注的副
作用包括在大约 2％的患者中出现肝脏转氨酶升高,这个比率与 SSRI 类中所见近
似。在米氮平上市之际对粒细胞缺乏症的担忧尚未证实。

(四) 过量

　　米氮平在过量时相当安全。米氮平的剂量高达 2 克时,还没有致死的报告。
米氮平过量的最常见作用是镇静。在处理过量时,洗胃和支持性治疗足矣。

(五) 药物相互作用

　　如前所述,米氮平发生药代动力学相互作用的风险很低。最常见的相互作用
是与其他 CNS 抑制剂联用时的增效作用。合用苯二氮䓬类、巴比妥类或酒精会增
加出现明显嗜睡和镇静的风险。合用米氮平和某种 CNS 抑制剂还会对运动损害
有叠加效应。

　　米氮平的亲 5-羟色胺能作用带来发生 5-羟色胺综合征的潜在风险,虽然这种
风险通过对 5-HT$_2$ 和 5-HT$_3$ 突触后受体的阻断多半可以避免。当米氮平与
MAOI 合用时,α_2-去甲肾上腺素能作用导致存在高血压危象的风险。因此,在开
始 MAOI 治疗前应该停用米氮平至少 2 周,反之亦然。

(六) 剂量和用法

虽然推荐的起始剂量是 15 毫克/天,但我们现在建议大多数患者的起始剂量为 30 毫克/天。老年患者和那些有严重失眠的患者应该以 15 毫克/天起始。米氮平每天服用一次,大约在睡前 1 小时服用。然后剂量每两周增加 15 毫克,直到最大推荐剂量 45 毫克/天。在欧洲,相同药物的最大剂量是 60 毫克/天,对于难治性患者我们有时也把剂量增加到这个水平。

八、维拉唑酮

维拉唑酮是 FDA 于 2011 年被批准用于治疗重性抑郁障碍的 5-羟色胺能药物。维拉唑酮的多环结构使其对 5-羟色胺转运体的结合力很强,但对多巴胺转运体和去甲肾上腺素转运体的结合力最小。它的作用机制是具有选择性 5-羟色胺再摄取抑制和对 5-HT$_{1A}$受体的部分激动作用(Guay,2012)。因此,维拉唑酮在某些方面像 SSRI 和丁螺环酮的组合。

维拉唑酮的吸收良好,当与脂餐同服时吸收还会增加。它广泛经 CYP3A4 同功酶代谢,CYP2C19 和 CYP2D6 的作用很小。仅有 1% 的维拉唑酮以原形通过尿液排泄。因为维拉唑酮主要是 CYP3A4 的底物,所以 CYP3A4 的强抑制剂如酮康唑可使维拉唑酮的血药浓度增加 50% 或更多。另外,维拉唑酮既不是任何同功酶的强抑制剂也不是强诱导剂。它可能是 CYP2C19 的轻度诱导剂。

维拉唑酮的批准主要依据两项随机对照试验的发现。在这两项试验中,使用蒙哥马利和阿斯伯格抑郁等级量表(MADRS)进行评估,发现经过 8 周 40 毫克维拉唑酮对抑郁症的疗效优于安慰剂(Khan 等,2011;Rickels 等,2009)。相比接受安慰剂的患者,维拉唑酮治疗患者的 MADRS 的得分降低 2.5～3.2 分。然而,当使用缓解水平的标准时,未见维拉唑酮比安慰剂有效得多。从疗效角度,没有理由相信维拉唑酮具有任何优于其他抗抑郁药的疗效优势。

另一方面,在耐受性上,维拉唑酮对某些患者具有相对优势。例如,报告的性功能副作用和体重增加比率低于许多其他抗抑郁药。但维拉唑酮引起胃肠道副作用如腹泻、恶心和呕吐的比率高。与其他 5-羟色胺抗抑郁药一样,恶心和呕吐对大部分患者来说会随时间改善,并且缓慢的剂量滴定以及与餐同服(但最好不是高脂食物)有助于减轻恶心症状。不幸的是,某些患者可能有持续腹泻。

维拉唑酮需要逐渐的剂量滴定以控制 GI 副作用。通常第一周的起始剂量是 10 毫克/天,第二周剂量增加到 20 毫克/天,并且第三周的目标剂量是 40 毫克/天。没有证据表明加速滴定会加速疗效,而且可能增加出现 GI 副作用的风险。类似地,没有足够的证据表明剂量超过 40 毫克/天能提高有效率,但一些个体可以对 60 甚至 80 毫克/天耐受并有效。

九、沃替西汀

沃替西汀是一种更新的药物,像 SSRI 类一样是 5-羟色胺再摄取抑制剂。此外,沃替西汀直接作用于许多 5-HT 受体(Stenkrona 等,2013)。体外研究指出沃替西汀是 5-HT$_3$、5-HT$_7$ 和 5-HT$_{1D}$ 受体的拮抗剂,5-HT$_{1B}$ 受体的部分激动剂和 5-HT$_{1A}$ 受体的激动剂。沃替西汀不是 CYP 同功酶的强抑制剂。但沃替西汀广泛经过 CYP2D6 和其他同功酶氧化代谢,然后发生后续的葡萄糖醛酸反应。它与蛋白质结合紧密并有线性和与剂量成比例的药代动力学。沃替西汀是 CYP2D6 和 2B6 的底物,当与 2D6 抑制剂如帕罗西汀合用时沃替西汀可能需要减量。CYP 同功酶的诱导剂如利福平、卡马西平和苯妥英钠会降低沃替西汀的血药浓度并可能需要增加沃替西汀的剂量。

沃替西汀的注册试验报告 6 个急性期的对照试验(Alvarez 等,2012;Boulenger 等,2014),其中包括一项老年患者的研究(Gibb 和 Deeks,2014)。所有这些试验发现经过 6~8 周的治疗,沃替西汀组与安慰剂组在 24 项版本的汉密尔顿抑郁量表和 MADRS 从基线到终点的得分变化上均有统计学上的显著差异。此外,还研究了沃替西汀长达 64 周维持治疗的疗效,与所有抗抑郁药的持续使用效果一样,沃替西汀也可降低复发风险。

沃替西汀的最常见副作用是 GI 副作用,包括恶心、呕吐和便秘(Alam 等,2014)。恶心反应似乎与剂量相关,服用 20 毫克/天的患者中有 32% 出现,而服用 5 毫克的患者中仅有 21% 出现。类似地,便秘和恶心也与剂量相关,服用 20 毫克/天的患者出现副作用的比率是 5 毫克/天的 2 倍(6% 比 3%)。恶心是临床试验中患者停用沃替西汀的最常见原因。

沃替西汀的起始剂量通常是第一周 10 毫克/天,第二周的目标剂量是 20 毫克/天。如果患者不能耐受沃替西汀 10 毫克/天,剂量就要减少到 5 毫克/天并依据耐受情况逐渐向上滴定。在对照试验中,在疗效上 20 毫克/天优于 5 毫克/天或 10 毫克/天。但超过 20 毫克/天的更高剂量尚未研究透彻,目前不清楚是否会有更多受益。

十、三环类和四环类抗抑郁药

(一)结构

三环类抗抑郁药(TCA 类):概述见表 3-8 所列。TCA 类及相关化合物的化学结构非常相似(图 3-6)。去甲丙咪嗪和去甲替林分别是丙咪嗪和阿米替林去甲基化的代谢产物。阿莫沙平是抗精神病药洛沙平的衍生物并在支链上有第四个环。马普替林是一个四环化合物,第四个环垂直于传统的三环结构。它的支链与去甲丙咪嗪相同。

表 3-8　三环类抗抑郁药(TCA 类)：概述

项　目	指　标
疗效	MDD 的二线或三线用药(所有均获得 FDA 批准) 惊恐障碍 OCD(氯米帕明获得 FDA 批准) 疼痛综合征 偏头痛预防治疗 遗尿(丙咪嗪获得 FDA 批准)
副作用	口干、便秘、尿潴留、视物模糊、意识错乱 体重增加 镇静 性功能失调 立位晕厥 心动过速 心脏传导异常
剂量和用法	个体化,对于丙咪嗪和阿米替林给予睡前低剂量(25～50 毫克)。每 3～7 天增加 25～50 毫克至目标剂量 50～300 毫克/天。(去甲替林应该以 10～25 毫克起始并按需增量,至最大剂量 150 毫克/天。)在剂量稳定后,监测血药浓度和 ECG 类
过量时的安全性	过量有致死性(包括心律失常) 对于 QRS 变宽,在心脏病监护病床上进行洗胃和监测
停药	因胆碱能作用反弹而产生流感样和 GI 症状。每 3 天降低 25～50 毫克
药物相互作用	CNS 抑制：↑镇静,共济失调 抗凝药：↑华法林水平 抗精神病药：↑TCA 和抗精神病药水平 西咪替丁：↑TCA 水平 可乐定：高血压危象(避免使用) 左旋多巴：↓TCA 类-吸收 MAOI 类：5-羟色胺综合征(避免使用氯米帕明;丙咪嗪和阿米替林可能要在密切监测下使用) 兴奋剂：↑TCA 水平 口服避孕药：↑TCA 水平 奎尼丁：↑心律失常(避免使用) SSRI 类：↑TCA 水平 拟交感神经药：↑心律失常,高血压,心动过速

注：CNS＝中枢神经系统；ECG＝心电图；FDA＝美国食品与药品管理局；GI＝胃肠道；MAOI＝单胺氧化酶抑制剂；MDD＝重性抑郁障碍；OCD＝强迫症；SSRI＝选择性 5-羟色胺再摄取抑制剂。

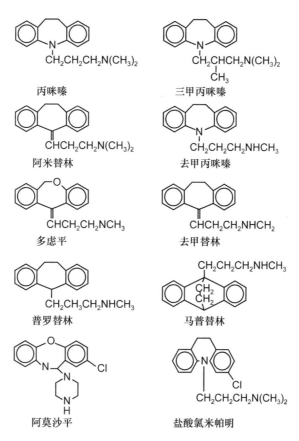

图 3-6　三环类和四环类抗抑郁药的化学结构

（二）药理作用

三环类和四环类抗抑郁药的药理作用非常相似。起初,特别强调它们在阻断去甲肾上腺素或 5-HT 再摄取上的相对作用。这些不同构成了抑郁症的各种生物学理论的基础,尤其是低去甲肾上腺素假设和低 5-HT 假设。近些年来,抑郁症的理论假设变得更加复杂,这些药物的药理作用除了表现为即刻的再摄取阻断作用外,还表现出随后对突触前和突触后受体、对第二信使系统以及其他神经递质系统的继发作用。这些作用可以从疗效范围和副作用上解释各种药物之间的不同。去甲肾上腺素再摄取抑制和 5-HT 再摄取抑制的相对作用曾经被用于解释这些药物相对的镇静特性(5-HT)和激活特性(去甲肾上腺素)。镇静作用,早期归因于 5-羟色胺能和抗胆碱能作用,目前部分归因于 TCA 类的抗组胺(H_1 受体)作用。一些研究者认为体重增加也可能由于 H_1 受体阻断作用。抗胆碱能作用包括口干、便秘、尿潴留、视物模糊和意识错乱。H_2 受体的阻断作用在这些药物促进消化道溃疡的愈合中起到作用。

非单胺氧化酶抑制剂抗抑郁药的相对去甲肾上腺素再摄取阻断作用与 5-HT 再摄取阻断作用的比较总结在表 3-9 中。这些药物对乙酰胆碱、α_1、H_1、$5\text{-}HT_1$、

5-HT$_2$ 受体的相对作用总结在表 3-10 中。基于受体结合力和临床研究,这些强度代表了最好的估计。要注意,目前在美国上市的 TCA 类都是较弱的 5-HT 再摄取阻断剂。氯米帕明是其中的一个例外。确实,在一些体外模型中,TCA 类除了氯米帕明外,与曲唑酮一样均无 5-HT 阻断作用。此外,近期研究指出一些抗抑郁药具有 5-HT 受体阻断作用,这表明其中一些是 5-HT 拮抗剂。总的来说,实验室数据提示三环类除氯米帕明以外(参见第六章"抗焦虑药")均是弱 5-羟色胺药物。相反,SSRI 类是相对纯粹的 5-HT 再摄取阻断剂,几乎没有拮抗作用。因此,这些药物对于临床工作者常是一种替代选择。三环类和四环类抗抑郁药实际没有多巴胺再摄取阻断作用。在现有的抗抑郁药中,只有舍曲林和安非他酮有这些作用,并且这些作用不够强。生物学作用的变化有助于从临床疗效和副作用角度进行药物选择。三环和四环化合物中所见的副作用类型总结在表 3-11 中。

表 3-9　非 MAOI 抗抑郁药的去甲肾上腺素(NE)和 5-羟色胺(5-HT)再摄取阻断作用

抗抑郁药	NE	5-HT
阿米替林	+	++
阿莫沙平	++	+
安非他酮	+/−	0
西酞普兰/艾司西酞普兰	0	+++
氯米帕明	++	+++
去甲丙咪嗪	+++	+
多虑平	+	+
氟西汀	0	+++
氟伏沙明	0	+++
丙咪嗪	+	++
左旋米那普仑	++	
马普替林	++	0
米氮平	+	−
奈法唑酮	0/+	+
去甲替林	++	+
帕罗西汀	+[①]	+++
普罗替林	+++	+
舍曲林	0	+++
曲唑酮	0	+
曲米帕明	0	0
文拉法辛	+	++

　　注:数据来自体内、体外和临床研究的相对活性的近似值。氯米帕明的数据包括去甲氯米帕明对有去甲肾上腺素能系统明显作用的活性代谢产物的结果。在某些体内模型中,已报告三环类抗抑郁药(除氯米帕明以外)和曲唑酮不阻断 5-HT 的摄取。MAOI=单胺氧化酶抑制剂。作用强度以从等级 0(无作用)到 +++(显著作用)来表示。+/−表示边缘性作用。

　　① 高剂量时的作用。

表 3-10 抗抑郁药的相对受体阻断作用

抗抑郁药	ACh	α₁	H₁	5-HT₁	5-HT₂
阿米替林	+++	+++	++	+/−	+/−
阿莫沙平	+	++	+	+/−	+++
安非他酮	0	0	0	0	0
西酞普兰/艾司西酞普兰	0	0	0	0	
氯米帕明	+	++	+	0	+
去甲丙咪嗪	+	+	+	0	+/−
多虑平	++	+++	+++	+/−	+/−
氟西汀	0	0	0	0	+/−
氟伏沙明	0	0	0	0	0
丙咪嗪	++	+	+	0	+/−
马普替林	+	+	++	0	+/−
米氮平	0	0	+++	+	+
奈法唑酮	0	+	0	+	++
去甲替林	+	+	+	+/−	+
帕罗西汀	+	0	0	0	0
普罗替林	+++	+	+	0	+
舍曲林	0	0	0	0	0
曲唑酮	0	++	+/−	+	++
曲米帕明	++	++	+++	0	+/−
文拉法辛	0	0	0	0	0

注：数据来自体内、体外和临床研究的相对活性的近似值。ACh＝毒蕈碱乙酰胆碱受体；α₁＝α₁-肾上腺素能受体；H1＝组胺₁受体；5-HT₁＝5-羟色胺₁受体；5-HT₂＝5-羟色胺₂受体。作用强度以从等级0（无作用）到＋＋＋（显著作用）来表示。＋/－表示边缘性作用。

表 3-11 三环和四环药物的常见或令人烦恼的副作用

抗胆碱能的 　口干 　便秘 　视物模糊 　尿潴留 　食管反流	中枢神经系统的 　震颤 　镇静 　兴奋 　肌阵挛性颤搐 　惊厥（马普替林） 　锥体外系症状（阿莫沙平）
心血管的 　体位性低血压 　心悸 　传导迟缓 　高血压	其他 　出汗 　体重增加 　性功能失调 　阳痿

(三) 适应证

TCA 类及相关化合物由 FDA 批准上市的最主要的适应证是重性抑郁障碍。FDA 批准的其他适应证包括焦虑(多虑平)和儿童遗尿症(氯米帕明作为辅助用药)。未获批准但常见用途包括失眠(尤其是阿米替林和多虑平)、头疼(最常用的是阿米替林、丙咪嗪和多虑平)、广场恐怖症伴惊恐发作(尤其是丙咪嗪和氯米帕明)、慢性疼痛综合征(最常用的是多虑平和马普替林)和贪食(常用丙咪嗪和去甲丙咪嗪)。据报告丙咪嗪也对治疗 GAD 有效,并且曲米帕明和多虑平曾被认为对治疗消化道溃疡有效。最近刚上市的 TCA 氯米帕明与 SSRI 类一样具有很强的抗强迫作用,并获得了 FDA 的批准。很显然,这些药物表现出相当广泛的药理作用,这可以解释它们潜在的广谱性。(关于 TCA 类对焦虑障碍治疗的进一步讨论,参见第六章"抗焦虑药"的抗抑郁药部分。)

目前,在美国市场上有 8 种三环和 2 种四环类抗抑郁药。一种三环类药物,氯米帕明,被批准治疗 OCD 而不是抑郁症。但它在世界范围内作为一种主要的抗抑郁药使用,尤其对于难治性抑郁障碍的案例。三环类和四环类抗抑郁药的仿制药和原研药的名称、剂型和剂量以及治疗剂量的范围列在表 3-12 中。

这些药物的原始专利都已到期,现在市场上可以买到仿制药。在美国,仿制化合物的使用一直存在争议。虽然仿制药给消费者节省了花费,但一些临床工作者质疑它们的药理等效性。一个问题源于 FDA 对生物等效性的定义,这种生物等效性完全依据相同剂量的仿制药产生的血药浓度要达到原始化合物的 $20\%\sim30\%$。即使是获批的仿制药,一些研究已指出它们并非真正等同于标准品。此外,没有要求制药公司证明仿制药在临床或生物效能上的等效性。目前这一方面的问题逐渐减少,因为仿制药的制造商改进了它们的生产方法。

表 3-12   三环类和四环类抗抑郁药:名称、剂型和单位剂量以及治疗剂量

通用名	商品名[①]	剂型和单位剂量	治疗剂量范围/(毫克/天)[②]
三环类			
阿米替林	Elavil	片剂:10 毫克, 25 毫克, 50 毫克, 75 毫克, 100 毫克, 150 毫克	$150\sim300$
氯米帕明	Anafranil	胶囊:25 毫克, 50 毫克, 75 毫克	$100\sim250$
去甲丙咪嗪	Norpramin	片剂:10 毫克, 25 毫克, 50 毫克, 75 毫克, 100 毫克, 150 毫克	$150\sim300$
多虑平	Sinequan	胶囊:10 毫克, 25 毫克, 50 毫克, 75 毫克, 100 毫克, 150 毫克 口服液:10 毫克/毫升 (120 毫升药瓶)	$150\sim300$
丙咪嗪	Tofranil	片剂:10 毫克, 25 毫克, 50 毫克	$150\sim300$
双羟萘酸丙咪嗪	Tofranil-PM[③]	胶囊:75 毫克, 100 毫克, 125 毫克, 150 毫克	$150\sim300$

通用名	商品名①	剂型和单位剂量	治疗剂量范围/ (毫克/天)②
去甲替林	Aventyl, Pamelor	胶囊：10 毫克，25 毫克，50 毫克，75 毫克 口服液：10 毫克/5 毫升(480 毫升药瓶)	50～150
普罗替林	Vivactil	片剂：5 毫克，10 毫克	15～60
马来酸曲米帕明	Surmontil	胶囊：25 毫克，50 毫克，100 毫克	150～300
四环类			
阿莫沙平	Asendin	片剂：25 毫克，50 毫克，100 毫克，150 毫克	150～400
马普替林	Ludiomil	片剂：25 毫克，50 毫克，75 毫克	150～225

① 所有上述的三环类和四环类抗抑郁药均有仿制药。大多数列出的商品名药物均已停产。

② 剂量范围是近似值。许多患者在相对低剂量时有效(即使剂量低于表格中给出的范围)；其他患者可能需要更高剂量。

③ 缓释。

(四) 血药浓度

在过去十几年,使用血药浓度监测各种精神活性药物的治疗受到极大的关注。目前,血药浓度的监测最常用于使用 TCA 类、神经阻滞剂、氯氮平、碳酸锂和抗惊厥药治疗的患者。血药浓度尚未证明对 SSRI 类和最新的抗抑郁药有用。类似地,苯二氮䓬类的血药浓度既不容易获取也不常用。血药浓度主要指在血清(如对于碳酸锂和抗惊厥药)或血浆(如对于 TCA 类)里的浓度。除了测量神经阻滞剂在血液中的浓度外,一些实验室还测量对多巴胺受体的相对结合力(所谓的放射受体测定法)。但这一做法尚未被广泛采用。

一般来说,TCA 血清水平由患者最后一次服药后 8～12 小时的血清测得,这是为了避免患者服药后立即取血导致的血药浓度的假性峰值。此外,当患者达到稳态后取血得到的血浆浓度是最精确的,稳态是指患者经过数天服用特定剂量药物所产生的持续血药浓度。对于大多数 TCA 类,这个周期大约为 5～7 天。

血浆水平尤其可以反映药物的代谢过程。人体被试按每千克固定剂量单次服药后产生的血浆水平大约有 30 倍的差异,这反映了最慢和最快代谢者在药物吸收和代谢上不同。TCA 类部分通过细胞色素 P450 2D6 酶代谢。大约 5％～7％的白种人缺乏这种酶。此外,TCA 类的代谢受到年龄和其他药物抑制或激活的影响。显然,慢代谢者(如老年人)有更高的风险达到药物毒性水平,快代谢者可能难以建立药物浓度。但大多数患者处于正态曲线分布的中间范围。

TCA 类的最明确用途是用于更严重的重性抑郁障碍患者。在非内源性抑郁或有恶劣心境的患者中,TCA 水平和临床反应之间极少有或没有关系。在内源性抑郁患者中,TCA 水平和临床反应之间有两种"正性"关系已在文献中有所描述。Glassman 等(1977)报告在反应和丙咪嗪及去甲丙咪嗪水平之间有一种 S 形关系,在血浆水平达到 250 纳克/毫升以前,临床反应随着血浆水平的增加而增长,此后保持水平(图 3-7)。Glassman 等报告血浆水平低于 150 纳克/毫升、在 150～225 纳克/毫升和大于 225 纳克/毫升的患者中反应率分别为 30％、67％和 93％。对于去甲替林,是一种曲线关系,如图 3-8 所示。反应先随血浆水平增加而增加,然后在大约 50～150 纳克/毫升的范围内达到稳定,在血浆浓度高于 150 纳克/毫升时反应降低。50～150 纳克/毫升的关键范围成为"治疗窗"。血浆浓度接近 150 纳克/毫升的无反应的患者可能在更低剂量且血浆水平处于治疗窗时有反应。在治疗窗水平之上反应降低并非由于副作用。治疗窗有时也用于描述其他药物,但这些治疗窗没有去甲替林那样明确。三环和四环药物的大致治疗血浆水平总结在表 3-13 中。

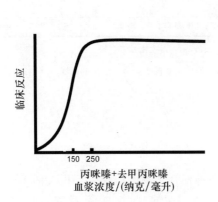

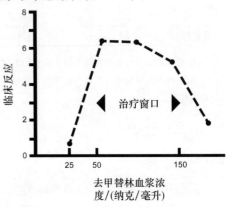

图 3-7　临床反应与丙咪嗪＋去甲丙咪嗪血浆
　　　　浓度之间的反曲线关系

图 3-8　临床反应与去甲替林血浆
　　　　浓度之间的曲线关系

许多药物可能增加或降低血浆水平,一般是通过干扰或增强肝脏微粒体酶活性导致的。例如,尼古丁、巴比妥类〔包括布他比妥(Fiorinal)〕、水合氯醛、苯妥英钠和卡马西平引起 TCA 类的分解,临床工作者给服用这些化合物的患者处方 TCA 类时应该留意。相反,抗精神病药(尤其是吩噻嗪)、SSRI 类、哌甲酯、双硫仑、芬氟拉明通过减缓药物在肝脏的代谢来增加血浆水平。〔芬氟拉明(Pondimin)于 1997 年撤出市场,当发现"fen-phen 芬现象"与心脏瓣膜病有关。〕SSRI 类已成为最令人担忧的药物,因为它们是很强的细胞色素 P450 2D6 酶的抑制剂,因此可能大大增加 TCA 血浆水平。相反,TCA 类可增加吩噻嗪的血浆水平。苯二氮䓬类和抗帕金森药物对 TCA 水平极少有或没有影响。

当人们考虑血浆水平的数据时,会出现很多问题。其中一个是,研究一般按照毫克/每千克固定剂量给药,结果服用给定剂量(如 300 毫克/天丙咪嗪)有已知 TCA 血浆水平(如 250 纳克/毫升)的患者可能对更低剂量和更低血浆水平反应良好。从某种意义上讲,血浆水平可视为治疗充分性的晴雨表。如果 4～6 周丙咪嗪治疗无效但血浆水平达到 150 纳克/毫升,患者可能对增加剂量并且血浆水平大于 200 纳克/毫升有反应。另外,相同剂量和血浆水平治疗有效的患者不必增加剂量或血浆水平,即使血浆水平低于治疗范围。一些研究者支持测量所有 TCA 治疗有效患者的血浆水平,以便当患者服药时记录他们的治疗血浆水平。这一做法在患者复发并需要再次治疗时非常重要。

有时一个临床上显著改善并仅有轻度副作用的患者的常规 TCA 血药浓度检查显示血浆水平大于 400 纳克/毫升,并且患者会在减量引起血浆水平降低时复发。这个结果表明对于特定患者,一个非常高的血浆水平对症状的改善是必要的。确实,有前瞻性报告指出一些患者需要极高的剂量和血药浓度以达到充分疗效,虽然这种方法本身有风险。

到目前为止,只有阿米替林表现出血浆水平在 500 纳克/毫升左右时具有明确的毒性。显然,临床判断是非常必要的。对于仅在极高药物血浆水平才能控制良好的患者,ECG 可用来确保心脏传导不被严重影响,也就是说,确保没有心内传导减慢发生。

以前,TCA 检验在不同实验室之间的变异是个主要问题,因为临床工作者不能在他们的实验室对一个给定数值进行解释。全国范围对不同实验室的结果进行交互证实,这一重大成果解决了这一问题。

总之,如果临床工作者牢记以上这些问题,血浆水平可以提供非常有用的临床信息。

表 3-13　三环和四环药物的大致治疗血药浓度

药　　物	血药浓度/(纳克/毫升)
阿米替林	$100\sim250$[①]
阿莫沙平	未知
去甲丙咪嗪	$150\sim300$
多虑平	$120\sim250$[①]
丙咪嗪	$150\sim300$[①]
马普替林	$150\sim250$
去甲替林[②]	$50\sim150$
普罗替林	$75\sim250$
曲米帕明	未知

[①] 药物和去甲基化代谢产物的总浓度。

[②] 有明确的治疗窗。

(五) 副作用

在医生案头参考书(PDR)中综述了每种 TCA 及相关药物的说明书信息,指出了许多它们的副作用。这些副作用可大体上按类别分组:抗胆碱能、心血管等(表3-11)。这种分组有些人为,因为一种单独的副作用(如镇静)可能实际上是由于任何数目的不同神经化学作用(如组胺阻断、增加 5-HT 的利用度、5-HT$_2$ 拮抗)或各种作用的组合所致。此外,一些副作用可能反映了药物在脑内或外周或在两者中的作用(如体位性低血压)。

临床工作者该如何处理副作用呢？对于一些患者，尤其是那些有复杂躯体疾病的患者，副反应可能无法完全控制或管理，但仍有一些事情可以做，尤其对于躯体健康患者所发生的不太严重的反应。

一个非常重要的问题是态度。在早期，一些精神科医生对待药物治疗的看法相当负面，这种态度会间接或公开传递给患者，尤其是如果尝试药物治疗的动力来自患者而不是医生。根据我们的经验，这种态度会给患者带来麻烦，他们必须依靠医生对药物重要性和能够处理副作用的信念。临床工作者必须对处方的药物给出充分并全面的看法，近些年这种做法在一定程度上避免了上述问题。

药物处方的一个普遍原则是一些副作用可通过降低剂量来处理或通过缓慢加量来避免。根据我们的经验，这个原则对早期急症"空白感"、人格解体、意识错乱、体位性低血压或明显的镇静作用尤其有用。如果这些反应在适度增加剂量时仍持续存在，则有必要换成另一种 TCA 或另一种类别的药物。在处理抗胆碱能副作用或镇静作用时，换成去甲丙咪嗪似乎是合理的。对于出现体位性低血压的患者，去甲替林常是一个有用的选择，因为它往往在血浆水平处于所谓的治疗窗以上时才产生体位性改变。因此，去甲替林比丙咪嗪更易耐受，丙咪嗪的体位效应常出现在血浆水平较低时（参见本节前面的 TCA 血药浓度部分）。去甲替林已成功用于几项中风后和老年抑郁症的研究中。

外周抗胆碱能副作用也有报告，服用一种拟胆碱能药氯贝胆碱 25～50 毫克/每天三次或两次可获得改善，并且一般只要患者使用 TCA 类就可持续服用。此药对有尿潴留的患者尤其有效。在抗胆碱能引起谵妄的案例中，可静脉或肌肉使用毒扁豆碱（一种作用于中枢的拟胆碱能药物）以澄清诊断。

由 TCA 类所致的视物模糊可以用 4％的毛果芸香碱滴眼剂或口服氯贝胆碱。如果患者使用 TCA 维持治疗效果良好并因此可能要服用 TCA 一段时间，就需要重配眼镜以纠正视物模糊。

对于严重的口干，1％的毛果芸香碱溶液可用浓度为 4％的滴眼剂加上 3 份水。这种溶液可以在嘴里快速移动几分钟，需要 30～60 分钟才能出现唾液分泌增加。例如，患者可以在做报告前使用这种漱口液。5 毫克或 10 毫克片剂的氯贝胆碱在舌下含服有类似的效果。虽然我们知道没有相关研究，但是抗胆碱能作用可以通过使用胆碱酯酶抑制剂获得改善。

TCA 类的一个重要的、可能与抗组胺作用有关的副作用是体重增加，尤其见于阿米替林和多虑平，这种副作用很难从药理学上予以控制。经常地，服用某种 TCA 表现出这种副作用的患者当换成另一种相关药物时仍出现体重增加。在一些患者中，换用一种更新的抗抑郁药可能是维持抗抑郁作用并促使体重减轻的唯一方式，因为 MAOI 类也引起体重增加。不幸的是，一些患者在获得抗抑郁疗效的同时体重仍持续增加。在这样的案例中，关于节食的支持和建议是唯一办法。合用托吡酯可促进体重减轻。

两种四环类药物马普替林和阿莫沙平，据报告会引起棘手的副作用，即惊厥和锥体外系症状，这两种副作用在标准 TCA 类中较少被报告。在很多单个的病例报

告中报告患者服用马普替林引起惊厥。我们团队报告了同一家医院的一系列 11
例服用马普替林发生惊厥的患者和一项对所有美国马普替林相关惊厥的研究
(Dessanin 等,1986)。在我们的系列案例中,长期(超过 6 周)高剂量(225～400 毫
克/天)治疗是一个主要因素。这是通过在美国开展的调查确认的。此外,快速加
量,7 天内剂量达到 150 毫克/天是总体调查中的一项主要因素。当这两个因素消
除后,惊厥的风险似乎可以接近典型抗抑郁药的水平(约为 0.2%)。马普替林的
制造商改变了它的剂量指南,推荐以 75 毫克/天开始治疗 2 周,最大剂量 225 毫克
/天使用 6 周,并维持 175 毫克/天或更低剂量。先前的加减量计划类似于丙咪嗪。

　　阿莫沙平据报告可产生很多与多巴胺受体阻断有关的副作用。这些副作用与
更常出现在神经阻滞剂洛沙平中的类似,例如溢乳、静坐不能和其他锥体外系症
状,甚至有几例运动障碍。阿莫沙平代谢为 7-羟基代谢产物。在一些个体中,在第
8 位上发生替代羟基化则导致神经阻滞剂代谢产物的累积。一般来说,我们建议
如果出现这些症状则要减量或停药(参见本节前面的血药浓度部分)。

(六) 过量

　　过量可导致死亡。三环类药物的安全剂量范围很窄,并且当服用过量时心内
传导减慢和心律失常可导致死亡。此外,服用过量的患者可表现出意识错乱、谵妄
和意识丧失。

(七) 剂量和用法

　　评估过一个抑郁患者后,临床工作者必须决定 TCA 类是否为一种适当的治疗
方法。在本手册的第一版中,我们认同使用 TCA 首先治疗内源性或重性抑郁障碍
的这种做法。随着新药尤其是 SSRI 类更好的安全性和耐受性,TCA 类在第二版
中被降级为二线用药。但一些研究者仍然认为 TCA 类对更严重的、忧郁型抑郁发
作的治疗优于新药。虽然一直很难证明 TCA 类的疗效更强(参见本章前面 SSRI
类小节中的"适应证"部分),但争议仍悬而未决。因为绝大多数针对住院患者和那
些有忧郁型抑郁症患者的研究都使用 TCA 类,所以在治疗更严重的抑郁症的早期
仍需考虑这些药物。

　　选择使用哪种 TCA 是一件有些存在个人偏好的事情。这些不同药物之间
的确有大量的重叠,虽然一些药物的兴奋作用更强(去甲丙咪嗪和普罗替林)而
另一些药物的镇静作用更强(阿米替林和多虑平)。在仲胺中,去甲丙咪嗪和去
甲替林成为在起始治疗时最常用的两种 TCA 类。这两种药物在 TCA 类中副作
用最少。此外,这两种药有可靠的关于临床疗效的血浆水平数据。另外,阿米替
林由于抗胆碱能和抗组胺的副作用而安全性很差,对许多患者来说都不是最好
的首选药物,尤其是老年患者。临床工作者使用所有这些药物时最好以相对低
剂量开始,然后缓慢加量。

对于丙咪嗪，起始剂量和给药方式不尽相同。一个常见的给药方式是在第 1 周处方 75 毫克/天，之后每周按需增加剂量，第 2 周增加到 150 毫克/天，第 3 周增加到 225 毫克/天，第 4 周到 300 毫克/天。另一种方法是以 50 毫克/天起始，根据耐受情况每几天增加 25 毫克，直至 150 毫克/天，然后在大约 2 周以后，从 150 毫克/天起增加剂量，速率为每 3 天增加 50 毫克，直至 300 毫克/天（类似的加量方式也适用于此药的其他用途，如惊恐和疼痛）。

在给一些患者处方丙咪嗪时，尤其是对老年患者（他们可能特别不耐受或在服用其他药物），合理的做法是以 25 毫克起始并在第 2 天增加到 50 毫克，使患者能够适应单次小剂量。我们还推荐给老年患者的一种更保守的加量计划，维持 50 毫克/天持续一周，此后每 2 天增加 25 毫克直至 150 毫克/天。在 150 毫克/天使用 7 天后，可根据耐受情况进一步加量。老年患者在药物相互作用上表现出有所不同的问题（参见第十二章"特定情境下的药物治疗"）。老年人出现的不算少见的躯体问题和相对缓慢的药物代谢经常强行要求保守的方式。但临床工作者必须留意，一些老年患者不是慢代谢者，反而需要高剂量并因此有治疗不足的风险。副作用的程度是评估对特定剂量耐受性的指征，同时血浆水平也有助于处方最佳剂量（参见本节前面的 TCA 血药浓度和副作用部分）。

对于多虑平、阿米替林和曲米帕明，与丙咪嗪类似的剂量范围对年轻和老年患者均适用。曲米帕明在老年患者中的副作用相对较少，并有快速促进睡眠的作用。

普罗替林和去甲替林的处方方式非常不同。对于年轻患者，普罗替林一般在第 1 周以 15 毫克/天起始（5 毫克，每天 3 次），随后日剂量每周增加 5～10 毫克，直至最大剂量 60 毫克/天。对于老年患者，普罗替林一般以 10 毫克/天起始，目标最大剂量是 30～40 毫克/天。去甲替林是唯一有明确治疗窗的 TCA，如果血浆水平太低或太高均无效。去甲替林在成人中的治疗剂量是 50～150 毫克/天。我们推荐以 50 毫克/天起始，并且每周增加日剂量 50 毫克至 100 毫克/天（在老年患者中，以 25 毫克/天起始，并在 3～4 天后加量至 50 毫克/天）。在 3 周后，实际上减量可能有效，这种情况相当有别于其他 TCA 类（参见本节前面的 TCA 血药浓度部分）。

阿莫沙平的起始剂量在健康成人里是 150 毫克/天，最大剂量是 400 毫克/天。有些患者最大治疗剂量达 600 毫克/天。但此剂量增加了发生惊厥的风险。此药对精神病性抑郁尤为有效（Anton 和 Sexauer，1983）。

马普替林的起始和最大剂量分别是 75 毫克/天和 225 毫克/天。为了避免发生惊厥，马普替林的起始剂量应该维持 2 周，在治疗 6 周后，剂量应该降低至不超过 175 毫克/天（Dessain 等，1986）。

（八）停药

在 TCA 类停用或减量时，最为谨慎的做法是每 2～3 天最多减少 25～50 毫克。如果 TCA 停用得太突然，许多患者将出现胆碱能反弹症状。这些症状包括恶心、反胃、痉挛、出汗、头痛、颈部疼痛和呕吐。我们观察到几位患者在 TCA 停药期间和之后出现严重的 GI 症状。对于这些患者,溴丙胺太林(15 毫克,一天 3 次,按需使用)非常有效。此外,Nelson 等(1983)报告一些患者在突然停用 TCA 类时出现"反弹性"轻躁狂或躁狂,这个观察结果得到其他报告的证实。

当要分辨是反弹症状,还是躯体疾病或精神症状的复发时,服用单一剂量的停用药物经常就能快速减轻症状,这证实其诊断是停药症状。有一项报告指出重新使用去甲丙咪嗪治疗对停药后出现的躁狂有效。

十一、单胺氧化酶抑制剂

(一)药理作用

第一代的 MAOI 类,异卡波肼、苯乙肼和反苯环丙胺,几乎没有直接的再摄取或受体阻断作用。相反,它们在不同器官中抑制 MAO,相比 MAO-B,对单胺氧化酶 A(MAO-A)的作用更强,去甲肾上腺素和 5-HT 是 MAO-A 的底物,而 MAO-B 作用于其他胺类(如苯乙胺)和多巴胺。MAO-A 也见于肠黏膜并降解不同胺类,这些胺类可充当假性神经递质并产生高血压危象(参见本节之后的部分)。异卡波肼、苯乙肼和反苯环丙胺也叫作不可逆抑制剂。当这些药物对酶产生抑制时,在 MAO 酶活性恢复前需要蛋白质发生变性。司来吉兰(咪多吡)是一种治疗帕金森病的选择性不可逆 MAO 抑制剂,它作用于 MAO-B 并且一般认为引起高血压危象的风险极低。然而,在低剂量(5~10 毫克/天)用于治疗帕金森病患者时,这种药物是一种弱抗抑郁剂,并且来自 Sunderland 等(1989)的数据显示在更高的抗抑郁剂量时,此药影响 MAO-A 和 MAO-B 并因此无法免于高血压危象。关于司来吉兰的更多信息可参见本章后面的"选择性和可逆性单胺氧化酶抑制剂"部分。

单胺氧化酶抑制剂(MAOI 类):概述见表 3-14 所列。有两种 MAOI 类的结构种类:肼类(苯乙肼)和非肼类(反苯环丙胺和司来吉兰)(图 3-9;表 3-15)。

表 3-14 单胺氧化酶抑制剂(MAOI 类):概述

项 目	指 标
疗效	治疗 MDD 的三线用药(FDA 批准治疗难治性抑郁障碍) 社交焦虑 惊恐障碍 治疗帕金森病的二线用药(司来吉兰获得 FDA 批准)
副作用	体重增加 体位性低血压 性功能失调 口干 失眠/嗜睡 头痛
过量时的安全性	过量时是致命的。已报告有高血压危象、卒中和心肌梗死。通过洗胃、诱导呕吐来处理,并对血压和气道进行精心看护

续表

项 目	指 标
剂量和用法	苯乙肼：以 15 毫克 bid 或 tid 起始,并每周增加 15 毫克至目标剂量 60～90 毫克/天 反苯环丙胺：以 10 毫克 bid 或 tid 起始,并每周增加 10 毫克至目标剂量 40～60 毫克/天 异卡波肼：以 10 毫克 bid 起始,如果可以耐受,则每 2～4 天增加 10 毫克剂量,在第 1 周末时增至 40 毫克/天。最大推荐剂量是 60 毫克/天,分次给药 司来吉兰经皮给药系统(Emsam)：以每天 6 毫克贴剂起始,治疗 4 周,然后增至 9 毫克 贴剂治疗 2 周,并然后按需要增至 12 毫克贴剂 在 6 毫克/天时没有饮食限制
停药	与突然停药有关的流感样症状、幻觉、轻躁狂和烦躁 每周减量 25%
药物相互作用	包含高酪胺水平的食物（禁忌）(参见表 3-17)：高血压危象 β-受体阻滞剂：↑低血压,心动过缓 口服降糖药：↑低血糖作用 安非他酮 (禁忌)：高血压危象,惊厥 卡马西平(禁忌)：高血压危象 哌替啶(禁忌)：5-羟色胺综合征 奈法唑酮：可能有 5-羟色胺综合征 拟交感神经药：高血压危象 SSRI 类 (禁忌)：5-羟色胺综合征 TCA 类：禁忌氯米帕明 米氮平(禁忌)：高血压危象 SNRI 类 (禁忌)：5-羟色胺综合征

注：FDA＝美国食品和药品管理局；MDD＝重性抑郁障碍；SNRI＝5-羟色胺-去甲肾上腺素再摄取抑制剂；SSRI＝选择性 5-羟色胺再摄取抑制剂；TCA＝三环类抗抑郁药。

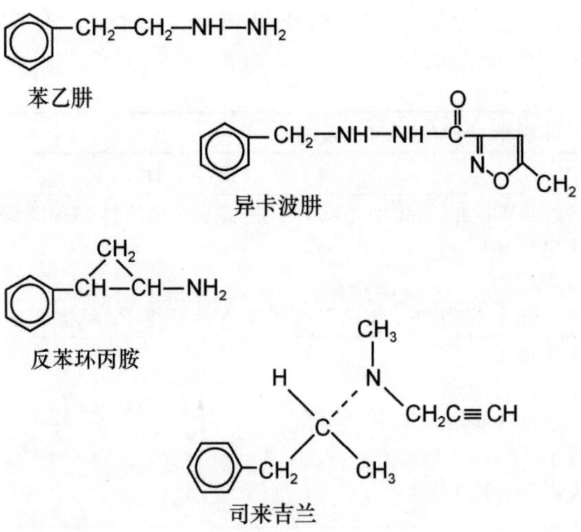

图 3-9 单胺氧化酶抑制剂(MAOI 类)的化学结构

表 3-15　单胺氧化酶抑制剂（MAOI 类）：名称、剂型和单位剂量以及治疗剂量

通用名	商品名	片剂和胶囊	口服浓缩剂	常见的治疗剂量 /(毫克/天)[①]
苯乙肼	Nardil	片剂：15 毫克	无	45～90
司来吉兰	Eldepryl Carbex Zelapar Emsam	胶囊：5 毫克 片剂：5 毫克 口服崩解片：1.25 毫克 贴剂：6 毫克/天，9 毫克/天，12 毫克/天	无	20～50
反苯环丙胺	Parnate	片剂：10 毫克	无	30～60
异卡波肼	Marplan	片剂：10 毫克	无	30～60

① 剂量范围是近似值。许多患者在相对低剂量时有效（即使剂量低于表格中给出的范围）。

（二）适应证

MAOI 类在 PDR 中的主要临床适应证是治疗那些用 TCA 治疗无效的抑郁症。由于目前有很多更安全的抗抑郁药，所以 MAOI 现在常用于几种药物治疗失败的情况。但仍有一些患者对 MAOI 类的反应比任何其他种类的药物都好。苯乙肼有 FDA 批准的焦虑性抑郁症的适应证。虽然英国人反复强调 MAOI 类对过去被称作内源性的更严重的重性抑郁形式不是很有效，但是美国人的经验，包括我们自己的，都是完全不同的。这些药物对许多有严重抑郁的患者来说是救星，尤其是那些 TCA 类治疗无效的患者。

为什么有这种差异？一个原因是，毫无疑问 MAOI 类对有惊恐发作或焦虑或非典型抑郁症的患者有效。然而，它们对忧郁型或内源性抑郁患者的疗效可能需要处方远高于英国早期试验所用的剂量，那些试验用的剂量相对较低。另一个确定疗效范围的难点是在许多内源性抑郁的患者中有明显的强迫、激越和焦虑症状，这些患者在早期研究中可能仅被误诊为焦虑性抑郁。

哥伦比亚大学的研究者曾试图把非典型抑郁综合征定义为用苯乙肼和其他 MAOI 类如吗氯贝胺治疗更有效。他们的数据显示有非典型抑郁症的患者相比 TCA 类对 MAOI 类的反应更好。SSRI 类也对治疗非典型抑郁症有效。因为 SSRI 类比 MAOI 类安全得多，自从氟西汀上市以来，使用 MAOI 类治疗非典型抑郁症的情况明显减少。MAOI 类也对社交恐怖症的治疗有效。

（三）副作用

MAOI 类的常见副作用列在表 3-16 中。因为 MAOI 类不阻断乙酰胆碱受体，所以相比 TCA 类它们更少产生口干、视物模糊、便秘和尿潴留。但我们见过发生尿潴留的患者，大概是去甲肾上腺素能活性增加所致。当出现问题时，减量可能有效。相比氯贝胆碱与 TCA 类的合用，我们对它与 MAOI 类的合用没有见到太大的差别。

表 3-16　单胺氧化酶抑制剂(MAOI 类)的常见或令人烦恼的副作用

体位性低血压
高血压危象(与食品①或药物的相互作用)
高热反应
性快感缺失或阳痿
夜间失眠
镇静(尤其在日间;由于夜间失眠)
日间兴奋
肌肉痉挛和肌炎样反应
尿潴留②
便秘②
口干②
体重增加
肌阵挛性颤搐
在贴片部位的皮肤刺激反应(Emsam)

① 参见表 3-17。
② 比三环类抗抑郁药少。

MAOI 类的最常见副作用是头晕,尤其是体位性的。这种副作用 MAOI 类比 TCA 类更常见。减量可能有效,但我们又经常发现减量也是有问题的,因为减量太多可能导致抑郁症状的再现。替代方法包括:① 维持足够的水化,大约每天 8 杯液体,并增加盐的摄入;② 使用辅助长袜,"腹部固定物"或束腹带;③ 补充盐皮质类固醇(氟氢可的松[Florinef])。虽然这种盐皮质类固醇已经用于不是药物所致的体位性低血压患者,但我们很少发现通常的 0.3 毫克日剂量有效。同事告诉我们氟氢可的松在总日剂量为 0.6~0.8 毫克时有效。在本书第二版之前,一个有趣的报告指出使用少量奶酪有助于维持血压,这是一个违反直觉但有创意的解决方法。然而,大多数临床工作者对奶酪引起高血压危象的明确风险保持警惕,尤其当我们并不真正知道食品中的酪胺含量时。我们不了解此方面的更新报告。类似地,人们凭直觉感到添加兴奋剂(D-苯丙胺或哌甲酯)与 MAOI 合用可以导致血压的急剧上涨。但实际上,Feighner 等(1985)报告对接受 MAOI 类或 MAOI-TCA 联合治疗的患者添加兴奋剂可使有严重体位性低血压的患者血压恢复正常或给先前没有任何反应的患者带来临床疗效。没有发生高血压危象的情况,实际上有几例患者出现体位性低血压。使用的日剂量为 D-苯丙胺 5~20 毫克和哌甲酯 10~15 毫克。上述作者推荐这两种药物均以 2.5 毫克/天剂量起始。我们从几位社区临床工作者那里听说他们成功地使用了这些方法,但我们也偶尔听说当兴奋剂与 MAOI 类联合使用时发生高血压危象的情况。

镇静和激活作用也是潜在问题,后者更常见。激活有两种形式:白天兴奋(特别是反苯环丙胺)和夜间失眠。反苯环丙胺的兴奋作用类似于其结构与苯丙胺有关,虽然这种药理上的关联尚未明确确立。可通过减量在一定程度上缓解过度兴奋,虽然副作用不会轻易消除。如果减量未使兴奋减轻,患者可能需要换用另一种药物。

总体上,相比反苯环丙胺,苯乙肼的兴奋性小很多,但镇静作用更强。因此苯乙肼可以为日间过度兴奋提供一种主要的替代方式。然而,苯乙肼可能引起失眠并继发日间镇静。奇怪的是,对苯乙肼临床反应良好的患者经常出现失眠,这使得失眠成为特别难以处理的副作用。改变服药时间可能有效。晚上不服用苯乙肼的患者可以换到晚间服药。相反,主要晚间服药的患者可以在白天提前服药。这些做法可能有用,虽然以我们的经验来说各种做法的效果变化无常。一些患者可能最终需要催眠药来克服持续的失眠。在本手册第二版之前,我们就有印象可以增加少量阿米替林、曲米帕明或曲唑酮(睡前 50~100 毫克)来对抗 MAOI 所致的睡眠紊乱。但曲唑酮或 TCA 类与 MAOI 类联用时仍要小心,因为存在发生 5-羟色胺综合征的轻度风险。对于曲唑酮,我们推荐尝试每晚 50~100 毫克。如果低剂量无效并且耐受良好,可以增加到 150 毫克每晚服用 1 次。

在试图达到治疗效果而把 MAOI 增加到高剂量时,患者偶尔出现"中毒"表现,即兴奋、共济失调、意识错乱,并且有时出现欣快。这是过量的征兆,应该减量。一些患者出现肌肉疼痛或感觉异常,可能是 MAOI 类干扰吡多辛(维生素 B_6)代谢的结果。吡多辛服用剂量约为 100 毫克/天。

一个特别麻烦的副作用是性快感缺失,不过在一些患者中会随时间减轻。我们尚不清楚任何药物可以对抗这种副作用,虽然据说赛庚啶有效。丁螺环酮和安非他酮等药物最好避免与 MAOI 类联用。

(四)过量

过量不一定是致死性的。患者会显示出镇静和体位性晕厥。然而,过量常涉及其他药物,导致 5-羟色胺综合征或高血压反应。

(五)药物相互作用

MAOI 的最大副作用问题涉及与某些食物或感冒药之间不可预期的相互作用,这可能产生高血压危象伴突发脑血管意外或 5-羟色胺综合征,5-羟色胺综合征包括高热、精神状态改变、肌阵挛和谵妄,而谵妄可导致昏迷和死亡。MAO 在肠道降解酪胺。当 MAO 被 MAOI 类抑制时,个体有吸收大量酪胺和其他物质(如苯乙胺)的风险,这些物质可充当假性神经递质或间接激动剂并升高血压。幸运的是,饮食限制可显著降低风险(表 3-17)。各种禁忌食物被包括在 PDR 的列表里。这些清单经过数位研究者的评估,并对许多食物给出了相对风险。作为一般的原则,由于使用的原料(如酱油、雪利酒),我们开始专门建议患者避免中国食物。

5-羟色胺综合征一般不是由于与食物的相互作用所致。它代表了中枢 5-HT 活性的增加,尤其会被某些合并用药引发。

表 3-17　单胺氧化酶抑制剂(MAOI 类)需要回避的食物

明确要回避的食物:
啤酒、红酒
老奶酪(农家和奶油奶酪是允许的)
干香肠
蚕豆和意大利青豆
啤酒酵母
熏鱼
肝脏(牛肝或鸡肝)
大量食用可能引起问题但少量食用则问题不大的食物:
酒精
成熟的牛油果
酸奶
香蕉(成熟)
酱油
过去被认为会引起问题但在常规数量时可能不会有问题的食物:
巧克力
无花果
肉类嫩化剂
含咖啡因的饮料
葡萄干

来源:根据 McCabe 和 Tsuang,1982。

　　在一些高血压或高热反应的案例中,确切原因不明。在药物相互作用方面特别重要的是要警告患者在与 MAOI 类一起服用其他药物前先向他们的医生核实。哌替啶(杜冷丁)、肾上腺素、局麻药(包括拟交感神经药)和减充血剂尤其危险。

　　我们经常被问及何种减充血剂或抗组胺药可与 MAOI 类一起使用。不幸的是,几乎没有这方面的前瞻性数据。许多从业者使用苯海拉明很成功。但是一些非处方的苯海拉明制剂包括伪麻黄碱,我们至少见过一种与伪麻黄碱发生的意外相互作用。另一种选择是鼻腔喷雾,但这种剂型也会使一些患者血压增加。

　　在 MAOI 类治疗的患者中,另一个问题与在 ECT 或手术中使用全身麻醉有关。虽然乍一看这个问题似乎很恐怖,但是许多患者在全麻下顺利完成了操作。确实,George Murray 医生告诉我们,在本手册第二版时,麻省总医院收集了 2000例的报告。显然,为了确定最安全的方法,麻醉师需要被告知患者的用药。为此,可能的明智做法是让服用 MAOI 类的患者携带一张医疗警示卡。而且,在许多情况下,外科医生和麻醉师在进行手术前要建议患者停用 MAOI 类。我们需要进一步的研究来确定解决这种棘手问题的最慎重做法。

　　如果患者出现血压急剧升高伴有剧烈头痛,应该指导患者去当地急诊室。酚妥拉明(利其丁),一种中枢 α-阻断剂,可静脉注射以逆转急性血压升高。数年前,一些精神药理学家建议当患者出现头痛时口服氯丙嗪。我们已停用这种做法,除非患者没有血压升高的记录,因为一些患者将出现继发于血压降低的明显头痛。反而,我们给患者服用硝苯地平,一种钙通道阻断剂,以免他们出现明显的血压升高,每小时 10 毫克直至症状减轻(一般一次或两次)。为了加强吸收,应该指导患者在吞咽前咬碎胶囊。这种方法在老年患者中存在问题,因为据报告发生过血压的急性降低和心肌梗死。

我们建议有头痛症状的患者测量血压。此外,服用 MAOI 时进行常规的血压监测,尤其是在治疗的前 6 周(对于此药引起血压降低或升高的作用),是谨慎的做法。

(六) 剂量和用法

这三种 MAOI 类的传统治疗剂量范围如下:苯乙肼 45～90 毫克/天,反苯环丙胺 30～60 毫克/天,口服司来吉兰 20～50 毫克/天。一些患者需要使用高剂量治疗。例如,对于有严重抑郁症的患者,一般需要 90 毫克/天的苯乙肼。

使用苯乙肼治疗的患者应以 30 毫克/天开始服用药物,而且剂量应该在 3 天后增至 45 毫克/天。此后,剂量可以每周增加 15 毫克直至 90 毫克/天。我们曾经见过需要高达 120 毫克/天的患者,但许多患者无法耐受这些药物出现的体位性低血压的副作用。一些研究者建议把 1 毫克/千克(译者注:体重)的日剂量作为足量治疗的标准。

对于反苯环丙胺,20 毫克/天的起始剂量治疗 3 天是合理的。然后剂量可增至 30 毫克/天维持 1 周,随后每周增加 10 毫克直至 50～60 毫克/天。制造商目前推荐的最大剂量是 40 毫克/天。一位研究者,Jay Amsterdan 医生,报告极高剂量(110～130 毫克/天)对最为难治的抑郁症患者有效。有一种说法是在如此高的剂量时,反苯环丙胺可发挥另一种附加作用,可能作为一种再摄取阻断剂(Amsterdam 和 Berwish,1989)。当患者对治疗有反应时,就应该维持与 TCA 类相似的时长。

(七) 停药

目前市面上的 MAOI 类对 MAO 的结合是不可逆的,以至于在停用 MAOI 类后大约需要 2 周才能再次产生出单胺氧化酶。在这段时间里,酪胺和药物的相互作用可能发生。因此,重要的是告知患者在停用 MAOI 后应该保持饮食习惯和用药的限制。此外,这些药物应该逐渐减量以避免反弹性轻躁狂。偶尔,MAOI 的停药可引出精神病性兴奋或类似谵妄而非躁狂的精神病性表现。如果临床工作者想让患者从一种 MAOI 换用另一种,必须要注意避免药物和药物之间的相互作用。临床工作者应该首先逐渐减少 MAOI 的剂量,并在开始另一种 MAOI 之前留出 10～14 天的药物空档期。一些患者在从一种 MAOI 换用另一种时出现严重的意外反应,尤其是从苯乙肼换用反苯环丙胺时,这可能反映了后者的苯丙胺样特性。一般而言,从一种 MAOI 换到另一种的充分理由是对副作用不耐受。如果一种 MAOI 充分治疗失败,几乎没有证据支持换用另一种 MAOI 会有效。

当在 TCA 和 MAOI 之间进行转换时,PDR 建议患者在两种治疗之间停止服用所有药物 10～14 天。但许多临床工作者报告从 TCA 换到 MAOI 时只需要更短的药物空档期(即 1～5 天)。对于从 MAOI 换到 TCA,一般推荐药物空档期为 10～14 天。这些策略上的差异可能由于 MAO 的再生需要 10～14 天所致。

然而,服用 MAOI 类的患者应在开始氟西汀治疗前等待 2 周。对于从氟西汀换用 MAOI,制造商推荐要有 5 周的过渡期,因为脱甲基化代谢产物去甲氟西汀的半衰期很长。对于其他 SSRI 类,在开始 MAOI 前两周的清洗期是恰当的。类似地,在从文拉法辛和安非他酮换用 MAOI 之前应该清洗 1～2 周。5-HT$_2$ 拮抗剂奈法唑酮和曲唑酮需要很短的清洗期,1 周足矣。

十二、选择性和可逆性单胺氧化酶抑制剂

如前所述,目前市面上所有的 MAOI 类在抗抑郁剂量时都是 MAO 的非选择性和不可逆的抑制剂,也就是说,它们不可逆地抑制 MAO-A 和 MAO-B,要发挥酶的活性,必须产生出新的 MAO。选择性阻断 MAO-B 的药物如司来吉兰,可以显著降低高血压危象的风险,因为它们不会显著影响肠道中的 MAO。类似地,MAO-A 的可逆性抑制剂对 MAO 的亲和力低并且很容易被升压胺取代,因此可以降低高血压危象的风险。两种 RIMA 类(单胺氧化酶可逆性抑制剂),吗氯贝胺和溴法罗明处于研究中,但是在美国对这两种药物的营销兴趣数年来大为降低,因为临床试验表明它们的疗效有限。

在 1991 年 FDA 批准司来吉兰用于治疗帕金森病,其商品名为咪多吡。很多早期的临床和科学文献用早期名称 L-地普雷尼尔来指代司来吉兰。已证明司来吉兰对帕金森病有效并可能是唯一具有神经保护作用的抗帕金森药,并可在一定程度上影响疾病进程。在用 5～10 毫克/天治疗帕金森病时,司来吉兰是 MAO-B 的选择性但不可逆的抑制剂。不幸的是,目前现有的使用司来吉兰治疗抑郁症的研究指出,减轻抑郁症状需要的剂量为 20～60 毫克/天。在使用这些更高剂量时,MAO-A 和 MAO-B 均被抑制,并且在食物里摄入酪胺后可能发生高血压危象。尽管症状轻微,但有过一例这样的报告,患者使用 20 毫克/天的司来吉兰治疗。

司来吉兰的经皮给药系统,在市场上的商品名为 Emsam,于 2006 年 2 月获得 FDA 批准。经皮给药避免了药物在肠道中的高浓度,并因而对肠道中的 MAO-A 的抑制减少,而且降低了摄入特定食物引起高血压危象的风险。然而,这种剂型可以提供对脑内 MAO-A 和 MAO-B 的高水平抑制。

有很多已发表的临床研究使用司来吉兰治疗抑郁症(Agosti 等,1991;Mann 等,1989;Sunderland 等,1994)。这些研究确认了司来吉兰对不典型及慢性和更严重抑郁症的患者具有明确的治疗作用。此外,Sunderland 等的研究指出剂量为 60 毫克/天时,司来吉兰对老年难治性抑郁障碍患者有效并且耐受性良好。司来吉兰引起极大的临床兴趣,因为与更老的 MAOI 类相比,它在剂量高达 40 毫克/天时仍相当安全。司来吉兰似乎不会引起有临床意义的体位性低血压或性功能副作用,而且它比老药更少引起失眠。几位不能耐受老的 MAOI 类副作用的患者可以

很好地耐受司来吉兰。然而,应该注意最新发表的司来吉兰试验仅持续4~6周,一些使用老的MAOI类治疗的患者要在服药2~3个月后才出现临床上不可耐受的副作用。对使用MAOI有经验的精神科医生发现,值得在难治性案例中尝试使用司来吉兰。对MAOI类反应良好但出现不耐受副作用的患者可能是司来吉兰的最佳候选使用者。

口服司来吉兰目前没有被批准用于抑郁症。但是经皮给药的司来吉兰批准用于治疗抑郁症。因为司来吉兰在体内被代谢为苯丙胺和甲基苯丙胺的R异构体并是多巴胺的再摄取抑制剂,所以我们强烈呼吁在停用老的MAOI类和开始司来吉兰之间要间隔2周。使用经皮给药司来吉兰治疗的患者在剂量高于6毫克/天时应该依从低酪胺饮食的常规限制。尽管如此,但我们做过经皮给药的司来吉兰在剂量高于6毫克/天的相关研究,并未观察到饮食有任何影响。

还值得做其他三项注释。首先,测量服用司来吉兰的患者的血小板MAOI可能没用,因为在服用10毫克/天剂量1周后抑制作用几乎是完全的。其次,此药非常贵,当地药店5毫克的药片大约需要5美元。最后,司来吉兰不应该突然停用,因为这可能引起停药综合征包括恶心、头晕和幻觉。

至少有两项研究表明,经皮给药的司来吉兰对重性抑郁障碍的疗效优于安慰剂(Amsterdam,2003;Bodkin和Amsterdam,2002)。有趣的是,在作为贴剂时,司来吉兰在脑内是一种更强的MAO-A抑制剂,可以发挥更大疗效。此药(贴剂)已获FDA批准用于治疗重性抑郁障碍。如上所述,经皮给药的剂型避开肠道和肝脏,可达到更高血药浓度,但与食物发生相互作用的风险较低。此药每天可用20毫克/平方厘米、30毫克/平方厘米和40毫克/平方厘米(分别为6毫克/24小时、9毫克/24小时和12毫克/24小时)的贴剂。在临床试验中,其起始剂量通常为20毫克(6毫克/24小时),然后每1~2周增加10毫克(3毫克/24小时),直至最大剂量40毫克(12毫克/24小时)。药品说明书指出,对于使用Emsam 9毫克/24小时和12毫克/24小时的患者需要进行饮食调整,这两种剂量比6毫克/24小时的贴剂有更大的风险发生酪胺相互作用。这个结果是基于一项在健康对照被试中进行的研究,其中高酪胺饮食仅引起使用9毫克/24小时和12毫克贴剂的个体出现轻度的血压升高。发生意外相互作用的风险主要是理论上的。我们进行了数项研究,使用9毫克/24小时和12毫克贴剂但不限制饮食,并未观察到血压升高。

相比安慰剂,皮疹一直是司来吉兰贴剂的主要副作用。虽然大多数患者对贴剂没有明显的反应,但一些患者可以出现相当严重的皮肤反应。我们见过几个患者的红斑远超出贴片的范围,并且瘙痒并不少见。口服苯海拉明有助于止痒。除了局部反应,失眠是第二常见的副作用并且与此药的苯丙胺样作用相符。标准睡眠药物如唑吡坦或替马西泮有效并可耐受。患者用药几周后睡眠就可正常,在晚上去掉贴剂也似乎有效。可惜,司来吉兰贴剂的剂量减半疗效也会降低。这个贴剂设计成24小时给药,需要每天更换。一些患者不能耐受全量就把6毫克/24小时的贴剂分成两半。虽然将贴剂分开应该成比例地减少日剂量(因为贴剂的表面积直接与总的药物剂量相关),但是制造商不推荐将贴片剪开,因为这样会影响贴片的完整性从而影响经皮给药系统的可靠性。当司来吉兰贴剂与 5-羟色胺药物联用时发生 5-羟色胺综合征的风险可能降低但不会消除。因此，此药不应该与 SSRI 类、SNRI 类或大多数 TCA 类合用。然而，相比 MAOI 类，司来吉兰贴剂更少出现体位性低血压、体重增加和性功能失调等问题。

鉴于司来吉兰贴剂易于使用并且比口服 MAOI 类耐受性更好，所以我们在考虑使用其他 MAOI 类前通常先使用司来吉兰贴剂。最适于使用司来吉兰贴剂的患者类型包括使用一种或更多种抗抑郁药失败的患者，明显感到乏力或有认知缺陷的抑郁患者以及非典型抑郁症的患者。

吗氯贝胺是研究最为透彻的 RIMA。它对 MAO 的作用很容易逆转（即不需要酶的再生）。吗氯贝胺的半衰期仅有 1～3 小时。它在欧洲、加拿大和世界的其他地区都有售，但在美国没有上市。在过去 10 年，吗氯贝胺的研究招募了数千例抑郁患者，并已发现它对抑郁症的疗效广谱，包括忧郁型、内源性、非典型、精神病性（与神经阻滞剂合用）和双相亚型（Fitton 等，1992）。

吗氯贝胺对老年患者和年轻患者均有效，并对社交恐怖症治疗有效。在未发表的南非试验中，吗氯贝胺的疗效如果不是优于也是等同于丙米嗪并优于安慰剂。然而，一项欧洲的荟萃分析指出，与丙米嗪和安慰剂相比，吗氯贝胺不是一种特别有效的抗抑郁药。在另一项南美研究中，吗氯贝胺在治疗社交恐怖症时明显比安慰剂更有效。

吗氯贝胺超出标准 MAOI 类的主要优势是其耐受性和安全性。据报告吗氯贝胺比安慰剂更常见的副作用仅为恶心。明显的体位性低血压和其他心血管副作用通常见不到。此外，吗氯贝胺已被证明过量达 20 克时仍是安全的。

因为吗氯贝胺不增加对酪胺的敏感性，饮食相互作用的风险似乎很低（Cusson 等，1991）。在欧洲，唯一明显的饮食限制是在服药后避免食用大量的陈乳酪。吗氯贝胺通常在饭后或睡前服用以最小化与饮食的相互作用。

吗氯贝胺发生严重药物相互作用的风险更低。然而，已报告与哌替啶、氯米帕明发生严重相互作用，并可能与 SSRI 类发生严重相互作用。有一项报告指出吗氯贝胺可以与氟伏沙明和氟西汀安全合用。吗氯贝胺不可能很快被引进美国，因为很多试验都失败了，但是通过欧洲和加拿大的药房可以买到。另一种 RIMA 溴法罗明的开发因为明显缺乏充分疗效同样被取消。

十三、去甲肾上腺素再摄取抑制剂：瑞波西汀和托莫西汀

瑞波西汀是一种选择性的 NRI 抗抑郁药，已经在欧洲和南美使用数年。类似地，托莫西汀（Strattera，择思达）是一种被批准用于治疗 ADHD 的 NRI。这两种药物均未在美国被批准治疗抑郁症，但此处均将它们作为潜在的抗抑郁药来研究。美国对托莫西汀和瑞波西汀作为抗抑郁药或 5-羟色胺能抗抑郁药辅助治疗的经验说法不一。在美国实施的单药治疗试验并未始终显示出两种 NRI 在抑郁症治疗上的疗效。对于瑞波西汀，美国的一项试验结果具有统计学上的显著性，但效应值很小。托莫西汀单药治疗普遍失败了。类似地，虽然一些小的开放研究发现托莫

西汀或瑞波西汀作为 SSRI 的合并用药对难治性抑郁障碍有效（Carpenter 等，2005；Lucca 等，2000；Papakostas 等，2006），但是一项由 Michelson 等（2006）实施的研究发现对于舍曲林治疗无效的患者在合用托莫西汀后未见进一步疗效。

虽然神经递质系统是明显相互联系的，但同样明显的是，一种抗抑郁药治疗有效的患者并不一定对另一种有反应。NRI 类在抑郁症治疗中的角色尚未明确。

（一）药理作用

瑞波西汀和托莫西汀通过选择性阻断去甲肾上腺素再摄取而增强中枢去甲肾上腺素的突触传递。因此它们是选择性的 NRI 类。有证据表明，瑞波西汀直接调节脑内去甲肾上腺素富集蓝斑区的活性。同时，因为在额叶皮质的多巴胺摄取位点有限，所以 NRI 类在额叶皮质阻断多巴胺的再摄取，并且多巴胺的再摄取通过去甲肾上腺素再摄取位点调控。

长期以来就注意到抑郁患者的去甲肾上腺素系统发生改变。例如，MHPG（甲氧基羟基苯乙二醇）是去甲肾上腺素的主要代谢产物，它在抑郁患者的尿液、血浆和脑脊液中的水平常比对照组要高。抑郁患者的各种去甲肾上腺素受体存在异常，包括突触前 α_2 受体和突触后 α_1 和 β 受体。已知大多数抗抑郁药，甚至 SSRI 类，均对去甲肾上腺素受体有特定作用。例如，已知大多数抗抑郁药随着长期的服用会下调突触后 β 受体。实际上，β 受体的减少需要数周并与抗抑郁药典型的 3～6 周延迟显效时间相关。

相比 5-羟色胺功能，抑郁症的许多症状可能与去甲肾上腺素功能更紧密相关。例如，目前已经假设疲乏、嗜睡、运动迟滞和快感缺失等症状与去甲肾上腺素的改变比与 5-HT 更相关，虽然两者都很重要（Montgomery，1998）。去甲肾上腺素和5-羟色胺系统之间有强烈的交互关系。

选择性 NRI 是否比其他种类药物对某些类型的抑郁症更有效尚待分晓。然而，瑞波西汀对去甲肾上腺素再摄取的选择性使其在美国和欧洲的抗抑郁药中非常独特。

（二）适应证

瑞波西汀唯一被研究透彻的适应证是治疗重性抑郁障碍。欧洲研究将瑞波西汀与各种抗抑郁药和安慰剂进行了比较。对于一般性抑郁症的治疗，瑞波西汀至少与去甲丙咪嗪和氟西汀一样有效（Massana，1998；Massana 等，1999）。然而，瑞波西汀在社会功能的改善上优于氟西汀。此外，瑞波西汀在减少严重抑郁症和忧郁型抑郁症的症状上显著优于氟西汀。不出所料，一年数据显示，在预防复燃和复发方面，瑞波西汀明显比安慰剂更有效。一些海外精神科医生的轶事性经验指出，瑞波西汀不是一种特别强的抗抑郁药。实际上，Cipriani 及同事（2009）发现欧洲 12 种更新型的抗抑郁药中，瑞波西汀始终是疗效最弱的药物。然而，一些患者对去甲肾上腺素能药物的反应比其他药物更好。

虽然去甲肾上腺素能药物未必对惊恐障碍有效,但很明显的是,去甲肾上腺素能药物如去甲替林和去甲丙咪嗪均是有效的抗惊恐药物。在比较瑞波西汀与安慰剂治疗惊恐障碍的双盲研究中,瑞波西汀有效。然而,这种疗效直至持续治疗5周后才观察到,并且可能需要相对更高的药物剂量。

两项大规模的美国研究产生了不一致的结果。在其中一项中,虽然有统计学意义,但瑞波西汀相比安慰剂的优势极小。帕罗西汀看起来更有效。在另一项中,未见到瑞波西汀和安慰剂之间的区别。这些研究使得FDA对瑞波西汀的任何批复的期待搁浅。

托莫西汀仅被批准用于治疗儿童和成人ADHD。制造商美国礼来公司(Eli Lilly)将托莫西汀作为一种潜在的抗抑郁药来研究,但未证明有持续受益(Sharkin,2004)。托莫西汀还被用来研究治疗儿童遗尿症、Tourette综合征(Niederhofer,2006)和肥胖(Gadde等,2006)。

(三) 副作用

预期一种特定的去甲肾上腺素再摄取抑制剂具有不同于其他种类抗抑郁药的副作用谱。相比SSRI类,瑞波西汀和托莫西汀更不容易引起恶心、腹泻、嗜睡和性功能副作用(Mucci,1997)。不像TCA类,瑞波西汀没有特别强烈的抗胆碱能作用。但是,相对TCA类,瑞波西汀和托莫西汀与某些抗毒蕈碱作用的关系更小。然而,常见的抗胆碱能样副作用,例如口干,也由去甲肾上腺素能系统或去甲肾上腺素能/抗胆碱能之间平衡的改变来介导。据报告,瑞波西汀比SSRI类更常见的副作用是口干、便秘、尿潴留和低血压。尿潴留在NRI类治疗的男性中比氟西汀治疗的男性更常见,而且应该注意老年男性。据轶事性,α_1受体拮抗剂如哌唑嗪和坦索罗辛可以逆转与NRI类有关的尿潴留(Kasper和Wolf,2002)。在罕见病例中,瑞波西汀与阴囊收缩有关,这是一种反射性的肌肉收缩,但不算瑞波西汀的一个严重问题。

NRI类的心血管作用有限,仅有3%的患者报告出现高血压,而接受安慰剂的患者为1%。引起心率增加的比例不比安慰剂多,但是高血压虽然是轻度的,使用瑞波西汀治疗的患者比那些使用氟西汀或安慰剂的更常见。

(四) 过量

与许多新型抗抑郁药一样,瑞波西汀和托莫西汀在过量时相对安全。在本书编写之际,仅仅NRI过量不存在致命性。然而,NRI过量可引起呕吐、意识错乱和心动过速。

(五) 剂量和用法

瑞波西汀的成人起始剂量通常是4毫克/每天两次。对于大多数患者而言,起始剂量就是治疗剂量。如果到了3~4周仍未见效,可以加至最大剂量10毫克/天。药物的半衰期提示要每天给药两次,虽然可以尝试每天给药一次。在老年患者中,典型的起始剂量是 2 毫克/每天两次,最大剂量是 6 毫克/天。

托莫西汀在治疗成人注意缺陷障碍时通常以 40 毫克/天起始,在使用低剂量至少 3 天后增加到 80 毫克/天。通常最大剂量是 100 毫克/天。

(六) 药物相互作用

因为对细胞色素 P450 酶没有明显的作用,所以瑞波西汀极少有与其他药物的药代动力学作用。在 NRI 类与其他兴奋剂如苯丙胺或安非他酮联用时可能有增效作用。此外,NRI 类与升压药或沙丁胺醇合用有增效作用。NRI 类与其他抗抑郁药合用的做法大多未经测试,但从直觉上讲可治疗难治性抑郁障碍。至少有一项在大鼠中将舍曲林和瑞波西汀合用的研究指出,联合用药对 5-羟色胺和去甲肾上腺素的改变比单用任何一种发生的改变都要快(Harkin 等,1999)。

NRI 与 MAOI 合用一般是禁忌的。虽然不可能出现 5-羟色胺综合征,但 NRI 仍可能与 MAOI 相互作用而产生问题。有一种猜测认为,瑞波西汀可以减轻服用 MAOI 类患者的饮食中酪胺所致的高血压效应(Dostert 等,1997)。

(七) 停药

因为半衰期短,所以瑞波西汀引起停药综合征的风险更大。此时的特定综合征并非由 NRI 的突然停用引起。然而,鉴于此药的药代动力学特点,逐渐停药是审慎的做法。建议的减量方案是每周最多减少总日剂量 2~4 毫克。

十四、新型和研发中的抗抑郁药

过去 10 年研发了许多真正具有新的作用机制的抗抑郁药。大多数都失败了。其他新型药物将要出现,但目前为止具有某种单胺作用的抗抑郁药始终是最有效的。

在单胺药物中,引起人们极大兴趣的是三重再摄取抑制剂。除了 5-HT 和去甲肾上腺素,这些药物还阻断多巴胺再摄取。据猜测,这些药物的多巴胺增强效应可能使一些患者起效更早且疗效更强。有两种三重再摄取药物处于早期研发中,它们是 DOV 216303 和替索芬辛。替索芬辛在早期试验中作为减少食欲的药物,已显示出持续疗效。患者服用 0.5 毫克的替索芬辛 24 周即可平均减少 14 千克。此药还有助于控制Ⅱ型糖尿病患者的血糖并改善帕金森病患者的运动症状。但除了动物研究外,极少有现存数据表明其作为抗抑郁药的用途,但动物研究的结果显示出前景很好。像替索芬辛一样,DOV 216303 在动物模型中已显示出抗抑郁作用,并在Ⅰ期试验中显示出耐受性良好。关于多巴胺再摄取抑制剂的一个顾虑是滥用的可能性。因此对于替索芬辛的研究还远未证明耐受性或戒断作用。

治疗抑郁症的另一种新型的方法是使用特定皮质醇药物。抑郁症,尤其是更严重的抑郁症如精神病性抑郁,与下丘脑-垂体-肾上腺轴的异常有关,包括皮质醇水平和分泌的改变以及促皮质激素释放因子(CRF)的水平增加。已知皮质醇及其类似物糖皮质激素会引起某种程度上类似于严重抑郁症中所见到的心境、认知和精神病性症状。皮质醇合成抑制剂如酮康唑已显示出对高皮质醇血症的患者亚群有部分疗效。然而,酮康唑在用以抑制皮质醇合成的剂量上毒性非常强。CRF受体(CRFR)1拮抗剂已在早期试验中显示出疗效,但尚未有大型对照试验表明这些药物的疗效。实际上,近期关于辉瑞CRFR1拮抗剂对重性抑郁障碍的报告是负性的。我们研究了糖皮质激素受体拮抗剂米非司酮,在早期预试验中和多中心的Ⅱ期试验中已显示出对精神病性抑郁的精神病性症状的疗效。然而,三项后续试验均未重复出早期的发现。其他对米非司酮血药浓度和CRFR1拮抗剂的对照研究目前正在进行。因此,抑郁症的特定皮质醇治疗的临床疗效尚待进一步研究。

抗抑郁药研究的另一个方向是使用肽类激素拮抗剂作为抗抑郁药,包括由默克公司开发的P物质拮抗剂。在初步研究中,发现由默克开发的两种P物质拮抗剂对重性抑郁障碍的治疗优于安慰剂(Kramer等,1998,2004)。这个药物的耐受性也良好并且副作用很少。然而,不幸的是,MK-0869的后续试验在所有5个Ⅲ期试验中都失败了(Keller等,2006),而且此药不再开发。但其他制药公司开发了P物质拮抗剂,目前正研究用于重性抑郁障碍和社交恐怖症。我们的直觉是这些药物对焦虑障碍的治疗比抑郁症更有效。其他正在研发用于抗抑郁作用的肽类激素神经递质包括生长抑素和胆囊收缩素。

目前另一组研发药物的目标是谷氨酸能系统。长期以来,谷氨酸受体被认为参与抑郁症的病理过程。N-甲基-D-天冬氨酸(NMDA)拮抗剂、AMPA和红藻氨酸受体激动剂在动物模型中具有抗抑郁作用。氯胺酮,被认为是NMDA受体的拮抗剂,已在多项研究中显示出当单次静脉内给药时具有快速的抗抑郁作用。每周3次反复给药2周或以上可获得更好且更持续的改善(Shiroma等,2014)。此外,使用口服氯胺酮0.5毫克/千克代替静脉给药,有可能改善临终关怀患者群体的抑郁症状(Irwin等,2013)。我们已在几例患有难治性抑郁障碍的患者中联合使用此方法,开始以每周0.5毫克/千克的剂量注射2周,然后换成0.5毫克/千克口服,可获得一定程度的持续改善。不幸的是,氯胺酮对知觉、认知和血压有不可预期的作用。此外,氯胺酮是一种μ型阿片激动剂,目前不清楚静脉注射氯胺酮的作用是否只是一种与注射海洛因或哌替啶类似的镇痛作用。毕竟,氯胺酮是一种常见的滥用药物,患者滥用氯胺酮的原因与滥用阿片一样,因为他们可以从中获得短暂的兴奋。目前静脉注射氯胺酮用于处理慢性、难治性的疼痛状况。滥用的可能、注射途径(静脉内)和缺乏后续的化合物均限制了氯胺酮的使用。而且,长期使用氯胺酮可能具有神经毒性。另一种特定的谷氨酸药物利鲁唑,是一种谷氨酸受体的功能性拮抗剂,它被批准用于治疗肌萎缩侧索硬化。利鲁唑已在四项小型的开放研究中显示对难治性抑郁障碍的治疗有益。虽然利鲁唑口服有效,但鉴于其高昂费用,仍不是一种切实可行的药物。此外,在唯一一项对照研究中,未证明利鲁唑在单次注射氯胺酮以后可有效维持抗抑郁作用。美金刚被批准用于治疗痴呆,它是一种NMDA拮抗剂,但在双盲研究中未证明对抑郁症有效(Smith等,2013)。

鉴于一些阿片类药物提高心境的特性,氯胺酮的镇痛特性以及许多抗抑郁药具有镇痛特性的事实,有理由假设阿片也可能对抑郁症的治疗有效。一项由 Bodkin 及同事在 1995 年所做的研究显示,一些患有难治性抑郁障碍的患者使用丁丙诺啡治疗可改善病情。类似地,Nyhuis 等(2008)发现 5～6 个难治性抑郁障碍住院患者在使用0.6～2毫克/天丁丙诺啡后缓解病情。我们偶尔给难治性抑郁障碍患者处方口服镇痛药,对于那些没有选择且滥用风险低的患者获得了一定的成功。使用阿片最大的挑战是变成习惯性的显著风险以及随着时间发展出耐药性。丁丙诺啡的处方要求特殊培训并具有 DEA 证书,并且鉴于 DEA 对长期阿片类药物使用的顾虑,精神科医生对在准许的研究协议之外给难治性抑郁障碍患者处方阿片类药物要格外小心。一家制药公司正在研发联合丁丙诺啡和阿片类药物激动剂治疗重性抑郁障碍。

炎症细胞因子被认为对抑郁症的病理生理有作用。已知细胞因子如白细胞介素-6 和肿瘤坏死因子-α 在抑郁症中升高。它们的升高在抑郁症中可能影响到 CRF 和皮质醇水平的升高。在动物模型中,这些细胞因子的急性给药会引起快感缺失、性欲降低及社交互动减少。因此,抗炎药可能具有抗抑郁特性。依那西普是一种特定的肿瘤坏死因子(TNF)药物,它被研究用来专门治疗银屑病。在一项依那西普的研究中,相比接受安慰剂的患者,用此药治疗的患者在 Beck 抑郁量表中的心境症状获得了更显著的改善(Krishnan 等,2007)。这种受益独立于银屑病的改善程度。正如我们之前所写,各种其他药物,包括 TNF 抗体英夫利昔,被认为是抑郁症治疗研究的候选药物。确实,Raison 等(2013)最近报告英夫利昔对难治性抑郁障碍患者无效,它只对 C-反应蛋白水平升高的患者有效,C-反应蛋白表明有炎症过程。

因此,抑郁症的治疗有许多新的目标。然而到目前为止,单胺药物是唯一一类始终对重性抑郁障碍有效的药物。因为单胺药物对许多患者的疗效不充分,所有临床工作者和患者都希望在未来数年里有新的有效药物问世。

参考文献

Agosti V, Stewart J W, Quitkin F M. Life satisfaction and psychosocial functioning in chronic depression: effect of acute treatment with antidepressants. J Affect Disord 23(1):35—41, 1991 1774421

Aguglia E, Casacchia M, Cassano G B, et al. Double-blind study of the efficacy and safety of sertraline versus fluoxetine in major depression. Int Clin Psychopharmacol 8(3):197—202, 1993 8263318

Aizenberg D, Zemishlany Z, Weizman A. Cyproheptadine treatment of sexual dysfunction induced by serotonin reuptake inhibitors. Clin Neuropharmacol 18(4):320—324, 1995 8665544

Alam M Y, Jacobsen P L, Chen Y, et al. Safety, tolerability, and efficacy of vortioxetine (Lu AA21004) in major depressive disorder: results of an open-label, flexible-dose, 52-week extension study. Int Clin Psychopharmacol 29(1):36—44, 2014 24169027

Altamura A C, Pioli R, Vitto M, Mannu P. Venlafaxine in social phobia: a study in selective serotonin reuptake inhibitor non-responders. Int Clin Psychopharmacol 14(4):239—245,1999 10468317

Alvarez E, Perez V, Dragheim M, et al. A double-blind, randomized, placebocontrolled, active reference study of Lu AA21004 in patients with major depressive disorder. Int J Neuropsychopharmacol 15(5):589—600, 2012 21767441

American Psychiatric Association. Diagnostic and Statistical Manual of Mental Disorders, 4th Edition. Washington, DC, American Psychiatric Association, 1994

Amsterdam J D. A double-blind, placebo-controlled trial of the safety and efficacy of selegiline transdermal system without dietary restrictions in patients with major depressive disorder. J Clin Psychiatry 64(2):208—214, 2003 12633131

Amsterdam J D, Berwish N J. High dose tranylcypromine therapy for refractory depression. Pharmacopsychiatry 22(1):21—25, 1989 2710808

Amsterdam J D, Hornig-Rohan M, Maislin G. Efficacy of alprazolam in reducing fluoxetine-induced jitteriness in patients with major depression. J Clin Psychiatry 55(9):394—400, 1994a 7929020

Amsterdam J D, Maislin G, Potter L. Fluoxetine efficacy in treatment resistant depression. Prog Neuropsychopharmacol Biol Psychiatry 18(2):243—261, 1994b 8208976

Ansseau M, Darimont P, Lecoq A, et al. Controlled comparison of nefazodone and amitriptyline in major depressive inpatients. Psychopharmacology (Berl) 115(1—2):254—260, 1994 7862904

Anton R F, Sexauer J D. Efficacy of amoxapine in psychotic depression. Am J Psychiatry 140 (10):1344—1347, 1983 6624968

Aranda-Michel J, Koehler A, Bejarano P A, et al. Nefazodone-induced liver failure: report of three cases. Ann Intern Med 130(4 Pt 1):285—288, 1999 10068386

Aranow A B, Hudson J I, Pope H G Jr, et al. Elevated antidepressant plasma levels after addition of fluoxetine. Am J Psychiatry 146(7):911—913, 1989 2787124

Archer D F, Dupont C M, Constantine G D, et al. Desvenlafaxine for the treatment of vasomotor symptoms associated with menopause: a double-blind, randomized, placebo-controlled trial of efficacy and safety. Am J Obstet Gynecol 200(3):238. e1—238. e10, 2009

Arminen S L, Ikonen U, Pulkkinen P, et al. A 12-week double-blind multi-centre study of paroxetine and imipramine in hospitalized depressed patients. Acta Psychiatr Scand 89(6): 382—389, 1994 8085467

Armitage R, Rush A J, Trivedi M, et al. The effects of nefazodone on sleep architecture in depression. Neuropsychopharmacology 10(2):123—127, 1994 8024673

Asakura S, Tajima O, Koyama T. Fluvoxamine treatment of generalized social anxiety disorder in Japan: a randomized double-blind, placebo-controlled study. Int J Neuropsychopharmacol 10(2):263—274, 2007 16573847

Åsberg M, Crönholm B, Sjöqvist F, Tuck D. Relationship between plasma level and therapeutic effect of nortriptyline. BMJ 3(5770):331—334, 1971 5558186

Ashton A K, Bennett R G. Sildenafil treatment of serotonin reuptake inhibitor-induced sexual dysfunction (letter). J Clin Psychiatry 60(3):194—195, 1999 10192597

Ashton A K, Rosen R C. Bupropion as an antidote for serotonin reuptake inhibitorinduced sexual dysfunction. J Clin Psychiatry 59(3):112—115, 1998 9541153

Asnis G M, Bose A, Gommoll C P, et al. Efficacy and safety of levomilnacipran sustained release 40 mg, 80 mg, or 120 mg in major depressive disorder: a phase 3, randomized, double-blind, placebo-controlled study. J Clin Psychiatry 74(3):242—248, 2013 23561229

Bakish D, Bose A, Gommoll C, et al. Levomilnacipran ER 40 mg and 80 mg in patients with major depressive disorder: a phase Ⅲ, randomized, double-blind, fixed-dose, placebo-controlled study. J Psychiatry Neurosci 39(1):40—49, 2014 24144196

Balon R. Intermittent amantadine for fluoxetine-induced anorgasmia. J Sex Marital Ther 22(4):290—292, 1996 9018655

Banasr M, Soumier A, Hery M, et al. Agomelatine, a new antidepressant, induces regional changes in hippocampal neurogenesis. Biol Psychiatry 59(11):1087—1096, 2006 16499883

Banham N D. Fatal venlafaxine overdose (letter; comment). Med J Aust 169:445, 448, 1998

Barbey J T, Roose S P. SSRI safety in overdose. J Clin Psychiatry 59(Suppl 15):42—48, 1998 9786310

Beasley C M Jr, Dornseif B E, Bosomworth J C, et al. Fluoxetine and suicide: a metaanalysis of controlled trials of treatment for depression (also see comments) (erratum: BMJ 23:968, 1991). BMJ 303(6804):685—692, 1991 1833012

Beasley C M Jr, Potvin J H, Masica D N, et al. Fluoxetine: no association with suicidality in obsessive-compulsive disorder. J Affect Disord 24(1):1—10, 1992 1545040

Belanoff J K, Flores B H, Kalezhan M, et al. Rapid reversal of psychotic depression using mifepristone. J Clin Psychopharmacol 21(5):516—521, 2001 11593077

Belanoff J K, Rothschild A J, Cassidy F, et al. An open label trial of C-1073 (mifepristone) for psychotic major depression (also see comment). Biol Psychiatry 52(5):386—392, 2002 12242054

Bell I R, Cole J O. Fluoxetine induces elevation of desipramine level and exacerbation of geriatric nonpsychotic depression (letter). J Clin Psychopharmacol 8(6):447—448, 1988 3266222

Bellino S, Paradiso E, Bogetto F. Efficacy and tolerability of pharmacotherapies for borderline personality disorder. CNS Drugs 22(8):671—692, 2008 18601305

Benazzi F. Nefazodone withdrawal symptoms (also see comment: Can J Psychiatry 44:286—287, 1999). Can J Psychiatry 43(2):194—195, 1998 9533975

Berk M, Ichim C, Brook S. Efficacy of mirtazapine add on therapy to haloperidol in the treatment of the negative symptoms of schizophrenia: a double-blind randomized placebo-controlled study. Int Clin Psychopharmacol 16(2):87—92, 2001 11236073

Bertschy G, Vandel S, Vandel B, et al. Fluvoxamine-tricyclic antidepressant interaction. An accidental finding. Eur J Clin Pharmacol 40(1):119—120, 1991 1905641

Bhagwagar Z, Cowen P J. 'It's not over when it's over': persiste neurobiological abnormalities in recovered depressed patients. Psychol Med 38(3):307—313, 2008 18444278

Bhatara V S, Bandettini F C. Possible interaction between sertraline and tranylcypromine. Clin Pharm 12(3):222—225, 1993 8491079

Bhattacharjee C, Smith M, Todd F, Gillespie M. Bupropion overdose: a potential problem with the new 'miracle' anti-smoking drug. Int J Clin Pract 55(3):221— 222, 2001 11351778

Bielski R J, Cunningham L, Horrigan J P, et al. Gepirone extended-release in the treatment of adult outpatients with major depressive disorder: a double-blind, randomized, placebo-controlled, parallel-group study. J Clin Psychiatry 69(4):571—577, 2008 18373383

Bielski R J, Ventura D, Chang C C. A double-blind comparison of escitalopram and venlafaxine extended release in the treatment of major depressive disorder. J Clin Psychiatry 65(9): 1190—1196, 2004 15367045

Black D W, Wesner R, Gabel J. The abrupt discontinuation of fluvoxamine in patients with panic disorder. J Clin Psychiatry 54(4):146—149, 1993 8486592

Blier P, Ward H E, Tremblay P, et al. Combination of antidepressant medications from treatment initiation for major depressive disorder: a double-blind randomized study. Am J Psychiatry 167(3):281—288, 2010 20008946

Bodkin J A, Amsterdam J D. Transdermal selegiline in major depression: a doubleblind, placebo-controlled, parallel-group study in outpatients. Am J Psychiatry 159(11):1869—1875, 2002 12411221

Bodkin J A, Zornberg G L, Lukas S E, Cole J O. Buprenorphine treatment of refractory depression. J Clin Psychopharmacol 15(1):49—57, 1995 7714228

Borys D J, Setzer S C, Ling L J, et al. Acute fluoxetine overdose: a report of 234 cases. Am J Emerg Med 10(2):115—120, 1992 1586402

Boulenger J P, Loft H, Olsen C K. Efficacy and safety of vortioxetine (Lu AA21004), 15 and 20 mg/day: a randomized, double-blind, placebo-controlled, duloxetine-referenced study in the acute treatment of adult patients with major depressive disorder. Int Clin Psychopharmacol 29(3):138—149, 2014 24257717

Boyd I W. Venlafaxine withdrawal reactions. Med J Aust 169(2):91—92, 1998 9700345

Brown W A, Harrison W. Are patients who are intolerant to one serotonin selective reuptake inhibitor intolerant to another? J Clin Psychiatry 56:30—34, 1995 7836337

Buckley N A, McManus P R. Fatal toxicity of serotoninergic and other antidepressant drugs: analysis of United Kingdom mortality data (also see comment). BMJ 325(7376):1332—1333, 2002 12468481

Cankurtaran E S, Ozalp E, Soygur H, et al. Mirtazapine improves sleep and lowers anxiety and depression in cancer patients: superiority over imipramine. Support Care Cancer 16(11): 1291—1298, 2008 18299900

Cantwell D P. ADHD through the life span: the role of bupropion in treatment. J Clin Psychiatry 59(4)(Suppl 4):92—94, 1998 9554326

Carpenter L L, Jocic Z, Hall J M, et al. Mirtazapine augmentation in the treatment of refractory depression. J Clin Psychiatry 60(1):45—49, 1999a 10074878

Carpenter L L, Leon Z, Yasmin S, Price L H. Clinical experience with mirtazapine in the treatment of panic disorder. Ann Clin Psychiatry 11(2):81—86, 1999b 10440525

Carpenter L L, Milosavljevic N, Schecter J M, et al. Augmentation with open-label atomoxetine for partial or nonresponse to antidepressants. J Clin Psychiatry 66(10): 1234—1238, 2005 16259536

Chang F L, Ho S T, Sheen M J. Efficacy of mirtazapine in preventing intrathecal morphine-induced nausea and vomiting after orthopaedic surgery. Anaesthesia 65(12):1206—1211, 2010 21182602

Chen C C, Lin C S, Ko Y P, et al. Premedication with mirtazapine reduces preoperative anxiety and postoperative nausea and vomiting. Anesth Analg 106(1):109—113, 2008 18165563

Chouinard G, Goodman W, Greist J, et al. Results of a double-blind placebo controlled trial of a new serotonin uptake inhibitor, sertraline, in the treatment of obsessive-compulsive disorder. Psychopharmacol Bull 26(3):279—284, 1990 2274626

Cipriani A, Furukawa T A, Salanti G, et al. Comparative efficacy and acceptability of 12 new-generation antidepressants: a multiple-treatments meta-analysis. Lancet 373(9665):746—758, 2009 19185342

Citrome L. Vilazodone for major depressive disorder: a systematic review of the efficacy and safety profile for this newly approved antidepressant——what is the number neede to treat, number needed to harm and likelihood to be helped or harmed? Int J Clin Pract 66(4):356—368, 2012 22284853

Citrome L. Levomilnacipran for major depressive disorder: a systematic review of the efficacy and safety profile for this newly approved antidepressant——what is the number needed to treat, number needed to harm and likelihood to be helped or harmed? Int J Clin Pract 67(11):1089—1104, 2013 24016209

Citrome L. Vortioxetine for major depressive disorder: a systematic review of the efficacy and safety profile for this newly approved antidepressant——what is the number needed to treat, number needed to harm and likelihood to be helped or harmed? Int J Clin Pract 68(1):60—82, 2014 24165478

Claghorn J. A double-blind comparison of paroxetine and placebo in the treatment of depressed outpatients. Int Clin Psychopharmacol 6(Suppl 4):25—30, 1992 1431007

Claghorn J L, Feighner J P. A double-blind comparison of paroxetine with imipramine in the long-term treatment of depression. J Clin Psychopharmacol 13(6)(Suppl 2):23S—27S, 1993 8106652

Clayton A H, Warnock J K, Kornstein S G, et al. A placebo-controlled trial of bupropion SR as an antidote for selective serotonin reuptake inhibitor-induced sexual dysfunction. J Clin Psychiatry 65(1):62—67, 2004 14744170

Clerc G E, Ruimy P, Verdeau-Pallès J. TheVenlafaxine French Inpatient Study Group: A double-blind comparison of venlafaxine and fluoxetine in patients hospitalized for major depression and melancholia. Int Clin Psychopharmacol 9(3):139—143,1994 7814822

Cohn C K, Shrivastava R, Mendels J, et al. Double-blind, multicenter comparison of sertraline and amitriptyline in elderly depressed patients. J Clin Psychiatry 51(12)(Suppl B):28—33, 1990 2258379

Cole J O, Bodkin J A. Antidepressant drug side effects. J Clin Psychiatry 51(1)(suppl):21—26, 1990 2404000

Connor K M, Davidson J R, Weisler R H, Ahearn E. A pilot study of mirtazapine in post-traumatic stress disorder. Int Clin Psychopharmacol 14(1):29—31, 1999 10221639

Cooper G L. The safety of fluoxetine! aan udate. Br J Psychiatry 153(suppl 3):77—86, 1988

Cougnard A, Verdoux H, Grolleau A, et al. Impact of antidepressants on the risk of suicide in patients with depression in real-life conditions: a decision analysis model. Psychol Med 39(8):1307—1315, 2009 19063772

Cusson J R, Goldenberg E, Larochelle P. Effect of a novel monoamine-oxidase inhibitor, moclobemide on the sensitivity to intravenous tyramine and norepinephrine in humans. J Clin Pharmacol 31(5):462—467, 1991 2050833

Dalfen A K, Stewart D E. Who develops severe or fatal adverse drug reactions to selective serotonin reuptake inhibitors? Can J Psychiatry 46(3):258—263, 2001 11320680

Dallal A, Chouinard G. Withdrawal and rebound symptoms associated with abrupt discontinua-
tion of venlafaxine (letter). J Clin Psychopharmacol 18(4):343—344, 1998 9690703

Daniels R J. Serotonin syndrome due to venlafaxine overdose. J Accid Emerg Med 15(5):333—
334, 1998 9785164

Danish University Antidepressant Group. Paroxetine: a selective serotonin reuptake inhibitor
showing better tolerance, but weaker antidepressant effect than clomip-ramine in a controlled
multicenter study. J Affect Disord 18(4):289—299, 1990 2140382

Davidson J R, DuPont R L, Hedges D, Haskins J T. Efficacy, safety, and tolerability of ven-
lafaxine extended release and buspirone in outpatients with generalized anxiety disorder. J
Clin Psychiatry 60(8):528—535, 1999 10485635

Davidson J R, Weisler R H, Butterfield M I, et al. Mirtazapine vs. placebo in posttraumatic
stress disorder: a pilot trial. Biol Psychiatry 53(2):188—191, 2003 12547477

Davis J L, Smith R L. Painful peripheral diabetic neuropathy treated with venlafaxine HCl ex-
tended release capsules. Diabetes Care 22(11):1909—1910, 1999 10546032

DeBattista C, Doghramji K, Menza M A, et al. Modafinil in Depression Study Group: Adjunct
modafinil for the short-term treatment of fatigue and sleepiness in patients with major de-
pressive disorder: a preliminary double-blind, placebo-controlled study. J Clin Psychiatry 64
(9):1057—1064, 2003 14628981

DeBattista C, Lembke A, Solvason H B, et al. A prospective trial of modafinil as an adjunctive
treatment of major depression. J Clin Psychopharmacol 24(1):87—90, 2004 14709953

DeBattista C, Solvason B, Poirier J, et al. A placebo-controlled, randomized, doubleblind study
of adjunctive bupropion sustained release in the treatment of SSRI-induced sexual dysfunc-
tion. J Clin Psychiatry 66(7):844—848, 2005 16013899

DeBattista C, Belanoff J, Glass S, et al. Mifepristone versus placebo in the treatment of psycho-
sis in patients with psychotic major depression. Biol Psychiatry 60(12):1343—1349,
2006 16889757

den Boer J A, Bosker F J, Meesters Y. Clinical efficacy of agomelatine in depression: the evi-
dence. Int Clin Psychopharmacol 21(Suppl 1):S21—S24, 2006 16436936

Dessain E C, Schatzberg A F, Woods B T, Cole J O. Maprotiline treatment in depression. A
perspective on seizures. Arch Gen Psychiatry 43(1):86—90, 1986 3942475

Detke M J, Lu Y, Goldstein D J, et al. Duloxetine, 60 mg once daily, for major depressive dis-
order: a randomized double-blind placebo-controlled trial. J Clin Psychiatry 63(4):308—
315, 2002 12000204

Diaz-Martinez A, Benassinni O, Ontiveros A, et al. A randomized, open-label comparison of
venlafaxine and fluoxetine in depressed outpatients. Clin Ther 20(3):467—476,1998 9663362

Dingemanse J. An update of recent moclobemide interaction data. Int Clin Psychopharmacol 7
(3—4):167—180, 1993 8468439

Dolder C R, Nelson M, Snider M. Agomelatine treatment of major depressive disorder. Ann
Pharmacother 42(12):1822—1831, 2008 19033480

Doogan D P, Langdon C J. A double-blind, placebo-controlled comparison of sertraline and do-
thiepin in the treatment of major depression in general practice. Int Clin Psychopharmacol 9

(2):95—100,1994 8057000

Dostert P, Benedetti M S, Poggesi Ⅰ. Review of the pharmacokinetics and metabolism of reboxetine, a selective noradrenaline reuptake inhibitor. Eur Neuropsychopharmacol 7 (suppl 1): S23—S35 [discussion S71—S73], 1997

Dubocovich M L. Agomelatine targets a range of major depressive disorder symptoms. Curr Opin Investig Drugs 7(7):670—680, 2006 16869122

Dunner D L. An overview of paroxetine in the elderly. Gerontology 40(Suppl 1):21—27, 1994 8020767

Einarson T R, Arikian S R, Casciano J, Doyle J J. Comparison of extended-release venlafaxine, selective serotonin reuptake inhibitors, and tricyclic antidepressants in the treatment of depression: a meta-analysis of randomized controlled trials. Clin Ther 21(2):296—308, 1999 10211533

Ellingrod V L, Perry P J. Venlafaxine: a heterocyclic antidepressant. Am J Hosp Pharm 51 (24):3033—3046, 1994 7856622

Falkai P. Mirtazapine: other indications. J Clin Psychiatry 60 (suppl 17):36—40 [discussion 46—48], 1999

Farah A. Relief of SSRI-induced sexual dysfunction with mirtazapine treatment (letter). J Clin Psychiatry 60(4):260—261, 1999 10221289

Fava M, Rosenbaum J F, McGrath P J, et al. Lithium and tricyclic augmentation of fluoxetine treatment for resistant major depression: a double-blind, controlled study. Am J Psychiatry 151(9):1372—1374, 1994 8067495

Fava M, Dunner D L, Greist J H, et al. Efficacy and safety of mirtazapine in major depressive disorder patients after SSRI treatment failure: an open-label trial. J Clin Psychiatry 62(6): 413—420, 2001 11465517

Fava M, Nurnberg H G, Seidman S N, et al. Efficacy and safety of sildenafil in men with serotonergic antidepressant-associated erectile dysfunction: results from a randomized, double-blind, placebo-controlled trial. J Clin Psychiatry 67(2):240—246, 2006a 16566619

Fava M, Rush A J, Wisniewski S R, et al. A comparison of mirtazapine and nortriptyline following two consecutive failed medication treatments for depressed outpatients: a STAR*D report. Am J Psychiatry 163(7):1161—1172, 2006b 16816220

Fava M, Rush A J, Alpert J E, et al. Difference in treatment outcome in outpatients with anxious versus nonanxious depression: a STAR*D report. Am J Psychiatry 165(3):342—351, 2008 18172020

Fawcett J, Barkin R L. Review of the results from clinical studies on the efficacy, safety and tolerability of mirtazapine for the treatment of patients with major depression. J Affect Disord 51(3):267—285, 1998 10333982

Feiger A D. A double-blind comparison of gepirone extended release, imipramine, and placebo in the treatment of outpatient major depression. Psychopharmacol Bull 32(4):659—665, 1996 8993088

Feiger A, Kiev A, Shrivastava R K, et al. Nefazodone versus sertraline in outpatients with major depression: focus on efficacy, tolerability, and effects on sexual function and satisfaction. J Clin Psychiatry 57(2)(Suppl 2):53—62, 1996 8626364

Feiger A D, Tourian K A, Rosas G R, Padmanabhan S K. A placebo-controlled study evaluating the efficacy and safety of flexible-dose desvenlafaxine treatment in outpatients with major depressive disorder. CNS Spectr 14(1):41—50, 2009 19169187

Feighner J P, Aden G C, Fabre L F, et al. Comparison of alprazolam, imipramine, and placebo in the treatment of depression. JAMA 249(22):3057—3064, 1983 6133970

Feighner J P, Herbstein J, Damlouji N. Combined MAOI, TCA, and direct stimulant therapy of treatment-resistant depression. J Clin Psychiatry 46(6):206—209, 1985 3997787

Fisher S, Bryant S G, Kent T A. Postmarketing surveillance by patient self-monitoring: trazodone versus fluoxetine. J Clin Psychopharmacol 13(4):235—242, 1993 8376610

Fitton A, Faulds D, Goa K L. Moclobemide. A review of its pharmacological properties and therapeutic use in depressive illness. Drugs 43(4):561—596, 1992 1377119

Fluoxetine Bulimia Nervosa Collaborative Study Group. Fluoxetine in the treatment of bulimia nervosa. A multicenter, placebo-controlled, double-blind trial. Arch Gen Psychiatry 49(2):139—147, 1992 1550466

Fontaine R, Ontiveros A, Elie R, et al. A double-blind comparison of nefazodone, imipramine, and placebo in major depression. J Clin Psychiatry 55(6):234—241,1994 8071277

Frank E, Kupfer D J, Perel J M, et al. Three-year outcomes for maintenance therapies in recurrent depression. Arch Gen Psychiatry 47(12):1093—1099, 1990 2244793

Friel P N, Logan B K, Fligner C L. Three fatal drug overdoses involving bupropion. J Anal Toxicol 17(7):436—438, 1993 8309220

Gadde K M, Yonish G M, Wagner H R 2nd, et al. Atomoxetine for weight reduction in obese women: a preliminary randomised controlled trial. Int J Obes (Lond) 30(7):1138—1142, 2006 16418753

Gambi F, De Berardis D, Campanella D, et al. Mirtazapine treatment of generalized anxiety disorder: a fixed dose, open label study. J Psychopharmacol 19(5):483—487, 2005 16166185

Gelenberg A J, Lydiard R B, Rudolph R L, et al. Efficacy of venlafaxine extended-release capsules in nondepressed outpatients with generalized anxiety disorder: a 6-month randomized controlled trial. JAMA 283(23):3082—3088, 2000 10865302

Gibb A, Deeks E D. Vortioxetine: first global approval. Drugs 74(1):135—145, 2014 24311349

Gittelman D K, Kirby M G. A seizure following bupropion overdose (letter). J Clin Psychiatry 54(4):162, 1993 8486598

Glassman A H, Perel J M, Shostak M, et al. Clinical implications of imipramine plasma levels for depressive illness. Arch Gen Psychiatry 34(2):197—204, 1977 843179

Golden R N, Rudorfer M V, Sherer M A, et al. Bupropion in depression. I. Biochemical effects and clinical response. Arch Gen Psychiatry 45(2):139—143, 1988 3122698

Goldstein D, Bitter I, Lu Y, et al. Duloxetine in the treatment of depression: a doubleblind, placebo-controlled comparison with paroxetine. Eur Psychiatry 17(suppl 1):98, 2002

Goldstein M G. Bupropion sustained release and smoking cessation. J Clin Psychiatry 59(4)(Suppl 4):66—72, 1998 9554323

Goodnick P J. Pharmacokinetics of second generation antidepressants: bupropion. Psychopharmacol Bull 27(4):513—519, 1991 1813898

Goodnick P J, Puig A, DeVane C L, Freund B V. Mirtazapine in major depression with comorbid generalized anxiety disorder. J Clin Psychiatry 60(7):446—448, 1999 10453798

Gorwood P, Corruble E, Falissard B, Goodwin G M. Toxic effects of depression on brain function: impairment of delayed recall and the cumulative length of depressive disorder in a large sample of depressed outpatients. Am J Psychiatry 165(6):731—739,2008 18381906

Grimsley S R, Jann M W. Paroxetine, sertraline, and fluvoxamine: new selective serotonin reuptake inhibitors. Clin Pharm 11(11):930—957, 1992 1464219

Guay D R. Vilazodone hydrochloride, a combined SSRI and 5-HT1A receptor agonist for major depressive disorder. Consult Pharm 27(12):857—867, 2012 23229074

Gupta S, Ghaly N, Dewan M. Augmenting fluoxetine with dextroamphetamine to treat refractory depression. Hosp Community Psychiatry 43(3):281—283, 1992 1555827

Gupta S, Droney T, Masand P, Ashton A K. SSRI-induced sexual dysfunction treated with sildenafil. Depress Anxiety 9(4):180—182, 1999 10431684

Hamilton M S, Opler L A. Akathisia, suicidality, and fluoxetine (also see comments). J Clin Psychiatry 53(11):401—406, 1992 1364815

Hammad T A, Laughren T, Racoosin J. Suicidality in pediatric patients treated with antidepressant drugs. Arch Gen Psychiatry 63(3):332—339, 2006a 16520440

Hammad T A, Laughren T P, Racoosin J A. Suicide rates in short-term randomized controlled trials of newer antidepressants. J Clin Psychopharmacol 26(2):203—207, 2006b 16633153

Hamner M B, Frueh B C. Response to venlafaxine in a previously antidepressant treatment-resistant combat veteran with post-traumatic stress disorder. Int Clin Psychopharmacol 13(5): 233—234, 1998 9817630

Haria M, Fitton A, McTavish D. Trazodone. A review of its pharmacology, therapeutic use in depression and therapeutic potential in other disorders. Drugs Aging 4(4):331—355, 1994 8019056

Harkin A, Kelly J P, McNamara M, et al. Activity and onset of action of reboxetine and effect of combination with sertraline in an animal model of depression. Eur J Pharmacol 364(2—3):123—132, 1999 9932714

Harris M G, Benfield P. Fluoxetine. A review of its pharmacodynamic and pharmacokinetic properties, and therapeutic use in older patients with depressive illness. Drugs Aging 6(1): 64—84, 1995 7696780

Henry J A. Overdose and safety with fluvoxamine. Int Clin Psychopharmacol 6 (suppl 3):41—45 [discussion 45—47], 1991

Hidalgo R, Hertzberg M A, Mellman T, et al. Nefazodone in post-traumatic stress disorder: results from six open-label trials. Int Clin Psychopharmacol 14(2):61—68, 1999 10220119

Hirschfeld R M. Efficacy of SSRIs and newer antidepressants in severe depression: comparison with TCAs. J Clin Psychiatry 60(5):326—335, 1999 10362442

Holliday S M, Benfield P. Venlafaxine: a review of its pharmacology and therapeutic potential in depression. Drugs 49(2):280—294, 1995 7729333

Holliday S M, Plosker G L. Paroxetine. A review of its pharmacology, therapeutic use in depression and therapeutic potential in diabetic neuropathy. Drugs Aging 3(3):278—299, 1993 8324301

Howland R H. Pharmacotherapy of dysthymia: a review. J Clin Psychopharmacol 11(2):83—

92，1991 2056146

Ibrahim L，Diazgranados N，Franco-Chaves J，et al. Course of improvement in depressive symptoms to a single intravenous infusion of ketamine vs add-on riluzole: results from a 4-week, double-blind, placebo-controlled study. Neuropsychopharmacology 37 (6): 1526—1533, 2012 22298121

Irwin S A，Iglewicz A，Nelesen R A，et al. Daily oral ketamine for the treatment of depression and anxiety in patients receiving hospice care: a 28-day open-label proof-of-concept trial. J Palliat Med 16(8):958—965, 2013 23805864

Jacobsen F M. Fluoxetine-induced sexual dysfunction and an open trial of yohimbine (also see comments). J Clin Psychiatry 53(4):119—122, 1992 1564046

Jaffe P D，Batziris H P，van der Hoeven P，et al. A study involving venlafaxine overdoses: comparison of fatal and therapeutic concentrations in postmortem specimens. J Forensic Sci 44 (1):193—196, 1999 9987886

Jain R，Chen D，Edwards J，Mathews M. Early and sustained improvement with vilazodone in adult patients with major depressive disorder: post hoc analyses of two phase III trials. Curr Med Res Opin 30(2):263—270, 2014 24127687

Jermain D M，Preece C K，Sykes R L，et al. Luteal phase sertraline treatment for premenstrual dysphoric disorder: results of a double-blind, placebo-controlled, crossover study. Arch Fam Med 8(4):328—332, 1999 10418540

Johnson H，Bouman W P，Lawton J. Withdrawal reaction associated with venlafaxine. BMJ 317 (7161):787, 1998 9740568

Kaizar E E，Greenhouse J B，Seltman H，et al. Do antidepressants cause suicidality in children? A Bayesian meta-analysis. Clin Trials 3(2):73—90 [discussion 91—98], 2006

Kamath J，Handratta V. Desvenlafaxine succinate for major depressive disorder: a critical review of the evidence. Expert Rev Neurother 8(12):1787—1797, 2008 19086875

Kasper S，Wolf R. Successful treatment of reboxetine-induced urinary hesitancy with tamsulosin. Eur Neuropsychopharmacol 12(2):119—122, 2002 11872327

Kast R E，Foley K F. Cancer chemotherapy and cachexia: mirtazapine and olanzapine are 5-HT3 antagonists with good antinausea effects. Eur J Cancer Care (Engl) 16(4): 351—354, 2007 17587360

Katona C L，Abou-Saleh M T，Harrison D A，et al. Placebo-controlled trial of lithium augmentation of fluoxetine and lofepramine. Br J Psychiatry 166(1):80—86, 1995 7894881

Kavoussi R J，Liu J，Coccaro E F. An open trial of sertraline in personality disordered patients with impulsive aggression. J Clin Psychiatry 55(4):137—141, 1994 8071257

Kaye W H，Weltzin T E，Hsu L K，Bulik C M. An open trial of fluoxetine in patients with anorexia nervosa. J Clin Psychiatry 52(11):464—471, 1991 1744064

Keller M，Montgomery S，Ball W，et al. Lack of efficacy of the substance p (neurokinin1 receptor) antagonist aprepitant in the treatment of major depressive disorder. Biol Psychiatry 59 (3):216—223, 2006 16248986

Keller M B，Trivedi M H，Thase M E，et al. The Prevention of Recurrent Episodes of Depression with Venlafaxine for Two Years (PREVENT) Study: outcomes from the 2-year and combined maintenance phases. J Clin Psychiatry 68(8):1246—1256, 2007 17854250

Keller Ashton A, Hamer R, Rosen R C. Serotonin reuptake inhibitor-induced sexual dysfunction and its treatment: a large-scale retrospective study of 596 psychiatric outpatients. J Sex Marital Ther 23(3):165—175, 1997 9292832

Kennedy S H, Emsley R. Placebo-controlled trial of agomelatine in the treatment of major depressive disorder. Eur Neuropsychopharmacol 16(2):93—100, 2006 16249073

Keppel Hesselink J M, de Jongh P M. Sertraline in the prevention of depression (comment). Br J Psychiatry 161:270—271, 1992 1521116

Khan A, Khan S. Placebo response in depression: a perspective for clinical practice. Psychopharmacol Bull 41(3):91—98, 2008 18779778

Khan A, Cutler A J, Kajdasz D K, et al. A randomized, double-blind, placebo-controlled, 8-week study of vilazodone, a serotonergic agent for the treatment of major depressive disorder. J Clin Psychiatry 72(4):441—447, 2011 21527122

Kiayias J A, Vlachou E D, Lakka-Papadodima E. Venlafaxine HCl in the treatment of painful peripheral diabetic neuropathy. Diabetes Care 23(5):699, 2000 10834432

Killen J D, Robinson T N, Ammerman S, et al. Randomized clinical trial of the efficacy of bupropion combined with nicotine patch in the treatment of adolescent smokers. J Consult Clin Psychol 72(4):729—735, 2004 15301658

Kim S W, Shin I S, Kim J M, et al. Effectiveness of mirtazapine for nausea and insomnia in cancer patients with depression. Psychiatry Clin Neurosci 62(1):75—83, 2008 18289144

Kline N S. Clinical experience with iproniazid (Marsilid). J Clin Exp Psychopathol 19(2, suppl 1): 72—78 [discussion 78—79], 1958

Kornstein S G. Maintenance therapy to prevent recurrence of depression: summary and implications of the PREVENT study. Expert Rev Neurother 8(5):737—742, 2008 18457530

Kotlyar M, Golding M, Brewer E R, Carson S W. Possible nefazodone withdrawal syndrome (letter). Am J Psychiatry 156(7):1117, 1999 10401469

Koutouvidis N, Pratikakis M, Fotiadou A. The use of mirtazapine in a group of 11 patients following poor compliance to selective serotonin reuptake inhibitor treatment due to sexual dysfunction. Int Clin Psychopharmacol 14(4):253—255, 1999 10468319

Kramer M S, Cutler N, Feighner J, et al. Distinct mechanism for antidepressant activity by blockade of central substance P receptors (also see comments). Science 281(5383):1640—1645, 1998 9733503

Kramer M S, Winokur A, Kelsey J, et al. Demonstration of the efficacy and safety of a novel substance P (NK1) receptor antagonist in major depression. Neuropsychopharmacology 29 (2):385—392, 2004 14666114

Krishnan R, Cella D, Leonardi C, et al. Effects of etanercept therapy on fatigue and symptoms of depression in subjects treated for moderate to severe plaque psoriasis for up to 96 weeks. Br J Dermatol 157(6):1275—1277, 2007 17916204

Kuhn R. [Treatment of depressive states with an iminodibenzyl derivative (G 22355)] (in German). Schweiz Med Wochenschr 87(35—36):1135—1140, 1957 13467194

Kuhn R. The treatment of depressive states with G 22355 (imipramine hydrochloride). Am J Psychiatry 115(5):459—464, 1958 13583250

Kupfer D J, Frank E, Perel J M, et al. Five-year outcome for maintenance therapies in recurrent depression. Arch Gen Psychiatry 49(10):769—773, 1992 1417428

Labbate L A, Pollack M H. Treatment of fluoxetine-induced sexual dysfunction with bupropion: a case report. Ann Clin Psychiatry 6(1):13—15, 1994 7951639

Landén M, Eriksson E, Agren H, Fahlén T. Effect of buspirone on sexual dysfunction in depressed patients treated with selective serotonin reuptake inhibitors. J Clin Psychopharmacol 19(3):268—271, 1999 10350034

Lauber C. Nefazodone withdrawal syndrome (letter). Can J Psychiatry 44(3):285—286, 1999 10225135

Leaf E V. Comment: venlafaxine overdose and seizure. Ann Pharmacother 32(1):135—136, 1998 9475842

Leinonen E, Skarstein J, Behnke K, et al. Nordic Antidepressant Study Group: Efficacy and tolerability of mirtazapine versus citalopram: a double-blind, randomized study in patients with major depressive disorder. Int Clin Psychopharmacol 14(6):329—337, 1999 10565799

Lenderking W R, Tennen H, Nackley J F, et al. The effects of venlafaxine on social activity level in depressed outpatients. J Clin Psychiatry 60(3):157—163, 1999 10192590

Liappas J, Paparrigopoulos T, Tzavellas E, Rabavilas A. Mirtazapine and venlafaxine in the management of collateral psychopathology during alcohol detoxification. Prog Neuropsychopharmacol Biol Psychiatry 29(1):55—60, 2005 15610945

Liebowitz M R, Quitkin F M, Stewart J W, et al. Antidepressant specificity in atypical depression. Arch Gen Psychiatry 45(2):129—137, 1988 3276282

Lohoff F W, Rickels K. Desvenlafaxine succinate for the treatment of major depressive disorder. Expert Opin Pharmacother 9(12):2129—2136, 2008 18671467

Lonnqvist J, Sihvo S, Syvälahti E, Kiviruusu O. Moclobemide and fluoxetine in atypical depression: a double-blind trial. J Affect Disord 32(3):169—177, 1994 7852659

Lôo H, Daléry J, Macher JP, Payen A. [Piot study comparing in blind the therapeutic effect of two doses of agomelatine, melatoninergic agonist and selective 5HT2C receptors antagonist, in the treatment of major depressive disorders] (in French). Encephale 28(4):356—362, 2002a 12232545

Lôo H, Hale A, D'haenen H. Determinatin of the dose of agomelatine, a melatoninergic agonist and selective 5-HT(2C) antagonist, in the treatment of major depressive disorder: a placebo-controlled dose range study. Int Clin Psychopharmacol 17(5):239—247, 2002b 12177586

Lotufo-Neto F, Trivedi M, Thase M E. Meta-analysis of the reversible inhibitors of monoamine oxidase type A moclobemide and brofaromine for the treatment of depression. Neuropsychopharmacology 20(3):226—247, 1999 10063483

Louie A K, Lewis T B, Lannon R A. Use of low-dose fluoxetine in major depression and panic disorder. J Clin Psychiatry 54(11):435—438, 1993 8270588

Lucca A, Serretti A, Smeraldi E. Effect of reboxetine augmentation in SSRI resistant patients. Hum Psychopharmacol 15(2):143—145, 2000 12404342

Luckhaus C, Jacob C. Venlafaxine withdrawal syndrome not prevented by maprotiline, but resolved by sertraline (letter). Int J Neuropsychopharmacol 4(1):43—44, 2001 11343628

Mago R, Forero G, Greenberg W M, et al. Safety and tolerability of levomilnacipran ER in major depressive disorder: results from an open-label, 48-week extension study (erratum: Clin

Drug Investig 33(11):861, 2013). Clin Drug Investig 33(10):761—771, 2013

Mahableshwarkar A R, Jacobsen P L, Chen Y. A randomized, double-blind trial of 2.5mg and 5mg vortioxetine (Lu AA21004) versus placebo for 8 weeks in adults with major depressive disorder. Curr Med Res Opin 29(3):217—226, 2013 23252878

Mahableshwarkar A R, Jacobsen P L, Chen Y, Simon J S. A randomised, double-blind, placebo-controlled, duloxetine-referenced study of the efficacy and tolerability of vortioxetine in the acute treatment of adults with generalised anxiety disorder. Int J Clin Pract 68(1):49—59, 2014 24341301

Mainie I, McGurk C, McClintock G, Robinson J. Seizures after buproprion overdose (letter). Lancet 357(9268):1624, 2001 11386326

Maletic V, Robinson M, Oakes T, et al. Neurobiology of depression: an integrated view of key findings. Int J Clin Pract 61(12):2030—2040, 2007 17944926

Mann J J, Aarons S F, Wilner P J, et al. A controlled study of the antidepressant efficacy and side effects of (—)-deprenyl. A selctive monoamine oxidase inhibitor. Arch Gen Psychiatry 46(1):45—50, 1989 2491941

Massana J. Reboxetine versus fluoxetine: an overview of efficacy and tolerability. J Clin Psychiatry 59(Suppl 14):8—10, 1998 9818624

Massana J, Möller H J, Burrows G D, Montenegro R M. Reboxetine: a double-blind comparison with fluoxetine in major depressive disorder. Int Clin Psychopharmacol 14(2):73—80, 1999 10220121

McCabe B, Tsuang M T. Dietary consideration in MAO inhibitor regimens. J Clin Psychiatry 43 (5):178—181, 1982 7076627

McGrath P J, Quitkin F M, Harrison W, Stewart J W. Treatment of melancholia with tranylcypromine. Am J Psychiatry 141(2):288—289, 1984 6691499

McGrath P J, Stewart J W, Quitkin F M, et al. Gepirone treatment of atypical depression: preliminary evidence of serotonergic involvement. J Clin Psychopharmacol 14(5):347—352, 1994 7806692

McGrath P J, Stewart J W, Fava M, et al. Tranylcypromine versus venlafaxine plus mirtazapine following three failed antidepressant medication trials for depression: a STAR* D report. Am J Psychiatry 163(9):1531—1541, quiz 1666, 2006 16946177

McKenzie M S, McFarland B H. Trends in antidepressant overdoses. Pharmacoepidemiol Drug Saf 16(5):513—523, 2007 17200994

Mendlewicz J. Efficacy of fluvoxamine in severe depression. Drugs 2:32—37 [discussion 37—39], 1992

Michelson D, Bancroft J, Targum S, et al. Female sexual dysfunction associated with antidepressant administration: a randomized, placebo-controlled study of pharmacologic intervention. Am J Psychiatry 157(2):239—243, 2000 10671393

Michelson D, Kociban K, Tamura R, Morrison M F. Mirtazapine, yohimbine or olanzapine augmentation therapy for serotonin reuptake-associated female sexual dysfunction: a randomized, placebo controlled trial. J Psychiatr Res 36(3):147—152, 2002 11886692

Michelson D, Adler L A, Amsterdam J D, et al. Addition of atomoxetine for depression incompletely responsive to sertraline: a randomized, double-blind, placebo—controlled study, in

2006 Syllabus and Proceedings Summary, American Psychiatric Association 159th Annual Meeting, New York, May 20—25, 2006. Arlington, VA, American Psychiatric Association, 2006, p 74

Mitchell A J. The role of corticotropin releasing factor in depressive illness: a critical review. Neurosci Biobehav Rev 22(5):635—651, 1998 9662725

Modell J G, Rosenthal N E, Harriett A E, et al. Seasonal affective disorder and its prevention by anticipatory treatment with bupropion XL. Biol Psychiatry 58(8):658—667, 2005 16271314

Monoamine oxidase inhibitors and anesthesia: update. Int Drug Ther Newsl 24:13—14, 1989

Monteleone P, Gnocchi G. Evidence for a linear relationship between plasma trazodone levels and clinical response in depression in the elderly. Clin Neuropharmacol 13(Suppl 1):S84—S89, 1990 2379183

Montgomery S A. Chairman's overview. The place of reboxetine in antidepressant therapy. J Clin Psychiatry 59(Suppl 14):26—29, 1998 9818628

Montgomery S A, Baldwin D S, Blier P, et al. Which antidepressants have demonstrated superior efficacy? A review of the evidence (erratum: Int Clin Psychopharmacol 23:61, 2008). Int Clin Psychopharmacol 22(6):323—329, 2007 17917550

Montgomery S A, Mansuy L, Ruth A C, et al. The efficacy of extended-release levomilnacipran in moderate to severe major depressive disorder: secondary and posthoc analyses from a randomized, double-blind, placebo-controlled study. Int Clin Psychopharmacol 29(1):26—35, 2014 24172160

Mooney J J, Schatzberg A F, Cole J O, et al. Enhanced signal transduction by adenylate cyclase in platelet membranes of patients showing antidepressant responses to alprazolam: preliminary data. J Psychiatr Res 19(1):65—75, 1985 2985777

Mucci M. Reboxetine: a review of antidepressant tolerability. J Psychopharmacol 11(4)(suppl): S33—S37, 1997 9438231

Muehlbacher M, Nickel M K, Nickel C, et al. Mirtazapine treatment of social phobia in women: a randomized, double-blind, placebo-controlled study. J Clin Psychopharmacol 25(6):580—583, 2005 16282842

Murdoch D, McTavish D. Sertraline: a review of its pharmacodynamic and pharmacokinetic properties, and therapeutic potential in depression and obsessivecompulsive disorder. Drugs 44(4):604—624, 1992 1281075

Murphy G M Jr, Kremer C, Rodrigues H E, Schatzberg A F. Pharmacogenetics of antidepressant medication intolerance (also see comment). Am J Psychiatry 160(10):1830—1835, 2003 14514498

National Center for Health Statistics. Health, United States, 2007, With Chartbook on Trends in the Health of Americans. Hyattsville, MD, Centers for Disease Control and Prevention, U. S. Department of Health and Human Services, 2007. Available at: http://www.cdc.gov/nchs/data/hus/hus07.pdf. Accessed August 5, 2009.

Nefazodone for depression. Med Lett Drugs Ther 37(946):33—35, 1995 7707998

Nelson J C, Schottenfeld R S, Conrad C D. Hypomania after desipramine withdrawal. Am J Psychiatry 140(5):624—625, 1983 6846597

Nemeroff C B. The clinical pharmacology and use of paroxetine, a new selective serotonin reuptake inhibitor. Pharmacotherapy 14(2):127—138, 1994 8197030

Nemeroff C B, Entsuah R A, Willard B, et al. Venlafaxine and SSRIs pooled remission analysis (NR263), in 2003 New Research Program and Abstracts, American Psychiatric Association 156th Annual Meeting, San Francisco, CA, May 17—22,2003. Washington, DC, American Psychiatric Association, 2003

Niederhofer H. Is atomoxetine also effective in patients suffering from Tourette syndrome? J Child Neurol 21(9):823, 2006 16970897

Nierenberg A A. The treatment of severe depression: is there an efficacy gap between the SSRIs and TCA antidepressant generations? J Clin Psychiatry 55 (9, suppl): 55—61 [discussion 60—61, 98—100], 1994

Nierenberg A A, Keck P E Jr. Management of monoamine oxidase inhibitor-associated insomnia with trazodone. J Clin Psychopharmacol 9(1):42—45, 1989 2708555

Nierenberg A A, Cole J O, Glass L. Possible trazodone potentiation of fluoxetine: a case series. J Clin Psychiatry 53(3):83—85, 1992 1548249

Nierenberg A A, Feighner J P, Rudolph R, et al. Venlafaxine for treatment-resistant unipolar depression. J Clin Psychopharmacol 14(6):419—423, 1994 7884023

Nierenberg A A, McLean N E, Alpert J E, et al. Early nonresponse to fluoxetine as a predictor of poor 8-week outcome. Am J Psychiatry 152(10):1500—1503, 1995 7573590

Nierenberg A A, Farabaugh A H, Alpert J E, et al. Timing of onset of antidepressant response with fluoxetine treatment. Am J Psychiatry 157(9):1423—1428, 2000 10964858

Norden M J. Fluoxetine in borderline personality disorder. Prog Neuropsychopharmacol Biol Psychiatry 13(6):885—893, 1989 2813806

Norden M J. Buspirone treatment of sexual dysfunction associated with selective serotonin reuptake inhibitors. Depression 2:109—112, 1994

Norton P A, Zinner N R, Yalcin I, Bump R C. Duloxetine Urinary Incontinence Study Group: Duloxetine versus placebo in the treatment of stress urinary incontinence. Am J Obstet Gynecol 187(1):40—48, 2002 12114886

Nurnberg H G, Hensley P L, Lauriello J, et al. Sildenafil for women patients with antidepressant-induced sexual dysfunction. Psychiatr Serv 50(8):1076—1078, 1999a 10445658

Nurnberg H G, Lauriello J, Hensley P L, et al. Sildenafil for iatrogenic serotonergic antidepressant medication-induced sexual dysfunction in 4 patients. J Clin Psychiatry 60(1):33—35, 1999b 10074875

Nurnberg H G, Thompson P M, Hensley P L. Antidepressant medication change in a clinical treatment setting: a comparison of the effectiveness of selective serotonin reuptake inhibitors. J Clin Psychiatry 60(9):574—579, 1999c 10520974

Nurnberg H G, Gelenberg A, Hargreave T B, et al. Efficacy of sildenafil citrate for the treatment of erectile dysfunction in men taking serotonin reuptake inhibitors. Am J Psychiatry 158(11):1926—1928, 2001 11691705

Nurnberg H G, Hensley P L, Heiman J R, et al. Sildenafil treatment of women with antidepressant-associated sexual dysfunction: a randomized controlled trial. JAMA 300(4):395—404, 2008 18647982

Nyhuis P W, Gastpar M, Scherbaum N. Opiate treatment in depression refractory to antidepressants and electroconvulsive therapy. J Clin Psychopharmacol 28 (5): 593—595,

2008 18794671

Olfson M, Marcus S C, Shaffer D. Antidepressant drug therapy and suicide in severely depressed children and adults: A case-control study. Arch Gen Psychiatry 63(8):865—872, 2006 16894062

Oslin D W, Ten Have T R, Streim J E, et al. Probing the safety of medications in the frail elderly: evidence from a randomized clinical trial of sertraline and venlafaxine in depressed nursing home residents. J Clin Psychiatry 64(8):875—882, 2003 12927001

Otani K, Tanaka O, Kaneko S, et al. Mechanisms of the development of trazodone withdrawal symptoms. Int Clin Psychopharmacol 9(2):131—133, 1994 8056996

Pande A C, Sayler M E. Severity of depression and response to fluoxetine. Int Clin Psychopharmacol 8(4):243—245, 1993 8277142

Papakostas G I, Petersen T J, Burns A M, Fava M. Adjunctive atomoxetine for residual fatigue in major depressive disorder. J Psychiatr Res 40(4):370—373, 2006 15978621

Papakostas G I, Thase M E, Fava M, et al. Are antidepressant drugs that combine serotonergic and noradrenergic mechanisms of action more effective than the selective serotonin reuptake inhibitors in treating major depressive disorder? A meta-analysis of studies of newer agents. Biol Psychiatry 62(11):1217—1227, 2007 17588546

Papakostas G I, Homberger C H, Fava M. A meta-analysis of clinical trials comparing mirtazapine with selective serotonin reuptake inhibitors for the treatment of major depressive disorder. J Psychopharmacol 22(8):843—848, 2008 18308801

Papp M, Litwa E, Gruca P, Mocaër E. Anxiolytic-like activity of agomelatine and melatonin in three animal models of anxiety. Behav Pharmacol 17(1):9—18, 2006 16377959

Paris P A, Saucier J R. ECG conduction delays associated with massive bupropion overdose. J Toxicol Clin Toxicol 36(6):595—598, 1998 9776964

Patten S B. The comparative efficacy of trazodone and imipramine in the treatment of depression. CMAJ 146(7):1177—1182, 1992 1532532

Pearlstein T B, Stone A B. Long-term fluoxetine treatment of late luteal phase dysphoric disorder. J Clin Psychiatry 55(8):332—335, 1994 8071300

Pernia A, Micó J A, Calderón E, Torres L M. Venlafaxine for the treatment of neuropathic pain. J Pain Symptom Manage 19(6):408—410, 2000 10991644

Pescatori E S, Engelman J C, Davis G, Goldstein I. Priapism of the clitoris: a case report following trazodone use. J Urol 149(6):1557—1559, 1993 8501813

Phanjoo A. The elderly depressed and treatment with fluvoxamine. Int Clin Psychopharmacol 6 (suppl 3):33—37 [discussion 37—39], 1991

Pinzani V, Giniès E, Robert L, et al. [Venlafaxine withdrawal syndrome: report of six cases and review of the literature] (in French). Rev Med Interne 21(3):282—284,2000 10763190

Pope H G Jr, Hudson J I, Jonas J M, Yurgelun-Todd D. Bulimia treated with imipramine: a placebo-controlled, double-blind study. Am J Psychiatry 140(5):554—558, 1983 6342421

Pratt L A, Brody D J, Gu Q. Antidepressant use in persons aged 12 and over: United States, 2005—2008. NCHS Data Brief No. 76. Hyattsville, MD, National Center for Health Statistics, October 2011. Available at: http://www.cdc.gov/nchs/data/databriefs/db76.pdf. Accessed October 2, 2014.

Price J, Grunhaus L J. Treatment of clomipramine-induced anorgasmia with yohimbine: a case report. J Clin Psychiatry 51(1):32—33, 1990 2295589

Prien R F, Kupfer D J, Mansky P A, et al. Drug therapy in the prevention of recurrences in unipolar and bipolar affective disorders: report of the NIMH Collaborative Study Group comparing lithium carbonate, imipramine, and a lithium carbonate-imipramine combination. Arch Gen Psychiatry 41(11):1096—1104, 1984 6437366

Quitkin F, Gibertine M. Patients with probable atypical depression are responsive to the 5-HT1a partial agonist, gepirone-ER. Presentation at the annual meeting of the American College of Neuropsychopharmacology, San Juan, Puerto Rico, 2001

Quitkin F, Rifkin A, Klein D F. Monoamine oxidase inhibitors: a review of antidepressant effectiveness. Arch Gen Psychiatry 36(7):749—760, 1979 454092

Quitkin F M, Rabkin J G, Ross D, McGrath P J. Duration of antidepressant drug treatment. What is an adequate trial? Arch Gen Psychiatry 41(3):238—245, 1984 6367689

Quitkin F M, McGrath P J, Stewart J W, et al. Chronological milestones to guide drug change. When should clinicians switch antidepressants? Arch Gen Psychiatry 53(9):785—792, 1996 8792755

Quitkin F M, Taylor B P, Kremer C. Does mirtazapine have a more rapid onset than SSRIs? J Clin Psychiatry 62(5):358—361, 2001 11411818

Raby W N. Treatment of venlafaxine discontinuation symptoms with ondansetron (letter). J Clin Psychiatry 59(11):621—622, 1998 9862610

Raison C L, Rutherford R E, Woolwine B J, et al. A randomized controlled trial of the tumor necrosis factor antagonist infliximab for treatment-resistant depression: the role of baseline inflammatory biomarkers. JAMA Psychiatry 70(1):31—41,2013 22945416

Raskin J, Wiltse C G, Siegal A, et al. Efficacy of duloxetine on cognition, depression, and pain in elderly patients with major depressive disorder: an 8-week, doubleblind, placebo-controlled trial. Am J Psychiatry 164(6):900—909, 2007 17541049

Reimherr F W, Chouinard G, Cohn C K, et al. Antidepressant efficacy of sertraline: a double-blind, placebo-and amitriptyline-controlled, multicenter comparison study in outpatients with major depression (also see comments). J Clin Psychiatry 51(12)(Suppl B):18—27, 1990 2258378

Richelson E. Synaptic pharmacology of antidepressants: an update. McLean Hospital Journal 13:67—88, 1988

Richelson E, Nelson A. Antagonism by antidepressants of neurotransmitter receptors of normal human brain in vitro. J Pharmacol Exp Ther 230(1):94—102, 1984 6086881

Rickels K, Schweizer E. Clinical overview of serotonin reuptake inhibitors. J Clin Psychiatry 51 (12)(Suppl B):9—12, 1990 2147922

Rickels K, Chung H R, Csanalosi I B, et al. Alprazolam, diazepam, imipramine, and placebo in outpatients with major depression. Arch Gen Psychiatry 44(10):862—866, 1987 3310952

Rickels K, Downing R, Schweizer E, Hassman H. Antidepressants for the treatment of generalized anxiety disorder: a placebo-controlled comparison of imipramine, trazodone, and diazepam. Arch Gen Psychiatry 50(11):884—895, 1993 8215814

Rickels K, Schweizer E, Clary C, et al. Nefazodone and imipramine in major depression: a placebo-controlled trial. Br J Psychiatry 164(6):802—805, 1994 7952987

Rickels K, Athanasiou M, Robinson D S, et al. Evidence for efficacy and tolerability of vilazodone in the treatment of major depressive disorder: a randomized, doubleblind, placebo-controlled trial. J Clin Psychiatry 70(3):326—333, 2009 19284933

Riggs P D, Leon S L, Mikulich S K, Pottle L C. An open trial of bupropion for ADHD in adolescents with substance use disorders and conduct disorder. J Am Acad Child Adolesc Psychiatry 37(12):1271—1278, 1998 9847499

Rinne T, van den Brink W, Wouters L, van Dyck R. SSRI treatment of borderline personality disorder: a randomized, placebo-controlled clinical trial for female patients with borderline personality disorder. Am J Psychiatry 159(12):2048—2054, 2002 12450955

Rohrig T P, Ray N G. Tissue distribution of bupropion in a fatal overdose. J Anal Toxicol 16 (5):343—345, 1992 1294844

Roose S P, Glassman A H. Cardiovascular effects of tricyclic antidepressants in depressed patients with and without heart disease. J Clin Psychiatry 50 (July suppl):1—18, 1989

Roose S P, Glassman A H, Attia E, et al. Selective serotonin reuptake inhibitor efficacy in melancholia and atypical depression. Paper presented at the 147th annual meeting of the American Psychiatric Association, Philadelphia, PA, May 21—26, 1994

Rosen R, Shabsigh R, Berber M, et al. Vardenafil Study Site Investigators: Efficacy and tolerability of vardenafil in men with mild depression and erectile dysfunction: the depression-related improvement with vardenafil for erectile response study. Am J Psychiatry 163(1):79—87, 2006 16390893

Rothschild A J, Locke C A. Reexposure to fluoxetine after serious suicide attempts by three patients: the role of akathisia. J Clin Psychiatry 52(12):491—493, 1991 1752848

Rothschild A J, Samson J A, Bessette M P, Carter-Campbell J T. Efficacy of the combination of fluoxetine and perphenazine in the treatment of psychotic depression. J Clin Psychiatry 54 (9):338—342, 1993 8104930

Rothschild B S. Fluoxetine-nortriptyline therapy of treatment-resistant major depression in a geriatric patient. J Geriatr Psychiatry Neurol 7(3):137—138, 1994 7916935

Rush A J, Trivedi M H, Wisniewski S R, et al. STAR*D Study Team: Bupropion-SR, sertraline, or venlafaxine-XR after failure of SSRIs for depression. N Engl J Med 354(12):1231—1242, 2006 16554525

Rush A J, Trivedi M H, Stewart J W, et al. Combining medications to enhance depression outcomes (CO-MED): acute and long-term outcomes of a single-blind randomized study. Am J Psychiatry 168(7):689—701, 2011 21536692

Russell I J, Mease P J, Smith T R, et al. Efficacy and safety of duloxetine for treatment of fibromyalgia in patients with or without major depressive disorder: results from a 6-month, randomized, double-blind, placebo-controlled, fixed-dose trial. Pain 136 (3): 432—444, 2008 18395345

Rynn M, Russell J, Erickson J, et al. Efficacy and safety of duloxetine in the treatment of generalized anxiety disorder: a flexible-dose, progressive-titration, placebo-controlled trial. Depress Anxiety 25(3):182—189, 2008 17311303

Sacchetti E, Conte G, Guarneri L. Are SSRI antidepressants a clinically homogeneous class of compounds? Lancet 344(8915):126—127, 1994 7912358

Sackeim H A, Roose S P, Burt T. Optimal length of antidepressant trials in late-life depression. J Clin Psychopharmacol 25(4)(Suppl 1):S34—S37, 2005 16027559

Sambunaris A, Bose A, Gommoll C P, et al. A phase III, double-blind, placebo-controlled, flexible-dose study of levomilnacipran extended-release in patients with major depressive disorder. J Clin Psychopharmacol 34(1):47—56, 2014 24172209

Saraceni M M, Venci J V, Gandhi M A. Levomilnacipran (Fetzima): a new serotonin-norepinephrine reuptake inhibitor for the treatment of major depressive disorder. J Pharm Pract 27 (4):389—395, 2013 24381243

Sarchiapone M, Amore M, De Risio S, et al. Mirtazapine in the treatment of panic disorder: an open-label trial. Int Clin Psychopharmacol 18(1):35—38, 2003 12490773

Sargant W. The treatment of anxiety states and atypical depressions by the monoamine oxidase inhibitor drugs. J Neuropsychiatry 3(Suppl 1):96—103, 1962 13991481

Schatzberg A F. Trazodone: a 5-year review of antidepressant efficacy. Psychopathology 20 (Suppl 1):48—56, 1987 3321130

Schatzberg A F. Cole J O. Benzodiazepines in depressive disorders. Arch Gen Psychiatry 35 (11):1359—1365, 1978 30428

Schatzberg A F, Rosenbaum A H, Orsulak P J, et al. Toward a biochemical classification of depressive disorders, Ⅲ: pretreatment urinary MHPG levels as predictors of response to treatment with maprotiline. Psychopharmacology (Berl) 75(1):34—38, 1981 6795656

Schatzberg A F, Kremer C, Rodrigues H E, Murphy G M Jr. Mirtazapine vs. Paroxetine Study Group: Double-blind, randomized comparison of mirtazapine and paroxetine in elderly depressed patients. Am J Geriatr Psychiatry 10(5):541—550, 2002 12213688

Schneier F R, Liebowitz M R, Davies S O, et al. Fluoxetine in panic disorder. J Clin Psychopharmacol 10(2):119—121, 1990 2341585

Schwartz D, Blendl M. Sedation and anxiety reducing properties of trazodone, in Trazodone: Modern Problems in Pharmacopsychiatry, Vol 9. Edited by Ban TA, Silvestrini B. Basel, Switzerland, S Karger, 1974, pp 29—46

Segraves R T, Lee J, Stevenson R, et al. Tadalafil for treatment of erectile dysfunction in men on antidepressants. J Clin Psychopharmacol 27(1):62—66, 2007 17224715

Shatkin J P. Atomoxetine for the treatment of pediatric nocturnal enuresis. J Child Adolesc Psychopharmacol 14(3):443—447, 2004 15650501

Sheehan D V, Davidson J, Manschreck T, Van Wyck Fleet J. Lack of efficacy of a new antidepressant (bupropion) in the treatment of panic disorder with phobias. J Clin Psychopharmacol 3(1):28—31, 1983 6403599

Shiroma P R, Johns B, Kuskowski M, et al. Augmentation of response and remission to serial intravenous subanesthetic ketamine in treatment resistant depression. J Affect Disord 155: 123—129, 2014 24268616

Shrivastava R K, Cohn C, Crowder J, et al. Long-term safety and clinical acceptability of venlafaxine and imipramine in outpatients with major depression. J Clin Psychopharmacol 14 (5):322—329, 1994 7806687

Shrivastava R K, Shrivastava S, Overweg N, Schmitt M. Amantadine in the treatment of sexual dysfunction associated with selective serotonin reuptake inhibitors (letter). J Clin Psychopharmacol 15(1):83—84, 1995 7714234

Simon G E, VonKorff M, Heiligenstein J H, et al. Initial antidepressant choice in primary care. Effectiveness and cost of fluoxetine vs tricyclic antidepressants. JAMA 275(24):1897—1902, 1996 8648870

Simon G E, Savarino J, Operskalski B, Wang P S. Suicide risk during antidepressant treatment. Am J Psychiatry 163(1):41—47, 2006 16390887

Smith E G, Deligiannidis K M, Ulbricht C M, et al. Antidepressant augmentation using the N-methyl-D-aspartate antagonist memantine: a randomized, double-blind, placebo-controlled trial. J Clin Psychiatry 74(10):966—973, 2013 24229746

Søndergård L, Kvist K, Andersen P K, Kessing L V. Do antidepressants precipitate youth suicide? A nationwide pharmacoepidemiological study. Eur Child Adolesc Psychiatry 15(4): 232—240, 2006a 16502208

Søndergård L, Kvist K, Andersen P K, Kessing L V. Do antidepressants prevent suicide? Int Clin Psychopharmacol 21(4):211—218, 2006b 16687992

Spar J E. Plasma trazodone concentrations in elderly depressed inpatients: cardiac effects and short-term efficacy. J Clin Psychopharmacol 7(6):406—409, 1987 3429702

Spiegel K, Kalb R, Pasternak G W. Analgesic activity of tricyclic antidepressants. Ann Neurol 13(4):462—465, 1983 6838179

Spiller H A, Ramoska E A, Krenzelok E P, et al. Bupropion overdose: a 3-year multicenter retrospective analysis. Am J Emerg Med 12(1):43—45, 1994 8285970

Stamenkovic M, Pezawas L, de Zwaan M, et al. Mirtazapine in recurrent brief depression. Int Clin Psychopharmacol 13(1):39—40, 1998 9988366

Stark P, Fuller R W, Wong D T. The pharmacologic profile of fluoxetine. J Clin Psychiatry 46 (3 Pt 2):7—13, 1985 3871767

Stein M B, Liebowitz M R, Lydiard R B, et al. Paroxetine treatment of generalized social phobia (social anxiety disorder): a randomized controlled trial. JAMA 280(8):708—713, 1998 9728642

Steiner M, Steinberg S, Stewart D, et al. Canadian Fluoxetine/Premenstrual Dysphoria Collaborative Study Group: Fluoxetine in the treatment of premenstrual dysphoria (also see comments). N Engl J Med 332(23):1529—1534, 1995 7739706

Stenkrona P, Halldin C, Lundberg J. 5-HTT and 5-HT(1A) receptor occupancy of the novel substance vortioxetine (Lu AA21004): a PET study in control subjects. Eur Neuropsychopharmacol 23(10):1190—1198, 2013 23428337

Stokes P E. Fluoxetine: a five-year review. Clin Ther 15:216—243 [discussion 215], 1993

Storrow A B. Bupropion overdose and seizure. Am J Emerg Med 12(2):183—184, 1994 8161393

Stuppaeck C H, Geretsegger C, Whitworth A B, et al. A multicenter double-blind trial of paroxetine versus amitriptyline in depressed inpatients. J Clin Psychopharmacol 14(4):241—246, 1994 7962679

Sunderland T, Cohen R M, Thompson K E, et al. l-Deprenyl treatment of older depressives (NR159), in 1989 New Research Program and Abstracts, American Psychiatric Association 142nd Annual Meeting, San Francisco, May 6—11, 1989. Washington, DC, American Psychiatric Association, 1989, p 101

Sunderland T, Cohen R M, Molchan S, et al. High-dose selegiline in treatment-resistant older depressive patients. Arch Gen Psychiatry 51(8):607—615, 1994 7519005

Taylor M J, Rudkin L, Hawton K. Strategies for managing antidepressant-induced sexual dysfunction: systematic review of randomised controlled trials. J Affect Disord 88(3):241—254, 2005 16162361

Teicher M H, Cohen B M, Baldessarini R J, Cole J O. Severe daytime somnolence in patients treated with an MAOI. Am J Psychiatry 145(12):1552—1556，1988 3273886

Teicher M H，Glod C，Cole J O. Emergence of intense suicidal preoccupation during fluoxetine treatment. Am J Psychiatry 147(2):207—210，1990 2301661

Teicher M H，Glod C A，Cole J O. Antidepressant drugs and the emergence of suicidal tendencies. Drug Saf 8(3):186—212，1993 8452661

Thase M E. Effectiveness of antidepressants：comparative remission rates. J Clin Psychiatry 64 (Suppl 2):3—7，2003 12625792

Thase M E. Are SNRIs more effective than SSRIs? A review of the current state of the controversy. Psychopharmacol Bull 41(2):58—85，2008 18668017

Thase M E，Blomgren S L，Birkett M A，et al. Fluoxetine treatment of patients with major depressive disorder who failed initial treatment with sertraline. J Clin Psychiatry 58(1):16—21，1997 9055832

Thase M E，Entsuah A R，Rudolph R L. Remission rates during treatment with venlafaxine or selective serotonin reuptake inhibitors. Br J Psychiatry 178:234—241,2001 11230034

Thompson C. Mirtazapine versus selective serotonin reuptake inhibitors. J Clin Psychiatry 60 (suppl 17):18—22 [discussion 46—48]，1999

Tignol J，Stoker M J，Dunbar G C. Paroxetine in the treatment of melancholia and severe depression. Int Clin Psychopharmacol 7(2):91—94，1992 1487627

Tollefson G D，Rampey A H Jr，Potvin J H，et al. A multicenter investigation of fixeddose fluoxetine in the treatment of obsessive-compulsive disorder. Arch Gen Psychiatry 51(7):559—567，1994 8031229

Trivedi M H，Fava M，Wisniewski S R，et al. STAR*D Study Team：Medication augmentation after the failure of SSRIs for depression. N Engl J Med 354(12):1243—1252，2006 16554526

van Bemmel A L，Havermans R G，van Diest R. Effects of trazodone on EEG sleep and clinical state in major depression. Psychopharmacology (Berl) 107(4):569—574,1992 1603901

van Laar M W，van Willigenburg A P，Volkerts E R. Acute and subchronic effects of nefazodone and imipramine on highway driving，cognitive functions，and daytime sleepiness in healthy adult and elderly subjects. J Clin Psychopharmacol 15(1):30—40，1995 7714226

van Moffaert M，de Wilde J，Vereecken A，et al. Mirtazapine is more effective than trazodone：a double-blind controlled study in hospitalized patients with major depression. Int Clin Psychopharmacol 10(1):3—9，1995 7622801

Vartiainen H，Leinonen E. Double-blind study of mirtazapine and placebo in hospitalized patients with major depression. Eur Neuropsychopharmacol 4(2):145—150，1994 7919944

Volicer L，Rheaume Y，Cyr D. Treatment of depression in advanced Alzheimer's diseas using sertraline. J Geriatr Psychiatry Neurol 7(4):227—229，1994 7826491

Walker P W，Cole J O，Gardner E A，et al. Improvement in fluoxetine-associated sexual dysfunction in patients switched to bupropion. J Clin Psychiatry 54(12):459—465，1993 8276736

Walsh B T，Kaplan A S，Attia E，et al. Fluoxetine after weight restoration in anorexia nervosa：a randomized controlled trial (erratum：JAMA 296(8):934，2006). JAMA 295(22):2605—2612，2006 16772623

Wang S M，Han C，Lee S J，et al. A review of current evidence for vilazodone in major depressive disorder. Int J Psychiatry Clin Pract 17(3):160—169，2013 23578403

Weilburg J B，Rosenbaum J F，Biederman J，et al. Fluoxetine added to non-MAOI antidepressants converts nonresponders to responders: a preliminary report. J Clin Psychiatry 50(12): 447—449, 1989 2600061

Weinmann S, Becker T, Koesters M. Re-evaluation of the efficacy and tolerability of venlafaxine vs SSRI: meta-analysis. Psychopharmacology (Berl) 196:511—520,521—522 (discussion), 2008

Weisler R H, Johnston J A, Lineberry C G, et al. Comparison of bupropion and trazodone for the treatment of major depression. J Clin Psychopharmacol 14(3):170—179, 1994 8027413

Wheadon D E, Rampey A H Jr, Thompson V L, et al. Lack of association between fluoxetine and suicidality in bulimia nervosa. J Clin Psychiatry 53(7):235—241, 1992 1639742

Wheatley D. Triple-blind, placebo-controlled trial of Ginkgo biloba in sexual dysfunction due to antidepressant drugs. Hum Psychopharmacol 19(8):545—548, 2004 15378664

Wheatley D P, van Moffaert M, Timmerman L, Kremer C M. Mirtazapine-Fluoxetine Study Group: Mirtazapine: efficacy and tolerability in comparison with fluoxetine in patients with moderate to severe major depressive disorder. J Clin Psychiatry 59 (6): 306—312, 1998 9671343

Wilcox C S, Ferguson J M, Dale J L, Heiser J F. A double-blind trial of low-and highdose ranges of gepirone-ER compared with placebo in the treatment of depressed outpatients. Psychopharmacol Bull 32(3):335—342, 1996 8961776

Wolfe F, Cathey M A, Hawley D J. A double-blind placebo controlled trial of fluoxetine in fibromyalgia. Scand J Rheumatol 23(5):255—259, 1994 7973479

Wolfersdorf M, Barg T, König F, et al. Paroxetine in the treatment of inpatients with non-delusional endogenous or neurotic depression. Schweiz Arch Neurol Psychiatr 145(6):15—18, 1994 7533940

Yoon S J, Pae C U, Kim D J, et al. Mirtazapine for patients with alcohol dependence and comorbid depressive disorders: a multicentre, open label study. Prog Neuropsychopharmacol Biol Psychiatry 30(7):1196—1201, 2006 16624467

Young A H, Gallagher P, Watson S, et al. Improvements in neurocognitive function and mood following adjunctive treatment with mifepristone (RU-486) in bipolar disorder. Neuropsychopharmacology 29(8):1538—1545, 2004 15127079

Zisook S, Rush A J, Haight B R, et al. Use of bupropion in combination with serotonin reuptake inhibitors. Biol Psychiatry 59(3):203—210, 2006 16165100

Zobel A W, Nickel T, Künzel H E, et al. Efects of the high-affinity corticotropinreleasing hormone receptor 1 antagonist R121919 in major depression: the first 20 patients treated. J Psychiatr Res 34(3):171—181, 2000 10867111

第四章 抗精神病药

19世纪晚期观察到苯胺染料具有镇定和镇静的作用,最终带来吩噻嗪和异丙嗪的最初诞生。在1952年,吩噻嗪和氯丙嗪被作为抗自主神经药物研究,以避免身体在重大手术期间出现过度的代偿反应。Delay等(1952)首次在临床上报告了此类药物在治疗急性精神病方面具有良好的副作用谱及疗效,此后这些药物就从麻醉科领域扩展到了精神科。随后无数的双盲研究均证实了最初由这些法国医生所观察到的疗效。

目前我们对现行抗精神病药的副作用、局限性以及作用机制有了更多的了解。我们开始理解量效关系,并研发出了目前最常处方的第二代抗精神病药(SGA类)。至于第二代药物是否在成本和副作用上优于第一代药物,仍存在大量持续的争论。

第二代药物,或非典型抗精神病药,包括氯氮平、奥氮平、利培酮、喹硫平、齐拉西酮、阿立哌唑,以及更新的药物,帕利哌酮、伊洛哌酮、鲁拉西酮和阿塞那平,目前大部分取代了第一代"典型"抗精神病药如奋乃静和氟哌啶醇。非典型的概念源于发现SGA类比早期药物有更大的5-羟色胺(5-HT)/多巴胺(DA)比,并且可能与疗效改善有关(尤其对于所谓的阴性症状),并减少了锥体外系副作用。例如,认为比SGA类更强的5-羟色胺能作用与锥体外系症状(EPS)减少及对认知和阴性症状的疗效提高有关。然而,近期的研究数据并未始终发现第二代非典型药物不同于第一代典型药物。因此,非典型药物也不是那么"非典型"(Gründer等,2009)。

SGA类与第一代抗精神病药一样是一组异质性药物,与单个的第一代药物相比,每种都有潜在的优势和劣势。例如,与第一代药物相比,大多数SGA类的EPS发生率更低。然而,抗精神病药临床干预疗效试验没有发现SGA类明确优于奋乃静,包括EPS的发生率。然而,CATIE试验的研究周期较短可能阻碍了对帕金森病和迟发性运动障碍等EPS表现的明确确定。还有,在CATIE试验中,服用神经阻滞剂出现EPS病史的患者未被随机分配到典型药物组,这一点可能影响了奋乃静组的EPS发生率。

另一方面,历史上使用典型药物的剂量大,这可能夸大了典型药物所致的迟发性运动障碍的比率。例如,氟哌啶醇在早期试验和临床使用中通常给予20毫克/天或更高剂量。我们现在知道2~5毫克/天的氟哌啶醇即可达到疗效所需的80%的D_2受体结合率。因为导致超过80%结合率的剂量增加了EPS但未必增强疗效,所以第一代药物中的迟发性运动障碍的真实比率可能为每年低于4%,这一数据最常被引用。一些临床工作者,尤其是初级保健单位的临床工作者,误认为SGA类没有发生静坐不能、肌张力障碍和迟发性运动障碍的风险。虽然SGA类出现EPS的风险比典型抗精神病药低一些,但是这种风险不可忽视,尤其是使用高剂量的利培酮时。

我们认为 SGA 类有很多优于典型抗精神病药的其他优势。如上所述,SGA 类对精神分裂症阴性症状的治疗比典型药物更有效。相比幻觉和妄想等阳性症状,阴性症状对精神分裂症患者的致残性明显更大。来自 CATIE 和欧洲精神分裂症研究中最新抗精神病药的成本使用(CUtLASS)试验并不支持 SGA 类对阴性症状的治疗优于第一代药物。同样地,一项对到目前为止的随机对照试验的荟萃分析没有发现 SGA 类对阴性症状的减少比第一代药物有更大疗效(Leucht 等,2009c)。此外,SGA 类可有助于治疗精神分裂症患者受损严重的认知紊乱和执行功能失调。一些但不是所有研究提示 SGA 类比第一代抗精神病药存在中等程度的优势。然而,这些明显的益处尚未转化成 SGA 类对生活质量的提高优于典型药物的证据。对于典型药物治疗无效的精神分裂症患者,氯氮平已显示出明确疗效。CATIE 和 CUtLASS 试验均证实了这一发现。氯氮平对难治性精神分裂症患者的疗效最终在美国获批此适应证。最后,SGA 类似乎比典型抗精神病药有更多的稳定心境和提高心境的特性。尽管典型药物如氯丙嗪是明确有效的抗躁狂药物,但仍缺乏证据表明典型药物对双相障碍的维持治疗有效或对双相抑郁的治疗有效。相比老药,精神分裂症的抑郁症状更常由 SGA 类来改善。事实上,氯氮平可以减少精神分裂症患者的自杀状况,它是首个获批此特定适应证的药物。

尽管 SGA 类对精神分裂症的治疗有某些益处,但 SGA 类治疗此障碍的效应值可能并不高于第一代药物。在一项 127 个对照试验的荟萃分析中,Davis 和同事(2003)发现在对精神分裂症的治疗上只有氯氮平的效应值明确大于氟哌啶醇。越来越多的近期研究证实了这些早期发现。而其他 SGA 类虽然会各自影响疾病的不同方面,但它们的总体效果大约等同于氟哌啶醇。然而,第二代(非典型)药物相比第一代(典型)药物对心境障碍的治疗又是另一个不同的问题。

目前可以确定的是几乎所有 SGA 类都是有效的抗躁狂药物,并且在这方面的起效速度不亚于锂盐等心境稳定剂(参见第五章"心境稳定剂")。第二代药物在心境障碍中的使用曾使其在精神分裂症上的应用相形见绌。奥氮平已被美国食品和药品管理局(FDA)批准用于治疗急性躁狂,也被 FDA 批准用于双相障碍的单药维持治疗。此外,奥氮平与氟西汀的合剂(Symbyax)首先获批治疗双相抑郁,近期获批治疗难治性抑郁障碍。奥氮平和喹硫平等其他 SGA 类也越来越多地成为单相抑郁治疗的辅助和增效药物。喹硫平近期已获批用于双相抑郁的单药治疗。SGA 类对心境障碍的治疗作用有待进一步界定(参见第五章)。

尽管 $D_2/5-HT_2$ 拮抗剂提供了很多优于典型抗精神病药之处,但它们也有一些明显的缺点。其中之一就是费用。SGA 类的费用是老药的数倍,一些县如在美国加利福尼亚州的旧金山县的精神卫生项目,由于负担不起就对奥氮平等药物的处方进行了限制。当然,许多 SGA 类包括奥氮平、利培酮、喹硫平和齐拉西酮目前都有了仿制药。因此,费用的问题不再像以前那样突出。如前所述,SGA 类的疗效优势(至少对于精神分裂症的治疗而言)实在很难为那些仍在专利期的 SGA 类的高额花费提供正当的理由。$D_2/5-HT_2$ 拮抗剂的另一个重要缺陷就是其对代谢的影响。在 2003 年,FDA 建议所有 SGA 类的制造商均应该更换标签以反映出这些药物与高血糖和糖尿病的风险增加有关。尽管对 SGA 类引起代谢风险的程度存在持续争论,但大多数即便不是全部的第二代药物,均增加了出现体重增加和代谢效应的风险。

一、抗精神病药使用的一般性原则

(一)药物

在本书写作之时,在美国有 20 种可处方的抗精神病药,包括 10 种第一代抗精神病药和 10 种第二代抗精神病药(表 4-1;图 4-1)。其中一种第一代药物匹莫齐特,被 FDA 批准仅用于抽动秽语障碍,目前因为已知的 QT_C 延长风险而很少使用。同样地,氟哌利多是另一种有 QT_C 延长黑框警告的药物,仅获批在麻醉中肠外使用。在氟哌利多 2001 年获得黑框警告后,对其治疗患者发生心律失常比率的研究并非均支持风险增加的说法(Nuttal 等,2007)。除氯氮平以外,所有抗精神病药显然均是很强的突触后多巴胺受体阻断剂(多巴胺拮抗剂)。虽然可以想见这些药物的抗精神病作用可归因于一些其他机制,但似乎不可能。尽管 SGA 类的部分疗效可能由于对 5-HT$_2$ 受体的拮抗或对其他多巴胺受体的阻断,但是单纯阻断 5-HT$_2$ 或除 D$_2$ 之外多巴胺受体的药物常无法作为有效的抗精神病药。

表 4-1　抗精神病药:名称、剂型和单位剂量

通用名	商品名	剂型和单位剂量
阿立哌唑	安律凡 Abilify Disc Melt Abilify Maintena	片剂:2 毫克,5 毫克,10 毫克,15 毫克,20 毫克,30 毫克 口服崩解片:10 毫克,15 毫克 口服溶液:1 毫克/毫升 (150 毫升) 注射针剂:9.75 毫克/1.3 毫升 肌肉注射:300 毫克,400 毫克
阿塞那平	Saphris	片剂(舌下):5 毫克,10 毫克
氯丙嗪	Thorazine[①]	片剂:10 毫克,25 毫克,50 毫克,100 毫克,200 毫克 注射针剂:25 毫克/毫升 (1 毫升和 2 毫升安瓶)
氯氮平	Clozaril[①②] FazaClo	片剂:25 毫克,50 毫克,100 毫克,200 毫克 口服混悬液:50 毫克/毫升 口服崩解片:12.5 毫克,25 毫克,50 毫克,100 毫克,150 毫克,200 毫克
氟哌利多	Inapsine[①]	注射针剂:2.5 毫克/毫升 (1 毫升和 2 毫升安瓶和小瓶)
氟奋乃静	Prolixin[①]	片剂:1 毫克,2.5 毫克,5 毫克,10 毫克 浓缩剂:5 毫克/毫升 (120 毫升药瓶) 酏剂:2.5 毫克/5 毫升 (60 毫升和 473 毫升药瓶) 注射针剂:2.5 毫克/毫升 (10 毫升多次给药小瓶)
氟奋乃静癸酸酯	Prolixin Decanoatea[①]	注射针剂:25 毫克/毫升 (5 毫升多次给药小瓶)

通用名	商品名	剂型和单位剂量
氟哌啶醇	安度利可①	片剂：0.5 毫克，1 毫克，2 毫克，5 毫克，10 毫克，20 毫克 浓缩剂：2 毫克/毫升 注射针剂：5 毫克/毫升（1 毫升安瓿和单次给药小瓶；10 毫升多次给药小瓶）
氟哌啶醇癸酸酯	Haldol Decanoate①	注射针剂：50 毫克/毫升（1 毫升安瓿和 5 毫升多次给药小瓶），100 毫克/毫升（5 毫升多次给药小瓶）
伊潘立酮	Fanapt	片剂：1 毫克，2 毫克，4 毫克，6 毫克，8 毫克，10 毫克，12 毫克
洛沙平	Loxitane① Adasuve	胶囊：5 毫克，10 毫克，25 毫克，50 毫克 吸入粉末：10 毫克单位在单次使用的吸入器中；必须由医务人员给药
鲁拉西酮	Latuda	片剂：20 毫克，40 毫克，60 毫克，80 毫克，120 毫克
奥氮平	Zyprexaa① Zydisa① Zyprexa 肌肉注射	片剂：2.5 毫克，5 毫克，7.5 毫克，10 毫克，15 毫克，20 毫克 口服崩解片：5 毫克，10 毫克，15 毫克，20 毫克 注射针剂：10 毫克小瓶（在重新配置之前）
帕利哌酮	芮达	片剂(缓释)：1.5 毫克，3 毫克，6 毫克，9 毫克
帕利哌酮棕榈酸酯	善思达	注射针剂：39 毫克，78 毫克，117 毫克，156 毫克，234 毫克
奋乃静	Trilafona①	片剂：2 毫克，4 毫克，8 毫克，16 毫克
匹莫齐特	Orap	片剂：1 毫克，2 毫克
喹硫平	思瑞康① Seroquel XR	片剂：25 毫克，50 毫克，100 毫克，200 毫克，300 毫克，400 毫克 片剂(缓释)：50 毫克，150 毫克，200 毫克，300 毫克，400 毫克
利培酮	利培酮① Risperdal M-TAB① 恒德	片剂：0.25 毫克，0.5 毫克，1 毫克，2 毫克，3 毫克，4 毫克 口服溶液：1 毫克/毫升（30 毫升药瓶） 口服崩解片：0.5 毫克，1 毫克，2 毫克，3 毫克，4 毫克 长效注射针剂：12.5 毫克，25 毫克，37.5 毫克，50 毫克
硫利达嗪	Mellaril①	片剂：10 毫克，25 毫克，50 毫克，100 毫克 浓缩剂：30 毫克/毫升（120 毫升药瓶）
替沃噻吨	Navane①	胶囊：1 毫克，2 毫克，5 毫克，10 毫克
三氟拉嗪	Stelazine①	片剂：1 毫克，2 毫克，5 毫克，10 毫克
齐拉西酮	卓乐定①	片剂：20 毫克，40 毫克，60 毫克，80 毫克 注射针剂：20 毫克小瓶（在重新配置之前）

① 有仿制药。

② 氯氮平的使用必须在制造商的国家监测登记处进行注册(参见本章"氯氮平"小节)。

A. 吩噻嗪类

1. 脂族   2. 哌啶

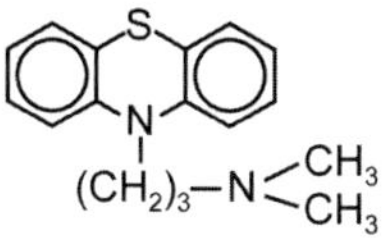

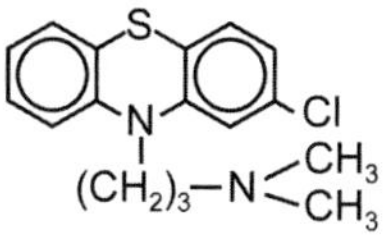

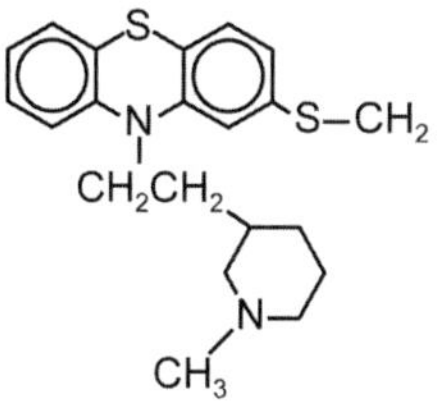

丙嗪

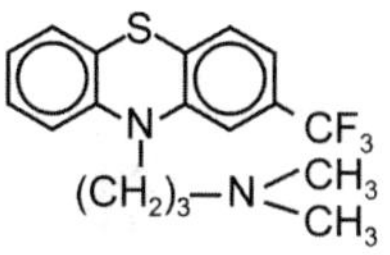

硫利达嗪

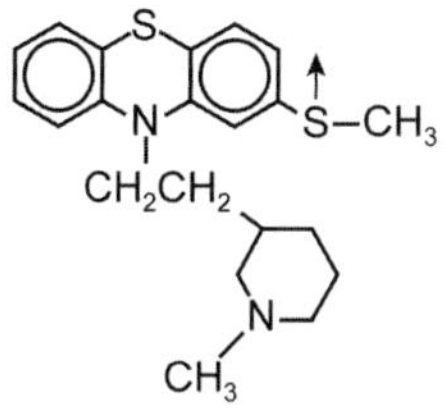

氯丙嗪

美索达嗪*

三氟丙嗪

3. 哌嗪

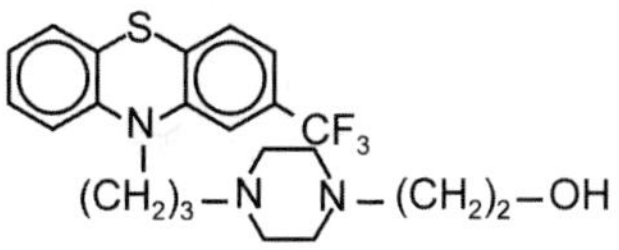

氟奋乃静 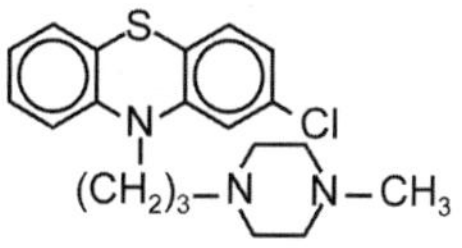   丙氯拉嗪

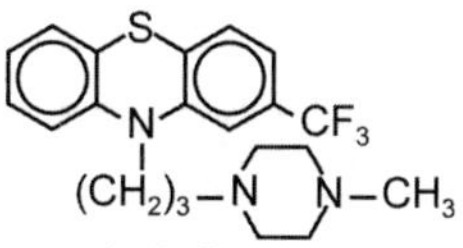

三氟拉嗪 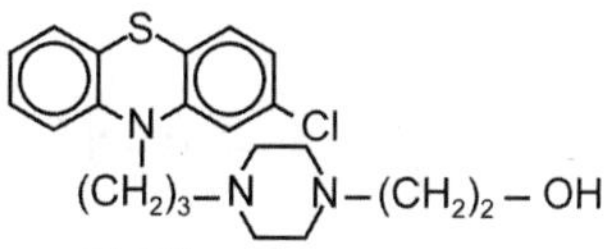   奋乃静

B. 苯丁酮类

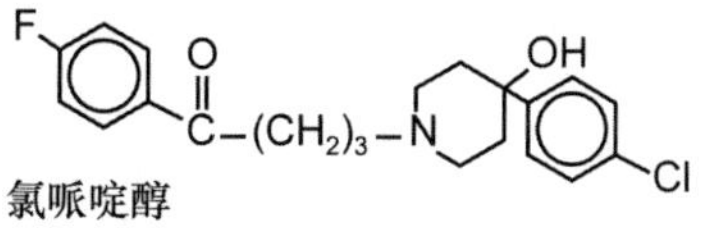

氯哌啶醇

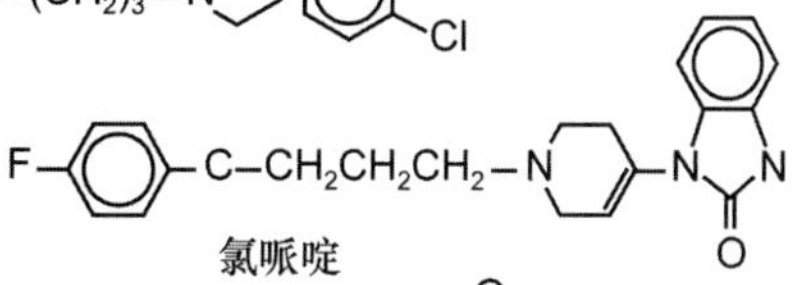

氯哌啶

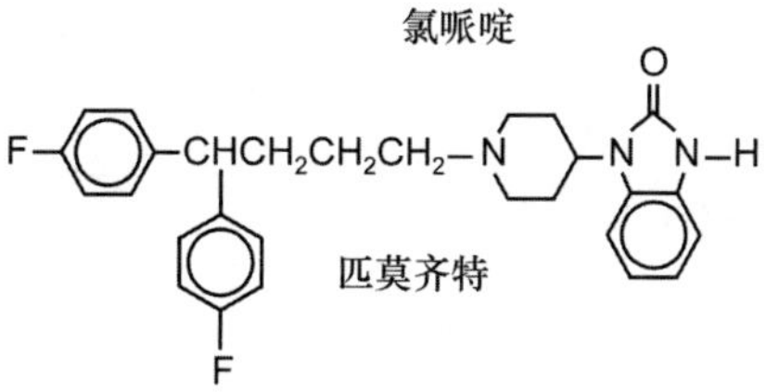

匹莫齐特

图 4-1 抗精神病药的化学结构(一)

C. 硫杂蒽类

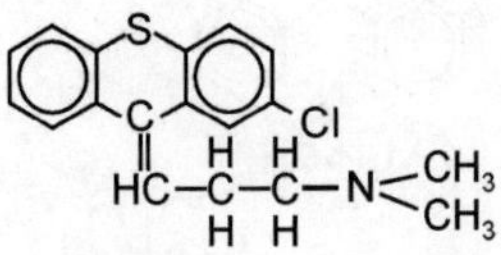

氯普硫蒽*

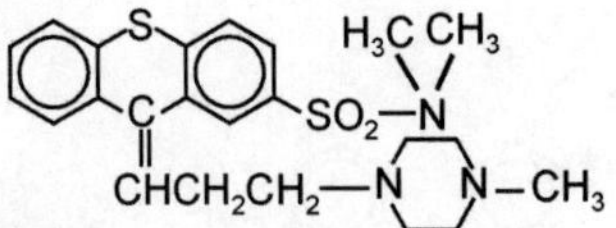

替沃噻吨

D. 吲哚

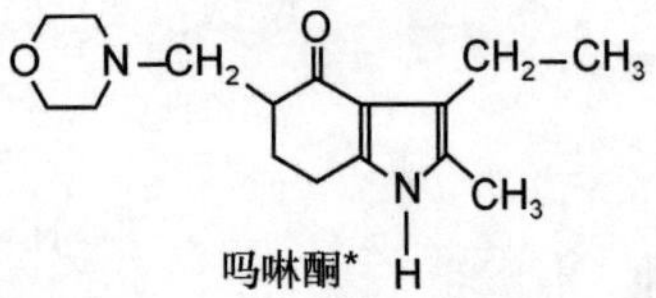

吗啉酮*

E. 二苯氮䓬类

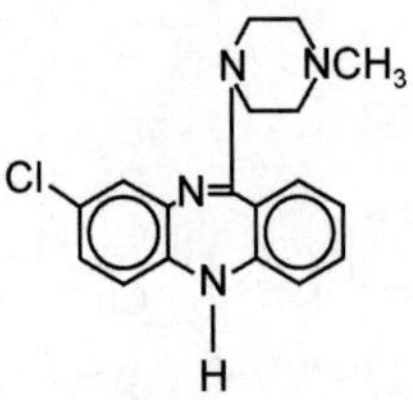

氯氮平 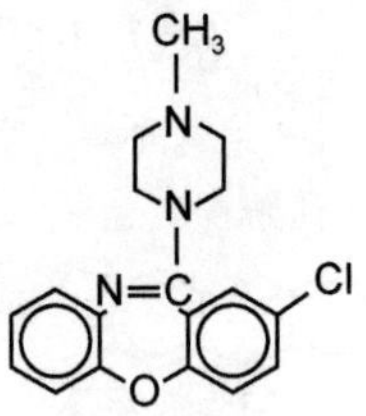　　　　　　　　　　　　　洛沙平

F. 苯异噁唑

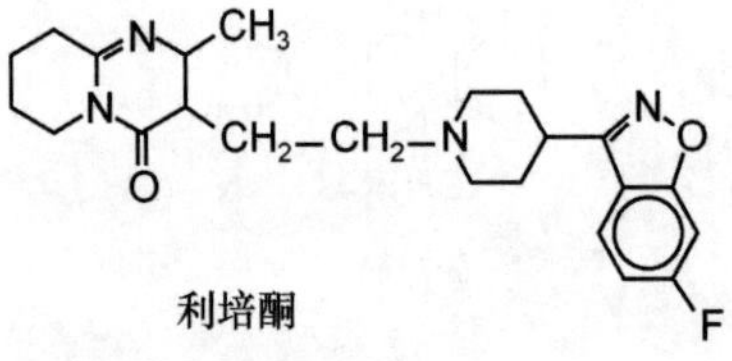

利培酮

G. 噻吩苯二氮䓬

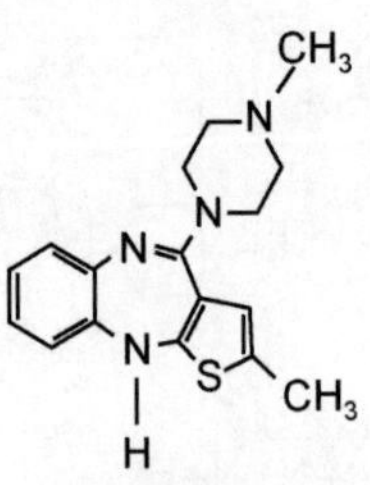

奥氮平

图 4-1　抗精神病药的化学结构(二)

H. 其他

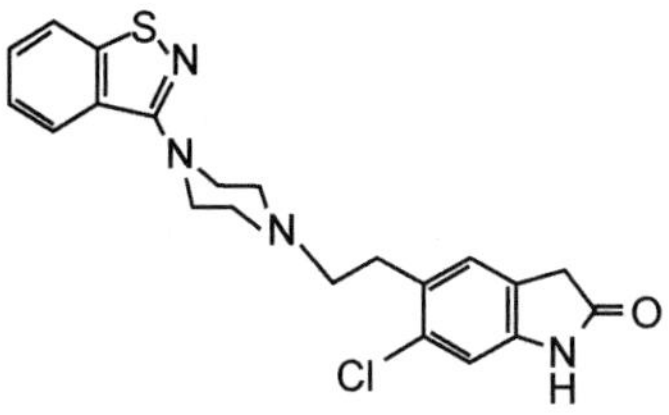

齐拉西酮

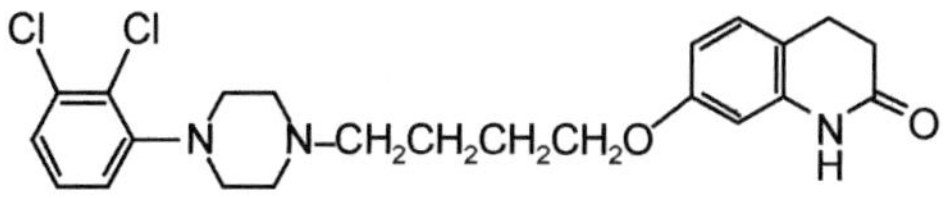

阿立哌唑

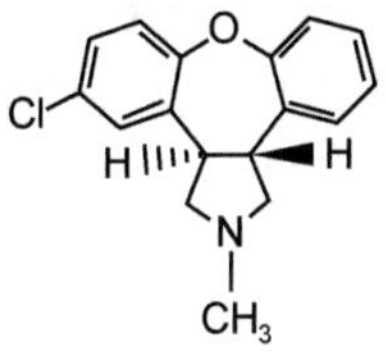

阿塞那平

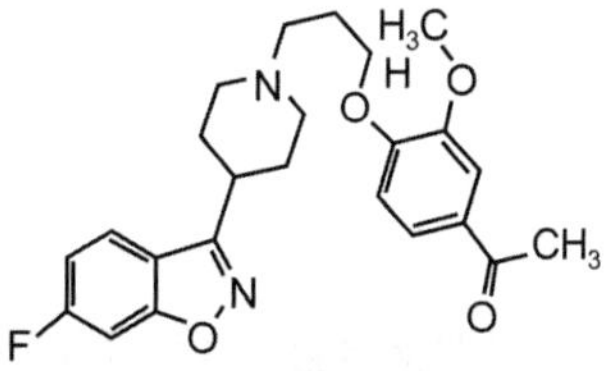

伊潘立酮

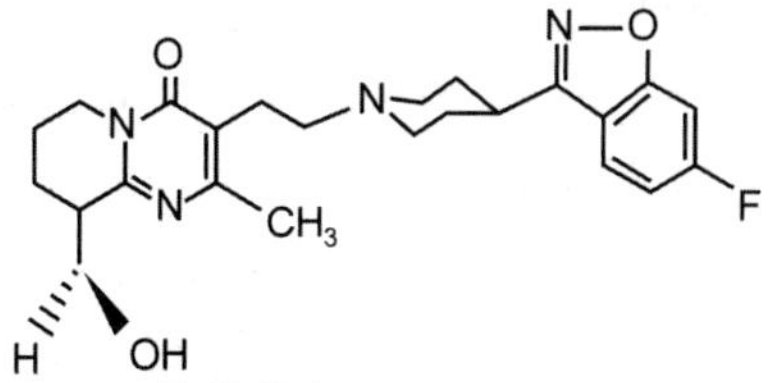

帕利哌酮

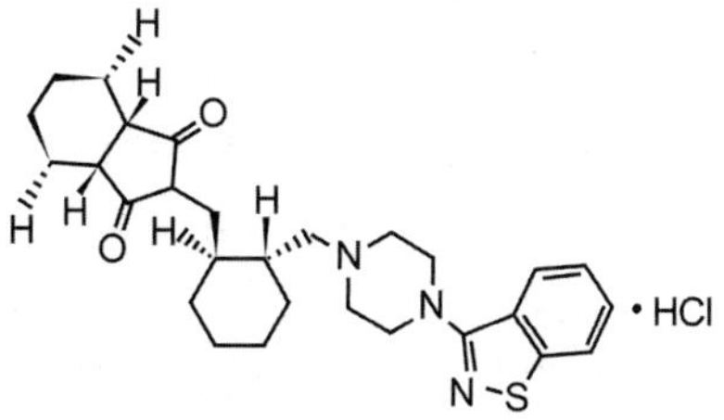

鲁拉西酮

图 4-1　抗精神病药的化学结构（三）

　　除氯氮平外,所有有效的抗精神病药均可预计作用于黑质纹状体系统,并可能产生 EPS。抗精神病药的有效性一般基于对多巴胺 D_2 受体的拮抗达 60%～80%。低水平的多巴胺拮抗往往起不到抗精神病的作用,而高水平的拮抗又容易产生更广泛的 EPS。正电子发射断层扫描(PET)研究指出,剂量为 2.5～6.0 毫克/天的氟哌啶醇占据 60%～80% 的 D_2 受体。这些研究也指出,奥氮平的标准治疗剂量(10～20 毫克/天)和利培酮(2～6 毫克/天)也导致 D_2 受体 60%～80% 的结合率(Remington 和 Kapur,1999)。只有氯氮平在治疗剂量时,D_2 结合率不到 60%。在典型抗精神病药中,更高的剂量未必可改善精神症状,但确实增加了 EPS 的风险(Kapur 等,1999)。未出现帕金森副作用也可能反映出这些药物对多巴胺受体的占有时间有限。最近认为相比典型药物,SGA 对 D_2 受体的结合不够紧密,结合周期也更短,因而更少引起 EPS。

　　氯氮平有引起粒细胞缺乏症的风险,我们对它的了解超过 30 年,它对精神病的作用独特,并且除静坐不能以外几乎不引起 EPS。然而,尽管许多大医药公司不懈努力,但始终未发现可真正取而代之的药物。奥氮平的药理学作用与氯氮平很相似,而在副作用方面优于氯氮平。在 CATIE 和 CUtLASS 试验中,相对于其他 SAG 类和一些第一代药物,奥氮平似乎在精神分裂症的疗效指标上表现更好。但氯氮平往往对其他抗精神病药治疗失败的患者有效。

(二) 疗效

　　所有现有的抗精神病药均明确显示对精神分裂症的急性期和慢性期治疗比安慰剂更有效。大多数对典型精神病药的研究是在许多年前完成的,使用的是不同版本的 DSM-Ⅱ诊断标准(美国精神医学学会,1968)。那些研究中患者若用 DSM-Ⅳ(美国精神医学学会,1994)标准来判断,虽然未知但可能有很大比例的急性期患者是精神分裂样、双相或分裂情感性障碍。因此临床上的妥当做法是认为所有药物对所有这些 DSM-Ⅳ 疾病均有效,并且包括躁狂作为已证实的适应证。对 SGA 类的研究均使用的是精神分裂症和双相障碍的 DSM-Ⅲ-R 和 DSM-Ⅳ诊断标准。

　　抗精神病药的临床疗效和起效时间在许多方面均不尽如人意。大型的 6 周安慰剂对照试验入组住院患者,75% 的药物治疗患者获得至少中度的改善,但仅有 25% 的安慰剂治疗患者获得此种改善,一些药物治疗患者的病情甚至恶化。然而,大多数患者达不到完全缓解,并且患者的功能极少能够恢复到完全胜任回归社区的水平。一些 SGA 类可能在改善社会功能方面比第一代药物更好。对服用氯氮平的难治性精神分裂症患者的生活质量的研究偶尔显示患者在工作相关活动方面有戏剧性的改善,而且再住院率也显著降低。在一项 12 周的试验中,大约 30% 的第一代抗精神病药治疗无效的患者使用氯氮平治疗有效。此外,在前几个月治疗无效的患者中有 15%～30% 在未来的 6～12 个月内获得改善(Meltzer,1997;Meltzer 等,1989)。

　　抗精神病药的作用方式常是缓慢且粗略估计的。一些患者起效快、疗效显著,而大多数患者起效较慢,还有一些完全无效或起效极为缓慢。有时起效非常缓慢且变化无常,以至于临床工作者为了加速起效而做出可以理解但很可能是误导性的努力,即在治疗早期处方极高剂量的药物。近期以及 40 多年前的研究显示,在服药的第 1 周和第 6 周之间,疗效改善相对快速。此后,在第 6 周和第 13 周之间发生中等程度的进一步改善,到第 26 周时改善甚微。当然,这些改变是平均而言的改善,个体患者的改善可能或多或少,或早或晚。类似地,一旦患者的状况有所改善,很难可靠地摸索到最小的有效维持剂量。大家可能想象医生会从患者的痊愈剂量开始逐渐减量。不幸的是,当病情稳定的患者从抗精神病药突然换成安慰剂时,一些患者很快复发,而其他患者则经历数月甚至数年以一种缓慢且完全不可预测的速率出现复发。仅有数例复发如此迅速以至于很容易确定最小维持剂量。

由 Baldessarini 和 Viguera(1995)及 Gilbert 等(1995)对抗精神病药停药文献所做的综述显示,在突然停用抗精神病药的 3 个月内复发率更高。对处方 SGA 类的不依从在精神分裂症中相当常见,同样不断导致更高的复发率和更大的住院可能(Sun 等,2007)。有综述也显示相比快速终止神经阻滞剂治疗,缓慢减少抗精神病药剂量(或停用针剂抗精神病药,它们的半衰期长)不仅显著降低早期复发率,而且 2 年后有更多的患者保持在社区内的功能稳定。对慢性精神分裂症患者而言,由治疗者突然停用抗精神病药治疗或由患者单方面停用的后果几乎与双相障碍患者突然停用碳酸锂一样糟糕(Suppes 等,1993)。

许多既往关于药物和安慰剂在随访研究中区别的报告旨在评估对慢性精神病进行积极和惰性治疗的相对价值,Green 等(1990)的一项研究对这些旧有资料进行重新审视后提出了质疑。如果人为地突然终止药物治疗将导致复发率增加,那么许多工作则需要重新评估或重新完成。

长效药物对慢性精神病的长期治疗价值同样需要给予积极的考量(Glazer 和 Kane,1992)。在过去数年,有些临床工作者对慢性精神分裂症患者使用间歇性的抗精神病药治疗策略,他们声称识别个体患者独特的复发征兆(如睡眠差、踱步、特殊的害怕或担心)可使精神科主诊医生重新快速调整抗精神病药,从而避免一次完整的精神病性发作。使患者及家属学会识别此类早期的预警征兆和症状并提防它们再次出现是有益的。这种技术还可应用于循序渐进的减量策略。欲保证此策略顺利实施,家属或照料者连同精神卫生专业工作者必须对患者进行密切监测。可惜,试图证明此法疗效的研究尚未成功。一再显示间歇性给药策略不及缓慢、固定、稳定的给药方式有效(Carpenter 等,1990;Herz 等,1991)。此外,一项试验指出在预防复发方面,较高维持剂量的长效氟哌啶醇比低剂量更有效(Kane 等,2002)。然而,低剂量明显比高剂量更易耐受,在复发的预防上比安慰剂更有效。一些 SGA 类的长效形式(恒德、Abilify Maintena、Zyprexa Relprevv、善思达)的问世目前给临床工作者提供了每月给药一次的 SGA。

(三) 抗精神病药的急性治疗

对精神病首次间歇期或急诊室(ER)环境中的用药决策由于 SGA 类的种类繁多而变得更为复杂。通常,第二代抗精神病药是目前治疗大多数精神病性发作的一线用药。虽然 CATIE 和 CUtLASS 等研究未显示出 SGA 类对精神分裂症的疗效优于第一代药物,但临床工作者普遍不再接受第一代药物。尽管老药相对原研SGA 类可节约大量费用,但有若干因素可解释为何临床工作者对回归老药存在顾虑。其一是担心发生 EPS 的风险,尤其是迟发性运动障碍。然而,CATIE 没有显示奋乃静和第二代药物之间的巨大差别,奋乃静和利培酮均更可能引起静坐不能。在 CATIE 试验中,SGA 类和奋乃静出现迟发性运动障碍和肌张力障碍的比率相当。但正如之前所间接提到的,CATIE 试验可能没有足够长的时间来展现迟发性运动障碍发生率的差异。在精神分裂症的长期试验中,SGA 类引起迟发性运动障碍的比率低于来自使用第一代药物治疗精神分裂症的试验报告,即使把更加激进的给药方式考虑在内,结论依然如此。SGA 类引起迟发性运动障碍的总体比率每年约为 1% 或更低,但据报告,即使中等强度的第一代药物引起迟发性运动障碍的比率也至少高达其 2 倍或更高。即使第一代药物引起迟发性运动障碍的总体发生率仅为每年 2% 而非常说的每年 4%,发生率的成倍增加足以使许多临床工作者不敢使用第一代药物。因为目前的标准治疗是使用 SGA 类,所以为节省费用而使用第一代药物时,如果患者出现不可逆的迟发性运动障碍,则会带来法律上的困境。

也就是说,现有证据提示医生对第一代药物的使用不足,他们更喜欢选用时常更贵但没有更多疗效的第二代药物。在一些情况下,我们更愿意将第一代药物作为首选。第一种情况是用来处理急性发作有激越表现的精神病性患者。对于急诊环境下严重激越的治疗,高效价药物如肌内注射氟哌啶醇联合苯二氮䓬是一种廉价且一直被证明有效的策略。虽然不作为长期使用,典型抗精神病药在 ER 或重症监护室(ICU)中作为短期用药常常是必要的。已上市的阿立哌唑、齐拉西酮和奥氮平的肌内注射制剂可用于治疗急性激越,这是急诊精神医学的一个重要发展。肌内注射的第二代药物更少引起 EPS,并可能比氟哌啶醇起效更快。然而,这些SGA 类的肌内注射剂型在 ER 一直未被广泛接受,可能由于这些药物价格高、使用相对不便,以及仍在使用有效的老办法,如联合苯二氮䓬类和高效价典型抗精神病药。肌内注射的阿立哌唑、奥氮平和齐拉西酮比肌内注射氟哌啶醇明显更少引起肌张力障碍和帕金森病。然而,肌内注射的 SGA 类并非完全免除 EPS,可能引起静坐不能。对于明确具有发生肌张力障碍(如激越的男性)或帕金森病(如老年患者)风险的患者,起始治疗最好选用肌内注射的 SGA 类。我们在急诊中经常选用肌内注射氟哌啶醇,同时开始口服第二代药物以利于长期治疗。

SGA 类的选择就是将患者的特征与不同药物的副作用谱进行最佳匹配。目前对急性精神病性患者进行快速滴定的最佳选择是使用利培酮、阿立哌唑和奥氮平的口腔崩解片(Risperdal M-TAB,Abilify Disc Melt,和 Zyprexa Zydis)。喹硫平和氯氮平相比其他 SGA 类需要更长的时间达到治疗剂量,因此在急性期的优势较少。在急诊中,我们有时使用高效价抗精神病药如口服氟哌啶醇,同时逐渐增加喹硫平的剂量。然后,在大约第 2~4 周时,氟哌啶醇逐渐减量并继续增加 SGA 的用量。

对第一代抗精神病药的选择遵循相同的原则,即将患者的特征与药物的副作用谱进行匹配。我们更倾向于中等效价的第一代药物如奋乃静,因为它的副作用谱最为均衡,包括 EPS 和体重增加。临床工作者可能猜测像氯丙嗪这样具有镇静作用的药物对有焦虑、兴奋和急性精神病性表现的患者效果更好,或者临床工作者可能判断像氟哌啶醇这样镇静作用较小的药物由于高剂量更易耐受而是更好的选择。这两种选择均可接受。Van Putten(1974)的一项小型系列研究显示,即使某种抗精神病药的首次给药对患者轻度有效,经过 4 周的试验后,患者仍对此药反应良好。另一方面,如果首次给药出现过度镇静或静坐不能的早期征兆而让患者不适,即使使用抗帕金森病的药物并对剂量进行调整,患者在 4 周的试验中仍改善不佳。虽然没人试过这种不规律的方法,但医生可能应该每天给急性患者不同的药物直至发现患者不反感的那种药物。这种方法的反面是尽量认真采集用药史,并避免使用让患者感到不适的药物。

现有抗精神病药在剂量和剂型上均有所不同。硫利达嗪和匹莫齐特及一些SGA 类没有肠胃外用药形式。氯丙嗪、氟哌啶醇和氟奋乃静有仿制药,故较为便宜。在第二代药物中,氯氮平、奥氮平、喹硫平、利培酮和齐拉西酮存在仿制药。目前没有证据表明仿制形式的抗精神病药明显不同于原研药,但一些患者强烈地偏爱原研药。氟哌啶醇的设计巧妙,市面上有无味、无色的浓缩剂。现有抗精神病药的剂型和剂量列于表 4-1 中。

几位专家已尝试比较几种现有抗精神病药的效价。我们根据 D_2 受体结合力的数据对现有不同抗精神病药的效价进行了比较,请参见表 4-2。

表 4-2　抗精神病药物效价

通用名	商品名	氯丙嗪对等剂量
阿立哌唑	安律凡	10 毫克
氯丙嗪	Thorazine	100 毫克
氯氮平	Clozaril	50 毫克
盐酸氟奋乃静	Prolixin	2 毫克
氟奋乃静癸酸酯	Prolinxin Decanoate	0.25 毫升/月
氟哌啶醇	安度利可	2 毫克
洛沙平	Loxitane	10 毫克
吗茚酮	Moban	10 毫克
奥氮平	再普乐	约 5 毫克
奋乃静	Trilafon	10 毫克
丙氯拉嗪	Compazine	15 毫克
喹硫平	思瑞康	63 毫克
利培酮	利培酮	0.5 毫克
硫利达嗪	Mellaril	100 毫克
替沃噻吨	Navane	4 毫克
三氟拉嗪	Stelazine	5 毫克

(四) 对首发精神病的早期干预

有证据显示对首发精神病越早治疗,长期结局则越好。与抑郁症一样,精神病从发病起就存在灰质的丢失(Pantelis 等,2003)。灰质丢失在精神分裂症的早期可见于扣带回、眶额叶皮质和小脑皮质及其他脑区,而且随时间不断进展。此外,精神分裂症患者经常在出现精神病性症状前就存在功能的下降。因此,希望早期干预可以改善长期结局,甚至可以防止有前驱期症状的患者全面发展为精神分裂症。

总的来说,首发精神病的治疗时机和多维度的治疗结局之间存在负相关。例如,未治精神病性症状的周期越短,抗精神病药的疗效越好(Perkins 等,2005)。患者精神病性症状存在时间越长,药物治疗减轻症状的可能性就越小,这一点对阳性和阴性症状均适用,但对阳性症状的治疗效果最显著。从发病到首次治疗之间的周期越短,还更可能改善功能结局和认知并减少复发风险。

对首发精神病性患者的早期治疗可以影响在脑内已观察到的进展性形态学改变吗?有提示说早期治疗有神经保护作用,大概可改善预后。Lieberman 和同事(2003)给 300 名首发精神疾病患者随机分配氟哌啶醇或奥氮平治疗。使用奥氮平治疗的患者未显示出形态学的改变,而使用氟哌啶醇的患者则发生了改变。经过两年后,奥氮平治疗的患者没有前额叶灰质的丢失,而氟哌啶醇治疗的患者则存在灰质丢失。此外,奥氮平治疗患者的颞叶体积有一定增加,而氟哌啶醇治疗的患者未见增加。这项研究的暗示不甚明确,但结果提示早期干预对皮质区有重要影响并且不同抗精神病药的作用也不同。更普遍地说,对精神分裂症早期干预并试图预防复发可显著改善长期结局。一种非常吸引人的做法是,我们通过对高危儿童和青少年的早期识别来一并预防精神分裂症症状的出现。然而,识别高危患者和预防精神分裂症发作的干预工具尚未完全开发出来。仅有为数不多的资料表明使用非典型抗精神病药可以预防精神分裂症前驱期向全面发作的转变(McGlashan等,2006);也有提示指出 omega-3 脂肪酸和认知训练可以实际预防此障碍的全面发作(例如:Amminger 等,2010)。

(五) 住院患者的治疗

在管理式医疗的时代,随着住院时间的缩短,要使急性精神病性患者快速周转出院,医院面临着巨大压力。不幸的是,如前所述,所有抗精神病药均起效缓慢且是粗略估计的。没有证据显示,提高剂量,使其超过已知的 $60\% \sim 80\%$ D_2 受体阻断的剂量会加速起效。急性治疗药物的对照研究没有发现抗精神病药因剂量太低而没有作用。然而,这样的研究却发现太高的剂量经常比低剂量效果差。目前为止,据我们所知,没有急性的精神病住院患者发现剂量太低以至于无效。精神科医生面对紊乱的患者和充满忧虑甚至恐惧的病房工作人员,不得不常规地使用高剂量抗精神病药并频繁地随时根据情况用药,这些做法虽然明智但很难实现一种低剂量的、稳定的给药过程,我们坚定地相信后者的做法更好。而且,使用口服和注射的苯二氮䓬类（如劳拉西泮）可能比服用大剂量的抗精神病药更有效，而且前者可给患者及工作人员带来更多益处。

给患者选"对"药物不大可能，实际使用的药物经常不相关，因为所有现有的第一代和第二代抗精神病药的平均疗效大体相当。然而，对于之前接受过抗精神病药治疗的患者来说，向患者及其家属和既往的主诊医生收集详细的用药史是非常有价值的。其目的是弄清患者使用过并治疗有效的药物，或者出现过不良反应或很反感的药物，尽力选择患者既能接受又有疗效的药物。

如果患者的情况在使用足量的抗精神病药后未见改善，有几种方法可以使用，虽然选择某种特定药物的理由仍不明确。当然可以尝试不同的抗精神病药。然而，在未出现不良副作用时，总是很难确定换成另一种剂量对等的药物是否比长期继续使用原药更好。务实的做法是，在有明显精神病性症状的患者中 2 周不起效，在症状较轻的患者中 5～6 周不起效，或者 5～6 周后可观察到改善但仍不完全，均迫使临床工作者做出改变。而且，相比基于患者特定的精神病理模式选择合理策略来说，第二种药物的选择更多依据患者既往出现的不良反应来确定。一些临床工作者以此最终给有类似难治情况的患者选择了对他们有效的最后一种药物。因为，对于用药没反应的患者来说，通常已经尝试过更高剂量的原始抗精神病药但最终无效，更好的做法是利用换药时机来观察是否更低对等剂量的新药能够带来改善。另一方面，如果第二种药物耐受良好，应该继续使用数周。唯一发生戏剧性换药的情况是给实际上没有服用口服药物的患者换成肠胃外给药或长效制剂。像 Donald Klein 曾经说的"当药物不起效时，第一件事情就是确定患者是否真的吃了药！"当患者服用了大量抗精神病药而病情仍未改善，则可能由于运动不能、静坐不能或由于抗帕金森药物的抗胆碱能作用所致的意识错乱所致。患者可以快速减量，预期会反弹出现激越表现，但时常随后明显改善。

目前仍不清楚抗精神病药的血浆水平在剂量滴定时是否重要，但有充分的建议指出一些抗精神病药存在治疗窗，临床工作者可以谨慎尝试，对没有改善的患者使用血浆水平作为临床疗效的标准。除氟哌啶醇和氯氮平以外，抗精神病药的治疗剂量范围的确不存在，但实验室可以提供通常观察到的血药浓度范围。如果患者的血药浓度（在一次口服剂量后 12 小时或在一次长效针剂注射后 1 周）非常高或者几乎检测不到，即可尝试适当的改变。如果患者已使用极高剂量的神经阻滞剂但实验室几乎在血中检测不到，那么患者应该换药（或更换检测的实验室）或复核患者的依从性。除非实验室的资质绝对过硬，否则我们担心单纯依据实验室数据会将抗精神病药加至极高的剂量。

目前，仅有氟哌啶醇存在血浆水平和临床反应之间关系的最佳证据。在氟哌啶醇的血药浓度和临床反应之间甚至存在曲线关系，也就说，相比 4～26 纳克/毫升的"治疗窗"，血药浓度低于 4 纳克/毫升或高于 26 纳克/毫升的临床反应均更差。但并非所有研究的结论均一致，而且临床工作者认为这一指标有用才会去用。另一种在临床上可使用治疗窗的药物是氯氮平。很多研究提示治疗反应出现在氯氮平的血浆水平大于 350 纳克/毫升时（Liu 等，1996；Vander-Zwaag 等，1996）。临床上具有说服力的事件是,当抗精神病药的浓度从治疗窗外调整到治疗窗内时,原先治疗无效的患者出现了症状改善。然而,在对氯氮平的监测中,血浆水平一般对临床治疗帮助不大。问题就在于氯氮平的血浆水平在不同个体间具有很大的变异性,因而不足以预测疗效或毒性。

对于治疗似乎无效的患者,非常有必要仔细地重新评估隐性和显性副作用。增加(或移去)抗帕金森药物或其他意在减轻特定副作用的药物,或换用另一种抗精神病药均可能有所帮助。甚至让患者在临睡前服用全部剂量也可能减轻日间镇静或无力。重新考虑诊断同样有帮助。对于一些开始就被认为是精神分裂症的患者,精神病性抑郁或双相障碍的诊断可能是更准确的,可能需要增加某种抗抑郁药或锂盐。一些 DSM-Ⅳ 难治性精神分裂症的患者仅有很少或无情感症状,他们在服用抗精神病药的同时合用锂盐或丙戊酸钠后可获得改善,虽然这种方法很少能给患者带来完全缓解。另一种增效策略为合用两种抗精神病药(参见第九章"难治性障碍的增效策略")。

如果患者的精神病没有缓解仍很严重,很可能是在服用抗精神病药期间恶化或无改善,那么临床工作者就应该让患者停用所有抗精神病药以明确患者的病情并非因抗精神病药而恶化。而且,在没有明显治疗反应的情况下使用抗精神病药必须要有根据,因为存在潜在的 EPS 和代谢副作用的风险。不幸的是,现有抗精神病治疗的确对一些患者无效。多种抗精神病药治疗无效则促使医生重新评估诊断并考虑是否存在影响疗效的共病情况,如物质滥用。

(六) 药物的维持治疗

对于从首次精神病性发作中缓解的患者,没有证据表明抗精神病药的治疗需要持续多久。如果患者明显改善 2 天就停药,那么将很快回到精神病性状态,但如果在患者明显改善 3 个月以后逐渐减药,则可能有85%的患者可以耐受,不会很快出现复发。然而,精神分裂症是一种容易恶化且仅能获得相对缓解的慢性疾病,因此几乎始终需要维持性的药物治疗。在某个时点上,药物的作用从直接抗精神病转变为预防复发。原则上,且一般在实践中,精神分裂症患者达到稳定的缓解水平时,常残留有精神病性症状,这些症状不会因加量而改善也不会因停药而恶化。实际上,在短期内,一些患者在停药后感觉"改善",变得更加机敏且精力充沛。但患者停药后的复发风险要大得多。

抗精神病药对精神分裂症的复发有明确预防作用。可惜,多达 25%～50% 的患者尽管服药依从性很好但仍在 2 年内复发。在一项重要研究中,在 2 年的研究周期结束时,有一半的抗精神病药治疗的精神分裂症患者出现复发。大约 85% 的安慰剂治疗患者在相同周期内复发。近期奥氮平用于维持治疗的研究显示大约 20% 的患者在服药的情况下于 1 年内复发,而大约 70% 的安慰剂治疗患者复发。奥氮平在这些研究中的复发率(20%)优于氟哌啶醇在相同周期内的复发率(30%)。抗精神病药明显比安慰剂有效,但许多患者在足量药物治疗的情况下仍经历复发。

目前,精神分裂症维持治疗普遍选用 SGA 类。可以降低出现迟发性运动障碍的风险、改善认知,且可能对阴性症状的疗效更好,使 SGA 类成为精神分裂症维持治疗的首选药物。然而,在维持治疗中选用第二代药物的最大缺点是它们与第一代药物相比,更可能引起明显的体重增加(Allison 等,1999)。体重增加在氯氮平或奥氮平治疗患者中非常棘手。目前,在 SGA 类中,利培酮、齐拉西酮和阿立哌唑引起体重增加的倾向最低,虽然利培酮也会引起体重增加。此外,一些患者对第一代多巴胺受体拮抗剂的反应比对第二代药物更好。有必要对这些患者使用最低有效剂量的第一代药物进行维持治疗。

在所有患者中,可能有 1/5 的患者服用抗精神病药稳定后在逐渐减量时精神病性症状增加,这强烈证明药物治疗是必要的。对于完全缓解的首发患者,不建议长期抗精神病药治疗,但一般建议患者继续服用对其治疗有效的药物,减量过程要极其缓慢。在患者出院后或从获得显著改善时起,减药过程至少持续 3 个月。如果患者预期在未来的 6～9 个月将处于应激状态(如毕业、开始新的工作、离婚),我们赞同继续服用神经阻滞剂直至应激阶段平稳度过并且患者总体上应付自如。近期数据提示对精神分裂症患者的维持治疗,即使是首次发作,均可对病程产生积极的影响。因此,维持治疗开始用于疾病更早期,甚至在单次发作以后。

如果患者有两次或更多次的精神病性发作史且为停药后出现(由临床工作者或患者本人停药),则建议抗精神病药长期维持治疗。正在进行的系统性大规模研究可能调整我们的固有观念。Kane 的工作提示每 2 周给予低至 2.5 毫克(0.1 毫升)的氟奋乃静癸酸酯(使患者病情达临床稳定的氟奋乃静癸酸酯剂量的 10%)在预防复发方面比安慰剂更有效,虽然不如足量(100%)的效果好。10% 的剂量说明了目前体重增加的风险和低剂量方法的好处,患者服用这种低剂量比服用 100% 的剂量感觉更好、功能恢复得更好,并且他们的家属也认为他们的状况更好。他们也更少出现运动障碍。但他们更常经历复发。这样的结局总体上是"更好"还是"更糟"呢?有几项研究提示,在第一年时 20% 的剂量(如每 2 周大约 5 毫克)与足剂量对复发的预防疗效相当。在第二年,服用 20% 剂量组的复发情况比足量组更多。目前,对于精神分裂症患者,我们赞同尽可能地使用足量进行长期维持治疗。如果患者对经典剂量的典型抗精神病药不耐受,则应换成标准剂量的 SGA 类。对于不能耐受标准剂量的患者,我们建议在 6～9 个月内逐渐减少抗精神病药的剂量直至能够控制症状的最低剂量。

典型抗精神病药中,在美国仅有氟奋乃静和氟哌啶醇的长效或注射制剂。利培酮是首个有长效形式的 SGA(恒德)。此种形式的利培酮仅每 2 周注射一次但疗效尚可。在斯坦福使用利培酮长效针剂治疗的试验中,一些患者在注射部位出现轻度的刺激性表现,但大多数患者在数年内均对此药有良好的耐受性。自从长效利培酮上市后,奥氮平(Zyprexa Relprevv)、利培酮(Invega Sustenna,善思达)和阿立哌唑(Abilify Maintena)等其他一些长效 SGA 类陆续上市。所有长效 SGA 注射剂的耐受性,至少在 EPS 方面,优于第一代抗精神病药针剂。但这些第二代针剂目前仍无仿制药上市,而且它们比第一代药物要贵得多。例如,阿立哌唑长效针剂月剂量的费用高达

1500 美元/月,而氟哌啶醇癸酸酯的费用仅约为 100 美元/月。目前没有证据表明长效 SGA 药物比第一代药物的效果更好。很多其他注射药物(氟司必林、氟哌噻吨、奋乃静),还有疗效可持续 1 周的口服片剂(penflurido,五氟利多)在欧洲和加拿大的部分地区有售。癸酸酯形式的注射用氟奋乃静和氟哌啶醇目前有售。

因为抗精神病药不起效的其中一项主要原因是患者不喜欢药物并拒绝服药,长效抗精神病药针剂的巨大优势是可有效注射已知剂量的药物并且医护人员立即可以发现注射是否有遗漏。但几项对照研究尚未显示氟奋乃静针剂在对出院患者的复发预防上比口服氟奋乃静的效果更好。我们对这些违背直觉的数据的解释是科研研究具备专门的护士,出色的延展服务,每周服药监测,总之,对口服片剂和注射针剂的患者均提供了极好但不现实的出院后医疗服务,确保了口服和注射用药。在更典型、人员不足的出院后项目中,氟奋乃静注射针剂比口服片剂更易监测,而且可被更好地监测。更多的"现实"研究显示注射药物在预防复发方面更有效,尤其对存在不依从历史的患者。经常见到出院后反复停用口服抗精神病药并激烈反对服药的患者可以忠实地接受抗精神病药针剂,每月均准时前来注射。这种依从性改善的原因不甚明确。一种可能性是患者停用口服抗精神病药后,随着副作用的消退感觉"好转"。一些患者甚至在出现明显精神病性症状前变得一过性欣快。因此,停用口服药物可能对患者是一种强化,而延迟注射针剂并不会带来类似的感觉。大多数精神分裂症患者应该避免断断续续的抗精神病药治疗。目前有利培酮的注射剂型。

抗精神病药维持治疗中的其他问题也很明显。首先,维持治疗可预防大约 50%～75% 的患者复发。其次,通常很难确定患者是因为停用抗精神病药而复发还是因为出现复发才停用药物。再次,在社区里许多病情很稳定的慢性精神分裂症患者严格遵守他们的治疗方案,如果药物治疗发生改变,他们就变得心烦意乱(并出现复发)。我们有一些慢性的出院患者,他们一直坚持服药 5 年多,但抗精神病药的剂量仅减少 40% 后就出现复发。在另一项研究中,研究者撤去社区中病情稳定 5 年并仍在服药的患者的药物,发现在接下来一年里的复发率达 80%,此项发现提示长期低剂量的维持性药物治疗是非常必要的(Hogarty 等,1995)。而且,新药可以提供更好的疗效而且迟发性运动障碍的风险更低。鉴于有证据显示突然停用抗精神病药可能加速复发,因而精神分裂症或分裂情感性障碍患者应更广泛地使用针剂抗精神病药。

那些为了证明需要持续治疗的停药试验在复发性精神分裂症的案例中是不适用的。然而,为防止对有精神发育迟滞、精神病性抑郁或其他抑郁状况、老年痴呆、边缘型人格障碍(BPD)或其他人格障碍的患者进行维持性的抗精神病药治疗,这些试验是必要的。越来越多的证据显示对接受药物治疗的慢性精神分裂症患者,各种心理社会治疗可降低复发率(或更好地推迟复发)。然而,这些治疗均不能显著调整慢性精神分裂症患者的人际交往上的功能缺陷,不管他们是否正在服药。此外,这些治疗在长期治疗的第一年最有效,随着时间推进,疗效逐渐减弱。此问题至少部分在于患者看起来"变好"了并催促他们自己或被催促开始投入康复、社交项目或工作项目,这些项目超出了他们的应对能力并导致复发(Hogarty 等,1995)。

（七）在其他精神障碍中的使用

1. 双相障碍

　　直到 2000 年,实际上所有对双相障碍患者预防性治疗的大规模研究均关注的是锂盐或丙戊酸钠。然而,越来越多来自治疗双相障碍的门诊的证据显示,许多患者最终可能需要长期的抗精神病药治疗以在社区中保持病情的稳定(Serngak 和 Woods,1993;White 等,1993)。已证明抗精神病药对抑郁期的双相障碍患者,比锂盐或丙戊酸钠用途更多、起效更快且效果更可靠。SGA 类也不像心境稳定剂那样需要监测血药浓度。此外,很多 SGA 类,包括奥氮平、阿立哌唑、齐拉西酮、利培酮和喹硫平,均已被批准用于双相障碍的维持治疗以预防复发。因此,SGA 类是当下最常见的用于治疗双相障碍的药物。

　　目前,大多数的 SGA 类至少有两项试验支持其对急性躁狂的疗效。奥氮平、喹硫平、齐拉西酮、阿塞那平、阿立哌唑和利培酮已获得 FDA 批准用于急性躁狂的适应证。此外,SGA 类是唯一一类证明了对双相抑郁具有明确疗效的药物。奥氮平联合氟西汀成为首个获批治疗双相抑郁症的药物(复方合剂,Symbyax)。然而,甚至奥氮平本身就对双相抑郁症具有显著疗效。Symbyax 上市的奥氮平-氟西汀合剂的剂量有 6 毫克/25 毫克,6 毫克/50 毫克,12 毫克/25 毫克和 12 毫克/50 毫克。起始推荐剂量是 6 毫克/25 毫克,按实际需要进行调整。喹硫平目前被证明可用于双相抑郁症的单药治疗并获得 FDA 的批准。获批的剂量范围是 300～600 毫克/天,虽然这两个剂量在疗效上没有区别(Endicott 等,2008;Thase 等,2006)。鲁拉西酮 2013 年成为获批的第三个治疗双相抑郁症的药物。鲁拉西酮获批治疗双相抑郁症源于两项阳性注册试验,第一项使用鲁拉西酮作为辅助用药,第二项使用鲁拉西酮作为单药治疗,用于双相 I 型患者的重性抑郁的治疗(Loebel 等,2014a,2014b)。两项 6 周的研究均表明鲁拉西酮在减少双相患者的抑郁症状方面优于安慰剂。两项研究使用的药物剂量均在 20～120 毫克/天。我们发现 20～60 毫克/天的剂量范围效果良好并且比高剂量更易耐受。

　　SGA 类在心境障碍治疗中的使用远比精神分裂症更常见。申请这些药物在双相障碍不同阶段的治疗方面将继续扩展(参见第五章"心境稳定剂")。

2. 单相抑郁

　　在精神病性抑郁中,有明确证据表明奋乃静和阿米替林的联合用药优于其中任何一种的单独疗效。药物的这种配对不可能存在任何魔法,可能的是,任何抗抑郁药联合任何抗精神病药均具有良好疗效。对精神病性抑郁的研究极少涉及 SGA 类。氟西汀联合奥氮平的起始试验与奥氮平单药治疗以及安慰剂相比较,在第一项试验中显示出联合治疗的疗效良好,但在第二项试验中未显示出疗效(Rothschild 等,2004)。奥氮平单药治疗未显示出与安慰剂的差别。在一项美国国立精神卫生研究院(NIMH)支持的试验中,联合治疗不同于安慰剂,但需 6 周方可见显著差别(Andreescu 等,2007)。在一项 NIMH 资助的更近期的研究中,Meyers 等(2009)报告奥氮平联合舍曲林的治疗明显比奥氮平单药治疗更有效。

表明阿莫沙平单药治疗精神病性抑郁的证据非常有限。ECT 对精神病性抑郁症的疗效无可争辩,可能比三环类抗抑郁药(TCA)-抗精神病药的联合更有效。在精神病性抑郁中使用的抗精神病药的剂量通常相当高(如奋乃静 48～72 毫克),但尚不清楚如此高的剂量是否必要。一项双盲研究报告奥氮平联合氟西汀明显比安慰剂更有效(Shelton 等,2001)的结论。一些分析没有得出抗精神病药联合抗抑郁药优于单独使用抗抑郁药(Wijkstra 等,2005)。然而,没有证据表明包括 SGA 类在内的抗精神病药可用于精神病性抑郁的单药治疗(参见上述部分)。

当第一代抗精神病药用于治疗抑郁症时,病历中应该明确反映出其原因。在连续使用数月时,运动障碍的风险必须注意,并且要明确说明使用神经阻滞剂进行维持治疗的合理性。许多早期关于迟发性运动障碍的事故诉讼涉及抑郁症患者在服用典型抗精神病药期间出现运动障碍。McLean 医院的数据显示有单相或双相抑郁的患者不管有无精神病性症状,他们的药量是精神分裂症患者的一半,但他们出现运动障碍的时间比精神分裂症患者提前 1 倍。尚不知晓 SGA 类在重性抑郁障碍的辅助治疗中长期使用引起迟发性运动障碍的概率。然而,在为期 1 年的开放治疗中,阿立哌唑用于抑郁症的辅助治疗,出现迟发性运动障碍的比率低于1%。在现有的第一代抗精神病药中,仅有硫利达嗪被 FDA 批准用于抑郁症,专门针对伴有焦虑或激越症状的中度到重度抑郁症。偶尔有些抑郁症患者仅对抗精神病药有反应,而服用更传统的抗抑郁药反而无效。

自 2000 年以来,SGA 类在抑郁症辅助治疗中的使用稳步增加。目前很多研究显示出在抑郁症的治疗中,奥氮平、喹硫平和阿立哌唑与抗抑郁药联合使用的益处(Berman 等,2009;Garakani 等,2008;Marcus 等,2008;Thase 等,2006)。阿立哌唑在 2007 年获批用于抑郁症的辅助治疗,剂量为 2～15 毫克/天,而奥氮平联合氟西汀在 2009 年获批用于治疗难治性抑郁障碍。喹硫平在 2009 年底也获批作为重性抑郁障碍的辅助治疗用药。在研究中,喹硫平治疗抑郁症的剂量范围是150～300 毫克/天。这些数据表明目前 SGA 类对重性抑郁障碍的疗效比任何其他增效剂均更为广泛。例如,关于锂盐作为抗抑郁增效剂的研究更多,但是所有锂盐研究招募的被试数目仅是新型抗精神病药研究的一小部分。SGA 类超过锂盐等传统增效剂的优势是更加安全(尤其在过量时)并且不太需要监测血药浓度。

因为目前没有随机研究对 SGA 类与其他常见增效剂如锂盐、甲状腺激素、安非他酮和兴奋剂进行比较,所以很难比较各种辅助治疗的疗效。然而,对抗精神病药的研究相当一致地显示出其作为辅助治疗的好处。关于 SGA 类在重性抑郁障碍治疗中的辅助作用,还有许多未解的疑问。例如,目前仍不明确抗精神病药治疗的最佳周期以及这些药物对抑郁人群的长期安全性。

在抑郁症患者的长期管理方面,至少从代谢角度,阿立哌唑比其他 SGA 类更具优势。目前,对于抑郁症的辅助治疗,没有丰富的资料支持除阿立哌唑、喹硫平和奥氮平以外的 SGA 类的使用。至今,只有喹硫平 XR 被证明可作为重性抑郁障碍的单药治疗。四项随机对照试验招募约 2000 名患者,其结果显示喹硫平在平均剂量为 150～300 毫克/天时作为抑郁症的单药治疗有效。喹硫平单药治疗可能对特定的一组患者是一个合理的选择。当然,那些处于双相谱系的抑郁患者可能是喹硫平单药治疗的适用人群。此外,有明显焦虑、激越和睡眠紊乱的抑郁患者可能仅在睡前服用一次喹硫平即可控制。由于体重和代谢的问题,喹硫平不太可能成为抑郁症治疗的一线药物,但它可作为二线药物和辅助用药(参见第九章"难治性障碍的增效策略")。

3. 焦虑障碍

SGA 类的另一个可能适应证是治疗广泛性焦虑障碍(GAD)。治疗 GAD 的对照试验已对喹硫平进行了研究,FDA 顾问团在 2009 年对研究数据进行了审核。迄今,四项试验已显示出喹硫平优于安慰剂,并且这种优势与帕罗西汀和艾司西酞普兰等批准治疗 GAD 的药物相当。这些试验一般使用 50 毫克/天、150 毫克/天和 300 毫克/天的剂量治疗 8 周。虽然 FDA 顾问团认可支持喹硫平治疗 GAD 疗效的数据,但鉴于对此类人群的安全性考量,他们没有批准喹硫平的这一适应证。尽管代谢问题在双相障碍或精神分裂症等更严重疾病中被看作一种可接受的代价,但顾问团不认可代谢问题在 GAD 中是一种合理的代价。喹硫平超过抗抑郁药等传统治疗 GAD 药物的一个优势是起效更快。喹硫平和其他 SGA 类对睡眠紊乱和激越等症状起效快。喹硫平还不会成瘾,可替代苯二氮䓬类。另一方面,喹硫平引起体重增加、EPS 和代谢问题的风险比其他药物更大。如第三章("抗抑郁药")所述,TCA 类、选择性 5-羟色胺再摄取抑制剂和文拉法辛的风险较小,并且至少跟抗精神病药一样有效。近期的综述指出第一代和第二代抗精神病药对各种焦虑问题均有效(Gao 等,2005)。然而,在决定某个特定患者的治疗前,应该评估所有治疗 GAD 的选择的利弊。

我们偶尔使用 SGA 类治疗惊恐障碍。有使用奥氮平治疗惊恐障碍的病例报告,我也见过有患者对 SSRI 类或 5-羟色胺-去甲肾上腺素再摄取抑制剂不耐受或无反应(Mandalos 和 Szarek,1999),但使用奥氮平或喹硫平则效果良好(Pitchot 和 Ansseau,2012)。类似地,阿立哌唑已被用作抗抑郁药单药治疗无效的惊恐障碍患者的增效治疗(Hoge 等,2008)。在所有 SGA 类中,我们发现在单用抗抑郁药治疗无效的惊恐障碍患者的辅助治疗中,剂量为 150~300 毫克/天的喹硫平通常具有良好的耐受性和疗效。

焦虑通常与双相障碍相伴出现。SGA 类显然有助于减轻双相患者的伴随症状。例如,Hirschfeld 和同事(2006)发现喹硫平在 300 毫克/天和 600 毫克/天时,在改善双相 I 型抑郁患者的焦虑症状上显著优于安慰剂。

4. 强迫症

当患者有强迫症(OCD)、分裂型人格或精神分裂症时,抗精神病药对此类焦虑障碍尤为有效。据报告,在此类案例中,标准的药物或行为治疗几乎或完全对 OCD 无效。有迹象指出有少数患者在合并了利培酮或第一代抗精神病药后才有效,但这种情况远未明确。一些精神分裂症患者当服用某种 SGA 时会出现 OCD 症状,可能因为其对 $5-HT_2$ 的拮抗作用。匹莫齐特和其他抗精神病药的辅助使用显然有助于改善 OCD 和抽动秽语综合征所伴随的抽动症状。有证据表明,SSRI

与奥氮平或利培酮合用能够治疗某些 OCD 患者。利培酮具有作为 OCD 增效剂的最佳纪录,但奥氮平至少与利培酮的疗效相当(Hollander 等,2003;Koran 等 2000;Mottard 和 de la Sablonnière,1999)。最近对喹硫平在 OCD 中作为 SSRI 类增效剂的做法意见不一(Carey 等,2012;Vulink 等,2009)。帕利哌酮(Storch 等,2013)和阿立哌唑(Sayyah 等,2012)在小规模的对照试验中也显示出对 OCD 的辅助治疗作用。总体上,大约有 1/3 使用 SSRI 类治疗的患者受益于抗精神病药联合治疗(Dold 等,2013)。我们发现许多低剂量的 SGA 类,如阿立哌唑 5~10 毫克/天或喹硫平100~150 毫克/天,与标准的 SSRI 治疗合用对许多 OCD 患者均有效且耐受性良好。

5. 创伤后应激障碍

抗精神病药已长期用于治疗创伤后应激障碍(PTSD)。至少 25% 的参战老兵最终在退伍军人管理局使用一种或多种 SGA 类治疗 PTSD。没有证据表明抗精神病药对 PTSD 的某些核心症状有显著帮助,如侵入性观念和过度警觉。然而,抗精神病药可作为某些患者的辅助用药,控制激越、易激惹性攻击、焦虑和睡眠困难。此外,第二代药物可减少 PTSD 患者的重复体验性症状。由于奥氮平具有改善睡眠和对抗激越的作用,我们经常在晚上将 5~10 毫克的奥氮平与某种 SSRI 或心境稳定剂合用。分开服用 1~3 毫克的利培酮对一些有易激惹性攻击症状的参战老兵也非常有效(Pivac 等,2004;States 和 St. Dennis,2003;Wang 等,2013)。

6. 人格障碍

抗精神病药长期用于治疗边缘型和分裂型人格障碍的患者。但几乎没有研究支持此种做法。研究的缺乏部分是因为很难在人格障碍患者中实施药理试验。与轴 I 障碍的共病很常见,并使研究患者的选择及对研究结果的解读均更复杂。

分裂型患者可能代表了精神分裂症谱系的一端,抗精神病药常对其有效。年轻患者的分裂型人格常被看作精神分裂症的前驱症状。唯一一项使用第二代药物利培酮治疗分裂型人格患者的试验指出每天 0.5~2 毫克的剂量对患者有效(Koenigsberg 等,2013)。更早的使用典型抗精神病药的非对照研究也显示出疗效。

直到过去 10 年,针对 BPD 的许多工作才涉及典型抗精神病药。很多开放和对照试验显示氟哌啶醇可有效治疗 BPD 患者表现出的冲动性攻击。然而,典型抗精神病药对 BPD 患者常见的恶劣心境和情感不稳定几乎无效。长期使用氟哌啶醇治疗一般耐受性差、经常停药,并且仅有一定的帮助(Cornelius 等,1993)。

近些年,开始对 SGA 类治疗 BPD 患者进行更加全面地研究,越来越多的证据显示这些药物对一些患者的治疗起到关键作用(Ripoll,2012)。例如,相比氟西汀,奥氮平可对 BPD 患者产生更大的全面受益(Zanarini 等,2004)。此外,奥氮平合并辩证行为治疗(DBT)有助于快速减少易激惹和攻击症状(Linehan 等,2008)。然而,并非所有奥氮平治疗 BPD 的安慰剂对照研究均显示奥氮平有效。例如,Schulz 和同事(2008)在一项为期 12 周、有 300 多名边缘型患者的研究中没有发现奥氮平比安慰剂更有效。相反,在一项更大的研究中,Zanarini 和同事(2011)指出对 451 位边缘型患者治疗 12 周,5~10 毫克/天的奥氮平相比安慰剂仅有些许差别。一些更小型的研究显示出利培酮、阿立哌唑、阿塞纳平和喹硫平对 BPD 有效,但对攻击和冲动症状的效果常优于其他症状。我们往往发现 SSRI 和 SGA 的合用经常是治疗 BPD 患者的最佳用药。SSRI-SGA 的联合可以治疗恶劣心境、心境不稳定和冲动性，而且耐受性良好。传闻帕罗西汀和利培酮，或氟西汀和奥氮平的联合耐受性良好并且有效。边缘型患者的自我认同问题使得处方奥氮平、喹硫平或氯氮平时体重增加成为一个敏感问题。一些数据显示利培酮和氯氮平对 BPD 患者的自残行为有效（Benedetti 等，1998；Chengappa 等，1999；Frankenburg 和 Zanarini，1993）。SGA 类的研究显示它们对 BPD 核心症状的疗效有限但更为持续。虽然少有双盲研究，但一般会显示出 SGA 类的优势。例如，在一项双盲试验中，阿立哌唑对边缘型患者的焦虑、抑郁症状和愤怒比安慰剂更有效（Nickel 等，2006）。类似地，在对边缘型核心症状的治疗上，奥氮平与 DBT 合用比安慰剂与 DBT 合用更有效（Soler 等，2005）。

对这些结果的合理解释是抗精神病药对易激惹、心境不稳定和冲动性等症状具有稳定作用，并且可降低焦虑。BPD 患者在早期就可能使用更全面的治疗方案，如合用 DBT。目前，第二代药物对边缘型症状的疗效比第一代药物更稳定。因此，鉴于 SGA 类引起某些 EPS 的长期风险更低并且对边缘型症状更广谱，所有对边缘型症状的治疗 SGA 类一般比第一代抗精神病药更有优势。

7. 其他疾病

抗精神病药广泛用于激越的器质性疾病，如谵妄、阿尔茨海默痴呆和精神发育迟滞，具有不同程度的疗效。有时抗精神病药的弊（由副作用引起）大于利，而且用法是绝对经验性的，也就是说，有效才有价值（参见第十二章"特殊情况的药物治疗"）。在抑郁、焦虑、人格障碍和器质性大脑综合征等情况下，这些药物的疗效尚不确凿，其他药物治疗或不用药物治疗也许更可取。抗精神病药的使用绝不应是常规的，它们对每位特定患者的影响和疗效始终要仔细监测和记录。

自从 SGA 类上市以来，它们在痴呆中的使用显著增长。一直很难证明第二代药物对痴呆伴随的精神病性表现是否明确有效。因此，尽管有很多对照试验，仍没有抗精神病药获批用于老年痴呆患者的治疗，并且将来也不可能。FDA 针对抗精神病药治疗老年痴呆患者引起死亡率增加的问题给了这一类药警告。当把数据汇总在一起，发现使用抗精神病药的死亡率比安慰剂治疗患者增长 1.7 倍。这个死亡率有几个原因，包括心血管事件、脑血管意外（CVA 类）和感染相关死亡。这就是说，对痴呆伴随的精神病性或激越症状，几乎没有好的选择或合理的抗精神病药替代品。苯二氮䓬类、抗惊厥药和其他药物在老年痴呆患者人群中的使用均有显著限制。在痴呆患者中比较 SGA 类的研究表明（CATIE AD；Sultzer 等，2008），抗精神病药对某些症状如愤怒、攻击和偏执观念确实比安慰剂有效。总体上，对利培酮、奥氮平和喹硫平等抗精神病药的研究显示它们相对安慰剂对功能或生活质量的改善并不显著。在这项研究中，利培酮和奥氮平比喹硫平的疗效更显著。我们发现在睡前给予痴呆患者 2.5～7.5 毫克的奥氮平有助于治疗激越和失眠。我们一直对奥氮平按需使用快速改善激越症状的用法印象不深。然而，仔细完成的研究对 SGA 类治疗痴呆伴随的激越和行为控制失调的疗效引起质疑（Schneider 等，2006）。鉴于在老年患者中针对

SGA 类引起死亡率增加的黑框警告,对受益和风险的权衡难以定夺。若对痴呆患者使用抗精神病药,则应对每个案例进行单独评估。

　　一些研究发现使用奥氮平或利培酮治疗的痴呆患者中,CVA 类的比率略微升高。这一发现引起了 FDA 的警告,目前 CVA 风险被列在奥氮平和利培酮的说明书里,作为一项潜在的不良事件。可以想象,SGA 类可增加 CVA 类的其他风险因素而引起中风的风险增加,比如引起肥胖和糖尿病。然而,对社区老年患者的大规模分析尚未发现使用利培酮或奥氮平治疗的患者发生 CVA 类的比率增加(Hermann 等,2004)。就算 SGA 类引起老年患者 CVA 风险增加的程度与年轻患者一样小,对使用 SGA 类治疗的老年患者进行体重、血糖和甘油三酯水平改变的监测也是非常值得的。

　　除了治疗痴呆患者,SGA 类也可较成功地用于其他疾病的患者。例如,在 2006 年,利培酮首次被批准用于治疗儿童自闭症所伴随的自我攻击和愤怒表现(McDougle 等,2005)。既往使用氟哌啶醇治疗自闭症的工作显示疗效一般,且有明显 EPS。利培酮更易耐受。SGA 类还可能用于治疗神经性厌食。目前没有精神活性药物被证明对厌食症持续有效。然而,早期的开放试验、病例报告及至少一项对照试验显示奥氮平和喹硫平可能有助于减轻对食物和体形的焦虑和强迫思维,同时会导致体重增加(Dennies 等,2006;Mondraty 等,2005;Powers 等,2007)。

二、第二代(非典型)抗精神病药

　　第二代抗精神病药(多巴胺-5-羟色胺拮抗剂)概述见表 4-3 所列。

(一)氯氮平

　　氯氮平(Clozaril)已在美国上市约 20 年,用于难治性精神分裂症的患者或不能耐受第一代抗精神病药的患者。自从发现氯丙嗪以来,氯氮平在许多方面是精神分裂症治疗的最佳新发现。此药确实存在问题和危险,也不是对人人都有效,而且显著改善的患者仍可能离治愈水平相差甚远。但在对照研究中,它是迄今为止唯一对难治性精神分裂症的疗效明显优于老药的抗精神病药。它也是迄今为止唯一不引起假性帕金森病或肌张力障碍以及迟发性运动障碍的抗精神病药。

　　氯氮平在欧洲临床已使用超过 30 年。在 1970 年中叶,芬兰报告了因氯氮平导致患者粒细胞缺乏症而死亡的案例后,氯氮平被停止了一般性使用。期间数年,没有发现其他相似的特定抗精神病药,这可能因为氯氮平有着奇特的药理作用组合,即对多巴胺受体$_1$(D_1)的亲和力比 D_2 更强,对皮质和边缘多巴胺系统的作用比基底节更强,比其他现有神经阻滞剂对 5-羟色胺能、组胺和肾上腺素的阻断作用更强。来自早期(1978 年前)多中心试验的证据显示氯氮平比氟哌啶醇或氯丙嗪更有效,因而 Sandoz 制药公司在部分欧洲国家在受控情况下再次进入市场。在美国,FDA 坚持认为氯氮平对明显的难治性精神分裂症患者疗效确凿。此类证据和研究结果已发表(Kane 等,1988)。参加研究的是慢性精神分裂症患者,他们至少使用 3 种神经阻滞剂充分治疗后失败并且 5 年内从未缓解。大约 1/3 的患者在服用氯氮平 4 周后改善，而那些服用氯丙嗪的患者仅有 2% 的比例改善（Kane 等，1988）。

　　氯氮平不同于第一代抗精神病药，对阴性症状（如退缩、动机缺乏）有一定改善作用。然而，近期的研究如 CATIE 和 CUtLASS 对第二代药物对阴性症状的真实疗效产生了质疑。关于典型抗精神病药是否确实引起阴性症状或这些症状是否是精神分裂症本身的一部分，持续存在争论。此外，氯氮平还对精神分裂症的其他维度如自杀产生作用。一项大型研究指出，相比奥氮平治疗的患者，使用氯氮平治疗（平均 274 毫克/天）的精神分裂症或分裂情感性障碍的患者出现自杀企图或因自杀企图的风险需要急诊干预的情况更少（Meltzer 等，2003）。自杀死亡的风险较低，并且两种药物之间没有统计学上的差异。减少自杀行为的发现促使 FDA 单独批准氯氮平用于减少精神分裂症或分裂情感性障碍的反复性自杀行为。虽然奥氮平等其他 SGA 类相比氟哌啶醇等第一代药物，也能减少一些患者的自杀行为，但氯氮平具有降低自杀行为的独特特性。氯氮平对冲动性攻击的疗效优于其他 SGA 类，它的这种特性可以解释其减少自我攻击、自残和自杀企图等症状的能力。虽然氯氮平的副作用谱通常有碍其作为一线或二线药物使用，但我们见过在很多案例中，氯氮平有效减少了精神分裂症、双相障碍，甚至 BPD 患者的自残行为。

表 4-3　第二代抗精神病药（多巴胺-5-羟色胺拮抗剂）概述

项　　目	指　　标
疗效	精神分裂症（所有均获 FDA 批准） 难治性精神分裂症（氯氮平） 躁狂（阿立哌唑、阿塞那平、奥氮平、喹硫平、利培酮和齐拉西酮获得 FDA 批准） 双相抑郁（鲁拉西酮、喹硫平和 Symbyax［奥氮平和氟西汀］） 抑郁症/焦虑症/激越（疗效确凿但未获 FDA 批准）
副作用	体重增加 胃肠道作用 胰岛素抵抗 镇静 静坐不能 体位性低血压 运动迟缓 心动过速 头晕 ↑甘油三酯类（除齐拉西酮外） EPS、NMS（罕见） 粒细胞缺乏症（氯氮平）（罕见） 惊厥（氯氮平）
过量时的安全性	氯氮平过量时引起惊厥；与其他 CNS 抑制剂合用时引起呼吸抑制；QT 间期改变；洗胃和生命体征支持

项　　目	指　　标
剂量和用法	氯氮平：12.5～25 毫克；然后加量每周 25～50 毫克，依据需要和耐受性，增至 300～600 毫克/天 利培酮：0.5～1 毫克 bid 至 3 毫克 bid 在第 1 周结束时，依据耐受性 奥氮平：睡时 2.5～5 毫克；每周增加 5 毫克直至睡时 20 毫克 喹硫平：25 毫克 bid；依据需要和耐受性，每日总量增加 50 毫克至 300～600 毫克/天 齐拉西酮：20 毫克 qd 或 bid；每周增加 20～40 毫克，直至最高剂量 80 毫克 bid 阿立哌唑：15 毫克 qd；在 1 周后最高增至 30 毫克/天 鲁拉西酮：20～40 毫克/天；每次以 20～40 毫克/天加量，最高达 120～160 毫克/天 阿塞那平：5～10 毫克 bid 舌下含服，然后以 5 毫克/天增至最高剂量 10 毫克 bid 伊潘立酮：第 1 天口服 1 毫克 bid，第 2 天 2 毫克 bid，然后以 2 毫克/天加至目标剂量 6～12 毫克/天
药效	**在 4 周至 6 个月内达到最大疗效**
停药	轻度的胆碱能作用反弹，更快复发。像滴定剂量一样缓慢减药
药物相互作用	**氟伏沙明（1A2 抑制剂）：↑第二代抗精神病药水平** **乙醇：↑镇静和体位性晕厥** **抗高血压药：可能↑体位性晕厥** **卡马西平：↓奥氮平的血清水平；** **↓氯氮平水平；↑氯氮平的血液学副作用** **CNS 抑制剂：↑镇静** **环丙沙星（Cipro）（强大的 1A2 抑制剂）：↑第二代抗精神病药水平**

注：CNS＝中枢神经系统；EPS＝锥体外系症状；FDA＝美国食品和药品管理局；NMS＝神经阻滞剂恶性综合征；qd＝每天一次；bid＝每天两次。

　　因为具有引起严重粒细胞缺乏症的倾向，在美国可影响高达 1.2% 的所有治疗患者，所以氯氮平在一种独特的系统下进行销售，即所有开始服用氯氮平的患者必须通过国家登记处（现存的 5 个系统之一）的批准，在治疗的前 6 个月医生和药房要每周监测所有这些患者的白细胞数（WBC 类），接下来的 6 个月里每月监测 2 次，然后在第 1 年以后每月监测一次。在每次采血时配发一定数量的氯氮平。

　　目前有 5 个制药公司销售氯氮平，诺华制药公司、Mylan 实验室、Teva 制药、Caraco 药物实验室和 Jazz 制药。每个公司采用各自的登记处进行监测、追踪和报告患者的 WBCs 和绝对嗜中性粒细胞数（ANCs）。对所有开始使用或重新开始使用氯氮平的患者，所有登记必须通过国家非再激发状态主文件（The National Non-Rechallenge Masterfile）对再激发状态审核，这一系统由诺华维护。国家非再激发主文件是一个全国性的数据库，用来识别 WBCs 和 ANCs 低于危重水平的患者，需要终止氯氮平治疗的患者，以及不应该再次使用氯氮平的患者。6 个氯氮平登记处如下：Clozaril 全国登记处（诺华制药公司，1-800-448-5938，www.clozarilcare.com）；氯氮平登记处（Teva

制药）（1-800-507-8334,www. clozapineregistry. com）；氯氮平 ODT 登记处（Teva 制药）（1-877-329-2256,www. clozapineodtregistry. com）；氯氮平处方准入系统（CPAS）（Mylan,1-800-843-9915,www. mylan-clozapine. com）；Caraco 氯氮平分发系统（CCDS）（Caraco 药物实验室，1-888-835-2237,www. caracoclozapine. com）；以及 FazaClo 患者登记处（Jazz 制药,1-877-329-2256,www. fazacloregistry. com）。

　　这个实验室监测系统是使用氯氮平的花费之一，但是氯氮平的仿制药显著降低了药品花费。然而，因为粒细胞缺乏症的起病不可预测，一些患者表现出缓慢、稳定的 WBC 减少，而另一些患者出现 WBC 骤降，这两种均可导致粒细胞缺乏症，所以监测系统的目的是快速抓住所有新发案例，并尽早开始实施医学治疗以避免在欧洲所见的因未识别出此种不良反应而导致的死亡。在每周的监测下，美国已发生了几例死亡案例。氯氮平使用所致的粒细胞缺乏症被认为是自身免疫反应，不是对骨髓的直接毒性作用，与剂量不相关。大多数案例发生在治疗的第 2～4 个月，但一些反应在用药开始后 18 个月才发生。曾经出现粒细胞缺乏症的患者如果再次用药将又迅速出现此不良反应。

　　目前销售的氯氮平仿制药有 25 毫克、50 毫克和 200 毫克的片剂，12.5 毫克、25 毫克和 100 毫克的口崩片，还有 50 毫克/毫升的口服混悬液。起始剂量是睡前 25 毫克，制造商推荐每天两次给药，但许多患者最终在睡前服用全部剂量。应缓慢加量，在前 2～3 周内小心地从 25 毫克/天增至 200 毫克/天，然后稳定在此剂量数周，若耐受则可进一步加量。300～500 毫克/天的剂量对大多数患者效果良好。如果没有明显改善，剂量可逐渐增至 900 毫克/天。然而，因为剂量相关的癫痫大发作在剂量超过 550 毫克/天时常有发生，应该考虑加用抗惊厥药。苯妥英钠或丙戊酸钠在标准抗惊厥剂量下，已在 McLean 医院做此用途。

　　镇静是制约加量的一个主要副作用。许多患者可对此副作用出现耐受，而另一些患者则不能。心血管副作用，严重的体位性低血压和明显的心动过速（高达 130～140 次/分）均可在氯氮平治疗的早期出现。这些副作用的出现表明需要非常缓慢的加量，并有时要使用拮抗药物如莫达非尼。一些患者在治疗早期出现胃肠不适和流感样症状并拒绝再次服药。在治疗早期可出现药源性发热，可达 100°F（37.778℃）左右，但是一过性的而且并不严重。血细胞计数应该监测，但以本地经验，有 300 多位患者始终正常或升高。夜间多涎常导致枕套变湿，可乐定有助于对抗这种副作用。遗尿也时常发生。

　　虽然制造商竭力主张在开始氯氮平之前要停用其他抗精神病药，但许多精神疾病患者很难遵守此建议。我们几乎总是在现有的抗精神病药治疗的基础上合并小剂量氯氮平，然后在氯氮平剂量达到 200 毫克/天时逐渐减少之前抗精神病药的剂量。我们已把氯氮平与苯二氮䓬类、拉莫三嗪、锂盐、丙戊酸钠、TCA 类、曲唑酮、其他 SGA 类（如阿立哌唑）、高效价第一代（典型）药物、氟西汀，甚至 ECT 进行安全地联合使用。因为大约 40%～70% 的难治性精神分裂患者对氯氮平也无反应，所以经常尝试增效策略。目前的证据显示氯氮平与拉莫三嗪、氨磺必利和乙基-二十碳二烯酸可能对一些难治性精神分裂症患者有效（Kontaxaks 等,2005；Mouaffak 等,2006）。一些服用 SSRI 类和氯氮平的患者可出现很高的氯氮平血药浓度和镇静状态。我们建议当两者合用时定期监测氯氮平的血药浓度。氟伏沙明尤其容易引起问题,因为它是更强的细胞色素 P450 1A2 抑制剂。我们已见过数例与氯氮平使用相关的神经阻滞剂恶性综合征(NMS),特别是合用锂盐的患者。如前所述,我们认为锂盐时常使患者具有发生 NMS 的倾向。与氯氮平相关的 NMS 比第一代药物所致的更轻,而且往往不以强直、发热和肌酸磷酸激酶的升高为特征。氯氮平治疗患者的 NMS 表现包括谵妄、自主神经系统不稳定和较轻的 EPS(Hasan 和 Buckley,1998;Karagianis 等,1999)。那些已知引起粒细胞缺乏症的药物如卡马西平,应予以避免。

氯氮平治疗的改善过程有些难以预测。患者精神病性症状的显著降低可能在治疗的前几周或晚至 3~6 个月甚至更晚出现。一些患者,以我们的经验大约为1/3 或更多,表现出明显改善,虽然大多数患者仍残留精神病性症状。分裂情感的患者比精神分裂症患者更可能出现完全改善,虽然分裂情感的患者常在氯氮平治疗前就已获得更好的缓解。精神病性或非精神病性伴有难治性躁狂的患者,也通常对治疗有反应。服用氯氮平 1 年或更长时间的患者可能表现出逐渐及持续的改善。即使仅获得最低程度改善的精神疾病患者也更少出现冲动性愤怒、暴力或好争辩,并且让人满意的是,没有使人痛苦的静坐不能、帕金森病和运动不能。在 McLean 医院,许多类似的患者持续给予氯氮平治疗,因为他们较少因症状而感到的痛苦,疾病管理上的问题也较少,即使他们的功能仍然因为精神病性症状而极度受损。

迟发性运动障碍在氯氮平治疗的初始不会改变,但是随着时间症状逐渐减少直至消失。一些患者的运动障碍在早期改善,而另一些患者的改善则极其缓慢。目前不清楚氯氮平是否抑制了运动障碍或使运动障碍逐渐消失,就像在那些不再服用抗精神病药的患者中运动障碍也可能逐渐消失。

氯氮平维持治疗的长期副作用是未知的,虽然在美国,少数患者已经连续服用了 20 多年而未出现已知的不良反应(包括迟发性运动障碍)。随着氯氮平的长期治疗,大多数患者会出现体重增加,而少数患者有轻度的体重减轻。对于是否氯氮平可能引起糖尿病和酮症酸中毒仍有争议。一个针对抗精神病药和肥胖以及糖尿病的共识发展会议指出氯氮平好像引起糖尿病的风险增加(美国糖尿病学会等,2004)。然而,这个结论未被一致采纳。

所有 SGA 类,尤其是氯氮平、奥氮平和喹硫平,已被认为与高血糖症和糖尿病的风险增加有关,目前这一点作为一条警告反映在所有 SGA 类的说明书里。阿立哌唑和齐拉西酮风险较小。利培酮介于奥氮平和齐拉西酮之间,具有中等程度的风险。已报告很多使用氯氮平和其他 SGA 类发生糖尿病酮症酸中毒的案例。然而,使用 SGA 类所增加的风险程度备受争议。精神分裂症本身就会增加罹患糖尿病的风险,而且典型抗精神病药也会增加这种风险。不管风险程度如何,毫无疑问有几种第二代药物会引起明显的体重增加以及发生肥胖的风险。相应地,肥胖被认为是胰岛素抵抗、高血糖症和Ⅱ型糖尿病的明确风险因素。然而,有些服用抗精神病药的患者出现糖尿病与体重增加无关(Meltzer 等,2005;Reaven 等,2009),我们报告过使用 SGA 类而发生的胰岛素抵抗与体重的急性改变无关。因此,精神分裂症和药物似乎可引起胰岛素抵抗，但与体重无关，由肥胖、高血压和高甘油三酯水平证实。胰岛素抵抗综合征一般不会导致糖尿病，但将患者置于心血管疾病的风险中。急性糖尿病酮症酸中毒与长期的体重增加和胰岛素亚敏感性无关，而是一种特发性的反应。

　　我们教育住院医生要对服用典型抗精神病药的患者进行常规监测，以发现EPS 和迟发性运动障碍的征兆，同样地，我们现在也教育他们要对服用 SGA 类的患者进行监测，以发现代谢综合征的征兆。我们同意美国精神医学学会/美国糖尿病学会对患者筛查的建议（表 4-4）。体重秤和血压计是有用的监测仪器，要存放在办公室。那些最可能出现代谢综合征或糖尿病的患者在药物治疗前就存在最大的风险因素。因此，重要的是对基线就有肥胖、血脂异常和糖尿病家族史或个人史的患者给予特别的关注。如果患者的体重增长超过 5% 或 BMI 超过 30，我们就要每月检测血糖和血脂水平，直至我们确认患者在医学上达到稳定。手指采血可能比化验血红蛋白 A_{1c}（HbA_{1c}）更有用，除非患者已经患上糖尿病。HbA_{1c} 是一种过于整体和迟钝的检测，无法告诉我们每天的变化。在血糖的检测中，快速血糖或手指采血可能是最有用的评估手段。然而，临床工作者必须谨记，当患者成为胰岛素抵抗时，他们经常维持在一个稳定的空腹血糖水平。胰岛素抵抗的情况最好通过观察甘油三酯水平的增加或高密度脂蛋白水平的降低来监测。除了筛查血糖和血脂水平，我们每隔数月还要监测体重、血压和糖尿病的明显症状（多饮、多尿、多食），在起始治疗后我们要反复筛查实验室检查 3 个月。此后，我们每年重复筛查一次实验室检查或按需进行。

表 4-4　APA/ADA 对服用第二代抗精神病药物患者进行筛查的建议
在开始抗精神病药治疗之前进行的筛查
个人或家族史：肥胖、糖尿病、高胆固醇水平、高血压或心脏病
体重和身高（BMI＞25）
腰围（男性＞40 英寸；女性＞35 英寸）
血压（＞130/85）
空腹血糖水平（＞110）
空腹胆固醇水平（HDL＜40；总体＞200）
空腹甘油三酯水平（＞175）

　　注：异常水平标于圆括号中。ADA＝美国糖尿病协会；APA＝美国精神医学学会。

　　氯氮平治疗监测中的主要问题，除了检测代谢作用，还有必要警惕白细胞的数目。我们的经验提示相当多的患者经常或偶尔在数周内因为 WBCs 降到 3000～4200 个细胞/立方毫米而让医生感到担心。其他患者也会表现出明显的降低，从这一周到下一周由 8000 个细胞/立方毫米降至 5000 个细胞/立方毫米。对于预计会从氯氮平治疗中受益或尚未服用足够长时间以充分确定结局的患者，我们要两周查一次全血细胞计数（CBCs），直至细胞数回升。在氯氮平治疗前连续数周检测CBCs，会帮助医生确定出那些即使没有氯氮平治疗也可能出现白细胞数降低的患者。如果白细胞数低是一个已知的特征，医生对这些患者的担忧则会降低。如果明确发生了粒细胞缺乏症,或白细胞数降至低于 3000 个细胞/立方毫米,或 ANC 降至低于 2000 个细胞/立方毫米,就应该停药。检测氯氮平使用的指南参见表 4-5。

表 4-5 对氯氮平进行监测的指导原则

事 件	需要的行动	结 果	进一步的行动
WBC 是 3500[①] 或显著降低[②],或存在不成熟的细胞形态	复查的 WBC 和分类计数;建议患者立即报告发热、咽喉痛或其他感染体征	如果复查 WBC 为 3000~3500 并且绝对嗜中性粒细胞[③](ANC)> 2000 并有不成熟的细胞形态,则继续氯氮平治疗	每周进行两次 WBC 和分类计数,直至 WBC>3500 并且细胞分类正常
WBC<3500 或 ANC<2000 并且没有粒细胞缺乏症的体征	中断氯氮平治疗并通知登记处。每周进行 WBC 和分类计数直至 WBC 计数≥3000 和 ANC≥2000	WBC≥3000 和 ANC,而且没有感染症状	可以重新开始氯氮平治疗,并每周复查两次 WBC,直至 WBC≥3500,随后 6 个月每周复查一次 WBC
WBC<2000 或 ANC<1500(粒细胞缺乏症)伴有感染体征(发热,乏力,虚弱,嗜睡);此种情况需要医疗急诊	立即并永久停用氯氮平。密切监测患者的发热及其他感染体征。每天检测 WBC 和分类计数直至恢复正常(WBC≥3000 和 ANC≥2000)	如果 WBC>3000,每周复查治疗后 WBC 和分类计数,持续 52 周	请血液科医生会诊给出治疗建议。药剂师通知登记处停药并提供连续的 WBC 结果
监测的频率开始治疗时	每周一次,持续 6 个月		
治疗 6~12 个月,WBC 计数≥3500/立方毫米和 ANC≥2000/立方毫米	每 2 周一次,持续 6 个月		
连续治疗 12 个月,WBC 和 ANC 正常	此后每 4 周一次		
停止治疗	从停药那一天起每周一次,至少 4 周,或者至少 WBC 和 ANC 分别是 3500 立方毫米和 2000/立方毫米或更高		

注:ANC=绝对嗜中性粒细胞计数;WBC=白细胞计数。

① WBC 和 ANC/立方毫米。

② "显著降低"定义为在 3 周内单次降低或累积性降低至 3000 立方毫米或降低更多,或 ANC 降低至 1500 或降低更多。

③ ANC/立方毫米=WBC(立方毫米)×嗜中性粒细胞(%)。举例:如果 WBC=7500/立方毫米和嗜中性粒细胞=35%,则 ANC=7500×0.35=2625 立方毫米。

来源:改编自 Wyatt RD, Chew RH:Wyatt 氏实用精神科实践:给临床工作者的表格和治疗方案,第 3 版。华盛顿特区,美国精神医学出版社,2005,p.40. 2005 版权,美国精神医学出版社。经允许使用。

　　在评估难治性患者时,据报告他们有因为白细胞减少而停用氯氮平的情况,所以很值得确定到底发生了什么。医生有时因为患者有一过性地低 WBC(3000～3999 个细胞/立方毫米)而停用氯氮平,这些患者实际上从未有过粒细胞缺乏症。这些患者经常对第二次尝试氯氮平治疗有反应,从未出现真正的粒细胞缺乏症。在复杂的案例中,在重新开始氯氮平治疗前对患者进行会诊是有益的。我们认为,氯氮平可用于治疗以下几种患者,即数种其他抗精神病药治疗无效但又需要抗精神病药的患者,有迟发性运动障碍的患者,存在严重且不可控制的 EPS 尤其是有静坐不能的患者。

　　每周的 WBCs 检查和药物的总费用相对较高。但大多数保险公司可覆盖全部或部分费用,患者在公立或私立机构里的经济成本-受益比已经确定,这些结果均支持氯氮平的使用。例如,在 Medicare 的 D 部分,大多数处方药计划(PDP 类)均涵盖氯氮平,依据不同的计划有不同的分层系统。目前氯氮平有仿制药,几乎所有国家的精神卫生项目为了极大地节省开支均购买仿制剂型。

(二) 利培酮

　　利培酮(利醅酮)在美国是继氯氮平之后的第二个 SGA。此药对 D_2 的拮抗作用比 D_1 更强。它还对 5-HT$_2$ 受体有拮抗作用,对 5-HT$_1$ 受体也可能有拮抗作用。几项多中心合作的双盲研究显示,利培酮对精神分裂症患者疗效明显并且有独特的量效关系,即 6 毫克/天比更高剂量的疗效更好,副作用更少,而 2 毫克/天显示无效。6 毫克(3 毫克 bid)剂量的有效性至少与 20 毫克氟哌啶醇相当。然而,关于副作用的双盲数据具有误导性。虽然利培酮相较安慰剂并未引起很多 EPS,但两种"治疗"所致的 EPS 均高于预期。此外,一项更公平的试验比较了 3～6 毫克的利培酮与 3.5～7.0 毫克的氟哌啶醇,因为这两种药物的这几种剂量均对 D_2 受体有 60%～80% 的阻断效果。我们不确定低剂量时,在 EPS 发生率上,利培酮是否比氟哌啶醇更具有明显的优势。

　　利培酮的适应证是治疗精神分裂症、分裂情感性障碍、急性躁狂和混合状态(Hirschfeld 等,2004)。利培酮还获批用作急性躁狂的单药治疗及辅助用药,还获批治疗自闭症患者的易激惹和混合状态。尚不清楚利培酮是否可用于维持治疗或双相抑郁的治疗。如本章前面所述,利培酮还表现出对单相抑郁的增效治疗有效。

　　在相对短期的双盲研究中,健康被试仅服用利培酮,剂量在数天内从 1 毫克bid 加至 2 毫克 bid 直至 3 毫克 bid,而未见不良反应。在临床实践中,患者可能需要更缓慢地加量。在 McLean 医院,利培酮作为精神疾病患者理想的一线治疗直到出现令人担心的不良反应,如 EPS、体位性低血压、激越、过度镇静等。体位性晕厥已对一些患者造成特别的困扰,并偶尔导致晕厥和摔倒。我们的经验是相对第一代抗精神病药,利培酮出现肌张力障碍的情况较少见。但利培酮治疗经常可见运动缓慢和静坐不能。如果更慢地增加利培酮剂量,或对其与别的药物特别是SSRI 类之间的药代动力学相互作用给予更多的关注,则可能避免一些不良事件。

我们发现 SSRI 和利培酮联合使用可能增强利培酮的体位性副作用。利培酮比奥氮平更容易引起泌乳素水平的增加。总之,在 McLean 医院,当地对利培酮的热衷从本手册的上一版以来就有所消退,虽然利培酮仍然在全国广泛使用。

此外,从典型抗精神病药换用利培酮获得明显改善的患者比例远不及换用氯氮平高。在早期版本中,我们认为我们还不知道如何最好地使用利培酮。停留在低剂量并缓慢加量,而对老年患者或服用多种药物的患者使用更低剂量并更缓慢地加量,仍然均为明智的做法。对老年患者,利培酮以 0.5 毫克 qd 或 bid 的剂量起始并缓慢加量,我们常在前 2 周把剂量维持在 1～2 毫克/天以下,尽量避免副作用。

氯氮平似乎始终比老的抗精神病药更有效。利培酮更像改进版的氟哌啶醇,它的疗效与氟哌啶醇相当,而且低剂量时副作用也更少。我们的印象是临床工作者把患者从氯氮平换到利培酮在结局上常会令人失望。但至少有一项研究显示在一年的时间内,利培酮的疗效与氯氮平相当并且更易耐受(Azorin 等,2001)。

近期的研究尚未发现利培酮或其他 SGA 类具有许多优于第一代药物的优势。例如,在 CATIE 试验中(Liberman 等,2005;Stroup 等,2006),利培酮与奋乃静的耐受性和疗效相当。但试验被批评利培酮和其他药物的剂量太低。例如,在 CATIE 试验中,许多患者的利培酮治疗剂量(低于 3 毫克/天)通常被认为太低。剂量范围的选择部分依据制造商的建议。

利培酮的优点在剂量增加以后就消失了,因为患者的改善不够迅速,无法适应管理式医疗或医院管理。在情感性精神疾病患者中,利培酮对抑郁状态更有效,而且更容易引起躁狂,然而氯氮平对躁狂样状态更有效,对抑郁状态可能有效。

长期看来,如果合理使用,利培酮是理想的一线抗精神病药,可以更好地治疗阴性和阳性症状,也较少引起迟发性运动障碍和 NMS。然而,与其他 SGA 类相比,利培酮引起更多 EPS,尤其当剂量远超过 6 毫克/天时。利培酮治疗 1 年引起迟发性运动障碍的累积风险在年轻患者中约为 0.5%～1%,在老年患者中可能高达2.6%。长效针剂,恒德,可用于维持治疗。常用的剂量范围是每 2 周 25～50 毫克。

服用利培酮出现的体重增加问题一般比氯氮平、奥氮平或喹硫平要少。我们的感觉是利培酮所致的体重增加问题与阿立哌唑和齐拉西酮更接近。目前已经出现使用利培酮发生糖尿病酮症酸中毒的案例,我们要对所有服用 SGA 类的患者采用相同的筛查方法。

几条关于利培酮使用的最后建议如下。

① 患者在从典型抗精神病药(或氯氮平)换药时,停用老药是不明智的,要等 2 周,然后再开始利培酮治疗。新药缓慢加量,而老药缓慢减量,可以降低复发的风险。

② 将利培酮与氯氮平合用已获得一些益处,尤其对于那些服用氯氮平疗效不完全以及(或)过度镇静的患者。

③ 6 毫克/天或更低的剂量经常比高剂量能更好地避免 EPS。

（三）帕利哌酮

在 2006 年,9-羟利培酮(帕利哌酮;芮达),利培酮的活性代谢产物,在美国获批用于精神分裂症的急性和维持治疗。与利培酮一样,帕利哌酮是一种 $D_2/5-HT_2$ 拮抗剂,也有部分 α_1- 和 α_2- 肾上腺素能和 H_1 拮抗作用。由于缺乏足够的数据支持,帕利哌酮最初用于治疗急性躁狂的尝试被叫停了。在 2014 年,帕利哌酮通过了治疗分裂情感性障碍的适应证,可作为单药治疗或用作心境稳定剂或抗抑郁药的辅助用药。帕利哌酮是第一个获得分裂情感性障碍适应证的药物。在第一项纳入 300 余位患者的 6 周随机对照试验中(Kane 等,2007),患者接受 12 毫克/天的帕利哌酮缓释片的辅助治疗后,相比接受安慰剂的患者,在主要结局指标(阳性和阴性症状量表,PANSS)上的改善更加显著。然而,6 毫克/天和 12 毫克/天治疗组均比安慰剂治疗组在次要指标上有更大改善,包括杨氏躁狂评定量表和汉密尔顿抑郁评估量表。第二项使用帕利哌酮缓释片治疗 6 周的国际研究(Marder 等,2007)还显示出帕利哌酮缓释片作为单药治疗分裂情感性障碍的疗效。

分裂情感性障碍在某些方面可说是精神分裂症的可怜的继子,至今已完成的严谨的对照研究相对较少。在历史上,一直联合抗精神病药和心境稳定剂或抗抑郁药来治疗分裂情感性障碍。帕利哌酮研究提供了额外的证据,显示联合治疗有效,但抗精神病药单药治疗也可能对许多分裂情感性障碍的患者有效。帕利哌酮的制造商在 2009 年 7 月获得 FDA 批准,此药的长效注射剂型可用于精神分裂症的维持治疗。棕榈酸帕利哌酮(善思达)是一种 1 个月注射 1 次的针剂,由持续 9 个月和 24 个月的试验验证。在这些研究中,每针的剂量是 25 毫克、50 毫克和 150 毫克。使用帕利哌酮针剂治疗的患者在 PANSS 上的改善优于安慰剂治疗者。此外,棕榈酸帕利哌酮在 24 周的试验中预防复发的疗效优于安慰剂。

帕利哌酮缓释片和注射剂型相对利培酮及其他剂型的主要优势在于对一些患者来说更为便利。口服利培酮在一些患者中可能需要每天 2 次给药,而帕利哌酮则每天 1 次。类似地,棕榈酸帕利哌酮 1 个月注射 1 次,而利培酮 1 个月 2 次。帕利哌酮相对利培酮的主要劣势是价格。FDA 在 2008 年批准了利培酮的仿制剂型,与其他现有的仿制剂型一样,其价格随之下降。此时,几乎没有数据显示代谢产物的疗效或副作用相对其母药的优势。因为利培酮的长效针剂不会有仿制药,所以更长效的棕榈酸帕利哌酮对许多患者来说是更好的选择。

（四）伊潘立酮

伊潘立酮(Fanapt)在 2009 年意外地被 FDA 批准用于治疗精神分裂症。伊潘立酮最初是数年前由 Roussel 开发的。早期试验提示它对精神分裂症的治疗不如氟哌啶醇或利培酮有效,这个药在 1996 年就被搁置了。伊潘立酮的专利权被卖给了诺华,之后是 Titan 制药公司,最后卖给了 Vanda。在 2007 年,Vanda 收到了 FDA 的拒批信函,其中对伊潘立酮的安全性和疗效问题均提出了质疑。然而,补充数据却最终使 Vanda 在 2009 年拿到了批准。

　　伊潘立酮,与其他 SGA 类一样,主要是 D_2/5-HT_2 拮抗剂。此药对 α_2、5-HT_1、D_1、D_2、D_3、D_4、D_6 受体也有一些活性。伊潘立酮口服吸收效果好,并且在 2～4 小时达到血药浓度的峰值。在大多数被试中,它的半衰期大约为 24～36 小时。伊潘立酮是 CYP 2D6 和 3A4 的底物。因此,氟西汀等药物可以使伊潘立酮的血药浓度至少翻一番,而卡马西平则可显著降低其血药浓度。因此对于同时服用 2D6 或 3A4 抑制剂或诱导剂药物的患者来说,有必要对剂量进行调整。

　　伊潘立酮的疗效在美国的两项 III 期试验中得以证实。在第一项 6 周试验(N=706)中,伊潘立酮的两种剂量(12～16 毫克/天和 20～24 毫克/天)在对精神分裂症的治疗上优于安慰剂并且与一种活性对比药物相当(Potkin 等,2008)。类似地,在第二项 4 周的试验中(N=604),12 毫克/每天两次对精神分裂症阳性和阴性症状的疗效均优于安慰剂(Kane 等,2008)。

　　在临床试验中最常见的副作用是头晕、口干、疲乏、嗜睡、心动过速、体位性低血压和体重增加。心动过速、头晕和体重增加似乎是与剂量相关的,高剂量(24 毫克/天)比低剂量(12 毫克/天)所致的问题更多。体重增加和对代谢的影响与利培酮而非奥氮平或氯氮平的表现更接近。纵观短期和长期试验,平均的体重增加约为 2 千克。

　　目前伊潘立酮相比其他 SGA 类至少有两种劣势。一是需要缓慢的剂量滴定以避免临床试验中见到的低血压情况。大约 5% 服用 24 毫克/天伊潘立酮的患者出现低血压,并且更激进的滴定方式发生低血压和晕厥的风险更高。推荐的起始剂量是 1 毫克/每天两次,每天加倍日剂量直至目标剂量 6～12 毫克/每天两次(12～24 毫克/天)。在临床试验中,与伊潘立酮相比的抗精神病药如氟哌啶醇或利培酮由于不太需要滴定而常看起来起效更快。第二个劣势是伊潘立酮可延长 QT 间期。在高剂量时,QT_C 间期增加 9 毫秒。抑制 2D6 和 3A4 的药物进一步延长 QT_C 间期。因此,在将伊潘立酮与 CYP450 抑制剂以及其他已知延长 QT_C 间期的药物如奎尼丁、氯丙嗪和硫利达嗪合用时必须谨慎。

　　对我们来说,并不清楚到底伊潘立酮在精神分裂症的治疗中处于何种位置。由于给药方式和 QT_C 问题,它不会是一线用药。伊潘立酮比第一代药物或仿制的 SGA 类更贵。那些对其他 SGA 类不耐受或没有反应的患者可能是使用伊潘立酮的候选人群。

(五)奥氮平

　　奥氮平(再普乐)在 1996 年被引入美国市场。与其他 SGA 类一样,它的 5-HT_2/D_2 受体的结合比率高。奥氮平的受体结合亲和性似乎介于氯氮平非常广泛的受体作用和利培酮这种更加局限的受体结合之间。与氯氮平一样,奥氮平是多巴胺受体(D_1-D_4)和 5-HT_2 受体的拮抗剂。此外,它具有抗组胺、抗胆碱能作用,并阻断 α_1 肾上腺素能受体。奥氮平主要通过细胞色素 P450 酶 1A2 和 2D6 来代谢,其中对

2D6 的依赖要少一些。奥氮平对精神分裂症短期治疗的疗效至少与氟哌啶醇相当。在改善阴性症状、伴随的抑郁和自杀情况以及认知方面，则可能优于氟哌啶醇。此外，在上市前研究中，奥氮平 10～20 毫克/天可带来阳性症状的明显改善，包括妄想、幻觉和思维障碍。

奥氮平仍是最常使用的第二代药物，即使它处于最贵的药物之列。CATIE 试验提示奥氮平比其他第二代药物更有效，因为被试发生停药的情况较少（Stroup等，2006）。在 18 个月的试验完成前，仅有 64％的患者停用奥氮平，却有 74％～82％的患者停用其他对照抗精神病药。奥氮平比其他对照药物（奋乃静、利培酮、喹硫平、齐拉西酮）更容易产生代谢副作用。

除精神分裂症以外，奥氮平目前还被批准用于治疗多种障碍。奥氮平是首个获批治疗急性躁狂的 SGA。它可能起效更快，并且至少与锂盐或丙戊酸钠疗效相当。此外，继锂盐和拉莫三嗪之后，奥氮平成为第三个可以有效预防双相Ⅰ型患者的躁狂和抑郁症状的药物。奥氮平与氟西汀合用，成为首个被批准用于治疗双相抑郁的药物。奥氮平肌注已获批用于精神分裂症和双相障碍患者的急性激越症状的治疗。如前所述，奥氮平还似乎可以治疗精神病性抑郁，并且可作为单相抑郁治疗的增效剂（参见本章前述"单相抑郁"一节）。

目前仍不清楚的是奥氮平是否像氯氮平一样可用于治疗难治性精神分裂症，即使对比研究普遍发现这两种药物在难治性患者中疗效相当（Bitter 等，2004；Tollefson 等，2001）。然而，CATIE 试验提示在治疗难治性精神分裂症方面，氯氮平优于奥氮平（McEvoy 等，2006）。奥氮平是一个相当"脏"的药物，因其作用于多种神经递质系统，但它仍不及氯氮平"脏"。正是因为"脏"导致了氯氮平的毒性作用，也是其对更难治案例具有疗效的关键所在。

奥氮平和利培酮在难治性抑郁障碍中的头对头试验提示两种药物很可能疗效相当，但副作用谱不尽相同。奥氮平更可能引起体重增加和镇静作用，而利培酮更可能提高泌乳素水平并引起 EPS。

奥氮平比高效能的典型药物如氟哌啶醇具有明显的优势，因为它更少引起 EPS。然而在 CATIE 试验中（Lieberman 等，2005），奋乃静引起 EPS 的比率与包括奥氮平在内的 SGA 类大体相当。奥氮平已在多项研究中显示出比氟哌啶醇更少引起 EPS。在急性期试验中，唯一确切比安慰剂发生率要高的锥体外系症状是静坐不能，而且这种作用的发生率随剂量增加而增加。在 6 周的急性期试验中，至少有 10％服用 10～15 毫克/天的患者出现静坐不能。我们发现普萘洛尔 10 毫克/每天 2 次或 3 次有助于解决这个问题。然而，一些患者即使增加少量的 β 受体阻断剂就会出现体位性低血压的明显加重，因此建议小心使用。在奥氮平按常规剂量使用时，肌张力障碍反应和运动障碍相当少见。然而，随着剂量的增加，患者常报告出现更严重的帕金森症状，包括感到更僵硬和更迟缓。大约 20％的患者在剂量超过 10 毫克/天时会报告有帕金森类型症状。若发展出帕金森病，抗胆碱能药物明显有助于改善。

服用奥氮平出现迟发性运动障碍的比率似乎明显少于第一代药物，但与氯氮平类似绝不是完全不会出现。迟发性运动障碍在每个治疗年中发生率约为 0.5%～1%,比对等剂量的氟哌啶醇少 10～15 倍。即使更为保守的氟哌啶醇剂量,如 2～5 毫克/天,在奥氮平治疗患者中迟发性运动障碍的发生率也只是氟哌啶醇报告比率的一小部分。我们建议定期评估所有服用抗精神病药患者出现迟发性运动障碍的征兆,并且要有规律地进行。

NMS 不常见,但在奥氮平的使用中也并非未曾出现。有几例奥氮平引起 NMS 的文献报告,包括一些之前服用第一代药物时出现 NMS 的患者。我们对奥氮平治疗的患者出现 NMS 的有限经验是,与使用氯氮平一样,患者的表现可能不典型,与第一代抗精神病药相比,EPS 更少出现也没那么严重。

抗胆碱能副作用如便秘和口干发生在 5%～10% 服用治疗剂量的奥氮平的患者中。与利培酮和氯氮平一样,奥氮平引起 α-肾上腺素能阻断作用,导致与剂量有关的体位性晕厥和头晕的增加。我们建议监测体位性血压,尤其对于那些老年患者和有体位性低血压病史的患者。弹性袜有助于改善老年患者的体位性晕厥。这些体位性作用远不及氯氮平中发生的那样具有戏剧性。

在奥氮平的长期、维持性使用中,最成问题的副作用是体重增加和镇静。在 6 周的试验中,至少有 29% 的患者体重增加超过原先的 7%,而且 5.4 千克或者约 12 磅是长期使用后的平均体重增加值。然而,我们已看到一些患者在一年内增长 50 磅或更多。这样的体重增加对许多患者而言极其痛苦。大幅的体重增加被认为与胰岛素抵抗和血脂异常有关,虽然前者尚未被明确证实。与其他 SGA 类一样,服用奥氮平的患者应该筛查和监测代谢方面的症状(参见本章前述 SGA 类概述和表 4-4)。

与奥氮平相关的体重增加似乎,至少部分,源于食欲的增加,我们警告患者奥氮平可导致他们想要吃得更多。奥氮平所致的体重增加大多发生在 6 个月内,随后体重可进入稳定期长达 3 年。体重指数(BMIs)<23 的患者(即更瘦的患者)被认为出现体重显著增加的风险最高,但这可能是因起始体重较轻而人为造成的假象。肥胖患者的体重往往增长得较少,并且最终可能实际上体重减轻。计算热量或参加如体重观察者(Weight Watcher)所提供的食物监测系统会很有帮助,因为会有更加严格和规律的锻炼。从药理学的角度,有以下 3 种策略值得考虑。托吡酯在剂量为 50～100 毫克/天时可用作食欲抑制剂。礼来公司发现 H_2 拮抗剂法莫替丁在剂量为 600 毫克/天时可以在一定程度上预防体重增加。动物数据提示金刚烷胺可有助于患者减轻服用奥氮平期间增加的体重。一项更早的报告指出二甲双胍有助于减轻使用抗精神病药所致的体重增加(Morrison 等,2002)。更多近期的二甲双胍双盲法研究结果不尽一致。Wu 和同事(2008)发现在奥氮平和其他 SGA 类之外额外服用二甲双胍 750 毫克/天会显著降低患者在 12 周期间体重增加超过 7% 的可能性。另一方面,Baptista 和同事(2008)发现额外服用二甲双胍 850～1700 毫克/天及西布曲明 10～20 毫克/天不会减少奥氮平治疗患者的体重增加,这种合用对其他代谢参数也无影响。二甲双胍的使用是一个有趣的方法,因为它有助于处理使用抗精神病药所致的胰岛素抵抗。我们用过二甲双胍 500 毫克/每天 2 次或每天 3 次,在引起体重减轻或预防体重增加方面有成功也有失败。

关于这种方法的临床数据还很有限。最后,啮齿动物的数据表明米非司酮,一种糖皮质激素受体拮抗剂,可阻断和逆转由奥氮平和其他抗精神病药所致的体重增加(Beebe 等,2006)。此外,米非司酮可阻止抗精神病药所致的体重增加以及健康对照被试出现体重增加(Gross 等,2009)。

奥氮平对许多患者来说镇静作用很强,如果可能应在睡时服用。在服用剂量 15 毫克/天的患者中,约有 40% 报告存在日间嗜睡。在睡前一小时空腹的情况下服用奥氮平可增加夜间镇静并降低日间困倦。早上服用 100~200 毫克的莫达非尼有助于减轻嗜睡症状。

目前没有粒细胞缺乏症的案例报告,不推荐监测血细胞计数。然而,一些可逆性的中性粒细胞减少症和溶血性贫血已见于奥氮平治疗的动物中。肝脏转氨酶的显著升高(高于正常上限的 3 倍)出现在 2% 的患者中,但 5% 或更多的患者有轻度升高。我们尚未发现任何与奥氮平相关的严重肝脏问题,而且没有监测肝酶的指征。

奥氮平在过量时仍相当安全。服用高达 1 个月的剂量(300 毫克)后,除了困倦和言语不清以外,无其他副作用。因为过量常涉及多种药物,包括酒精,所以存在协同的中枢神经系统抑制作用的风险,导致更严重的结局,但尚未见诸报告。

奥氮平通常从 2.5~5 毫克/天起始,而且通常在第一周剂量增至 10 毫克/天。一些患者甚至在 5 毫克/天时就主诉有嗜睡和便秘的情况。患者发现要掰开药片并不容易,制造商建议可以划破薄膜,这个薄膜是用来保护活性药物免受因暴露于环境而发生氧化作用。如果药片被掰开而且未在数小时内服用,则可能导致药品失去药效。本药物目前有 2.5 毫克、5 毫克、7.5 毫克、10 毫克、15 毫克和 20 毫克的片剂。一些患者需要常见的最大剂量 20 毫克/天,虽然我们知道一些案例使用 30~40 毫克/天的剂量才见效。Lieberman 选择了一系列的难治性患者,他们只有在服用剂量约为 60~80 毫克/天时才有效。不幸的是,价格体系在剂量超过 20 毫克/天时,药物变得非常贵。奥氮平的肌注剂型在 2.5~10 毫克/天的剂量时可用于急性期处理。此外,奥氮平的长效剂型目前正在开发的过程中。

(六) 喹硫平

喹硫平(思瑞康)1998 年在美国上市,目前是美国最常处方的 SGA。与氯氮平一样,此药对 D_1 和 D_2 受体的亲和力低但对 D_4 受体的亲和力相对高(Seeman 和 Tallerico,1999)。氯氮平、奥氮平和喹硫平对中脑边缘多巴胺系统活性的作用均比对黑质纹状体通路更为明显,这一现象解释了为何它们较少引起 EPS。与其他 SGA 类一样,喹硫平对5-HT_2 受体的亲和力高。喹硫平没有非常显著的抗胆碱能或抗组胺作用,但它在一定程度上阻断 α_1-肾上腺素能受体。现有喹硫平剂型的一个潜在缺陷是其半衰期特别短——平均半衰期约为 2~3 小时,因此喹硫平一天至少需要服用 2 次。对于慢性精神疾病患者来说,这种多次给药的方式不够理想,并可能导致依从性问题。幸运的是,一种缓释制剂,即喹硫平缓释片,现已上市。

目前已在大样本的精神分裂症患者群体中对喹硫平进行了研究,同时也与安慰剂、氯丙嗪和氟哌啶醇进行了比较。总体上,喹硫平在阳性症状的控制上疗效始终优于安慰剂,并至少与对照药物相当(Gray,1998)。在数周的治疗后,喹硫平似乎还可以改善阴性症状。虽然喹硫平是一种普遍有效并且耐受性良好的抗精神病药,但研究尚未发现或市场尚未定位其像利培酮和奥氮平那样强效。因此,目前它比上述两种药的使用要少,但近期的使用量激增。

与其他 SGA 类一样,喹硫平在 2004 年获批有效治疗躁狂急性期的适应证(Ghaemi 和 Katzow,1999)。在治疗双相障碍时将喹硫平与一种心境稳定剂,如锂盐合用比单用锂盐更有效(Sachs 等,2004)。有数据显示喹硫平在剂量为 300～600 毫克/天时可有效治疗双相抑郁的焦虑部分(Gao 等,2006)。但喹硫平似乎对双相抑郁也有良好的抗抑郁特性。FDA 批准喹硫平成为首个单药治疗双相障碍抑郁相的药物。它和 Symbyax(氟西汀和奥氮平的合剂)一同作为唯一获得批准治疗双相抑郁的药物。此外,研究提示喹硫平对双相障碍的维持治疗有效。喹硫平在单相抑郁的治疗中作为辅助用药和单药治疗似乎均有效但仅获批作为难治性抑郁障碍的辅助用药(进一步讨论,参见本章前述"单相抑郁"一节)。最后,喹硫平已显示出对 GAD 的疗效但因 FDA 提出对安全性的担心而未被批准。

喹硫平已尝试用于儿童期自闭症的治疗,但在此类人群中耐受性不佳且不甚有效。利培酮似乎是更好的选择,它是唯一被批准用于治疗自闭症相关行为症状的药物。目前正在进行探讨喹硫平对精神病性抑郁和冲动性攻击的疗效的研究。至少一项研究报告喹硫平在对边缘型人格的某些维度的治疗上获得了成功(Hilger 等,2003)。

相比安慰剂,喹硫平最常见的副作用是嗜睡和头晕。喹硫平在大约 7% 的患者中可引起体位性低血压,并且在剂量快速滴定时有 1% 的患者可能发生明显的晕厥。因此,对于门诊患者,我们往往使用 50～100 毫克/天的起始剂量,并以 100 毫克/天的增量提高剂量,在治疗的第二周末达到治疗量为 400～800 毫克/天的目标。对于住院患者,我们以 100 毫克起始,随后更加积极地增加剂量,每次增量为 100～200 毫克/天,对于精神分裂症或双相障碍患者的目标剂量为第 6 天时达到 400～800 毫克/天。比较好的方法是,在进行更加积极的滴定时每天检查患者的体位性血压。

在 6 周的临床试验中,服用喹硫平的患者中至少有 18% 出现嗜睡,但我们的经验是当剂量增至 400 毫克/天以上时高达 50% 的患者主诉嗜睡。因为我们发现大多数的精神分裂症患者每天需要的总量超过 300 毫克,嗜睡对许多患者来说是一个问题。我们尽量把大部分剂量转到晚上,因此 400 毫克的日剂量分成早上 100 毫克和晚上 300 毫克。这种做法似乎对大多数患者有效,而且不会减损药物的疗效。(100～200 毫克/天的莫达非尼有助于改善日间嗜睡)。对于双相抑郁,喹硫平的目标剂量是 300 毫克/天。虽然我们发现 600 毫克/天也有效,但并不比 300 毫克/天的疗效更好而且耐受性欠佳(Thase 等,2006)。

与喹硫平有关的体重增加似乎比奥氮平和氯氮平少,但比齐拉西酮和利培酮更多。在 3～6 周的试验中,大约 1/4 的患者增重超过 7%,但可能会低估更高日剂量时的预期。与其他 SGA 类一样,监测和控制进食量是此药管理体重的关键。

对喹硫平治疗患者发生白内障的担心有些夸张。虽然狗在长期的喹硫平治疗后出现白内障,但上市后监察尚未揭示在人类患者中白内障形成的发生率升高。罕见的白内障形成与很多第一代抗精神病药和 SGA 类有关。制造商建议每 6 个月进行眼部检查,但少有医务人员遵循这种建议,而且迄今我们几乎没有证据表明这种检查的必要性。

喹硫平治疗患者中有一小部分会出现一过性且无症状的肝酶升高。到目前为止没有血象异常的报告,但常见可逆性的窦性心动过速。

所致的喹硫平 EPS 不常见。与奥氮平一样,迟发性运动障碍的报告很罕见,但预计此类报告随着更多患者更长期地使用喹硫平会有所增加。虽然目前对喹硫平引起迟发性运动障碍的发生率难以明确估计,但这种发生率不会高于奥氮平中所见的迟发性运动障碍的较低发生率(每年 $0.5\% \sim 1\%$)。

因喹硫平过量而引发严重并发症的风险很小。即使过量高达 10 克,我们也没有发现任何致死性。

喹硫平的缓释剂型目前也已上市。

(七) 齐拉西酮

在 2000 年,齐拉西酮(Geodon),另一种 SGA,在美国市场上市。齐拉西酮于 1998 年在瑞典上市并在那里非常流行,它的疗效和副作用谱几乎确保了它在美国日益拥挤的 SGA 类市场里的地位。

齐拉西酮与其他 SGA 类一样,具有复杂的药理学作用。它是 5-HT$_{1A}$ 受体的激动剂和 5-HT$_{1D}$ 以及 5-HT$_{2C}$ 受体的拮抗剂。齐拉西酮已显示出可增强背外侧前额叶皮质多巴胺的释放和阻断去甲肾上腺素和 5-羟色胺的再摄取(Marknowitz 等,1999)。这些特性使得齐拉西酮是一种好的抗抑郁药和抗焦虑药,也是一种有效的抗精神病药。此药对毒蕈碱和 α-肾上腺素能受体的亲和力相对较弱。

在精神分裂症和分裂情感性障碍的研究中,使用简明精神病评定量表或精神分裂症阳性和阴性症状量表测量,发现齐拉西酮在改善阳性症状方面与 15 毫克的氟哌啶醇疗效相当(Goff 等,1998)。然而,齐拉西酮对阴性症状和抑郁症的作用优于氟哌啶醇。另一方面,CATIE 试验将齐拉西酮与中等效能的药物奋乃静进行比较,未发现其在疗效上的优势(Lierman 等,2005;Stroup 等,2006)。正如我们所料,使用蒙哥马利抑郁评定量表测量,齐拉西酮可显著降低精神分裂症或分裂情感性障碍患者的抑郁症状。齐拉西酮的药理学特征提示它应该对非精神病性患者也具有抗抑郁和抗焦虑作用。

齐拉西酮是一种有效的抗躁狂药物,并且此适应证目前获得了 FDA 的批准。两项双盲试验证明齐拉西酮在剂量为 $80 \sim 160$ 毫克/天时对躁狂的治疗有效。齐拉西酮在非常早期(即 3 天内)就显示出与安慰剂的不同。而且,初步的研究表明齐拉西酮可能对双相抑郁有效。齐拉西酮的肌注剂型对治疗精神病性患者的激越症状起效迅速,包括双相躁狂的患者。齐拉西酮作为抗抑郁药增效剂的初步研究未显示出对单相抑郁的疗效。

齐拉西酮的耐受性良好。最值得关注的是齐拉西酮曾经是第二代药物中唯一不引起体重增加的药物。单单这个特征就使齐拉西酮极度受欢迎,因为氯氮平和奥氮平在这一方面的问题非常棘手(Allison 等,1999)。与其他 SGA 类一样,齐拉西酮的EPS 发生率低,与奥氮平很相似并可能优于利培酮,虽然直接比较的试验尚未完成。

齐拉西酮最常在临床试验中观察到的副作用是困倦、消化不良、头晕、便秘和恶心。齐拉西酮引起体重减轻和甘油三酯的降低(Simpson 等,2004)。α-肾上腺素受体的阻断作用似乎随剂量增加而增强,从而导致头晕和体位性低血压。然而,这些 α-肾上腺素受体的阻断作用要比氯氮平少见得多,可能与利培酮和奥氮平近似。有 4%～5% 的服用齐拉西酮的患者出现轻到中度的 QT_C 间期延长。这个发现的临床意义仍不明确,也不确定在某些患者中检查心电图(ECG)是否是审慎的做法。上市后监察尚未在齐拉西酮治疗患者中发现有临床意义的 QT_C 间期延长。关于此药对传导的影响的担心限制其在美国成为一线治疗。总体上,我们对齐拉西酮治疗的患者并不常规进行 ECGs 检查。然而,已知有心律失常病史的患者应该进行基线和重复的 ECG 检查。

齐拉西酮的半衰期短(5 个小时),必须一天服药两次。在临床研究中最有效的剂量范围是 60～80 毫克/每天两次或 120～160 毫克/天(Keck 等,1998)。此药应该从 40 毫克/每天 2 次的剂量起始,剂量在 1 周后增至 80 毫克/每天 2 次。这一策略曾用于躁狂的研究中,目前可用于精神分裂症患者的治疗中。更早期的经验提示齐拉西酮以 40 毫克/天的剂量起始不是特别有效。齐拉西酮的另一个主要的优势是,像奥氮平和阿立哌唑一样,它有肌注剂型。肌注剂型的常用剂量是按需每 2 小时 10 毫克,最大剂量是 40 毫克/天。在紧急的急诊情况下,SGA 类一般不是首选,因为口服给药需要更多次服药才能达到最大受益。通过肌注途径,齐拉西酮可快速、可靠地给药。初步报告提示肌注齐拉西酮在治疗急性精神病和激越方面与肌注氟哌啶醇疗效相当,但较少引起 EPS。

(八) 阿立哌唑

阿立哌唑(安律凡)是一种第二代抗精神病药,具有几分独特的药理学特征。它是 D_2 和 $5\text{-}HT_{1A}$ 受体的部分激动剂,也有其他 SGA 类所具有的 $5\text{-}HT_2$ 特性。阿立哌唑的其他药理学特性是它作为突触前 D_2 自身受体激动剂的亲和力。因此,它在脑内的特定区域既可增强也可抑制多巴胺的释放。阿立哌唑的药理学作用谱表明其具有抗精神病、抗躁狂和抗抑郁的特性。在 2007 年,它获批作为首个单相重性抑郁障碍的辅助治疗用药。

阿立哌唑被批准治疗精神分裂症并且是美国最新批准的第二代药物。至少有4 项对照试验确认了阿立哌唑对精神分裂症的治疗作用。一项荟萃分析纳入安慰剂对照试验中的 1545 例患者,阿立哌唑比安慰剂更有效并至少与利培酮和氟哌啶醇疗效相当(Carson 等,2002)。阿立哌唑是唯一未在 CATIE 研究中得到评估的

SGA。因此，我们不知道它与其他 SGA 类和奋乃静在更真实世界的情境下表现如何。在企业资助的试验中，阿立哌唑在阴性症状治疗上优于氟哌啶醇。而且，阿立哌唑在精神分裂症为期 1 年的研究中对复发的预防作用与氟哌啶醇相当，并且由于副作用更少而脱落率更低。阿立哌唑是获批可用于青少年精神分裂症急性期和维持期治疗的少数抗精神病药之一。抗精神病药治疗青少年精神分裂症的对照试验很少。13～17 岁精神分裂症患者的研究显示阿立哌唑在固定剂量 10 毫克/天或 30 毫克/天时有效。更高的剂量和低剂量相比没有显著的有效性。在治疗成年精神分裂症患者时的起始剂量是 5～10 毫克/天，最大推荐剂量是 30 毫克/天。如果患者服用 10 毫克/天时被激活，则应尝试更低剂量（如 5 毫克/天）。在青少年中，起始剂量是 2 毫克，大多数患者在 10 毫克/天时显示出疗效。青少年精神分裂症患者的最大推荐剂量是 30 毫克/天。

在本书写作时，多项安慰剂对照试验显示阿立哌唑可有效治疗急性躁狂。阿立哌唑的抗躁狂作用优于安慰剂，而且可在 4 天内见效（Keck 等，2003a）。阿立哌唑可明显减轻与急性躁狂有关的激越、不稳定和攻击性。已完成的研究表明阿立哌唑可用于双相 I 型障碍的维持治疗，它可以延迟双相 I 型障碍患者的躁狂发作。因此阿立哌唑是仅有的少数几个获得 FDA 批准用于双相障碍维持治疗的药物。在维持治疗的试验中，阿立哌唑明显可以延缓下一次躁狂发作。阿立哌唑对抑郁症的预防作用没有在这些关键性试验中得以充分评估。阿立哌唑与利培酮也是获批用于儿童的两种 SGA 类。在 10～17 岁急性双相 I 型障碍患者中的研究表明阿立哌唑的有效剂量是 10 毫克/天和 30 毫克/天。阿立哌唑对儿童双相障碍患者维持治疗的疗效尚未确定。

目前已评估阿立哌唑对成人双相抑郁的治疗效果，但至少作为单药治疗，在随机对照试验中未显示出可靠疗效。可以预见但未得到明确证明的是，就像对于单相抑郁那样，阿立哌唑应该可以作为双相抑郁的辅助治疗。

阿立哌唑的半衰期长，大约为 50～80 小时，因此大约 2 周才能达到稳态。如此长的半衰期允许一天一次给药。目前正在开发的有，用于精神分裂症维持治疗的阿立哌唑长效针剂和用于急性激越的短效肌注剂型。

副作用谱明显优于其他大多数 SGA 类。1 年以上的数据显示阿立哌唑与齐拉西酮一样，对体重的影响相当中性，并且阿立哌唑对 QT$_C$ 间期没有显著影响。阿立哌唑是第一代或第二代抗精神病药中少数几个不增加泌乳素水平反而可能使其降低的药物之一。在 EPS 方面，仍有疑问的是阿立哌唑是否更可能引起静坐不能，而这个问题的答案要等待头对头的比较试验。当然在某些阿立哌唑治疗的患者中会出现激越和静坐不能。在阿立哌唑的 III 期试验中最常见的副作用是恶心、震颤、失眠、头痛和激越。

阿立哌唑的副作用谱随着患者的年龄和应用的适应证而变化。例如，在阿立哌唑治疗的儿童和青少年中，镇静和 EPS 的问题比成人更突出。另外，静坐不能在阿立哌唑治疗的抑郁成年患者中的发生率（即使使用更低剂量）比精神分裂症患者高出 3 倍。

在患抑郁症的成人中,典型的起始辅助剂量是 2～5 毫克/天。我们见过 2 毫克就达足量的患者。另外,我们还见过远高于最大推荐剂量 15 毫克/天的剂量对某些抑郁患者仍然可耐受和有效。对于双相障碍成人患者,我们仍常以低于制造商推荐的起始剂量,即 5～10 毫克,依据耐受性和需要滴定至 30 毫克。同样的做法对精神分裂症的成人患者也适用。

(九) 鲁拉西酮

鲁拉西酮具有 $D_2/5-HT_2$、$5-HT_7$ 的拮抗剂特性,还是 $5-HT_{1A}$ 受体的部分激动剂。从这种药理作用谱来看,可预计鲁拉西酮可用于精神病性障碍和心境障碍。鲁拉西酮在 2010 年首先获批用于治疗精神分裂症,并在 2013 年获得 FDA 批准用于双相抑郁的单药治疗和辅助治疗。鲁拉西酮治疗精神分裂症的疗效最初通过称为 PEARL(评价鲁拉西酮抗精神病疗效的项目)的三项注册试验确立(Loebel 等,2014b;McEvoy 等,2013;Meltzer 等,2011)。PEARL 研究是大型、多中心、随机对照试验,在 PEARL1 中将鲁拉西酮仅与安慰剂进行比较,在 PEARL2(奥氮平)和 PEARL3(喹硫平)中与活性对照药进行比较。急性期试验使用剂量为 40～120 毫克/天的鲁拉西酮治疗 6 周。在 PEARL1 中,40 毫克/天和 120 毫克/天,但不是 80 毫克/天,这两种剂量的疗效优于安慰剂。然而,鲁拉西酮的所有剂量与奥氮平和喹硫平一样在其他两项 PEARL 试验中均有效。鲁拉西酮起效迅速,在所有三项研究的前 2 周即显示出与安慰剂的显著差异。

鲁拉西酮对双相抑郁的疗效在两项 6 周对照试验中得以确立。在单药治疗的试验中,鲁拉西酮与安慰剂相比较,而在辅助治疗试验中,鲁拉西酮或安慰剂与锂盐或丙戊酸钠合用(Loebel 等,2013a,2014a)。在单药治疗试验中的患者被随机分配至接受低剂量鲁拉西酮(20～60 毫克/天)或高剂量鲁拉西酮(80～120 毫克/天),而 20～120 毫克/天的可变剂量用于辅助治疗试验。在这两项研究中,使用蒙哥马利抑郁评定量表和临床大体印象量表进行测定,高、低剂量均对双相抑郁的治疗有效,虽然高剂量未必比低剂量更有效。

鲁拉西酮在临床试验中的耐受性普遍良好。在精神分裂症和双相抑郁的试验中,由副作用所致的停药率在鲁拉西酮和安慰剂治疗的患者中几乎相当。最常见的副作用是嗜睡、静坐不能、EPS 和胃肠道症状。静坐不能和 EPS 似乎与剂量相关,剂量越高耐受性越差。与其他抗精神病药所致的静坐不能一样,用 β-受体阻断剂和苯二氮䓬类可缓解。我们发现在睡前服用全部剂量可减轻日间嗜睡。与饭同服可减轻 GI 反应。鲁拉西酮比奥氮平和喹硫平更少引起体重增加和代谢作用,在这一方面似乎与阿立哌唑相当。在临床试验中血糖和血脂水平的升高不多,与接受安慰剂的患者的改变相当。因此,根据我们的经验,鲁拉西酮的耐受性比许多 SGA 类要好。

鲁拉西酮是 CYP3A4 酶的底物,一般不应与 CYP3A4 的强抑制剂如酮康唑和利托那韦合用。类似地,应该建议患者避免喝葡萄柚汁,因为它可抑制鲁拉西酮的代谢并会增加出现与剂量相关的副作用如静坐不能的可能性。相反,CYP3A4 的强诱导剂,如利福平和卡马西平,通过降低药物的血药浓度而减弱鲁拉西酮的疗效,在治疗时需要处方更高的鲁拉西酮剂量。

鲁拉西酮的推荐起始剂量在精神分裂症中是 40 毫克/天,在双相抑郁中是 20 毫克/天。剂量于每天或每两天可以增加 20 毫克。我们已发现精神分裂症患者经常在剂量范围为 60~120 毫克/天时表现更好,而双相患者似乎在剂量为 20~60 毫克/天时表现良好。

(十) 阿塞那平

在 2009 年底,阿塞那平被批准用于治疗精神分裂症和与双相 I 型障碍相关的躁狂和混合状态。与其他 SGA 类一样,它是 5-HT$_2$ 和 D$_2$ 的强拮抗剂。然而,不同于某些非典型药物,它对多种多巴胺受体(D$_1$-D$_4$)具有广泛作用并对许多 5-羟色胺受体有高亲和力,包括作为 5-HT$_1$、5-HT$_2$、5-HT$_3$、5-HT$_5$ 和 5-HT$_7$ 受体的拮抗剂。与鲁拉西酮相似,阿塞那平是 5-HT$_{1A}$ 受体的部分激动剂。此外,阿塞那平是 α_1 和 α_2 肾上腺素受体和 H$_2$ 受体的拮抗剂。因此,阿塞那平比此类药物其他一些成员更可能引起体位性低血压并且容易引起镇静作用。

阿塞那平对精神分裂症的疗效与其他 SGA 类相当。3 项注册试验在 6 周、固定剂量的研究中探讨了阿塞那平对精神分裂症的治疗作用,在每项试验中阿塞那平均与安慰剂和 3 种对照药物(氟哌啶醇、利培酮和奥氮平)之一进行比较。在 3 项研究的其中两项中,阿塞那平优于安慰剂并与活性药物相当。在另一项研究里,奥氮平和阿塞那平未与安慰剂区分开来。阿塞那平用于这些研究的剂量从 5 毫克/每天 2 次到 10 毫克/每天 2 次。因为阿塞那平的效应值低于其他 SGA 类,有人总结认为阿塞那平是一种较弱的药物。然而,对比药物的效应值也比早期研究中所见的要低,并可能与越近期的研究安慰剂效应越大的发现相一致。然而,其他荟萃分析认为虽然阿塞那平与其他 SGA 类的疗效相当,但它比那些对精神分裂症疗效更确凿的药物如氯氮平、奥氮平和利培酮要弱一些(Leucht 等,2013)。

两项设计相同的双盲对照研究评估了阿塞那平对躁狂和混合状态的治疗(McIntyre 等,2010,2013)。在这些试验中,488 例处于躁狂或混合状态的双相 I 型障碍的患者被随机分配接受阿塞那平、奥氮平或安慰剂治疗 3 周。两种活性药物均比安慰剂更有效,但阿塞那平的效应值较之奥氮平来说显得逊色(0.45)。类似地,在一项阿塞那平作为丙戊酸钠或锂盐的辅助用药治疗躁狂或混合状态的研究中,阿塞那平显著优于安慰剂,但在第 3 周和 12 周时的效应值很小(分别为 0.24 和 0.33)(McIntyre 等,2010)。有来自短期和长期的双相试验的证据表明阿塞那平对双相障碍的抑郁症状治疗有效。总体上,阿塞那平看起来是被批准用于此用途的较弱的抗躁狂药物之一。对躁狂治疗药物的相对疗效的荟萃分析发现,抗精神病药作为一组药物比心境稳定剂如锂盐或丙戊酸钠的疗效更佳(Cipriani 等,2011)。然而,在抗精神病药中,阿塞那平和齐拉西酮的疗效明显不如利培酮、奥氮平和氟哌啶醇。因为阿塞那平必须用作舌下含服的片剂,对许多年轻的急性躁狂患者并不理想,我们发现阿塞那平更适合用作急性躁狂的二线用药,最好给老年患者或不能吞咽药片的患者服用。

　　阿塞那平对蛋白质的结合率约为95％。它的分布容积大,并且大约30~60分钟就能快速达到血药浓度的峰值。如果吞咽的话,它的生物利用度不及1％,这就是为何必须在舌下崩解的原因。即使那样,生物利用度只有大约35％。阿塞那平主要通过CYP1A2来代谢,随后经历葡萄糖醛酸化。在与强CYP1A2抑制剂如氟伏沙明合用时可能不必有重大的剂量调整,虽然在某些案例中需要减少阿塞那平的剂量。类似地,虽然阿塞那平是一种弱的CYP2D6抑制剂,但它不会显著抑制帕罗系统或去甲丙咪嗪等底物的代谢。

　　阿塞那平在临床试验中的耐受性普遍良好。比安慰剂发生率更高的最常见副作用是嗜睡、静坐不能和口腔感觉减退。大约5％的患者在舌下含服阿塞那平时出现舌头和嘴变得麻木。虽然大多数患者能够耐受这种麻木,但它是精神分裂症试验中患者停药的较常见的原因之一。相比奥氮平或喹硫平,它不太可能引起体重增加和血糖增加。然而,大约15％的患者在长期的精神分裂症和双相试验中体重增加超过7％。对于有临床意义的体重增加,造成危害所需的人数是7。罕见但有潜在严重性的超敏反应,包括血管性水肿、严重的低钠血症、血小板减少和QT_c延长也在阿塞那平中有所报告。

　　虽然阿塞那平的终末半衰期约为24小时,但此药的低生物利用度和高蛋白结合率使其必须一天给药两次。我们倾向于让患者在睡前以5毫克的剂量起始。如果他们耐受了那个剂量,我们将给予5毫克/每天2次,持续至少1周。大多数患者在每天10毫克时均表现良好,但剂量可根据需要滴定至10毫克/每天2次。

三、第一代(典型)抗精神病药

　　典型(D_2拮抗剂)抗精神病药:概述见表4-6所列。

　　在本书写作时,美国市场仍有10种第一代药物,其中最常处方的是氟哌啶醇。这些药物的D_2/5-HT$_2$拮抗作用比率相当高,不同于逐渐占主导地位的SGA类。它们还可能长期占据多巴胺受体。

　　第一代药物仍有许多超过SGA类的优点。一个显著的优势是价格低。大多数的第一代抗精神病药都有仿制药,价格仅是新药的一小部分。CATIE和CUtLASS等研究挑战了以下这一观点,即典型药物对精神分裂症的疗效更差或甚至更难耐受。最后,相比大多数SGA类,高效价药物不太可能引起体重增加。实际上,吗茚酮比其他第一代抗精神病药或SGA类对体重增加的影响更小。在一些患者中,体重增加及其并发症给患者带来的长期风险比EPS更大。

　　然而,第二代药物的相对更低的EPS发生率,尤其是迟发性运动障碍,并对阴性和认知症状的疗效可能更好地使得它们成为精神病长期治疗的首选药物。尽管SGA类有这些优势,但许多精神分裂症患者仍然使用第一代抗精神病药,而且这种情况将一直持续到我们具有明显效果的、更好的药物为止。

表 4-6　典型(D₂ 拮抗剂)抗精神病药：概论

项　目	指　标
疗效	精神分裂症(阳性症状)(FDA 批准的适应证) 抽动秽语综合征(匹莫齐特；FDA 批准的适应证) 躁狂(仅氯丙嗪获得 FDA 批准的适应证) 精神病性抑郁(与抗抑郁药合用) 药源性精神病 激越①、恶心、呃逆(未获 FDA 批准；非适应证使用)
副作用	EPS(在高效价药物中更常见) NMS(罕见) 口干、便秘、尿潴留、镇静、体重增加(在低效价药物中更常见) 皮肤和眼睛的并发症 QT 间期延长(硫利达嗪)
剂量与给药	个体化给药 起始剂量相当于 50～150 毫克氯丙嗪(参见表 4-2)，最高日总剂量相当于 300～600 毫克氯丙嗪(如 6～12 毫克氟哌啶醇)
过量的安全性	CNS 生理性抑制、低血压、ECG 改变、EPS。处理方法为维持生命体征、洗胃。谨防引吐所致的误吸
药物相互作用	CNS 抑制剂：↑镇静作用 抑酸剂：↓抗精神病药吸收 卡马西平：↓抗精神病药的浓度 SSRI 类：↑抗精神病药的浓度 尼古丁：↓抗精神病药的浓度 哌替啶：↑镇静作用、低血压 β-受体拮抗剂：↑低血压；可能↑抗精神病药和 β-受体拮抗剂的浓度 TCA 类：可能↑抗精神病药和 TCA 的浓度 丙戊酸钠：氯丙嗪可能↑丙戊酸钠的浓度

注：CNS=中枢神经系统；ECG=心电图；EPS=锥体外系症状；FDA=美国食品和药品管理局；NMS=神经阻滞剂恶性综合征；SSRI=选择性 5-羟色胺再摄取抑制剂；TCA=三环类抗抑郁药。

① 与精神病有关的激越：仅肌注奥氮平获得 FDA 批准此适应证。

　　虽然没有证据显示一种第一代抗精神病药比另一种更好，但一些患者明显更习惯于一种药物而不是另一种。与其他种类的精神活性药物一样，对于第一代抗精神病药的选择，相比其他因素，与药物的副作用谱的关系更大。低效价药物如氯丙嗪的优势是所致的 EPS 不太严重，但比高效价药物更易引起镇静、体重增加和体位性低血压。另外，高效价抗精神病药如氟哌啶醇和氟奋乃静尽管更可能出现EPS，但比低效价药物更受欢迎。低效价药物的抗组胺和抗胆碱能作用对许多患者日常功能的影响更大。使用这些药物的艺术包括选择正确的药物然后处理这种药物不可避免的副作用。

　　第一代(典型)抗精神病药的副作用如下所述。

（一）镇静作用

镇静作用，经常伴随疲乏感，在治疗早期有用但在症状改善后就成了不利因素。所有抗精神病药对一些患者在某种剂量下都有镇静作用，但一般来说氯丙嗪的镇静作用最强。它的镇静作用会引起接受 25 毫克或 50 毫克单次剂量的非精神科疾病志愿者感到极度不适，但一些精神病或人格障碍患者有时可以接受甚至喜欢药引起的副作用。硫利达嗪、氯普噻吨和洛沙平也常有一定的镇静作用，但其他高效价抗精神病药的镇静作用更少或完全没有。在一个急性期的给药策略中，抗精神病药的剂量逐渐增加直至精神病得到控制，同时镇静作用也增强，随后需要减量。在慢性给药时，镇静作用和疲乏感与运动障碍相互重叠，这种副作用以迟钝、不活动和缺乏自主运动为特征。当增加一种抗帕金森药物时，运动障碍常会减轻，而当抗帕金森药物减量后，运动障碍常减轻地较为缓慢。当抗精神病药用作按需使用的药物时（口服或肠道外），镇静可能是抗精神病药产生的主要作用，即使希望的是精神症状的减轻。如前所述，苯二氮䓬类（如劳拉西泮 1～2 毫克）对此目的更为适合。不幸的是，任何种类药物的短期（或长期）使用均从未被认真地研究过。

（二）自主神经作用

所有抗精神病药均可引起体位性低血压，但据推测这个问题对于低效价药物来说更常见和严重，至少氯丙嗪和硫利达嗪是这样的，而且对老年或有躯体疾病的患者也更危险。所有第一代抗精神病药也有抗胆碱能作用，最明显的是硫利达嗪，但氯丙嗪、美索达嗪（在美国已经退市）和三氟拉嗪也有明显表现，但比其他药物的程度要轻。会出现口干、便秘和尿潴留和视物模糊。当抗精神病药与其他抗胆碱能药物（抗帕金森药或 TCA 药物）合用时，可能出现谵妄或肠道潴留。便秘是这种作用的较轻表现形式。硫利达嗪很容易发生逆行射精，并且此类别的其他药物也会出现这种情况。这种作用可发展为阳痿。有必要询问患者服用此药后对性功能的影响，因为患者可能会受到此作用的困扰但不会主动和医生说。

（三）内分泌作用

第一代抗精神病药的直接作用是增加血液泌乳素的水平。相关文献非常庞杂，因为泌乳素水平被提出作为一种替代直接测量抗精神病药血药浓度的方法。尝试使用泌乳素水平作为新近住院患者用药足量的准则至今尚未得到证实，但一项研究提示，低泌乳素水平的恢复期患者比那些高水平的患者更容易复发。高泌乳素血症在女性和男性患者中均可引起乳房增大和溢乳，而且这些药物有时可能引起男性患者的阳痿和女性患者的闭经。要降低泌乳素水平，可尝试多巴胺能药物如金刚烷胺（200～300 毫克/天）或溴隐亭（7.5～15 毫克/天）。

　　所有抗精神病药均可出现体重增加,时常增长过度。目前不清楚是由食欲增加还是活动减少所致。吗茚酮被认为不太可能引起体重增加,甚至可能引起适度的体重减轻,原因也不得而知。虽然除硫利达嗪以外的所有抗精神病药均是好的止吐药,但时常见到患者服用后产生恶心和呕吐的副作用,其中原因尚未明确。

(四) 皮肤和眼睛的并发症

　　抗精神病药(与其他药物一样)可引起各种过敏性皮疹但氯丙嗪更加常见。长期高剂量服用氯丙嗪可引起暴露于光线下的区域发生色素沉着以及眼睛的色素沉着,主要在角膜的后部和晶状体的前部。这些沉积几乎从不影响视力,也不需要进行常规的裂隙灯检查。但是,当患者的眼睛用光照射时显示瞳孔不透明,则应进行眼科评估。这些沉淀物可能只在使用氯丙嗪时出现,但可以想见也会发生在其他药物的使用中。视网膜色素沉着仅发生于硫利达嗪(但硫利达嗪的代谢产物美索达嗪从未被报告过),同时它对视力的严重且不可逆的作用需要硫利达嗪的剂量维持不高于 800 毫克/天。氯丙嗪常引起皮肤光过敏,在相对短时(30～60 分钟)直接暴露于阳光后则可在暴露的皮肤区域出现严重的晒伤表现。含有对氨基苯甲酸(PABA)的防晒霜会屏蔽紫外线,有助于避免这种作用。其他抗精神病药可引起光过敏,一般建议服用这些药物的患者涂抹防晒霜。阳光过敏最好通过小心地逐渐延长暴露于阳光下的时间来确定。许多患者被证实可正常耐受阳光。对于可能长期进行户外工作或娱乐的患者,应该避免使用氯丙嗪。长期服用氯丙嗪的患者在暴露于光线的皮肤区域可能出现瓦灰色或略微发紫的色素沉着,一旦停药颜色就会缓慢褪去。

(五) 其他或罕见的并发症

　　氯丙嗪和硫利达嗪可引起粒细胞缺乏症,其他第一代抗精神病药也可能出现。它的发生率很低,大约 5000 例治疗患者中有 1 例。粒细胞缺乏症通常出现在治疗的前 3 个月。对粒细胞缺乏症的监测不需要进行频繁或定期的血细胞计数检查。但如果患者在治疗的头几个月出现嗓子疼和发热则要急查白细胞,以排除这种罕见但严重的并发症。在 3000～4000/立方毫米范围的白细胞减少也会发生但一般不严重,然而粒细胞缺乏症,常被定义为白细胞少于 2000/立方毫米,多形核白细胞少于 500/立方毫米,这是一种非常严重的并发症并需要血液科医生立即给予医疗关注。当然,如果白细胞低于 3000/立方毫米,临床工作者应该慎重考虑停药。参见本章前面专门讨论与氯氮平相关的粒细胞缺乏症的部分。

　　在氯丙嗪使用的早期相对常见过敏性阻塞性肝炎的报告,发生率为 2%～3%,但这种疾病在近些年更加罕见。即使这种过敏性阻塞性肝炎更常见,但它是一种相对轻的一过性疾病,不会导致肝硬化或永久性肝损伤。肝脏的问题很少见于其他抗精神病药,以至于使人相信服用这些药物的患者偶尔出现肝功能化验的异常是由一些同时存在的不相关事件或药物所致。这些异常,除非是进展性且严重的,才作为一个停用有效抗精神病药的理由,虽然当观察到肝功能异常时,内科医生往往毫无充分依据就归咎于抗精神病药。

惊厥也可发生在使用抗精神病药治疗的患者中。只有丙嗪(已不再使用)会引起惊厥,发作频率不定。我们知道手头没有好的数据来显示所有精神病药物对惊厥阈值的相对影响,但我们的前合著者 Jonathan Cole 常对在 McLean 医院见到洛沙平和氯丙嗪引起罕见的抗精神病药相关惊厥产生质疑,而我们推测高效价药物不太可能引起惊厥。当然,有癫痫病史正在服用抗惊厥药治疗的患者接受抗精神病药治疗时常对惊厥发作频率没有明显影响。与氯氮平使用相关的惊厥发作已在本章的前一部分做了讨论。

在健康年轻人中,猝死与抗精神病药使用有关。其中的机制包括 QT_C 延长、尖端扭转型室速、室颤和在癫痫大发作期间误吸食物或呕吐物,但明确病因尚未证实。几个第一代抗精神病药,包括硫利达嗪、美索达嗪和氟哌利多,目前在说明书里均包括黑框警告。自从设定这些警告后,此类药物的使用显著减少。偶尔的猝死报告发生于夏季隔离病房的患者。这可能是由抗精神病药对热调节的作用所致。由于在发现抗精神病药之前,年轻的精神科患者就出现过突然的、不可预期的死亡,所以死亡与药物治疗之间的关联仍站不住脚。在过去的 30 年里,我们听过的与硫利达嗪相关的猝死(4 例)比任何其他抗精神病药都要多,但即使使用硫利达嗪,此类情况也相当罕见。一项主要聚焦于 SGA 类引起 QT_C 延长的研究使硫利达嗪及其代谢产物美索达嗪(Serentil)在 2000 年收到来自 FDA 关于 QT_C 延长的黑框警告。因此,硫利达嗪和美索达嗪不可能再被广泛使用。

(六) 神经系统作用

虽然对纹状体的多巴胺受体阻断是引发抗精神病药所有神经系统副作用的最常见的机制,而且具有抗胆碱能作用的抗帕金森药物是传统的矫正方法,但假定的胆碱能-多巴胺能之间的不平衡可能仅为部分解释。

1. 肌张力障碍

EPS 的最早期形式之一,肌张力障碍,经常表现为舌头、颌部和颈部的强直性肌肉痉挛,通常发生在服用抗精神病药后的前数小时或数天。它表现为骇人的全身伸肌僵硬的角弓反张或只是轻度的舌头僵硬。在一项小型研究中,肌张力障碍在抗精神病药的血药浓度下降而不是升高时出现,使我们想知道这种情况下肌张力障碍是否为多巴胺阻断减弱时的一种反弹作用。在任何情况下,肌张力障碍均可通过预防性使用抗帕金森药而相当有效地避免,而且罕见于硫利达嗪。肌张力障碍更常见于年轻男性但可发生于任一性别的任何年龄。

一旦出现,肌张力障碍可以通过静脉注射抗帕金森药物而迅速减轻(只有苯海拉明和苯扎托品目前可供注射使用)或较慢些的是肌肉注射给药。然而,多种药物如地西泮、异戊巴比妥和苯甲酸钠咖啡因甚至催眠,据说均可缓解肌张力障碍。一旦控制了肌张力障碍同时患者受到口服抗帕金森药物的保护后,即可继续使用惹麻烦的抗精神病药而不会再次发生肌张力障碍。但如果换成另一种抗精神病药，患者的担心则会减轻。一些注射氟奋乃静的患者在随后的注射中再次发生肌张力障碍。

动眼危象，表现为强制性的眼球转动，通常是向上转动，传统上归为肌张力障碍，但它们相当常见，甚至在治疗后仍复发，而更传统的肌张力障碍则很罕见。

2. 假性帕金森病

在治疗的早期阶段，通常介于第 5 天和第 4 周之间，患者出现帕金森病的体征。与特发性帕金森病相反，捻丸样震颤非常罕见，但肌肉僵硬、齿轮样强直、弯腰体位、面具脸，甚至流涎都很常见。书写过小症的出现有助于区分抗精神病药所致的震颤与锂盐所致的震颤。患者很少出现如此罕见的帕金森性强直以至于失能甚至不能动。当患者有上述表现时，他们有时被误诊为紧张症。有如此严重强直症状的患者即使用大剂量的抗帕金森药物也未必有效，在停用抗精神病药后可能需要长达 2 周的清洗期。经常，较轻的假性帕金森病见于长期进行维持治疗的患者，并可归因于此类患者的被动性不运动。

3. 运动障碍

运动障碍，一种自发或自主运动的减少，在没有帕金森病体征时，可见于服用维持抗精神病药治疗的患者。通常的粗大震颤也可见于没有任何帕金森病体征的情况下。服用抗帕金森药物或减少抗精神病药剂量对这两种情况均有效。

运动障碍，以及假性帕金森病和抑郁症，可能与精神分裂症的阴性症状混淆。一种区分情感淡漠和失语是由精神病还是神经系统副作用所致的方法是用某种药物，如比哌立登进行 2 周的治疗试验。如果阴性症状消失，他们可能是抗精神病药的一种副作用，不是精神障碍的结果。如果怀疑为抑郁症状，出于同样的目的可以尝试使用某种抗抑郁药。

McLean 医院的工作提示，用来治疗传统帕金森病的单胺氧化酶 B（MAO-B）抑制剂司来吉兰（咪多吡），在剂量为 5 毫克 bid 时对正在服用抗精神病药的有阴性症状的精神分裂症患者同样有效。如果司来吉兰的剂量不超过 10 毫克/天（或透皮贴剂 6 毫克/天），则不必遵循单胺氧化酶抑制剂（MAOI）使用所要求的特殊饮食。有关这种用法的一项安慰剂对照试验已经完成，并且此药似乎有效。如果司来吉兰确实"有效"，很难确定是因为它减轻帕金森病的症状，减轻抑郁症，还是直接改善阴性症状而起效的。

4. 静坐不能

静坐不能，这种由抗精神病药所致的内驱性不安，是这些药物中被了解的最少并最令人烦恼的神经系统副作用。它的表现从令人不快的主观肌肉不适感到一种激越的、严重的、伴有搓手和哭泣的明显烦躁。在这两种极端之间，患者发现他们自己不能长期静坐，不得不起立并到处走动或不停地变换姿势。静坐不能有时被误认为精神病性激越并通过增加抗精神病药的剂量而予以不恰当的治疗。它甚至在首次服用抗精神病药后出现，但在药物使用的前几周的任何时候均可能成为一个临床问题。

　　静坐不能可出现于硫利达嗪和奥氮平以及其他更老的药物的使用中,甚至可能见于氯氮平和利培酮。不像其他神经系统副作用,抗帕金森药物对其疗效不佳,这是维持治疗的后果,也是患者拒绝维持此种治疗方案的常见依据。研究提示,普萘洛尔在剂量为 30～120 毫克/天时常抑制静坐不能,而抗帕金森病药物或苯二氮䓬类如劳拉西泮均无效。普萘洛尔的疗效质疑了静坐不能是由多巴胺受体阻断所致的这一理论。

　　腿部均匀、有节律的上下抖动,或较少见地来回抖动,常见于使用抗精神病药治疗的患者,并且很可能,即使不能确定,是静坐不能的一种变体,虽然有些人认为它是一种震颤的形式。有这种现象的患者经常意识不到或并不受其干扰。

　　鉴别诊断静坐不能的最佳依据是患者的不安是一种肌肉感觉还是头脑里的感受,前者是静坐不能而后者是焦虑。如果有任何疑问,假定静坐不能存在是更稳妥的,因为抗精神病药过量比剂量不足要常见得多。

　　静坐不能的药物治疗常需要多种药物。抗帕金森病药物、β-受体阻断剂和苯二氮䓬类均对某些患者有效,但可能需要一种以上的药物。还应考虑降低抗精神病药的剂量。

(七) 抗帕金森病药物的使用

　　关于抗帕金森药物预防性使用的利弊的激烈争论持续了数十年。许多资深的临床工作者认为患者对药物的接受度增强,而且在所有患者开始(或重新开始)服用某种抗精神病药时常规服用抗帕金森病药物可避免令人不快的副作用。但其他人则认为同时服用两种药物(抗精神病药和抗帕金森病药物)比单纯服用一种抗精神病药的毒性要大,而且抗帕金森病药物只应该在出现神经系统副作用时增加。

　　我们相信有足够的证据表明,在治疗年龄低于 45 岁的开始服用第一代抗精神病药的急性精神病性患者时,常规使用抗帕金森病药物可避免神经系统副作用,除非抗胆碱能副作用是禁忌证。在较为少见的情况下,在抗精神病药以极低剂量(如氟哌啶醇 1～3 毫克/天)进行的谨慎试验中,不必预防性使用抗帕金森病药物。如果常规的抗帕金森病药物不被预防性用于患者的急性期治疗,对于此类患者应该给予按需使用的医嘱。在 4 周到 6 个月的长期维持性抗精神病药治疗后,抗帕金森病药物可转换成按需使用或撤除。

　　一些患者(大约 15%)将再次出现明确的神经系统副作用,甚至更多的患者(大约 30%)将感到"改善"(焦虑、抑郁或迟钝的症状减轻),而继续服用抗帕金森病药物。一些患有慢性精神分裂症的患者乐于停用抗精神病药但要求继续服用抗帕金森病药物。非常罕见的是,患者使用苯海索或其他抗帕金森病药物以获得快感,但是更多服用抗精神病药的患者服用抗帕金森病药物比不服用要好。罕见的是,患者在服用抗帕金森病药物时出现抗胆碱能性的谵妄或肠道潴留,口干和视物模糊是更常见的副作用。

目前抗帕金森病药物的剂量范围在表 4-7 中给出。可能的话,如果放射性受体测定法普遍用于药物本身或抗胆碱能水平的血药浓度的确定,那么剂量的调整也许会更加理性。目前,如果患者的神经系统副作用或口干症状均未减轻,可以考虑谨慎加量,甚至超过《医生案头参考书》(the Physcians' Desk Reference,PDR)中推荐的最大剂量,虽然减少抗精神病药剂量可能需要更加理性。

大多数的抗帕金森病药物被认为通过其抗胆碱能作用起效而且可能彼此疗效相当,虽然在罕见案例中,我们见过只有通过抗胆碱能的抗组胺药苯海拉明或普罗吩胺才能改善症状。这些药物没有设对照的对比研究来指导临床工作者。可能苯海拉明的镇静作用更强,苯海索的兴奋作用稍强,而比哌立登在此维度,则更加中性(表 4-7)。金刚烷胺,被认为作为多巴胺能受体激动剂起效,可以 200~300 毫克/天的剂量使用。它可能与抗胆碱能的抗帕金森病药物疗效相当,但它不具备已证实的优势。对其抗帕金森病作用的耐受,比抗胆碱能的抗帕金森病药物更棘手。但它可用于出现溢乳时,因为它能降低血中泌乳素水平。虽然人们可能预计多巴胺受体激动剂就是一种兴奋剂,患者有时发现金刚烷胺具有镇静作用。溴隐亭,另一种多巴胺能受体激动剂,是一种处方药,并在特发性帕金森病中得到广泛研究。它被充分证明可用于治疗药源性假性帕金森病,并且可能不会使那些抗精神病药剂量已经稳定的患者病情恶化。左旋多巴尚未在假性帕金森病中得到系统性研究。它可能起效太慢,并且有时使精神病恶化。标准的抗帕金森病药物一般对精神病没有明显作用;有几项对照研究比较了抗精神病药与抗帕金森病药物合用或不合用的情况,结果仍然是模棱两可的。

表 4-7 抗帕金森病药物:药名、剂型和单位剂量以及剂量范围

通用名	商品名	剂型和单位剂量	常见的剂量范围/(毫克/天)
主要抗胆碱能 苯扎托品	Cogetin①	片剂:0.5 毫克,1 毫克,2 毫克 注射:1 毫克/毫升(2 毫升安瓿)	2~6
比哌立登 苯海拉明	Akineton Benadryl②	片剂(盐酸):2 毫克 片剂:25 毫克 胶囊:25 毫克,50 毫克 酏剂和糖浆:12.5 毫克/5 毫升(120 毫升和 480 毫升药瓶) 注射:50 毫克/毫升(1 毫升单次剂量药瓶;10 毫升多次剂量药瓶;1 毫升预装注射器)	2~8 50~300
苯海索	Artaneb②	片剂:2 毫克,5 毫克 酏剂:2 毫克/5 毫升(480 毫升药瓶)	4~15
多巴胺能 金刚烷胺	Symme-trel②	片剂和胶囊:100 毫克 糖浆:50 毫克/5 毫升(480 毫升药瓶)	100~300

① 仿制药只有片剂。

② 有仿制药。

抗帕金森病药物的抗胆碱能作用可引起非精神障碍的被试和精神分裂症患者出现认知损害。这种作用的广度和临床重要性不甚明确,但由抗胆碱能药物效应所致的轻度记忆问题会被已有认知损害或被镇静的患者轻易忽视。我们需要谨记,有特发性帕金森病的患者可以在所有抗帕金森病药物的高剂量下出现谵妄,包括金刚烷胺,而且若要增加这些药物的剂量应观察这些患者的器质性体征。

两个更新的抗帕金森病药物值得一提。普拉克索(Mirapex)和罗匹尼罗(ReQuip)代表了一种新型的多巴胺受体激动剂。普拉克索被研究用于抑郁症和精神病的治疗中,但其仅获得 FDA 批准的治疗帕金森病的适应证。虽然我们使用这些药物的经验有限,但我们看到它们对精神分裂症患者产生抗帕金森病作用,而且在低剂量时(<1 毫克/天的普拉克索)没有出现精神病性症状。一些证据表明这些多巴胺受体激动剂还可能有助于改善精神分裂症的阴性症状。普拉克索和罗匹尼罗的一个问题是他们非常贵,而且第三支付方如 Medicare 通常不会涵盖抗精神病药所致的帕金森病的治疗。另一个问题是多巴胺受体激动剂可导致一些患者出现视幻觉;大约 3%的帕金森患者在服用多巴胺受体激动剂时出现视幻觉。

(八) 迟发性运动障碍

一些使用抗精神病药的患者出现异常、不自主、不规律的舞蹈症样或手足徐动型运动。这些运动最常包括舌头的过度运动(吐出、扭动、旋转或反复伸出)和指头的运动(舞蹈症样或握紧拳头)。咀嚼或侧颌运动、噘嘴、扮鬼脸、斜颈或颈后倾、躯干扭动、盆腔推挤、咕噜样呼吸、手足徐动症样手臂及肩部运动以及各种脚趾、脚踝和腿部运动均以各式各样的组合发生。这些动作有时很难与精神分裂症有关的作态进行区分,而且几乎不可能单纯基于现象学与其他更罕见的运动障碍的病因进行区分。

有上述典型运动的患者仍被称为存在*迟发性运动障碍*。那些有重度手足徐动症样张力障碍运动并维持面部、颈部、手臂或躯干姿势的患者被称为存在*迟发性张力障碍*,经常这是一种更严重并更加使人丧失行动能力的情况。手足徐动症样张力障碍运动常与迟发性运动障碍的更典型的舌头和嘴唇运动同时存在。迟发性张力障碍比传统的迟发性运动障碍更容易通过抗帕金森病药物来改善。还可能出现*迟发性静坐不能*,这是一种在停止服用抗精神病药很久以后仍持续存在强制性坐立不安表现的综合征。它比迟发性张力障碍要少见。所谓的迟发性抽动秽语综合征也已被描述过。

迟发性运动障碍的严重性从最轻微的舌头不安和手指的运动到明显的、使人丧失行动能力、损伤容貌的运动。大多数可辨别的案例是轻度的而且未被父母或家人发现或被他们误认为轻度抽动或坐立不安。即使明显可见的运动障碍常不造成真正的后果,但在约 3%的案例中,运动障碍严重到足以引起社交或功能问题。在 McLean 医院的迟发性运动障碍门诊中见到的大多数患者和家属更加担心目前非常轻微的运动障碍的最终可能后果,而不太担心患者就诊时表现出的微小运动。

目前无法预测患者何时会发展成何种程度的运动障碍。然而,目前的最佳数据显示运动障碍出现的比率在前5年使用第一代药物的患者中约为每年4%～7%,并且超过55岁和有情感障碍的患者可能处于更大的风险中(Coel等,1992;Jeste等,1995)。在慢性住院的精神病性患者中,运动障碍的患病率约为20%～40%。极端的情况是,一些患者仅在服用抗精神病药数周后即出现持续的运动障碍,但抗精神病药使用6个月一般认为是安全的。根据我们的经验,在有明显运动障碍的患者中有一半的患者在服用稳定期维持剂量时持续存在运动障碍,而当抗精神病药逐渐减量或停用时大约1/4的患者首次出现运动障碍(隐性运动障碍)。在一些患者中,当他们停用抗精神病药数周、数月或数年以后,运动障碍消退。一些患者甚至在持续服用稳定期维持剂量的药物时,运动障碍消失。在从未服用抗精神病药的个体中,运动障碍仍有显著的发生率,随年龄增长为1%～5%;因此,服用抗精神病药患者的运动障碍并不完全由药物所致。不幸的是,没人能区分出哪些案例是特发性的。也没有任何强有力的、持续的治疗因素与运动障碍相关。抗精神病药治疗的时间比总剂量更常与运动障碍相关。

没有明确证据表明任何一种第一代或典型抗精神病药与迟发性运动障碍发展的关联比其他药物更少见。氯氮平似乎极少引起迟发性运动障碍;对于利培酮,争论仍悬而未决。对多巴胺受体在实验室动物中由抗精神病药引起过度增殖的基础研究数据支持硫利达嗪或吗茚酮等药物比其他抗精神病药更少引起迟发性运动障碍。但我们已见到一些仅使用或几乎仅使用硫利达嗪的患者和主要服用吗茚酮的患者出现迟发性运动障碍的案例。我们还见到一例患者服用各种抗精神病药数年,但在仅服用利培酮的情况下,一年后出现迟发性运动障碍。根据我们的经验,抗精神病药的停药时间与迟发性运动障碍的出现无关,并且锂盐的使用似乎不会减缓运动障碍的出现。

抗帕金森病药物的使用是一个更加复杂的问题。在两项由于近期出现迟发性运动障碍均在McLean医院进行的各100例的队列研究中,服用抗帕金森病药物的时间越长,迟发性运动障碍的出现明显越晚;这个发现在两个队列中均得到了重复。相反,Jeste等(1995)在一组一般回避抗精神病药的老年人群中,发现抗帕金森病药物的使用增加了发生迟发性运动障碍的风险。Kane和McGlashan(1995)发现因服用抗精神病药而有严重神经系统副作用的患者往往处于发生迟发性运动障碍的高风险之中。抗帕金森病药物显然会加重先前存在的运动障碍。我们对这种混合信息的解释是在年轻患者中预防性的抗帕金森病药物使用是安全的并且可能预防迟发性运动障碍,而严重的神经系统副作用和高龄同时与抗帕金森病药物的使用联系在一起时,就更容易引起迟发性运动障碍。因此,临床工作者必须慎重考虑给所有可能持续服药超过数月的患者使用抗精神病药延长治疗的风险和受益。这个问题必须与患者及其家属讨论,除非有正当的临床理由不去这样做。总之,一切均应记录在患者的病历里,而且如果注意到有运动障碍的体征则应重新进行这一过程。(参见第一章"精神药理学治疗的一般性原则"以进一步讨论这个问题。)

至今为止,现有的长期(2～10 年)随访研究提示迟发性运动障碍一般不是进展性的障碍,并且可随时间改善或消失,甚至在那些服用抗精神病药的患者中也是如此。对于慢性的精神病性患者,最佳临床决策经常是继续服用抗精神病药,但是这种决策必须基于每个案例的现实考虑。

对于迟发性运动障碍尚无有效或标准的疗法。通常推荐的做法是尝试缓慢减少抗精神病药的剂量。经常添加锂盐,而且利血平的使用也有其支持者。换成一种不同的抗精神病药有时也是推荐的。一系列阳性的小型研究的结果提示维生素E(400 国际单位,每天 3 次)可以逐渐减少运动障碍,尤其是如果运动障碍持续的时间短于 5 年(Adler 等,1993;Gardos 和 Cole,1995)。更高剂量的维生素 E 常引起腹泻。

各种少见的药物已被尝试用于迟发性运动障碍的治疗,大多数是在单个的小型研究中进行。其中较有趣的一项是使用大剂量的丁螺环酮(Moss 等,1993)。唯一有大量证据(几项对照试验)证实对迟发性运动障碍疗效的药物是氯氮平(Gardos 和 Cole,1995;Louzã 和 Bassitt,2005)。尽管有这些工作,但不可预测哪些患者会受益以及他们的运动障碍是否将缓慢或迅速改善。仍不甚明确的是,氯氮平治疗对迟发性运动障碍的改善是由于氯氮平本身还是由于停用第一代药物。对治疗迟发性运动障碍的一种有趣的选择是加巴喷丁。一项研究提示,900～1800 毫克的加巴喷丁似乎可以减轻一组使用过第一代抗精神病药治疗的情感障碍患者的迟发性运动障碍(Hardoy 等,1999)。

迟发性运动障碍对药物治疗的反应具有显著的异质性。虽然这种情况常被认为是由于多巴胺能过度活跃所致,并因此使用多巴胺阻断剂进行抑制,而抗胆碱能的抗帕金森病药物则会使其加重,但一些患者的确表现出相反的反应,而且假性帕金森病常自相矛盾地与运动障碍共存。苯二氮䓬类经常能适度减轻运动障碍。很多其他有中枢活性的药物已被尝试并时常有效。幸运的是,大多数运动障碍案例的严重性不足以需要特殊的治疗。如果需要特殊治疗,氯氮平似乎是最有效的治疗,但它是一种有潜在危险的药物;维生素 E 似乎有效并且温和。奥氮平需要进一步的研究。除此以外,临床工作者和患者常针对每个患者制订出一套独特的药物治疗方案,这种方案随时间可能会起效。

(九) 神经阻滞剂恶性综合征

神经阻滞剂恶性综合征是一种潜在危及生命的抗精神病药使用的并发症。对其发生率的估计因研究而异,但所有在精神科住院使用神经阻滞剂治疗的患者中有 1% 的比例似乎是合理的,虽然报告过低至 0.07% 和高达 2.4% 的比例。虽然 NMS 的诊断标准在各种文章中不尽相同,但一般性的共识是所有有 NMS 的患者均有高热、严重 EPS 和自主神经功能失调。目前在 McLean 医院使用的诊断 NMS 的操作性标准列在表 4-8 中,它对可能出现的一系列体征和症状做了很好的描述(也可参见第十章"急诊室治疗")。

表 4-8　诊断神经阻滞剂恶性综合征的操作性标准

以下三项是确诊所必须的：

1. 高热：在没有另一种已知病因的情况下，口腔温度至少为 38.0℃
2. 严重的锥体外系作用，有以下两种或更多特征：铅管样肌肉强直、明显的齿轮样肌张力增加，流涎、动眼危象、颈后倾、角弓反张、牙关紧闭、吞咽困难、舞蹈症样运动、慌张步态，以及屈肌-伸肌姿态
3. 自主神经功能失调，有以下两种或更多特征：高血压（收缩压升高超过基线至少 20 毫米）、心动过速（至少 30 次/分）、明显的出汗和失禁

在回顾性诊断中，如果上述列出的三项中有一项没有明确地记录，当另两项明确满足并且患者表现出下述特征性体征之一时仍可做出疑似诊断：

(1) 意识模糊，表现为谵妄、缄默、木僵或昏迷；
(2) 白细胞增多（>15000 白细胞/立方毫米）；
(3) 血清肌酐激酶水平高于 1000 IU/毫升。

当患者有感染所致的发热或假性帕金森病时可能出现误诊，但是 NMS 经常出现严重的肌肉强直，而在感染时则是非常罕见的体征。血清肌酐激酶的水平在肌肉注射或强烈的躯体运动时也可以升高，但不会高达 1000 IU/毫升。神经阻滞剂可以影响大脑的调节中枢，因此中暑容易在炎热的天气或在热的禁闭室里出现，但是缺少其他 NMS 的表现。神经阻滞剂所诱发的紧张症可以引起严重的帕金森强直，它出现在没有发热的情况下。

NMS 本身在服用抗精神病药的患者中通常于 1~3 天内出现。许多案例在使用抗精神病药治疗的第一周出现，而大多数在第一个月出现。存在一个较弱的证据表明与锂盐联合治疗可能使患者更容易出现 NMS。NMS 已见于几乎所有广泛使用的神经阻滞剂中，虽然硫利达嗪可能很少出现。剂量似乎不是主要因素，虽然低剂量可能更安全。长效神经阻滞剂好像并不是更可能引起 NMS，但是它们的长效作用会使此综合征持续大约两倍时长（Glazer 和 Kane，1992）。

最佳治疗方法是早期识别、停用神经阻滞剂，并将中到重度案例快速转诊到医学中心。多巴胺受体激动剂溴隐亭，在每 4 小时 5 毫克剂量时，通常可减轻肌肉强直并退烧。丹曲林用于重症监护室以减轻肌肉痉挛。抗胆碱能的抗帕金森病药物可能没有帮助。对症治疗（如给身体降温）是有效的。

这个综合征在被控制之后仍可能复发，因此在首次出现后的 1 个月内要对患者进行仔细地观察。同时避免使用神经阻滞剂。

我们已经成功使用 ECT 来治疗近期经历了一次 NMS 发作的持续躁狂患者。

在许多但不是所有患者中，神经阻滞剂要以更低的剂量重新谨慎使用，而不再引起 NMS 复发。目前尚不清楚硫利达嗪是否比原始引起 NMS 药物的 1/4 剂量更安全。在有 NMS 病史的患者中避免使用长效抗精神病药是妥当的。

四、长效注射抗精神病药

许多精神分裂症和双相障碍患者很难依从口服药物的治疗方案。在比较疗效的试验 CATIE 和 Step BD 中，超过 75% 的患者最终停用了口服药物。长效针剂（LAI

类)对一些患者来说可作为日常口服药物的替代。针剂的主要优势是每月给药 1～2 次。另外,缺点可能是费用、疼痛和定期前来注射的不便利以及副作用的持续。

长效氟哌啶醇仍是普遍使用的 LAI。它是长效氟奋乃静的一种替代用药。长效氟哌啶醇的半衰期足够长以至于每 4 周注射一次就足够了。如果假设 60～70 毫克的口服氟哌啶醇必须通过肠道和肝脏才具有生物利用性,则每月要注射 20 倍的每日口服剂量。如果用 10 毫克/天的氟哌啶醇治疗患者,就要注射癸酸氟哌啶醇 200 毫克/月。氟奋乃静的类似转换值要低得多,每 3 周注射 12.5 毫克(0.5 毫升)的癸酸酯相当于患者口服氟奋乃静 10 毫克/天。我们猜测更低的癸酸氟哌啶醇转换值将最终被证实是足够的。

癸酸氟哌啶醇的剂量范围研究提示每 4 周服用 50 或 100 毫克,精神分裂症患者的复发率仅略高于每 4 周服 200 毫克患者的复发率。25 毫克的剂量明显不足以控制精神病性症状。在几项比较两种长效药物的对照研究中,氟哌啶醇往往疗效略胜一筹,EPS 更少。比较口服和长效氟哌啶醇的研究显示长效制剂的副作用更少;此结论对于氟奋乃静的剂型正好相反。工作在常使用长效抗精神病药环境中的临床工作者应该在若干患者中尝试长效氟哌啶醇,并对其功效和患者接受度形成自己的判断。

目前有若干 SGA 类可用作 LAI 类。一个利培酮的 LAI 形式(恒德)在 2003 年被批准用于精神分裂症的维持治疗。每 2 周注射 25 毫克 LAI 共持续 12 周的关键性试验显示,活性药物对标准化精神病量表(PANSS)的改善程度几乎是安慰剂的 3 倍。从那时起,几项对照试验探讨了每 2 周注射 25～75 毫克的情况,结果显示利培酮的 LAI 形式有效,并且相比口服形式,还具有一些耐受性上的优势。例如,注射剂型的 EPS 发生率包括迟发性运动障碍要低于口服形式(Ranier,2008)。在 1 年期的试验中,利培酮注射剂引起迟发性运动障碍的发生率约为 1%,当然不高于并可能低于口服药物的发生率。此外,利培酮的 LAI 形式所致的迟发性运动障碍的发生率似乎显著低于癸酸氟哌啶醇或癸酸氟奋乃静中所报告的比例。另一方面,利培酮的 LAI 形式比口服仿制利培酮要贵得多,并且与口服药物相比,在一些结局测量指标上显示出不一致的结果,例如住院时间缩短且减少了总体的医疗费用(Taylor 等,2009a,2009b)。

帕利哌酮的 LAI 形式(善思达)于 2009 年 7 月获得 FDA 批准用于精神分裂症的维持治疗。棕榈酸帕利哌酮是每月一次的注射剂,其疗效与恒德相近。前两针注射在三角肌,间隔 1 周。起始剂量通常为第 1 天 234 毫克,第 8 天 156 毫克(Hu,2009)。

LAI 形式的双羟萘酸奥氮平(Relprevv)在 2009 年底获得批准。注射剂双羟萘酸奥氮平每月注射一次或两次,对精神分裂症的维持治疗有效。在一项 24 周的试验中,每 2 周 150 或 300 毫克双羟萘酸奥氮平或每 4 周 405 毫克与口服奥氮平 10～20 毫克/天的疗效相当。类似地,一项 160 周的开放随访研究报告奥氮平的 LAI 形式明显不同于口服奥氮平,如停药的可能性更低,体重增长很少大于 7%,以及 EPS 的发生率可能更低(Mitchell 等,2013)。奥氮平 LAI 临床试验中的严重问题是注射后谵妄和镇静综合征(PDSS)。把奥氮平意外注射到血管内间隙可导致持久的过度镇静和谵妄。在所有奥氮平试验中,至今大约有 1.4% 的患者经历过这种综合征,从轻度意识错乱和步态紊乱到昏迷。所有患者都恢复了,但在一些案例中需要数天或数周才能完全康复。在注射双羟萘酸奥氮平时采取特殊的预防措施可进一步减轻发生 PDSS 的风险。因此,长效奥氮平最好保留给那些需要每月注射一次的便利性并且口服奥氮平治疗效果最佳或不能耐受其他 LAI 类的患者。

阿立哌唑(Abilify Mainena)在 2013 年 3 月获得 FDA 批准,加入其他长效 SGA 针剂之列。在Ⅲ期研究中,评估了 403 例接受每月 1 次阿立哌唑 LAI 或安慰剂的精神分裂症患者的复发率,接受活性药物的患者在一年中复发率比接受安慰剂的患者低 4 倍(Porkin 等,2013)。每月注射一次阿立哌唑的患者仅有 10% 复发,而接受盐水注射的患者有 40% 复发。EPS 的发生率在活性药物和安慰剂组之间明显不同,但是活性药物组的患者发生伴有震颤的帕金森病的比例在数值上(8.3%)高于安慰剂组的患者(3%)。在一年期中,阿立哌唑 LAI 和安慰剂组的体重增加情况也相当。阿立哌唑 LAI 需要 1~2 周达到充足的血药浓度。因此,当开始使用 LAI 时,我们在注射 400 毫克或 300 毫克 LAI 后的一周里需要让患者继续口服常规的阿立哌唑剂量。随后我们在第 2 周时把口服剂量减半,并在第 3 周时停用口服剂量。

选择哪种 LAI 用于精神分裂症或双相障碍主要基于患者对口服制剂的疗效。因此,如果患者对口服帕利哌酮有反应并且耐受同时由于依从性问题需要 LAI,则最好维持使用帕利哌酮 LAI。类似地,口服阿立哌唑有效者应该持续使用阿立哌唑 LAI。另外,许多口服利培酮的患者适合帕利哌酮 LAI,仅需要用每月注射一次的针剂代替每月注射两次的利培酮 LAI。就副作用而言,尤其是 EPS,SGA 类的 LAI 形式的耐受性要比氟哌啶醇和氟奋乃静好得多。然而,如本章之前所述,第一代 LAI 类(如癸酸氟哌啶醇)和第二代药物(如帕利哌酮或奥氮平 LAI)之间的成本差异高达至少 10 倍。因此,虽然 SGA 类的 LAI 的耐受性普遍具有优势,但成本始终是第一代药物的优势。没有明显证据表明 SGA 类的 LAI 形式对精神分裂症患者的总体疗效或预防复发优于第一代长效药物。

五、对阴性和认知症状的辅助治疗

阴性或缺陷症状是精神分裂症病态的明显表现。情感淡漠、社交退缩、执行功能障碍、快感缺失以及言语和思维内容贫乏等症状对精神分裂症患者的致残性比阳性症状大得多。虽然一些学者认为阴性症状主要与第一代抗精神病药的负性作用有关,但神经阻滞剂问世之前,在 100 多年前的文献里就有类似症状的报告。

阴性症状的病理生理机制仍然未知。一个近些年逐渐流行的理论认为阴性症状与前额叶皮质的多巴胺相对缺乏有关。有报告指出左旋多巴、苯丙胺、金刚烷胺和溴隐亭均对精神分裂症的阴性症状有效。另一方面,一些研究者尚未发现这些多巴胺受体激动剂有效(Silver 和 Geraisy,1995)。这些方法的潜在问题是可能加重部分患者的精神障碍。然而,数年来低剂量的兴奋剂用于对抗与第一代抗精神病药和氯氮平相关的镇静和全身乏力,而且这些兴奋剂并未如所预料的那样经常加重精神障碍。另一种方法是在使用第一代抗精神病药的同时服用司来吉兰等药物以在总体上增加多巴胺的利用度。Bodkin 等(1996)发现服用司来吉兰 5 毫克/每天两次、6 周以上可显著改善一组 21 例精神分裂症和分裂情感性障碍患者的阴性症状和 EPS,而不影响阳性症状。在这些低剂量情况下,不会与第二代药物 5-羟色胺能抗精神病药产生明显交互作用,但应予以注意。最后,低剂量的第一代抗精神病药通过刺激突触前多巴胺自受体释放更多的多巴胺而实际增加突触间隙的多巴胺利用度。一些轶事性报告指出低剂量的抗精神病药可加重阳性症状而改善阴性症状。氨磺必利,一种阻断多巴胺的苯酰胺类抗精神病药,还未在美国上市,在一项安慰剂对照研究中发现在低剂量时可明显改善精神分裂症的阴性症状(Boyer 等,1995)。在高剂量时,氨磺必利和第一代抗精神病药通过抑制前额叶皮质的多巴胺能强度而加重阴性症状。

　　FDA 和 NIMH 试图改善对认知缺陷的治疗,因为这些缺陷与精神分裂症中所见的失能直接相关。改善精神分裂症认知的评估与治疗研究倡议(MATRICS)试图识别认知缺陷,开发更好的评估精神分裂症认知症状的测量工具,并鼓励临床试验设计用来评估以这些认知缺陷为靶点的新型药物。很多潜在的药物靶点目前在对精神分裂症认知缺陷的治疗中进行评估。前景较好的靶点是乙酰胆碱受体亚型。α_7 烟碱受体激动剂在对认知缺陷的改善上初显成效。一种实验性 α_7 激动剂 DMXB-A 在一项对有 12 位精神分裂症患者的概念研究的验证中表现出明显的认知受益(Green,2007)。类似地,一种乙酰胆碱酯酶抑制剂,加兰他敏,在一些但不是所有治疗精神分裂症认知缺陷的研究中展现出疗效(Gray 和 Roth,2007)。另外,卡巴拉汀和多奈哌齐作为治疗认知缺陷的辅助用药没有表现出明显的疗效。

　　去甲肾上腺素能神经递质也对认知非常重要。α_2-肾上腺素能受体激动剂如胍法辛和可乐定在小型试验中在提高认知方面均显示出一定疗效(Friedman 等,2001)。胍法辛仍被探索用于改善精神分裂症的认知,因为它比可乐定更少引起低血压。

　　5-羟色胺在阳性和阴性症状病理生理中的角色通过氯氮平的成功获得了显著的关注。如前所述,相对第一代抗精神病药,所有 SGA 类的 $5-HT_2/D_2$ 亲和比率都很高。某些 $5-HT_2$ 激动剂如麦角酸二乙胺(LSD)可产生幻觉和其他精神病性症状,而 $5-HT_2$ 拮抗剂好像可以改善精神病症状。即使公认 5-羟色胺对多巴胺有影响,这种影响可改善阳性症状并偶尔加重 EPS,但 5-羟色胺能药物同样有助于阴性症状。所有 SGA 类都有能力改善阴性症状,我们认为这种作用部分由于它们的 $5-HT_2$ 拮抗作用。一项有趣的报告是米氮平可以减轻正在服用氟哌啶醇的精神分裂症患者的阴性症状(Berk 等,2001)。此外,几项研究指出 SSRI 类可改善精神分裂症患者的阴性症状。例如,Spina 等(1994)在一项有 34 例精神分裂症患者的安慰剂对照研究中,发现将 20 毫克/天的氟西汀与第一代抗精神病药合用可显著改善阴性症状。类似地,帕罗西汀 30 毫克/天对阴性症状的改善有效(Jockers-Scherübl 等,2005)。然而,SSRI 类也可能通过竞争性抑制细胞色素 P450 酶 2D6 来增加第一代抗精神病药和 SGA 类的毒性。我们偶尔使用舍曲林 50~100 毫克/天作为治疗阴性症状的辅助用药并发现有一定的疗效。很多其他抗抑郁治疗,包括经皮给药的司来吉兰(Bodkin 等,2005)、米氮平(Zoccali 等,2004)和经颅磁刺激(TMS)(Jin 等,2006),也被建议治疗精神分裂症的阴性症状。但这些几乎都没有经过仔细对照试验的验证。那些进行过验证的方法(Berk 等,2009)包括米氮平,也尚未始终显示出对阴性症状的疗效。

专门作用于谷氨酸的药物对精神分裂症阴性和阳性症状的治疗有一定作用。NMDA 拮抗剂如苯环立定和氯氨酮不仅能引起精神病性症状,还能引起阴性症状和认知症状。因此,正在研发调节谷氨酸活性的药物用于治疗认知和阴性症状(Webber 和 Marder,2008)。由 MATRICS 确定的更有前景的药物是 AMPA 受体的异构调节剂(安帕金)。一种安帕金,CX-516,在对精神分裂症认知症状的治疗上结果不一(Goff 等,2008)。另一种类型的谷氨酸药物直接作用于 NMDA 受体,包括这个受体的甘氨酸共同位点。D-环丝氨酸和甘氨酸等药物被评估用于精神分裂症认知症状的治疗。两者均未显示出疗效。也就是说,专门作用于谷氨酸的药物对精神分裂症的疗效仍处于评估中。

我们似乎不可能开发出对精神分裂症阳性和阴性症状显著且同样有效的抗精神病药。我们对精神分裂症病理学的理解,可能存在局限,不支持单药治疗对此障碍所有症状均有效的可能性。因此,对精神分裂症的治疗将越来越依赖针对精神分裂症特定的阳性和阴性症状以及认知症状而联合用药。

六、抗精神病药治疗的替代选择

目前没有对精神分裂症和其他精神病性障碍可靠、安全、有效的药物治疗,从取代多巴胺阻断的抗精神病药。ECT 可逆转精神病性兴奋和紧张症性木僵,但在预防精神病的再次发作方面没有真正的价值。锂盐可减轻精神分裂症的症状或抑制精神分裂症患者的发作性暴力行为,但其本身难以成为一种充分的药物治疗。如一项双盲的以色列研究所示,当卡马西平与一种神经阻滞剂合用时也能减轻某些难治性精神疾病患者的症状(Klein 等,1984),但其本身不足以治疗精神分裂症。随后,经常对锂盐和抗惊厥药作为精神分裂症联合治疗进行研究但它并不支持早期的试验(Citrome,2009)。一项由 Casey 和同事(2003)进行的试验发现在精神分裂症患者中,丙戊酸钠与利培酮或奥氮平合用明显比安慰剂与之合用更加有效。然而,丙戊酸钠在精神分裂症中作为联合用药的数据显示其对减轻攻击性症状的作用最强,而不是治疗阳性或阴性症状(Schwarz 等,2008)。加拿大和德国研究组均报告在小样本的偏执型精神分裂症患者中,单独使用地西泮在剂量为 70~400 毫克/天(德国组使用的是 50 毫克片剂)时可快速控制精神病性症状。据说第一天以后,镇静就不再是个问题,改善可持续 4 周。两项研究均未报告随访数据。在一项研究中,高剂量地西泮加重了分裂情感性症状。这些小型、短期研究的结果引起了人们的兴趣,但它们没有提供一个真实有效的药理学方法来替代第一代抗精神病药。

至少有 7 项报告关于阿普唑仑在神经阻滞剂治疗的精神分裂症患者中的使用情况。其中两项涉及的患者有明确的惊恐发作和慢性精神病。两项小型的研究均发现阿普唑仑对抑制惊恐发作有效。几项其他的小型研究,主要在住院患者中,发现合用阿普唑仑对一些患者有益。原始的假设是阿普唑仑对治疗阴性症状尤其有效,但研究显示出阿普唑仑对一些患者的阳性和阴性症状均有效。唯一大型的安慰剂对照研究纳入了精神分裂症门诊患者,得到的却是完全阴性的结果(Csernansky 等,1988);地西泮或阿普唑仑在 8 周的试验中均未显示出比安慰剂更有效。各种研究的数据尚无定论,但一个合理的假设是在有惊恐发作或其他明显焦虑症状的患者中,阿普唑仑可以用作神经阻滞剂治疗的联合用药。

数年来,普萘洛尔被研究以极高剂量(600～1200 毫克/天)单独给药或与神经阻滞药合用来治疗急性和慢性精神分裂症。虽然 Yorkston 等(1978)报告了在对照研究中的疗效,其他研究者发现模棱两可的结果,仅偶尔有患者能够受益。自从用此治疗发生了 2 例早死的情况,一例死于消化性溃疡的静息性出血,另一例为不明病因猝死,这种用法一般不予推荐。然而,后续的临床研究在伴冲动性暴力或攻击性的有器质性损害的精神科患者中,使用剂量最高达 400 毫克/天,则提示普萘洛尔可用于此类患者的脾气爆发的控制,虽然它不会改善其他根本的行为上的器质缺陷。如果要尝试此类疗法,应该回顾相关文献,而且应该缓慢加量,在每次给药前监测血压和脉搏,直至患者稳定在一个持续且有效的剂量上。据报告,普萘洛尔可增加氯丙嗪的血药浓度,并且对其他抗精神病药可能也有类似作用。

可能卡马西平、丙戊酸钠和锂盐比第一代抗精神病药更适合治疗有大脑损伤、痴呆或神经发育迟滞的患者的紊乱行为。低剂量的丙戊酸钠和 SGA 类可作为痴呆的有效辅助用药。然而,没有抗精神病药或抗惊厥药已证实对治疗痴呆的行为或精神病性症状持续有效,并且也没有此类适应证的批准。

七、新近上市或正在研发的抗精神病药

在美国有一些抗精神病药处于研发阶段。其中,联苯芦诺是走得最远的一个。联苯芦诺是一种多巴胺受体的部分激动剂,与阿立哌唑类似。像阿立哌唑一样,它预计有相对好的副作用谱,包括体重增加的倾向更低,没有泌乳素水平升高的风险,而且相对没有对血脂或血糖水平的负面影响。几乎或没有数据显示联苯芦诺的疗效优于其他第二代抗精神病药。在一项多中心注册试验中,联苯芦诺 20 毫克/天在 6 周的研究中疗效类似于利培酮并优于安慰剂(Casey 等,2008)。此外,联苯芦诺引起泌乳素水平升高或体重增加的可能性小于利培酮。然而,FDA 在 2007 年拒绝了联苯芦诺的新药申请,称缺乏数据支持它相对于其他药物的疗效。关于联苯芦诺的工作仍在继续,但并不清楚此药是否后续将获得批准。

很多其他抗精神病药在某个或更多的欧洲国家被用于处方。一些在欧洲上市数年但从未在美国上市。有若干没有通过 FDA 的致癌性筛查；我们认为舒必利、氨磺必利和五氟利多就是这样。氟司必林，一种 LAI 药物，由一种未被 FDA 批准的化学制品做成了悬浮液。

另一种长期存在于欧洲和日本的 SGA 是佐替平。佐替平是一种 $D_2/5-HT_2$ 拮抗剂，对 $5-HT_6$ 和 $5-HT_7$ 等其他 5-羟色胺受体也有明显作用。此外，佐替平是一种去甲肾上腺素再摄取抑制剂。它有一种三环抗抑郁剂的化学结构并且似乎是一种还不错的抗抑郁药。佐替平对一些难治性精神分裂症的案例有效，而且 EPS 相当少见。然而，佐替平有两个显著的缺点，即体重增加和镇静。至少 1/3 的患者在剂量为 75～450 毫克/天时体重的数值增长显著。此外，许多患者难以耐受与药物有关的嗜睡。结果，佐替平不可能被引入美国市场。

氯氮平的一个活性代谢产物，n-去甲基氯氮平（去甲氯氮平）被积极地研究用于治疗精神分裂症（Natesan 等，2007）。去甲氯氮平是 D2 受体的部分激动剂，还是毒蕈碱受体的激动剂。因此，它被评估用于治疗精神分裂症的认知症状。有某种建议指出，去甲氯氮平比氯氮平的耐受性和安全性均更好，但大规模的研究至今尚未完成。

舒必利明显是第二代（"非典型"）抗精神病药，在药理学上不同于老的抗精神病药。然而，它会引起假性帕金森病、静坐不能、溢乳和迟发性运动障碍，以至于它超越其他神经阻滞剂想要进入美国市场的优势仍不明显。欧洲上市的几个药物在临床和药理学上均与舒必利相关。其中一个，甲氧氯普胺（Reglan，灭吐灵）在美国上市用于胃肠道疾病但可能对精神病的治疗有效，而且当然会引起典型的神经系统副作用和迟发性运动障碍。氨磺必利已显示出抗精神病和抗抑郁的作用。它对精神分裂症治疗的疗效至少与其他 SGA 类相当。大多数舒必利样药物是好的止吐药并可加快蠕动包括胃排空，从而可用于消化不良。

在一本美国的精神药理学手册里讨论这些药物的原因是：目前 FDA 和关税政策受到来自 AIDS 患者压力的影响，允许难治性的个体患者从国外进口 3 个月用量的美国市场没有的药物。不清楚这些药物是否如此不同并且更好（像我们明确知道氯米帕明对 OCD 的疗效那样），以至于驱使许多精神科医生安排带其中一种或多种药物进入美国；然而，在特殊情况下这种做法可能是值得的。从"9·11事件"以来，一些患者发现进口时常延迟。

参考文献

Adler L A, Peselow E, Rotrosen J, et al. Vitamin E treatment of tardive dyskinesia. Am J Psychiatry 150(9):1405—1407, 1993 8102511

Allison D B, Mentore J L, Heo M, et al. Antipsychotic-induced weight gain: a comprehensive research synthesis. Am J Psychiatry 156(11):1686—1696, 1999 10553730

Alvir J M, Lieberman J A, Safferman A Z, et al. Clozapine-induced agranulocytosis: incidence and risk factors in the United States. N Engl J Med 329(3):162—167,1993 8515788

Aman M G, Arnold L E, McDougle C J, et al. Acute and long-term safety and tolerability of risperidone in children with autism. J Child Adolesc Psychopharmacol 15(6): 869—884, 2005 16379507

American Diabetes Association. American Psychiatric Association; American Association of Clinical Endocrinologists; North American Association for the Study of Obesity: Consensus development conference on antipsychotic drugs and obesity and diabetes. Diabetes Care 27(2): 596—601, 2004 14747245

American Psychiatric Association. Diagnostic and Statistical Manual of Mental Disorders, 2nd Edition. Washington, DC, American Psychiatric Association, 1968

American Psychiatric Association. Diagnostic and Statistical Manual of Mental Disorders, 3rd Edition, Revised. Washington, DC, American Psychiatric Association, 1987

American Psychiatric Association. Diagnostic and Statistical Manual of Mental Disorders, 4th Edition. Washington, DC, American Psychiatric Association, 1994

American Psychiatric Association. Diagnostic and Statistical Manual of Mental Disorders, 4th Edition, Text Revision. Washington, DC, American Psychiatric Association, 2000

Amminger GP, Schäfer MR, Papageorgiou K, et al. Long-chain omega-3 fatty acids for indicated prevention of psychotic disorders: a randomized, placebo-controlled trial. Arch Gen Psychiatry 67(2):146—154, 2010 20124114

Andreescu C, Mulsant B H, Peasley-Miklus C, et al. STOP-PD Study Group: Persisting low use of antipsychotics in the treatment of major depressive disorder with psychotic features. J Clin Psychiatry 68(2):194—200, 2007 17335316

Ayd F. Lorazepam update: 1977—1985. Int Drug Ther Newsl 20:33—36, 1985

Azorin J M, Spiegel R, Remington G, et al. A double-blind comparative study of clozapine and risperidone in the management of severe chronic schizophrenia. Am J Psychiatry 158(8): 1305—1313, 2001 11481167

Baldessarini R J, Viguera A C. Neuroleptic withdrawal in schizophrenic patients. Arch Gen Psychiatry 52(3):189—192, 1995 7872842

Baldessarini R J, Cole J O, Davis J M, et al. Tardive Dyskinesia (Task Force Report No 18). Washington, DC, American Psychiatric Association, 1980

Baldessarini R J, Cohen B M, Teicher M H. Pharmacological treatment, in Schizophrenia: Treatment of Acute Psychotic Episodes. Edited by Levy ST, Ninan PT. Washington, DC, American Psychiatric Press, 1990, pp 61—118

Baldwin D S, Montgomery S A. First clinical experience with olanzapine (LY 170053): results of an open-label safety and dose-ranging study in patients with schizophrenia. Int Clin Psychopharmacol 10(4):239—244, 1995 8748045

Baptista T, Uzcátegui E, Rangel N, et al. Metformin plus sibutramine for olanzapineassociated weight gain and metabolic dysfunction in schizophrenia: a 12-week double-blind, placebo-controlled pilot study. Psychiatry Res 159(1—2):250—253, 2008 18374423

Barbee J G, Conrad E J, Jamhour N J. The effectiveness of olanzapine, risperidone, quetiapine, and ziprasidone as augmentation agents in treatment-resistant major depressive disorder. J Clin Psychiatry 65(7):975—981, 2004 15291687

Beckmann H, Haas S. High dose diazepam in schizophrenia. Psychopharmacology (Berl) 71(1): 79—82, 1980 6779328

Beebe K L，Block T，Debattista C，et al. The efficacy of mifepristone in the reduction and prevention of olanzapine-induced weight gain in rats. Behav Brain Res 171（2）：225—229，2006 16782211

Benedetti F，Sforzini L，Colombo C，et al. Low-dose clozapine in acute and continuation treatment of severe borderline personality disorder. J Clin Psychiatry 59(3)：103—107, 1998 9541151

Benvenga M J，Leander J D. Olanzapine，an atypical antipsychotic，increases rates of punished responding in pigeons. Psychopharmacology (Berl) 119(2)：133—138,1995 7544900

Berk M，Ichim L，Brook S. Olanzapine compared to lithium in mania：a double-blind randomized controlled trial. Int Clin Psychopharmacol 14(6)：339—343, 1999 10565800

Berk M，Ichim C，Brook S. Efficacy of mirtazapine add on therapy to haloperidol in the treatment of the negative symptoms of schizophrenia：a double-blind randomized placebo-controlled study. Int Clin Psychopharmacol 16(2)：87—92, 2001 11236073

Berk M，Gama C S，Sundram S，et al. Mirtazapine add-on therapy in the treatment of schizophrenia with atypical antipsychotics：a double-blind，randomised，placebocontrolled clinical trial. Hum Psychopharmacol 24(3)：233—238, 2009 19330802

Berman R M，Fava M，Thase M E，et al. Aripiprazole augmentation in major depressive disorder：a double-blind，placebo-controlled study in patients with inadequate response to antidepressants. CNS Spectr 14(4)：197—206, 2009 19407731

Bishop M P，Simpson G M，Dunnett C W，Kiltie H. Efficacy of loxapine in the treatment of paranoid schizophrenia. Psychopharmacology (Berl) 51(2)：107—115, 1977 14350

Bitter I，Dossenbach M R，Brook S，et al. Olanzapine HGCK Study Group：Olanzapine versus clozapine in treatment-resistant or treatment-intolerant schizophrenia. Prog Neuropsychopharmacol Biol Psychiatry 28(1)：173—180, 2004 14687871

Blackwell B. Drug therapy：patient compliance. N Engl J Med 289(5)：249—252, 1973 4713764

Bodkin J A，Cohen B M，Salomon M S，et al. Treatment of negative symptoms in schizophrenia and schizoaffective disorder by selegiline augmentation of antipsychotic medication：a pilot study examining the role of dopamine. J Nerv Ment Dis 184(5)：295—301, 1996 8627275

Bodkin J A，Siris S G，Bermanzohn P C，et al. Double-blind，placebo-controlled，multicenter trial of selegiline augmentation of antipsychotic medication to treat negative symptoms in outpatients with schizophrenia. Am J Psychiatry 162(2)：388—390, 2005 15677608

Bogenschutz M P，George Nurnberg H. Olanzapine versus placebo in the treatment of borderline personality disorder. J Clin Psychiatry 65(1)：104—109, 2004 14744178

Boyer P，Lecrubier Y，Puech A J，et al. Treatment of negative symptoms in schizophrenia with amisulpride. Br J Psychiatry 166(1)：68—72, 1995 7894879

Brown W A，Laughren T. Low serum prolactin and early relapse following neuroleptic withdrawal. Am J Psychiatry 138(2)：237—239, 1981 6109456

Carey P D，Lochner C，Kidd M，et al. Quetiapine augmentation of serotonin reuptake inhibitors in treatment-refractory obsessive-compulsive disorder：is response to treatment predictable? Int Clin Psychopharmacol 27(6)：321—325, 2012 22859064

Carpenter W T Jr. Serotonin-dopamine antagonists and treatment of negative symptoms. J Clin Psychopharmacol 15(1)(Suppl 1)：30S—35S, 1995 7730498

Carpenter W T Jr，Heinrichs D W. Early intervention，time-limited，targeted pharmacotherapy of schizophrenia. Schizophr Bull 9(4):533—542, 1983 6140752

Carpenter W T Jr, Hanlon T E, Heinrichs D W, et al. Continuous versus targeted medication in schizophrenic outpatients: outcome results. Am J Psychiatry 147 (9): 1138—1148, 1990 1974743

Carson W H, Stock E, Saha A R, et al. Meta-analysis of the efficacy of aripiprazole in schizophrenia. Eur Psychiatry 17(suppl 1):105, 2002

Casey D E. Implications of the CATIE trial on treatment: extrapyramidal symptoms. CNS Spectr 11(7)(Suppl 7):25—31, 2006 16816797

Casey D E, Daniel D G, Wassef A A, et al. Effect of divalproex combined with olanzapine or risperidone in patients with an acute exacerbation of schizophrenia. Neuropsy-chopharmacology 28(1):182—192, 2003 12496955

Casey D E, Sands E E, Heisterberg J, Yang H M. Efficacy and safety of bifeprunox in patients with an acute exacerbation of schizophrenia: results from a randomized, double-blind, placebo-controlled, multicenter, dose-finding study. Psychophar-macology (Berl) 200(3):317—331, 2008 18597078

Chengappa K N, Ebeling T, Kang J S, et al. Clozapine reduces severe self-mutilation and aggression in psychotic patients with borderline personality disorder. J Clin Psychiatry 60(7): 477—484, 1999 10453803

Chouinard G, Jones B, Remington G, et al. A Canadian multicenter placebo-controlled study of fixed doses of risperidone and haloperidol in the treatment of chronic schizophrenic patients. J Clin Psychopharmacol 13(1):25—40, 1993 7683702

Cipriani A, Barbui C, Salanti G, et al. Comparative efficacy and acceptability of antimanic drugs in acute mania: a multiple-treatments meta-analysis. Lancet 378 (9799): 1306—1315, 2011 21851976

Citrome L. Adjunctive lithium and anticonvulsants for the treatment of schizophrenia: what is the evidence? Expert Rev Neurother 9(1):55—71, 2009 19102669

Citrome L, Weiden P J, McEvoy J P, et al. Effectiveness of lurasidone in schizophrenia or schizoaffective patients switched from other antipsychotics: a 6-month, openlabel, extension study. CNS Spectr 16:1—10, 2013 24330868

Cohen B M. The clinical utility of plasma neuroleptic levels, in Guidelines for the Use of Psychotropic Drugs. Edited by Stancer H. New York, Spectrum Publications, 1984, pp 245—260

Cole J O. Antipsychotic drugs: is more better? McLean Hospital Journal 7:61—87, 1982

Cole J O, Gardos G. Alternatives to neuroleptic drug therapy. McLean Hospital Journal 10: 112—127, 1985

Cole J O, Yonkers K A. Non-benzodiazepine anxiolytics, in The American Psychiatric Press Textbook of Psychopharmacology. Edited by Schatzberg AF, Nemeroff CB. Washington, DC, American Psychiatric Press, 1995, pp 231—244

Cole J O, Gardos G, Gelernter J, et al. Supersensitivity psychosis. McLean Hospital Journal 9: 46—72, 1984

Cole J O, Gardos G, Boling L A, et al. Early dyskinesia—vulnerbility. Psychopharmacology (Berl) 107(4):503—510, 1992 1603892

Comaty J E, Janicak P G. Depot neuroleptics. Psychiatr Ann 17:491—496, 1987

Cornelius J R, Soloff P H, Perel J M, Ulrich R F. Continuation pharmacotherapy of borderline personality disorder with haloperidol and phenelzine. Am J Psychiatry 150(12):1843—1848, 1993 8238640

Creese I. Dopamine and antipsychotic medications, in Psychiatry Update: The American Psychiatric Association Annual Review, Vol 4. Edited by Hales RE, Frances AJ. Washington, DC, American Psychiatric Press, 1985, pp 17—36

Csernansky J G, Riney S J, Lombrozo L, et al. Double-blind comparison of alprazolam, diazepam, and placebo for the treatment of negative schizophrenic symptoms. Arch Gen Psychiatry 45(7):655—659, 1988 3289523

Dando T M, Keating G M. Quetiapine: a review of its use in acute mania and depression associated with bipolar disorder. Drugs 65(17):2533—2551, 2005 16296876

Davis J M. Overview: maintenance therapy in psychiatry: I. Schizophrenia. Am J Psychiatry 132(12):1237—1245, 1975 914

Davis J M, Chen N, Glick I D. A meta-analysis of the efficacy of second-generation antipsychotics. Arch Gen Psychiatry 60(6):553—564, 2003 12796218

Davis R J, Cummings J L. Clinical variants of tardive dyskinesia. Neuropsychiatry Neuropsychol Behav Neurol 1:31—38, 1988

De Deyn P P, Rabheru K, Rasmussen A, et al. A randomized trial of risperidone, placebo, and haloperidol for behavioral symptoms of dementia (see comments). Neurology 53(5):946—955, 1999 10496251

De Deyn P P, Carrasco M M, Deberdt W, et al. Olanzapine versus placebo in the treatment of psychosis with or without associated behavioral disturbances in patients with Alzheimer's diseae. Int J Geriatr Psychiatry 19(2):115—126, 2004 14758577

Delay J, Deniker P, Harl J M. Therapeutic use in psychiatry of phenothiazine of central elective action (4560 RP) (in English). Ann Med Psychol (Paris) 110(2 1):112—117, 1952 12986408

Delva N J, Letemendia F J. Lithium treatment in schizophrenia and schizo-affective disorders. Br J Psychiatry 141:387—400, 1982 6129016

Dennis K, Le Grange D, Bremer J. Olanzapine use in adolescent anorexia nervosa. Eat Weight Disord 11(2):e53—e56, 2006 16809970

Dixon L, Weiden P J, Frances A J, Sweeney J. Alprazolam intolerance in stable schizophrenic outpatients. Psychopharmacol Bull 25(2):213—214, 1989 2602514

Dold M, Aigner M, Lanzenberger R, Kasper S. Antipsychotic augmentation of serotonin reuptake inhibitors in treatment-resistant obsessive-compulsive disorder: a meta-analysis of double-blind, randomized, placebo-controlled trials. Int J Neuropsychopharmacol 16(3):557—574, 2013 22932229

Donaldson S R, Gelenberg A J, Baldessarini R J. The pharmacologic treatment of schizophrenia: a progress report. Schizophr Bull 9(4):504—527, 1983 6140750

Douyon R, Angrist B, Peselow E, et al. Neuroleptic augmentation with alprazolam: clinical effects and pharmacokinetic correlates. Am J Psychiatry 146(2):231—234, 1989 2563211

Endicott J, Paulsson B, Gustafsson U, et al. Quetiapine monotherapy in the treatment of depressive episodes of bipolar Ⅰ and Ⅱ disorder: improvements in quality of life and quality of sleep. J Affect Disord 111(2—3):306—319, 2008 18774180

Ferreri M M, Loze J Y, Rouillon F, Limosin F. Clozapine treatment of a borderline personality disorder with severe self-mutilating behaviours. Eur Psychiatry 19(3):177—178, 2004 15158928

Finnerty R J, Goldberg H L, Nathan L, et al. Haloperidol in the treatment of psychoneurotic anxious outpatients. Dis Nerv Syst 37(11):621—624, 1976 791602

Fluvoxamine for obsessive-compulsive disorder. Med Lett Drugs Ther 37 (942):13—14, 1995 7845314

Fluvoxamine gains approval for obsessive-compulsive disorder. Am J Health Syst Pharm 52(4):355, 1995 7757852

Frankenburg F R, Zanarini M C. Clozapine treatment of borderline patients: a preliminary study. Compr Psychiatry 34(6):402—405, 1993 8131384

Friedman J I, Adler D N, Temporini H D, et al. Guanfacine treatment of cognitive impairment in schizophrenia. Neuropsychopharmacology 25(3):402—409, 2001 11522468

Galbrecht C R, Klett C J. Predicting response to phenothiazines: the right drug for the right patient. J Nerv Ment Dis 147(2):173—183, 1968 5677325

Gao K, Gajwani P, Elhaj O, Calabrese J R. Typical and atypical antipsychotics in bipolar depression. J Clin Psychiatry 66(11):1376—1385, 2005 16420074

Gao K, Muzina D, Gajwani P, Calabrese J R. Efficacy of typical and atypical antipsychotics for primary and comorbid anxiety symptoms or disorders: a review. J Clin Psychiatry 67(9):1327—1340, 2006 17017818

Garakani A, Martinez J M, Marcus S, et al. A randomized, double-blind, and placebocontrolled trial of quetiapine augmentation of fluoxetine in major depressive disorder. Int Clin Psychopharmacol 23(5):269—275, 2008 18703936

Gardos G, Casey D. Tardive Dyskinesia and Affective Disorders. Washington, DC, American Psychiatric Press, 1984

Gardos G, Cole J O. The evaluation and treatment of neuroleptic-induced movement disorders. Harv Rev Psychiatry 3(3):130—139, 1995 9384940

Gardos G, Perenyi A, Cole J. Polypharmacy revisited. McLean Hospital Journal 5:178—195, 1980

Garza-Treviño E S, Hollister L E, Overall J E, Alexander W F. Efficacy of combinations of intramuscular antipsychotics and sedative-hypnotics for control of psychotic agitation. Am J Psychiatry 146(12):1598—1601, 1989 2686478

Gelenberg A J (ed). Risperidone and mania. Biological Therapies in Psychiatry Newsletter 17:45, 1994

Gelenberg A J, Mandel M R. Catatonic reactions to high-potency neuroleptic drugs. Arch Gen Psychiatry 34(8):947—950, 1977 889419

Gerson S L. G-CSF and the management of clozapine-induced agranulocytosis. J Clin Psychiatry 55(Suppl B):139—142, 1994 7525542

Ghaemi S N, Katzow J J. The use of quetiapine for treatment-resistant bipolar disorder: a case series. Ann Clin Psychiatry 11(3):137—140, 1999 10482123

Gilbert P L, Harris M J, McAdams L A, Jeste D V. Neuroleptic withdrawal in schizophrenic patients. A review of the literature. Arch Gen Psychiatry 52(3):173—188, 1995 7872841

Glazer W M, Kane J M. Depot neuroleptic therapy: an underutilized treatment option. J Clin Psychiatry 53(12):426—433, 1992 1362569

Goff D C, Posever T, Herz L, et al. An exploratory haloperidol-controlled dose-finding study of ziprasidone in hospitalized patients with schizophrenia or schizoaffective disorder. J Clin Psychopharmacol 18(4):296—304, 1998 9690695

Goff D C, Sullivan L M, McEvoy J P, et al. A comparison of ten-year cardiac risk estimates in schizophrenia patients from the CATIE study and matched controls. Schizophr Res 80(1):45—53, 2005 16198088

Goff D C, Lamberti J S, Leon A C, et al. A placebo-controlled add-on trial of the Ampakine, CX516, for cognitive deficits in schizophrenia. Neuropsychopharmacology 33(3):465—472, 2008 17487227

Gray R. Quetiapine: A new atypical antipsychotic for the treatment of schizophrenia. Ment Health Care 1(5):163—164, 1998 9791402

Gray J A, Roth B L. Molecular targets for treating cognitive dysfunction in schizophrenia. Schizophr Bull 33(5):1100—1119, 2007 17617664

Green A I, Faraone S V, Brown W A. Prolactin shifts after neuroleptic withdrawal. Psychiatry Res 32(3):213—219, 1990 1975101

Green M F. Stimulating the development of drug treatments to improve cognition in schizophrenia. Annu Rev Clin Psychol 3:159—180, 2007 17716052

Greendyke R M, Schuster D B, Wooton J A. Propranolol in the treatment of assaultive patients with organic brain disease. J Clin Psychopharmacol 4(5):282—285, 1984 6490964

Gross C, Blasey C M, Roe R L, et al. Mifepristone treatment of olanzapine-induced weight gain in healthy men. Adv Ther 26(10):959—969, 2009 19888560

Gründer G, Hippius H, Carlsson A. The 'apicality' of antipsyhotics: a concept reexamined and re-defined. Nat Rev Drug Discov 8(3):197—202, 2009 19214197

Hamner M B, Faldowski R A, Ulmer H G, et al. Adjunctive risperidone treatment in post-traumatic stress disorder: a preliminary controlled trial of effects on comorbid psychotic symptoms. Int Clin Psychopharmacol 18(1):1—8, 2003 12490768

Hardoy M C, Hardoy M J, Carta M G, Cabras P L. Gabapentin as a promising treatment for antipsychotic-induced movement disorders in schizoaffective and bipolar patients. J Affect Disord 54(3):315—317, 1999 10467977

Hasan S, Buckley P. Novel antipsychotics and the neuroleptic malignant syndrome: a review and critique. Am J Psychiatry 155(8):1113—1116, 1998 9699705

Hayes P E, Schulz S C. The use of beta-adrenergic blocking agents in anxiety disorders and schizophrenia. Pharmacotherapy 3(2 Pt 1):101—117, 1983 6134273

Herrmann N, Mamdani M, Lanctôt K L. Atypical antipsychotics and risk of cerebrovascular accidents. Am J Psychiatry 161(6):1113—1115, 2004 15169702

Herz M I, Szymanski H V, Simon J C. Intermittent medication for stable schizophrenic outpatients: an alternative to maintenance medication. Am J Psychiatry 139(7):918—922, 1982 6124133

Herz M I, Glazer W M, Mostert M A, et al. Intermittent vs maintenance medication in schizophrenia. Two-year results. Arch Gen Psychiatry 48(4):333—339, 1991 1672588

Hilger E, Barnas C, Kasper S. Quetiapine in the treatment of borderline personality disorder. World J Biol Psychiatry 4(1):42—44, 2003 12582977

Hillebrand J J, van Elburg A A, Kas M J, et al. Olanzapine reduces physical activity in rats exposed to activity-based anorexia: possible implications for treatment of anorexia nervosa? Biol Psychiatry 58(8):651—657, 2005 16018979

Hirschfeld R M, Keck P E Jr, Kramer M, et al. Rapid antimanic effect of risperidone monotherapy: a 3-week multicenter, double-blind, placebo-controlled trial. Am J Psychiatry 161(6): 1057—1065, 2004 15169694

Hirschfeld R M, Weisler R H, Raines S R, Macfadden W. BOLDER Study Group: Quetiapine in the treatment of anxiety in patients with bipolar I or II depression: a secondary analysis from a randomized, double-blind, placebo-controlled study. J Clin Psychiatry 67(3):355—362, 2006 16649820

Hogarty G E. Treatment and the course of schizophrenia. Schizophr Bull 3(4):587—599, 1977 22929

Hogarty G E, Ulrich R F. Temporal effects of drug and placebo in delaying relapse in schizophrenic outpatients. Arch Gen Psychiatry 34(3):297—301, 1977 190970

Hogarty G E, Kornblith S J, Greenwald D, et al. Personal therapy: a disorder-relevant psychotherapy for schizophrenia. Schizophr Bull 21(3):379—393, 1995 7481569

Hoge E A, Worthington J J 3rd, Kaufman R E, et al. Aripiprazole as augmentation treatment of refractory generalized anxiety disorder and panic disorder. CNS Spectr 13(6):522—527, 2008 18567977

Hollander E, Baldini Rossi N, Sood E, Pallanti S. Risperidone augmentation in treatment-resistant obsessive-compulsive disorder: a double-blind, placebo-controlled study. Int J Neuropsychopharmacol 6(4):397—401, 2003 14604454

Hu R J. What is the optimal dosing for atypical antipsychotics?: a practical guide based on available evidence. Prim Psychiatry 16:43—49, 2009

Hyttel J, Arnt J, Costall B, et al. Pharmacological profile of the atypical neuroleptic sertindole. Clin Neuropharmacol 15(Suppl 1 Pt A):267A—268A, 1992a 1354033

Hyttel J, Nielsen J B, Nowak G. The acute effect of sertindole on brain 5-HT2, D2 and alpha 1 receptors (ex vivo radioreceptor binding studies). J Neural Transm 89(1—2):61—69, 1992b 1329856

Inoue A, Seto M, Sugita S, et al. Differential effects on D2 dopamine receptor and prolactin gene expression by haloperidol and aripiprazole in the rat pituitary. Brain Res Mol Brain Res 55 (2):285—292, 1998 9582438

Jandl M, Bittner R, Sack A, et al. Changes in negative symptoms and EEG in schizophrenic patients after repetitive transcranial magnetic stimulation (rTMS): an openlabel pilot study. J Neural Transm 112(7):955—967, 2005 15517429

Jefferson J, Greist J. Haloperidol and lithium: their combined use and the issue of their compatibility, in Haloperidol Update, 1958—1980. Edited by Ayd F. Baltimore, MD, Ayd Medical Communications, 1980

Jeste D V, Caligiuri M P, Paulsen J S, et al. Risk of tardive dyskinesia in older patients: a prospective longitudinal study of 266 outpatients. Arch Gen Psychiatry 52(9):756—765,

1995 7654127

Jin Y, Potkin S G, Kemp A S, et al. Therapeutic effects of individualized alpha frequency transcranial magnetic stimulation (alphaTMS) on the negative symptoms of schizophrenia. Schizophr Bull 32(3):556—561, 2006 16254067

Jockers-Scherübl M C, Bauer A, Godemann F, et al. Negative symptoms of schizophrenia are improved by the addition of paroxetine to neuroleptics: a double-blind placebocontrolled study. Int Clin Psychopharmacol 20(1):27—31, 2005 15602113

Jones P B, Barnes T R, Davies L, et al. Randomized controlled trial of the effect on Quality of Life of second-vs first-generation antipsychotic drugs in schizophrenia: Cost Utility of the Latest Antipsychotic Drugs in Schizophrenia Study (CUtLASS 1). Arch Gen Psychiatry 63(10):1079—1087, 2006 17015810

Kane J M, McGlashan T H. Treatment of schizophrenia. Lancet 346(8978):820—825, 1995 7545770

Kane J M, Woerner M, Weinhold P, et al. A prospective study of tardive dyskinesia development: preliminary results. J Clin Psychopharmacol 2(5):345—349, 1982 6127353

Kane J M, Rifkin A, Woerner M, et al. Low-dose neuroleptic treatment of outpatient schizophrenics, I : preliminary results for relapse rates. Arch Gen Psychiatry 40(8):893—896, 1983 6347119

Kane J, Honigfeld G, Singer J, Meltzer H. Clozapine for the treatment-resistant schizophrenic. A double-blind comparison with chlorpromazine. Arch Gen Psychiatry 45(9):789—796, 1988 3046553

Kane J M, Davis J M, Schooler N, et al. A multidose study of haloperidol decanoate in the maintenance treatment of schizophrenia. Am J Psychiatry 159(4):554—560, 2002 11925292

Kane J, Canas F, Kramer M, et al. Treatment of schizophrenia with paliperidone extended-release tablets: a 6-week placebo-controlled trial. Schizophr Res 90(1—3):147—161, 2007 17092691

Kane J M, Lauriello J, Laska E, et al. Long-term efficacy and safety of iloperidone: results from 3 clinical trials for the treatment of schizophrenia. J Clin Psychopharmacol 28(2)(Suppl 1):S29—S35, 2008 18334910

Kapur S, Zipursky R B, Remington G. Clinical and theoretical implications of 5-HT2 and D2 receptor occupancy of clozapine, risperidone, and olanzapine in schizophrenia. Am J Psychiatry 156(2):286—293, 1999 9989565

Karagianis J L, Phillips L C, Hogan K P, LeDrew K K. Clozapine-associated neuroleptic malignant syndrome: two new cases and a review of the literature. Ann Pharmacother 33(5):623—630, 1999 10369628

Katz I R, Jeste D V, Mintzer J E, et al. Risperidone Study Group: Comparison of risperidone and placebo for psychosis and behavioral disturbances associated with dementia: a randomized, double-blind trial. J Clin Psychiatry 60(2):107—115, 1999 10084637

Keck P E Jr, Caroff S N, McElroy S L. Neuroleptic malignant syndrome and malignant hyperthermia: end of a controversy? J Neuropsychiatry Clin Neurosci 7(2):135—144, 1995 7626956

Keck P Jr, Buffenstein A, Ferguson J, et al. Ziprasidone 40 and 120 mg/day in the acute exacerbation of schizophrenia and schizoaffective disorder: a 4-week placebo-controlled trial. Psychopharmacology (Berl) 140(2):173—184, 1998 9860108

Keck P E Jr, Marcus R, Tourkodimitris S, et al. Aripiprazole Study Group: A placebocontrolled, double-blind study of the efficacy and safety of aripiprazole in patients with acute bipolar mania. Am J Psychiatry 160(9):1651—1658, 2003a 12944341

Keck P E Jr, Versiani M, Potkin S, et al. Ziprasidone in Mania Study Group: Ziprasidone in the treatment of acute bipolar mania: a three-week, placebo-controlled, doubleblind, randomized trial. Am J Psychiatry 160(4):741—748, 2003b 12668364

Keepers G A, Clappison V J, Casey D E. Initial anticholinergic prophylaxis for neuroleptic-induced extrapyramidal syndromes. Arch Gen Psychiatry 40(10):1113—1117, 1983 6138011

Khouzam H R, Donnelly N J. Remission of self-mutilation in a patient with borderline personality during risperidone therapy. J Nerv Ment Dis 185(5):348—349, 1997 9171814

Klein D F. False suffocation alarms, spontaneous panics, and related conditions: an integrative hypothesis. Arch Gen Psychiatry 50(4):306—317, 1993 8466392

Klein E, Bental E, Lerer B, Belmaker R H. Carbamazepine and haloperidol v placebo and haloperidol in excited psychoses: a controlled study. Arch Gen Psychiatry 41(2):165—170, 1984 6365015

Koenigsberg H W, Reynolds D, Goodman M, et al. Risperidone in the treatment of schizotypal personality disorder. J Clin Psychiatry 64(6):628—634, 2003 12823075

Kontaxakis V P, Ferentinos P P, Havaki-Kontaxaki B J, Roukas D K. Randomized controlled augmentation trials in clozapine-resistant schizophrenic patients: a critical review. Eur Psychiatry 20(5—6):409—415, 2005 16171655

Koran L M, Ringold A L, Elliott M A. Olanzapine augmentation for treatment-resistant obsessive-compulsive disorder. J Clin Psychiatry 61(7):514—517, 2000 10937610

Kordon A, Wahl K, Koch N, et al. Quetiapine addition to serotonin reuptake inhibitors in patients with severe obsessive-compulsive disorder: a double-blind, randomized, placebo-controlled study. J Clin Psychopharmacol 28(5):550—554, 2008 18794652

Lawler C P, Prioleau C, Lewis M M, et al. Interactions of the novel antipsychotic aripiprazole (OPC-14597) with dopamine and serotonin receptor subtypes. Neuropsychopharmacology 20 (6):612—627, 1999 10327430

Lee P E, Gill S S, Freedman M, et al. A typical antipsychotic drugs in the treatment of behavioural and psychological symptoms of dementia: systematic review (Epub). BMJ 329 (7457):75, 2004 15194601

Leucht S, Arbter D, Engel R R, et al. How effective are second-generation antipsychotic drugs? A meta-analysis of placebo-controlled trials. Mol Psychiatry 14(4):429—447, 2009a 18180760

Leucht S, Komossa K, Rummel-Kluge C, et al. A meta-analysis of head-to-head comparisons of second-generation antipsychotics in the treatment of schizophrenia. Am J Psychiatry 166 (2):152—163, 2009b 19015230

Leucht S, Corves C, Arbter D, et al. Second-generation versus first-generation antipsychotic drugs for schizophrenia: a meta-analysis. Lancet 373(9657):31—41, 2009c 19058842

Leucht S, Cipriani A, Spineli L, et al. Comparative efficacy and tolerability of 15 antipsychotic drugs in schizophrenia: a multiple-treatments meta-analysis. Lancet 382(9896):951—962, 2013 23810019

Levenson J L. Neuroleptic malignant syndrome. Am J Psychiatry 142（10）：1137—1145，1985 2863986

Lieberman J A，Kane J M，Johns C A. Clozapine：guidelines for clinical management. J Clin Psychiatry 50(9)：329—338，1989 2670914

Lieberman J A，Tollefson G，Tohen M，et al. HGDH Study Group：Comparative efficacy and safety of atypical and conventional antipsychotic drugs in first-episode psychosis：a randomized，double-blind trial of olanzapine versus haloperidol. Am J Psychiatry 160(8)：1396—1404，2003 12900300

Lieberman J A，Stroup T S，McEvoy J P，et al. Clinical Antipsychotic Trials of Intervention Effectiveness（CATIE）Investigators：Effectiveness of antipsychotic drugs in patients with chronic schizophrenia. N Engl J Med 353(12)：1209—1223，2005 16172203

Lindenmayer J P. New pharmacotherapeutic modalities for negative symptoms in psychosis. Acta Psychiatr Scand Suppl 388：15—19，1995 7541598

Linehan M M，McDavid J D，Brown M Z，et al. Olanzapine plus dialectical behavior therapy for women with high irritability who meet criteria for borderline personality disorder：a double-blind，placebo-controlled pilot study. J Clin Psychiatry 69(6)：999—1005，2008 18466045

Lingjaerde O. Benzodiazepines in the treatment of schizophrenia，in The Benzodiazepines：From Molecular Biology to Clinical Practice. Edited by Costa E. New York，Raven，1983，pp 369—381

Lipinski J F Jr，Zubenko G S，Cohen B M，Barreira P J. Propranolol in the treatment of neuroleptic-induced akathisia. Am J Psychiatry 141(3)：412—415，1984 6142657

Liu H C，Chang W H，Wei F C，et al. Monitoring of plasma clozapine levels and its metabolites in refractory schizophrenic patients. Ther Drug Monit 18(2)：200—207，1996 8721285

Loebel A，Cucchiaro J，Sarma K，et al. Efficacy and safety of lurasidone 80 mg/day and 160 mg/day in the treatment of schizophrenia：a randomized，double-blind，placebo-and active-controlled trial. Schizophr Res 145(1—3)：101—109，2013a 23415311

Loebel A，Cucchiaro J，Xu J，et al. Effectiveness of lurasidone vs. quetiapine XR for relapse prevention in schizophrenia：a 12-month，double-blind，noninferiority study. Schizophr Res 147(1)：95—102，2013b 23583011

Loebel A，Cucchiaro J，Silva R，et al. Lurasidone as adjunctive therapy with lithium or valproate for the treatment of bipolar I depression：a randomized，double-blind，placebo-controlled study. Am J Psychiatry 171(2)：169—177，2014a 24170221

Loebel A，Cucchiaro J，Silva R，et al. Lurasidone monotherapy in the treatment of bipolar I depression：a randomized，double-blind，placebo-controlled study. Am J Psychiatry 171(2)：160—168，2014b 24170180

Louzã M R，Bassitt D P. Maintenance treatment of severe tardive dyskinesia with clozapine：5 years' follow-up. J Clin Psychopharmacol 25(2)：180—182，2005 15738752

Luby E. Reserpine-like drugs—clinical eficacy，in Psychopharmacology：A Review of Progress，1957—1967. Edited by Efron D. Washington，DC，U. S. Government Printing Office，1968，pp 1077—1082

Mandalos G E，Szarek B L. New-onset panic attacks in a patient treated with olanzapine (letter). J Clin Psychopharmacol 19(2)：191，1999 10211927

Marcus R N, McQuade R D, Carson W H, et al. The efficacy and safety of aripiprazole as adjunctive therapy in major depressive disorder: a second multicenter, randomized, double-blind, placebo-controlled study. J Clin Psychopharmacol 28(2):156—165, 2008 18344725

Marder S R, Van Putten T. Who should receive clozapine? Arch Gen Psychiatry 45(9):865—867, 1988 2901253

Marder S R, Hubbard J W, Van Putten T, Midha K K. Pharmacokinetics of long-acting injectable neuroleptic drugs: clinical implications. Psychopharmacology (Berl) 98(4):433—439, 1989 2570430

Marder S R, Kramer M, Ford L, et al. Efficacy and safety of paliperidone extendedrelease tablets: results of a 6-week, randomized, placebo-controlled study. Biol Psychiatry 62(12): 1363—1370, 2007 17601495

Markowitz J S, Brown C S, Moore T R. A typical antipsychotics. Part Ⅰ: Pharmacology, pharmacokinetics, and efficacy (see comments). Ann Pharmacother 33(1):73—85, 1999 9972387

Mason A S, Granacher R P. Clinical Handbook of Antipsychotic Drug Therapy. New York, Brunner/Mazel, 1978

May P R A. Treatment of Schizophrenia: A Comparative Study of Five Treatment Methods. New York, Science House, 1968

McDougle C J, Scahill L, Aman M G, et al. Risperidone for the core symptom domains of autism: results from the study by the autism network of the research units on pediatric psychopharmacology. Am J Psychiatry 162(6):1142—1148, 2005 15930063

McEvoy J P, Hogarty G E, Steingard S. Optimal dose of neuroleptic in acute schizophrenia. A controlled study of the neuroleptic threshold and higher haloperidol dose. Arch Gen Psychiatry 48(8):739—745, 1991 1883257

McEvoy J P, Lieberman J A, Stroup T S, et al. CATIE Investigators: Effectiveness of clozapine versus olanzapine, quetiapine, and risperidone in patients with chronic schizophrenia who did not respond to prior atypical antipsychotic treatment. Am J Psychiatry 163(4):600—610, 2006 16585434

McEvoy J P, Citrome L, Hernandez D, et al. Effectiveness of lurasidone in patients with schizophrenia or schizoaffective disorder switched from other antipsychotics: a randomized, 6-week, open-label study. J Clin Psychiatry 74(2):170—179, 2013 23473350

McGlashan T H, Zipursky R B, Perkins D, et al. Randomized, double-blind trial of olanzapine versus placebo in patients prodromally symptomatic for psychosis. Am J Psychiatry 163(5): 790—799, 2006 16648318

McIntyre R S, Cohen M, Zhao J, et al. A senapine for long-term treatment of bipolar disorder: a double-blind 40-week extension study. J Affect Disord 126(3):358—365, 2010 20537396

McIntyre R S, Tohen M, Berk M, et al. DSM-5 mixed specifier for manic episodes: evaluating the effect of depressive features on severity and treatment outcome using asenapine clinical trial data. J Affect Disord 150(2):378—383, 2013 23712026

Meltzer H Y. Treatment-resistant schizophrenia——the role of clozapine. Curr Med Res Opin 14 (1):1—20, 1997 9524789

Meltzer H Y, Bastani B, Kwon K Y, et al. A prospective study of clozapine in treatmentresistant schizophrenic patients. I. Preliminary report. Psychopharmacology (Berl) 99(suppl):

S68—S72，1989 2813667

Meltzer H Y，Alphs L，Green A I，et al．International Suicide Prevention Trial Study Group：Clozapine treatment for suicidality in schizophrenia：International Suicide Prevention Trial (InterSePT). Arch Gen Psychiatry 60(1):82—91，2003 12511175

Meltzer H Y，Chen Y，Jayathilake K．Effect of risperidone and olanzapine on measures associated with the insulin resistance syndrome (abstract). Neuropsychopharmacology 30(suppl 1)：S138，2005

Meltzer H Y，Cucchiaro J，Silva R，et al．Lurasidone in the treatment of schizophrenia：a randomized，double-blind，placebo-and olanzapine-controlled study．Am J Psychiatry 168(9)：957—967，2011 21676992

Menaster M．Use of olanzapine in anorexia nervosa．J Clin Psychiatry 66:654—655，author reply 655—656，2005

Meyer J M，Nasrallah H A，McEvoy J P，et al．The Clinical Antipsychotic Trials Of Intervention Effectiveness (CATIE) Schizophrenia Trial：clinical comparison of subgroups with and without the metabolic syndrome．Schizophr Res 80(1):9—18，2005 16125372

Meyers B S，Flint A J，Rothschild A J，et al．STOP-PD Group：A double-blind randomized controlled trial of olanzapine plus sertraline vs olanzapine plus placebo for psychotic depression：the study of pharmacotherapy of psychotic depression (STOP-PD). Arch Gen Psychiatry 66 (8):838—847，2009 19652123

Miller D D，McEvoy J P，Davis S M，et al．Clinical correlates of tardive dyskinesia in schizophrenia：baseline data from the CATIE schizophrenia trial．Schizophr Res 80(1):33—43，2005 16171976

Mitchell M，Kothare P，Bergstrom R，et al．Single-and multiple-dose pharmacokinetic，safety，and tolerability profiles of olanzapine long-acting injection：an open-label，multicenter，non-randomized study in patients with schizophrenia．Clin Ther 35 (12): 1890—1908，2013 24184052

Mondraty N，Birmingham C L，Touyz S，et al．Randomized controlled trial of olanzapine in the treatment of cognitions in anorexia nervosa．Australas Psychiatry 13(1):72—75，2005 15777417

Monnelly E P，Ciraulo D A，Knapp C，Keane T．Low-dose risperidone as adjunctive therapy for irritable aggression in posttraumatic stress disorder．J Clin Psychopharmacol 23(2):193—196，2003 12640221

Moore N A，Tye N C，Axton M S，Risius F C．The behavioral pharmacology of olanzapine，a novel "atypical" antipsychoc agent．J Pharmacol Exp Ther 262(2):545—551，1992 1354253

Morrison J A，Cottingham E M，Barton B A．Metformin for weight loss in pediatric patients taking psychotropic drugs．Am J Psychiatry 159(4):655—657，2002 11925306

Moss L E，Neppe V M，Drevets W C．Buspirone in the treatment of tardive dyskinesia．J Clin Psychopharmacol 13(3):204—209，1993 8102622

Mottard J P，de la Sablonnière J F．Olanzapne-induced obsessive-compulsive disorder．Am J Psychiatry 156(5):799—800，1999 10327925

Mouaffak F，Tranulis C，Gourevitch R，et al．Augmentation strategies of clozapine with antipsychotics in the treatment of ultraresistant schizophrenia．Clin Neuropharmacol 29(1):28—33，2006 16518132

Nasrallah H A, Silva R, Phillips D, et al. Lurasidone for the treatment of acutely psychotic patients with schizophrenia: a 6-week, randomized, placebo-controlled study. J Psychiatr Res 47(5):670—677, 2013 23421963

Natesan S, Reckless G E, Barlow K B, et al. Evaluation of N-desmethylclozapine as a potential antipsychotic—preclinical studies. Neuropsychopharmacology 32 (7): 1540—1549, 2007 17164815

Nemeroff C B. Use of atypical antipsychotics in refractory depression and anxiety. J Clin Psychiatry 66(Suppl 8):13—21, 2005 16336032

Nickel M K, Muehlbacher M, Nickel C, et al. Aripiprazole in the treatment of patients with borderline personality disorder: a double-blind, placebo-controlled study. Am J Psychiatry 163 (5):833—838, 2006 16648324

Nosè M, Cipriani A, Biancosino B, et al. Efficacy of pharmacotherapy against core traits of borderline personality disorder: meta-analysis of randomized controlled trials. Int Clin Psychopharmacol 21(6):345—353, 2006 17012981

Nuttall G A, Eckerman K M, Jacob K A, et al. Does low-dose droperidol administration increase the risk of drug-induced QT prolongation and torsade de pointes in the general surgical population? Anesthesiology 107(4):531—536, 2007 17893447

Owen R R Jr, Cole J O. Molindone hydrochloride: a review of laboratory and clinical findings. J Clin Psychopharmacol 9(4):268—276, 1989 2671060

Owen R R Jr, Beake B J, Marby D, et al. Response to clozapine in chronic psychotic patients. Psychopharmacol Bull 25(2):253—256, 1989 2602519

Pantelis C, Yücel M, Wood S J, et al. Earl and late neurodevelopmental disturbances in schizophrenia and their functional consequences. Aust N Z J Psychiatry 37 (4): 399—406, 2003 12873323

Papakostas G I, Petersen T J, Nierenberg AA, et al. Ziprasidone augmentation of selective serotonin reuptake inhibitors (SSRIs) for SSRI-resistant major depressive disorder. J Clin Psychiatry 65(2):217—221, 2004 15003076

Papakostas G I, Petersen T J, Kinrys G, et al. Aripiprazole augmentation of selective serotonin reuptake inhibitors for treatment-resistant major depressive disorder. J Clin Psychiatry 66 (10):1326—1330, 2005 16259548

Patkar A A, Peindl K, Mago R, et al. An open-label, rater-blinded, augmentation study of aripiprazole in treatment-resistant depression. Prim Care Companion J Clin Psychiatry 8(2): 82—87, 2006 16862232

Perkins D O, Gu H, Boteva K, Lieberman J A. Relationship between duration of untreated psychosis and outcome in first-episode schizophrenia: a critical review and meta-analysis. Am J Psychiatry 162(10):1785—1804, 2005 16199825

Perrella C, Carrus D, Costa E, Schifano F. Quetiapine for the treatment of borderline personality disorder; an open-label study. Prog Neuropsychopharmacol Biol Psychiatry 31(1):158—163, 2007 17045720

Phillips K A, McElroy S L, Keck P E Jr, et al. A comparison of delusional and nondelusional body dysmorphic disorder in 100 cases. Psychopharmacol Bull 30 (2): 179—186, 1994 7831453

Pini S, Abelli M, Cassano G B. The role of quetiapine in the treatment of bipolar disorder. Expert Opin Pharmacother 7(7):929—940, 2006 16634715

Pisciotta A V. Agranulocytosis induced by certain phenothiazine derivatives. JAMA 208(10): 1862—1868, 1969 4890332

Pitchot W, Ansseau M. Efficacy of quetiapine in treatment-resistant panic disorder: a case report. Asian J Psychiatry 5(2):204—205, 2012 22813673

Pivac N, Kozaric-Kovacic D, Muck-Seler D. Olanzapine versus fluphenazine in an open trial in patients with psychotic combat-related post-traumatic stress disorder. Psychopharmacology (Berl) 175(4):451—456, 2004 15064916

Potenza M N, Wasylink S, Longhurst J G, et al. Olanzapine augmentation of fluoxetine in the treatment of refractory obsessive-compulsive disorder (letter). J Clin Psychopharmacol 18(5):423—424, 1998 9790164

Potkin S G, Cohen M, Panagides J. Efficacy and tolerability of asenapine in acute schizophrenia: a placebo-and risperidone-controlled trial. J Clin Psychiatry 68 (10): 1492—1500, 2007 17960962

Potkin S G, Litman R E, Torres R, Wolfgang C D. Efficacy of iloperidone in the treatment of schizophrenia: initial phase 3 studies. J Clin Psychopharmacol 28(2)(Suppl 1):S4—S11, 2008 18334911

Potkin S G, Raoufinia A, Mallikaarjun S, et al. Safety and tolerability of once monthly aripiprazole treatment initiation in adults with schizophrenia stabilized on selected atypical oral antipsychotics other than aripiprazole. Curr Med Res Opin 29 (10): 1241—1251, 2013 23822566

Powers P S, Bannon Y, Eubanks R, McCormick T. Quetiapine in anorexia nervosa patients: an open label outpatient pilot study. Int J Eat Disord 40(1):21—26, 2007 16927383

Rainer M K. Risperidone long-acting injection: a review of its long term safety and efficacy. Neuropsychiatr Dis Treat 4(5):919—927, 2008 19183782

Ram A, Cao Q, Keck P E Jr, et al. Structural change in dopamine D2 receptor gene in a patient with neuroleptic malignant syndrome. Am J Med Genet 60(3):228—230, 1995 7573176

Rapaport M H, Gharabawi G M, Canuso C M, et al. Effects of risperidone augmentation in patients with treatment-resistant depression: Results of open-label treatment followed by double-blind continuation. Neuropsychopharmacology 31(11):2505—2513, 2006 16760927

Reaven G M, Lieberman J A, Sethuraman G, et al. In search of moderators and mediators of hyperglycemia with atypical antipsychotic treatment. J Psychiatr Res 43(11):997—1002, 2009 19268968

Remington G, Kapur S. D2 and 5-HT2 receptor effects of antipsychotics: bridging basic and clinical findings using PET. J Clin Psychiatry 60(Suppl 10):15—19, 1999 10340683

Ripoll L H. Clinical psychopharmacology of borderline personality disorder: an update on the available evidence in light of the Diagnostic and Statistical Manual of Mental Disorders-5. Curr Opin Psychiatry 25(1):52—58, 2012 22037092

Robertson M M, Trimble M R. Major tranquillisers used as antidepressants. A review. J Affect Disord 4(3):173—193, 1982 6127357

Rocca P, Marchiaro L, Cocuzza E, Bogetto F. Treatment of borderline personality disorder with risperidone. J Clin Psychiatry 63(3):241—244, 2002 11926724

Rothschild A J, Williamson D J, Tohen M F, et al. A double-blind, randomized study of olanza-pine and olanzapine/fluoxetine combination for major depression with psychotic features. J Clin Psychopharmacol 24(4):365—373, 2004 15232326

Roy-Byrne P, Gerner R, Liston E, et al. ECT for acute mania: a forgotten treatment modality. J Psychiatr Treat Eval 3:83—86, 1981

Sachs G S, Lafer B, Truman C J, et al. Lithium monotherapy: miracle, myth, and misunder-standing. Psychiatr Ann 24:299—306, 1994

Sachs G, Chengappa K N, Suppes T, et al. Quetiapine with lithium or divalproex for the treat-ment of bipolar mania: a randomized, double-blind, placebo-controlled study. Bipolar Disord 6(3):213—223, 2004 15117400

Salam S A, Kilzieh N. Lorazepam treatment of psychogenic catatonia: an update. J Clin Psychia-try 49(12)(suppl):16—21, 1988 3058684

Saltz B L, Kane J M, Woerner M G, et al. Prospective study of tardive dyskinesia in the elderly. Psychopharmacol Bull 25(1):52—56, 1989 2772118

Salzman C. The use of ECT in the treatment of schizophrenia. Am J Psychiatry 137(9):1032—1041, 1980 6107048

Sayyah M, Sayyah M, Boostani H, et al. Effects of aripiprazole augmentation in treatment-re-sistant obsessive-compulsive disorder (a double blind clinical trial). Depress Anxiety 29 (10):850—854, 2012 22933237

Schneider L S, Tariot P N, Dagerman K S, et al. CATIE-AD Study Group: Effectiveness of a-typical antipsychotic drugs in patients with Alzheimer's disease. N Engl J Med 355(15):1525—1538, 2006 17035647

Schulz S C, Zanarini M C, Bateman A, et al. Olanzapine for the treatment of borderline person-ality disorder: variable dose 12-week randomised double-blind placebocontrolled study. Br J Psychiatry 193(6):485—492, 2008 19043153

Schwarz C, Volz A, Li C, Leucht S. Valproate for schizophrenia. Cochrane Database Syst Rev (3):CD004028, 2008 DOI: 10.1002/14651858.CD004028.pub3 18646098

Seeman P, Tallerico T. Rapid release of antipsychotic drugs from dopamine D2 receptors: an ex-planation for low receptor occupancy and early clinical relapse upon withdrawal of clozapine or quetiapine. Am J Psychiatry 156(6):876—884, 1999 10360126

Sernyak M J, Woods S W. Chronic neuroleptic use in manic-depressive illness. Psychopharmacol Bull 29(3):375—381, 1993 7907185

Shelton R C. Treatment options for refractory depression. J Clin Psychiatry 60(Suppl 4):57—61, discussion 62—63, 1999 10086483

Shelton R C, Tollefson G D, Tohen M, et al. A novel augmentation strategy for treating resist-ant major depression. Am J Psychiatry 158(1):131—134, 2001 11136647

Silver H, Geraisy N. No difference in the effect of biperiden and amantadine on negative symp-toms in medicated chronic schizophrenic patients. Biol Psychiatry 38 (6): 413—415, 1995 8547463

Silver J, Yudofsky S. Propranolol for aggression: literature review and clinical guidelines. Int Drug Ther Newsl 20:9—12, 1985

Simpson G M, Glick I D, Weiden P J, et al. Randomized, controlled, double-blind multicenter comparison of the efficacy and tolerability of ziprasidone and olanzapine in acutely ill inpatients with schizophrenia or schizoaffective disorder. Am J Psychiatry 161(10):1837—1847, 2004 15465981

Siris S G, Morgan V, Fagerstrom R, et al. Adjunctive imipramine in the treatment of postpsychotic depression. A controlled trial. Arch Gen Psychiatry 44(6):533—539, 1987 3555386

Skarsfeldt T. Comparison of short-term administration of sertindole, clozapine and haloperidol on the inactivation of midbrain dopamine neurons in the rat. Eur J Pharmacol 254(3):291—294, 1994 7912200

Soler J, Pascual J C, Campins J, et al. Double-blind, placebo-controlled study of dialectical behavior therapy plus olanzapine for borderline personality disorder. Am J Psychiatry 162(6):1221—1224, 2005 15930077

Soloff P H, Cornelius J, George A, et al. Efficacy of phenelzine and haloperidol in borderline personality disorder. Arch Gen Psychiatry 50(5):377—385, 1993 8489326

Soloff P H, Lis J A, Kelly T, et al. Risk factors for suicidal behavior in borderline personality disorder. Am J Psychiatry 151(9):1316—1323, 1994 8067487

Spina E, De Domenico P, Ruello C, et al. Adjunctive fluoxetine in the treatment of negative symptoms in chronic schizophrenic patients. Int Clin Psychopharmacol 9(4):281—285, 1994 7868850

Stanilla J K, Simpson G M. Drugs to treat extrapyramidal side effects, in The American Psychiatric Press Textbook of Psychopharmacology. Edited by Schatzberg A F, Nemeroff C B. Washington, DC, American Psychiatric Press, 1995, pp 281—299

States J H, St Dennis C D. Chronic sleep disruption and the reexperiencing cluster of posttraumatic stress disorder symptoms are improved by olanzapine: brief review of the literature and a case-based series. Prim Care Companion J Clin Psychiatry 5(2):74—79, 2003 15156234

Stigler K A, Mullett J E, Erickson C A, et al. Paliperidone for irritability in adolescents and young adults with autistic disorder. Psychopharmacology (Berl) 223(2):237—245, 2012 22549762

Stoppe G, Brandt C A, Staedt J H. Behavioural problems associated with dementia: the role of newer antipsychotics. Drugs Aging 14(1):41—54, 1999 10069407

Storch E A, Goddard A W, Grant J E, et al. Double-blind, placebo-controlled, pilot trial of paliperidone augmentation in serotonin reuptake inhibitor-resistant obsessivecompulsive disorder. J Clin Psychiatry 74(6):e527—e532, 2013 23842022

Stroup T S, Lieberman J A, McEvoy J P, et al. CATIE Investigators: Effectiveness of olanzapine, quetiapine, risperidone, and ziprasidone in patients with chronic schizophrenia following discontinuation of a previous atypical antipsychotic. Am J Psychiatry 163(4):611—622, 2006 16585435

Sultzer D L, Davis S M, Tariot P N, et al. CATIE-AD Study Group: Clinical symptom responses to atypical antipsychotic medications in Alzheimer's disease: phase 1 outcomes from the CATIE-AD effectiveness trial. Am J Psychiatry 165(7):844—854, 2008 18519523

Sun S X, Liu G G, Christensen D B, Fu A Z. Review and analysis of hospitalization costs associated with antipsychotic nonadherence in the treatment of schizophrenia in the United States.

Curr Med Res Opin 23(10):2305—2312, 2007 17697454

Suppes T, Baldessarini R J, Faedda G L, et al. Discontinuation of maintenance treatment in bipolar disorder: risks and implications. Harv Rev Psychiatry 1(3):131—144,1993 9384841

Suzuki T, Misawa M. Sertindole antagonizes morphine-, cocaine-, and methamphetamineinduced place preference in the rat. Life Sci 57(13):1277—1284, 1995 7674819

Szegedi A, Verweij P, van Duijnhoven W, et al. Meta-analyses of the efficacy of asenapine for acute schizophrenia: comparisons with placebo and other antipsychotics. J Clin Psychiatry 73 (12):1533—1540, 2012 23290326

Szigethy E M, Schulz S C. Risperidone in comorbid borderline personality disorder and dysthymia (letter). J Clin Psychopharmacol 17(4):326—327, 1997 9241018

Taylor D M, Fischetti C, Sparshatt A, et al. Risperidone long-acting injection: a prospective 3-year analysis of its use in clinical practice. J Clin Psychiatry 70 (2): 196—200, 2009a 19026261

Taylor D, Fischetti C, Sparshatt A, et al. Risperidone long-acting injection: a 6-year mirror-image study of healthcare resource use. Acta Psychiatr Scand 120 (2): 97—101, 2009b 19207128

Teicher M H, Glod C A, Aaronson S T, et al. Open assessment of the safety and efficacy of thioridazine in the treatment of patients with borderline personality disorder. Psychopharmacol Bull 25(4):535—549, 1989 2631134

Thase M E, Macfadden W, Weisler R H, et al. BOLDER Ⅱ Study Group: Efficacy of quetiapine monotherapy in bipolar Ⅰ and Ⅱ depression: a double-blind, placebocontrolled study (the BOLDER Ⅱ study) (erratum: J Clin Psychopharmacol 27:51, 2007). J Clin Psychopharmacol 26(6):600—609, 2006 17110817

Thase M E, Corya S A, Osuntokun O, et al. A randomized, double-blind comparison of olanzapine/fluoxetine combination, olanzapine, and fluoxetine in treatment-resistant major depressive disorder. J Clin Psychiatry 68(2):224—236, 2007 17335320

Tollefson G D, Sanger T M, Lu Y, Thieme M E. Depressive signs and symptoms in schizophrenia: a prospective blinded trial of olanzapine and haloperidol (erratum: Arch Gen Psychiatry 55:1052, 1998). Arch Gen Psychiatry 55(3):250—258, 1998 9510219

Tollefson G D, Birkett M A, Kiesler G M, Wood A J. Lilly Resistant Schizophrenia Study Group: Double-blind comparison of olanzapine versus clozapine in schizophrenic patients clinically eligible for treatment with clozapine. Biol Psychiatry 49 (1): 52—63, 2001 11163780

Tran P V, Dellva M A, Tollefson G D, et al. Oral olanzapine versus oral haloperidol in the maintenance treatment of schizophrenia and related psychoses. Br J Psychiatry 172:499—505, 1998 9828990

Tuason V B, Escobar J I, Garvey M, Schiele B. Loxapine versus chlorpromazine in paranoid schizophrenia: a double-blind study. J Clin Psychiatry 45(4):158—163, 19846370967

Tzeng T B, Stamm G, Chu S Y. Sensitive method for the assay of sertindole in plasma by high-performance liquid chromatography and fluorimetric detection. J Chromatogr B Biomed Appl 661(2):299—306, 1994 7894670

VanderZwaag C, McGee M, McEvoy J P, et al. Response of patients with treatmentrefractory schizophrenia to clozapine within three serum level ranges. Am J Psychiatry 153（12）：1579—1584，1996 8942454

Van Putten T. Why do schizophrenic patients refuse to take their drugs? Arch Gen Psychiatry 31（1）：67—72，1974 4151750

Vieta E，Herraiz M，Fernández A，et al. Group for the Study of Risperidone in Affective Disorders（GSRAD）：Efficacy and safety of risperidone in the treatment of schizoaffective disorder：initial results from a large，multicenter surveillance study. J Clin Psychiatry 62（8）：623—630，2001 11561935

Vulink N C，Denys D，Fluitman S B，et al. Quetiapine augments the effect of citalopram in nonrefractory obsessive-compulsive disorder：a randomized，double-blind，placebo-controlled study of 76 patients. J Clin Psychiatry 70（7）：1001—1008，2009 19497245

Wang R，Wang L，Li Z，et al. Latent structure of posttraumatic stress disorder symptoms in an adolescent sample one month after an earthquake. J Adolesc 36（4）：717—725，2013 23849666

Webber M A，Marder S R. Better pharmacotherapy for schizophrenia：what does the future hold? Curr Psychiatry Rep 10（4）：352—358，2008 18627675

Weiss E L，Potenza M N，McDougle C J，Epperson C N. Olanzapine addition in obsessive-compulsive disorder refractory to selective serotonin reuptake inhibitors：an open-label case series. J Clin Psychiatry 60（8）：524—527，1999 10485634

White E，Cheung P，Silverstone T. Depot antipsychotics in bipolar affective disorder. Int Clin Psychopharmacol 8（2）：119—122，1993 8102150

Wijkstra J，Lijmer J，Balk F，et al. Pharmacological treatment for psychotic depression. Cochrane Database Syst Rev（4）：CD004044，2005 DOI：10. 1002/14651858. CD004044. pub2 16235348

Wojcik J. Antiparkinson drug use. Biological Therapies in Psychiatry Newsletter 2：5—7，1979

Wolfgang S A. Olanzapine in whole，not half，tablets for psychosis from Alzheimer's dementia. Am J Health Syst Pharm 56（21）：2245—2246，1999 10565707

Wolkowitz O M，Breier A，Doran A，et al. Alprazolam augmentation of the antipsychotic effects of fluphenazine in schizophrenic patients：preliminary results. Arch Gen Psychiatry 45（7）：664—671，1988 3289524

Wu R R，Zhao J P，Guo X F，et al. Metformin addition attenuates olanzapine-induced weight gain in drug-naive first-episode schizophrenia patients：a double-blind，placebo-controlled study. Am J Psychiatry 165（3）：352—358，2008 18245179

Yorkston N，Zaki S，Havard C. Some practical aspects of using propranolol in the treatment of schizophrenia，in Propranolol and Schizophrenia. Edited by Roberts E，Amacher P. New York，Alan R Liss，1978，pp 83—97

Zanarini M C，Frankenburg F R. Olanzapine treatment of female borderline personality disorder patients：a double-blind，placebo-controlled pilot study. J Clin Psychiatry 62（11）：849—854，2001 11775043

Zanarini M C，Frankenburg F R，Parachini E A. A preliminary，randomized trial of fluoxetine，olanzapine，and the olanzapine-fluoxetine combination in women with borderline personality disorder. J Clin Psychiatry 65（7）：903—907，2004 15291677

Zanarini M C, Schulz S C, Detke H C, et al. A dose comparison of olanzapine for the treatment of borderline personality disorder: a 12-week randomized, doubleblind, placebo-controlled study. J Clin Psychiatry 72(10):1353—1362, 2011

Zanarini M C, Schulz S C, Detke H, et al. Open-label treatment with olanzapine for patients with borderline personality disorder. J Clin Psychopharmacol 32 (3): 398—402, 2012 22544004

Zoccali R, Muscatello M R, Cedro C, et al. The effect of mirtazapine augmentation of clozapine in the treatment of negative symptoms of schizophrenia: a double-blind, placebo-controlled study. Int Clin Psychopharmacol 19(2):71—76, 2004 15076014

第五章　心境稳定剂

　　心境稳定剂这一术语最早应用于锂盐,当时锂盐已被证实不仅可减轻躁狂,也对躁狂抑郁有预防作用。1969年首次引入锂盐以来,美国很少有心境稳定剂药物被批准上市。然而近些年,拉莫三嗪、奥氮平、喹硫平、阿立哌唑均被批准在双相情感障碍疾患中预防躁狂或抑郁发作。此外,许多药物被批准用于紧急治疗躁狂,目前紧急治疗双相抑郁的首选药物也已被批准。但尚不清楚抗惊厥药在治疗双相障碍时的疗效是否和锂盐一样,而第二代抗精神病药(SGA类)用于双相障碍时确有明显的预防躁狂和抑郁发作效用。

　　丙戊酸钠的衍生物——双丙戊酸钠1994年由美国FDA批准用于控制急性躁狂。自那时起,在美国,此药就被广泛用于双相障碍,超过了锂盐。双丙戊酸钠在治疗窗方面优于锂盐且毒性较小。尽管双丙戊酸钠明显减轻了躁狂的症状,但在预防再次发作的疗效上似乎不如锂盐。在临床实践中,双丙戊酸钠能够预防躁狂和抑郁的发作,并且丙戊酸钠对于锂盐疗效不佳的某些双相情感障碍的亚型也有效,包括快速循环与混合状态。

　　抗惊厥药拉莫三嗪是第二个被批准用于双相维持治疗的药物。刚开始,拉莫三嗪用于治疗急性躁狂是比较令人失望的,此后的研究表明,此药可延缓新一轮发作。锂盐对于躁狂的预防效果明显优于对抑郁的预防效果,而拉莫三嗪正好相反。因为大多数有双相障碍的患者都处于该障碍的抑郁相,因此拉莫三嗪是临床工作者治疗双相障碍的良好选择。

　　卡马西平也是使用多年的治疗双相障碍的药物之一,尽管FDA并未批准此适应证。卡马西平的长效制剂商品名为Equetro,在2004年被美国批准使用,近些年被认为是继锂盐与丙戊酸钠之后的三线推荐使用药。它复杂的药代动力学相互作用,以及相对较窄的治疗窗,使得该药较难与其他药合用。此外,直至目前,其应用研究还是远远少于双丙戊酸钠与锂盐在双相中的应用研究。另一相关的产品即奥卡西平耐受性强,在诱导肝酶方面比卡马西平作用小些,截至本书写作时,尚无大规模的单药应用临床研究,但临床工作者在使用本药。

　　一些其他的抗惊厥药也在用于治疗双相障碍或在研究中。这包括加巴喷丁、普瑞巴林、托吡酯、噻加宾、乙琥胺、唑尼沙胺、左乙拉西坦。截至目前,以上药物没有一种是可以作为单药适用于治疗双相障碍的抑郁或躁狂相。然而,托吡酯类药物可以对锂盐或丙戊酸钠的心境稳定剂所带来的体重增加副作用有抑制效用。

　　第二代抗精神病药在治疗双相障碍中的作用在增加,现在已经是在最常用的治疗药物选择范围内。奥氮平在2000年被批准用于治疗急性躁狂,是第一个被批准用于双相Ⅰ型障碍维持治疗的药物。和锂盐一样,它在预防躁狂的效用方面比预防抑郁的效用更好。目前,所有的第二代抗精神病药,除了氯氮平和伊潘立酮,都被批准治疗躁狂。第二代抗精神病药受到欢迎是因为比其他治疗双相的药物起效快,仅对躁狂有效也可用于维持治疗。

过去 50 年中,有成千上万的治疗单相抑郁的抗抑郁药对照研究,只有很少的一部分在治疗双相障碍的抑郁研究中最后完成。通常的假设是抗抑郁药在治疗双相或单相的抑郁中均有效。然而,我们从临床经验得知,这种假设是错的。双相抑郁可能对标准的抗抑郁药有的有效,有的甚至用药后加重。

本章也考虑了目前在临床应用的潜在心境稳定剂,此外,更多的研究药物,例如更新的抗惊厥药、钙通道阻滞剂、Omega-3 脂肪酸也有涉猎(参见表 5-1 心境稳定剂列表,包括其通用名、商品名、剂型和单位剂量)。

表 5-1　心境稳定剂:名称、剂型和单位剂量

通用名	商品名	剂型和单位剂量
碳酸锂[①]	Eskalith*	胶囊:150 毫克,300 毫克,600 毫克
	Lithobid(缓释剂)	片剂:300 毫克
	Eskalith-CR*(控释制剂)	片剂:450 毫克[②]
枸橼酸锂	Generic[③]	糖浆:8 毫克当量/5 毫升[④](480 毫升/瓶)
卡马西平[①]	Tegretol	片剂:200 毫克
		咀嚼片:100 毫克,200 毫克
		混悬液:100 毫克/5 毫升(450 毫升/瓶)
Tegretol-XR(缓释)		片剂:100 毫克,200 毫克,400 毫克
Carbatrol(缓释)		胶囊:100 毫克,200 毫克,300 毫克
丙戊酸[①]	Depakene	胶囊:250 毫克
		糖浆:250 毫克/5 毫升(480 毫升/瓶)
丙戊酸钠	Depacon	注射剂:100 毫克/毫升(5 毫升/小瓶)
双丙戊酸钠[①]	Depakote	肠溶片:125 毫克,250 毫克,500 毫克
		胶囊,喷雾:125 毫克
Depakote ER(缓释)		片剂:250 毫克,500 毫克
拉莫三嗪[①]	Lamictal[⑤]	咀嚼片:2 毫克,5 毫克,25 毫克
		片剂:25 毫克,100 毫克,150 毫克,200 毫克,250 毫克
Lamictal ODT[⑤]		口腔崩解片:25 毫克,50 毫克,100 毫克,200 毫克
Lamictal XR[⑤](缓释)和仿制		片剂:25 毫克,50 毫克,100 毫克,150 毫克,200 毫克,250 毫克,300 毫克
加巴喷丁[①⑥]	Neurontin	胶囊:100 毫克,300 毫克,400 毫克
		片剂:100 毫克,300 毫克,400 毫克,600 毫克,800 毫克
		口服液:250 毫克/5 毫升
	Gralise(缓释)	片剂:300 毫克,600 毫克
加巴喷丁酯[⑥]	Horizant(缓释)	片剂:300 毫克,600 毫克
奥卡西平[①⑥]	Trileptal	片剂:150 毫克,300 毫克,600 毫克

续表

通用名	商品名	剂型和单位剂量
		混悬液：300 毫克/5 毫升
Oxtellar XR（缓释）		片剂：150 毫克，300 毫克，600 毫克
托吡酯①⑥	Topamax	片剂：25 毫克，50 毫克，100 毫克，200 毫克
		胶囊，喷雾：15 毫克，25 毫克
Qudexy XR		胶囊，喷雾：25 毫克，50 毫克，100 毫克，150 毫克，200 毫克
Trokendi XR		胶囊：25 毫克，50 毫克，100 毫克，200 毫克
噻加宾①⑥	Gabitril	片剂：2 毫克，4 毫克，12 毫克，16 毫克

① 有仿制药。

② 刻痕片。

③ Cibalith-S：已停产。

④ 相当于 300 毫克碳酸锂。

⑤ 有患者滴定药盒。

⑥ 不是 FDA 批准的可用于情绪稳定或其他精神障碍。

注：＊品牌已退出市场；有仿制药。

一、一般治疗方法

（一）急性躁狂

从某种意义上说，治疗急性躁狂是治疗双相障碍中问题最少的。双相障碍的患者在躁狂期、轻躁狂期或两者混合期的时间都比抑郁期短。此外，相比对双相抑郁期治疗或者维持治疗，治疗躁狂有许多有效的治疗方法。治疗急性躁狂有 4 类药物：第一代抗精神病药、第二代抗精神病药、抗惊厥药以及锂盐。躁狂的药物治疗需要联合用药。

目前，第二代抗精神病药是治疗躁狂的最常用药。与其他药物相比，此类药物较锂盐或抗惊厥药起效更快，EPS 比第一代抗精神病药少，此后的维持治疗及对双相抑郁的治疗也更有效。治疗急性躁狂时，单药使用喹硫平、奥氮平、利培酮、齐拉西酮、阿立哌唑比使用安慰剂更有效，且都是 FDA 批准的适应证。在一项荟萃分析研究中，基于杨氏躁狂评估量表，第二代抗精神病药平均有 53% 的有效反应率，而安慰剂组仅有 30% 的有效反应率（Perlis 等，2006）。在使用锂盐与双丙戊酸上，加用大部分第二代抗精神病药比用安慰剂有效（Scherk 等，2007），因此，对单用第二代抗精神病药无效的患者，联合使用心境稳定剂是较好的方案。

第一代抗精神病药在治疗躁狂上和第二代抗精神病药一样有效。盐酸氯丙嗪是 1974 年美国允许的用于治疗急性躁狂的第二种药物。和 CATIE 试验不同，没有第一代与第二代抗精神病药在治疗躁狂有效性上的对照研究。很明显，第一代抗精神病药比较便宜。考虑到 EPS，特别是在双相患者的人群中，第一代抗精神病药比第二代抗精神病药用得少。

　　经典的心境稳定剂,如锂盐、双丙戊酸与卡马西平,不论是单药还是合并用药治疗急性躁狂均有效。它们主要的局限性就是需要一定的时间才发挥效用。而用抗精神病药的好处是在前一天使用时就看得见效果,而一般需要一周或更长时间才能见到锂盐、双丙戊酸,以及卡马西平的效用。用这些药物时,需要充分考虑药物达到滴定浓度的时间。在目前的环境中,快速稳定药物浓度的好处是可以减少住院时间,若是拖延,花费将增加。此外,当然急性躁狂的患者可能很糟糕,而能够迅速控制躁狂发作的干预显然是要考虑的。

　　因此,根据目前可用的数据,治疗急性躁狂的确可开始先用第二代抗精神病药或第一代抗精神病药。用治疗剂量3～7天的抗精神病药无效的话,一般加用心境稳定剂会有效。苯二氮䓬类,本章后面将讨论,可能也是合理的辅助用药,一般用于治疗急性躁狂患者的失眠、焦虑和激惹。

(二) 急性双相抑郁

　　抑郁是双相障碍患者最明显的心境状态,一项研究双相I型障碍13年之久的课题,患者有大约32%的时间是抑郁相,9%是躁狂相,6%是混合相或循环(Judd等,2003)。在有双相II型障碍的患者中,在两极之间的变化更加戏剧化,大约1%的患者在轻躁狂状态,而50%的患者在抑郁状态。不幸的是,抑郁状态更难治疗。而我们有许多好的药物控制躁狂或轻躁狂,明确能治疗双相抑郁状态的药物却很少。

　　长期以来的观点是,标准的抗抑郁药在治疗双相抑郁中已越来越难。Sachs及同事(2007)完成了迄今为止最艰难的评估在双相患者中抗抑郁药效果的研究。作为STEP-BD(双相障碍系统性治疗增强项目)的一部分,有双相障碍的患者,用标准的心境稳定剂,经历重度抑郁发作时,随机地进入到辅助用药的安非他酮、帕罗西汀或安慰剂组。恢复期的定义是至少有8周的持续情感正常,比安慰剂组(27%)和抗抑郁药组(23%)长。另外,在服用抗抑郁药的同时转换成躁狂的可能性并不比服用安慰剂时更大。同样,在一项前瞻性评估转躁率的研究中,将文拉法辛、安非他酮或舍曲林添加到一个标准的心境稳定剂中,Altshuler及同事(2006)发现了每种抗抑郁药都有一个相对较低的转躁率,并且约50%的情况下获得了治疗效果(定义为≥50%的症状减少)。文拉法辛比其他抗抑郁药更容易诱发躁狂。这一发现也与早期的研究结果吻合,三环类抗抑郁药比其他药物更容易诱发躁狂。在一项抗抑郁药的急性反应随访研究中,Altshuler及同事(2009)发现绝大部分(69%)的抗抑郁药急性反应者在一年随访期内保持了药效反应。诱发转躁的比率并不高于单用心境稳定剂的患者。

　　截至本书写作时,只有三种药物被批准用于治疗双相抑郁。第一个是氟西汀和奥氮平(Symbyax)。Tohen和他的同事们(2003)发现,相对于安慰剂组,在一个为期8周的实验中,氟西汀和奥氮平联合使用使抑郁症状改善效果明显。此外,联合用药比单用奥氮平好。第二个被批准治疗双相抑郁的是喹硫平。有两个关键性的临床试验,有安慰剂对照,单用喹硫平,剂量在300毫克/天与600毫克/天均证明有效,较大剂量比300毫克/天疗效好,但副作用也更大。2013年,鲁拉西酮也被用于双相抑郁的单药治疗或辅助用药。如在第四章中所述,PREVAIL 研究显示,鲁拉西酮单用或联合锂盐/丙戊酸钠治疗双相Ⅰ型的抑郁有效。

　　还有另外几种药物治疗双相抑郁有效,但数据并不是很有说服力。例如,在一项安慰剂对照研究中显示,拉莫三嗪治疗双相抑郁有效(Calabrese 等,1999),然而,之后的 4 项研究并未能证实。有的研究很小,莫达非尼和普拉克索也显示有治疗双相抑郁的效果,阿莫达非尼治疗双相抑郁的研究较多。虽然最初的对照研究有效(Calabrese 等,2010),但三期临床联合用阿莫达非尼之后,三次显示与随机对照安慰剂组没有差别。锂盐是在双相抑郁治疗中长期使用的,但急性期单药使用似乎疗效不佳。

　　根据目前已有数据,双相抑郁的患者先要用心境稳定剂或者第二代抗精神病药。用了足够剂量的一种心境稳定剂仍然进入到抑郁期的患者,要考虑使用另一种。例如,双相障碍的患者先用了锂盐出现抑郁发作,可加用第二代抗精神病药喹硫平,或先用喹硫平再加锂盐。同样,已经用奥氮平维持治疗的患者进入抑郁发作周期,用锂盐或拉莫三嗪或许有效。急性抑郁发作相对两种心境稳定剂无效的也很常见,可以考虑添加第三种抗抑郁药,例如:抗抑郁药、阿莫达非尼、莫达非尼和普拉克索或另一种心境稳定剂。许多有双相障碍抑郁的患者使用 3 种甚至更多的精神活性药物都没有什么效果。目前的倾向就是在痛苦中煎熬的患者持续加用更多种的药物。不幸的是,我们并没有足够的 2 种以上药物联合使用的好经验可循。最后,找到最合适的治疗双相患者的方案是耗时费力的试错过程。然而,尽管不完美,许多患者还是找到了有显著效果的治疗方法。

（三）维持治疗

　　就像反复出现的抑郁一样,每一次后续的躁狂或抑郁发作都会使患者更容易出现复发,以及与更严重的致残和不良的预后有关。因为双相障碍,根据定义,就是一个反复发作的疾病,维持治疗就是预防或减少后续的发作次数,这是标准治疗的一部分。

　　心境稳定剂一直以来是维持治疗的基石。尽管不少药物都被用于维持治疗,但只有一小部分有证据证明是有效的。

　　锂盐是第一种被批准用于双相障碍的维持药物(1974),此后有许多随机对照药物试验。锂盐一直是被证实对于维持治疗有效的(参见锂盐那一节),然而,预防躁狂比预防抑郁容易。此外,许多患者在用药中也会复发。例如,Geddes 及同事(2004)发现尽管双相患者使用锂盐时复发率降低,但 40% 仍然会复发。而且许多患者不能忍受锂盐的副作用,脱落率很高。

　　拉莫三嗪是 2003 年第二个被批准的维持治疗双相障碍的药物。和其他的维持药物不同,拉莫三嗪似乎对预防抑郁复发比对预防躁狂复发更有效。并且它不易导致体重增加或嗜睡。它主要的副作用是滴定速度慢和皮疹风险(参见本章后面的拉莫三嗪一节)。

第二代抗精神病药在双相的维持治疗中用得越来越多。奥氮平是 2004 年被批准使用的维持治疗用药,2005 年阿立哌唑也被批准,2008 年喹硫平和齐拉西酮获批,2009 年是长效的注射制剂药物利培酮。和锂盐一样,第二代抗精神病药在预防躁狂上比预防抑郁更有效。第二代抗精神病药被批准维持治疗的原因是有快速容易的滴定,过量使用相对安全,控制躁狂很有效,而奥氮平和喹硫平对抑郁也有效。然而不幸的是,第二代抗精神病药的副作用也大,如体重增加、代谢效应、嗜睡等,常会影响患者的持续使用,影响长期依从性。

其他的心境稳定剂,如双丙戊酸钠和卡马西平在维持治疗中也常见,但不像FDA 批准的维持治疗药物那样有持续的证据支持。也就是说,许多患者发现被批准的药物治疗效果不佳,临床工作者发现双丙戊酸钠或卡马西平是合理的替代选择。

综上所述,双相障碍维持治疗中先使用单药治疗是非常合理的,但需要意识到单药治疗可能会无效。一般都认为锂盐是很好的初选药物,拉莫三嗪是最好的被批准的维持治疗药物,对于以抑郁为主的患者来说是更好的选择。第二代抗精神病药中,阿立哌唑较其他第二代药物有较少的副作用,例如体重增加和镇静。当单药无法控制复发时可以联合用药,但是目前为止研究较少。Ketter(2008)报告第二代抗精神病药联合使用标准的心境稳定剂如锂盐,可能改善维持治疗的效果。这是合理的,临床上这样的合用很普遍。不幸的是,很少有研究数据显示某一种组合会比另一种更好。

(四) 快速循环的双相障碍

快速循环的双相障碍在 DSM-5 中是指在先前 12 月中有 4～5 次情绪周期发作,发作达到躁狂、轻躁狂,以及重性抑郁发作的标准。快速循环的发病率在双相患者中为 14%～50%。约 20% 的 STEP-BD 患者符合快速循环的标准。目前尚不清楚快速循环是双相障碍的短暂形式还是一种持续的亚型。大多数患者的快速循环是短暂的,但有些患者有持续的快速循环。

对于其他的疾病形式,抑郁在快速循环中是一种主要的心境状态。快速循环的病理生理机制尚不明确,有些药物会潜在地增强双相障碍的患者已有的快速循环。包括一些抗抑郁药、兴奋剂、激素、拟交感神经药和咖啡因等。其他因素还有轮班、睡眠紊乱、焦虑紧张、滥用药物、甲状腺功能低下或其他激素紊乱。

治疗中的第一步是确定激发因素,尽可能地减少或去除该因素。例如,抗抑郁药应逐渐减量而不是突然停药,以减少停药的危害,预防患者情绪不稳突发加重。必要时甲状腺状态也要评估和治疗。要注意控制非法药物和酒精的使用。

潜在的危险因素处理好之后,下一步就是要应用药物治疗双相障碍。不幸的是,快速循环的双相障碍的随机对照研究很少,快速循环的双相障碍的一个特点是对锂盐的治疗有更大的阻抗。然而,如果将抗抑郁药减量或去除,以及甲状腺功能稳定之后,对锂盐的治疗反应看起来会有显著的改进。此外,到目前为止的研究显示,抗惊厥药和锂盐似乎一样有效(Fountoulakis 等,2013)。但是,锂盐治疗的效果常常表现为躁狂与轻躁狂的明显减少,但抑郁仍在。许多研究显示,对锂盐没有疗效的快速循环患者经常对双丙戊酸钠有效。和锂盐一起,双丙戊酸钠减轻躁狂症状比减轻抑郁症状功能强。拉莫三嗪可以作为符合逻辑的附加药物或是另一种心境稳定剂的替代物,因为它的主要功能是预防抑郁的周期发作。然而,拉莫三嗪治疗快速循环的记录是混合的。拉莫三嗪治疗双相II型比双相I型疗效好。第二代抗精神病药如氯氮平,显示了比其他药物对快速循环的更好疗效。奥氮平-氟西汀联合、奥氮平单药,阿立哌唑和喹硫平的对照研究,都显示了对于快速循环的患者减少抑郁和躁狂周期发作的可能疗效。然而,许多患者对第二代抗精神病的药疗效甚微。

成功的快速循环治疗,包括明确找到诱发因素,联合使用药物,因为单药治疗常常效果不佳。第二代抗精神病药对于控制快速循环是有用的。在用一种心境稳定剂的双相障碍患者中加用拉莫三嗪或双丙戊酸钠常有利于控制症状,氯氮平应该可用于对标准第二代抗精神病药-心境稳定剂联合用药没有反应的患者。

(五) 混合状态

双相障碍的混合状态代表着一种诊断与治疗的困境。DSM-5 混合特征的标注适用于双相I型障碍、双相II型障碍和重性抑郁障碍。临床诊疗实践中,完全符合躁狂与抑郁诊断标准的较少,而目前混合的状态一般要求符合一种心境状态的全部诊断标准,另一种只要求符合诊断标准中的三条即可。例如,混合状态可能包括轻躁狂的所有症状标准或一些抑郁的症状。除了躁狂与轻躁狂、抑郁这些特征的组合,经常还有一些相关的症状,如精神病性症状、重度焦虑、激越和心境易变。至少30%的双相障碍急性发作有混合特征。混合状态代表了从一种极端向另一种极端的转换,在躁狂发作的晚期阶段,或在一些患者中是持续的混合症状。

针对混合状态相关的治疗反应试验较少(Krüger 等,2005)。相比而言,治疗躁狂的研究常常包括有混合状态的患者,这些患者代表了较少的研究人群。迄今为止的研究中,特别针对混合状态的几项研究的结论还是待定。然而,双丙戊酸钠比锂盐在治疗混合状态上更有效。实际上,在一些横向研究中,混合状态的患者对于锂盐没有反应,使用双丙戊酸钠效果较好。并且,在混合状态下抑郁症状更重的,可能对丙戊酸钠的疗效比对锂盐的疗效好。卡马西平也对治疗混合状态有效。然而,用卡马西平防止混合状态发生比急性治疗的疗效好。拉莫三嗪已被证明对治疗没有反应的双相障碍有效,包括混合状态的小型开放标记的研究。然而,滴定较慢阻碍了拉莫三嗪在治疗任何急性状态时的应用。

使用第二代抗精神病药治疗混合状态的研究资料远多于对其他情况的治疗。至少有 4 项双盲对照试验是有关奥氮平治疗混合状态的。Baker 等(2003)分析了针对混合状态的患者的反应,他们发现奥氮平与安慰剂相比,在治疗混合状态时,第一周既改善了抑郁又改善了躁狂。然而,抑郁症状的改善可能在失眠和妄想时比改善情绪疗效好。至少有一项双盲试验检测了喹硫平、齐拉西酮、氯氮平的有效性,数据提示在减轻混合状态的患者的躁狂和抑郁症状上有些疗效。

从有限的可用数据来看,针对混合状态,一开始单用第二代抗精神病药或双丙戊酸钠是合理的。考虑到混合状态症状的复杂程度,一般单药很难奏效。当单药疗效不佳时,应该联合使用双丙戊酸钠与第二代抗精神病药。当第二代抗精神病药和丙戊酸钠联合治疗疗效仍不显著时,可加用拉莫三嗪或锂盐。一般来说,要避免使用抗抑郁药,但是苯二氮䓬类可以改善睡眠、减轻焦虑和激惹。

总而言之,混合状态的治疗较难。经验型数据不足以提供充分的指南。然而,有一些证据表明一些策略较好,可以优先采纳。

二、锂盐

(一)历史与适应证

锂盐,常以碳酸盐存在,偶尔是枸橼酸盐,仍然在美国的精神科领域被广泛使用。然而,用丙戊酸钠治疗心境障碍,现在超过了锂盐。锂盐是 FDA 批准的治疗急性躁狂,以及预防或减少有躁狂史的躁郁患者的后续发作的维持治疗药物。在下述讨论中,锂盐经常在许多反复发作的疾病中使用,伴有或不伴有显著的情感特征。它也可以作为辅助用药,用于有心境易变、冲动性暴力或愤怒,甚至是经前期烦躁、酗酒、边缘型人格障碍(BPD)或慢性精神分裂症的患者,或是作为增强剂用于多种对治疗有阻抗的障碍。锂盐治疗:概述见表 5-2 所示。

锂盐在精神科的使用始于 1949 年澳大利亚的一位州立医院主管 John Cade,尽管有一定的毒性但被证明有效。附加血清水平监测会增加药物的安全性,并且提供了首批精神类药物血药浓度的监测。在世界范围内,锂盐在精神科障碍中被广泛地使用,尽管在美国的应用有些受阻,因为此前由于没有监管地使用氯化锂而发生过灾难性的事件,由此导致了严重的毒副反应,某些是致命的。Schou(1978)第一次报告了碳酸锂能显著地减少双相障碍患者严重的情感发作的频率和时间。从那时起,大量的双盲对照实验证实了锂盐是明确有效的,能减少双相或单相的发作,对急性躁狂的治疗方面也比安慰剂有效。

表 5-2　锂盐治疗:概述

项　　目	指　　标
疗效	双相躁狂和预防治疗(FDA 批准) 抑郁增强剂
副作用	震颤 多尿 烦渴 体重增加 认知放缓 甲状腺功能减退 ↓肾功能 皮肤系统不良反应 记忆问题

续表

项　　目	指　　标
过量使用时的安全性	血药浓度在 3.0 毫克当量/升以上常常是致命的,且在 1.5 毫克当量/升以上是有毒的。保持液体/电解液平衡。洗胃;甘露醇利尿对比更高血药浓度时血液透析
剂量和用法	起始剂量为 300 毫克每日 2 次或 3 次,根据需要和耐受性,日剂量最多增加 300 毫克,对于双相躁狂患者的血药浓度要达到 0.6～1.2 毫克当量/升,对于增强治疗要达到 0.4～0.8 毫克当量/升
停药	突然停药与增加复发的风险有关 如果可行,对于双相躁狂患者要经过 3 个月以上的逐渐减量
药物相互作用	抗精神病药:可↑锂毒性 安非他酮:可↑惊厥风险 卡马西平:神经毒性(罕见) 利尿剂:↑锂水平 碘化盐:↑甲状腺功能低下 神经肌肉阻滞剂:呼吸抑制 NSAIDs:↑锂水平 SSRI 类:5-羟色胺综合征(罕见) 茶碱:↓锂水平 尿液碱化:↓锂水平 维拉帕米:↑或↓锂水平

注:FDA＝美国食品和药品管理局;NSAID＝非甾体类抗炎药;SSRI＝选择性 5-羟色胺再摄取抑制剂。

(二) 药理作用

过去 30 年对于锂盐治疗双相障碍的机理研究了很多。然而,迄今我们从某些方面来说仍没有掌握决定锂盐效果的关键因素。

目前所知的是,锂盐起作用的药理原因极其复杂,锂盐可能在不同的时间对大脑的不同部位起到不同的作用。目前明确的是,锂盐可能在 3 个不同的系统里面有抗双相的效应。锂盐似乎能平衡神经递质的兴奋性与抑制性作用,如 5-羟色胺(5-hydroxytryptamine;5-HT),去甲肾上腺素,谷氨酸盐,GABA(氨基丁酸),以及多巴胺。锂盐也通过影响糖原合成酶激酶-3β、环状 AMP-依赖激酶和蛋白激酶 C 来影响神经元的可塑性。最后,锂盐将通过影响第二信使活性来调节信号活性(Jope,1999)。

锂盐可通过好几种途径增加 5-羟色胺能的传递。例如,锂盐看起来在被短暂的使用后,在突触小体中通过增加色氨酸的再摄取来增加 5-羟色胺的合成。长期使用(2～3 周)后,锂盐看起来能增加顶叶皮层和海马回神经元的 5-HT 释放。进而,慢性使用锂盐也能导致 5-羟色胺 1A (5-HT$_{1A}$),5-羟色胺 1B,5-羟色胺 2(5-HT$_2$)受体亚型的下调。

锂盐也影响了一些其他单胺类神经递质。首先锂盐增加了脑内某些部位的去甲肾上腺素的合成率。它减少了躁狂患者去甲肾上腺素的分泌,但增加了抑郁患者去甲肾上腺素代谢产物的分泌。这些效应与锂盐在治疗躁狂和抑郁方面的有益作用是一致的。类似的,锂盐能够阻断突触后多巴胺受体的超敏性,这与我们的临床资料,即锂盐甚至能够有效治疗有精神病性症状的躁狂相一致。

近年来,锂盐对第二信使系统的功效引人注目。因为锂盐能够影响不同的神经递质,一些研究者推测药物主要作用是在突触后的信号系统,在那里能够产生不同的神经地质。即所谓的 G 蛋白,在锂盐研究中表现突出,它的作用是作为多种受体类型的信号转换器。G 蛋白看起来在协调脑内不同的神经递质的平衡方面有重要的作用。一些早期证据表明,锂盐会直接或间接地通过 G 蛋白起作用。

锂盐在另一种第二信使系统磷脂酰肌醇(PI)中的作用尚不清楚。在 PI 系统中锂盐能够抑制几种不同的酶,包括肌醇单磷酸酶。PI 系统影响很多神经递质受体活性,包括 5-羟色胺能、胆碱能、去甲肾上腺素能系统。PI 第二信使系统中锂盐的作用将是今后继续研究的主题。

(三) 临床适应证

锂盐可分为以下四种主要的临床应用。

① 能够快速控制在躁狂或激越中的明显的精神病理。

② 能够调节稍轻度的持续或经常的周期性发作的临床症状,如慢性抑郁或周期性易激惹。

③ 能够建立预防的维持治疗以防止未来的心境发作。

④ 能够在重性抑郁的患者中增加抗抑郁药的效果(参见本书第三章与第九章)。

1. 急性躁狂

对于急性躁狂的治疗,锂盐作为单独或主要的药物还没有最后肯定的结论。锂盐最初被批准用于躁狂是基于 3 项 1971 年前的小型双盲研究。之后的一项锂盐治疗急性躁狂的研究(Lambert 和 Venaud,1992)发现,那些完成 3 周锂盐治疗试验的 36 个急性躁狂患者中,半数对锂盐有反应,是安慰剂组的 2 倍。这个结果与那些大型的基于多中心的比较锂盐、丙戊酸钠、安慰剂治疗急性躁狂的研究类似(Bowden 等,1994)。在上述研究中,锂盐和丙戊酸钠的疗效是安慰剂组的 2 倍,并且在 3 周内显著减轻了躁狂症状。

单用锂盐明显比安慰剂有效,对不那么严重的躁狂,或许和抗精神病药一样有效。但是对于紊乱的精神病性躁狂,分裂情感性障碍或过度活跃的患者,它比抗精神病药的效率更低、起效更慢。

考虑到锂盐起效缓慢(7~14 天),大部分医生在初始治疗急性躁狂时不单用锂盐。在实践中,初始会使用抗精神病药,基于它能够快速控制精神病理或帮助管理患者。许多临床工作者随后加用锂盐——或是在药物治疗的第一天,或是在躁狂对抗精神病药起反应后——用两种药物来稳定患者。患者明显改善后,有些临床工作者在未来的几个月中逐渐减少抗精神病药的用量,患者在躁狂发作结束后单独使用锂盐。当患者只是短暂住院时,这两种药物在出院时都需要使用,回归社区后抗精神病药可以减量。一些早期抗精神病药使用的研究显示,超过 50% 的患者在 6 个月后随访中仍在使用抗精神病药。当前，大多数开始时使用 SGA 治疗急性躁狂的患者可能继续用它作为维持治疗。

　　另一个替代策略是用锂盐和苯二氮䓬类如劳拉西泮或氯硝西泮作为急性躁狂的起始治疗(Lenox 等，1992)。这个策略使临床工作者能够快速治疗失眠和过度活跃，而不用担心抗精神病药的潜在毒性作用。然而，只使用苯二氮䓬类和锂盐，对于急性精神病性躁狂的患者不是最佳选择。在这样的患者中，三联疗法——苯二氮䓬类、抗精神病药和锂盐——允许小剂量的前两者用于治疗急性发作，而锂盐作为长期治疗使用。

　　氟哌啶醇或另一种高效价的抗精神病药与锂盐联合使用导致的严重的神经毒性问题，在这里也值得讨论一下。在 20 世纪 70 年代，对于锂盐和氟哌啶醇之间的严重药物相互作用有相当多的担忧，但几乎都是基于轶事性的报告。而近年来综述可能的相互作用时发现，除了这二者的毒副作用稍有叠加之外，并没有发现锂盐和神经阻滞剂之间有明显的作用(Kessel 等，1992)。神经毒性，包括谵妄和其他精神状态的改变，在单独使用锂盐时，即使是治疗剂量，也会在老年患者或有器质性损害的患者中出现副反应。最近的经验表明，在有锂盐中毒(一般在中毒剂量)或是有神经阻滞剂恶性综合征的患者中出现神经毒性。通常而言，联合使用抗精神病药和锂盐是安全有效的。

2. 双相障碍维持治疗

　　锂盐在预防双相障碍复发方面的证据远多于它治疗躁狂发作有效性方面的证据。奥氮平被批准之前，唯一被 FDA 认可的用于双相障碍维持治疗的药物是锂盐。至少有 10 项双盲研究提示，双相障碍治疗研究中，安慰剂组的复发率比锂盐组高 2～3 倍。在最好的锂盐治疗研究中，近期完成了一项拉莫三嗪维持治疗，用锂盐作为对照的研究(Goodwin 等，2004)。这些研究证实了锂盐在双相障碍维持治疗中的作用。与此同时，在预防双相患者自杀企图，以及自杀实施方面锂盐也有效(Baldessarini 等，2006)。然而，在有些早期的临床试验中，锂盐的快速停药也影响复发率。锂盐对于预防躁狂比预防抑郁的发生更有效果，但对两者均有正性作用。然而，即使是用药依从性很好的患者，也只有一半或少于一半的锂盐治疗患者在所有的发作过程中能完全抑制发作。更有甚者，至少有些患者用锂盐维持治疗时躁狂复发，被指责为用药依从性不好：依从性不好可能是继发于躁狂的复发而不是相反。此外，一些对锂盐有反应而抑制了躁狂的患者的抑郁仍然存在；而另一些则是两相的严重程度均部分减轻。

　　我们看到许多使用锂盐数年的患者仍有躁狂与抑郁的发作，他们会认为是对锂盐无反应，但是如果不用锂盐显然情形会更糟。有双相快速循环或混合类型的患者使用锂盐一般比发作次数少的或单纯的躁狂发作患者使用锂盐的效果差些。然而，即使是前者也可以使发作的严重程度有所减轻。此外，那些倾向于发展为严重的第三阶段躁狂发作伴有精神病性紊乱的患者，单独使用锂盐治疗效果较差。

　　开始维持治疗使用锂盐预防，患者(如果是有能力)和他的配偶或伴侣都需要有关于锂盐治疗的目的和要求，包括副作用和合并证。有证据表明，有伴侣、配偶或朋友的支持,双相患者的用药依从性增高,也能帮助患者解决过去、目前及未来的许多问题。

许多双相患者在使用锂盐维持治疗时会问,我是否需要永远使用锂盐?这里有两个问题:一是患者经历几次反复发作之后是否不再有躁狂或抑郁发作;二是突然停药会诱导发作,如果不停药或许不会发作。使用安慰剂替代锂盐的停药研究表明,那些对锂盐维持治疗稳定的患者复发的频率很高:半数患者在 6 个月内复发。在另外无对照的研究中,囊括的患者较少,患者在数天之内就有完全的复发。我们怀疑上述结果并不是通常的情况,但可能在某些患者中出现:它的明显复发可能出现是使用维持剂量的锂盐患者尝试停药数天(或者忘记服药)的后果。根据我们的经验,患者锂盐中毒出现不舒服的症状而突然停药 2～3 天,从未出现完全的复发。

锂盐停药方面尚没有很好的研究,但大部分临床工作者都相信所有双相障碍的患者,其病情稳定控制后要无限期地持续用药。数据证实长期使用后骤然停用锂盐会显著地增加复发率和复发速度(Faedda 等,1993)。双相患者在数月内缓慢地停用锂盐,可显著减少复发风险(Suppes 等,1993)。锂盐中断可能会增加自杀风险(Tondo 等,2001)。

然而,我们设想,那些疾病和生活状态稳定改善数年并且先前导致他们双相发作的压力源已经不复存在的患者是否值得停止使用锂盐。关于停用锂盐的做法需要与患者及其家属仔细商讨,要考虑到 90％的躁狂患者可能会在未来的某个时间点复发的事实。考虑到突然停药后偶尔会出现快速复发,所以应该缓慢地每月减药 300 毫克。Post 和同事(1992)报告一些停止使用锂盐的患者,当他们疾病复发重新使用锂盐时不再有治疗反应。这些数据提示,维持使用锂盐的时间宜长不宜短是谨慎的。然而,后来的前瞻性自然研究证明,先前对锂盐治疗有反应的躁狂复发的患者,重新使用锂盐也会有反应(Coryell 等,1998)。

3. 精神分裂症谱系障碍

有证据表明,锂盐血清水平在 0.8～1.1 毫克当量/升范围内可与抗精神病药联合使用治疗分裂情感性障碍的患者。早期报告表明,许多这样的患者在抗精神病药治疗的方案中加用锂盐治疗有效。在少量的对照研究中,在治疗无论是否有躁狂的精神分裂症患者时,在抗精神病药治疗中加用锂盐,平均而言,都比安慰剂组更有效。然而,单独使用锂盐治疗精神分裂症比使用抗精神病药效果差。而且,最近的关于使用锂盐辅助治疗精神病的研究没能持续证明像早期研究那样有效(Citrome,2009a)。在一些慢性损伤的精神分裂症患者中,如果没有超出平常的情感成分,当锂盐加入到抗精神病药治疗的方案中时,它的作用有限。因为这个效应经常频繁出现,所以对于难治性精神分裂症或分裂情感性障碍的患者尝试加用锂盐是合理的,尽管可能只有 1/5 的患者有临床改善。并且,对于慢性精神分裂症有短暂发作性愤怒的亚群的患者,锂盐能够降低冲动性的愤怒而不是减轻精神病性症状的程度。此外,锂盐的抗自杀特性对于有自杀倾向的精神分裂症患者是有帮助的(Filakovic 和 Eric,2013)。然而,对于慢性、难治性精神病性患者来说,经常要加用锂盐,即使没有明显的临床反应或只有少量的改善,也要持续治疗数月或数年,希望额外使用药物能够有所帮助。如果超过 6 个月还没有明显的临床效应,继续使用锂盐是不合理的。

4. 抑郁障碍

有些抑郁发作单用锂盐就有效。事实上,一些对照的研究提示,对治疗重性抑郁障碍锂盐可能和三环类药物一样有效,然而起效时间经常比标准抗抑郁药要晚。对于复发性的单相抑郁,锂盐的维持治疗可能和丙咪嗪预防复发长程治疗一样有效(Prien 等,1984)。许多研究提示,当某个患者使用 3～6 周抗抑郁药无反应时,将锂盐加入到 TCA 或 SSRI 或单胺氧化酶抑制剂(MAOI)中可能导致明确的治疗反应(参见第三章"抗抑郁药"和第九章"难治性障碍的增效策略")。

在反复出现的单相抑郁中,大样本研究在锂盐潜在的预防能力方面的结果是混合的;一些研究表明锂盐与丙咪嗪同等有效,另一些研究显示丙咪嗪优于锂盐或两者都优于安慰剂。锂盐与丙咪嗪合用并不优于单用丙咪嗪。因此,临床工作者选择单用锂盐来预防双相障碍患者的抑郁复发。

只是因为锂盐在双相障碍的患者中有抗自杀的功效,也有证据显示锂盐在单相抑郁的患者中有同等的预防作用。Guzzetta 和同事(2007)评估了那些长期使用锂盐的反复发作的重性抑郁障碍患者的自杀企图及风险。研究者估计完成自杀或有自杀企图的风险,辅助使用锂盐治疗的患者比没有使用锂盐的高 90%。一项大型多中心前瞻性研究正在进行,用来评估锂盐在那些最近有自杀企图的难治性抑郁障碍患者中减少自杀风险的效果(Cipriani 等,2013)。

锂盐是最好的经过研究的抗抑郁药增效剂之一。大多数的锂盐增效研究涉及 TCA 的增效,锂盐也被证明对不同的抗抑郁药都有增效作用(Bschor 和 Bauer,2006)。大型的随机的尽管是开放的锂盐增效研究之一是 STAR* D(Sequenced Treatment Alternatives for Resistant Depression)研究。在那项研究中,患者有两次前期研究失败的经历,被随机分到锂盐或三碘甲状腺氨酸(T3;Cytomel)组增强用药。大约 16% 的患者添加锂盐时获得缓解,而被随机分到 T3 添加组的患者有 25% 获得缓解(Nierenberg 等,2006a)。这个差异没有统计学的意义,但是锂盐比 T3 不易被耐受。锂盐是一种有效的抗抑郁药增强剂,相比 30 年前,我们现在有更多的增强剂的选择,锂盐在难治性抑郁中的流行度在下降。

5. 愤怒和易激惹

有合理的主要但不都是非对照的临床文献支持这样一个观点,一些有发作性难以控制的愤怒倾向的患者对锂盐有反应。该药当然并非对此类案例总是有效,但这类非精神病样的行为经常引起严重的临床问题,任何可能帮助这些行为的药物都值得一试。我们同意 Tupin 的传统观点(1975),对于暴力罪犯的人群,锂盐可以控制没有刺激或由微小刺激所致的愤怒,但是不能控制那些预谋的攻击性行为。锂盐对那些有器质性障碍或有发作性愤怒的精神发育迟滞的患者有效。锂盐对于治疗有发作性攻击行为的儿童或减少有边缘型人格障碍自残行为的患者有效。需要注意的是,少量案例报告锂盐在脑电图(EEG)有颞叶尖波活动的患者中有增加攻击行为的可能。抗惊厥药与抗精神病药的使用已经在很大程度上替代了锂盐在各种不同障碍中治疗敌对、冲动控制和攻击行为(Goedhard 等,2006)。

(四) 副作用

1. 神经肌肉与中枢神经系统

　　锂盐最常见的副作用是震颤,主要见于手指(见表 5-3 所示)。它与意向性的、咖啡因导致的或家族性震颤在频率上相似,但比假性帕金森病的震颤要快。震颤加重会影响写字,写出的字歪歪扭扭不规则,但是和帕金森病患者写出的字很小也不一样。震颤常在锂盐血药浓度高峰时加重,药物调整后减轻。减少剂量可以使血药浓度低至震颤消失或轻微的或不被察觉。如果基于正当的原因,需要维持锂盐的血药浓度引起恼人的震颤,则可以使用普萘洛尔剂量在 10～160 毫克/天以治疗震颤。

表 5-3　心境稳定剂的毒理学

系统	药　物						
	锂盐	丙戊酸钠	CBZ	加巴喷丁	拉莫三嗪	托吡酯	噻加宾
CNS	震颤 共济失调 认知减缓	镇静 震颤 共济失调	镇静 眩晕 共济失调	嗜睡 眩晕 共济失调	眩晕 共济失调 嗜睡	眩晕 共济失调 语言问题 认知减缓	眩晕 困倦 注意力难以集中
GI	消化不良 体重增加 腹泻	消化不良 LFT 增加 体重增加 肝衰竭 (罕见) 胰腺炎	消化不良 LFT 增加	消化不良 (罕见)	恶心 呕吐	恶心 消化不良 腹部疼痛	恶心 腹部疼痛
皮肤系统	皮疹 脱发 痤疮	皮疹 脱发	皮疹	瘙痒 (罕见)	皮疹 痤疮	皮疹 (罕见) 瘙痒 (罕见)	皮疹(罕见) 秃头
肾脏/泌尿生殖系统	NDI 肾病	极小	SIADH	无	阴道炎 尿路感染	痛经 代谢性酸中毒[①]	无
心脏	T 波改变 窦房阻滞	极小	心律不齐	无	心悸 (罕见) 低血压 (罕见)	BP 改变 (罕见)	高血压 心悸
血液系统	白细胞增多症	血小板减少症 凝血不良	血小板减少症 再生障碍性贫血 (罕见)	白细胞减少症 (罕见)	无	白细胞减少症	无
内分泌	甲状腺功能低下	极小	T₃、T₄ 水平降低	无	甲状腺功能低下 (罕见)	体重减少	甲状腺肿大 (罕见)

　　注:BP=血压;CBZ=卡马西平;CNS=中枢神经系统;GI=胃肠道;LFT=肝功能试验;NDI=肾原性的尿崩症;SIADH=不恰当的抗利尿激素综合征;T₃=三碘甲状腺氨酸;T₄=甲状腺素。

　　① 继发于高氯血症。

有些使用锂盐的患者也出现齿轮样或轻度的帕金森样体征或者原有的帕金森病加重。当达到中毒的锂盐浓度时，全身震颤与共济失调伴构音障碍出现。患者可能有明显的神经系统障碍，经常处于混沌或不经常在同一时间出现谵妄。锂盐严重中毒会导致罕见的抽搐。

有些服用锂盐的患者抱怨思维缓慢、健忘，以及在做测评时出现记忆缺陷。事实上，所有关于锂盐治疗副作用的资料表明，记忆问题会导致依从性不良，总的来说这是第三位最常见的副作用（Goodwin 和 Jamison，1990）。尽管此类患者临床上会用这种症状做借口来逃避必要的锂盐治疗，我们的印象是这些主诉是真实的，是降低剂量或换用其他药物的原因。

一些患者担心他们使用锂盐后创造力降低。然而 Schou（1979），一位锂盐治疗的先驱者，声称75％的患者用锂盐后创造力没有改变或有所改进。在双相情感障碍的患者中，出现锂盐最明显的神经系统副作用的患者是年轻人、抑郁且有较高锂盐血清水平的患者（Kocsis 等，1993）。因此，如有患者抱怨锂盐影响了认知或创造力，减少剂量后应有好转。

此外，一些患者有嗜睡和疲乏，这更加重了感觉上的迟钝。

所有上述神经系统症状在停用锂盐后都会消失，但症状和体征会持续 2～5 天，比药物从患者体内清除的预期时间略长。

2. 胃肠道

作为锂盐中毒的体征，慢性恶心和水样便可能同时出现或分别出现。周期性恶心只在每次服药时出现，可能是局部的胃刺激引起，锂盐与食物同服就能减轻症状。或者换用另一种锂盐制剂也能有帮助。例如，胃肠道（GI）不适的时候，缓释制剂较好。反之，患者用缓释制剂有腹泻的，换用短效制剂可能有用。

3. 体重增加与内分泌

有些患者使用锂盐时进行性体重增加，这种副作用是仅次于认知的副作用，会成为患者停药的原因。副作用的基础机制未明。然而，锂盐也有胰岛素样作用可导致相对低血糖（Jefferson 等，1987）。这种低血糖会促进进食以致体重增加。少数患者有明显水肿和（或）锂盐停药后体重迅速减轻数磅的现象。通常导致体重增加的食欲增加是个问题，通过节食来控制体重增加对患者来说很难。原来体重较高的患者体重增加更明显，原来烦渴的患者也是，因为他们会喝更多含卡路里的饮料。

大部分患者在锂盐治疗的早期会出现甲状腺功能下降，很少一部分患者会有甲状腺肿大伴正常的甲状腺功能，除了促甲状腺激素（TSH）水平升高。一些临床工作者在此时补充甲状腺素。我们建议主要在甲状腺肿大或有相关的无力症状时才用外源性甲状腺素。

高达 20％的患者，更常见的是女性，在锂盐治疗时有临床的甲状腺功能低下，30％发展有升高的 TSH 水平（Jefferson 等，1987）。

在我们的门诊，我们通常在开始锂盐治疗前检测 TSH 水平，在使用 6 个月之后再测，此后每年检测。

4. 肾脏

锂盐在某些患者(粗略估计为 1/5)中导致多尿伴有继发性烦渴。在一些患者中会导致严重的肾性尿崩症,尿量可达 8 升/天,尿浓缩困难且维持足够锂盐血清水平困难。这种效应是由于肾脏远屈小管的重吸收能力下降所致的。这是可以治疗的,很明显,解决办法是减少锂盐的用量或停药。在大部分患者中,对肾脏功能的影响可在锂盐停用的数天或数周内消失。

另一个应对必须用锂盐又出现多尿的替代策略是用袢或噻嗪类利尿剂。文献报告中氢氯噻嗪 50 毫克/天可减少锂盐 50% 的清除率,因此可以升高锂盐血浆水平。因此,可以合理加用 50 毫克/天的氢氯噻嗪,减少 50% 的锂盐用量,小心地重新稳定需要的锂盐浓度。这个方法有时是有效的,因为在自然发生的肾源性尿崩症中,可用于轻度或难治性多尿病例。在本书第一版时,氨氯吡脒(坎地沙坦)近期被报告可降低锂盐诱导的多尿,据称也不会影响钾的分泌或锂盐的血清水平。然而,我们见到一些患者加用氨氯吡脒后锂盐浓度升高。此法一旦应用,要密切监测锂盐浓度并评估氨氯吡脒在提高肾脏的液体重吸收能力减少尿量方面的疗效。

医生案头参考书(the Physicians' Desk Reference,PDR)则禁止锂盐与利尿剂特别是噻嗪类合用,这有些言过其实。如果某患者稳定使用锂盐,达到有效临床血药浓度(如 0.8 毫克当量/升)时由于大意而加入噻嗪类利尿剂,则锂盐的血药浓度会翻倍,而患者会出现锂盐中毒症状的体征。这也可以出现在与其他药物的合用中,特别是非甾体抗炎药,如布洛芬、奈普生、吲哚美辛。然而,我们见到在稳定使用利尿剂的患者中开始使用锂盐治疗并无问题,甚至在透析的患者也可以成功使用锂盐治疗。使用锂盐前肾脏功能不良意味着临床工作者要缓慢谨慎地加量且要小心监测血清水平。

另一个不同的潜在的更严重的肾脏问题是间质性肾炎,1977 年丹麦人首先报告,以肾脏的疤痕与破坏为典型表现。目前,此问题不再像开始那样可怕了。最严重的肾脏损害表现为严重的肌酐清除率下降,看起来极为罕见。Gitlin (1993)综述意见认为,5% 的锂盐使用患者可致肾功能损伤,但这些改变一般临床不显著。在此后的另一综述中,继发于锂盐导致的肾小管功能损伤所致的多尿,在某些患者中是进行性的,但肾小球损伤一般则不是(Gitlin,1999)。患者经历多个周期的锂盐中毒有更大可能发展为肾功能不全。一些有慢性情感障碍从未服用锂盐治疗的患者也有肾脏病理性改变,接受锂盐治疗的患者中并不是所有肾功能损害都是锂盐所致。

在锂盐维持治疗中,每 6~12 月检查肾脏功能是值得的。最好是周期性检测肌酐的清除率,但考虑到患者 24 小时尿液收集的可行性和可靠性,有时会造成此检查法普遍不受欢迎。血浆的肌酐是很好的肾功能指标,因为肌酐产生源自肌肉,不受饮食的影响。锂盐开始应用时先测基础肌酐水平,此后每年检测,或根据临床的需要。稳定服药患者锂盐的血清水平也是肾小球滤过功能的体现。周期性监测这两个指标可发现肾小球功能的早期表现。一些临床工作者监测患者尿液浓缩能力的反应。如果锂盐的需求逐渐降低而血清肌酐持续升高(超过 1.6 毫克/100 毫升),则应该进行肾脏科会诊。即使肾脏损害出现,是否需要停用锂盐治疗,也需根据整体情况而论。通过锂盐维持治疗获益,以及有轻度的与锂盐无关的肾功能损伤或肾脏问题的患者可继续使用锂盐,但经常监测肾功能是必要的。

5. 心血管

锂盐能产生心电图 ECG 的良性改变,如 T 波变平或倒置。有少量患者报告有锂盐使用后导致"病窦综合征"。这种合并证很少也比较难以预测,除非在锂盐治疗之前就有这种状况。有些同时使用抗心律失常药物的患者会导致窦房结传导的问题。年长患者与既往有心功损伤的患者需要有基础的心电图检测(Jefferson 等,1987)。基线显示心率低下的患者使用锂盐治疗时要格外谨慎。

6. 皮肤损坏

锂盐导致的皮疹多种多样。痤疮也许是其中最常见的皮肤损害之一,皮肤外用视黄酸可能有效。先前存在的或隐匿的银屑病可能在锂盐使用后加重,干性非炎症大疱样皮疹在锂盐维持治疗时相对常见,硫化锌或四环素可以治疗此种皮疹,成功率不等。其他皮疹——伴有瘙痒、假设是过敏性质的在锂盐治疗时并不典型——可以出现并且在换用其他品牌的锂盐时可能消失。这些可能是对胶囊或片剂中的某些成分的过敏反应而不是锂盐本身所致。脱发也可以出现在使用锂盐的患者中,但无论是否使用锂盐,头发都可以再生。

(五) 准备

锂盐在美国市场有不同的制剂类型(表 5-1)。标准的、最便宜的是碳酸盐制剂,有 300 毫克的胶囊或有刻痕的片剂。碳酸盐缓释剂也是市场可见的,有枸橼酸锂液体剂型,一勺剂量相当于碳酸锂 300 毫克(8 毫克当量)。其他的剂型包括硫酸盐可见于欧洲市场。锂盐已经有 50 年的临床使用经验,一种剂型是否优于另一种剂型并不清楚,可能在消化道的副作用上有所不同。枸橼酸锂显然对不愿意或不能吞服的患者更有效。

缓释片剂型在服用药物后出现低的锂盐血清水平峰值,并且锂离子在小肠中的释放比在胃中高。如果服药后有胃黏膜刺激导致恶心,缓释剂型可以减少对胃的刺激。如果腹泻是一个问题(不是由于血清锂盐水平增高引起),枸橼酸锂可以导致胃肠吸收加快、减轻腹泻。然而,我们也见过服用标准的碳酸锂制剂腹泻的患者换成缓释剂型后腹泻减轻。一个基本的问题是:锂盐的副作用究竟是与峰值的水平有关还是与稳态的血清水平有关,这点尚未解决。临床上来看,任何在服用标准制剂后 1～2 小时就出现副作用的,都可以换成缓释剂型来改善。例如,由于胃黏膜刺激所致的或由于血清药物水平升高引起的恶心。前者所致的恶心是暂时的,而后者所致的恶心是长期的。

有种信念认为,缓释剂通常意义上副作用小,对于肾小管浓缩作用的影响小,导致多尿多饮的也少。这似乎不准确或者是由于将一天的锂盐在睡前一次用完反而减少了肾脏副作用。一个欧洲研究中心(哥本哈根)长期日常采用一天一次的锂盐用法多年,显示这个剂量的策略是可行而有效的。

(六) 剂量和用法

　　锂盐的剂量滴定一般要达到治疗有反应且血浆水平足够。一般的假设是,对于维持治疗或治疗非躁狂或精神病性激越的患者来说,0.7~1.0毫克当量/升是恰当的,而对于急性躁狂来说有时可以达到1.5毫克当量/升。血药浓度一般在最后用药12小时之后检测,那时服药后吸收的差异期已经过去,已经达到相对稳定的状态(参见第三章"抗抑郁药"的血药水平章节:"三环类和四环类抗抑郁药")。这些理想的血药水平当然并非一成不变,一定要根据临床具体情况而定。有些患者在血药水平在0.8毫克当量/升上会出现明显的震颤、过度镇静、呕吐、共济失调等,因为不能忍受这个血药水平或有其他引起症状的躯体疾病;锂盐无法耐受是更可能的原因。其他接受维持治疗的患者看起来在血药水平低至0.4~0.6毫克当量/升时,可以预防心境发作,而每天有易激惹或愤怒的患者报告在更低的血浆水平时就有临床改善。非常难以证明这些是否是"真正的"药物的疗效。我们相信,许多患者可以使用很低的血浆水平维持治疗,特别是锂盐与另一药物合用时。偶尔,患者的躁狂仍然不能控制,尽管血浆水平超过了1.5毫克当量/升数天且无副作用,也可以谨慎地尝试加大用量。

　　急性躁狂时要快速达到足够高水平的血浆锂水平(0.8~1.2毫克当量/升)。300毫克每天2次或每天4次在既往健康的青少年或成年患者中可用。血浆水平初始用药后每3~4天即可检测以早期发现中毒的锂盐浓度。锂盐剂量可上调或下调,以达到大约1.0毫克当量/升。大于60岁或可能有肾功能不全的患者,减少起始剂量是必要的。在一些老年患者中,我们起始的锂盐剂量为150毫克每天2次。数篇文章描述了从初始剂量开始超过24小检测几次血药水平就能预测出最佳剂量。这种方法可以使用但在临床滴定过程中没有更多的益处。急性躁狂状态的治疗反应一般需要7~14天,即使有充足的血浆水平。随着血浆水平的稳定,检测频率可以减少——当血浆水平和临床状况都逐渐稳定时,从初始的1周2次到最后的1周1次。如果临床反应在4周内还没有达到,可以判定锂盐单药治疗在急性发作期疗效不佳。此时或更早可以加用第二种心境稳定剂。

　　当患者处于缓解期用锂盐稳定以防止未来的心境发作时,我们可以使用更低的剂量(每天1~2片300毫克的片剂)。剂量调整期间每周检测血浆浓度即可,调整的目标是找到使血药浓度最接近0.8毫克当量/升。似乎高水平的血浆水平更能达到预防复发的目的。在一个由美国国立精神卫生研究院资助的重大协作研究项目中,保持0.8毫克当量/升及以上浓度锂盐用药的患者比在更低剂量以下稳定(0.6毫克当量/升或更低)的患者复发的概率更低但有更多的副作用。药物效果的研究数据也有许多互相矛盾之处,因为当患者一开始被随机分配到低血浆水平组,这个剂量也许太低以至于只能激发了复发的可能性。一旦用锂盐维持治疗的患者足够稳定在每周血浆水平数周之后,按月来检查就足够了,6~12个月的稳定期之后,每6个月检查1次,或按照临床需要来检查即可。

　　一旦患者有了稳定的每日剂量,就可以按照需要来分配每日服药的次数。通常每天两次,早晚各 1 次,既方便又能耐受,服药也不容易忘记或忽略。也有人认为每天一次的依从性更好,引起多尿也更少,但尚未证实。我们发现每晚服用一次更有效,但有些患者感觉清晨时昏昏沉沉,服药后胃部刺激是分次服药的最大原因。小量分次服药在住院患者中常见(比较容易),但是当患者出院回家后,简单的服药方式就足够了,而且更可靠。

针对其他的目标症状,当病情没有那么紧急时,初始剂量 300 毫克每天 2 次就足够了。有些发展为锂盐不能忍受的患者是由于初始用药剂量太大。在病情不紧急的情况下,血浆水平达到 0.5~0.8 毫克当量/升是充足的,也不需要频繁地检测血浆水平。并且我们需要记住,治疗的是患者而不是血浆水平,所以临床的状况和副作用需要频繁和仔细的监测。有些患者血药浓度在 0.5 毫克当量/升疗效就已经很好了。因此除非他们在低浓度时疗效不佳,否则也没有必要提高他们的血药浓度。与此相同,如果一味强调血药浓度达标,而该患者已经有明显的慢性恶心、精神恍惚、全身震颤等,在任何时候都是不恰当的。总体而言,我们建议老年患者维持低的血药浓度(<0.6 毫克当量/升)。

对由于其他慢性疾病导致隐性的目前的精神病理表现,如抑郁、精神分裂、心境障碍等,用药 4 周达到有效的血药浓度或最高的忍受水平,通常可以充分地判定锂盐是否临床有效。

如果患者既往对锂盐治疗有效但停药数周或数月,如果我们相信其肾功能在此期间没有发生改变,那么临床上立即恢复到原来的剂量而无须重新滴定剂量是合理的。然而,也有一些患者需要剂量的提升以达到最佳剂量。血药浓度的频繁监测仍然是必需的。

(七) 孕期用药

曾经有段时间,锂盐是除了非抗惊厥药/非苯二氮䓬类以外唯一被认为与特定的先天畸形——Ebstein 畸形有关的精神活性药物。这种非常严重的心脏畸形在母亲服用锂盐的患儿中并不常见(4.5~7.6/1000 活产/10000 出生人数),但是此缺陷在这些婴儿中仍然高于普通人群的发生率(Gentile,2012)。这个估计比原来的预估低很多,因此有人也建议要重新研究 Ebstein 畸形和锂盐的有效关系。服用锂盐对胎儿致畸的影响需要预先与打算怀孕或已经怀孕的女性患者讲清楚,因为致畸的风险在孕期的头 3 个月最大(参见第十二章"特定情境下的药物治疗")。服用锂盐致畸的风险通常被认为比普通人群高 2~3 倍(Cohen 等,1994)。曾经以色列的一篇文章报告了心脏畸形发生率提高与服用锂盐的女性在孕期进行胎儿的心脏超声检测,以及心脏畸形的问题(Diav-Citrin 等,2014)。

另一个锂盐使用的风险,特别是在孕期最后 3 个月,是胎儿过大。母亲服用锂盐导致胎儿出生体重较大,时有报告。在婴儿中,较大出生体重的长期意义并未确定,但较大出生体重与不良的健康状况没有必然的联系。

双相情感障碍本身对于怀孕,以及生产有负面影响。例如,与没有双相障碍的女性相比,不论是否治疗,双相障碍的女性都会更多地做剖腹产、经历早产,或婴儿出生时低体重或低血糖(Bodén 等,2012)。由此看来,孕期结果差并不仅限于使用锂盐或是其他治疗双相障碍的药物。

锂盐的胎儿剂量更可能与致畸效应相关。通过胎儿锂盐暴露的药物动力学模型,Horton 和同事(2012)估计在怀孕女性中限制致畸风险的最大安全锂盐剂量为400 毫克每日 3 次。虽然这个估计是基于药物动力学模型,但是如果可能的话,限制锂盐的使用是合理的。另外,其他的心境稳定剂,如丙戊酸钠、卡马西平等致畸作用更大。抗精神病药至少从致畸的角度与其他任何心境稳定剂相比都是更安全的选择。

三、抗惊厥药

在过去的 30 年,抗惊厥药在治疗精神病领域引起更多的关注,主要是促进了心境稳定(表 5-4)。这些药物的应用是源于治疗颞叶癫痫的精神后遗症,如幻觉、愤怒爆发、宗教狂热等。这些观察促进了 20 世纪 50 年代在精神障碍患者中大量使用苯妥英钠——结果模棱两可(尽管有研究显示苯妥英钠治疗躁狂有效)(Mishory 等,2000)。在近些年的研究中,几个小组进一步发现,那些来自边缘系统的癫痫和点燃样现象,可能在精神病性症状和精神障碍的发生中起到了主要作用。

表 5-4 双相障碍的抗惊厥药剂量

药物	常用剂量范围	血清浓度/(微克/毫升)
丙戊酸钠	15~60 毫克/(千克·天)	50~125
卡马西平	200~1600 毫克/天	6~10
拉莫三嗪	50~200 毫克/天	NA
加巴喷丁	900~3600 毫克/天	NA
奥卡西平	600~2400 毫克/天	NA

注:NA=不适用。

可以理解大量报告显示抗惊厥药(如卡马西平和丙戊酸)主要作用于颞叶和边缘系统,对双相障碍特别是急性躁狂的患者有效。尽管许多抗惊厥药最终都被证明治疗心境障碍有效,但丙戊酸、卡马西平、拉莫三嗪得到了最大的关注(参见图5-1抗抑郁、抗惊厥药的化学结构)。

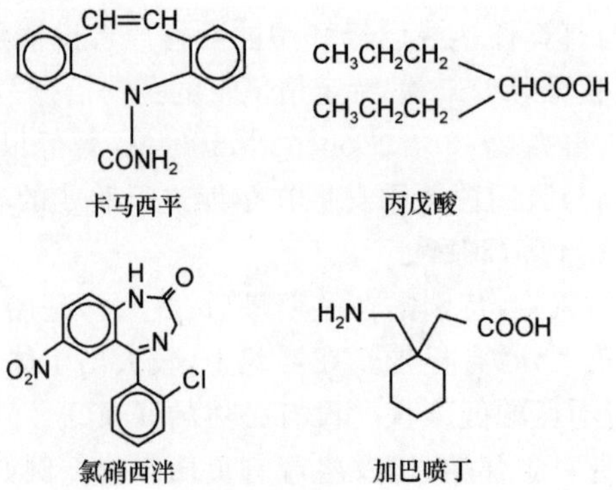

图 5-1 抗抑郁、抗惊厥药的化学结构(一)

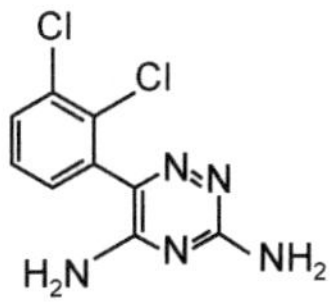

拉莫三嗪

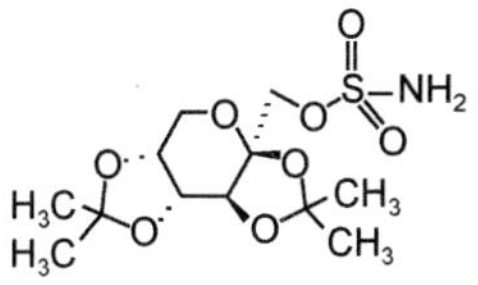

托吡酯

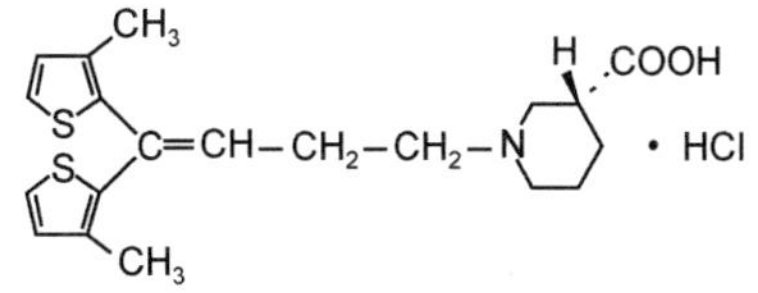

噻加宾

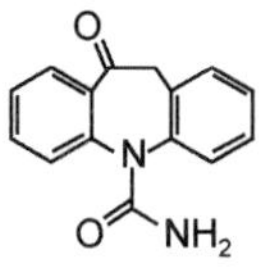

奥卡西平

图 5-1　抗抑郁、抗惊厥药的化学结构(二)

(一) 丙戊酸钠

丙戊酸钠的治疗：概述见表 5-5 所列。

表 5-5　丙戊酸钠的治疗：概述

项　目	指　标
疗效	急性躁狂(FDA 批准) 双相障碍的预防(可能有效) 混合的、快速循环的双相障碍 癫痫(FDA 批准)
副作用	体重增加 镇静 GI 不适
过量服药的安全性	大多数副作用在 20 倍正常血清水平时显著。症状包括恶心、呕吐、CNS 抑制和癫痫。通过洗胃、强迫呕吐和辅助通气处理
剂量和用法	IR 形式起始剂量为 15 毫克/(千克·天),ER 形式 25 毫克/(千克·天)分剂量服用,直到增加至最大剂量 60 毫克/千克。血清浓度达到 50～100 微克/毫升
停药	快速停药增加了双相障碍快速复发的风险;否则,停药症状并不常见

项　目	指　标
药物相互作用	增加丙戊酸钠血清水平的药物包括： 　西咪替丁 　红霉素 　分噻嗪类 　氟西汀 　阿司匹林 　布洛芬 降低丙戊酸钠血清水平的药物包括： 　利福平 　卡马西平 　苯巴比妥 　乙琥胺

注：CNS＝中枢神经系统；ER＝缓释剂；FDA＝美国食品和药品管理局；GI＝胃肠道；IR＝速释型。

相比其他所有的精神活性药物，丙戊酸没有苯环(卡马西平是三环，丙戊酸无环)。在美国有以下剂型：速释型丙戊酸(Depakene)和丙戊酸钠(Depakene syrup)；延迟释放型双丙戊酸钠(Depakote 和 Depakote Sprinkle)，含等量的丙戊酸和丙戊酸钠；缓释型双丙戊酸盐(Depakote-ER)，已被批准治疗偏头痛和双相的躁狂；以及针剂(Depacon)。在欧洲应用的是 valpromide [Dépamide]，所有这些剂型的药物在体内变成血浆中的丙戊酸。

丙戊酸钠是所有这些剂型的通用术语。丙戊酸钠被 FDA 批准用于治疗癫痫的单纯和复杂的失神发作，部分发作及偏头痛的预防。丙戊酸钠在 1994 年、丙戊酸钠的缓释剂在 2005 年均被 FDA 批准用于治疗急性躁狂。丙戊酸钠在美国精神医学领域中是治疗双相情感障碍最常用的药物。此外，丙戊酸钠被用于治疗许多其他症状，包括在各种不同障碍中的攻击、激越和冲动。

1. 临床适应证

早在 20 世纪 60 年代，法国的 Lambert 就证实丙戊酸钠被加入其他药物中，对躁狂，以及分裂情感性障碍的躁狂有效。Lambert 小组报告了超过 100 位患者，但并未描述患者的细节。在他们的研究中，大部分是难治性分裂情感性障碍的躁狂患者，超过半数的患者有中度的改善。在那些没有用药治疗过的急性躁狂患者中，14 个人有 10 人得到改善。这些结果与 MaLean 医院的 Pope 和同事(1991)的丙戊酸钠的研究，以及其他本地临床经验的结果一致。在 Pope 等的研究中，丙戊酸钠实验组标准的躁狂测评分数方面有 54％ 的改善，而安慰剂组的评分只有 5％ 的改善。有意思的是，丙戊酸钠抗躁狂的效应，在用药头几天就可以观察到。

自 Pope 的研究之后，大量的双盲研究证明了丙戊酸钠治疗急性躁狂的有效性。在其中最大的双盲安慰剂对照研究中，179 位患者，锂盐与丙戊酸钠治疗急性躁狂的效应是相当的，比安慰剂高 2 倍(Bowden 和 McElroy，1995)。并且有证据表明，使用 20 毫克/(千克·天)的丙戊酸钠，可以将发作期减少为 5 天或更短(Keck 等，1993a；McElroy 等，1993)。使用 30 毫克/千克起始剂量，数天内减低到 20 毫克/千克,也是很好的方案。目前的资料表明丙戊酸钠在治疗急性躁狂方面,与锂盐一样都被充分研究且同等有效。然而,锂盐与丙戊酸钠治疗急性躁狂都比非典型抗精神病药起效慢。

丙戊酸钠在治疗有混合状态和快速循环的双相患者方面特别有用。Freeman等(1992)发现,丙戊酸钠在混合状态的急性和长期治疗方面都比锂盐有更好的效应。Bowden等(Bowden和Singh,2005;Bowden等,1994)发现,丙戊酸钠在治疗双相障碍伴有混合特征和易激惹特征以及治疗双相障碍快速循环型方面,比锂盐更有效。一些小型的开放标签研究显示,丙戊酸钠在治疗混合或躁狂方面很有效,但在预防快速循环的双相患者的抑郁发作方面效果不佳。有脑电图异常的双相患者是丙戊酸钠更好的治疗对象。其他对丙戊酸钠治疗反应的预示包括那些同时患有BPD(边缘型人格障碍)但缺少精神病性发作的患者(Calabrese等,1993)。即使联合使用丙戊酸钠和锂盐或拉莫三嗪,对许多有快速循环的双相患者也是无效的(Kemp等,2012),对于此障碍来说,我们需要更有效的治疗。

有几项开放标签的研究表明,丙戊酸钠治疗双相患者是一种有效的预防性药物。这些研究中的大多数表明,丙戊酸钠在预防躁狂发作方面比预防抑郁发作更有效。在一项双盲的纵向研究中,Lambert和Venaud(1992)在超过2年的周期中发现丙戊酸钠在预防后续双相发作方面与锂盐同等有效且更易耐受。然而,一项超过300名患者的更大的多中心研究却未能证明在预防躁狂方面丙戊酸钠比安慰剂更有效(Bowden等,2000)。先前主要的结果测评的选择看起来干扰了证明双丙戊酸钠在预防躁狂方面的有效性。然而,此药的临床应用经验仍然表明它在双相障碍的维持治疗方面是有效的。

丙戊酸钠治疗急性单相或双相抑郁的疗效尚不清楚。一项使用缓释剂型的丙戊酸钠治疗双相抑郁患者的对照研究显示,丙戊酸钠治疗6周的效果比安慰剂组好2倍(Muzina等,2011)。一些非对照的研究,以及案例报告显示,丙戊酸钠治疗双相抑郁患者有些抗抑郁的效果。我们报告丙戊酸钠在治疗与重性抑郁障碍有关的激越方面很有效(DeBattista等,2005)。也有案例报告显示,丙戊酸钠在治疗难治性重性抑郁障碍方面有一定的疗效。Bowden、Calabrese,以及同事们的维持治疗研究显示,双丙戊酸钠比安慰剂更能预防双相患者的抑郁发作,尽管对躁狂的预防没有类似的效果(Bowden等,2000)。低剂量的丙戊酸钠可以成功地治疗心境障碍(Jacobsen,1993)。

一些案例报告和开放标签的研究显示,丙戊酸钠可能治疗惊恐障碍有效,特别是当此障碍合并物质滥用或担心使用苯二氮䓬类药物时(Baetz和Bowen,1998;Keck等,1993b;Ontiveros和Fontaine,1992;Woodman和Noyes,1994)。我们没有发现丙戊酸钠治疗焦虑障碍有效。

一项研究比较了4周的丙戊酸钠和安慰剂在失代偿的精神分裂症患者中,作为利培酮或奥氮平的增强剂。丙戊酸钠组比安慰剂组在减少阳性症状方面更有效(Casey等,2001)。也有一些证据显示,丙戊酸钠可能加快了精神分裂症患者对抗精神病药的反应速度。

丙戊酸钠用于治疗激越已经多年。一些开放标签的临床实验报告丙戊酸钠对治疗与痴呆或脑损伤有关的激越有效(Hermann,1998;Hilty 等,1998;Kunik 等,1998;Lott 等,1995)。我们发现激越的痴呆患者经常对低至 125 毫克/天的剂量有效,尽管更高的剂量也可以耐受,有时在这些患者中大剂量也是需要的。对照研究显示,小剂量的丙戊酸钠经常无效,而大剂量又常常因副作用而增加停药的概率(Lonergan 等,2004)。最新的研究(Tariot 等,2011)显示——丙戊酸钠在减少激越方面与安慰剂并无差别,且有更多的副作用。我们的小组对双丙戊酸钠作为辅助用药来治疗与抑郁有关的激越也感兴趣(DeBattista 等,2005)。在一项 4 周的开放标签的实验中,我们发现平均 750 毫克的双丙戊酸钠可以显著减轻抑郁患者的激越。

丙戊酸钠也逐渐被用于治疗攻击性,特别是在有脑损伤的患者中。几项开放标签的研究报告丙戊酸钠能够帮助控制脑损伤患者或精神发育迟滞患者的冲动性、脾气爆发、躯体攻击和自残(Geracioti,1994;Ruedrich 等,1999;Wroblewski 等,1997)。一些证据显示,丙戊酸钠可以减轻有攻击性的青少年的破坏行为(Donovan 等,1997)。在青少年罪犯中,丙戊酸钠可以减少他们的攻击爆发(Steiner 等,2003)。此外,那些有风险发展为双相障碍或有攻击问题的青少年,当服用丙戊酸钠后较少如此(Saxena 等,2006)。类似地,并非所有类型的青少年的攻击性都对丙戊酸钠治疗同等有反应。Padhy 和同事(2011)发现,在有预谋攻击的青少年中,丙戊酸钠有效地降低了攻击性。然而,丙戊酸钠并不能很有效地预防使用美沙酮治疗的患者中自发的攻击行为(Zarghami 等,2013)。

也有研究丙戊酸钠在治疗 BPD 患者的冲动、心境不稳和自残方面的作用。边缘型人格的症状有时与双相Ⅱ型障碍的症状相重叠,所以使用丙戊酸钠治疗 BPD 患者是合理的。大部分的研究是小样本、无对照的(Hirschman 等,1997;Stein 等,1995;Wilcox,1995)。然而,近期的更大临床研究显示丙戊酸钠治疗 B 类人格障碍比安慰剂有效(Hollander 等,2005)。丙戊酸钠看起来在控制许多 BPD 患者的一些症状方面是非常重要的辅助用药。治疗这群患者的自残行为时,丙戊酸钠因为比锂盐和大部分抗惊厥药的毒性作用小而具有优势。而且,丙戊酸钠加用 Omega-3 脂肪酸(EPA1.2 克/天和 DHA 0.8 克/天)可能在控制愤怒爆发和冲动方面改进其效果(Bellino 等,2014)。

2. 剂量和用法

血浆的丙戊酸钠半衰期约 10~15 小时。许多药物如卡马西平、苯巴比妥、苯妥英钠如果同时服用将诱导肝酶,通过增加它的代谢缩短丙戊酸钠的半衰期。但与卡马西平不同,丙戊酸钠本身是轻度的肝酶抑制剂。当它达到稳定的血药浓度时,如果持续服用很可能保持稳定。血药浓度应该在最后一次服药 12 小时后测定。

通常丙戊酸钠速释型(IR)的起始剂量是 15 毫克/(千克·天),每日 2 次。因此,平均体重 75 千克的男性可以用 500 毫克每日两次起始。如不是急症,推荐从 250~500 毫克起始用药,如能够耐受,就向上滴定。有些临床工作者喜欢用每日 1 次丙戊酸钠速释剂型的方法来增加用药的依从性。考虑到丙戊酸钠 IR 的药物动力,每日 2 次用药可能是理想的。此外,每日 1 次用药的血浆浓度峰值经常造成消化道副作用,这样的策略不易被耐受。而且要考虑到高浓度的亲水性药物才能更有效地进入中枢神经系统。缓释型双丙戊酸钠(Depakote ER)被批准用于治疗双相障碍的急性躁狂发作或混合发作。缓释剂型与速释剂型的生物等效性不同——它的血浆水平比丙戊酸钠低10％～20％——因此,建议当患者换用 ER 剂型时,每日应该增加剂量(约 1/3)。ER 剂型的体重增加等副作用较少。初期的研究结果表明,丙戊酸钠从延迟剂型换为更慢释放的缓释剂型时,双相患者一般能够耐受良好并保持稳定。剂量可以每周增加 10 毫克/(千克·天),直到达到充分的治疗水平或最大剂量 60 毫克/(千克·天)。

如前所述,初始剂量 20 毫克/千克治疗急性躁狂时可以加速起效。静脉使用双丙戊酸钠看起来能帮助稳定混合状态或快速循环,但是对于双相的抑郁几乎没有作用(Gruhze 等,1999a)。躁狂的患者比抑郁的患者更能耐受副作用。因而,加载策略一般要在后者中避免。

在躁狂患者中,抗躁狂的效应需要血药浓度超过 45 克/毫升,血药浓度高达100 克/毫升时也能被耐受。有时,丙戊酸钠的血药浓度要高达 125 克/毫升才能达到治疗急性躁狂的最佳效果。大部分资料建议在治疗急性躁狂或混合状态的患者时,血药浓度应该在 85～125 克/毫升之间。更高的血药浓度与副作用有关,如血小板减少,体重增加和镇静(Bowden 和 Singh,2005)。在开始丙戊酸钠治疗时,双丙戊酸钠肠衣片比其他剂型更不容易引起肠道副作用。初始剂量 250 毫克每日2 次是常见的,对于急性躁狂患者来说可能需要使用更大的日剂量。丙戊酸血浆浓度应该每隔几天监测一次直至超过 50 克/毫升。一些人建议临床工作者应该在治疗反应不佳的患者中增加剂量直到血药浓度超过 75 克/毫升。根据最后一次用药时间,血药浓度有一定的变异。随着时间的推移,血药浓度应该在最后一次用药的相对固定时间采集。与其他药物一样,剂量滴定要达到特定的血药浓度,最后一次每日剂量差异较大,从 750～3000 毫克每天不等。有时,4 天之内就会出现改善,在 2 周内可以达到治疗血药浓度。如果没有出现改变,可以再尝试两周更高的剂量和血药浓度,但副作用可能会限制这样做。在治疗早期,镇静和肠道副作用可能是限制性副作用,而镇静更常见,通常丙戊酸钠比碳酸锂更易被耐受。

当患者服用丙戊酸钠后快速改善时,可以继续使用相同剂量和血药浓度作为维持治疗,但要密切观察毒性作用。事实上,这是一个智慧的路径。然而,许多使用丙戊酸钠的患者同时也在服用不同的其他药物(如锂盐、神经阻滞剂、卡马西平、抗抑郁药、氯硝西泮)。一旦丙戊酸钠起效,其他药物可以逐渐一次一个停药,以观察其是否仍然需要。一些药物可能是不必要的,但减药或停药可能导致复发。只有 1/3 的患者对于单药治疗有充分的反应,因此联合用药目前是规则而不是例外。丙戊酸钠的血药浓度可以每周监测直到稳定,假如获得了充足的血药浓度,然后改为每月监测 1 次,在长期的维持治疗期可以间隔更长时间。如果新的副作用出现或临床状况恶化,应该重新检查血药浓度。

3. 副作用

丙戊酸钠刚开始用于临床时,是作为抗惊厥药,主要的担忧是严重的、有时是致命的肝脏毒性(表 5-3)。致死性的案例多是新生儿患者,在接受多种抗惊厥药特别是苯巴比妥治疗。小于 2 岁的患者,严重肝脏毒性的风险最大。肝脏毒性的风险使得监测服用丙戊酸钠的精神科患者符合风险-收益的要求。一般每月检测一次肝脏功能,因为谁也不知何时会出现肝细胞的毒性。另外,数据也支持肝功能监测无须太频繁,患者与家属应该要被告知远期的肝损伤,以及肝脏病变的早期症状(厌食、黄疸、恶心、昏睡等)。我们建议肝功能监测最少每 6~12 个月做一次。肝脏功能的指标性肝酶增高在 3 倍以内的不一定停药。平衡临床利益和患者不正常的肝功能是合理的。患者治疗反应越好,临床工作者越容易在进展性肝功能异常的情况下给予丙戊酸钠。

使用丙戊酸钠后可能发生胰腺炎。我们有一例患者用药一年后出现胰腺炎,患者有异常腹痛,血清的淀粉酶升高。停药后反应消失。这个副作用是罕见的但足以引起临床工作者的注意。

体重增加是患者停药的最常见的原因。半数患者用药后有慢性的体重增加。饮食控制、增加运动是患者使用丙戊酸钠时必须要建议的。尽管足够注意,然而许多患者还是无法控制他们的体重。我们发现加服托吡脂 50~200 毫克/天有厌食的效果并且能够帮助患者保持情绪稳定。

血小板减少与血小板功能不良是使用丙戊酸钠的患者报告的。提醒患者要向医生报告瘀斑或出血。血小板也要周期性监测,一般在 75000/毫升的话无须特殊处理,继续监测即可。

镇静是丙戊酸钠治疗的常见副作用之一。就像其他药物一样,在接近晚间的时间用药就可以有效减少日间镇静。

消化道不适是继体重增加之后第二个常见的丙戊酸钠的副作用,可能表现为恶心、腹痛、呕吐、腹泻,它与剂量有关。肠衣片或双丙戊酸钠的胶囊或加用 H_2 受体拮抗剂(法莫替丁[Pepcid]20 毫克每日 2 次)都有所帮助。震颤与共济失调也会出现。

另一个副作用脱发是由于丙戊酸钠干扰了锌与砷的沉淀所致。有些临床工作者指导患者服用含有这两种微量元素的多种维生素。善存片通常被用于这个目的。如果严重脱发继续出现则应该停用丙戊酸钠。新头发需要数月才能长出。

服用过量丙戊酸钠自杀,导致昏迷与死亡是罕见的。药物可以用血液透析移除。也有一例报告丙戊酸钠昏迷可以用纳洛酮逆转。

另外,最近的报告观察到丙戊酸可能与女性的多囊卵巢有关。一项 238 例癫痫女性的研究发现,43％使用丙戊酸钠的患者出现了多囊卵巢,17％ 有升高的睾酮水平(Isojärvi 等,1993)。在 20 岁之前开始用丙戊酸的患者,80％ 出现了多囊卵巢。超过 50％使用丙戊酸钠的女性也会肥胖,因为肥胖本身也与多囊卵巢有关,所以目前还不清楚丙戊酸钠所致的多囊卵巢是药物直接作用还是间接由于肥胖所致。在 STEP-BD 患者中,多囊卵巢综合征的女性(PCOS)停用丙戊酸钠后,原来的多囊卵巢症状有明显的改善,尽管没有明显的体重改变(Joffe 等,2006)。这表明 PCOS 是丙戊酸钠的直接影响而不是肥胖症所致。此外,一些形式的癫痫与多囊卵巢有关而不是使用抗惊厥药。独立的复制丙戊酸钠作为多囊卵巢的原因还没有报告,尽管数千名患者都用此药治疗。最近两项小样本调查表明,使用此药的女性中 8％~10％有多囊卵巢,略高于普通人群的发病率(4％~7％)(Joffe 和 Cohen,2004)。考虑到目前多囊卵巢的资料,一些儿童精神病学家建议在青少年女性患者中使用丙戊酸钠要谨慎(Eberle,1998)。一些涉及女性双相障碍患者使用双丙戊酸钠的研究没有发现与多囊卵巢的相关性。然而发现在双相障碍的女性患者中与睾酮水平的增加有关(Rasgon等,2005)。最近研究表明,使用丙戊酸钠治疗的女性比使用拉莫三嗪治疗的患者,排卵性多囊卵巢综合征或失调更常见(Morrell等,2008)。最好监测使用丙戊酸钠的女性发生体重增加、多毛、月经失调和痤疮的情况。

4. 药物相互作用

丙戊酸钠严重的相互作用不常见。然而,丙戊酸钠的代谢大约25%是依赖于肝脏的P450系统。大量的药物竞争抑制P450肝酶,包括西咪替丁、SSRI、红霉素等,可以导致丙戊酸钠的血液浓度升高(表5-6)。此外,许多非甾体类抗炎药包括阿司匹林可以提高自由丙戊酸钠的血浆水平。其他的药物如卡马西平、雷米封也可以降低丙戊酸钠的血浆水平。

表5-6 抗惊厥心境稳定剂的药物相互作用

抗惊厥药	抗惊厥药可↑ 血液浓度的药物	抗惊厥药可↓ 血液浓度的药物	与抗惊厥药同时 服用可↓血药浓度的药物
丙戊酸钠	阿司匹林 西咪替丁 克拉霉素 红霉素 氟伏沙明 氟西汀 布洛芬 吩噻嗪类 托吡酯 醋竹桃霉素	卡马西平 乙琥胺 奥卡西平 苯巴比妥 苯妥英钠 扑米酮 利福平	唑尼沙胺 未报告的与丙戊酸钠同时使用产生有临床意义的代谢诱导的药物
卡马西平	西咪替丁 环丙沙星 克拉霉素 地尔硫䓬 强力霉素 红霉素 氟康唑 氟西汀 氟伏沙明 葡萄柚汁 异烟肼 伊曲康唑 酮康唑 奈法唑酮 诺氟沙星 泼尼松龙 丙氧芬	非尔氨脂 苯巴比妥 利福平	非典型抗精神病药 苯二氮䓬类药物 强力霉素 乙琥胺 芬太尼 糖皮质激素 美沙酮 神经阻滞剂 口服避孕药 苯妥英钠 蛋白酶抑制剂 TCA类(?) 茶碱

抗惊厥药	抗惊厥药可↑ 血液浓度的药物	抗惊厥药可↓ 血液浓度的药物	与抗惊厥药同时 服用可↓血药浓度的药物
	蛋白酶抑制剂(如利 托那韦、茚地那韦) TCA 类 醋竹桃霉素 丙戊酸钠 维拉帕米 华法林		
拉莫三嗪	丙戊酸钠	卡马西平 乙琥胺 口服避孕药 奥卡西平 苯巴比妥 苯妥英钠 扑米酮	丙戊酸钠
奥卡西平 托吡酯			雌激素 左诀诺孕酮 口服避孕药

注:TCA 类=三环类抗抑郁药;↑=升高;↓=降低。

　　丙戊酸钠也能引起其他药物的血清水平升高,包括卡马西平、华法林和甲苯磺丁脲。这些相互作用一般来说没有临床意义,但可能需要降低那些同时使用的药物的剂量。丙戊酸钠可能使拉莫三嗪的血药浓度双倍增加并且增加皮疹的风险。当这两种药物联用时,拉莫三嗪的剂量需要非常缓慢地增加。在罕见的案例中,丙戊酸钠的治疗可以增加血氨,伴有或不伴有脑病,它可以出现在肝功能检测正常时。同时服用托吡酯和丙戊酸钠也会增加发生的风险。在药物说明中提示了与托吡酯合用引起高氨血症的风险。而且,有尿素循环障碍的患者禁忌使用丙戊酸钠(如鸟氨酸转羰基酶缺陷)。

5. 孕期用药

　　孕期头 3 个月使用丙戊酸钠,可以产生神经管缺陷(如脊柱裂、无脑症)。因此,在预期怀孕之前一般应该停药。然而,因为有非常显著的风险造成双相障碍的复发,患者应该继续服用丙戊酸钠,并在怀孕早期服用叶酸 1 毫克/天,在 18～20 周做超声检查以排查胎儿畸形。在孕期的最后 6 周,维生素 K 也要及时补充,以减少过多出血的风险。考虑到产后复发的风险,丙戊酸钠一般应该在产后重新开始服用以减少复发的风险。

　　继续有报告指出,宫内暴露于丙戊酸钠的胎儿 IQ 较低(Meador 等,2009,2013;Vinten 等,2005),如有可能避免在孕期或可能怀孕的女性中使用此药。

（二）卡马西平

卡马西平于 1957 年合成，于 20 世纪 60 年代作为抗癫痫药物投放在欧洲市场，特别是对于涉及颞叶的癫痫有效。继而，也被用于治疗抽动症——三叉神经痛。对于双相障碍的治疗源于 70 年代早期日本研究者的报告，它在许多躁狂-抑郁的患者中有效，包括对锂盐无反应的案例。1980 年，Ballenger 和 Post 报告卡马西平在双盲对照交叉临床实验中显示对急性双相障碍有效。从那时起，许多对照研究记录了卡马西平治疗急性躁狂。Kishimoto 等（1983）报告维持治疗中也有效，一些对照研究继而证实了这一发现。卡马西平一直没有得到 FDA 批准用于治疗任何双相障碍，直到 2005 年一种缓释剂型（ER）的药物（Equetro）被批准治疗急性躁狂。我们认为，卡马西平治疗双相障碍，是继丙戊酸钠、锂盐和 SGA 之后的选择，因为它具有与其他药物相互反应的药代动力学倾向。卡马西平治疗：综述见表 5-7 所列。

表 5-7　卡马西平治疗：综述

项　　目	指　　标
疗效	急性躁狂（FDA 仅批准 Equetro） 混合的、快速循环的双相障碍（非 FDA 批准） 癫痫（FDA 批准）
副作用	镇静 眩晕 疲劳和恶心 共济失调
过量时的安全性	严重的症状可能发生在正常血清浓度的 10～20 倍。症状包括恶心、呕吐、CNS 抑制、呼吸抑制和癫痫。通过洗胃、强迫呕吐和辅助通气处理
剂量和用法	XR 形式：200 毫克每天 2 次，直到达到治疗范围 800～1200 毫克/天。根据血清药物浓度 6～10 微克/毫升决定服药剂量
停药	快速停药时卡马西平没有戒断症状。然而，与其他心境稳定剂一样，快速停药可能增加快速复发的风险。在双相障碍患者中，应有 6 个月以上的减药期。对于非双相患者，药物可以每 3 天减少 25%
药物相互作用	增加卡马西平血药浓度的药物包括：西咪替丁、环丙沙星、地尔硫䓬、氟西汀、氟伏沙明、强力霉素、红霉素、氟康唑、西柚汁、异烟肼（抗结核药）、酮康唑、大环内酯抗生素（红霉素、克拉霉素、醋竹桃霉素）、奈法唑酮、诺氟沙星、泼尼松龙、丙氧芬、蛋白酶抑制剂（如利托那韦）、TCA 类、丙戊酸钠、维拉帕米和华法林 同时服用可降低卡马西平血清水平的药物包括：非典型抗精神病药、苯二氮䓬类药物、强力霉素、乙琥胺、芬太尼、糖皮质激素、氟哌啶醇、美沙酮、口服避孕药、分噻嗪类、苯妥英钠、舍曲林、TCA 类和茶碱

注：CNS＝中枢神经系统；FDA＝美国食品和药品管理局；TCA 类＝三环类抗抑郁药；XR＝缓释剂。

卡马西平的药物相互作用,以及副作用使得此药用起来很麻烦,而且尽管研究不少,但相比锂盐与丙戊酸钠还很不足。不过,还是有不少的患者,对丙戊酸钠和锂盐治疗反应不佳,却对卡马西平的治疗效果良好。卡马西平与其他心境稳定剂或非典型抗精神病药联合使用经常很有帮助。

1. 临床适应证

目前有许多关于卡马西平治疗急性躁狂的对照研究,也有许多它作为心境稳定剂在双相障碍维持治疗中的对照研究。基于 3 项对照研究,FDA 批准 Equetro 治疗急性躁狂和混合状态(Owen,2006;Weisler 等,2006)。许多早期研究并不可靠,因为同时使用了神经阻滞剂或其他药物。足够的临床证据认为在双相障碍中使用卡马西平,期待约 50%患者能够有临床效果。然而,一些使用卡马西平有效的患者会有残留症状。在治疗急性躁狂时,此药物发挥作用比锂盐快但比抗精神病性药物慢。

有的患者单独使用卡马西平会出现改进或稳定,其他患者则是对卡马西平加用心境稳定剂或抗精神病药治疗有反应(参见第九章"难治性障碍的增效策略")。在评价卡马西平这种药物的临床价值时的主要问题是,它常用于治疗有严重症状的精神障碍患者,他们通常标准治疗无效,在加用卡马西平之前很少能够停用其他药物。后来,如果患者得到改善,其他先前存在的药物可能减量或停用,也可能没有。从临床上来看,难以确认是卡马西平自身在发挥作用,还是先前的治疗开始起效。

一些证据表明,卡马西平治疗快速循环型双相障碍的患者——一年有 4 次或更多次心境发作——效果优于锂盐。即使有一些初步的证据表明,在治疗快速循环型患者时卡马西平优于锂盐,但这种双相障碍的亚型使用任何药物治疗都难以起效。一项主要研究显示,没有快速循环的双相障碍患者与有快速循环的患者相比,更可能的是,卡马西平的单独治疗有效(Okuma,1993)。类似地,卡马西平在有混合状态或快速循环型患者的维持治疗中优于锂盐(Greil 等,1998)。一些证据表明,卡马西平在更严重的、偏执的、愤怒的躁狂患者中,效果优于那些情绪高涨的、反应过度的、滔滔不绝的或过于友好的躁狂患者。此药物其他潜在的适应证包括持续循环的双相障碍,即在 2 次双相发作期之间没有正常的心境。总的来说,对卡马西平治疗反应的预测是混合的。

卡马西平治疗重性抑郁障碍方面还没有很好的研究。几项小的研究显示卡马西平可能对治疗双相的抑郁有效,特别是添加锂盐之后。总的来说,卡马西平治疗抑郁比不上治疗急性躁狂。类似地,一些案例报告显示卡马西平治疗惊恐障碍有效,但是有更好的药物治疗惊恐障碍,而唯一的临床对照实验,其结果是阴性的。

将卡马西平加入抗精神病药中进行治疗的一项复杂的影响因素是卡马西平诱导肝酶,加速其他药物在肝脏的代谢。使氟哌啶醇的血药浓度显著下降。类似地,卡马西平能够诱导许多非典型抗精神病药的代谢,包括奥氮平、利培酮和氯氮平。应该在加用卡马西平之前和之后的 2~4 周检测其他抗精神病药的血药浓度,观察其是否发生了改变。有些患者变坏(有些变好)可能是由于神经阻滞剂血药浓度降低而不是卡马西平的直接作用。类似地,卡马西平也降低 TCA 和其他抗抑郁药的血浆水平,使这样的联合治疗变得困难。

卡马西平的试点研究表明,使用此药治疗暴力性非精神病性或那些经历酒精或苯二氮䓬类戒断症状的患者有一定的希望。

Cowdry 和 Gardner(1988)的一项有趣的研究,涉及了那些有频繁的冲动病史的 BPD 患者。在这项小的双盲对照研究中,卡马西平能够显著降低冲动性。患者的心理治疗师都认为患者有所好转。然而患者却没有感到此药很有效。在同一个研究中,当服用阿普唑仑时,患者感觉好转但更加冲动。因此,卡马西平治疗 BPD 患者中有一定的作用。然而,丙戊酸钠治疗 BPD 患者也有帮助且更容易使用。类似地,奥卡西平也能降低边缘型患者的冲动和愤怒爆发(Bellino 等,2005)。

其他精神障碍患者也特征性表现为冲动、攻击性爆发和心境不稳。有创伤后应激障碍(PTSD)的患者有时也有这些表现,几项开放标签的研究表明卡马西平在治疗此类患者时也有效。卡马西平已经被证明治疗与痴呆有关的激越和暴力有效。卡马西平在肾源性尿崩症方面也有帮助,因为它能促进血管加压素的分泌。不幸的是,卡马西平的这个作用可能会被锂盐抑制,使得卡马西平在治疗锂盐所致的多尿和多饮时无效。卡马西平很少但可能引起低钠血症和水中毒。

2. 剂量与用法

卡马西平的血药浓度在头 8 周的治疗中至少需要每周检测一次,因为药物诱导肝酶会使得药物自身的代谢加快。血液浓度在 3 周左右建立,在 6 周左右下降 1/3,尽管卡马西平的用量相同。起始使用 100 毫克(半片)睡前服用,观察患者是否过度镇静。如果药物耐受良好,次日给药 100 毫克 2 次,之后数日是 200 毫克每日两次。卡马西平缓释剂型 Tegretol-XR,一般一天只需要服用一次。血清水平在头两周每周检测两次,如果可能,在最后一次用药的 12 小时后检测。

剂量应该维持血清水平 4～12 微克/毫升,更高的血药浓度并非更有效,由于肝酶的诱导作用也很难达到。我们一般的目标是血药浓度在 6～10 微克/毫升的范围内。向上调整血药浓度意味着更大的副作用风险。卡马西平药物过量的常见表现是复视、协调障碍、镇静。也经常会发生耐药性。将全部或大部分的每日剂量移到晚上服用,可帮助解决镇静的问题。

卡马西平 ER(Equetro)通常起始剂量是 400 毫克/天,分次服药,药物剂量每日增加 200 毫克,直至每天 600～1200 毫克的目标剂量。在所有的双相的临床治疗中,平均剂量是 707 毫克/天。最大剂量是 1600 毫克/天。

3. 副作用

临床使用卡马西平的主要担忧是粒细胞减少症或再生障碍性贫血,两者都是致死性疾病。尽管这是非常罕见的严重的药物副作用,其估计的发生率存在差异,从过去的 10000 人中有 1 例到近来认为的 12.5 万人中有 1 例。在卡马西平治疗的患者中,现在的共识是频繁监测血液的技术价值不大。再生障碍性贫血、血小板减少、粒细胞减少发生得很快,需要检查日常的血常规来发现。因而,有些专家认为检测血常规意义不大,提醒患者以及家属密切注意骨髓抑制的症状(如发热、瘀斑、出血、咽痛、出血点)更有效应。

关于氯丙嗪的临床实践,其副作用中的粒细胞减少症比卡马西平更频繁,一直以来都没有血常规监测。使用氯氮平引起粒细胞减少症的发生率是 $1\% \sim 2\%$,FDA 要求每周验血一次。显然,对卡马西平没有明文规定。建议每次检查卡马西平血药浓度时也检测一下血常规。

严重的皮肤药物反应包括中毒性表皮坏死松解症和 Stevens-Johnson 综合征都与卡马西平用药有关,到目前为止对此药还是黑框警告。一般来说,白种人患者新用卡马西平的 10000 人中有 $1 \sim 6$ 人可能患病,亚裔人群有 10 倍的发生率,特别是祖先为中国人的人群。使用卡马西平出现这些反应的风险与遗传 HLA-B* 1502 即 HLA-B 基因的等位基因有关(R. H. Chew,Pharm. D. ,personal communication,2014)。

在前几周内,一旦患者开始使用卡马西平,许多人会有相对的白细胞减少症,无论是否伴有红细胞减少。大约有 7% 的成年患者,12% 的儿童使用卡马西平时会发生白细胞减少症(Sobatka 等,1990)。患者的血常规中 WBC 基础值就少的,要特别注意此风险。白细胞数目(细胞数/立方毫米)减少至 3500 的比较常见。假如分化是正常的(1000 以上的多形核白细胞)以及患者受益于此治疗,则卡马西平可以照旧使用。然而,高危患者要在用药的头 3 个月频繁检查。如果观察到白细胞低于 3000/立方毫米,临床工作者要更频繁地做血常规。经常得到友好的、感兴趣的、有帮助的血液科大夫会诊,对使用卡马西平和氯氮平的临床工作者是重要的。

卡马西平最常见的副作用是镇静、疲劳、恶心和眩晕。大剂量时共济失调、复视、肌肉协调障碍和眼震经常是明显的,超剂量的卡马西平可能会导致木僵,进展到昏迷和死亡。

卡马西平偶尔也会导致肝酶升高,但严重的肝脏毒性很少见。γ-谷氨酰转移酶(GGT)是肝活动的指数,经常会升高(高达 100%),一般无须担心,除非其水平升高至正常的 3 倍。卡马西平与 TCA 一样,有减缓心脏传导的能力。卡马西平的皮疹比使用其他的精神活性药物更常见,一篇综述指出在初始卡马西平治疗时发生率为 5%。

4. 药物相互作用

卡马西平影响了许多药物的代谢(表 5-6),这一特征影响了它的临床应用。十分常见的是,很难在与其他药物同时使用时评价卡马西平的作用。

卡马西平大部分通过细胞色素 P450 3A3/4 酶进行代谢,它可以使用抑制此酶的药物导致血药浓度升高,这些药物如红霉素、酮康唑、氟伏沙明、氟西汀、钙通道阻滞剂。如与此类药物同用,需要频繁监测卡马西平的血清浓度。

反之,卡马西平能够诱导那些通过细胞色素 P450 3A3/4 酶代谢的药物在肝脏的代谢,这些药物包括类固醇、口服避孕药、TCA 类、舍曲林、安定、钙通道阻滞剂。这些相互作用降低了上述药物的血清浓度,可能减少它们的效果。在这些药物中如 TCA 类,可以监测其血药浓度。对于大部分的其他药物,监测血清浓度是没有帮助的。关于卡马西平对 SSRI 血清浓度的作用知之甚少。有报告指出,与卡马西平同时使用会使口服避孕药失效,当卡马西平与苯二氮䓬类或抗精神病药同时使用时,则后两种药物需要更高的剂量。

一些报告表明,卡马西平与拉莫三嗪同时使用会产生 CNS 毒性(Besag 等,1998)。症状包括眩晕和复视,看起来与拉莫三嗪的血清浓度变化有关。将拉莫三嗪加到卡马西平的治疗中比反过来更有问题。

不推荐联合使用氯氮平和卡马西平。尽管目前尚不清楚此种用药是否会增加白细胞减少症的风险,在考虑卡马西平和氯氮平联合用药之前应该先尝试其他方法。

5. 孕期用药

过去认为在所有的抗惊厥药或心境稳定剂中,孕期使用卡马西平是最安全的。然而,已经有明显的证据表明卡马西平与乙酰尿所致的畸形有关,增加了头面部缺损、指甲发育不良、神经管缺损、发育迟缓的发生率。此外,也有一些证据表明,在宫内暴露于卡马西平可能与幼儿低智商有关,尽管证据没有像丙戊酸钠那么强(Banach 等,2010)。因此,如果可能,在孕期的头 3 个月应该停用卡马西平。如使用双丙戊酸钠,叶酸添加剂有可能减少卡马西平对神经管效用的风险。

卡马西平能够进入母乳,婴儿的卡马西平血清水平可以高达母亲血清水平的15%(Brent 和 Wisner,1998)。尽管不清楚这些血清水平对于胎儿发育的影响,但是应该避免母乳喂养,除非没有替代的选择。

(三) 拉莫三嗪

拉莫三嗪(Lamictal)在欧洲比在美国先用了许多年。拉莫三嗪是 FDA 批准的治疗部分复杂性癫痫和大发作的药物。在 20 世纪 90 年代早期,对于拉莫三嗪作为治疗双相障碍药物的研究,始于当癫痫患者报告他们独立于癫痫的控制之外总体感觉很好。然而,早期对照研究聚焦于急性躁狂,未能显示此药的益处,而后续的使用此药的维持治疗试验证明,拉莫三嗪可以延缓下一次抑郁或躁狂的来临。这些实验结果导致拉莫三嗪于 2003 年被 FDA 批准作为锂盐之外的第二个药物,用于双相 I 型障碍的维持治疗,以延长出现心境发作的时间。

拉莫三嗪有很多药物代谢动力学效应,可解释它的心境稳定特征。例如,除了降低谷氨酸的释放,拉莫三嗪也调节 5-羟色胺的再吸收,一般来说阻断单胺的再吸收,包括多巴胺(Xie 和 Hagan,1998)。尽管有证据表明,拉莫三嗪除了抗循环作用之外还有抗抑郁的作用,在使用拉莫三嗪治疗的双相患者中,转躁率很低。事实上,在双相障碍患者中,非常重要的拉莫三嗪的维持治疗并没有比安慰剂组有更高的转躁率。

1. 临床适应证

拉莫三嗪在双相障碍的维持治疗中能够延缓发生新的心境发作。已经完成的两项重要研究涉及超过 500 名双相 I 型的患者,提供了拉莫三嗪在维持治疗中的有效性的证据。第一个研究是从轻躁狂或躁狂的患者开始,而第二个研究是从此障碍的抑郁状态开始。当患者的急性心境症状缓解后,他们被随机分配到拉莫三嗪组或安慰剂组治疗 12 个月。这些研究证明拉莫三嗪组的患者比安慰剂组的患者效果好。拉莫三嗪组的患者比安慰剂组的患者新的抑郁或躁狂发作——有时被延长了两倍——在抑郁期的患者中最明显。

拉莫三嗪对双相患者的其他方面可能也有效。例如,几项开放标签的研究表明,拉莫三嗪作为增效剂在那些传统的对锂盐治疗无反应的患者中有效,它经常与心境稳定剂联合使用(Calabrese 等,1999a,1999b;Fogelson 和 Sternbach,1997;Koek 和 Yerevanian,1998;Kotler 和 Matar,1998;Kusumakar 和 Yatham,1997a,1997b)。案例研究显示,拉莫三嗪对于治疗快速循环、混合状态的双相障碍可能有效(Fatemi 等,1997;Kusumakar 和 Yatham,1997a)。然而,对照研究并没有持续证明,增加拉莫三嗪到那些对锂盐或丙戊酸钠无反应的快速循环型患者中是有效的(Kemp 等,2012)。

在另一项更大的涉及双相的开放试验中(N=75),Calabrese 和同事(1999b)发现 48%的患者在抑郁相有明显的症状改善,20%的患者有中度改善。有轻躁狂或躁狂的患者使用拉莫三嗪后 81%有明显改善。然而,在对照研究中,拉莫三嗪没能证实治疗躁狂的有效性。

也有一些证据表明拉莫三嗪治疗双相的抑郁有效。Calabrese 和同事(1999b)领导的一项研究指出,175 个有双相抑郁的患者被随机分成 200 毫克拉莫三嗪组,50 毫克拉莫三嗪组或安慰剂组治疗 7 周。尽管早期实验结果乐观,但此后的四项研究显示,拉莫三嗪单药治疗抑郁没有效果。然而,将拉莫三嗪加到锂盐中治疗双相的抑郁可能有效。van der Loos 与同事(2009)将拉莫三嗪或安慰剂加到使用锂盐治疗有双相抑郁的患者中,发现拉莫三嗪在 Montgomery-Åsberg 抑郁量表的分数方面优于安慰剂,以及症状方面能获得约 50%的改善。不幸的是,对照研究没有表现出在治疗双相抑郁方面的持续的益处。

拉莫三嗪,也已经与治疗双相抑郁的药物 OFC(Symbyax)做了对比。在一个临床试验中,拉莫三嗪的单药治疗显示不如 OFC 改善急性双相抑郁的效果好(Brown 等,2006)。另一方面,它比 OFC 的耐受性好。此外,在增强的心境稳定剂-抗抑郁药的联合用药中使用拉莫三嗪看起来比加入利培酮或肌醇,在难治性双相抑郁的 STEP-BD 中相对有一些益处(Niereberg 等,2006b)。最后,如在本章开始报告的那样,拉莫三嗪在延缓双相抑郁、躁狂发作方面有效。因此,拉莫三嗪在2003 年成为双相障碍维持治疗方面的第二个药物。此外,拉莫三嗪也没有显著地使患者转成躁狂或轻躁狂。

最近的一项研究探索了在使用帕罗西汀治疗单相抑郁的患者中,将拉莫三嗪作为增效剂的效果,剂量达到 400 毫克/天时与安慰剂相比没有差异(Barbee 等,2011)。

在难治性快速循环患者的交叉试验中,拉莫三嗪(52%治疗反应率)而不是加巴喷丁(26%治疗反应率)在减少症状方面优于安慰剂(23%治疗反应率)(Frye 等,2000)。

早期的证据表明,除了治疗双相障碍方面的潜在作用以外,拉莫三嗪治疗相关障碍也有作用。案例报告表明,拉莫三嗪治疗环性心境障碍、难治性单相抑郁、分裂情感性障碍(Erfurth 等,1998a,1998b)甚至是边缘型人格障碍(Pinto 和 Akiskal,1998)也有效。

2. 副作用

拉莫三嗪保守用药时大部分患者耐受性很好。事实上，与其他的 FDA 批准的双相维持治疗药物相比，拉莫三嗪的体重增加（Sachs 等，2006）或认知影响的副作用是最小的。然而，PDR 的黑框警告提示拉莫三嗪在 10% 的患者中有增加皮疹的风险。最大的担忧是严重的皮肤反应的风险，在成人中是 0.1%，在儿童中是 1%。这些严重的皮疹包括 Stevens-Johnson 综合征可能是致命的。我们通常建议患者需要被告知皮疹的风险。我们提供给患者一个需要注意的抗原的清单。例如，在用药的前三个月，我们建议不要食用新的食物或使用新的除味剂、洗涤剂、化妆品、纤维织品软化剂等。并且，患者需要避免在治疗早期过分暴晒。而且，任何人有皮疹并伴有系统症状如发热、口、眼、膀胱不适，则需要停用拉莫三嗪并及时去急诊室就诊。没有系统症状的患者应该立即去看皮肤科医生。当拉莫三嗪滴定太快或拉莫三嗪加入丙戊酸钠中使拉莫三嗪的血清水平加倍时，皮疹的风险增加。此外，当使用拉莫三嗪发生皮疹的患者再次使用此药时，皮疹可能重新出现（Buzan 和 Dubovsky，1998）。

常见的副作用包括（根据出现的频率）：眩晕、头痛、复视、步态不稳、镇静以及不复杂的皮疹。这些症状在超过 10% 的患者中出现，看起来与剂量有关，可能随着时间好转。也有报告显示可能因为拉莫三嗪的 5-羟色胺能特性，它会减少力比多，在男性和女性中都会减少性欲与延迟性高潮能力。尚不清楚是否在第三章中有关 SSRI 的轶事性疗法能够帮助拉莫三嗪所致的性功能失调。与锂盐或丙戊酸钠相比，使用拉莫三嗪时罕见体重增加。

用药过量是非常严重的，与一次服用 5 克或更多的拉莫三嗪有关。过量的症状可以包括谵妄、眶周水肿、全身红斑、肝炎和肾衰（Briassoulis 等，1998；Mylonakis 等，1999）。过量治疗包括洗胃和支持治疗。

3. 剂量与用法

拉莫三嗪的经典用法是第一周从 25 毫克/（千克·天）开始，每两周增加 25～50 毫克。如果患者目前用丙戊酸钠，拉莫三嗪从 12.5 毫克/天开始增加至第三周结束时 25 毫克/（千克·天）。此后，每两周剂量添加不超过 12.5～25 毫克。大部分双相障碍的目标剂量是 200 毫克/天。我们看到双相或单相的患者，剂量在 50～100 毫克/天时反应良好。然而，拉莫三嗪的最大剂量可高达 500 毫克/天。

拉莫三嗪的血清水平和反应之间不存在确定的关系。因此，并不建议常规的监测血清水平。然而，在一项小样本的涉及使用拉莫三嗪治疗分裂情感性障碍的系列实验中，血清水平超过 10 毫克/升比低水平的效果好。

像所有的心境稳定剂一样，如果可能，拉莫三嗪应该逐渐减量，不要骤然停药。尽管目前还没有拉莫三嗪的停药综合征的报告，但任何抗惊厥药的突然停药都偶尔引起癫痫发作。

4. 药物相互作用

如前所述，拉莫三嗪主要的药物相互作用是与丙戊酸钠合用血清水平会变为原来的两倍，但卡马西平合用血清水平至少减少 25%。类似地，与苯巴比妥和扑米酮合用，拉莫三嗪的血清水平会降低约 40%。因此，拉莫三嗪与卡马西平、扑米酮或苯巴比妥合用时需要较高的剂量，而与丙戊酸钠合用时，剂量至少减半。此外,拉莫三嗪能也够减少丙戊酸钠的血清水平约25％。

丙戊酸钠可以提高拉莫三嗪的血药浓度,因而,需要更为保守的用药方案。有报告指出,舍曲林能够显著增加拉莫三嗪的血药浓度导致拉莫三嗪中毒(Kaufman和Gerner,1998)。怀疑是舍曲林抑制了拉莫三嗪的醛糖酸化,拉莫三嗪的血药浓度在仅仅使用25毫克舍曲林时就会增加25％。目前建议,如果同时使用舍曲林,应该降低拉莫三嗪的起始和维持剂量。酒精从理论上会加重拉莫三嗪的镇静作用。与其他无须处方的药物的相互作用目前尚不清楚。

5. 孕期用药

拉莫三嗪是FDA批准的孕期C类药物。动物研究表明有胎儿畸形的可能,但目前还没有人类方面的研究。与其他药物一样,要评估孕期患者已知的停药风险,以及继续用药的未知风险。目前,如果可能,建议绝大部分患者在受孕前停药。

(四) 其他抗惊厥药

近年来,就像使用丙戊酸钠、卡马西平和拉莫三嗪一样,又有一些其他的抗惊厥药也被探索用于治疗双相障碍和其他精神障碍(表5-8)。加巴喷丁在治疗双相障碍中被研究得很多,一般是温和而无效的治疗。此外,早期的研究发现奥卡西平、托吡酯和噻加宾治疗双相障碍的结果不一。作为对比,还没有证据表明乙琥胺、左乙拉西坦和唑尼沙胺这三种抗惊厥药对精神障碍的治疗有益处。

表 5-8　新型抗惊厥药

项　　目	普瑞巴林 (Lyrica)	奥卡西平 (Trileptal)	加巴喷丁 (Neurontin)	拉莫三嗪 (Lamictal)	托吡酯 (Topamax)	噻加宾 (Gabitril)
血清血浆浓度/(纳克/毫升)	NA	NA	NA	NA	NA	1～234
成人剂量/(毫克/天)	150～600 300～450分次服用(用于纤维肌痛) 150～300分次服用(用于神经痛)	600～2400	900～2400(用于癫痫的维持治疗)	300～500(用于癫痫的维持治疗) 200(用于双相障碍的单药治疗) 100(与丙戊酸钠钠同时服用用于双相障碍) 400(与卡马西平和其他酶诱导药物同时服用[并且不服用丙戊酸钠]用于双相障碍)	200～400(用于癫痫的维持治疗) 100分两次服用(用于偏头痛的预防)	4～32

续表

项　　目	普瑞巴林 （Lyrica）	奥卡西平 （Trileptal）	加巴喷丁 （Neurontin）	拉莫三嗪 （Lamictal）	托吡酯 （Topamax）	噻加宾 （Gabitril）
蛋白质 结合	—	40％结合	最低限度的 结合(<3％)	55％结合	20％结合	96％结合
半衰期/ 小时	—	2～9	5～7	25～32	20～30	7～9
代谢途径	—	肝 CYP 3A 酶	药物无明显 的肝脏代谢	醛糖酸化反 应/结合	20％肝脏 代谢	氧化反应/ 醛糖酸化 反应
排除路径	—	肾脏(95％) 粪便(5％)	肾脏	肾脏	肾脏	泌尿(25％) 粪便(63％)
常见的药物 相互作用	无已知的显 著的药物相 互作用；抗 酸药降低普 瑞巴林的吸 收和生物利 用率	诱发依赖 CYP 3A3/4 药物的代谢 (比卡马西平 弱)；降低苯 巴比妥、苯妥 英钠、性类固 醇、氟哌啶 醇、丙戊酸 钠、钙通道阻 断剂和其他 药物的浓度 (参见表 5-7)	无已知的显 著的药物相 互作用；抗 酸药降低加 巴喷丁 20％ 的生物利用 率；西咪替 丁降低 13％ 的肾清除率	丙戊酸钠使 血清浓度加 倍；卡马西 平降低 50％ 的血清浓 度；苯妥英 钠降低 50％ 的血清浓度	苯巴比妥降 低 40％的血 清浓度；卡 马西平降低 50％～60％ 的托吡酯血 药浓度；丙戊 酸钠降低 15％的托吡 酯血药浓度； 苯妥英钠减 少 48％的托 吡酯血药 浓度	卡马西平 降低噻加 宾的血药 浓度；苯 妥英钠降低 噻加宾的 血药浓度； 噻加宾降 低丙戊酸 钠的血药 浓度
常见的副 作用	嗜睡、眩晕、 共济失调、 疲劳	眩晕、困倦、 共济失调、 体重增加	嗜睡、眩晕、 疲劳、共济 失调	皮疹：1/10 (严重皮疹如 Stevens John- son 综合征： 1/1000)、眩 晕、共济失 调、恶心、 呕吐	精神运动迟 滞、注意力 下降、嗜睡、 疲劳、厌食、 肾结石	眩晕、抑郁、 虚弱、神经 质、颤抖、 嗜睡、认知 缺陷
适应证 (FDA 批准)	部分癫痫发 作 带状疱疹神 经痛 纤维肌痛 与糖尿病神 经病变相关 的神经痛	部分复杂性 癫痫发作	部分癫痫发 作 带状疱疹神 经痛	部分癫痫发 作 双相Ⅰ型障 碍的维持治 疗	癫痫 偏头痛的预 防	癫痫

注：CYP＝细胞色素 P450；FDA＝美国食品和药品管理局；NA＝不适用。

来源：大部分改编自 2002 年版黑皮书。

1. 加巴喷丁和普瑞巴林

加巴喷丁（Neurontin）于 1994 年在美国上市，先是作为治疗局部癫痫的辅助用药。在动物模型中，加巴喷丁和其他的抗惊厥药一样，有降低焦虑的作用，也被探索用于治疗双相障碍。加巴喷丁的作用机制曾经被认为是通过增加脑内的GABA浓度，但是如果是这样的话，是通过怎样的途径完成 GABA 浓度的升高仍不清楚。加巴喷丁看起来影响钙通道，这在抗惊厥和镇痛方面是重要的。加巴喷丁及其化学近亲普瑞巴林，在治疗焦虑方面比治疗心境方面更乐观。普瑞巴林和加巴喷丁已知在脑内和脊髓内与电压控制的钙通道的 $\alpha_2\text{-}\delta$ 亚单位结合，其结果是在去极化的时候减少钙离子流入到神经元，从而减少神经元的神经递质释放。普瑞巴林被批准治疗癫痫、纤维肌痛和神经痛，并正在考虑用于治疗广泛性焦虑障碍（GAD）。此项研究显示普瑞巴林治疗 GAD 疗效显著，普瑞巴林最后有望被批准为焦虑障碍的治疗药物。普瑞巴林的优点是能够更精确地吸收，因此血药浓度优于加巴喷丁。

（1）临床适应证

如同所有的除了双丙戊酸钠和拉莫三嗪以外的抗惊厥药在精神科的使用，FDA 只批准加巴喷丁和普瑞巴林作为复杂部分癫痫的辅助用药。这两种药物都被用于治疗疼痛，普瑞巴林是治疗纤维肌痛的首选药物，两种药物都被证明在治疗神经痛方面有效。

加巴喷丁一经上市，被报告可用于多种精神或非精神的疾病。大部分关于加巴喷丁在精神障碍方面的研究在过去的 7 年间集中于双相障碍的治疗。加巴喷丁温和的副作用和药物相互作用的概貌使其成为其他心境稳定剂的诱人的替代药物。然而，大部分关于加巴喷丁在双相障碍治疗方面的资料是轶事性的，更严格的研究表明加巴喷丁仅有中度的心境稳定剂效应。

大量的开放标签研究（大多数都是小样本的）表明，加巴喷丁在双相障碍中是中度作用。这些研究显示，加巴喷丁（典型剂量是 900～2700 毫克/天）可以帮助双相抑郁、混合状态、躁狂及轻躁狂（Letterman 和 Markowitz，1999）。

来自双盲实验的研究数据很有限。NIMH 在一项小样本（Frye 等，2000）的难治性双相障碍小组中检测了加巴喷丁的有效性；在超过 6 周的时间里，26％服用加巴喷丁的患者与 23％服用安慰剂的患者有治疗反应。不幸的是，在更精确的加巴喷丁作为添加剂加入锂盐和丙戊酸的对照实验中，Parke-Davis 发现加巴喷丁不比安慰剂更有效（Pande 等，1999）。安慰剂组上调锂盐的浓度可能会阻碍此药的效果。

迄今为止的加巴喷丁的研究可以得出结论，它的心境稳定剂作用是中度甚至忽略不计的。加巴喷丁可能对双相障碍的抑郁和躁狂有一些帮助，其耐受性良好。然而，使用加巴喷丁治疗躁狂或快速循环型看起来是不合理的。一起针对加巴喷丁制造商在治疗双相障碍中的非适应证宣传的诉讼以及缺乏证明其有效性的研究，导致了加巴喷丁在治疗双相障碍中的使用显著减少（Chace 等，2012）。

和加巴喷丁一样，支持普瑞巴林治疗双相障碍的证据大部分局限于小样本的开放标签的研究（Schaffer 等，2013）以及案例报告（Conesa 等，2012）。普瑞巴林也可能帮助诸如阿立哌唑类药物所致的静坐不能（De Berardis 等，2013）。

加巴喷丁治疗焦虑的作用可能比治疗双相的作用大。案例报告与双盲研究支持加巴喷丁治疗焦虑障碍，特别是社交恐怖症和惊恐障碍。在一项随机对照的涉及 69 名患者的社交恐怖症治疗的研究中，Pande 和同事（1999）发现加巴喷丁在900～3600 毫克/天时优于安慰剂。加巴喷丁与安慰剂相比，在治疗反应方面尽管有统计意义但并不显著。然而，加巴喷丁看起来对社交焦虑患者的耐受性良好。在治疗社交恐怖症对抗抑郁药仅有部分反应的患者中，加巴喷丁被证明作为增效剂也是有帮助的。

普瑞巴林剂量在 150～600 毫克/天时，在治疗 GAD 方面与苯二氮䓬类相同有效却没有依赖的风险（Frampton 和 Foster，2006）。到目前为止，至少有八项研究显示普瑞巴林治疗 GAD 单药或联合用药时有效（Wensel 等，2012）。特别是在治疗 GAD 时作为 SSRI 的辅助用药特别有帮助。我们团队中的一位（C. D.）通常在对 SSRI 单药治疗无效的 GAD 患者中使用普瑞巴林 150～300 毫克/天治疗。根据轶事性经验，普瑞巴林比加巴喷丁在治疗 GAD 方面更有效，但是没有对比研究。普瑞巴林也研究了在其他焦虑障碍中的作用，例如社交焦虑障碍。

另一项加巴喷丁对精神障碍的使用是治疗神经阻滞剂所致的运动障碍。Hardoy 等（1999）发现在 16 个有迟发性运动障碍的伴有不同心境障碍的患者中，有 14 个在服用加巴喷丁超过 900 毫克/天后有好转。在加用加巴喷丁后，眼睑痉挛和下颌运动障碍也得以缓解。

最后，小样本的系列研究表明，加巴喷丁可能帮助减轻可卡因和酗酒的戒断症状（Chatterjee 和 Ringold，1999；Letterman 和 Markowitz，1999；Myrick 等，1998）。近年来，Mason 等（2014）报告使用 900～1800 毫克/天的加巴喷丁时在降低酒精摄入量方面有效。超过 900 毫克/天，剂量越大越有效。此外，Mason 等（2012）报告了一项初步研究，显示加巴喷丁对大麻滥用有效。

加巴喷丁和普瑞巴林现在通常用于治疗神经痛的疾病。大量研究包括几项双盲研究证明，加巴喷丁在改善三叉神经痛（Carrazana 和 Schacter，1998）、疱疹后神经痛（Colman 和 Stadel，1999；Rowbotham 等，1998）和糖尿病神经痛方面有效（Backonja 等，1998；Gorson 等，1999；Morello 等，1999）。也有人认为加巴喷丁在预防偏头痛方面有帮助（D'Andrea 等，1999；Lampl 等，1999）。

2007 年普瑞巴林作为第一种治疗纤维肌痛的药物被批准（度洛西汀随后被批准）。普瑞巴林在纤维肌痛患者中的研究表明，此药能够改善疼痛、睡眠和焦虑，但不能改善抑郁心境（Häuser 等，2009）。

（2）副作用

加巴喷丁和普瑞巴林通常耐受性良好。最常见的加巴喷丁和普瑞巴林的副作用是嗜睡和头晕以至于停药。这些症状可通过在晚间使用高比例的用药来解决。

加巴喷丁和普瑞巴林其他可能的副作用包括共济失调、震颤、恶心、复视和头痛。普瑞巴林可能比加巴喷丁更易导致体重增加。我们的经验是副作用与剂量相关，是轻度的和可控的。如果可能，在停药之前可以先尝试降低剂量。头痛经常对非甾体类抗炎药有效，经常随着时间而改善。患者使用加巴喷丁时可能体重增加，但明显比大多数其他潜在的心境稳定剂轻微。性功能方面的副作用不常见。

加巴喷丁和普瑞巴林都不是从肝脏代谢,排除时很大程度上并没有改变。因此,这两种药物仍然能够在有严重肝病的患者中使用。

没有单用加巴喷丁或普瑞巴林自杀成功的报告。药物过量时除了昏睡以外一般没有特殊的副作用。

(3)药物相互作用

加巴喷丁或普瑞巴林没有明显的严重的药物相互作用。加巴喷丁或普瑞巴林不抑制细胞色素 P450 酶,也不改变锂盐或其他抗惊厥药的药代动力学。抗酸剂可以降低加巴喷丁和普瑞巴林约 20％的生物利用率,因此抗酸药不能与加巴喷丁同用。酒精和其他 CNS 抑制剂与加巴喷丁和普瑞巴林合用时,理论上能够增加嗜睡和认知困难。

(4)孕期用药

加巴喷丁和普瑞巴林是 C 类药物,它们在孕期的致畸效应没有被充分研究。在老鼠暴露于比人类使用剂量更大的剂量时,加巴喷丁可抑制胎鼠的骨化。神经管缺陷不常见。像所有抗惊厥药一样,加巴喷丁停药的风险与孕期持续用药的未知风险需要综合考量。如果可能,在怀孕前或怀孕的头三个月停用加巴喷丁,直到我们有额外的孕期使用此药的安全性的资料。

(5)剂量与用法

加巴喷丁一般在晚间服用 300 毫克起始。如果耐受,次日剂量可增加到 300 毫克每日 2 次。对一些焦虑的患者,我们从 300 毫克每日 2 次或 3 次开始。如果患者抱怨嗜睡或头晕,大部分药物可在晚间一次性给药,最大剂量 1200 毫克。一次用药大于 1200 毫克的,一般吸收不好。为达到最大的依从性,我们建议继续每日 2 次给药直到 1200 毫克每日 2 次。之后,每日 3 次给药直至 3600 毫克/天。一些患者在 900～2400 毫克/天时反应良好。对于治疗疼痛的患者,剂量可一直加大到 3600 毫克/天。

普瑞巴林一般从 75 毫克每日 2 次起始,剂量最大可以达到 450 毫克/天分次服用(每日 2 次或 3 次)。一周以后,剂量可以增加 150 毫克每日 2 次。目标剂量是 300～450 毫克/天,治疗 GAD 与治疗癫痫和纤维肌痛的剂量相同。研究表明剂量达到 600 毫克/天时并不比低剂量更有效。有疱疹后神经痛和糖尿病神经痛的患者,经常受益于 150～300 毫克/天。

2. 托吡酯

托吡酯在 1998 年被 FDA 批准,在所有的心境稳定剂中,它有一种独特性,使用此药的 20％～50％患者体重不升反降。前期的报告显示,托吡酯作为双相障碍、环性心境障碍和分裂情感性障碍的辅助用药,有心境稳定作用(Gordon 和 Price,1999;Skphens 等,1998)。不幸的是,在 4 项双盲研究中,没有一个显示出托吡酯在治疗躁狂、混合状态或双相障碍的任何方面有作用(Kushner 等,2006)。开放实验和案例报告都显示,在标准的心境稳定剂中,加用托吡酯可能帮助快速循环型以及双相障碍共病酒精滥用和攻击行为的患者。托吡酯也可能帮助那些独立于双相障碍的物质滥用问题。

也许,托吡酯在目前的临床实践中,最常作为厌食剂使用,以减轻心境稳定剂如奥氮平所致的体重增加。在一项前瞻性研究中,在奥氮平中加用托吡酯一年,看似可以减轻奥氮平所致的体重增加(Vieta 等,2004)。另一项对照研究表明,有双相障碍同时有暴食障碍的患者会受益于在锂盐中加入托吡酯(Kotwal 等,2006)。托吡酯也可以减少在儿童和青少年中锂盐所致的体重增加(Mahmoudi-Gharaei 等,2012)。即使在非精神病的患者中,托吡酯也可以在许多患者中引起体重减轻。已有报告表明,在那些除了使用心境稳定剂以外开始服用托吡酯的患者中,6 个月内体重减轻可达 25 千克。根据我们的经验,50 毫克/天经常是托吡酯帮助体重减轻的最佳剂量。

托吡酯最常见的副作用是嗜睡、感觉异常、眩晕、视力问题、厌食和认知问题。认知副作用最为麻烦,一些患者报告有迟钝和记忆问题。这些问题一般出现在剂量超过 100 毫克/天时,但我们曾在老年患者中发现即使剂量减到 25 毫克/天时也可能出现。此药的副作用在停药后消失。托吡酯的停用大部分继发于精神运动迟缓、记忆问题、疲劳和镇静。托吡酯有增加肾脏结石的风险,特别是患者在生酮饮食和(或)服用碳酸酐酶抑制剂时。患者需要大量饮水。

高氯的代谢性酸中毒是我们尚未观察到的理论上的副作用。出现此类状况的风险会由于同时服用碳酸酐酶抑制剂(如乙酰唑胺)、肾脏疾病和腹泻等状况而增加。建议在使用托吡酯期间监测血清中的碳酸盐。

与托吡酯相互作用的药物包括卡马西平和丙戊酸钠,它们分别降低 50％ 和 15％ 的托吡酯血药浓度。反之,托吡酯可以降低 15％ 的丙戊酸钠血药浓度,酒精看似可以增加与托吡酯有关的嗜睡和共济失调。

托吡酯通常从 12.5～25 毫克/天的剂量起始,剂量一般每周增加 25 毫克。根据轶事性经验,剂量低至 50 毫克/天添加到标准的心境稳定剂或奥氮平中,可以抵抗与这些药物有关的体重增加。我们发现,使用 50～150 毫克/天是一个有帮助的策略。对于心境效应平均剂量是 100～200 毫克/天,分次服用。托吡酯的通常最大剂量是 400 毫克/天。

3. 噻加宾

噻加宾是 FDA 于 1998 年批准的治疗癫痫的药物,是 GABA 的再吸收阻滞剂,在动物模型中可能能有抗焦虑的效用。然而,由 Cephalon 主导的临床Ⅲ期试验在 GAD 患者中没能证明有效。在一项小样本的案例研究中,加用噻加宾似乎帮助了 3 位难治性双相障碍的患者(Kaufman 和 Gerner,1998)。在另一项急性躁狂的开放试验中,快速滴定噻加宾但疗效不佳且耐受性差(Grunze 等,1999b)。在小样本的案例研究中,有癫痫发作的患者需要更大的起始剂量的噻加宾。类似地,在一项噻加宾治疗难治性双相障碍的开放案例研究中,耐受性不好且不是特别有效(Suppes 等,2002)。目前,没有更多的证据支持使用噻加宾治疗躁狂症状或双相障碍的维持治疗(Vasudev 等,2011a,2012;Young 等,2006a,2006b)。此外,噻加宾的耐受性也是有问题的。

噻加宾常见的副作用包括与剂量相关的嗜睡、眩晕、晕厥和恶心。也有噻加宾诱导癫痫的报告。

噻加宾通常以 4 毫克/天起始，每周增加 4～8 毫克。最大剂量为 56 毫克/天，分 2～4 次服用。

4. 奥卡西平

奥卡西平（Trileptal）的化学结构与卡马西平相关，于 2000 年进入美国。奥卡西平在欧洲使用多年，20 世纪 80 年代就被用于治疗双相障碍。然而研究其治疗双相障碍的有效性的试验却不多。在儿童双相的对照研究中并未发现奥卡西平特别有效（MacMillian 等，2006；Wagner 等，2005）。一些小样本的研究和案例报告表明，奥卡西平作为增效剂治疗急性躁狂及双相障碍的其他问题有效（Emrich，1990；Pratoomsri 等，2005）。奥卡西平随机对照试验表明加入锂盐与加入丙戊酸钠一样有效（Suppes 等，2007），且比卡马西平的耐受性更好（Juruena 等，2009）。然而，有限的安慰剂对照研究没有确认奥卡西平在治疗双相障碍上的有效性（Vasudev 等，2008，2011b；Vieta 等，2008）。我们使用奥卡西平治疗那些不能耐受卡马西平的或担心会出现药物相互作用的双相患者。和卡马西平一样，我们也使用奥卡西平治疗激越。

奥卡西平与它的化学类似物卡马西平相比，主要优势是它能够更好地被耐受，不会诱导自我代谢，且药物相互作用较少。重要的是，奥卡西平不会显著诱导血液改变，例如再生障碍性贫血等，这个问题在卡马西平中偶有报告。然而，也有一例报告与奥卡西平相关的中性粒细胞减少症（Hsiao 等，2010）。

奥卡西平与卡马西平相比是一个轻度的细胞色素 3A3/4 酶的诱导剂。然而，奥卡西平可以降低口服避孕药的效应，并降低丙戊酸钠、苯妥英钠以及其他药物的血清水平。因此，非常重要的是，建议服用口服避孕药的患者要服用高效的避孕药，或除了口服药以外还要辅以屏障避孕法。

奥卡西平通常以 300 毫克每日两次起始，剂量逐渐加大到 2400 毫克/天。在奥卡西平治疗双相的临床研究中，大部分研究使用的平均剂量是 600～1200 毫克/天。我们的经验是治疗精神障碍所需的奥卡西平的剂量比卡马西平高 50%。

一个与奥卡西平和卡马西平有关的研究药物即艾司利卡西平可能在治疗双相障碍中也有效（Nath 等，2012）。

5. 左乙拉西坦、唑尼沙胺和乙琥胺

目前市场上还有许多新的抗惊厥药，人们很有兴趣研究这些新药在治疗双相或其他精神障碍方面的潜在用途。左乙拉西坦是特别温和的抗惊厥药，副作用的概貌良好。在最高剂量时，一些患者有嗜睡和疲劳，但左乙拉西坦相对不影响体重，也不影响认知或性功能。500 毫克每日 2 次到 1500 毫克每日 2 次在一些小样本的案例报告中有效，在治疗急性躁狂和抑郁的小型开放实验中证明副作用较少（Post 等，2005）。然而，目前还没有确凿的证据证明左乙拉西坦治疗双相的有效性，我们有限的临床经验也没有证明它有很大的益处。左乙拉西坦在治疗双相抑郁的对照研究中没能证明结果是阳性的（Saricicek 等，2011），加拿大心境和焦虑治疗网络(CANMAT)目前认为由于缺乏证据,不建议在双相抑郁的治疗中使用左乙拉西坦(McIntyre 等,2012)。

唑尼沙胺 100～600 毫克/天作为辅助治疗可以改善躁狂与抑郁症状(Ghaemi 等,2006b,2008)。此外,唑尼沙胺和托吡酯一样,可作为双相患者控制体重的辅助治疗。我们也发现唑尼沙胺 200～400 毫克/天可以帮助双相患者减轻体重。然而,唑尼沙胺也可加重一些患者的心境症状(McElroy 等,2005)。事实上,目前的文献中仅有的对照研究没有证明唑尼沙胺作为躁狂或混合状态辅助治疗的有效性(Dauphinais 等,2011)。唑尼沙胺作为厌食剂可以缓解在双相和精神分裂症患者中奥氮平所致的体重增加(McElory 等,2012)。然而,唑尼沙胺的认知副作用限制了抑制体重增加所需的剂量。

目前,在已发表的文献中还没有证明乙琥胺治疗双相障碍的有效性。如同唑尼沙胺一样,乙琥胺也可以被用作厌食剂。有报告表明乙琥胺与精神病性症状、自杀观念和躁狂的诱导有关(Chien,2011)。因此,乙琥胺目前在治疗双相障碍中能承担何种角色是不清楚的。

四、抗精神病药

抗精神病药一直被认为是治疗急性躁狂的重要药物(参见第四章"抗精神病药")。氯丙嗪是继锂盐之后被批准用于治疗急性躁狂的第二种药物。因为所有的标准心境稳定剂(锂盐、丙戊酸钠、卡马西平)都需要监测使用,作用比较缓慢,且在抑郁相时效果不佳,因而非典型抗精神病药成为应用更广泛的"心境稳定剂"。事实上,非典型抗精神病药更多地用于治疗心境障碍。奥氮平比锂盐有更多的治疗双相障碍的适应证。奥氮平被批准治疗急性躁狂,最近又被批准用于双相的维持治疗和双相抑郁的急性治疗(与氟西汀合用)。与锂盐和卡马西平比,抗精神病药在治疗那些伴随急性躁狂的兴奋、激越、思维障碍和精神病性症状方面起效更快。然而,即使不存在精神病性症状,抗精神病药在控制急性躁狂方面至少与锂盐同样有效甚至更有效。与奥氮平一样,其他的 SGA(第二代抗精神病药)比锂盐和丙戊酸钠在治疗双相障碍的不同方面更具多样性。

2000 年奥氮平被 FDA 批准治疗急性躁狂,2003 年被批准用于维持治疗。数年来,有报告表明奥氮平治疗混合状态(Ketter 等,1998;Zullino 和 Baumann,1999)、双相抑郁(Weisler 等,1997)和急性躁狂(Ravindran 等,1997)都有效。139 例躁狂双相患者的重要双盲试验显示 48％的患者对奥氮平有反应,然而仅有此数据的一半的患者对安慰剂有反应(Tohen 等,1999)。这些患者对奥氮平的耐受性良好。现在有许多阳性的奥氮平治疗急性躁狂的研究。有两项与丙戊酸钠治疗急性躁狂的对比试验(Tohen 等,2003a;Zajecka 等,2002)。在这两项研究中,奥氮平的疗效更好,尽管只有在较大的实验中(Tohen 等,2003a)才能达到统计学意义。奥氮平看起来有更多的副作用。有一些分散的报告表明奥氮平可能在一些患者中诱导轻躁狂或躁狂(Lindenmayer 和 Klebanov,1998;Reeves 等,1998)。然而,很明显,奥氮平和其他的非典型抗精神病药物通常不会导致转躁,在双相障碍的长期维持治疗中也有作用。奥氮平单独用药比安慰剂在治疗双相抑郁时有效,但与氟西汀合用效果更好(Tohen 等,2003b)。然而,奥氮平与 SSRI 合用比单用奥氮平更有效(参见第九章"难治性障碍的增效策略")。

事实上,除了氯氮平和伊潘立酮,所有目前的非典型抗精神病药都至少有两个双盲实验(例见 Keck 等,2003a,2003b)表明这些药物治疗急性躁狂有效。喹硫平、齐拉西酮、利培酮、阿塞那平、鲁拉西酮和阿立哌唑都被批准治疗急性躁狂。虽然奥氮平在延缓双相 I 型患者新的心境发作方面有效,但是一些患者不能耐受慢性的奥氮平治疗。体重增加或对代谢的担忧对一些患者来说是一个问题。阿立哌唑和喹硫平已经被证明在双相患者的维持治疗方面有效,对一些患者来说是奥氮平的替代选择。此外,几种 SGA 现在也被批准治疗双相抑郁。

奥氮平是第一个被批准与氟西汀合用治疗双相抑郁的药物,2006 年喹硫平也被批准为治疗双相抑郁的单独用药。最近,OFC 组合也被批准治疗难治性单相抑郁(参见第三章"抗抑郁药")。齐拉西酮和阿立哌唑被继续探索治疗双相抑郁,如果这些药物被证明与喹硫平和奥氮平一样有效,丝毫不会令人惊讶。类似地,几乎所有的非典型抗精神病药都曾被研究用于双相障碍的维持治疗。与抗惊厥药和其他类别的药物相比,非典型抗精神病药在治疗双相障碍中作用越来越大。

尽管氯氮平在治疗双相中没有重要的临床试验,但是它应该被考虑治疗一些双相患者。氯氮平治疗难治性双相障碍患者有效,包括快速循环亚型和伴有精神病性症状的双相障碍(Green 等,2000;Kimmel 等,1994;Suppes 等,1994)。氯氮平的毒性使其被用作当标准治疗失败后的三线治疗药物。

在新的 SGA 中,阿莫沙平于 2009 年被批准治疗急性躁狂和成人双相 I 型障碍的混合状态(参见第四章"抗精神病药")。两个为期 3 周的随机的安慰剂对照研究表明阿莫沙平比安慰剂有效(Citrome 等,2009b)。没有证据显示阿莫沙平比其他 SGA 更有效。然而,与氯氮平和喹硫平相比它会导致较少的体重增加。另一项选择是鲁拉西酮,它已经被批准治疗急性躁狂,并于 2013 年获得了单药治疗双相抑郁的额外的适应证。鲁拉西酮与奥氮平和喹硫平相比,其优势较少可能引起体重增加和代谢问题。

除了已经批准的 SGA,未来很可能有额外的 SGA 被批准治疗双相障碍。在这些药物中,卡比咪嗪是 D2-D3 受体部分激动剂。II 期和 III 期试验表明卡比咪嗪在治疗精神分裂症、双相躁狂和抑郁方面有效,它作为标准抗抑郁药的增效剂治疗难治性抑郁障碍也有效。然而,卡比咪嗪有镇静作用,比许多其他的 SGA 有更多的代谢性副作用。不明原因的是,此药在双相患者中比在精神分裂症患者中更易被耐受。考虑到副作用的概貌,尚不清楚卡比咪嗪最终能否被 FDA 批准以及如果被批准会是何种适应证。在双相研究中其剂量是 3～12 毫克/天,平均为 4～5 毫克/天。

五、苯二氮䓬类

几种苯二氮䓬类,主要是氯硝西泮和劳拉西泮被报告在治疗急性躁狂时有效。最初人们相信氯硝西泮在苯二氮䓬类中有独特的抗躁狂特性。然而,目前已经逐渐清楚或许不是这样。所有的苯二氮䓬类都能治疗与急性躁狂有关的多动、激越和失眠。关于氯硝西泮在躁狂中的作用,Chouinard 和同事(1983)在蒙特利尔做了大量的工作。其报告表明,在治疗急性躁狂中,氯硝西泮作为锂盐或神经阻滞剂的辅助用药有效。然而,Bradwejn 和同事(1990)发现氯硝西泮在治疗急性躁狂时无效,这方面它次于劳拉西泮。Salzman 和同事(1991)报告了劳拉西泮 2 毫克肌注在精神病性患者中减少攻击和激越方面有效,等同于氟哌啶醇 5 毫克肌注。劳拉西泮的效应看起来独立于它的镇静特性。劳拉西泮比氟哌啶醇的耐受性更好。尚没有证据支持单独使用苯二氮䓬类作为双相障碍的维持治疗。有一项单独使用氯硝西泮作为预防作用的研究,但提前终止了,因为所有加入的患者都在用药后 3 个月内复发。

使用氯硝西泮治疗急性躁狂的经验表明它能镇静躁狂患者,当镇静作用减弱时,躁狂并未改变。相对于氯硝西泮的镇静作用,我们对它的抗躁狂作用印象并不深刻。当双相患者需要药物治疗睡眠、焦虑或紧张症时,可以考虑氯硝西泮或其他苯二氮䓬类。氯硝西泮是苯二氮䓬类中相对较贵的药物之一,它与其他药物如劳拉西泮相比的唯一优势是半衰期长。

氯硝西泮的通常剂量是 1～6 毫克/天,尽管初始研究中用过更高的剂量。劳拉西泮的剂量与其相似,在 1.5～8 毫克/天。

氯硝西泮和劳拉西泮的副作用是现在所有苯二氮䓬类都具有的:镇静、共济失调和协调性差。像任何镇静类药物一样,在罕见的案例中,患者可能会变得失抑制和激越。在儿童时期有注意缺陷/多动障碍的患者可能对镇静诱导的愤怒激越有特别的风险。我们偶尔发现双相患者服用氯硝西泮后报告感觉更加愤怒。在这种潜在的副作用方面没有前瞻性的资料。

六、钙通道阻滞剂

钙通道阻滞剂包括维拉帕米、硝苯吡啶、地尔硫䓬以及许多新型药物,主要用于治疗高血压、心绞痛和室上性心律失常。细胞内钙离子的失调可能涉及一些心境障碍,这个发现促使 Dubovsky 和同事(1982)开始探索钙通道阻滞剂在治疗双相患者中的有效性。自那时起,许多研究表明钙通道阻滞剂可能有抗躁狂的作用。大部分的研究没有对比,规模较小,他们发现的解释也因其他药物的使用变得复杂。

并无证据支持那些对锂盐和抗惊厥药有阻抗的患者会对钙通道阻滞剂有反应。相反,对标准药物无反应的患者可能对钙通道阻滞剂也没有反应。然而,也有一些情况可以使用钙通道阻滞剂治疗双相患者。例如,双相患者伴有心血管问题(如室上性心律失常和高血压),可能使用钙通道阻滞剂是有帮助的,需要评估服用这些药物时的抗躁狂的效用,以决定它能否作为标准的心境稳定剂的替代治疗。类似地,钙通道阻滞剂在怀孕的双相患者中可以尝试,因为该药物的致畸风险比任何其他标准药物更低。钙通道阻滞剂最常见的副作用是眩晕、头疼和恶心。

更严重的副作用是罕见的，包括恶性心律失常、肝毒性、严重的低血压和晕厥。钙通道阻滞剂会导致老年患者的体位性低血压，或与其他降压药同时使用时导致血压降低。在大剂量使用时，无力与嗜睡有时被报告。

治疗双相的钙通道阻滞剂的剂量尚未明确。大部分研究者用了典型的治疗心血管病的剂量。维拉帕米曾经是这类药物中被研究最多的药物。一般治疗高血压的剂量从 80 毫克每日 2～3 次，直到最大剂量 480 毫克/天。另一种替代方案是以一半或全剂量 240 毫克/天缓释片剂起始，向上滴定到最大可以耐受的剂量。重要的是剂量在滴定时要规律性监测血压与脉搏。考虑到心律失常的风险，建议也做基线 ECG。对于任何钙通道阻碍剂来说，其血药浓度从来不与其疗效或毒性相关。一些研究者认为尼莫地平和其他新的化学结构的双氢吡啶类可有更强的大脑通透性，治疗双相障碍时更有效。一些对照研究正在进行中。

尽管文献表明联合使用标准的心境稳定剂可以治疗难治性双相案例，但没有确凿证据表明在锂盐或其他药物上加用钙通道阻滞剂会有益。事实上，有报告表明，在锂盐和卡马西平中加用维拉帕米会有增加的神经毒性。总而言之，我们应该谨慎地避免这些组合直到准确了解其利弊。然而，近期人们对这些药物产生了新的兴趣，因为编码钙通道的亚单位的等位基因变异被报告与双相障碍的风险有关（Szczepankiewicz，2013）。

七、Omega-3 脂肪酸

Omega-3 脂肪酸和 omega-6 脂肪酸是脂肪的组成基础，就像氨基酸是蛋白质的组成基础一样。过去 13 年的大量报告表明，情感性疾病与 omega-3 缺乏有关。例如，在重性抑郁障碍患者中，花生四烯酸和花生酸（EPA）的比例比轻度抑郁患者高。其他研究表明抑郁患者的红细胞膜的 omega-3 水平比健康人群低。而且，有限的证据表明 omega-3 脂肪酸可能影响信号传导，在某种程度上类似于锂盐的影响方式。亚洲国家的抑郁发生率较低，或许与其日常饮食中的鱼类较多有关。

一项药物治疗双相患者的补充 omega-3 脂肪酸的双盲研究报告表明可以改善其疗效（Stoll 等，1999）。在这项研究中，30 个双相患者被随机分组，接受 9.6 克/天的 omega-3 增效剂或橄榄油（作为对照）4 个月。他们继续服用标准的心境稳定剂。与安慰剂组患者相比，使用 omega-3 治疗的患者经历更长的缓解期以及症状消失更完全。

自从此项研究以来，又有了几项 omega-3 脂肪酸治疗抑郁和双相障碍的对照研究。支持 omega-3 脂肪酸治疗双相障碍的有效性方面的资料是混合的。例如，有两项其他的 omega-3 脂肪酸（高达 6 克/天的 EPA）治疗双相障碍的对照研究没有显示出益处（Keck 等，2006；Post 等，2003）。然而，迄今为止最有利的对照研究是 Frangou 和同事（2006）发现在标准的心境稳定剂中加入 1 克/天和 2 克/天的 EPA（Eicosapentaenoic acid，二十碳五烯酸），在减少汉密尔顿抑郁量表的分数以及在降低双相患者整体的抑郁分数方面都优于安慰剂。在改善躁狂症状方面，EPA 没有显示出益处，2 克/天比 1 克/天更有效。

在单相抑郁中，omega-3 脂肪酸的资料仍然不清楚。例如，一些对 omega-3 脂肪酸的研究表明其对围产期抑郁(Freeman 等，2006)和小儿抑郁有益(Nemets 等，2006)，但另一些对照研究显示其对于成人抑郁患者没有作用(Marangell 等，2003)。大多数的研究使用 1～6 毫克/天的 EPA，而其他的使用 DHA。一些报告提到了 EPA 与 DHA 的联合使用。

Omega-3 脂肪酸增效剂在治疗情感性疾病中的角色仍然不清楚。因此，研究更支持 omega-3 脂肪酸在单相抑郁的治疗中比在双相抑郁的维持治疗中有更可靠的效果。此外，迄今为止的资料表明在治疗双相障碍的抑郁症状方面比治疗或预防躁狂症状更有效。然而，正确的剂量、治疗的长度和 omega-3 脂肪酸的剂型都没有确立。因为这些脂肪酸相对温和，可能有其他的健康益处，一些临床工作者建议将其添加到心境稳定剂和抗抑郁药的治疗中。最常见的副作用是服用后的嗳气和鱼腥味。考虑到目前支持 omega-3 脂肪酸可能对一些患者有益以及较少的副作用的资料，美国精神医学学会(APA)推荐 EPA/DHA 在有心境、冲动控制和精神病性障碍患者中使用。APA 推荐每天至少 1 克 EPA/DHA。

参考文献

Abou-Saleh M T. Who responds to prophylactic lithium therapy? Br J Psychiatry Suppl (21)：20—26，1993 8217063

Abraham G，Delva N，Waldron J，et al. Lithium treatment：a comparison of once-and twice-daily dosing. Acta Psychiatr Scand 85(1):65—69，1992 1546552

Altesman R，Cole J O. Lithium therapy：a practical review，in Psychopharmacology Update. Edited by Cole J O. Lexington，MA，Collamore Press，1980，pp 3—18

Altshuler L L，Suppes T，Black D O，et al. Lower switch rate in depressed patients with bipolar Ⅱ than bipolar I disorder treated adjunctively with second-generation antidepressants. Am J Psychiatry 163(2):313—315，2006 16449487

Altshuler L L，Post R M，Hellemann G，et al. Impact of antidepressant continuation after acute positive or partial treatment response for bipolar depression：a blinded，randomized study. J Clin Psychiatry 70(4):450—457，2009 19358785

Ayd F. Carbamazepine for aggression，schizophrenia and nonaffective syndromes. Int Drug Ther Newsl 19:9—12，1984

Backonja M，Beydoun A，Edwards K R，et al. Gabapentin for the symptomatic treatment of painful neuropathy in patients with diabetes mellitus：a randomized controlled trial (see comments). JAMA 280(21):1831—1836，1998 9846777

Baetz M，Bowen R C. Efficacy of divalproex sodium in patients with panic disorder and mood instability who have not responded to conventional therapy. Can J Psychiatry 43(1):73—77，1998 9494751

Bahk W M，Shin Y C，Woo J M，et al. Topiramate and divalproex in combination with risperidone for acute mania：a randomized open-label study. Prog Neuropsycho-pharmacol Biol Psychiatry 29(1):115—121，2005 15610953

Baker R W，Milton D R，Stauffer V L，et al. Placebo-controlled trials do not find association of olanzapine with exacerbation of bipolar mania. J Affect Disord 73（1—2）：147—153, 2003 12507747

Baldessarini R J, Tondo L. Lithium and suicidal risk. Bipolar Disord 10(1):114—115,2008 18199250

Baldessarini R J, Tondo L. Suicidal risks during treatment of bipolar disorder patients with lithi-um versus anticonvulsants. Pharmacopsychiatry 42(2):72—75, 2009 19308882

Baldessarini R J, Pompili M, Tondo L. Suicide in bipolar disorder：risks and management. CNS Spectr 11(6):465—471, 2006 16816785

Ballenger J C, Post R M. Carbamazepine in manic-depressive illness：a new treatment. Am J Psychiatry 137(7):782—790, 1980 7386656

Banach R, Boskovic R, Einarson T, Koren G. Long-term developmental outcome of children of women with epilepsy, unexposed or exposed prenatally to antiepileptic drugs：a meta-analy-sis of cohort studies. Drug Saf 33(1):73—79, 2010 20000869

Barbee J G, Thompson T R, Jamhour N J, et al. A double-blind placebo-controlled trial of lam-otrigine as an antidepressant augmentation agent in treatment-refractory unipolar depression. J Clin Psychiatry 72(10):1405—1412, 2011 21367355

Barzman D H, Delbello M P. Topiramate for co-occurring bipolar disorder and disruptive behav-ior disorders. Am J Psychiatry 163(8):1451—1452, 2006 16877668

Bellino S, Paradiso E, Bogetto F. Oxcarbazepine in the treatment of borderline personality disor-der：a pilot study. J Clin Psychiatry 66(9):1111—1115, 2005 16187767

Bellino S, Bozzatello P, Rocca G, Bogetto F. Efficacy of omega-3 fatty acids in the treatment of borderline personality disorder：a study of the association with valproic acid. J Psychophar-macol 28(2):125—132, 2014 24196948

Benedetti A, Lattanzi L, Pini S, et al. Oxcarbazepine as add-on treatment in patients with bipolar ma-nic, mixed or depressive episode. J Affect Disord 79(1—3):273—277, 2004 15023507

Besag F M, Berry D J, Pool F, et al. Carbamazepine toxicity with lamotrigine：pharmacokinetic or pharmacodynamic interaction? Epilepsia 39(2):183—187, 1998 9577998

Biederman J, Lerner Y, Belmaker R H. Combination of lithium carbonate and haloperidol in schizo-affective disorder：a controlled study. Arch Gen Psychiatry 36(3):327—333, 1979 369472

Bodén R, Lundgren M, Brandt L, et al. Risks of adverse pregnancy and birth outcomes in women treated or not treated with mood stabilisers for bipolar disorder：population based co-hort study. BMJ 345:e7085, 2012 23137820

Both C, Kojda G, Lange-Asschenfeldt C. Pharmacotherapy of generalized anxiety disorder：focus and update on pregabalin. Expert Rev Neurother 14(1):29—38, 2014 24308277

Bowden C L. Predictors of response to divalproex and lithium. J Clin Psychiatry 56(3)(Suppl 3):25—30, 1995 7883739

Bowden C L, McElroy S L. History of the development of valproate for treatment of bipolar dis-order. J Clin Psychiatry 56(3)(Suppl 3):3—5, 1995 7883740

Bowden C L, Singh V. Valproate in bipolar disorder：2000 onwards. Acta Psychiatr Scand Suppl 426(426):13—20, 2005 15833096

Bowden C L, Brugger A M, Swann A C, et al. The Depakote Mania Study Group：Efficacy of divalproex vs lithium and placebo in the treatment of mania（erratum：JAMA 271:1830, 1994）. JAMA 271(12):918—924, 1994 8120960

Bowden C L, Calabrese J R, McElroy S L, et al. Divalproex Maintenance Study Group: A randomized, placebo-controlled 12-month trial of divalproex and lithium in treatment of outpatients with bipolar I disorder. Arch Gen Psychiatry 57(5):481—489, 2000 10807488

Bradwejn J, Shriqui C, Koszycki D, Meterissian G. Double-blind comparison of the effects of clonazepam and lorazepam in acute mania. J Clin Psychopharmacol 10 (6): 403—408, 1990 2126794

Brent N B, Wisner K L. Fluoxetine and carbamazepine concentrations in a nursing mother/infant pair. Clin Pediatr (Phila) 37(1):41—44, 1998 9475699

Briassoulis G, Kalabalikis P, Tamiolaki M, Hatzis T. Lamotrigine childhood overdose. Pediatr Neurol 19(3):239—242, 1998 9806147

Brown E B, McElroy S L, Keck P E Jr, et al. A 7-week, randomized, double-blind trial of olanzapine/fluoxetine combination versus lamotrigine in the treatment of bipolar I depression. J Clin Psychiatry 67(7):1025—1033, 2006 16889444

Bschor T, Bauer M. Efficacy and mechanisms of action of lithium augmentation in refractory major depression. Curr Pharm Des 12(23):2985—2992, 2006 16918427

Buzan R D, Dubovsky S L. Recurrence of lamotrigine-associated rash with rechallenge (letter). J Clin Psychiatry 59(2):87, 1998 9501897

Cade J F. Lithium salts in the treatment of psychotic excitement. Med J Aust 2(10):349—352, 1949 18142718

Calabrese J R, Delucchi G A. Spectrum of efficacy of valproate in 55 patients with rapidcycling bipolar disorder. Am J Psychiatry 147(4):431—434, 1990 2107762

Calabrese J R, Markovitz P J, Kimmel S E, Wagner S C. Spectrum of efficacy of valproate in 78 rapid-cycling bipolar patients. J Clin Psychopharmacol 12(1)(suppl):53S—56S, 1992 1541718

Calabrese J R, Woyshville M J, Kimmel S E, Rapport D J. Predictors of valproate response in bipolar rapid cycling. J Clin Psychopharmacol 13(4):280—283, 1993 8376616

Calabrese J R, Bowden C L, McElroy S L, et al. Spectrum of activity of lamotrigine in treatment-refractory bipolar disorder. Am J Psychiatry 156(7):1019—1023, 1999a 10401445

Calabrese J R, Bowden C L, Sachs G S, et al. A double-blind placebo-controlled study of lamotrigine monotherapy in outpatients with bipolar I depression. Lamictal 602 Study Group. J Clin Psychiatry 60(2):79—88, 1999b 10084633

Calabrese J R, Ketter T A, Youakim J M, et al. Adjunctive armodafinil for major depressive episodes associated with bipolar I disorder: a randomized, multicenter, double-blind, placebo-controlled, proof-of-concept study. J Clin Psychiatry 71(10):1363—1370, 2010 2067355

Calvert N W, Burch S P, Fu A Z, et al. The cost-effectiveness of lamotrigine in the maintenance treatment of adults with bipolar I disorder. J Manag Care Pharm 12 (4): 322—330, 2006 16792438

Carrazana E J, Schachter S C. Alternative uses of lamotrigine and gabapentin in the treatment of trigeminal neuralgia. Neurology 50(4):1192, 1998 9566432

Casey D E, Tracy K A, Daniel D, et al. Divalproex sodium enhances anti-psychoticinduced improvement in schizophrenia, in Abstracts of the 40th Annual Meeting of the American College of Neuropsychopharmacology, Waikoloa, HI, 2001, p 281

Chace M J, Zhang F, Fullerton C A, et al. Intended and unintended consequences of the gabap-

entin off-label marketing lawsuit among patients with bipolar disorder. J Clin Psychiatry 73
(11):1388—1394, 2012 23146199

Chatterjee C R, Ringold A L. A case report of reduction in alcohol craving and protection against
alcohol withdrawal by gabapentin (letter). J Clin Psychiatry 60(9):617, 1999 10520981

Chen C K, Shiah I S, Yeh C B, et al. Combination treatment of clozapine and topiramate in resistant
rapid-cycling bipolar disorder. Clin Neuropharmacol 28(3):136—138, 2005 15965313

Chien J. Ethosuximide-induced mania in a 10-year-old boy. Epilepsy Behav 21(4):483—485,
2011 21689989

Chouinard G, Young S N, Annable L. Antimanic effect of clonazepam. Biol Psychiatry 18(4):
451—466, 1983 6407539

Cipriani A, Girlanda F, Agrimi E, et al. Effectiveness of lithium in subjects with treatment-resistant
depression and suicide risk: a protocol for a randomised, independent, pragmatic, multicentre,
parallel-group, superiority clinical trial. BMC Psychiatry 13:212, 2013 23941474

Citrome L. Adjunctive lithium and anticonvulsants for the treatment of schizophrenia: what is the
evidence? Expert Rev Neurother 9(1):55—71, 2009a 19102669

Citrome L. Asenapine for schizophrenia and bipolar disorder: a review of the efficacy and safety
profile for this newly approved sublingually absorbed second-generation antipsychotic. Int J
Clin Pract 63(12):1762—1784, 2009b 19840150

Cohen L S, Friedman J M, Jefferson J W, et al. A reevaluation of risk of in utero exposure to
lithium (erratum: JAMA 271:1485, 1994). JAMA 271(2):146—150, 1994 8031346

Colman E, Stadel B V. Gabapentin for postherpetic neuralgia. JAMA 282 (2): 134—135,
1999 10411191

Conesa M L, Rojo L M, Plumed J, Livianos L. Pregabalin in the treatment of refractory bipolar
disorders. CNS Neurosci Ther 18(3):269—270, 2012 22449111

Conway C R, Chibnall J T, Nelson L A, et al. An open-label trial of adjunctive oxcarbazepine
for bipolar disorder. J Clin Psychopharmacol 26(1):95—97, 2006 16415718

Coryell W, Solomon D, Leon A C, et al. Lithium discontinuation and subsequent effectiveness
(see comments). Am J Psychiatry 155(7):895—898, 1998 9659853

Cowdry R W, Gardner D L. Pharmacotherapy of borderline personality disorder. Alprazolam,
carbamazepine, trifluoperazine, and tranylcypromine. Arch Gen Psychiatry 45(2):111—
119, 1988 3276280

Daban C, Martínez-Arán A, Torrent C, et al. Cognitive functioning in bipolar patients receiving
lamotrigine: preliminary results. J Clin Psychopharmacol 26(2):178—181, 2006 16633148

D'Andrea G, Granella F, Cdaldini M, Manzoni G C. Effectiveness of lamotrigine in the prophy-
laxis of migraine with aura: an open pilot study. Cephalalgia 19(1):64—66, 1999 10099862

Dauphinais D, Knable M, Rosenthal J, et al. Zonisamide for bipolar disorder, mania or mixed
states: a randomized, double blind, placebo-controlled adjunctive trial. Psychopharmacol
Bull 44(1):5—17, 2011 22506436

Davanzo P, Nikore V, Yehya N, Stevenson L. Oxcarbazepine treatment of juvenileonset bipolar
disorder. J Child Adolesc Psychopharmacol 14(3):344—345, 2004 15650489

Deandrea D, Walker N, Mehlmauer M, White K. Dermatological reactions to lithium: a critical
review of the literature. J Clin Psychopharmacol 2(3):199—204, 1982 6212599

Debattista C, Solomon A, Arnow B, et al. The efficacy of divalproex sodium in the treatment of agitation associated with major depression. J Clin Psychopharmacol 25 (5): 476—479, 2005 16160625

De Berardis D, Serroni N, Moschetta F S, et al. Reversal of aripiprazole-induced tardiveakathisia by addition of pregabalin. J Neuropsychiatry Clin Neurosci 25(2): E9—E10, 2013 23686043

Deicken R F. Verapamil treatment of bipolar depression (letter). J Clin Psychopharmacol 10(2): 148—149, 1990 2341592

Deltito J A. The effect of valproate on bipolar spectrum temperamental disorders. J Clin Psychiatry 54(8): 300—304, 1993 8253697

Delva N J, Letemendia F J. Lithium treatment in schizophrenia and schizo-affective disorders. Br J Psychiatry 141: 387—400, 1982 6129016

Denicoff K D, Meglathery S B, Post R M, Tandeciarz S I. Efficacy of carbamazepine compared with other agents: a clinical practice survey. J Clin Psychiatry 55(2): 70—76, 1994 8077157

Diav-Citrin O, Shechtman S, Tahover E, et al. Pregnancy outcome following in utero exposure to lithium: a prospective, comparative, observational study. Am J Psychiatry 171(7): 785—794, 2014 24781368

Di Costanzo E, Schifano F. Lithium alone or in combination with carbamazepine for the treatment of rapid-cycling bipolar affective disorder. Acta Psychiatr Scand 83(6): 456—459, 1991 1882698

Dilsaver S C, Swann A C, Shoaib A M, Bowers T C. The manic syndrome: factors which may predict a patient's resonse to lithium, carbamazepine and valproate. J Psychiatry Neurosci 18(2): 61—66, 1993 8461283

Donovan S J, Susser E S, Nunes E V, et al. Divalproex treatment of disruptive adolescents: a report of 10 cases. J Clin Psychiatry 58(1): 12—15, 1997 9055831

Dubovsky S L, Franks R D, Lifschitz M, Coen P. Effectiveness of verapamil in the treatment of a manic patient. Am J Psychiatry 139(4): 502—504, 1982 7065298

Dwight M M, Keck P E Jr, Stanton S P, et al. Antidepressant activity and mania associated with risperidone treatment of schizoaffective disorder (letter). Lancet 344 (8921): 554—555, 1994 7520110

Eberle A J. Valproate and polycystic ovaries (letter) (see comments). J Am Acad Child Adolesc Psychiatry 37(10): 1009, 1998 9785710

Emrich H M. Studies with oxcarbazepine (Trileptal) in acute mania. Int Clin Psychopharmacol 5 (suppl): 83—88, 1990 1696292

Erfurth A, Kammerer C, Grunze H, et al. An open label study of gabapentin in the treatment of acute mania. J Psychiatr Res 32(5): 261—264, 1998a 9789203

Erfurth A, Walden J, Grunze H. Lamotrigine in the treatment of schizoaffective disorder. Neuropsychobiology 38(3): 204—205, 1998b 9778612

Evans R W, Gualtieri C T. Carbamazepine: a neuropsychological and psychiatric profile. Clin Neuropharmacol 8(3): 221—241, 1985 2994882

Faedda G L, Tondo L, Baldessarini R J, et al. Outcome after rapid vs gradual discontinuation of lithium treatment in bipolar disorders. Arch Gen Psychiatry 50(6): 448—455, 1993 8498879

Fatemi S H, Rapport D J, Calabrese J R, Thuras P. Lamotrigine in rapid-cycling bipolar disorder. J Clin Psychiatry 58(12): 522—527, 1997 9448654

Filakovic P, Eric A P. Pharmacotherapy of suicidal behaviour in major depression, schizophrenia and bipolar disorder. Coll Antropol 37(3):1039—1044, 201324308257

Fogelson D L, Sternbach H. Lamotrigine treatment of refractory bipolar disorder. J Clin Psychiatry 58(6):271—273, 1997 9228895

Fountoulakis K N, Kontis D, Gonda X, Yatham L N. A systematic review of the evidence on the treatment of rapid cycling bipolar disorder. Bipolar Disord 15(2):115—137, 2013 23437958

Frampton J E, Foster R H. Pregabalin: in the treatment of generalised anxiety disorder. CNS Drugs 20(8):685—693 [discussion 694—695], 2006

Frangou S, Lewis M, McCrone P. Efficacy of ethyl-eicosapentaenoic acid in bipolar depression: randomised double-blind placebo-controlled study. Br J Psychiatry 188:46—50, 2006 16388069

Frankenburg F R, Tohen M, Cohen B M, Lipinski J F Jr. Long-term response to carbamazepine: a retrospective study. J Clin Psychopharmacol 8(2):130—132, 1988 3372707

Freeman M P, Hibbeln J R, Wisner K L, et al. Randomized dose-ranging pilot trial of omega-3 fatty acids for postpartum depression. Acta Psychiatr Scand 113(1):31—35, 2006 16390366

Freeman T W, Clothier J L, Pazzaglia P, et al. A double-blind comparison of valproate and lithium in the treatment of acute mania. Am J Psychiatry 149(1):108—111, 1992 1728157

Frye M A, Ketter T A, Kimbrell T A, et al. A placebo-controlled study of lamotrigine and gabapentin monotherapy in refractory mood disorders. J Clin Psychopharmacol 20(6):607—614, 2000 11106131

Geddes J R, Burgess S, Hawton K, et al. Long-term lithium therapy for bipolar disorder: systematic review and meta-analysis of randomized controlled trials. Am J Psychiatry 161(2):217—222, 2004 14754766

Gelenberg A J, Carroll J A, Baudhuin M G, et al. The meaning of serum lithium levels in maintenance therapy of mood disorders: a review of the literature. J Clin Psychiatry 50(suppl):17—22, discussion 45—47, 1989a 2689433

Gelenberg A J, Kane J M, Keller M B, et al. Comparison of standard and low serum levels of lithium for maintenance treatment of bipolar disorder. N Engl J Med 321(22):1489—1493, 1989b 2811970

Gentile S. Lithium in pregnancy: the need to treat, the duty to ensure safety. Expert Opin Drug Saf 11(3):425—437, 2012 22400907

Geracioti T D Jr. Valproic acid treatment of episodic explosiveness related to brain injury (letter). J Clin Psychiatry 55(9):416—417, 1994 7929025

Gerner R H, Stanton A. Algorithm for patient management of acute manic states: lithium, valproate, or carbamazepine? J Clin Psychopharmacol 12(1)(suppl):57S—63S, 1992 1541719

Ghaemi S N, Schrauwen E, Klugman J, et al. Long-term lamotrigine plus lithium for bipolar disorder: One year outcome. J Psychiatr Pract 12(5):300—305, 2006a 16998417

Ghaemi S N, Zablotsky B, Filkowski M M, et al. An open prospective study of zonisamide in acute bipolar depression. J Clin Psychopharmacol 26(4):385—388, 2006b 16855456

Ghaemi S N, Shirzadi A A, Klugman J, et al. Is adjunctive open-label zonisamide effective for bipolar disorder? J Affect Disord 105(1—3):311—314, 2008 17586053

Giles J J, Bannigan J G. Teratogenic and developmental effects of lithium. Curr Pharm Des 12(12):1531—1541, 2006 16611133

Gitlin M J. Lithium-induced renal insufficiency. J Clin Psychopharmacol 13（4）：276—279，
　　1993 8376615

Gitlin M. Lithium and the kidney：an updated review. Drug Saf 20(3)：231—243，1999 10221853

Gobbi G，Gaudreau P O，Leblanc N. Efficacy of topiramate，valproate，and their combination on
　　aggression/agitation behavior in patients with psychosis. J Clin Psychopharmacol 26（5）：
　　467—473，2006 16974186

Goedhard L E，Stolker J J，Heerdink E R，et al. Pharmacotherapy for the treatment of aggres-
　　sive behavior in general adult psychiatry：A systematic review. J Clin Psychiatry 67（7）：
　　1013—1024，2006 16889443

Goodnick P J. Verapamil prophylaxis in pregnant women with bipolar disorder（letter）. Am J
　　Psychiatry 150(10)：1560，1993 8379565

Goodwin F K，Jamison K R. Manic-Depressive Illness. New York，Oxford University Press，1990

Goodwin G M. Recurrence of mania after lithium withdrawal. Implications for the use of lithium
　　in the treatment of bipolar affective disorder（editorial）. Br J Psychiatry 164(2)：149—152，
　　1994 8173817

Goodwin G M，Bowden C L，Calabrese J R，et al. A pooled analysis of 2 placebocontrolled 18-
　　month trials of lamotrigine and lithium maintenance in bipolar I disorder. J Clin Psychiatry
　　65(3)：432—441，2004 15096085

Gordon A，Price L H. Mood stabilization and weight loss with topiramate（letter）. Am J Psychi-
　　atry 156(6)：968—969，1999 10360144

Gorson K C，Schott C，Herman R，et al. Gabapentin in the treatment of painful diabetic neurop-
　　athy：a placebo controlled，double blind，crossover trial（letter）. J Neurol Neurosurg Psy-
　　chiatry 66(2)：251—252，1999 10071116

Green A I，Tohen M，Patel J K，et al. Clozapine in the treatment of refractory psychotic mania.
　　Am J Psychiatry 157(6)：982—986，2000 10831480

Greil W，Kleindienst N，Erazo N，Müller-Oerlinghausen B. Differential response to lithium and
　　carbamazepine in the prophylaxis of bipolar disorder. J Clin Psychopharmacol 18(6)：455—
　　460，1998 9864077

Grunze H，Erfurth A，Amann B，et al. Intravenous valproate loading in acutely manic and de-
　　pressed bipolar I patients. J Clin Psychopharmacol 19(4)：303—309，1999a 10440456

Grunze H，Erfurth A，Marcuse A，et al. Tiagabine appears not to be efficacious in the treatment
　　of acute mania. J Clin Psychiatry 60(11)：759—762，1999b 10584764

Guscott R，Taylor L. Lithium prophylaxis in recurrent affective illness. Efficacy，effectiveness
　　and efficiency. Br J Psychiatry 164(6)：741—746，1994 7952980

Guzzetta F，Tondo L，Centorrino F，Baldessarini R J. Lithium treatment reduces suicide risk in
　　recurrent major depressive disorder. J Clin Psychiatry 68(3)：380—383，2007 17388706

Hardoy M C，Hardoy M J，Carta M G，Cabras P L. Gabapentin as a promising treatment for an-
　　tipsychotic-induced movement disorders in schizoaffective and bipolar patients. J Affect Dis-
　　ord 54(3)：315—317，1999 10467977

Häuser W，Bernardy K，Uçeyler N，Sommer C. Treatment of fibromyalgia syndrome with gaba-
　　pentin and pregabalin——a meta-analysis of randomized controlled trials. Pain 145(1—2)：
　　69—81，2009 19539427

Herrmann N. Valproic acid treatment of agitation in dementia. Can J Psychiatry 43(1):69—72, 1998 9494750

Hilty D M, Rodriguez G D, Hales R E. Intravenous valproate for rapid stabilization of agitation in neuropsychiatric disorders (letter). J Neuropsychiatry Clin Neurosci 10(3):365—366, 1998 9706547

Himmelhoch J M, Poust R I, Mallinger A G, et al. Adjustment of lithium dose during lithium-chlorothiazide therapy. Clin Pharmacol Ther 22(2):225—227, 1977 884923

Hirschman S, Dolberg O T, Stern L, Grunhaus L J. [The use of valproic acid in the treatment of borderline personality disorder] (in Hebrew). Harefuah 133 (5—6): 205—208, 1997 9461692

Hollander E, Swann A C, Coccaro E F, et al. Impact of trait impulsivity and state aggression on divalproex versus placebo response in borderline personality disorder. Am J Psychiatry 162 (3):621—624, 2005 15741486

Horton S, Tuerk A, Cook D, et al. Maximum recommended dosage of lithium for pregnant women based on a PBPK model for lithium absorption. Adv Bioinforma 2012:352729, 2012 22693500

Hsiao Y T, Wei I H, Huang C C. Oxcarbazepine-related neutropenia: a case report. J Clin Psychopharmacol 30(1):94—95, 2010 20075666

Huguelet P, Morand-Collomb S: Effect of topiramate augmentation on two patients suffering from schizophrenia or bipolar disorder with comorbid alcohol abuse. Pharmacol Res 52(5): 392—394, 2005 16009565

Isojärvi J I, Laatikainen T J, Pakarinen A J, et al. Polycystic ovaries and hyperandrogenism in women taking valproate for epilepsy. N Engl J Med 329(19):1383—1388, 1993 8413434

Jacobsen F M. Low-dose valproate: a new treatment for cyclothymia, mild rapid cycling disorders, and premenstrual syndrome. J Clin Psychiatry 54(6):229—234, 1993 8331092

Jefferson J W, Greist J H, Ackerman D L, et al. Lithium Encyclopedia for Clinical Practice, 2nd Edition. Washington, DC, American Psychiatric Press, 1987

Joffe H, Cohen L S. Presentation at the 157rd annual meeting of the American Psychiatric Association, New York City, May 1—6, 2004

Joffe H, Cohen L S, Suppes T, et al. Longitudinal follow-up of reproductive and metabolic features of valproate-associated polycystic ovarian syndrome features: a preliminary report. Biol Psychiatry 60(12):1378—1381, 2006 16950230

Joffe R T, Post R M, Roy-Byrne P P, Uhde T W. Hematological effects of carbamazepine in patients with affective illness. Am J Psychiatry 142(10):1196—1199, 1985 4037133

Jones K L, Lacro R V, Johnson K A, Adams J. Pattern of malformations in the children of women treated with carbamazepine during pregnancy. N Engl J Med 320(25):1661—1666, 1989 2725616

Jope R S. Anti-bipolar therapy: mechanism of action of lithium. Mol Psychiatry 4(2):117—128, 1999 10208444

Judd L L, Schettler P J, Akiskal H S, et al. Long-term symptomatic status of bipolar Ⅰ vs. bipolar Ⅱ disorders. Int J Neuropsychopharmacol 6(2):127—137, 2003 12890306

Juruena M F, Ottoni G L, Machado-Vieira R, et al. Bipolar Ⅰ and Ⅱ disorder residual symptoms: oxcarbazepine and carbamazepine as add-on treatment to lithium in a double-blind, randomized trial. Prog Neuropsychopharmacol Biol Psychiatry 33(1):94—99, 2009 19007842

Kaufman K R, Gerner R. Lamotrigine toxicity secondary to sertraline. Seizure 7(2):163—165, 1998 9627209

Keck P E Jr, McElroy S L, Vuckovic A, Friedman L M. Combined valproate and carbamazepine treatment of bipolar disorder. J Neuropsychiatry Clin Neurosci 4(3):319—322, 1992 1498585

Keck P E Jr, McElroy S L, Tugrul K C, Bennett J A. Valproate oral loading in the treatment of acute mania. J Clin Psychiatry 54(8):305—308, 1993a 8253698

Keck P E Jr, Taylor V E, Tugrul K C, et al. Valproate treatment of panic disorder and lactate-induced panic attacks. Biol Psychiatry 33(7):542—546, 1993b 8513040

Keck P E Jr, Marcus R, Tourkodimitris S, et al. Aripiprazole Study Group: A placebo-controlled, double-blind study of the efficacy and safety of aripiprazole in patients with acute bipolar mania. Am J Psychiatry 160(9):1651—1658, 2003a 12944341

Keck P E Jr, Versiani M, Potkin S, et al. Ziprasidone in Mania Study Group: Ziprasidone in the treatment of acute bipolar mania: a three-week, placebo-controlled, doubleblind, randomized trial. Am J Psychiatry 160(4):741—748, 2003b 12668364

Keck P E Jr, Mintz J, McElroy S L, et al. Double-blind, randomized, placebo-controlled trials of ethyl-eicosapentanoate in the treatment of bipolar depression and rapid cycling bipolar disorder. Biol Psychiatry 60(9):1020—1022, 2006 16814257

Kemp D E, Gao K, Fein E B, et al. Lamotrigine as add-on treatment to lithium and divalproex: lessons learned from a double-blind, placebo-controlled trial in rapidcycling bipolar disorder. Bipolar Disord 14(7):780—789, 2012 23107222

Kenna H A, Jiang B, Rasgon N L. Reproductive and metabolic abnormalities associated with bipolar disorder and its treatment. Harv Rev Psychiatry 17(2):138—146, 2009 19373621

Kessel J B, Verghese C, Simpson G M. Neurotoxicity related to lithium and neuroleptic combinations? A retrospective review. J Psychiatry Neurosci 17(1):28—30, 1992 1349826

Ketter T A. Monotherapy versus combined treatment with second-generation antipsychotics in bipolar disorder. J Clin Psychiatry 69(Suppl 5):9—15, 2008 19265635

Ketter T A, Pazzaglia P J, Post R M. Synergy of carbamazepine and valproic acid in affective illness: case report and review of the literature. J Clin Psychopharmacol 12(4):276—281, 1992 1527232

Ketter T A, Winsberg M E, DeGolia S G, et al. Rapid efficacy of olanzapine augmentation in nonpsychotic bipolar mixed states. J Clin Psychiatry 59(2):83—85, 1998 9501894

Kimmel S E, Calabrese J R, Woyshville M J, Meltzer H Y. Clozapine in treatment-refractory mood disorders. J Clin Psychiatry 55(Suppl B):91—93, 1994 7961583

Kishimoto A, Ogura C, Hazama H, Inoue K. Long-term prophylactic effects of carbamazepine in affective disorder. Br J Psychiatry 143:327—331, 1983 6626851

Kocsis J H, Shaw E D, Stokes P E, et al. Neuropsychologic effects of lithium discontinuation. J Clin Psychopharmacol 13(4):268—275, 1993 8376614

Koek R J, Yerevanian B I. Is lamotrigine effective for treatment-refractory mania? (letter). Pharmacopsychiatry 31(1):35, 1998 9524984

Kotler M, Matar M A. Lamotrigine in the treatment of resistant bipolar disorder. Clin Neuropharmacol 21(1):65—67, 1998 9579289

Kotwal R, Guerdjikova A, McElroy S L, Keck P E Jr. Lithium augmentation of topiramate for bipolar disorder with comorbid binge eating disorder and obesity. Hum Psychopharmacol 21 (7):425—431, 2006 16941522

Krüger S, Trevor Young L, Bräunig P. Phamacotherapy of bipolar mixed states. Bipolar Disord 7(3):205—215, 2005 15898959

Kunik M E, Puryear L, Orengo C A, et al. The efficacy and tolerability of divalproex sodium in elderly demented patients with behavioral disturbances. Int J Geriatr Psychiatry 13(1):29—34, 1998 9489578

Kushner S F, Khan A, Lane R, Olson W H. Topiramate monotherapy in the management of a-cute mania: results of four double-blind placebo-controlled trials. Bipolar Disord 8(1):15—27, 2006 16411977

Kusumakar V, Yatham L N. Lamotrigine treatment of rapid cycling bipolar disorder. Am J Psychiatry 154(8):1171—1172, 1997a 9247416

Kusumakar V, Yatham L N. An open study of lamotrigine in refractory bipolar depression. Psychiatry Res 72(2):145—148, 1997b 9335206

Lambert P A, Venaud G. A comparative study of valpromide versus lithium in the treatment of affective disorders. Nervure 5(2):57—65, 1992

Lampl C, Buzath A, Klinger D, Neumann K. Lamotrigine in the prophylactic treatment of migraine aura—a pilot sudy. Cephalalgia 19(1):58—63, 1999 10099861

Lenox R H, Watson D G. Lithium and the brain: a psychopharmacological strategy to a molecular basis for manic depressive illness. Clin Chem 40(2):309—314, 1994 8313612

Lenox R H, Newhouse P A, Creelman W L, Whitaker T M. Adjunctive treatment of manic agitation with lorazepam versus haloperidol: a double-blind study. J Clin Psychiatry 53(2):47—52, 1992 1541605

Letterman L, Markowitz J S. Gabapentin: a review of published experience in the treatment of bipolar disorder and other psychiatric conditions. Pharmacotherapy 19 (5): 565—572, 1999 10331819

Li P P, Young L T, Tam Y K, et al. Effects of chronic lithium and carbamazepine treatment on G-protein subunit expression in rat cerebral cortex. Biol Psychiatry 34 (3): 162—170, 1993 8399809

Lin Y H, Liu C Y, Hsiao M C. Management of atypical antipsychotic-induced weight gain in schizophrenic patients with topiramate. Psychiatry Clin Neurosci 59 (5): 613—615, 2005 16194268

Lindenmayer J P, Klebanov R. Olanzapine-induced manic-like syndrome. J Clin Psychiatry 59 (6):318—319, 1998 9671347

Lipinski J F, Pope H G Jr. Possible synergistic action between carbamazepine and lithium carbonate in the treatment of three acutely manic patients. Am J Psychiatry 139(7):948—949, 1982 6807113

Lonergan E T, Cameron M, Luxenberg J. Valproic acid for agitation in dementia. Cochrane Database Syst Rev 2(2):CD003945, 2004 15106227

Lott A D, McElroy S L, Keys M A. Valproate in the treatment of behavioral agitation in elderly patients with dementia. J Neuropsychiatry Clin Neurosci 7(3):314—319, 1995 7580190

MacMillan C M, Korndörfer S R, Rao S, et al. A comparison of divalproex and oxcarbazepine in aggressive youth with bipolar disorder. J Psychiatr Pract 12(4):214—222, 2006 16883146

Mahmoudi-Gharaei J, Shahrivar Z, Faghihi T, et al. Topiramate versus valproate sodium as adjunctive therapies to a combination of lithium and risperidone for adolescents with bipolar I disorder: effects on weight and serum lipid profiles. Iran J Psychiatry 7 (1): 1—10, 2012 23056111

Marangell L B, Martinez J M, Zboyan H A, et al. A double-blind, placebo-controlled study of the omega-3 fatty acid docosahexaenoic acid in the treatment of major depression. Am J Psychiatry 160(5):996—998, 2003 12727707

Marcotte D. Use of topiramate, a new anti-epileptic as a mood stabilizer. J Affect Disord 50(2—3):245—251, 1998 9858083

Marcus W L. Lithium: a review of its pharmacokinetics, health effects, and toxicology. J Environ Pathol Toxicol Oncol 13(2):73—79, 1994 7884646

Mason B J, Crean R, Goodell V, et al. A proof-of-concept randomized controlled study of gabapentin: effects on cannabis use, withdrawal and executive function deficits in cannabis-dependent adults. Neuropsychopharmacology 37(7):1689—1698, 2012 22373942

Mason B J, Quello S, Goodell V, et al. Gabapentin treatment for alcohol dependence: a randomized clinical trial. JAMA Intern Med 174(1):70—77, 2014 24190578

Massot O, Rousselle J C, Fillion M P, et al. 5-HT1B receptors: a novel target for lithium. Possible involvement in mood disorders. Neuropsychopharmacology 21 (4): 530—541, 1999 10481837

McCoy L, Votolato N A, Schwarzkopf S B, Nasrallah H A. Clinical correlates of valproate augmentation in refractory bipolar disorder. Ann Clin Psychiatry 5(1):29—33, 1993 8348196

McElroy S L, Keck P E Jr. Treatment guidelines for valproate in bipolar and schizoaffective disorders. Can J Psychiatry 38(3)(Suppl 2):S62—S66, 1993 8500081

McElroy S L, Keck P E Jr, Pope H G Jr. Sodium valproate: its use in primary psychiatric disorders. J Clin Psychopharmacol 7(1):16—24, 1987 3102563

McElroy S L, Keck P E Jr, Tugrul K C, Bennett J A. Valproate as a loading treatment in acute mania. Neuropsychobiology 27(3):146—149, 1993 8232829

McElroy S L, Suppes T, Keck P E Jr, et al. Open-label adjunctive zonisamide in the treatment of bipolar disorders: a prospective trial. J Clin Psychiatry 66(5):617—624, 2005 15889949

McElroy S L, Winstanley E, Mori N, et al. A randomized, placebo-controlled study of zonisamide to prevent olanzapine-associated weight gain. J Clin Psychopharmacol 32(2):165—172, 2012 22367654

McIntyre R S, Alsuwaidan M, Goldstein B I, et al. Canadian Network for Mood and Anxiety Treatments (CANMAT) Task Force: The Canadian Network for Mood and Anxiety Treatments (CANMAT) task force recommendations for the management of patients with mood disorders and comorbid metabolic disorders. Ann Clin Psychiatry 24(1):69—81, 2012 22303523

Meador K J, Baker G A, Browning N, et al. NEAD Study Group: Cognitive function at 3 years of age after fetal exposure to antiepileptic drugs. N Engl J Med 360(16):1597—1605, 2009 19369666

Meador K J, Baker G A, Browning N, et al. NEAD Study Group: Fetal antiepileptic drug exposure and cognitive outcomes at age 6 years (NEAD study): a prospective observational study. Lancet Neurol 12(3):244—252, 2013 2335219

Mishory A, Yaroslavsky Y, Bersudsky Y, Belmaker R H. Phenytoin as an antimanic anticonvulsant: a controlled study. Am J Psychiatry 157(3):463—465, 2000 10698828

Mitchell P, Withers K, Jacobs G, Hickie I. Combining lithium and sodium valproate for bipolar disorder. Aust N Z J Psychiatry 28(1):141—143, 1994 8067959

Modell J G, Lenox R H, Weiner S. Inpatient clinical trial of lorazepam for the management of manic agitation. J Clin Psychopharmacol 5(2):109—113, 1985 3988969

Morello C M, Leckband S G, Stoner C P, et al. Randomized double-blind study comparing the efficacy of gabapentin with amitriptyline on diabetic peripheral neuropathy pain. Arch Intern Med 159(16):1931—1937, 1999 10493324

Mørk A, Geisler A, Hollund P. Effects of lithium on second messenger systems in the brain. Pharmacol Toxicol 71(Suppl 1):4—17, 1992 1336196

Morrell M J, Hayes F J, Sluss P M, et al. Hyperandrogenism, ovulatory dysfunction, and polycystic ovary syndrome with valproate versus lamotrigine. Ann Neurol 64(2):200—211, 2008 18756476

Murray J B. Lithium maintenance therapy for bipolar I patients: possible refractoriness to reinstitution after discontinuation. Psychol Rep 74(2):355—361, 1994 8197273

Muzina D J, Gao K, Kemp D E, et al. Acute efficacy of divalproex sodium versus placebo in mood stabilizer-naive bipolar I or II depression: a double-blind, randomized, placebo-controlled trial. J Clin Psychiatry 72(6):813—819, 2011 20816041

Mylonakis E, Vittorio C C, Hollik D A, Rounds S. Lamotrigine overdose presenting as anticonvulsant hypersensitivity syndrome. Ann Pharmacother 33(5):557—559, 1999 10369617

Myrick H, Malcolm R, Brady K T. Gabapentin treatment of alcohol withdrawal (letter). Am J Psychiatry 155(11):1632, 1998 9812141

Nath K, Bhattacharya A, Praharaj S K. Eslicarbazepine acetate in the management of refractory bipolar disorder. Clin Neuropharmacol 35(6):295, 2012 23151469

Nemets H, Nemets B, Apter A, et al. Omega-3 treatment of childhood depression: a controlled, double-blind pilot study. Am J Psychiatry 163(6):1098—1100, 2006 16741212

Nierenberg A A, Fava M, Trivedi M H, et al. A comparison of lithium and T(3) augmentation following two failed medication treatments for depression: a STAR*D report. Am J Psychiatry 163(9):1519—1530, quiz 1665, 2006a 16946176

Nierenberg A A, Ostacher M J, Calabrese J R, et al. Treatment-resistant bipolar depression: a STEP-BD equipoise randomized effectiveness trial of antidepressant augmentation with lamotrigine, inositol, or risperidone. Am J Psychiatry 163(2):210—216, 2006b 16449473

Nilsson A, Axelsson R. Lithium discontinuers, II: therapeutic outcome. Acta Psychiatr Scand 84(1):78—82, 1991 1681682

Okuma T. Effects of carbamazepine and lithium on affective disorders. Neuropsychobiology 27(3):138—145, 1993 8232828

Okuma T, Yamashita I, Takahashi R, et al. Comparison of the antimanic efficacy of carbamazepine and lithium carbonate by double-blind controlled study. Pharmacopsychiatry 23(3):

143—150，1990 1973844

Ontiveros A，Fontaine R. Sodium valproate and clonazepam for treatment-resistant panic disorder. J Psychiatry Neurosci 17(2):78—80，1992 1637803

Owen R T. Extended-release carbamazepine for acute bipolar mania: a review. Drugs Today (Barc) 42(5):283—289，2006 16801991

Padhy R，Saxena K，Remsing L，et al. Symptomatic response to divalproex in subtypes of conduct disorder. Child Psychiatry Hum Dev 42(5):584—593，2011 21706221

Pande A C，Davidson J R，Jefferson J W，et al. Treatment of social phobia with gabapentin: a placebo-controlled study. J Clin Psychopharmacol 19(4):341—348，1999 10440462

Pande A C，Crockatt J G，Janney C A，et al. Gabapentin Bipolar Disorder Study Group: Gabapentin in bipolar disorder: a placebo-controlled trial of adjunctive therapy. Bipolar Disord 2(3 Pt 2):249—255，2000 11249802

Pazzaglia P J，Post R M. Contingent tolerance and reresponse to carbamazepine: a case study in a patient with trigeminal neuralgia and bipolar disorder. J Neuropsychiatry Clin Neurosci 4 (1):76—81，1992 1627967

Pazzaglia P J，Post R M，Ketter T A，et al. Preliminary controlled trial of nimodipine in ultra-rapid cycling affective dysregulation. Psychiatry Res 49(3):257—272，1993 8177920

Perlis R H，Baker R W，Zarate C A Jr，et al. Olanzapine versus risperidone in the treatment of manic or mixed States in bipolar I disorder: a randomized, double-blind trial. J Clin Psychiatry 67(11):1747—1753，2006 17196055

Pinto O C，Akiskal H S. Lamotrigine as a promising approach to borderline personality: an open case series without concurrent DSM-Ⅳ major mood disorder. J Affect Disord 51(3):333—343，1998 10333987

Pope H G Jr，McElroy S L，Keck P E Jr，Hudson J I. Valproate in the treatment of acute mania. A placebo-controlled study. Arch Gen Psychiatry 48(1):62—68，1991 1984763

Post R M，Rubinow D R，Ballenger J C. Conditioning and sensitisation in the longitudinal course of affective illness. Br J Psychiatry 149:191—201，1986 3535979

Post R M，Uhde T W，Roy-Byrne P P，Joffe R T. Correlates of antimanic response to carbamazepine. Psychiatry Res 21(1):71—83，1987 2885878

Post R M，Weiss S R，Chuang D M. Mechanisms of action of anticonvulsants in affective disorders: comparisons with lithium. J Clin Psychopharmacol 12 (1) (suppl): 23S—35S，1992 1541715

Post R M，Leverich G S，Altshuler L L，et al. An overview of recent findings of the Stanley Foundation Bipolar Network (Part I). Bipolar Disord 5(5):310—319，2003 14525551

Post R M，Altshuler L L，Frye M A，et al. Preliminary observations on the effectiveness of levetiracetam in the open adjunctive treatment of refractory bipolar disorder. J Clin Psychiatry 66(3):370—374，2005 15766304

Pratoomsri W，Yatham L N，Sohn C H，et al. Oxcarbazepine add-on in the treatment of refractory bipolar disorder. Bipolar Disord 7(Suppl 5):37—42，2005 16225559

Pratoomsri W，Yatham L N，Bond D J，et al. Oxcarbazepine in the treatment of bipolar disorder: a review. Can J Psychiatry 51(8):540—545，2006 16933591

Prettyman R. Lithium neurotoxicity at subtherapeutic serum levels. Br J Psychiatry 164(1):123，

1994 7907921

Price LH, Heninger G R. Lithium in the treatment of mood disorders. N Engl J Med 331(9):
　　591—598, 1994 8047085

Prien R F, Caffey E M Jr. Long-term maintenance drug therapy in recurrent affective illness:
　　current status and issues. Dis Nerv Syst 38(12):981—992, 1977 412649

Prien R F, Kupfer D J, Mansky P A, et al. Drug therapy in the prevention of recurrences in uni-
　　polar and bipolar affective disorders. Report of the NIMH Collaborative Study Group com-
　　paring lithium carbonate, imipramine, and a lithium carbonate-imipramine combination.
　　Arch Gen Psychiatry 41(11):1096—1104, 1984 6437366

Rasgon N. The relationship between polycystic ovary syndrome and antiepileptic drugs: a review
　　of the evidence. J Clin Psychopharmacol 24(3):322—334, 2004 15118487

Rasgon N L, Altshuler L L, Fairbanks L, et al. Reproductive function and risk for PCOS in
　　women treated for bipolar disorder. Bipolar Disord 7(3):246—259, 2005 15898962

Ravindran A V, Jones B W, al-Zaid K, Lapierre Y D. Effective treatment of mania with olanzap-
　　ine: 2 case reports. J Psychiatry Neurosci 22(5):345—346, 1997 9401315

Reeves R R, McBride W A, Brannon G E. Olanzapine-induced mania. J Am Osteopath Assoc 98
　　(10):549—550, 1998 9821737

Rowbotham M, Harden N, Stacey B, et al. Gabapentin for the treatment of postherpetic neural-
　　gia: a randomized controlled trial (see comments). JAMA 280(21):1837—1842, 1998 9846778

Ruedrich S, Swales T P, Fossaceca C, et al. Effect of divalproex sodium on aggression and self-
　　injurious behaviour in adults with intellectual disability: a retrospective review. J Intellect
　　Disabil Res 43(Pt 2):105—111, 1999 10221790

Sachs G S, Rosenbaum J F, Jones L. Adjunctive clonazepam for maintenance treatment of bipo-
　　lar affective disorder. J Clin Psychopharmacol 10(1):42—47, 1990a 2106533

Sachs G S, Weilburg J B, Rosenbaum J F. Clonazepam vs. neuroleptics as adjuncts to lithium
　　maintenance. Psychopharmacol Bull 26(1):137—143, 1990b 1973545

Sachs G, Bowden C, Calabrese J R, et al. Effects of lamotrigine and lithium on body weight dur-
　　ing maintenance treatment of bipolar I disorder. Bipolar Disord 8(2):175—181, 2006 16542188

Sachs G S, Nierenberg A A, Calabrese J R, et al. Effectiveness of adjunctive antidepressant
　　treatment for bipolar depression. N Engl J Med 356(17):1711—1722, 2007 17392295

Salzman C, Solomon D, Miyawaki E, et al. Parenteral lorazepam versus parenteral haloperidol
　　for the control of psychotic disruptive behavior. J Clin Psychiatry 52(4): 177—180,
　　1991 1673123

Saricicek A, Maloney K, Muralidharan A, et al. Levetiracetam in the management of bipolar de-
　　pression: a randomized, double-blind, placebo-controlled trial. J Clin Psychiatry 72(6):
　　744—750, 2011 21034692

Saxena K, Howe M, Simeonova D, et al. Divalproex sodium reduces overall aggression in youth
　　at high risk for bipolar disorder. J Child Adolesc Psychopharmacol 16(3): 252—259,
　　2006 16768633

Schaffer L C, Schaffer C B, Miller A R, et al. An open trial of pregabalin as an acute and main-
　　tenance adjunctive treatment for outpatients with treatment resistant bipolar disorder. J Af-
　　fect Disord 147(1—3):407—410, 2013 23040739

Schatzberg A F, DeBattista C. Phenomenology and treatment of agitation. J Clin Psychiatry 60 (Suppl 15):17—20, 1999 10418809

Schatzberg A F, DeBattista C B, DeGolia S. Valproate in the treatment of agitation associated with depression. Psychiatr Ann 26:1—4, 1996

Scherk H, Pajonk F G, Leucht S. Second-generation antipsychotic agents in the treatment of acute mania: a systematic review and meta-analysis of randomized controlled trials. Arch Gen Psychiatry 64(4):442—455, 2007 17404121

Schou M. The range of clinical uses of Lithium, in Lithium in Medical Practice. Edited by Johnson F N, Johnson S. Baltimore, MD, University Park Press, 1978

Schou M. Artistic productivity and lithium prophylaxis in manic-depressive illness. Br J Psychiatry 135:97—103, 1979 497639

Schou M. Lithium treatment during pregnancy, delivery, and lactation: an update. J Clin Psychiatry 51(10):410—413, 1990 2211538

Sheard M H, Marini J L, Bridges C I, Wagner E. The effect of lithium on impulsive aggressive behavior in man. Am J Psychiatry 133(12):1409—1413, 1976 984241

Silvers K M, Woolley C C, Hamilton F C, et al. Randomised double-blind placebocontrolled trial of fish oil in the treatment of depression. Prostaglandins Leukot Essent Fatty Acids 72(3): 211—218, 2005 15664306

Simhandl C, Denk E, Thau K. The comparative efficacy of carbamazepine low and high serum level and lithium carbonate in the prophylaxis of affective disorders. J Affect Disord 28(4): 221—231, 1993 8227758

Small J G, Klapper M H, Milstein V, et al. Carbamazepine compared with lithium in the treatment of mania. Arch Gen Psychiatry 48(10):915—921, 1991 1929761

Sobotka J L, Alexander B, Cook B L. A review of carbamazepine's hematologic reactions and monitoring recommendations. DICP 24(12):1214—1219, 1990 2089834

Stein D J, Simeon D, Frenkel M, et al. An open trial of valproate in borderline personality disorder. J Clin Psychiatry 56(11):506—510, 1995 7592502

Steiner H, Petersen M L, Saxena K, et al. Divalproex sodium for the treatment of conduct disorder: a randomized controlled clinical trial. J Clin Psychiatry 64 (10): 1183—1191, 2003 14658966

Stephen L J, Sills G J, Brodie M J. Lamotrigine and topiramate may be a useful combination (letter). Lancet 351(9107):958—959, 1998 9734949

Stoll A L, Severus W E, Freeman M P, et al. Omega 3 fatty acids in bipolar disorder: a preliminary double-blind, placebo-controlled trial. Arch Gen Psychiatry 56 (5): 407—412, 1999 10232294

Strömgren L S. The combination of lithium and carbamazepine in treatment and prevention of manic-depressive disorder: a review and a case report. Compr Psychiatry 31(3):261—265, 1990 2187656

Suppes T, Baldessarini R J, Faedda G L, Tohen M. Risk of recurrence following discontinuation of lithium treatment in bipolar disorder. Arch Gen Psychiatry 48 (12): 1082—1088, 1991 1845226

Suppes T, Baldessarini R J, Faedda G L, et al. Discontinuation of maintenance treatment in bipolar disorder: risks and implications. Harv Rev Psychiatry 1(3):131—144,1993 9384841

Suppes T, Phillips K A, Judd C R. Clozapine treatment of nonpsychotic rapid cycling bipolar disorder: a report of three cases. Biol Psychiatry 36(5):338—340, 1994 7993960

Suppes T, Chisholm K A, Dhavale D, et al. Tiagabine in treatment refractory bipolar disorder: a clinical case series. Bipolar Disord 4(5):283—289, 2002 12479659

Suppes T, Kelly D I, Hynan L S, et al. Comparison of two anticonvulsants in a randomized, single-blind treatment of hypomanic symptoms in patients with bipolar disorder. Aust N Z J Psychiatry 41(5):397—402, 2007 17464731

Szczepankiewicz A. Evidence for single nucleotide polymorphisms and their association with bipolar disorder. Neuropsychiatr Dis Treat 9:1573—1582, 2013 24143106

Tariot P N, Schneider L S, Cummings J, et al. Alzheimer's Disease Cooperative Study Group: Chronic divalproex sodium to attenuate agitation and clinical progression of Alzheimer disease. Arch Gen Psychiatry 68(8):853—861, 2011 21810649

Teratogenic effects of carbamazepine (letter). N Engl J Med 321(21):1480—1481, 1989 2811966

Tilkian A G, Schroeder J S, Kao J J, Hultgren H N. The cardiovascular effects of lithium in man. A review of the literature. Am J Med 61(5):665—670, 1976 790953

Tohen M, Castillo J, Cole J O, et al. Thrombocytopenia associated with carbamazepine: a case series (see comments). J Clin Psychiatry 52(12):496—498, 1991 1752850

Tohen M, Castillo J, Pope H G Jr, Herbstein J. Concomitant use of valproate and carbamazepine in bipolar and schizoaffective disorders. J Clin Psychopharmacol 14(1):67—70, 1994 8151006

Tohen M, Sanger T M, McElroy S L, et al. Olanzapine HGEH Study Group: Olanzapine versus placebo in the treatment of acute mania. Am J Psychiatry 156(5):702—709, 1999 10327902

Tohen M, Ketter T A, Zarate C A, et al. Olanzapine versus divalproex sodium for the treatment of acute mania and maintenance of remission: a 47-week study. Am J Psychiatry 160(7):1263—1271, 2003a 12832240

Tohen M, Vieta E, Calabrese J, et al. Efficacy of olanzapine and olanzapine-fluoxetine combination in the treatment of bipolar I depression. Arch Gen Psychiatry 60(11):1079—1088, 2003b 14609883

Tondo L, Hennen J, Baldessarini R J. Lower suicide risk with long-term lithium treatment in major affective illness: a meta-analysis. Acta Psychiatr Scand 104(3):163—172, 2001 11531653

Tupin J. Management of violent patients, in Manual of Psychiatric Therapeutics. Edited by Shader RI. Boston, MA, Little, Brown, 1975, pp 125—133

Uhde T, Post R, Ballenger J, et al. Carbamazepine in the treatment of neuropsychiatric disorders, in Anticonvulsants in Affective Disorders (Excerpta Medica International Congress Series, No 626). Edited by Emrich H, Okuma T, Muller A. Amsterdam, Excerpta Medica, 1984, pp 111—131

Valproate and carbamazepine join lithium as primary treatments for bipolar disorder [news]. Am J Health Syst Pharm 52:358, 361, 1995

Valproate and mood disorders. perspectives. Summit conferences on the Treatment of Bipolar Disorders, July 27—28, 1990, Colrado Springs, Colorado and January 24—27, 1991, Snowmass, Colorado. J Clin Psychopharmacol 12(1)(suppl):1S—68S, 1992 1347299

Valproate for bipolar disorder. Med Lett Drugs Ther 36(929):74—75, 1994 8047048

van der Loos M L, Mulder P G, Hartong E G, et al. LamLit Study Group: Efficacy and safety of lamotrigine as add-on treatment to lithium in bipolar depression: a multicenter, double-blind, placebo-controlled trial. J Clin Psychiatry 70(2):223—231, 2009 19200421

Vasudev A, Macritchie K, Watson S, et al. Oxcarbazepine in the maintenance treatment of bipolar disorder. Cochrane Database Syst Rev Jan 23; (1):CD005171, 2008

Vasudev A, Macritchie K, Rao S N, et al. Tiagabine in the maintenance treatment of bipolar disorder. Cochrane Database Syst Rev Dec 7; (12):CD005173, 2011a

Vasudev A, Macritchie K, Vasudev K, et al. Oxcarbazepine for acute affective episodes in bipolar disorder. Cochrane Database Syst Rev Dec 7; (12):CD004857, 2011b

Vasudev A, Macritchie K, Rao S K, et al. Tiagabine for acute affective episodes in bipolar disorder. Cochrane Database Syst Rev Dec 12; (12):CD004694, 2012

Vendsborg P B, Bech P, Rafaelsen O J. Lithium treatment and weight gain. Acta Psychiatr Scand 53(2):139—147, 1976 1251759

Vieta E, Sánchez-Moreno J, Goikolea J M, et al. Effects on weight and outcome of longterm olanzapine-topiramate combination treatment in bipolar disorder. J Clin Psychopharmacol 24 (4):374—378, 2004 15232327

Vieta E, Cruz N, García-Campayo J, et al. A double-blind, randomized, placebocontrolled prophylaxis trial of oxcarbazepine as adjunctive treatment to lithium in the long-term treatment of bipolar I and II disorder. Int J Neuropsychopharmacol 11(4):445—452, 2008 18346292

Vinten J, Adab N, Kini U, et al. Liverpool and Manchester Neurodevelopment Study Group: Neuropsychological effects of exposure to anticonvulsant medication in utero. Neurology 64 (6):949—954, 2005 15781806

Wagner K D, Kowatch R A, Emslie G J, et al. A double-blind, randomized, placebocontrolled trial of oxcarbazepine in the treatment of bipolar disorder in children and adolescents (erratum: Am J Psychiatry 163: 1843, 2006). Am J Psychiatry 163 (7): 1179—1186, 2006 16816222

Wang P W, Yang Y S, Chandler R A, et al. Adjunctive zonisamide for weight loss in euthymic bipolar disorder patients: a pilot study. J Psychiatr Res 42(6):451—457, 2008 17628595

Wang Z, Gao K, Kemp D E, et al. Lamotrigine adjunctive therapy to lithium and divalproex in depressed patients with rapid cycling bipolar disorder and a recent substance use disorder: a 12-week, double-blind, placebo-controlled pilot study. Psychopharmacol Bull 43(4):5—21, 2010 21240149

Weisler R H, Ahearn E P, Davidson J R, Wallace C D. Adjunctive use of olanzapine in mood disorders: five case reports. Ann Clin Psychiatry 9(4):259—262, 1997 9511951

Weisler R H, Hirschfeld R, Cutler A J, et al. SPD417 Study Group: Extended-release carbamazepine capsules as monotherapy in bipolar disorder: pooled results from two randomised, double-blind, placebo-controlled trials. CNS Drugs 20(3):219—231, 2006 16529527

Wensel T M, Powe K W, Cates M E. Pregabalin for the treatment of generalized anxiety disorder. Ann Pharmacother 46(3):424—429, 2012 22395254

Wilcox J A. Divalproex sodium as a treatment for borderline personality disorder. Ann Clin Psychiatry 7(1):33—37, 1995 8541935

Williams A L, Katz D, Ali A, et al. Do essential fatty acids have a role in the treatment of depression? J Affect Disord 93(1—3):117—123, 2006 16650900

Woodman C L, Noyes R Jr. Panic disorder: treatment with valproate. J Clin Psychiatry 55(4):134—136, 1994 8071256

Wright B A, Jarrett D B. Lithium and Calcium channel blockers: possible neurotoxicity (letter). Biol Psychiatry 30(6):635—636, 1991 1932412

Wroblewski B A, Joseph A B, Kupfer J, Kalliel K. Effectiveness of valproic acid on destructive and aggressive behaviours in patients with acquired brain injury. Brain Inj 11(1):37—47, 1997 9012550

Xie X, Hagan R M. Cellular and molecular actions of lamotrigine: Possible mechanisms of efficacy in bipolar disorder. Neuropsychobiology 38(3):119—130, 1998 9778599

Young A H, Geddes J R, Macritchie K, et al. Tiagabine in the maintenance treatment of bipolar disorders. Cochrane Database Syst Rev 3(3):CD005173, 2006a 16856081

Young A H, Geddes J R, Macritchie K, et al. Tiagabine in the treatment of acute affective episodes in bipolar disorder: efficacy and acceptability. Cochrane Database Syst Rev 3(3):CD004694, 2006b 16856056

Zajecka J M, Weisler R, Sachs G, et al. A comparison of the efficacy, safety, and tolerability of divalproex Sodium and olanzapine in the treatment of bipolar disorder. J Clin Psychiatry 63(12):1148—1155, 2002 12523875

Zarate C A Jr, Tohen M, Banov M D, et al. Is clozapine a mood stabilizer? J Clin Psychiatry 56(3):108—112, 1995 7883728

Zarghami M, Sheikhmoonesi F, Ala S, et al. A comparative study of beneficial effects of Olanzapine and Sodium valproate on aggressive behavior of patients who are on methadone maintenance therapy: a randomized triple blind clinical trial. Eur Rev Med Pharmacol Sci 17(8):1073—1081, 2013 23661521

Zullino D, Baumann P. Olanzapine for mixed episodes of bipolar disorder (letter). J Psychopharmacol 13(2):198, 1999 10475728

第六章　抗焦虑药

在过去,主要的抗焦虑药为苯二氮䓬类,也是最常用的精神活性药物。这些处方中的绝大部分是由主诊医生开出。在美国,由精神科医生开出的抗焦虑处方不足 20%,这在一定程度上表明,大部分焦虑患者从未看过精神科医生。而且,抗焦虑药有更广泛的适用人群,这些看主诊医生的患者通常没有原发性焦虑障碍,而是有躯体主诉或真正的躯体疾病。

抗焦虑药可被划分为不同的亚类,其中苯二氮䓬类是最常处方的一类药物。几种抗焦虑药的亚类(如苯二氮䓬类)还包括原来的镇静催眠药(如氟西泮)。在本书中,我们将抗焦虑药的药理作用与其治疗失眠分开。然而,这种区分是人为的,因为几乎所有的镇静或抗焦虑药,白天低剂量服用可用于抗焦虑,而以等量或更高剂量服用则可用于治疗失眠。新安眠药如艾司佐吡克隆具有一定的抗焦虑效果,但其镇静效果更优。这反映了苯二氮䓬类结合 γ-氨基丁酸 A 受体(GABA-A)的共同药理学效应。另外,褪黑激素的激动剂瑞美替昂不是有效的抗焦虑药,抗焦虑药丁螺环酮是 5-HT$_{1A}$ 受体的部分激动剂,也不是有效的催眠药物。

第一大抗焦虑药,巴比妥类,在 20 世纪初被首次引入,并被开发为镇静催眠和抗癫痫药。这些药物在催眠药一章中也会讨论(参见第七章"催眠药物")。60 年代后,氨基甲酸盐衍生物眠尔通,作为镇静抗焦虑药被引入。尽管近几十年来,巴比妥类与氨基甲酸盐的应用极大地减少,但仍然会偶尔使用。

在 20 世纪 60 年代初引入的苯二氮䓬类药物显著改变了治疗焦虑的药理学方法。首先它是作为一种肌肉松弛剂被开发出来,它的抗焦虑与催眠效果在过量服用时有较大的安全窗,并能潜在地引发躯体依赖。丁螺环酮,5-HT$_{1A}$ 受体激动剂伴有混合的多巴胺效应,在美国于 1987 年上市,用于治疗焦虑。精神科医生治疗焦虑及相关疾病少于主诊医生场所和医疗养老场所(参见本章中的"丁螺环酮"部分;Cole 和 Yonkers,1995)。

与日俱增的是,抗惊厥药也用于治疗焦虑。加巴喷丁和普瑞巴林等药物可以在治疗一些焦虑障碍时,作为某些常用的抗抑郁药和苯二氮䓬类的替代或辅助用药。

抗焦虑药中不常用的包括抗组胺与自主神经药物(如 β-受体拮抗剂)。前者主要具有普遍的镇静作用;后者比抗组胺药更常用,并且通过阻断外周或中枢神经系统的去甲肾上腺素能的活性和许多焦虑的症状表现(如震颤、心悸、出汗)起作用。几种抗精神病药也有助于治疗焦虑,尽管在美国,近年来已经不太广泛使用这些药治疗焦虑。例如,强有力的证据表明,喹硫平在治疗广泛性焦虑障碍(GAD)中是有效的,但是 FDA 没有批准其治疗 GAD 的适应证,因为很多抗焦虑药没有喹硫平的代谢副作用。因此,出于对第二代抗精神病药(SGA 类)的安全性考虑,它们成为治疗焦虑障碍的二线或三线药物。

　　许多抗抑郁药〔主要是选择性 5-羟色胺再摄取抑制剂［SSRI 类］和 5-羟色胺-去甲肾上腺素再摄取抑制剂(SNRI 类)如文拉法辛〕在治疗焦虑而非失眠时已经是主要的治疗药物。然而,米氮平和曲唑酮通常被用作催眠药。氯米帕明是唯一一种在治疗强迫症(OCD)时具有持续效果的三环类抗抑郁药(TCA)。然而,所有的 SSRI 类对治疗强迫症也假设有效(参见本章后面的"强迫症"部分)。SSRI 类相关或不相关的新药(如加巴喷丁、文拉法辛)可能已成为精神科医生用于治疗特定焦虑障碍的主要药物,而苯二氮䓬类可能仍是主诊医生的首选药物。

　　除了这些在治疗焦虑障碍的模式方面的改变以外,认知行为治疗(CBT)也开始兴起,其有效性已在由心理学家设计的严谨试验中得到证明。已经设计了特定或半特定的治疗项目来解决个体焦虑障碍的症状和治疗需求。然而,几乎所有的这些治疗项目都有这些元素:脱敏、暴露和认知重建,还包括让患者在现实生活中重新学习。

　　总的来说,苯二氮䓬类通常在减轻症状时起效最快,抗抑郁药(SSRI 类和新药)需要几个星期,而 CBT 至少需要 2 个月或更长。有证据表明,症状得到改善的患者,参与 CBT 项目与接受药物治疗相比,前者在治疗停止后可以维持更长久的疗效(Barlow 等,2000)。近来,研究指出,D-环丝氨酸(一种谷氨酸能药物)能增强行为治疗在几种类型的焦虑障碍中的效果(Hofmann 等,2006;Norberg 等,2008;Ressler 等,2004)。机制是促进恐惧消失,其有效性在恐高症患者中得到了首次证明(Ressler 等,2004)。

　　本章开头部分讨论了苯二氮䓬类在治疗一般焦虑和惊恐焦虑中的应用,接着讨论了抗抑郁药在治疗其他焦虑障碍中的作用,如创伤后应激障碍(PTSD)、社交恐怖症、强迫症(OCD)和躯体变形障碍。最后,我们讨论了其他类别的治疗焦虑及其相关疾病的药物,例如紧张症,一种对镇静药物和电抽搐治疗(ECT)具有独特反应的综合征。

　　因 SSRI 类在第三章("抗抑郁药")中进行了详细的讨论,此处不再赘述。美国食品和药品管理局(FDA)批准了几种 SSRI 类和 SNRI 类用于一种或多种特定焦虑障碍的治疗,包括帕罗西汀治疗 GAD、PTSD、OCD、惊恐障碍、经前期烦躁障碍(PMDD)(仅缓释型)和社交恐惧症;氟西汀治疗 OCD、贪食症、惊恐障碍和 PMDD;舍曲林治疗 OCD、惊恐障碍、PMDD、社交焦虑障碍和 PTSD;艾司西酞普兰治疗 GAD;文拉法辛(缓释型)治疗 GAD 和社交焦虑障碍;度洛西汀治疗 GAD;氟伏沙明治疗社交焦虑障碍和 OCD。我们认为,直到研究充分显示治疗特定焦虑障碍的药物之间效能的差异,所有的 SSRI 类和大多数的 SNRI 类可能对大部分的焦虑障碍有效。也可能在这些疾病中需要调整用药,但是这些要求适用于特定障碍和所有的 SSRI 类。例如,在惊恐障碍伴广场恐怖症的患者中使用很低的剂量(特别在初始阶段),而 OCD 患者则需要更大的剂量和更长的时间才能起临床反应。

一、苯二氮䓬类

苯二氮䓬类（如地西泮、氯硝西泮和阿普唑仑）：概述见表 6-1 所列。

（一）适应证

表 6-1　苯二氮䓬类（如地西泮、氯硝西泮和阿普唑仑）：概述

疗效	广泛性焦虑障碍（FDA 批准） 惊恐障碍（FDA 批准用阿普唑仑、氯硝西泮） 失眠（FDA 批准） 癫痫（FDA 批准用氯硝西泮） 肌肉松弛 感觉缺失 酒精戒断
副作用	镇静 嗜睡 依赖性/戒断
过量时的安全性	安全剂量是使用正常每日剂量的 30 倍时也是安全的。过量的常见症状包括镇静、困倦、共济失调和口齿不清。与其他 CNS 抑制剂同时服用可能会导致呼吸抑制。通过洗胃、强迫呕吐和辅助通气处理
剂量和用法	根据苯二氮䓬类和适应证而不同，参见表 6-2
停药	在长期治疗后每周逐渐减少的剂量不超过总剂量的 25%。戒断症状包括失眠、激越、焦虑和罕见的癫痫
药物相互作用	与乙醇、巴比妥类和其他 CNS 抑制剂合用会加重 CNS 抑制； ↑三唑-苯二氮䓬类浓度的血药药物包括：细胞色素 P450 3A4 抑制剂、酮康唑、氟康唑、奈法唑酮 ↓三唑-苯二氮䓬类浓度的血药药物包括：卡马西平

注：CNS=中枢神经系统；FDA=美国食品和药品监督管理局。

除了焦虑，苯二氮䓬类还可用于肌肉张力高、失眠、癫痫持续状态（地西泮）、肌阵挛癫痫（氯硝西泮）、术前麻醉和酒精戒断。一种苯二氮䓬类，甲基硫代苯二氮䓬类阿普唑仑，也对焦虑合并抑郁有效（如劳拉西泮），有研究显示阿普唑仑、丙咪嗪和奋乃静在抗躁狂和抗抑郁时性能相似（参见第三章"抗抑郁药"）。氯硝西泮被批准治疗惊恐障碍，并且所有苯二氮䓬类在用量较大时可治疗惊恐障碍。

类似地，所有目前市场可获得的苯二氮䓬类，都可以用来治疗慢性焦虑以及那些继发于生活压力或躯体疾病的焦虑。DSM-5（美国精神医学学会，2013）中 GAD 的定义可能特别局限，不能覆盖所有苯二氮䓬类治疗有效的焦虑类型。可能有"双重焦虑障碍"，类似于双重抑郁障碍的概念，一些患者有终身的轻度到中度的焦虑障碍，他们仅在周期性发作时才会寻求治疗。

无论是否合并场所恐怖症，惊恐障碍是一种慢性、波动的疾病，一些患者经历疾病的周期发作（如抑郁发作），另一些患者有轻度的在生命周期中不频繁的发作，有时还有严重失能的症状。尽管其他苯二氮䓬类也可能有效，但是阿普唑仑是官方唯一认可且有研究证明的在治疗伴有或不伴有场所恐怖的惊恐障碍时具有充分疗效的药物。

惊恐障碍和 GAD 都经常伴有其他的障碍，如重性抑郁障碍、PTSD、边缘型人格障碍和其他的特定焦虑障碍（如社交恐怖）。

看主诊医生的患者有时比看精神科医生的患者病情更为复杂，有更复杂的轻度的焦虑和抑郁的混合表现。比较过时的垃圾桶式的诊断，混合性的焦虑和抑郁也值得识别，因为这样的表现很多，尽管最近的诊断系统 DSM-Ⅲ-R（美国精神医学学会，1987）和 DSM-Ⅳ（美国精神医学学会，1994）并没有承认此疾病。这样的障碍可以解释为什么抗抑郁药和抗焦虑药对同一类型的患者经常有效（Rickels 和 Schweizer，1995）。

据报告，用氟西汀治疗重性抑郁障碍的患者和用舍曲林治疗惊恐障碍的患者（Smith 等，1998），在添加氯硝西泮后能加速药物反应（Goddard 等，2001）。该药物有镇静作用，并且能够缓解初期使用 SSRI 产生的焦虑反应。苯二氮䓬类以 0.5～1.5 毫克的剂量在短期内服用（大约 3 周）后停药。这种用法在第九章（"难治性障碍的增效策略"）有讨论。

（二）药理作用

最近，关于苯二氮䓬类的作用机制引起了较大的关注，主要是因为确定了苯二氮䓬类的作用位点在 GABA-A 受体上。这个受体的复合物介导了苯二氮䓬类抗焦虑、镇静和抗惊厥的作用。这个特点受体的位置可能与苯二氮䓬类相对的抗惊厥、抗焦虑或镇静效能有关。

我们假设有可能发展出一些特定的药物，它们专门作为特定的激动剂或部分激动剂来产生抗焦虑没有镇静作用或有镇静作用但没有肌肉松弛。这些方法正在探索中。到目前为止，更特定的结合在苯二氮䓬类 α_1 位点的药物（如非苯二氮䓬类药物唑吡坦）看起来并不是很特别，但是与其肌肉松弛作用相比它有更强的镇静作用。部分激动剂或有更特定的结合能力的药物，可以显著减少耐受、依赖和戒断效应。遗憾的是，部分激动剂或更特别的结合药物都与现有的苯二氮䓬类没有什么不同。

甲基硫代苯二氮䓬类阿普唑仑似乎对去甲肾上腺素系统有作用，在利血平治疗的小鼠中能够引起突触后 β 肾上腺素能受体的下调，以及增加人类中 N 蛋白（与神经元内能量系统的突触后受体相结合的蛋白）的活动。这些效应可能帮助解释该药物超出苯二氮䓬类 GABA 受体复合物所介导的效应之外的抗恐惧和中度抗抑郁作用。

（三）亚类

抗焦虑的苯二氮䓬类药物通常根据结构可被分为三个亚类：2-酮基（利眠宁、氯硝西泮、氯氮䓬、地西泮和催眠的氟西泮）；3-羟基（劳拉西泮、奥沙西泮和催眠的替马西泮）；甲基硫代（阿普唑仑、阿地唑仑、艾司唑仑和催眠的三唑仑）（参见图 6-1 和表 6-2）。

表 6-2　苯二氮䓬类药物：名称、剂型和单位剂量以及抗焦虑药剂量范围

通用称	商品名[①]	剂型和单位剂量	抗焦虑药剂量范围/（毫克/天）[②]
2-酮基			
氯二氮平	利眠宁	胶囊：5 毫克，10 毫克，25 毫克	15～40
氯拉草酸	赛诺菲	片剂：3.75 毫克，7.5 毫克，15 毫克	15～40
地西泮	安定	片剂：2 毫克，5 毫克，10 毫克	5～40
		口服溶液：1 毫克/毫升	
		浓缩液：5 毫克/5 毫升（30 毫升）	
		注射剂：5 毫克/毫升，10 毫克/2 毫升肌肉注射	
氯硝西泮	克诺平	直肠凝胶剂：2.5 毫克，10 毫克，20 毫克	
		片剂：0.5 毫克，1 毫克，2 毫克	
		口崩片：0.125 毫克，0.25 毫克，0.5 毫克，1 毫克，2 毫克	
3-羟基			
劳拉西泮	安定文	片剂：0.5 毫克，1 毫克，2 毫克	1～6
		口服液：2 毫克/毫升（30 毫升）	
		注射剂：2 毫克/毫升，4 毫克/毫升（1 毫升事先已预装药物的注射器，单剂瓶和 10 毫升多剂瓶）	1～2
奥沙西泮	舒宁	胶囊：10 毫克，15 毫克，30 毫克	15～120
三唑酮			
阿普唑仑	赞安诺	片剂：0.25 毫克，0.5 毫克，1 毫克，2 毫克	1～4
		口崩片：0.25 毫克，0.5 毫克，1 毫克，2 毫克	
		口服液：1 毫克/毫升	
阿普唑仑 XR	赞安诺 XR	片剂：0.5 毫克，1 毫克，2 毫克，3 毫克	

① 苯二氮䓬类药物有仿制药。

② 大致的剂量范围。一些患者需要超出范围的剂量；其他患者可能对低于范围的剂量有反应。

不同药物的药代动力学特征（即半衰期）不同，部分程度上反映了药物代谢模式的差异，如表 6-3 中所总结的。2-酮基以及它们的活性代谢物是在肝脏中氧化的，因为这个过程相对缓慢，这些化合物有相对长的半衰期。例如地西泮的半衰期约为 40 小时。一个活性代谢产物（去甲基地西泮）有更长的半衰期（约 60 小时）。因为去甲基地西泮能够进一步代谢为奥沙西泮，它也是有抗焦虑作用的活性产物（表 6-2）。所以地西泮能够产生更长范围的镇静和抗焦虑效应。氯硝西泮的半衰期约为 40 小时。许多上市的 2-酮基药物是药物前提——它们自己没有活性，但最终形成活性产物。因此，普拉西泮、氯拉草酸和哈拉西泮仅仅是前提，就像地西泮是去甲基地西泮的前提一样。这些特定的 2-酮基化合物的差别在于吸收的效率及其形成的特定的活性代谢产物。

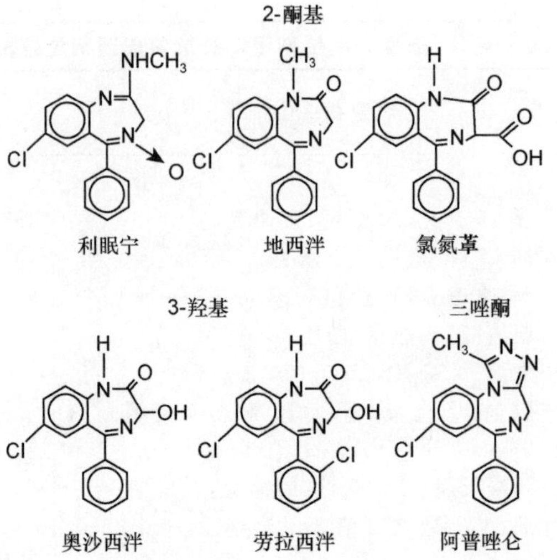

图 6-1 抗焦虑苯二氮䓬类药物的化学结构

表 6-3 苯二氮䓬类药物:吸收和药代动力学

通用名	口服吸收	主要活性成分	大致的半衰期/小时[①]
2-酮基			
氯二氮平	中速	氯二氮平	20
		去甲基氯二氮平	30
		地莫西泮	未知
		去甲基地西泮	60
氯拉䓬酸	快速	去甲基地西泮	60
地西泮	快速	地西泮	40
		去甲基地西泮	60
		甲基奥沙西泮	10
哈拉西泮	中速	去甲基地西泮	60
普拉西泮	慢速	去甲基地西泮	60
3-羟基			
劳拉西泮	中速	劳拉西泮	14
奥沙西泮	慢速到中速	奥沙西泮	9
三唑酮			
阿普唑仑	中速	阿普唑仑	14
阿普唑仑 XR			

① 基于年轻的、精神和躯体健康的志愿者的半衰期范围。

相反,3-羟基化合物通过直接与葡糖苷酸自由基的直接结合来代谢,这是一个比氧化更快的过程,并且不涉及活性代谢产物的形成。该亚类的两个主要代表药物是奥沙西泮和劳拉西泮,与其对应物 2-酮基相比,它们的半衰期相对较短(分别为 9 小时和 14 小时)。类似地,催眠药替马西泮的半衰期为 8 小时,比氟西泮的半衰期短很多。

三唑酮化合物也是氧化的；然而，它们似乎具有更有限的活性代谢物，因此半衰期相对较短。阿普唑仑的半衰期约为 14 小时；阿地唑仑为 2 小时；N-去甲基阿唑菌胺(阿地唑仑的活性代谢物)为 4 小时；催眠药三唑仑的半衰期为 3～4 小时。

在肝脏中被氧化的苯二氮䓬类药物的药代动力学性质可能受其他药物的影响。特别值得注意的是，奈法唑酮、氟西汀、氟伏沙明、舍曲林、西咪替丁(Taga-met)和避孕药会抑制肝脏氧化酶细胞色素 P450 3A3/4，从而减缓 2-酮基和三唑酮化合物的降解。临床工作者应特别注意同时服用这些药物的焦虑患者。氟西汀对阿普唑仑代谢的影响似乎没有临床意义。

苯二氮䓬类药物之间的其他差异涉及它们的吸收和分配速度。例如，虽然普拉西泮和氯氮䓬在结构上相似并且都是去甲基地西泮的前体，但是两者的吸收代谢过程不同，因此，它们在血液中出现的速度也不同(表 6-3)。氯拉西泮和地西泮能够迅速被吸收，并且产生血浆水平的峰值比普拉西泮更快，因为后者的吸收是一个缓慢的过程。哈拉西泮转化为去甲基地西泮的速度更慢。这些药物的亲脂性和亲水性也不同，导致它们的工作速度和时间长度有显著差异。更亲脂的药物(如地西泮)能更快地进入大脑，迅速"开启"药效，但当它们消失到身体脂肪中时，能更快地"关闭"效果。亲脂性较低的化合物(如劳拉西泮)的临床效果缓慢，但药效释放持久。这些性能在很大程度上独立于药代动力学。一些具有长半衰期的药物(如地西泮)也是高亲脂性的，能够快速发挥作用，但持续时间比仅从半衰期数据预测的要短。相反，劳拉西泮的亲脂性较低，并且吸收和释放慢，产生的效果更持久，尽管其半衰期与地西泮相比更短。简而言之，传统的半衰期药代动力学特征可能具有误导性，仅能说明药物发挥作用的部分原因。

此外，研究者开始关注相对的受体亲和力，该特性在决定作用时长方面可能比我们想象的更重要。高效价的苯二氮䓬类药物(如阿普唑仑)可能具有高的受体亲和力，其戒断症状可能远比从其他变量(如半衰期)来推测的更严重。有趣的是，奥沙西泮在脂质溶解度和半衰期方面与劳拉西泮相似，却更少出现戒断症状。这一观点主要由英国的 Lader(1982)提出。遗憾的是，少有数据能证明或推翻这一假设。

尽管几种苯二氮䓬类药物可注射使用(表 6-2)，但当肌内给药时，这些化合物的吸收效果却存在很大差异。例如，当肌内注射时，劳拉西泮的吸收相对较快，而地西泮的吸收较慢。劳拉西泮作为辅助药物，治疗急性精神障碍患者的激越使用广泛，它也经常被用于缓解紧张症和抑郁性木僵。一些口服的浓缩苯二氮䓬类药物(如地西泮、劳拉西泮和阿普唑仑)可以在美国获得。此外，劳拉西泮和氯硝西泮片在一些紧急的情境下可以舌下给药，以促进药物在口腔黏膜的快速吸收。氯硝西泮也有快速崩解片，一些焦虑患者或惊恐患者发现舌下含片很有效。研究证明，在惊恐发作时通过鼻腔喷雾给予阿普唑仑能有效使惊恐终止。一家美国制药公司在 2001 年获得了鼻内使用阿普唑仑(Panistat)的权利。然而，据我们所知，该药没有被进一步开发。直肠地西泮(Diastat)剂型可用于治疗癫痫，目前有试验正在研究鼻内使用苯二氮䓬类药物来治疗癫痫。许多尝试通过鼻腔或颊部给药的方法都没能证明其有效性。此外,在研究鼻内或快速吸收苯二氮䓬类药物时,均需考虑滥用的问题。

(四) 剂量和用法

许多双盲的、随机的和与安慰剂对照的实验都已证明,苯二氮䓬类在症状性焦虑或有焦虑障碍的患者中有效。在治疗 GAD 患者时,临床工作者可能会开始使用苯二氮䓬类药物(例如,约 2 毫克每日 3 次的地西泮,并根据需要可以增加到最大剂量 40 毫克/天)。地西泮治疗 GAD 的标准剂量为 15～20 毫克/天。而氯氮卓的用药范围较广:治疗焦虑时,推荐起始剂量为 5～10 毫克/天,给药 3 次,最多不超过 60 毫克/天。氯氮䓬用于急性酒精戒断时,剂量最大为 50～200 毫克/天。一般来说,临床工作者开出的利眠宁为每 1～2 小时 25 毫克,直到症状缓解或出现镇静,最大剂量为 200 毫克/天。而劳拉西泮的起始剂量为 0.5 毫克/天,每日 3 次,根据需要可逐渐增加至 6 毫克/天。更高的每日剂量已经被批准使用,但会伴随强烈镇静。抗焦虑的苯二氮䓬类药物服用剂量范围参见表 6-2。

氯硝西泮的初始服用剂量为 0.5～1 毫克/天。有时需高达 4 毫克/天,以控制惊恐发作,但服药剂量在 1～2 毫克/天时,多数患者反应良好。像其他苯二氮䓬类药物一样,氯硝西泮比抗抑郁药起效更快。治疗惊恐障碍时,我们通常在前 4～6 周让患者服用苯二氮䓬类药物(如氯硝西泮),并让其同时服用抗抑郁药。研究表明,向 SSRI 中加入氯硝西泮可加快惊恐障碍的治疗作用(Pollack 等,2003)。

治疗惊恐障碍时,阿普唑仑的用药剂量通常比治疗 GAD 更高。目前阿普唑仑被批准的用药剂量可高达 10 毫克/天,但通常使用剂量仅为 4～5 毫克/天或更少。在我们早期对抑郁的研究中,我们使用更高的剂量,但令人印象深刻的是,通常在剂量不超过 4 毫克/天时,患者就出现反应,一些患者甚至在 2～3 毫克/天的用药剂量时出现过度镇静。出于对药物依赖的考虑,该药物应尽可能以最低有效剂量使用。固定剂量的对照研究表明,20～40 纳克/毫升的阿普唑仑血药浓度范围,对于改善惊恐障碍最佳。较高的血浆水平(40～60 纳克/毫升)可以使一些患者的症状得到改善,但镇静的副作用和共济失调也会增加(Greenblatt 等,1993)。阿普唑仑有缓释剂型(XR),用于每日 1 次或每日 2 次给药(Glue 等,2006)。XR 规格的药物通常每天服用 1 次,可以减少因药物漏服而发生的戒断症状。然而,阿普唑仑的缓释剂型依然会产生戒断症状。几家生物技术创业公司正试图开发更易吸收或药效更持久的制剂。

在治疗一般性焦虑和惊恐障碍时,阿普唑仑的起始剂量应不超过 1.5 毫克/天,分次给药,且根据患者的耐受性逐渐增加至最大剂量。治疗惊恐障碍时,可增大阿普唑仑的剂量以阻断惊恐发作和预期焦虑。因此需要至少在前 6 周服用更高的剂量(4～5 毫克/天)。然而,随着时间的推移,患者可以逐渐克服预期焦虑,剂量可减少至 2～3 毫克/天,以持续阻断惊恐发作。尽管阿普唑仑具有独特的抗惊恐特性,但后续报告表明,劳拉西泮、氯硝西泮和地西泮都能有效改善或预防惊恐症状。氯硝西泮的服药剂量为 1～3 毫克/天。

尽管 TCA 类、单胺氧化酶抑制剂(MAOI 类)、SSRI 类可能在治疗惊恐障碍伴场所恐怖症时与阿普唑仑或氯硝西泮一样有效,但只有苯二氮䓬类药物能提供快速缓解;与阿普唑仑的治疗周期不超过 1 周相比,其他药物至少需要 4～6 周。许多使用传统抗抑郁药治疗的患者因副作用在早期退出治疗,并且普遍认为,与抑郁患者相比,一些惊恐患者对抗抑郁药治疗的副作用更为敏感。在那些每几天或每周偶尔中度焦虑发作的患者中,苯二氮䓬类药物优于抗抑郁药,因为它们是按需服用的药物。地西泮起效快且没有较长的镇静效果,使其对那些无意滥用药物的患者特别有用。当然,其他苯二氮䓬类药物也可以以这种方式使用。由于奥沙西泮吸收缓慢,人们已开始质疑其作为按需服用药物的效果。然而,患者愿意接受奥沙西泮,因其滥用倾向低,这也使其成为一些患者的合理选择。

在长期患有惊恐障碍伴场所恐怖症的患者中,当阿普唑仑逐渐减量至停止后,6 个月和 18 个月阿普唑仑治疗的复发率的研究表明,长期使用与症状的缓解有关。

重性焦虑患者该服用多长时间的药物,是这一领域的一个主要问题。对于与特定应激源相关的急性焦虑患者,药物的使用应参照急性症状的减少,因此通常情况下不需要也不建议超过 1～2 周的长期使用。对于焦虑症状持续几个月或更长时间的患者,我们建议使用能够缓解症状的剂量治疗 4～6 周,接着将剂量减至最低,以维持接下来几个月的这种改变,然后在可能的时候停药。符合 DSM-5 标准的 GAD 的患者具有更加慢性的病症,因此尝试停药前需要更长时间的治疗(如 4～6 个月或更长时间)。对于这些患者,SSRI 类是首选药物。不幸的是,精神科医生看的那些符合 GAD 病史的患者,在其他医生那里已经接受了多年的苯二氮䓬类药物治疗;许多这样的患者服用这些药物后症状得到缓解,但当药物停止后病情又复发。此外,因为许多患者以合理的剂量长时间服用这些药物后表现良好,因此临床工作者面临着像维持使用苯二氮䓬类药物多长时间这样的难题。这个难题在使用一些苯二氮䓬类药物(如催眠药)产生耐药性后变得更加复杂,表明患者表面看起来的缓解可能反映了非特异的心理作用。

尽管可能出现耐药性,但我们认为大多数患者对药物有反应而不会发生耐药性。通过对一些患者多年的观察我们发现,每日服用一定剂量的苯二氮䓬类药物,患者反应良好并且没有增加每日药量。通过对阿普唑仑的长期研究我们发现,惊恐患者不但不增加其每日药量,相反经常随着时间推移而减少药量。通过一年的随访研究我们发现,阿普唑仑的治疗作用并未丧失。以往的经验表明,动物和人类的耐药模型并不完全适用于慢性焦虑本身。相反,这样的模型强调在"正常"样本中的自我给药或药物所致的共济失调,但并没有充分考虑焦虑患者的生物和临床状况。如果可能,临床工作者应尝试逐步减少苯二氮䓬类药物,使用心理治疗、行为治疗或其他药物疗法以帮助患者治疗焦虑(参见本章后面的"戒断"部分)。然而,一些患者可能需要持续的苯二氮䓬类治疗。连续几周同时服用一种 SSRI 与苯二氮䓬类,在患者症状得到缓解后再减少苯二氮䓬类用量,这似乎是一种有效的方案。例如,Goddard 及其同事(2001)发现,让惊恐障碍患者同时服用舍曲林和氯硝西泮,与单独服用舍曲林相比,能加速症状的早期改善。虽然通常会优先使用抗抑郁药作为 GAD 和惊恐障碍的长期治疗,但研究表明苯二氮䓬类在治疗焦虑时,药效快,耐受性好,并且比抗抑郁药更有效(Offidani 等,2013)。然而,一些患者可能会对苯二氮䓬类产生依赖性(如具有酒精使用障碍的个人或家族史患者),因此这些患者应最好避免使用苯二氮䓬类。

长期使用苯二氮䓬类的危害并没有确定。例如,Lader(1982)报告了一系列长期服用苯二氮䓬类的患者,其计算机断层扫描(CT)异常。尽管报告可以解释为,这些药物会使脑组织结构发生变化(与长期使用酒精类似),但也可能是因为需要用苯二氮䓬类药物进行长期治疗的一些焦虑患者本身就具有神经精神障碍,正如CT 异常所显示的那样。Lucki 等的一项研究(1986)表明,长期服用苯二氮䓬类的患者,在心理测评上并没有出现认知障碍。该数据出现了混合效应,一些研究表明,长期使用苯二氮䓬类对认知没有显著影响(Gladsjo 等,2001);但其他分析表明,长期服用苯二氮䓬类甚至在停药后会导致认知缺陷(Stewart,2005)。老年患者对苯二氮䓬类所致的短期和长期的认知副作用更易感。而且,有躯体疾病的老年患者服用长效苯二氮䓬类(或抗抑郁药)会增加摔倒的风险,常常会导致髋部骨折。

苯二氮䓬类有多容易成瘾?患者服用多长时间的苯二氮䓬类后停药才会出现戒断症状?动物实验表明,苯二氮䓬类可强化使用或产生躯体耐药性。现有调研和治疗机构数据表明,苯二氮䓬类没有使用海洛因和可卡因那样的反复寻找和渴求。然而,它们会作为多种物质滥用模式的一部分来调节主要滥用药物(如可卡因)的效应或在得不到更令人欣快的药物时作为备用药物。

苯二氮䓬类滥用的风险因素包括酒精或其他物质滥用史和存在人格障碍。对于有药物滥用史的患者,通常情况下不应常规服用苯二氮䓬类。然而,对一些伴有焦虑的娱乐性药物使用的患者,可以服用该药,特别是当其他药物不起作用时。对于患有轴Ⅱ障碍的患者,只有在必要时才可以低剂量短期使用苯二氮䓬类。苯二氮䓬类药物的依赖性主要或部分原因是医源性问题,患者最初听从医生建议合理使用该药物,但可能用药时间过长或用药剂量太大。在开处方之前医生应考虑这些药物的治疗时间,长期使用应该仔细监测。

考虑到目前医疗和法律的环境,以及存在致力于"药物加尔文主义"的专家和医疗委员会,医生如建议患者,特别是有药物滥用史的患者长期继续使用苯二氮䓬类,应该获得外部的咨询来确认或改变他们的治疗计划。

(五) 戒断

长期规律性服用苯二氮䓬类的患者是否应该逐渐停药?一般来说,这种做法是明智的,最大减药量约为每周 25%。然而,许多患者需要更缓慢地减量。在苯二氮䓬类戒断的经典研究中,Rickels 等(1983)指出,双盲条件下突然停止使用苯二氮䓬类药物,与短时间服用苯二氮䓬类药物的患者(5%)相比,服药超过 8 个月的患者出现更高比例(43%)的戒断症状。随后的研究发现,使用氯雷他酸 6 个月维持治疗的患者,出现戒断症状的概率类似。Pecknold 等(1988)报告在使用阿普唑仑 8 周的试验后突然中断用药导致约 35% 的惊恐障碍患者出现焦虑症状。其中一些这样的患者会经历惊恐症状的复发,而不是戒断。

苯二氮䓬类戒断的常见症状包括战战兢兢、焦虑、心悸、湿冷、出汗、恶心、混沌以及对光和声音的敏感性增强。癫痫是最令人担忧的戒断反应,但幸运的是这种情况很罕见。在 Rickels 等(1983)的研究中没有患者经历癫痫发作。突然戒断地西泮约 5~7 天后而不是 24 小时内,会出现癫痫发作,反映了地西泮和去甲基地西泮具有长半衰期。对于短效药物(如劳拉西泮和阿普唑仑),戒断症状在 2~3 天内迅速出现。因此,使用地西泮时,只有当患者停药至少 1 周后,医生才能确定患者是否有癫痫发作。医生应仔细观察是否出现戒断体征(即使是第 5 天),并考虑是否需要恢复用药然后逐步减量。在停用苯二氮䓬类药物几天后,一些患者会出现最初的焦虑症状,而且症状更严重,这就是所谓的反弹焦虑。(对于催眠药,会出现反弹性失眠。)这种综合征是短暂的,通常持续 48~72 小时。

正如 Rickels 和 Schweizer(1995)所提出的,戒断症状通常出现在苯二氮䓬类逐渐减药时、停药后的一周,并且在患者停用苯二氮䓬类药物 3 周后消失。以前的焦虑症状通常会更快地出现。

越来越清楚的是,许多患者远在戒断症状出现之前,在早期过程中就停止遵守苯二氮䓬类的戒断方案(Rickels 等,1999)。这强有力地反映了一种心理信念:药物治疗是必须的以及对与焦虑相关的躯体症状的过度反应。毫无疑问,在惊恐障碍伴场所恐怖症的患者中,远在逐渐减少苯二氮䓬类药物之前,使用 CBT 能够有效帮助减药以及让患者不再使用这些药物(Spiegel,1999)。

在随访 2~3 年前经过苯二氮䓬类逐渐减药的患者中,Rickels 等(1999)发现,与那些没有完成减药方案或重新使用苯二氮䓬类的患者相比,这些患者完全不再使用苯二氮䓬类,同时他们的躯体症状更少。遗憾的是,这些数据没能分析出原因和结果。

那些使苯二氮䓬类戒断更严重的因素包括:每日剂量、较短的半衰期、较长时间的先前的苯二氮䓬类治疗以及快速戒断。在患者方面,患有惊恐障碍、减药前更高水平的焦虑或抑郁、人格障碍,以及同时服用酒精或物质滥用都使得逐渐减药变得更加困难。临床工作者需要足够的时间和精力,才能使患者成功地逐渐减药(Rickels 等,1999)。他们需要随时提供咨询、支持和确认。

通常,苯二氮䓬类剂量减至一半需要 4 周时间,但是减掉剩下的一半是个长期的过程。患者在进一步尝试减药之前,需要服用一半的剂量数月。然而,主要由于人格的原因,许多患者在戒断症状出现之前就停止了减药的尝试。

到目前为止,其他非苯二氮䓬类药物——卡马西平、曲唑酮、丙戊酸钠、丁螺环酮和丙咪嗪——的辅助治疗对于减少戒断症状并没有帮助,尽管其中一些药物——丙米嗪和丙戊酸钠——可能使一些患者保持不使用苯二氮䓬类药物数周。

如果患者能够经受得起苯二氮䓬类的戒断并获得成功，那么应该用药物或心理咨询来积极治疗戒断症状之前的焦虑和抑郁。

惊恐控制治疗（PCT），是 CBT 的一种，是一种教育和体验的方法，目的是让患者学会忍受惊恐的躯体症状而是引发焦虑。一项对照研究表明，联合使用 PCT 和非常缓慢谨慎的苯二氮䓬类逐渐减药（对于起始剂量大于 1 毫克/天的患者，每 2 天减少 0.125 毫克的阿普唑仑，对于剂量减至 1 毫克/天的患者，每 8 天减少 0.25 毫克的阿普唑仑）是有效的。在另一项研究中，减药更为缓慢。在这两项研究中，尽管样本量很小，但 PCT 联合缓慢减药显著优于医疗管理联合缓慢减药。大部分使用 PCT 成功的苯二氮䓬类减药的患者，3 年后仍然不需要苯二氮䓬类药物（Spiegel，1999）。一些非正式的临床经验表明，为了更好的长期效果，在苯二氮䓬类逐渐减药完成后，CBT 应该持续至少数周。

如本章后一部分所述，一些其他形式的 CBT 现在被成功地用于治疗大多数的焦虑障碍，对于没有使用此药物治疗的患者以及帮助苯二氮䓬类药物的戒断都已被证明有效。

（六）副作用

与其他类别的精神活性药物相比，苯二氮䓬类有相对较好的副作用概貌。最常见的副作用是镇静，部分程度上与剂量有关，可以通过降低剂量来处理。其他副作用包括眩晕、无力、共济失调、顺行性遗忘［特别是短效苯二氮䓬类药物（如三唑仑）］、运动能力降低（如驾驶）、恶心和轻度低血压。据报告，老年患者的跌倒与使用长效苯二氮䓬类药物和抗抑郁药有关（参见第十二章"特定情境下的药物治疗"）。在大众媒体上，已经有关于一些患者服用苯二氮䓬类药物（特别是三唑仑）后会出现严重的失调综合征的报告，但我们在临床实践中还未遇到任何这样的综合征。

（七）过量

幸运的是，这些药物都有相对大的安全窗，单独服用苯二氮䓬类药物致死的情况非常罕见。大多数死亡都与这些药物和其他药物的同时服用有关（例如，酒精或 TCA 类）。

二、抗抑郁药

由于第三章"抗抑郁药"已详细讨论过抗抑郁药，这里我们不再赘述。尽管有几种 FDA 批准的 SSRI 用于治疗一种或多种特定的焦虑障碍（如帕罗西汀用于治疗社交焦虑、GAD、OCD、惊恐障碍、PMDD 和 PTSD，舍曲林用于治疗惊恐障碍、OCD、PMDD、社交焦虑障碍和 PTSD），如前所述，我们的观点是，直到有研究明确表明这些药物治疗特定焦虑障碍的差异之前，所有 SSRI 对于治疗一切焦虑障碍都有效。它们用于治疗这些障碍可能需要调节，但这适用于特定的障碍和整个 SSRI

类类别（例如，在治疗惊恐障碍伴场所恐怖症时，起始剂量非常低；而治疗 OCD 时使用较高的剂量或更长时间才有临床反应）。类似地，SNRI 类可能对许多焦虑障碍也有效。文拉法辛经批准可用于治疗惊恐障碍、GAD 和社交焦虑障碍，而度洛西汀仅被批准用于治疗 GAD。

（一）场所恐怖症和惊恐障碍

几种抗抑郁药也有重要的抗焦虑效应。Klein 和同事（1967）在 20 世纪 60 年代首次报告丙咪嗪对伴惊恐的场所恐怖症患者具有强效的抗焦虑作用。临床上，即使不是全部也是大多数情况下，TCA 类和 SSRI 类具有类似的抗惊恐作用。此外，MAOI 苯乙肼是一种强力的抗惊恐药物，其他种类的 MAOI 类和曲唑酮可能也具有类似的效果。然而，并非所有的抗抑郁药都能有效治疗惊恐。值得注意的是，安非他酮似乎没有抗惊恐效果，反而会使一些患者产生焦虑。各种抗抑郁药（特别是 TCA 类和 MAOI 类）对蓝斑核的去甲肾上腺素能效应解释了其抗惊恐活动。目前尚不清楚这种作用方式能否解释曲唑酮的抗惊恐作用。

SSRI 类似乎能防止或减轻惊恐发作。事实上，帕罗西汀和舍曲林经 FDA 批准可用于治疗惊恐障碍。一般来说，帕罗西汀的剂量治疗惊恐障碍要高于治疗重性抑郁障碍，起始剂量为 10 毫克/天，治疗剂量范围在 40～60 毫克/天。

早期的一般经验法则是，惊恐患者仅需服用低剂量的 TCA 类（例如，50 毫克/天的丙咪嗪）就能产生反应。多年来更为明确的是，与抑郁症患者类似，许多惊恐患者需要相对较高剂量的 TCA 类或 MAOI 类，尽管小部分患者对 TCA 非常敏感，仅耐受 10～25 毫克/天的丙咪嗪。我们推荐，当适用时，一般使用治疗抑郁障碍的 TCA 类剂量（参见第三章“抗抑郁药”）。

Klein（1993）提出 TCA 类通过影响超敏感的窒息感的阈值来治疗惊恐障碍。在第二次国际合作中，人们比较丙咪嗪与阿普唑仑和安慰剂对惊恐障碍的疗效的研究发现，丙米嗪对具有突出的呼吸道惊恐障碍（如呼吸短促，窒息感）的患者显示出更好的疗效，而阿普唑仑对在惊恐发作期间没有这些症状的患者显示出更好的疗效。对于 SSRI 类，我们没有类似的资料。

考虑到使用 TCA 类治疗惊恐障碍，因此，并不惊讶 SNRI 类也具有类似的效果。2005 年，文拉法辛被 FDA 批准可用于治疗惊恐障碍。持续 12 周的两项对照注册实验表明，文拉法辛 XR 的剂量范围在 75～225 毫克/天时，能降低惊恐发作的频率。可以推测，其他种类的 SNRI 类也可用于治疗惊恐障碍，尽管在写作本书时其他种类的 SNRI 类还没有被批准此用途。此外，其他所有的 SNRI 类比文拉法辛有更强的去甲肾上腺素能作用，但惊恐障碍患者对这类药物具有不同的耐受性。

（二）广泛性焦虑障碍

以往的研究指出，TCA 类对治疗 GAD 也有疗效。在一项大型研究中，服用 4～6 周的丙咪嗪与服用苯二氮䓬类的利眠宁对 GAD 患者一样有效。然而，苯二氮䓬类在头 2 周更有效。越来越多的近期研究使得 FDA 批准文拉法辛、度洛西汀和艾司西酞普兰用于治疗 GAD。

考虑到目前 DSM-Ⅳ-TR 的 GAD 诊断标准为一种慢性障碍——可能需要长期治疗——如果临床必要，长期非依赖性的治疗项目已经实施，那么，苯二氮䓬类药物的作用则被减少到用于短期的症状缓解。目前，文拉法辛、艾司西酞普兰和帕罗西汀已被 FDA 批准用于治疗 GAD，但所有的 SSRI 类可能都有效，而且新药物可能比老的 TCA 类更温和，尽管我们没有在治疗这种障碍时对新老抗抑郁药进行直接比较。CBT 也可用于治疗 GAD 的症状。但是我们没有在治疗 GAD 方面对特定药物和特定 CBT 方法进行直接比较，考虑到成本、患者对初始治疗方案的反应以及本地有技能的 CBT 治疗师的情况，请酌情使用多种方法。

（三）社交焦虑障碍

患有严重社交焦虑障碍的患者在一系列"社交"情境中都会体验到巨大的焦虑，例如，在公共场所吃饭、支票签名、公开演讲，甚至是处于大群体中。如 DSM-5 中定义的，情境可能还包括在公众场合表演或发言时表现出的恐惧，通常被称为表演焦虑。表演焦虑比 GAD 失能更少，但可能会影响患者的职业生涯或兴趣方面的重要部分。有合理证据表明，轻度表演焦虑的志愿者（例如，音乐系学生）在表演前几小时服用 β-受体拮抗剂，其症状会得到缓解。在个体对照研究中，β-受体拮抗剂包括普萘洛尔、奥昔洛尔、阿普洛尔和阿替洛尔，比安慰剂更有效（参见本章后面的"去甲肾上腺素能药物"部分）。类似地，β-受体拮抗剂在应对考试焦虑时似乎有效，而且没有苯二氮䓬类的认知损害的效应。许多开放研究表明，考试前仅服用10～40 毫克的普萘洛尔就能减少焦虑的周围症状，并且能提高那些因严重焦虑而失能的个体的考试成绩。阿替洛尔具有心脏选择性并且不易透过血脑屏障，这表明 β-受体拮抗剂至少部分通过抑制心动过速和震颤来起作用。其副作用包括低血压和心动过缓。因此，使用 β-受体拮抗剂用于考试或表演焦虑时需要谨慎。

过去几年中，出现了越来越多有关社交恐怖症的研究。该障碍常常与其他轴Ⅰ障碍共病，例如，惊恐障碍、重性抑郁障碍、躯体变形障碍和物质滥用。由于社交焦虑障碍似乎起始于儿童期或青春期，因此早期识别和早期治疗在预防其他共病障碍很有帮助。

目前，有证据表明许多药物治疗优于安慰剂。帕罗西汀已被详细研究且被 FDA 批准可用于治疗社交恐怖症。在一项多中心研究中，其剂量范围在 20～60 毫克/天看似同样有效（Davidson 等，2004；Westenberg 等，2004）。其他 SSRI 类可能也有效，在小型双盲或开放研究中，有几种药物已被证明有效。例如，几项多中心实验已经证明，氟伏沙明能有效治疗社交焦虑。与安慰剂相比，氟伏沙明平均剂量在约 200 毫克/天时能有效减轻社交焦虑。文拉法辛也经批准可用于治疗社交焦虑，而且至少和 SSRI 类一样有效。对照研究表明，β-受体拮抗剂（或至少阿替洛尔）在治疗广泛性的社交恐怖症方面并不优于安慰剂，尽管它们在缓解表演焦虑方面有效。

MAOI 类对治疗社交焦虑障碍一样有效,其中传统的 MAOI 苯乙肼是这类抗抑郁药中最有效和被研究最多的一种。吗氯贝胺,一种短效、可逆的 MAOI,在加拿大和欧洲可以买到但效率较低。据报告,另一种可逆的 MAOI,溴法罗明在治疗社交恐怖症时并不优于安慰剂。Davidson 研究小组(2000)详细研究过氯硝西泮,其效用显著优于安慰剂。在其他研究中,阿普唑仑的作用较弱。

仅有几项小型研究比较过 CBT 与药物治疗,结果显示效果相同。人们提出了有趣的原因,关于为什么社交恐怖症患者在其一生中"暴露"于能够产生焦虑的情境并不能灭活焦虑;CBT 项目围绕这个问题展开并取得了相当大的成功。有人在有社交焦虑并且接受行为治疗的患者中做了 D-环丝氨酸与安慰剂的双盲研究(Hofmann 等,2006;Rodebaugh 和 Lenze,2013)。此化合物具有显著的效应。

一种新的治疗广泛性社交恐怖症的方案是在开始阶段使用苯二氮䓬类减轻初始忧虑;然后加入一种 SSRI,在 SSRI 起作用后停用苯二氮䓬类;最后在逐步停用 SSRI 之前使用 CBT。

尚不清楚广泛性社交焦虑的治疗时长。由于该障碍通常是慢性的,药物治疗至少需要一年,当患者可以处理先前感到害怕的情境时,才可以尝试逐渐减药。一些患者可能需要无限期的药物治疗。

值得注意的是,加巴喷丁,一种 α_2-δ 钙通道阻滞剂,平均以约 3000 毫克/天的剂量使用,在治疗社交焦虑障碍时优于安慰剂。其有效性的原因目前尚不清楚。然而,其类似物普瑞巴林在治疗 GAD 的多项研究中被证明有效(参见下文)。

对 SSRI 类和 CBT 没有反应的患者下一步可以尝试 MAOI。氯米帕明也可有效治疗社交恐怖症。

基于目前的证据,轻度社交和(或)表演焦虑的患者可先用 β-受体拮抗剂治疗,而症状严重的患者在尝试苯乙肼之前可先用一种 SSRI 治疗。使用 MAOI 类有副作用或对 SSRI 类没有反应的患者,无论是因为副作用停药还是无效,可以尝试使用氯米帕明。如果氯硝西泮和阿普唑仑都能有效治疗社交恐怖症,应首先使用氯硝西泮,因其半衰期较长。苯二氮䓬类药物可能迅速对社交焦虑起作用;而 SSRI 类或 MAOI 类可能需要数周才能出现效果。

(四) 创伤后应激障碍

创伤后应激障碍是一种有原因的焦虑障碍:暴露于一个重大的创伤事件或一系列事件。研究显示,一般来说,约 20% 的人暴露于严重创伤事件会发展出此障碍。许多因素导致个体出现全部症状并需要治疗,包括之前暴露于其他应激源、先前的精神障碍以及创伤体验的严重程度和持续性。在重大应激源下,团体凝聚力可以提供一些保护。大多数 PTSD 患者会共病一种或多种精神障碍;抑郁、不同的其他焦虑障碍、分离障碍以及物质滥用都相对常见,这些都会增加其患病率并使治疗变得复杂。此外,单一不良事件——强奸、火灾、机动车事故、火山爆发——所致的 PTSD 不同于参加过战斗的退伍军人或儿童期遭受性虐待或躯体虐待的 PTSD。

尽管人们假设 PTSD 在时间上是不良事件的后遗症(有时确实如此),但一些患者的功能可能在数月或数年都表现正常,直到一些因素出现——已知的、假设的或未知的——导致典型的症状突然出现或复发。据估计,PTSD 的发作可能持续约 7 年;然而,一些患者如果适应了这些记忆和症状可以较早康复,而其他患者的症状有不同的强度可能持续几十年。在 20 世纪 80 年代后期出版的研究结果中指出,在第一次世界大战幸存的退伍军人中发现了 PTSD。

一般假设 PTSD 患者具有过度活跃的自主神经系统,他们对压力或地塞米松的皮质醇反应迟钝,与严重焦虑障碍的表现相反。几项报告表明,在创伤发生后使用皮质醇可以预防 PTSD(Zohar 等,2011)。一些 PTSD 患者服用单剂量的阿片类受体拮抗剂(纳美芬)后感觉很好,而另一些患者感觉变得更糟(Glover,1993)。在一项对 PTSD 患者的研究中,5-羟色胺能激动剂 m-氯苯基哌嗪诱导了 PTSD 症状,而育亨宾(Yohimbine),一种肾上腺素能激动剂诱导了惊恐和闪回症状(Southwick 等,1997)。在一项类似的小型研究中,纯粹的苯二氮䓬拮抗剂氟马西尼缓解了 PTSD 患者的症状(Coupland 等,1997)。

而且,大多数发表的治疗 PTSD 的临床研究都涉及了那些没有服用任何药物的门诊患者,其疾病轻于在精神病院住院 7 次的患者,那些患者尽管使用了各种药物,有时还接受心理社会治疗,但病情仍然很严重。在现在这些有限的住院天数里,我们已经不能通过减少患者不同的药物来观察哪些治疗是有益或有害的。至少在 McLean 医院,重复住院的严重的 PTSD 女性经常有儿童期性虐待史,她们除了 PTSD 以外,还涉及许多其他精神障碍。这些患者经常有分离症状,有幻听、严重失眠、重性抑郁以及反复的物质滥用,以及自残行为。他们可能服用氯硝西泮、丙戊酸钠、加巴喷丁、奥氮平、SSRI 类、安非他酮、可乐定或拉莫三嗪,以及治疗头疼的 Fioricet,尽管服用这些药物使他们感觉仍然很糟。可能是这些严重的症状和自残的行为导致精神科医生过度开药,在精神科病房里存在这样的患者,会刺激更多的新患者模仿其症状。尽管一些患者报告的创伤史令人难以置信,但大多数似乎是有效的,也可能是真实的。

鉴于上述所有因素,研究最广泛的用于治疗 PTSD 的药物是 SSRI 类。它们通常比安慰剂更有效,尽管服用 SSRI 类来治疗 PTSD 的患者只有 40%~50% 有显著改善。老的 MAOI 类和溴法罗明是短效的可逆的 MAOI,已经不再生产,可能比 SSRI 类更有效。但这些药物严重的副作用使得医生在不稳定的、自残的门诊患者中不愿意冒险使用。几项小型开放研究显示奈法唑酮具有疗效,一项小型安慰剂对照研究显示拉莫三嗪具有疗效。非对照研究表明,吗氯贝胺、氟伏沙明、帕罗西汀、米氮平、文拉法辛、丙戊酸钠和卡马西平都具有一些效果。帕罗西汀和舍曲林治疗 PTSD 患者显著优于安慰剂,这两种药都经 FDA 批准可用于治疗此障碍。抗惊厥药治疗愤怒和不稳定有效,而抗抑郁药治疗抑郁和焦虑有效。可乐定和胍法辛似乎能抑制梦魇,但没有进行过深入研究(Kerbage 和 Richa,2013;Pearlstein,2000)。哌唑嗪,一种 α_1 拮抗剂,服用剂量在 1~16 毫克/天能减少 PTSD 患者的梦魇(Kung 等,2012;Miller,2008;Thompson 等,2008)。在多中心退伍军人管理局（VA）的研究中，男性服药剂量高达 25 毫克/天、女性服药剂量高达 12 毫克/天时，能观察到显著的效果（Raskind 等，2013）。

那些经历创伤事件的侵入性声音和图像（"闪回"）以及有"偏执"想法（例如，害怕在公共场所受到攻击）的 PTSD 患者使用第一代抗精神病药（如奋乃静 16 毫克/天）有效，尽管精神病样症状可能不会完全消失。SGA 类对 PTSD 的疗效正在研究中。至今已完成的至少 10 项对照实验，研究了利培酮、奥氮平和喹硫平对 PTSD 的疗效（Ahearn 等，2011）。一般来说，使用抗精神病药治疗 PTSD 的样本都很小，但是已经发现在治疗减少侵入性想法和过度警醒方面有巨大作用。联合使用抗抑郁药与 SGA 类治疗 PTSD 在临床上对一些患者有效，但没有进行深入的研究。它们的副作用包括体重增加和代谢问题，限制了 SGA 类作为辅助药物或二线药物的使用。

有建议使用普萘洛尔治疗 PTSD 的症状，但没有任何明确证据证明其有效性。在急诊室的患者中使用时，普萘洛尔似乎能阻断 PTSD 症状的发展（Pitman 和 Delahanty，2005），尽管其有效性在在随后的研究中并没有令人印象深刻（McGhee 等，2009）。其使用是基于在啮齿类动物中观察到，当需要整合特定事件的记忆时需要脑内高浓度的去甲肾上腺素。

近来对创伤幸存者的一项研究表明，经历创伤后急性使用苯二氮䓬类几周会增加 PTSD 的发生。当 PTSD 确诊后，患者通常具有严重的初始失眠和严重的焦虑，因此几乎所有患者都被使用苯二氮䓬类药物。甚至有建议规律性使用酒精可能会延迟 PTSD 的发生；但是，镇静药物对 PTSD 的作用仍然不清楚。

简而言之，对于轻度或非难治性 PTSD，SSRI 类是治疗的一种选择。一项对 PTSD 患者的研究发现，长期使用氟伏沙明会产生较好的疗效，1 年后在 PTSD 的症状改善方面优于 6 周时。因为大多数 PTSD 患者有长期慢性的病程，因此长期使用任何有效的药物看起来都是合理的。

目前关于心理社会治疗的专家意见（Bisson 等，2013；Hembree 和 Foa，2000）倾向于暴露疗法（尽管对频繁经历闪回没有帮助）、认知行为治疗和眼动脱敏与再加工治疗（EMDR）。当然，PTSD 患者通常有"不良的"认知：典型的涉及世界比真实的更危险，他们比真实的自己更加无助和不足。EMDR——让患者再次经历创伤记忆，治疗师的手指在患者眼前来回移动并让患者将自己的眼睛从一侧移到另一侧——已经在对照实验中被评估过，似乎是一种暴露疗法。保持眼睛不动并不影响 EMDR 的效果。

总而言之，目前治疗 PTSD 的状态就是氯米帕明先前治疗 OCD 的状态，没有非常有效的或确定的药物治疗。SSRI 类可能是研究最多的、相对有效的药物，与 OCD 有相似性：PTSD 和 OCD 都是长程的疾病，需要长期的药物治疗，至少使用 SSRI 类，很可能随着时间的推移产生更好的效果。许多不同的其他药物可能有效，但没有进行过深入的研究。在 PTSD 患者中，记忆整合和应激唤醒系统可能是失调的。苯二氮䓬类可能是禁忌，但许多 PTSD 患者已经服用它们很长时间，没有证据表明停用它们会导致长期的改善，以代偿由于戒断所致的可能的痛苦。

(五) 强迫症

1991 年本手册的第二版出版时,只有一种药物氯米帕明被 FDA 批准用于治疗 OCD。到 1996 年,氟西汀和帕罗西汀均被批准用于治疗 OCD 和抑郁障碍,而氟伏沙明仅被批准用于治疗 OCD。现有证据表明,基本上所有的 SSRI 对于治疗抑郁和 OCD 都是有效的。

尽管适应证有重叠,但证据表明,所有的 SSRI 类对 OCD 的作用机制与对抑郁的不同。抑郁障碍反应相对迅速,大多数患者 2~6 周症状就会出现改善;并且抑郁障碍也对安慰剂有显著反应。而 OCD 的症状改善是延迟的,可能需要 6~12 周,且仅一半的患者症状会有改善,而安慰剂的效应相对较小。OCD 患者共病抑郁并不影响 OCD 对 5-羟色胺能抗抑郁药的反应。一般来说,OCD 患者对高剂量的 SSRI 类有效(如 40~80 毫克的氟西汀),而抑郁患者对 20 毫克有反应。去甲肾上腺素能药物(去甲丙咪嗪、去甲替林和安非他酮)治疗抑郁有效,但对 OCD 无效。然而,SNRI 类(如文拉法辛)似乎也有效。

如果认同目前所有可用的 SSRI 类对 OCD 都有效,那么很难在它们之间做出选择。所有这些药物都会造成一定程度的性功能失调。这些药物结合受体的程度以及它们与其他药物的相互作用存在一些不同。即使荟萃分析也很难比较这些药物的疗效,因为招募的患者很可能随着时间而改变。对氯米帕明的早期研究中,大多数患者从未接受过有效药物的充分治疗,药物反应率和安慰剂反应率分别为50%和 5%。从那时起,安慰剂反应率上升,药物反应率下降。

SSRI 类的治疗原则非常清楚:以标准的抗抑郁药剂量起始,如果没有明显改善,逐渐增加至 3~4 倍的剂量。在更换药物或增加其他药物到 SSRI 类中之前,患者至少接受 8~12 周的治疗。

多年来,人们尝试将各种药物单独使用或将其加入到氯米帕明或一种 SSRI 中以增强治疗效果。到目前为止,没有锂盐、丁螺环酮、L-色氨酸、芬氟拉明、神经阻滞剂、氯硝西泮中的任何一种能有规律性和持续性地作用,尽管案例报告表明,当添加上述药物中的一种时,患者偶尔会出现改善。在开放试验中,丁螺环酮作为增效剂非常有效,但在双盲研究中并不优于安慰剂。应当注意的是,将丁螺环酮添加到一种 SSRI 时,可能会引起 5-羟色胺综合征(尽管这并不常见),L-色氨酸和芬氟拉明在美国已经退市。在过去几年中,有证据表明,OCD 与抽动秽语综合征有重叠,将新一代非典型抗精神病药添加到 SSRI 中治疗 OCD,在一些患者中可以看到显著的改善。如果患者有分裂型特征或有抽动症的家族史,则这种反应更可能发生。因此,考虑到体重增加和过度镇静的问题,利培酮的剂量在 3 毫克/天似乎是最安全的,但是当联合使用利培酮和 SSRI 时,老年抑郁患者可能出现体位性低血压。到目前为止,齐拉西酮在这一方面甚至还未被非正式地研究过。相反,几乎任何一个药物或药物类别都能够跨越 DSM-Ⅳ 定义的疾病边界,一项对照研究表明,氟伏沙明在半数男性成人自闭症患者中比安慰剂有效,改善了他们的社交和自闭的强迫行为(McDougle,1997)。约半数 OCD 患者在服用 SSRI 或氯米帕明后出现改善,而由于副作用,15%～20%的患者放弃药物治疗。这不是理想的状况。

最近,Rodriguez 等(2013)报告,静脉滴注氯胺酮似乎比安慰剂更能有效改善难治性 OCD 患者的症状,而且疗效持续至少一周。几年前,Larry Koran 研究小组报告,在一项双盲研究中,口服吗啡 1 天后与安慰剂相比病情出现更大的显著缓解,并且疗效持续了约 5 天(Koran 等,2005)。这些资料可能对治疗提供了一些创新性的方向。

CBT 如果充分实施(Baer 和 Greist,1997),与药物治疗一样有效;放松疗法不起作用,但涉及的实况暴露和仪式预防疗法通常相当有效。具有洁癖或计数仪式的 OCD 患者,与纯精神的强迫思维而没有强迫行为或囤积或强迫性拖延的患者相比,症状改善得更好。也许所有的 OCD 患者都应该接受 CBT 和药物治疗。然而,能做 CBT 的咨询师主要来自有 OCD 治疗项目的大学,因此 CBT 的易得性(有时是花费)是主要的问题。早期的努力结合计算机项目和患者可以使用的书籍来自己执行 CBT,同时有专业人士作为后盾,看起来似乎有效(Baer 和 Greist,1997)。

无论是否接受 CBT,OCD 患者都应该分别接受至少两种 SSRI 类和氯米帕明足够剂量和时长的试验后,再进行更多或更复杂的治疗。对于极度难治性 OCD,可以尝试静脉内氯米帕明治疗(在美国没有)或立体定向的精神科手术(Baer 等,1995;Mindus 和 Jenike,1992),据报告,这两种疗法都具有一定的疗效。2009 年,FDA 批准深部脑刺激(DBS)治疗难治性 OCD。尽管 DBS 的批准是基于小样本(26 名具有难治性 OCD 的被试),但是考虑到难治性 OCD 患者有限的用药选择以及该疾病严重的失能特性,DBS 被给予了"人道主义设备豁免"。

如果患者有长期的 OCD 症状并且药物治疗有效,那么使用此种药物的长期维持治疗是合理的。患者停药后可能会迅速复发。使用 CBT 更可能需要系列的治疗(如 12 次),这些显著的行为改善在 CBT 停止后会导致持续的改善,尽管偶尔数次"增强"治疗是有益的。

三、抗惊厥药

抗惊厥药被越来越频繁地用于治疗焦虑障碍。许多这些药物被认为主要作用于 GABA 系统,因此具有抗焦虑效能。这些药物也用来治疗神经痛。这些抗惊厥药包括加巴喷丁、普瑞巴林和噻加宾。在抗焦虑的治疗中,抗惊厥药可能比苯二氮䓬类药物起效慢,但比抗抑郁药起效快。与苯二氮䓬类药物相比,抗惊厥药的优点是具有较低的依赖和戒断症状的风险。

加巴喷丁(Neurontin)治疗双相障碍已经多年,尽管少有证据证明该药的有效性。人们曾认为该药主要作用于 GABA 系统,现在认为其结合在大脑钙通道的 α_2-δ 亚基上,这是更相关的作用机制。另外,更多证据表明加巴喷丁治疗社交焦虑(包括公开演讲、广泛性焦虑和惊恐障碍)至少具有中度的疗效。经验表明,加巴喷丁治疗焦虑的疗效低于苯二氮䓬类或抗抑郁药。然而,加巴喷丁的副作用和药物间的相互作用更少,且不会产生药物依赖。剂量低至 300～400 毫克可能有助于治疗社交焦虑,但大多数患者需要 900~2700 毫克/天(分次服用)的剂量治疗惊恐障碍或更严重的焦虑。其主要的副作用是嗜睡和疲乏。

普瑞巴林(Lyrica)是与加巴喷丁相关的 GABA 类似物,在治疗 GAD、纤维肌痛、神经痛和部分复杂性癫痫方面已进行过广泛研究。与加巴喷丁相比,该药似乎能更加选择性地作用于大脑钙通道的 α_2-δ 亚基。2004 年年底,普瑞巴林获得 FDA 批准用于治疗神经痛和癫痫。2008 年,该药首个被批准可用于治疗纤维肌痛。尽管在 2006 年欧盟批准了普瑞巴林治疗 GAD,但直到写作本书时,FDA 还未批准其可用于 GAD。由于普瑞巴林在临床试验中具有一致的功效和安全性,因此尚不清楚是何种原因阻止批准普瑞巴林治疗 GAD。考虑到该药物风险功效的概率,据报告,在小鼠中观察到其对肝的毒性,但并未证明这对人类也会产生影响。目前 FDA 正在重新审查该药。

至少有 7 项安慰剂对照试验表明,在治疗 GAD 中,普瑞巴林与阿普唑仑和文拉法辛一样有效且优于安慰剂。普瑞巴林比文拉法辛起效更快,与阿普唑仑一样能有效控制躯体症状(Montgomery,2006)。此外,普瑞巴林与文拉法辛一样能有效治疗 GAD,并且耐受性更好、起效更快(Montgomery 等,2006)。普瑞巴林治疗焦虑的起始剂量为 150 毫克/天,直到剂量增加至 300 毫克/天。大多数患者剂量在 300~400 毫克/天时表现良好,但剂量每几天可以增加 150 毫克,直至最大剂量 600 毫克/天。尽管研究表明,普瑞巴林是治疗 GAD 的良好的一线药物,其他有希望的抗焦虑药(如丁螺环酮)没有达到人们的期望。我们期待普瑞巴林起到重要的作用。一些患者对 SSRI 类要么不耐受,要么没有反应,却对普瑞巴林有良好的反应。紧急情况下需要立即缓解焦虑的患者仍然应该接受苯二氮䓬类药物治疗。然而,对于一些患者,普瑞巴林起效更快,是 SSRI 类更好的替代药。普瑞巴林最常见的副作用是头晕和嗜睡。这种药物和加巴喷丁一样,没有大多数抗抑郁药的性功能副作用。

噻加宾(Gabitril)是比加巴喷丁更有效的药物,并选择性地抑制 GABA 再摄取和 GAT1 GABA 转运蛋白。噻加宾主要用于治疗 GAD,要么作为单一疗法使用,要么与 SSRI 联合使用。在一项治疗 GAD 的研究中,噻加宾与帕罗西汀一样有效,且优于安慰剂。有轶事性报告表明,噻加宾可作为有效的辅助用药治疗 PTSD 和惊恐障碍。然而,噻加宾治疗 GAD 的至少两个 Ⅲ 期研究均失败。因此,噻加宾治疗 GAD 的研究被中断。噻加宾的另一个缺点在于其耐受性。它能诱发癫痫,引起认知问题和镇静的风险,这些原因均限制了其在治疗精神障碍中的应用。据说,在其他策略不成功时,少数患者低剂量(2~4 毫克/天)服用噻加宾表现良好。

四、抗精神病药

抗精神病药长期以来作为辅助药物用于治疗与精神分裂症和双相障碍相关的焦虑(Hirschfeld 等,2006;Kung 等,2012)。此外,早期药物研究(如三氟拉嗪)表明,在治疗 GAD 方面,抗精神病药与苯二氮䓬类药物一样有效。SGA 类具有 5-HT_2 和 5-HT_{1A} 作用,预期有助于治疗焦虑障碍。在治疗 GAD 的对照试验中,喹硫平确实有效(参见第四章"抗精神病药")。额外地,抗精神病药治疗焦虑的对照研究涉及了在治疗 OCD 和 PTSD 中用 SGA 类作为抗抑郁药的辅助用药。尽管资料有冲突,大多数研究表明 SGA 类,特别是利培酮(Dold 等,2013)可能是治疗难治性 OCD 的有效辅助药物。此外,SGA 类有时在辅助治疗惊恐障碍和 OCD 时有效。

有案例表明,在其他传统药物无效时,SGA 类耐受性良好且作为单一用药治疗焦虑有效。然而,截至写作本书时,还没有充足的对照研究证明非典型抗精神病药的单药疗法能有效治疗焦虑。因此,只有当其他更常用的药物无效时,我们才建议使用非典型抗精神病药治疗焦虑障碍。

五、去甲肾上腺素能药物

许多研究指出了 β-受体拮抗剂(如普萘洛尔)和主要是突触前也包括突触后的 α_2 受体激动剂(如可乐定)用于改善焦虑症状的潜在作用。使用这些药物源于观察到焦虑的某些症状(如心悸、出汗)与交感神经系统的参与有关。观察到 β-受体拮抗剂对有焦虑的音乐演奏者的作用。许多年前,Gold 等(1978)发现可乐定能有效阻断阿片类戒断有关的生理症状,导致它在治疗焦虑障碍和尼古丁戒断方面的研究。该药物发挥 α_2(突触前)受体激动剂作用;然而,因其也是突触后 α_2 激动剂,其药理作用是复杂的。

(一)临床适应证

β-受体拮抗剂(如普萘洛尔)适用于高血压、预防心绞痛、心律失常、偏头痛和肥大性主动脉狭窄。它们对缓解服用抗精神病药导致的静坐不能很有效,尽管该用途并未获得 FDA 批准(参见第四章"抗精神病药")。它们也未经 FDA 批准用于治疗焦虑,尽管几项研究表明普萘洛尔可能有效。这些研究最初在英国进行,结果显示 β-受体拮抗剂对焦虑的体征表现(如心悸、震颤)有效,而对焦虑的精神成分影响较小。这些药物的抗震颤作用使其通常被用于治疗使用碳酸锂所致的手部震颤(参见第五章"心境稳定剂")。

许多报告表明,虽然 β-受体拮抗剂对 GAD 具有一定的疗效,却在阻断惊恐发作方面没有特殊效果。事实上,Gorman 等(1983)报告了普萘洛尔未能阻断乳酸诱导的惊恐发作。然而,一些研究者指出,普萘洛尔可以阻断由异丙肾上腺素(肾上腺素能激动剂)输注所致的惊恐焦虑,因此在治疗一些患者的惊恐发作方面仍然有效。吲哚洛尔是伴有 5-羟色胺能特性的混合的 β-肾上腺素能受体激动剂和拮抗剂,据报告能增强 SSRI 类的抗抑郁效果(参见第九章"难治性障碍的增效策略")。

如本章前面所述,医学生、住院医生、音乐家和表演者均相信,β-受体拮抗剂能有效减轻当众演讲或表演的焦虑。这些用途意味着,关于 β-受体拮抗剂治疗这些情境的有效性的几项弱阳性研究是有些瑕疵的,或者是由于安慰剂的效果太强大。同样,开放标签的研究显示,β-受体拮抗剂能有效缓解考试焦虑。

可乐定是经 FDA 批准可用于治疗高血压的药物。如前所述,可乐定能阻断阿片类物质戒断所致的生理症状(如心悸、出汗)。也有研究显示,该药物对治疗焦虑和惊恐障碍都有效,尽管对抗焦虑效应的耐受性时常发生。可乐定也能有效治疗与 PTSD 有关的梦魇和过度警醒(Alao 等,2012)。可以想象,该药物混合的部分的突触前和突触后受体激动剂的特性会导致耐受性的发生。可乐定也用于测试情感和焦虑障碍的儿茶酚胺假说。有关尼古丁戒断的研究出现了混合的结果(Franks 等,1989;Glassman 等,1988)。可乐定还用于阻断心动过速和使用氯氮平导致的唾液过量分泌(参见第四章"抗精神病药")。

如本章前面所述,哌唑嗪在治疗某些焦虑方面也有效。特别是开放标签的研究表明,哌唑嗪有助于改善 PTSD 患者的睡眠紊乱(梦魇和中间失眠)。通常情况下,哌唑嗪用于治疗 PTSD 的剂量范围在 1～16 毫克/天(Kung 等,2012),但有案例报告,更高剂量也能够被耐受并且治疗与 PTSD 有关的梦魇有效(Koolar 等,2014)。值得一提的是,一项 VA 多中心试验报告,剂量高达 25 毫克/天的哌唑嗪,能减少夜惊和警醒,以及在改善整体症状方面显著优于安慰剂(Raskind 等,2013)。一些 PTSD 患者报告了 α_1-肾上腺素能药物有独立于睡眠作用以外的总体幸福感的提升。然而,哌唑嗪与剂量增加相关的体位性低血压可能限制了它在许多患者中的使用。

(二) 剂量和用法

以普萘洛尔为例,对于焦虑的周围症状或锂盐诱导的震颤或家族性震颤的患者,临床工作者应以 10 毫克/天(分 2 次)起始,并逐渐增加剂量至 30～120 毫克/天。尽管高血压患者的药物维持剂量通常高达 240 毫克/天,但此剂量极少用于焦虑或震颤患者。一般来说,焦虑障碍患者使用该药物应与使用苯二氮䓬类药物相似;让患者尝试在几周的治疗后停药。

许多继发于碳酸锂所致的震颤使用 β-受体拮抗剂的治疗,患者在停用 β-受体拮抗剂后震颤会再次出现,导致患者须继续长时间使用 β-受体拮抗剂。虽然没有重大不良影响,但是服用 β-受体拮抗剂后,一些患者可能易昏睡甚至抑郁,因此临床工作者在治疗患有重性情感障碍的患者时需要记住这一点(参见下文中的"副作用"部分)。这种潜在的作用尚有争论。我们还使用普萘洛尔治疗 TCA 所致的震颤,在绝大多数患者中没有影响抑郁。

如果普萘洛尔或另一种 β-受体拮抗剂用于降低表演焦虑或其他特定的可预测的社交恐怖情景下的按需用药的生理或心理作用,则患者应先服用推荐剂量(通常为 10 毫克或 20 毫克)每天 1～2 次,再次表演前使用它克服舞台恐惧,以确保患者能够耐受该剂量(Jefferson,1995)。可乐定的起始剂量应为 0.1 毫克/天(分 2 次),然后每 1～2 天将剂量增加 0.1 毫克直至每日总剂量达到 0.4～0.6 毫克。一些研究表明,可能发生这种药物的耐受性,如果可能,临床工作者应尽量减少使用该药物的时间。

（三）副作用

β-受体拮抗剂的副作用包括心动过缓、低血压、虚弱、疲劳、头重脚轻如坠云中、阳痿、胃肠道不适和支气管痉挛。对于精神科医生来说，有几点需要注意：临床工作者需要记住，哮喘患者禁止使用这些药物，因为可能导致他们产生支气管痉挛；患有雷诺氏病的患者也要禁服这些药物，因为会增加周围血管收缩的风险。吲哚洛尔作为混合的 β-肾上腺素能受体激动剂和拮抗剂，对控制支气管收缩的受体作用较小，并且认为对于哮喘患者是安全的。然而，其明显的激动剂效应可导致令人不快的刺激，并且用其治疗焦虑并非特别有效。至于 β-受体拮抗剂会导致抑郁，我们还没有见到过真实的抑郁障碍的案例。相反，我们注意到，一些患者可能会感到"意志消退"或嗜睡。然而，其他机构的临床工作者报告过普萘洛尔诱发的有内源性特征的抑郁在停止用药后消失的案例。策略之一是转而使用较少亲脂性并对中枢神经系统（CNS）产生较少影响的 β-受体拮抗剂（如阿替洛尔）。这种策略可能对因服用普萘洛尔而性功能减弱的男性患者特别有效。停用 β-受体拮抗剂时，明智的做法是逐渐减量以避免不利于心脏或血压的反弹现象。

可乐定具有混合的副作用。其副作用主要包括口干、镇静或疲劳以及低血压。焦虑患者常常无法接受这些影响。在高血压患者中，每天两次用药（睡前服用三分之二的剂量）以减少镇静的影响。停药应该是逐渐的以避免自主神经症状反弹或高血压危象，已经有报告称在高血压患者中突然停用该药物出现过这些症状。

哌唑嗪的主要副作用是头晕、头痛、镇静和疲劳。大多数患者可接受哌唑嗪的使用剂量为 1~8 毫克/天，用于治疗 PTSD 患者的睡眠紊乱和焦虑。然而，有案例报告，患者能从高达 30 毫克/天及以上的剂量受益。随着哌唑嗪剂量的增加，监测血压非常重要，因为一些患者可能出现体位性低血压。

六、抗组胺药

抗组胺羟嗪的老的适应证是治疗焦虑或与"精神神经疾病"或躯体疾病有关的紧张。也可用于治疗过敏所致的瘙痒以及术前术后的镇静。在精神病学实践中，抗组胺药治疗焦虑并不常见，反映其微弱的抗焦虑作用。羟嗪的主要副作用是嗜睡和口干。它并不产生躯体依赖；当加入到酒精、麻醉镇痛药、CNS 或 TCA 类中时，它可能产生中枢神经系统抑制。另一种抗组胺药——苯海拉明在医学和精神病学中通常被作为镇静催眠药（参见第七章"催眠药物"）使用。

七、丁螺环酮

丁螺环酮，一种非苯二氮䓬类药物，通常是无镇静的抗焦虑药，其发展在 20 多年前的精神药理学领域引起了相当的关注。它是自苯二氮䓬类药物后首个被引入的抗焦虑药。该药物最初作为潜在的抗精神病药被发展出来。尽管早期临床试验没有发现其抗精神病功效,但最终证明丁螺环酮对灵长类动物有抗攻击作用,对人类有抗焦虑作用。丁螺环酮的化学结构如图 6-2 所示。丁螺环酮在 2001 年失去了专利,现在在美国可以买到仿制药。

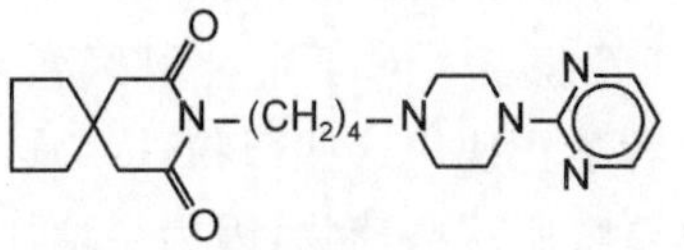

图 6-2　丁螺环酮的化学结构

尽管该药物可能对与苯二氮䓬类-GABA 受体复合物的偶联的氯通道具有影响,但并不会紧密地结合到苯二氮䓬类和 GABA 受体。丁螺环酮几乎没有抗惊厥作用。最初假设是通过多巴胺能受体实现其抗焦虑效果,尽管药物的中枢性多巴胺能作用不完全清楚。后来发现,丁螺环酮被证明通过作为 5-HT_{1A} 受体的部分激动剂来发挥其抗焦虑作用。与其相关的抗焦虑药吉哌隆和伊沙匹隆也分享这种机制,它们不影响多巴胺能系统。

丁螺环酮是一种令人既兴奋又沮丧的药物(Cole 和 Yonkers,1995),其性能使其应该成为治疗 GAD 和相关焦虑障碍(如社交恐怖症、混合性焦虑和抑郁、有物质滥用病史的焦虑患者)的首选。在焦虑门诊患者的双盲试验中,丁螺环酮与地西泮一样有效且优于安慰剂。目前的资料并不能表明地西泮比丁螺环酮起效快,尽管大多数医生认为苯二氮䓬类药物起效更快。一项小型分析显示,有苯二氮䓬类治疗史的患者对丁螺环酮的治疗反应劣于从未服用过苯二氮䓬类的患者。尽管差异具有统计学意义,但是半数有苯二氮䓬类治疗史的患者服用丁螺环酮后,症状得到了改善。

大多数精神科医生和许多医生认为,丁螺环酮比苯二氮䓬类药物作用更弱、起效更慢,并且许多人认为在有苯二氮䓬类治疗史的患者中,丁螺环酮没有疗效。这些假设并不是真实的。丁螺环酮缺乏苯二氮䓬类的作用,不能缓解苯二氮䓬类的戒断症状。如果患者喜欢镇静,他们服用单剂量的苯二氮䓬类药物会感觉很好(大多数人不喜欢),他们体会不到丁螺环酮带来的"暂停更新"。遗憾的是,丁螺环酮和苯二氮䓬类药物均需要 2～4 周才能产生完全的抗焦虑效果。精神科医生很少看到从未服用过苯二氮䓬类药物的焦虑患者,因此从未见到适合丁螺环酮的患者并不相信丁螺环酮有效。主诊医生倾向于向精神科医生学习该药物的复杂剂量要求,其药效需要数周才能起作用。因此,丁螺环酮很少用到充足的剂量——30 毫克/天或更高,持续 4～6 周——因此被广泛地认为不起作用。最近有一些研究表明,丁螺环酮治疗抑郁、社交恐怖症以及焦虑伴酒精滥用,在剂量为 30～60 毫克/天时,其效果优于安慰剂,患者一般不能耐受初始剂量。因此,很少达到丁螺环酮的最佳功效。

接受药物治疗的焦虑患者通常不需要维持多年的药物治疗。苯二氮䓬类药物逐渐减量(特别是突然地)和停药时会产生问题。焦虑患者发现苯二氮䓬类戒断症状类似于他们初始寻求医生帮助的焦虑症状,会变得沮丧,经常再次服用地西泮或阿普唑仑。如果患者服用的是丁螺环酮,则不会出现戒断症状;事实上,丁螺环酮停药后的前 2 周,患者的症状会继续改善。因此,丁螺环酮是治疗焦虑的更具弹性的药物:它很容易减量和停药,并且使治疗的医生知道何时需要这样做——患者也没有药物戒断带来的躯体症状的苦恼。

　　丁螺环酮的初始剂量应为 5 毫克每日 2 次,然后剂量逐渐增加至 30～60 毫克/天。对于刚停止使用苯二氮䓬类的患者,丁螺环酮对其无效。然而,如果将丁螺环酮加入苯二氮䓬类中治疗 2～6 周,患者可能感觉"更好",因为这两种抗焦虑药的作用机制不同。即使这种效应没有发生,当患者服用丁螺环酮时,苯二氮䓬类药物缓慢减量(Udelman 和 Udelman,1990),患者也会很稳定。

　　丁螺环酮对于有躯体疾病的老年患者耐受性良好,不会抑制患有肺部疾病患者的呼吸,并且对患有器质性冲动疾病的患者和有焦虑的艾滋病患者具有一定的效用。它不会反过来影响协调或认知。简而言之,它应该是继苯二氮䓬类药物后的一个重大改进。然而,其在精神病学中仅限于辅助治疗。

　　丁螺环酮的副作用包括头痛、恶心、眩晕和紧张,通常不是大问题。事实上,该药物的副作用优于苯二氮䓬类。它似乎不会损害运动协调,且不与酒精发生相互作用。它也不会导致镇静。据早期报告,该药物可以加重分裂情感性障碍患者的精神病性症状,反映了其复杂的多巴胺能的特性。这在美国临床使用中不是问题。另一方面,据报告,高剂量的该药物可改善严重的迟发性运动障碍患者的运动障碍。如第十一章("物质使用障碍的药物治疗")所述,丁螺环酮也可使酗酒的门诊患者减少酒精使用。

　　与抗抑郁药相比,丁螺环酮治疗 GAD 的优点和副作用尚未得到很好的研究。Davidson 及其同事(1999)发现,文拉法辛 XR 在治疗 GAD 方面似乎比丁螺旋酮更有效。可以说,丁螺环酮的戒断症状少于文拉法辛以及任何抗抑郁药。

八、新型抗焦虑药

　　尽管临床工作者可选择的抗焦虑药很多,但这些药物仍然存在巨大的局限性。苯二氮䓬类药物起效快、药效好,但具有依赖性和认知方面的副作用。类似地,抗抑郁药虽然药效持久但起效慢,部分患者不耐受。抗精神病药的局限性众所周知,被认为是三线药物。许多临床工作者认为丁螺环酮最多是较弱的抗焦虑药。

　　自 20 世纪 60 年代以来,人们一直在寻找更安全、更有效和起效更快的药物(Griebel 和 Holmes,2013)。绝大多数新型化合物在临床试验中被证明是无效的或有毒的。例如,作用于 $GABA_A$ 受体亚基的药物似乎具有抗焦虑的特性,但被证明镇静作用太强或会引起遗忘而不能继续研究下去。许多神经肽包括 CCK2(缩胆囊素 2 型受体)拮抗剂,CRF1(促肾上腺皮质激素释放因子 1 型受体)拮抗剂以及神经激肽-2 药物,最后都被证明作为抗焦虑药不可靠或有毒。

　　$5-HT_{1A}$ 受体的部分激动剂(如丁螺环酮)正在临床试验中,但大多数药物都没有足够的疗效被批准。例如,吉哌隆的 Ⅲ 期试验,因功效不足不能被投放于美国市场。再如,一种 5-HT$_{1A}$受体部分激动剂坦度螺酮,仅在中国和日本使用。

　　目前治疗焦虑的药物中被研究最多的是作用于谷氨酸受体的药物。谷氨酸,主要的兴奋性神经递质,作为潜在的抗焦虑药,作用的靶点长期以来一直被研究。在动物模型中,代谢型谷氨酸受体 mGluR1、mGluR2、mGluR3 和 mGluR5 能介导焦虑行为。几种 mGluR2-mGluR3 受体调节剂在临床试验上有希望治疗 GAD,但不能治疗惊恐障碍。关于这些试剂有一点需注意的是,在动物模型中,它们可能会降低惊厥阈值。D-环丝氨酸能增强谷氨酸 NMDA(N-甲基-D-天冬氨酸)受体信号传导,在辅助治疗一些疾病(如 PTSD)中显示出一些益处(Rodebaugh 和 Lenze,2013)。相关的化合物 bitopertin(甘氨酸再摄取抑制剂)有望治疗 OCD 和精神分裂症(Hashimoto 等,2013)。

　　目前尚不清楚这些新型药物中的任何一种治疗焦虑障碍是否有效。然而,未来会继续寻找更好的抗焦虑药。

参考文献

Ahearn E P, Juergens T, Cordes T, et al. A review of atypical antipsychotic medications for posttraumatic stress disorder. Int Clin Psychopharmacol 26(4):193—200, 2011 21597381

Alao A, Selvarajah J, Razi S. The use of clonidine in the treatment of nightmares among patients with co-morbid PTSD and traumatic brain injury. Int J Psychiatry Med 44(2):165—169, 2012 23413663

American Psychiatric Association. Diagnostic and Statistical Manual of Mental Disorders, 3rd Edition, Revised. Washington, DC, American Psychiatric Association, 1987

American Psychiatric Association. Diagnostic and Statistical Manual of Mental Disorders, 4th Edition. Washington, DC, American Psychiatric Association, 1994

American Psychiatric Association. Diagnostic and Statistical Manual of Mental Disorders, 4th Edition, Text Revision. Washington, DC, American Psychiatric Association, 2000

American Psychiatric Association. Diagnostic and Statistical Manual of Mental Disorders, 5th Edition. Washington, DC, American Psychiatric Association, 2013

Baer L, Greist J H. An interactive computer-administered self-assessment and self-help program for behavior therapy. J Clin Psychiatry 58(12)(Suppl 12):23—28, 1997 9393393

Baer L, Rauch S L, Ballantine H T Jr, et al. Cingulotomy for intractable obsessivecompulsive disorder: prospective long-term follow-up of 18 patients. Arch Gen Psychiatry 52(5):384—392, 1995 7726719

Ballenger J C, Burrows G D, DuPont R L Jr, et al. Alprazolam in panic disorder and agoraphobia: results from a multicenter trial, I: efficacy in short-term treatment. Arch Gen Psychiatry 45(5):413—422, 1988 3282478

Ballenger J C, Pecknold J, Rickels K, Sellers E M. Medication discontinuation in panic disorder. J Clin Psychiatry 54(10)(suppl):15—21, discussion 22—24, 1993 8262887

Barlow D H, Gorman J M, Shear M K, Woods S W. Cognitive-behavioral therapy, imipramine, or their combination for panic disorder: a randomized controlled trial. JAMA 283(19):2529—2536, 2000 10815116

Baxter L R Jr, Thompson J M, Schwartz J M, et al. Trazodone treatment response in obsessive-compulsive disorder—correlated wth shifts in glucose metabolism in the caudate nuclei. Psychopathology 20(Suppl 1):114—122, 1987 3501130

Benzodiazepine seizures: an update. Int Drug Ther Newsl 24:5—7, 1989

Bisson J I, Roberts N P, Andrew M, et al. Psychological therapies for chronic posttraumatic stress disorder (PTSD) in adults. Cochrane Database Syst Rev Dec 13;12:CD003388, 2013 24338345

Bloch M H, Landeros-Weisenberger A, Kelmendi B, et al. A systematic review: antipsychotic augmentation with treatment refractory obsessive-compulsive disorder (erratum: Mol Psychiatry 11:795, 2006). Mol Psychiatry 11(7):622—632, 2006 16585942

Bogan A M, Koran L M, Chuong H W, et al. Quetiapine augmentation in obsessivecompulsive disorder resistant to serotonin reuptake inhibitors: an open-label study. J Clin Psychiatry 66 (1):73—79, 2005 15669891

Braestrup C, Squires R F. Brain specific benzodiazepine receptors. Br J Psychiatry 133:249—260, 1978 698493

Bystritsky A, Ackerman D L, Rosen R M, et al. Augmentation of serotonin reuptake inhibitors in refractory obsessive-compulsive disorder using adjunctive olanzapine: a placebo-controlled trial. J Clin Psychiatry 65(4):565—568, 2004 15119922

Chao I. Olanzapine augmentation in panic disorder: a case report. Pharmacopsychiatry 37(5): 239—240, 2004 15470803

Cole J O, Yonkers K A. Non-benzodiazepine anxiolytics, in American Psychiatric Press Textbook of Psychopharmacology. Edited by Schatzberg AF, Nemeroff CB. Washington, DC, American Psychiatric Press, 1995, pp 231—244

Coupland N J, Lillywhite A, Bell C E, et al. A pilot controlled study of the effects of flumazenil in posttraumatic stress disorder. Biol Psychiatry 41(9):988—990, 1997 9110106

Davidson J R. Pharmacotherapy of posttraumatic stress disorder: treatment options, long-term follow-up, and predictors of outcome. J Clin Psychiatry 61(5)(Suppl 5):52—56, discussion 57—59, 2000 10761679

Davidson J R, DuPont R L, Hedges D, Haskins J T. Efficacy, safety, and tolerability of venlafaxine extended release and buspirone in outpatients with generalized anxiety disorder. J Clin Psychiatry 60(8):528—535, 1999 10485635

Davidson J, Yaryura-Tobias J, DuPont R, et al. Fluvoxamine-controlled release formulation for the treatment of generalized social anxiety disorder. J Clin Psychopharmacol 24(2):118—125, 2004 15206657

de Beurs E, van Balkom A J, Lange A, et al. Treatment of panic disorder with agoraphobia: comparison of fluvoxamine, placebo, and psychological panic management combined with exposure and of exposure in vivo alone. Am J Psychiatry 152(5):683—691, 1995 7726307

DeVeaugh-Geiss J, Landau P, Katz R. Preliminary results from a multicenter trial of clomipramine in obsessive-compulsive disorder. Psychopharmacol Bull 25(1):36—40, 1989 2672070

Dold M, Aigner M, Lanzenberger R, Kasper S. Antipsychotic augmentation of serotonin reuptake inhibitors in treatment-resistant obsessive-compulsive disorder: a meta-analysis of double-blind, randomized, placebo-controlled trials. Int J Neuropsychopharmacol 16(3):

557—574, 2013 22932229

Fink M. Catatonia: syndrome or schizophrenia subtype? Recognition and treatment. J Neural Transm 108(6):637—644, 2001a 11478416

Fink M. Treating neuroleptic malignant syndrome as catatonia. J Clin Psychopharmacol 21(1): 121—122, 2001b 11199941

Fluvoxamine for obsessive-compulsive disorder. Med Lett Drugs Ther 37 (942): 13—14, 1995 7845314

Foa E B. Psychosocial treatment of posttraumatic stress disorder. J Clin Psychiatry 61(5)(Suppl 5):43—48, discussion 49—51, 2000 10761678

Frank J B, Kosten T R, Giller E L Jr, Dan E. A randomized clinical trial of phenelzine and imipramine for posttraumatic stress disorder. Am J Psychiatry 145(10):1289—1291, 1988 3048121

Franks P, Harp J, Bell B. Randomized, controlled trial of clonidine for smoking cessation in a primary care setting. JAMA 262(21):3011—3013, 1989 2681856

Freeman C P, Trimble M R, Deakin J F, et al. Fluvoxamine versus clomipramine in the treatment of obsessive compulsive disorder: a multicenter, randomized, doubleblind, parallel group comparison. J Clin Psychiatry 55(7):301—305, 1994 8071291

Friedman M J. Toward rational pharmacotherapy for posttraumatic stress disorder: an interim report. Am J Psychiatry 145(3):281—285, 1988 2894174

Friedman M J. What might the psychobiology of posttraumatic stress disorder teach us about future approaches to pharmacotherapy? J Clin Psychiatry 61(7)(Suppl 7):44—51, 2000 10795609

Fyer A J, Liebowitz M R, Gorman J M, et al. Discontinuation of alprazolam treatment in panic patients. Am J Psychiatry 144(3):303—308, 1987 3826428

Gao K, Muzina D, Gajwani P, Calabrese J R. Efficacy of typical and atypical antipsychotics for primary and comorbid anxiety symptoms or disorders: a review. J Clin Psychiatry 67(9): 1327—1340, 2006 17017818

Gelpin E, Bonne O, Peri T, et al. Treatment of recent trauma survivors with benzodiazepines: a prospective study. J Clin Psychiatry 57(9):390—394, 1996 9746445

Gladsjo J A, Rapaport M H, McKinney R, et al. Absence of neuropsychologic deficits in patients receiving long-term treatment with alprazolam-XR for panic disorder. J Clin Psychopharmacol 21(2):131—138, 2001 11270908

Glassman A H, Stetner F, Walsh B T, et al. Heavy smokers, smoking cessation, and clonidine: results of a double-blind, randomized trial. JAMA 259(19):2863—2866, 1988 3367452

Glover H. A preliminary trial of nalmefene for the treatment of emotional numbing in combat veterans with post-traumatic stress disorder. Isr J Psychiatry Relat Sci 30(4):255—263, 1993 8163362

Glue P, Fang A, Gandelman K, Klee B. Pharmacokinetics of an extended release formulation of alprazolam (Xanax XR) in healthy normal adolescent and adult volunteers. Am J Ther 13 (5):418—422, 2006 16988537

Goddard A W, Brouette T, Almai A, et al. Early coadministration of clonazepam with sertraline for panic disorder. Arch Gen Psychiatry 58(7):681—686, 2001 11448376

Gold M S, Redmond D E Jr, Kleber H D. Clonidine in opiate withdrawal. Lancet 1(8070): 929—930, 1978 76860

Goldberg H L. Buspirone hydrochloride: a unique new anxiolytic agent. Pharmacokinetics, clinical pharmacology, abuse potential and clinical efficacy. Pharmacotherapy 4(6):315—324, 1984 6151170

Gorman J M, Levy G F, Liebowitz M R, et al. Effect of acute beta-adrenergic blockade on lactate-induced panic. Arch Gen Psychiatry 40(10):1079—1082, 1983 6312917

Granville-Grossman K L, Turner P. The effect of propranolol on anxiety. Lancet 1(7441):788—790, 1966 4159809

Greenblatt D J, Shader R I, Abernethy D R. Drug therapy. Current status of benzodiazepines (first of two parts). N Engl J Med 309(6):354—358, 1983a 6135156

Greenblatt D J, Shader R I, Abernethy D R. Drug therapy. Current status of benzodiazepines (second of two parts). N Engl J Med 309(7):410—416, 1983b 6135990

Greenblatt D J, von Moltke L L, Harmatz J S, et al. Alprazolam pharmacokinetics, metabolism, and plasma levels: clinical implications. J Clin Psychiatry 54(10)(suppl):4—11, discussion 12—14, 1993 8262889

Griebel G, Holmes A. 50 years of hurdles and hope in anxiolytic drug discovery. Nat Rev Drug Discov 12(9):667—687, 2013 23989795

Hale W E, May F E, Moore M T, Stewart R B. Meprobamate use in the elderly: a report from the Dunedin program. J Am Geriatr Soc 36(11):1003—1005, 1988 2902115

Hashimoto K, Malchow B, Falkai P, Schmitt A. Glutamate modulators as potential therapeutic drugs in schizophrenia and affective disorders. Eur Arch Psychiatry Clin Neurosci 263(5):367—377, 2013 23455590

Heimberg R G. Current status of psychotherapeutic interventions for social phobia. J Clin Psychiatry 62(1)(Suppl 1):36—42, 2001 11206032

Hembree E A, Foa E B. Posttraumatic stress disorder: psychological factors and psychosocial interventions. J Clin Psychiatry 61(7)(Suppl 7):33—39, 2000 10795607

Henry M, Fishman J R, Youngner S J. Propranolol and the prevention of post-traumatic stress disorder: is it wrong to erase the "sting" of bad memories? Am J Bioeth 7(9):12—20, 2007 17849331

Herman J B, Rosenbaum J F, Brotman A W. The alprazolam to clonazepam switch for the treatment of panic disorder. J Clin Psychopharmacol 7(3):175—178, 1987 3597803

Hirschfeld R M, Weisler R H, Raines S R, Macfadden W. BOLDER Study Group: Quetiapine in the treatment of anxiety in patients with bipolar I or II depression: a secondary analysis from a randomized, double-blind, placebo-controlled study. J Clin Psychiatry 67(3):355—362, 2006 16649820

Hofmann S G, Pollack M H, Otto M W. Augmentation treatment of psychotherapy for anxiety disorders with D-cycloserine. CNS Drug Rev 12(3—4):208—217, 2006 17227287

Insel T R (ed). New Findings in Obsessive-Compulsive Disorder. Washington, DC, American Psychiatric Press, 1984

Insel T R, Murphy D L, Cohen R M, et al. Obsessive-compulsive disorder: a doubleblind trial of clomipramine and clorgyline. Arch Gen Psychiatry 40(6):605—612, 1983 6342562

Isbell H, Altschul S, Kornetsky C H, et al. Chronic barbiturate intoxication: an experimental study. Arch Neurol Psychiatry 64(1):1—28, 1950 15426447

Jefferson J W. Social phobia: a pharmacologic treatment overview. J Clin Psychiatry 56(5)(Suppl 5):18—24, 1995 7782272

Kahn R, McNair D, Covi L, et al. Effects of psychotropic agents in high anxiety subjects. Psychopharmacol Bull 17:97—100, 1981

Kavirajan H. The amobarbital interview revisited: a review of the literature since 1966. Harv Rev Psychiatry 7(3):153—165, 1999 10483934

Keck P E Jr, Strawn J R, McElroy S L. Pharmacologic treatment considerations in cooccurring bipolar and anxiety disorders. J Clin Psychiatry 67(Suppl 1):8—15, 2006 16426111

Kerbage H, Richa S. Non-antidepressant long-term treatment in post-traumatic stress disorder (PTSD) (Epub ahead of print). Curr Clin Pharmacol (Feb):4, 2013 23438728

Klein D F. Importance of psychiatric diagnosis in prediction of clinical drug effects. Arch Gen Psychiatry 16(1):118—126, 1967 5333776

Klein D F. False suffocation alarms, spontaneous panics, and related conditions. An integrative hypothesis. Arch Gen Psychiatry 50(4):306—317, 1993 8466392

Koola M M, Varghese S P, Fawcett J A. High-dose prazosin for the treatment of posttraumatic stress disorder. Ther Adv Psychopharmacol 4(1):43—47, 2014 24490030

Koran L M, Aboujaoude E, Bullock K D, et al. Double-blind treatment with oral morphine in treatment-resistant obsessive-compulsive disorder. J Clin Psychiatry 66 (3): 353—359, 2005 15766302

Kung S, Espinel Z, Lapid M I. Treatment of nightmares with prazosin: a systematic review. Mayo Clin Proc 87(9):890—900, 2012 22883741

Lader M. Summary and commentary, in Pharmacology of Benzodiazepines. Edited by Usdin E, Skolnick P, Tallman JF, et al. New York, Macmillan, 1982, pp 53—60

Liebowitz M R, Gorman J M, Fyer A J, Klein D F. Social phobia. Review of a neglected anxiety disorder. Arch Gen Psychiatry 42(7):729—736, 1985 2861796

Liebowitz M R, Fyer A J, Gorman J M, et al. Phenelzine in social phobia. J Clin Psychopharmacol 6(2):93—98, 1986 3700704

Lucki I, Rickels K, Geller A M. Chronic use of benzodiazepines and psychomotor and cognitive test performance. Psychopharmacology (Berl) 88(4):426—433, 1986 2871579

Lydiard R B, Falsetti S A. Treatment options for social phobia. Psychiatr Ann 17:409—423, 1994

Marazziti D, Pfanner C, Dell'Osso B, et al. Augmentation strategy with olanzapine in resistant obsessive compulsive disorder: an Italian long-term open-label study. J Psychopharmacol 19(4):392—394, 2005 15982994

McDougle C J. Update on pharmacologic management of OCD: agents and augmentation. J Clin Psychiatry 58(Suppl 12):11—17, 1997 9393391

McDougle C J, Naylor S T, Cohen D J, et al. A double-blind, placebo-controlled study of fluvoxamine in adults with autistic disorder. Arch Gen Psychiatry 53 (11): 1001—1008, 1996 8911223

McGhee L L, Maani C V, Garza T H, et al. The effect of propranolol on posttraumatic stress disorder in burned service members. J Burn Care Res 30(1):92—97, 2009 19060728

Meltzer H Y, Flemming R, Robertson A. The effect of buspirone on prolactin and growth hormone secretion in man. Arch Gen Psychiatry 40(10):1099—1102, 1983 6138009

Menza M A，Harris D. Benzodiazepines and catatonia: an overview. Biol Psychiatry 26(8): 842—846, 1989 2574056

Miller L J. Prazosin for the treatment of posttraumatic stress disorder sleep disturbances. Pharmacotherapy 28(5):656—666, 2008 18447662

Mindus P，Jenike M A. Neurosurgical treatment of malignant obsessive compulsive disorder. Psychiatr Clin North Am 15(4):921—938, 1992 1461805

Montgomery S A. Pregabalin for the treatment of generalised anxiety disorder. Expert Opin Pharmacother 7(15):2139—2154, 2006 17020438

Montgomery S A，Tobias K，Zornberg G L，et al. Efficacy and safety of pregabalin in the treatment of generalized anxiety disorder: a 6-week, multicenter, randomized, double-blind, placebo-controlled comparison of pregabalin and venlafaxine. J Clin Psychiatry 67(5):771—782, 2006 16841627

Mooney J J，Schatzberg A F，Cole J O，et al. Enhanced signal transduction by adenylate cyclase in platelet membranes of patients showing antidepressant responses to alprazolam: preliminary data. J Psychiatr Res 19(1):65—75, 1985 2985777

Nemeroff C B. Use of atypical antipsychotics in refractory depression and anxiety. J Clin Psychiatry 66(Suppl 8):13—21, 2005 16336032

Norberg M M，Krystal J H，Tolin D F. A meta-analysis of D-cycloserine and the facilitation of fear extinction and exposure therapy. Biol Psychiatry 63(12):1118—1126, 2008 18313643

Noyes R Jr，Anderson D J，Clancy J，et al. Diazepam and propranolol in panic disorder and agoraphobia. Arch Gen Psychiatry 41(3):287—292, 1984 6367691

Noyes R Jr，DuPont R L Jr，Pecknold J C，et al. Alprazolam in panic disorder and agoraphobia: results from a multicenter trial. Ⅱ. Patient acceptance, side effects, and safety. Arch Gen Psychiatry 45(5):423—428, 1988 3358644

Nutt D J. The psychobiology of posttraumatic stress disorder. J Clin Psychiatry 61(5)(Suppl 5):24—29, discussion 30—32, 2000 10761676

Offidani E，Guidi J，Tomba E，Fava G A. Efficacy and tolerability of benzodiazepines versus antidepressants in anxiety disorders: a systematic review and meta-analysis. Psychother Psychosom 82(6):355—362, 2013 24061211

Pande A C，Davidson J R，Jefferson J W，et al. Treatment of social phobia with gabapentin: a placebo-controlled study. J Clin Psychopharmacol 19(4):341—348, 1999 10440462

Pearlstein T. Antidepressant treatment of posttraumatic stress disorder. J Clin Psychiatry 61(7)(Suppl 7):40—43, 2000 10795608

Pecknold J C，Swinson R P，Kuch K，Lewis C P. Alprazolam in panic disorder and agoraphobia: results from a multicenter trial. Ⅲ. Discontinuation effects. Arch Gen Psychiatry 45(5):429—436, 1988 3282479

Petrides G，Fink M. Choosing a dosing strategy for electrical stimulation in ECT. J Clin Psychiatry 57(10):487—488, 1996 8909337

Petrides G，Fink M，Husain M M，et al. ECT remission rates in psychotic versus nonpsychotic depressed patients: a report from CORE. J ECT 17(4):244—253, 2001 11731725

Pitman R K，Delahanty D L. Conceptually driven pharmacologic approaches to acute trauma. CNS Spectr 10(2):99—106, 2005 15685120

Pivac N, Kozaric-Kovacic D, Muck-Seler D. Olanzapine versus fluphenazine in an open trial in patients with psychotic combat-related post-traumatic stress disorder. Psychopharmacology (Berl) 175(4):451—456, 2004 15064916

Pollack M H, Tesar G E, Rosenbaum J F, Spier S A. Clonazepam in the treatment of panic disorder and agoraphobia: a one-year follow-up. J Clin Psychopharmacol 6(5):302—304, 1986 3771814

Pollack M H, Simon N M, Worthington J J, et al. Combined paroxetine and clonazepam treatment strategies compared to paroxetine monotherapy for panic disorder. J Psychopharmacol 17(3):276—282, 2003 14513919

Pollack M H, Simon N M, Zalta A K, et al. Olanzapine augmentation of fluoxetine for refractory generalized anxiety disorder: a placebo controlled study. Biol Psychiatry 59(3):211—215, 2006 16139813

Problems associated with alprazolam therapy. Int Drug Ther Newsl 23:29—31, 1988

Raskind M A, Peterson K, Williams T, et al. A trial of prazosin for combat trauma PTSD with nightmares in active-duty soldiers returned from Iraq and Afghanistan. Am J Psychiatry 170(9):1003—1010, 2013 23846759

Ressler K J, Rothbaum B O, Tannenbaum L, et al. Cognitive enhancers as adjuncts to psychotherapy: use of D-cycloserine in phobic individuals to facilitate extinction of fear. Arch Gen Psychiatry 61(11):1136—1144, 2004 15520361

Riba J, Rodríaguez-Fornells A, Strassman R J, Barbanoj M J. Psychometric assessment of the Hallucinogen Rating Scale. Drug Alcohol Depend 62(3):215—223, 2001 11295326

Rickels K. Alprazolam extended-release in panic disorder. Expert Opin Pharmacother 5(7):1599—1611, 2004 15212610

Rickels K, Schweizer E. Maintenance treatment studies in anxiety disorders: some methodological notes. Psychopharmacol Bull 31(1):115—123, 1995 7675975

Rickels K, Case W G, Downing R W, Winokur A. Long-term diazepam therapy and clinical outcome. JAMA 250(6):767—771, 1983 6348314

Rickels K, Schweizer E, Csanalosi I, et al. Long-term treatment of anxiety and risk of withdrawal. Prospective comparison of clorazepate and buspirone. Arch Gen Psychiatry 45(5):444—450, 1988 2895993

Rickels K, DeMartinis N, Rynn M, Mandos L. Pharmacologic strategies for discontinuing benzodiazepine treatment. J Clin Psychopharmacol 19(6)(Suppl 2):12S—16S, 1999 10587279

Ries R K, Roy-Byrne P P, Ward N G, et al. Carbamazepine treatment for benzodiazepine withdrawal. Am J Psychiatry 146(4):536—537, 1989 2929759

Rodebaugh T L, Lenze E J. Lessons learned from D-cycloserine: the promise and limits of drug facilitation of exposure therapy. J Clin Psychiatry 74(4):415—416, 2013 23656850

Rodriguez C I, Kegeles L S, Levinson A, et al. Randomized controlled crossover trial of ketamine in obsessive-compulsive disorder: proof-of-concept. Neuropsychopharmacology 38(12):2475—2483, 2013 23783065

Sathananthan G L, Sanghvi I, Phillips N, Gershon S. MJ 9022: correlation between neuroleptic potential and stereotypy. Curr Ther Res Clin Exp 18(5):701—705, 1975 1208

Schneier F R. Treatment of social phobia with antidepressants. J Clin Psychiatry 62(1)(Suppl

1）：43—48，discussion 49，2001 11206033

Schweizer E, Rickels K, Lucki I. Resistance to the anti-anxiety effect of buspirone in patients with a history of benzodiazepine use（letter）. N Engl J Med 314（11）：719—720, 1986 2869408

Sheehan D V, Ballenger J, Jacobsen G. Treatment of endogenous anxiety with phobic, hysterical, and hypochondriacal symptoms. Arch Gen Psychiatry 37(1)：51—59,1980 7352840

Smith W T, Londborg P D, Glaudin V, Painter J R. Short-term augmentation of fluoxetine with clonazepam in the treatment of depression: a double-blind study. Am J Psychiatry 155(10)：1339—1345, 1998 9766764

Solomon S D, Gerrity E T, Muff A M. Efficacy of treatments for posttraumatic stress disorder. An empirical review. JAMA 268(5)：633—638, 1992 1629993

Southwick S M, Krystal J H, Bremner J D, et al. Noradrenergic and serotonergic function in posttraumatic stress disorder. Arch Gen Psychiatry 54(8)：749—758, 1997 9283511

Spiegel D A. Psychological strategies for discontinuing benzodiazepine treatment. J Clin Psychopharmacol 19(6)(Suppl 2)：17S—22S, 1999 10587280

Stewart S A. The effects of benzodiazepines on cognition. J Clin Psychiatry 66(Suppl 2)：9—13, 2005 15762814

Strassman R J. Hallucinogenic drugs in psychiatric research and treatment. Perspectives and prospects. J Nerv Ment Dis 183(3)：127—138, 1995 7891058

Sutherland S M, Davidson J R T. Pharmacotherapy for post-traumatic stress disorder. Psychiatr Clin North Am 17(2)：409—423, 1994 7937367

Swedo S E, Leonard H L, Rapoport J L, et al. A double-blind comparison of clomipramine and desipramine in the treatment of trichotillomania (hair pulling). N Engl J Med 321(8)：497—501, 1989 2761586

Tesar G E, Rosenbaum J F. Successful use of clonazepam in patients with treatmentresistant panic disorder. J Nerv Ment Dis 174(8)：477—482, 1986 3734770

Thompson C E, Taylor F B, McFall M E, et al. Nonnightmare distressed awakenings in veterans with posttraumatic stress disorder: response to prazosin. J Trauma Stress 21(4)：417—420, 2008 18720392

Tyrer P J, Lader M H. Response to propranolol and diazepam in somatic and psychic anxiety. BMJ 2(5909)：14—16, 1974 4595181

Tyrer P, Shawcross C. Monoamine oxidase inhibitors in anxiety disorders. J Psychiatr Res 22 (Suppl 1)：87—98, 1988 3050061

Udelman H D, Udelman D L. Concurrent use of buspirone in anxious patients during withdrawal from alprazolam therapy. J Clin Psychiatry 51(9)(suppl)：46—50, 1990 2211568

Uhlenhuth E H (ed). Benzodiazepine dependence and withdrawal: myths and management. J Clin Psychopharmacol 19(suppl 2)：1S—29S, 1999 10587277

van der Kolk B A. The drug treatment of post-traumatic stress disorder. J Affect Disord 13(2)：203—213, 1987 2960712

van der Kolk B A, Dreyfuss D, Michaels M, et al. Fluoxetine in posttraumatic stress disorder. J Clin Psychiatry 55(12)：517—522, 1994 7814344

Westenberg H G, Stein D J, Yang H, et al. A double-blind placebo-controlled study of controlled release fluvoxamine for the treatment of generalized social anxiety disorder. J Clin Psychopharmacol 24(1):49—55, 2004 14709947

Zitrin C M, Klein D F, Woerner M G, Ross D C. Treatment of phobias, I: comparison of imipramine hydrochloride and placebo. Arch Gen Psychiatry 40(2):125—138, 1983 6337578

Zohar J, Juven-Wetzler A, Sonnino R, et al. New insights into secondary prevention in post-traumatic stress disorder. Dialogues Clin Neurosci 13(3):301—309, 2011 22033784

第七章 催眠药

一、失眠

失眠通常被定义为难以入睡或难以维持睡眠或睡眠质量差。失眠可以是原发的,也可以继发于某些疾病,如抑郁、焦虑、躁狂或物质滥用。相对于继发性失眠而言,原发性失眠较罕见。通过对不同的人群调查,发现约 1/3 的成人有自我报告的失眠症状。大约 10％的美国人报告经历过持续多年的慢性失眠症状。然而一小部分失眠的患者伴有显著的日间损害。根据"美国国立卫生研究院关于成人慢性失眠的表现和管理的科学会议声明的评论"(2005),如果日间损害被纳入到失眠的诊断标准中,大概有 10％的人有临床意义的失眠。成年女性和老年群体失眠的风险最高,当然短暂性失眠可能会影响每个人。

医学文献认为通常不鼓励长期使用催眠药,如果失眠患者去看医生或睡眠门诊,医护人员会发现对行为疗法或其他非镇静类的躯体疗法有效的失眠类型。然而,可能对一些患者而言,长期使用催眠药是有益的且不会滥用。特定疾病,如睡眠呼吸暂停、发作性睡病和不安腿综合征,可以以不同的方法治疗。睡眠呼吸暂停是致命的。有些失眠可能对治疗基础疾病(如甲状腺功能亢进、抑郁、躁狂)有效。美国国立卫生研究院(NIH)共识会议花费很多时间研究催眠药可能的副作用,并建议催眠药最多可短期使用或每 3 天的晚上用药。Grandner 和 Pack(2011)在 *JAMA* 的一篇编辑声明中指出,失眠和睡眠剥夺与所有致死性原因的显著增加相关,也与一些主要的致死主因相关,包括机动车事故和心血管疾病。因此,使用催眠药的风险必须与大众睡眠不足的风险相平衡。大约 3％的人经常服用含有镇静抗组胺药或镇静抗组胺药加温和止痛剂的非处方药。多年来这两种催眠药物的销量逐步上升,但实际上并未加以研究。

因此现在的情况是处方的催眠药逐渐增加,但是这种做法在医生中,特别是在多导睡眠图专家和睡眠专家中不受欢迎。人们会有一些奇怪的印象,许多慢性失眠的患者可以使用苯海拉明,当停止使用有效的催眠药产生觉醒时也使用苯海拉明。虽然现在批准了长期使用艾司佐匹克隆、唑吡坦、雷美替胺,但是由于担心依赖的风险限制了其作为催眠药的广泛使用,即使没有其他更好的替代疗法。

雷美替胺的使用改变了催眠药的使用方法。雷美替胺,一种褪黑激素受体激动剂,没有传统催眠药的易成瘾倾向,并且不是镇静类药物。另外,雷美替胺可能不会像苯二氮䓬类和非苯二氮䓬类催眠药物那样有效地治疗睡眠困难。

当失眠导致患者寻求精神科医生或睡眠障碍专家的帮助时,患者常常主诉睡眠质量很差或完全失眠,但在他们的通宵睡眠记录或从护士、亲属的观察中会发现,他们其实晚上大部分时间在睡觉。医生尝试将失眠患者的入睡时间或实际睡眠时间量化,但往往被证明是没有帮助的。更进一步讲,彻夜不眠的患者对精神科医生来说并不罕见,特别是那些有显著抑郁和焦虑的患者,他们的睡眠特别不安,以至于第二天感到筋疲力尽,声称他们"不能工作"或在现实中被诊断为不能工作。

主诊医生经常看到未经诊断和治疗的失眠患者。两种可治疗的睡眠障碍可以通过医生询问患者或他(她)的床伴来猜测。当床伴指出患者在夜间呼吸停止后发出鼻息声和喘息声,也像打鼾,可能存在睡眠呼吸暂停。患者可能表现出白天嗜睡而不是晚上失眠。不安腿综合征患者对其肢体主观感觉明显不适,通过运动可缓解,像静坐不能一样。在一天中的晚些时候坐立不安的情况更糟糕,因为晚上腿部抽筋像在踢腿,会干扰睡眠或打扰床伴。当腿部运动主要在睡眠中发生并导致夜间觉醒,可诊断为周期性腿部运动障碍。

发作性睡病的一个症状是日间睡觉,对旧的兴奋剂和莫达非尼(Provigil)或阿莫达非尼(Nuvigil)反应良好。

然而,大多数来看精神科医生或精神障碍门诊的失眠患者已经在服药。在这种情况下,需要考虑的临床问题如下:

(1) 是否遗漏了可诊断的特定的睡眠障碍? 是否应该将患者转介到睡眠门诊?

(2) 患者是否开了或自行服用了药物[选择性 5-羟色胺再摄取抑制剂(SSRI类)、支气管扩张剂、咖啡因、可卡因]导致了睡眠问题? 这个问题是否由于躯体疾病(如慢性疼痛、尿频)所致?

(3) 失眠是否由于缺乏治疗或复发的精神障碍所致?

(4) 如果患者已经服用催眠药,并且有效(或无效),药物应继续还是停止? 如果停止用药,需要开始服用新药物吗?

在精神障碍患者中,令人困扰的失眠经常是更复杂的症状的一部分,这些包括运动、心境和其他的昼夜节律紊乱。与抑郁障碍和焦虑障碍相关的继发性失眠比与精神障碍无关的原发性失眠更常见。抑郁患者的典型经验是清晨觉醒和昼夜节律的改变。然而,很多人有明显的入睡困难和维持睡眠困难。非常明显的初始失眠的患者可以分为可以入睡但睡眠质量差和最初几小时失眠但之后能睡得好两种。后者可以从早上 4 点睡到中午。一些非常严重的抑郁障碍患者主诉几乎完全失眠,报告他们自己整夜躺在床上没有睡觉,经常体验烦躁不安和痛苦沉思。

其他精神障碍也可能表现为睡眠障碍。焦虑障碍患者更可能有入睡困难。躁狂或轻躁狂患者可能会通宵不睡,过分地开心活跃或烦躁激越,就像有精神分裂症或精神分裂症样障碍的精神病性症状的患者那样。通常,躁狂患者不一定主诉经历失眠;相反,可能会声称他们不睡太多看起来也与平时的睡眠一样。痴呆患者可能会变得更加混乱,在傍晚(日落)时感到激越,也可能在睡一整天后的夜晚表现出激越。疲劳在日落时经常是一个影响因素。由于主要的压力源使患者非常沮丧(如丧亲之痛、遭到拒绝或躯体创伤)作为急性应激反应的一部分可能会出现失眠。创伤后应激障碍(PTSD)患者往往害怕入睡,因此导致最初的失眠。

所有上面提到的与急性精神障碍相关的失眠,对于它们的治疗可能是相当简单的。失眠作为抑郁障碍的一部分,经常对标准抗抑郁药治疗有反应。事实上,一些更镇静的抗抑郁药(米氮平、阿米替林、多虑平、曲唑酮)即使在没有抑郁时也是有效的催眠药(参见本章后面"有催眠作用的镇静抗组胺药和其他非苯二氮䓬类精神活性药物"部分)。对于那些伴有不良睡眠的抑郁障碍,明智的做法是先用镇静性抗抑郁药(参见第三章"抗抑郁药"),但伴有兴奋作用的抗抑郁药(如安非他酮和氟西汀),通常随着抑郁症状的改善而改善睡眠。普罗替林曾被报告可以有效治疗睡眠呼吸暂停。McLean 医院在一项对超过 100 名抑郁障碍患者服用氟西汀的研究中,我们发现尽管氟西汀有引起失眠和负性影响睡眠结构的副作用,但失眠并不与对氟西汀的不良反应有关。在躁狂和精神分裂症兴奋和激越的案例中,失眠通常对任何一类抗精神病药反应良好,尽管第二代镇静类抗精神病药中的一种(喹硫平)可能作为催眠药在一般性症状改善之前更有效。

因此,最好的方法是使用相应药物治疗失眠背后的精神障碍,而不是先用苯二氮䓬类或其他催眠药物治疗失眠,然后再治疗抑郁或精神病性症状。如果患者服用药物的结果会加剧或导致失眠,那么短期内使用催眠药物或像曲唑酮或米氮平之类的药物可能有效。

原则上,精神科医生可以在不使用催眠药物的情况下管理住院患者或治疗门诊的患者。然而在实践中,生活往往(或似乎)更加复杂。如果患者不上床睡觉或因不睡觉而打扰别人,其他患者、家属和工作人员会变得非常懊恼。通常情况下,最终会给患者处方催眠药以减少住院患者和其他人的痛苦。这样的处方通常是合理的,但也会带来一些问题。第一,催眠药可能不会使患者入睡,而是使患者(不可预知)昏昏沉沉、混沌甚至更激越。第二,长效催眠药(如氟西泮)会让患者第二天昏昏沉沉。第三,当患者习惯于使用催眠药(医生习惯于处方催眠药),患者可能在初始阶段的疾病或住院治疗的压力已经过去之后仍然持续使用数周甚至数月。当最终停止使用催眠药时,可能出现反跳性失眠,很可能重新使用催眠药来控制失眠。(反跳性失眠是停药后不久发生的短暂的睡眠紊乱的恶化。)事实上,用短效催眠药(如三唑仑或酒精),反跳性失眠甚至会在药物摄入 4 小时后出现。这种作用会促使过度用药:有些患者会使用额外的剂量来帮助自己入睡。

另外一个有问题的情况涉及新住院(或到新的精神科医生处就诊)的患者,患者已经完全习惯于服用 10 毫克唑吡坦,3 毫克艾司佐匹克隆或者在睡前服用 30 毫克的替马西泮(已采取药物治疗几个月或几年),但仍主诉睡眠不良。正如所预期的那样,如果停用催眠,药患者会报告睡眠质量更糟。在这种情况下,有两个明显的选择:第一,在治疗主要精神障碍的同时,逐渐减少催眠药的使用,或者在治疗精神障碍的同时继续用药。第二,使人际关系更简单,困境是催眠药可能永远不会停用。一个更复杂的情况是,当患者来到精神科医生处求诊时,已经使用了几种不同类型的精神活性药物,所有的药物都需要停用或改变。在这种情况下,通常是首先不改变催眠药的用量,而是逐渐减少和停用其他药物。这种方法避免了混淆停用催眠药的影响和停用抗抑郁药或抗精神病药的潜在复杂影响。

目前,最广泛地被批准的用于治疗失眠的催眠药的使用指南:短期(使用 3～7 天),对于急性生活压力或昼夜节律变化(如时差或倒班)所致的一过性失眠的短暂治疗。

尽管避免长期使用催眠药是明智的,但长期使用苯二氮䓬类药物的有害性可能低于人们的想象,甚至还可能有一些益处。普遍认为睡眠不足除了导致各种健康问题和增加事故以外,有时还会促使躁狂或抑郁发作。尽管安慰剂对照研究显示催眠药的效应可以持续 24 周,单盲研究显示可以持续长达一年,但是睡眠实验室的现有证据表明催眠药只能被测量出改善几周的睡眠。到目前为止,还没有研究能够明确多长时间可以界定苯二氮䓬类催眠药无效。多年来,许多催眠药的使用者确认催眠药是有帮助的,甚至是在数年内都有效的。也许血药浓度峰值的初始镇静作用提供了一个入睡所需的熟悉的条件反射的线索。也有证据表明,苯二氮䓬类药物会引起患者忘记觉醒期,当患者不再服用苯二氮䓬类药物时,尽管睡眠客观上并没有变差,但患者感觉(回忆)却变差了。当然,也有一些每天使用催眠药几年的患者主诉睡眠不良和日间疲劳以及在停药后仍然持续数月的烦躁不安。

目前的证据表明,三唑仑、唑吡坦、扎来普隆、艾司佐匹克隆在安慰剂对照研究中 4～5 周仍有效(即根据多导睡眠图经测量能够改善睡眠),在单盲研究中 6 个月仍有效。使用其他不那么正式的标准(睡眠的主观或观察者评级)的研究显示长达一年有效。尚没有超出这个范围的数据。自本手册的早期版本开始,睡眠专家似乎对长期使用苯二氮䓬类催眠药的可能的益处更加乐观。然而,药品说明书仍然将这种催眠药使用的时长限制在安慰剂对照研究所支持的疗程范围内。患者有时解释这样的限制意味着,如果用药时间超过医生案头参考书(PDR)中规定的时间,会出现严重的毒性反应。这样的解释似乎并不准确。治疗的早期更容易发生过度镇静、协调不良和记忆问题。严重的行为问题或其他毒性的证据(如在治疗早期的受损的精神运动表现、车祸、老年人的跌倒)是混合的和不确定的(Buysse 和 Dorsey,2002)。

(一) 行为疗法

睡眠卫生的建议往往对原发性和继发性失眠患者都是有用的(参见下文)。然而,继发于其他疾病的失眠不太可能仅仅依靠改善睡眠卫生来解决。因此,重要的是先识别,然后治疗基础疾病。

睡眠卫生建议如下所述。

a. 只在有困意时睡觉;

b. 如果你 20 分钟内无法入睡,起来做点事情直到有睡意;

c. 不要小睡;

d. 每天同一时间起床和上床睡觉;

e. 睡前至少 4 小时内避免锻炼;

f. 养成规律性睡眠的习惯;

g. 只使用自己的床睡觉或进行性生活;

h. 睡前至少 4 小时远离咖啡因、尼古丁和酒精;

i. 睡前 4 小时不吃过多的、辛辣的或油腻的食物;

j. 确保床和卧室安静、舒适;

　　k. 利用阳光来设定你的生物钟。

　　认知行为疗法是长期应对原发性失眠最有效的方法之一。更多经过临床和科学验证(非药物)的失眠治疗方法如下所述。

① 刺激控制疗法(睡眠卫生)。患者要学会只有睡眠(或性生活)时才在床上，当他(她)不能快速入睡时就要马上起床，以避免将床和卧室与令人懊恼的不眠之夜联系起来。

② 睡眠限制疗法。逐步减少患者在床上的时间(禁止白天小睡)，直到他(她)80%～90%的时间都是睡着的才允许他(她)上床。

③ 持续正压气道通气疗法(CPAP)(针对睡眠呼吸暂停的患者)。患者需要戴一个可给予咽部轻微的持续的正性气压的面罩，从而避免发生窒息。

④ 光照疗法。那些睡眠充足但在白天或夜晚的错误时间睡觉的患者，可通过光照来重新设定睡眠-觉醒节律。

　　显然，行为疗法需要患者的参与和合作，最好由睡眠专家来指导。

(二)药物治疗

　　在过去的30年里，研发更有效的催眠药的努力主要聚焦于能够结合至少某种形式的苯二氮䓬受体的化学物质。这些药物是医生希望比替马西泮更快起作用更少，导致清晨的残留作用，不易"被滥用"或"上瘾"，不引起任何多导睡眠图描记的变化，或者只能增加第三期和快速眼动(REM)睡眠。

　　到目前为止，这种半系统的方法已经生产了大量的苯二氮䓬类药物，其中的夸西泮可能被选为苯二氮䓬受体，这三种药物(唑吡坦、扎来普隆、艾司佐匹克隆)作用于苯二氮䓬苯受体，但在化学结构上不是苯二氮䓬类药物。到目前为止，这些药物还没有表现与老的苯二氮䓬类催眠药的明显不同，尽管唑吡坦、艾司佐匹克隆和扎来普隆可能有一些优势：它们不太可能导致反跳性失眠，通过肌肉放松不太可能加剧阻塞性气道问题，在夜间服用也可能有长时间的持续效力。

　　事实上，近几十年来，至少在精神科医生中，进行药物研发是始于其他目的，而最终用于治疗失眠。晚上使用50～200毫克的曲唑酮更频繁地被用于治疗失眠，而不是最初被美国食品和药品管理局(FDA)批准的治疗抑郁的适应证。不幸的是，曲唑酮开始用于失眠只是因为公司的专利即将到期，所以没有系统地或广泛地研究其对睡眠和失眠的作用。不过，有较小规模的研究表明，在大多数患者中，曲唑酮是有效的，并且是耐受性良好的催眠药，且副作用温和(Camargos等，2014；Tanimukai等，2013)。多数临床工作者也认为曲唑酮是有效的。曲唑酮的问题是可能导致使用者早上会有睡意，尽管很罕见，但可能出现阴茎持续勃起症。如果出现对催眠效果的耐受，它也会在数月或数年后才会出现。药物没有已知的滥用倾向和明确的戒断症状。曲唑酮是一种强力的$5\text{-}HT_2$受体拮抗剂，效果与其他药物(诸如抗抑郁药米氮平和第二代抗精神病药如奥氮平、喹硫平)一样好。的确，25～100毫克/天低剂量的喹硫平已成为心境和人格障碍患者常用的催眠药。

正在发展新一代的 5-HT$_2$ 拮抗剂的催眠药。其中,依利色林发展得最好。睡前服用 1 毫克或 5 毫克依利色林会减少睡眠潜伏期和夜间觉醒的次数。此剂量的主要副作用是口干。目前尚不清楚与低剂量的曲唑酮相比这些剂量的利色林是否有优势。

老的三环类抗抑郁药(TCA 类)中,阿米替林、丙咪嗪、多虑平、三甲丙咪嗪和去甲替林是效果良好的催眠药,虽然对它们的研究还很少。Katz 等(1991),在美国国立精神卫生研究院(NIMH)的一份抑郁协作研究报告中指出,服用阿米替林的前 2 周睡眠评分明显改善,但其催眠作用并不意味着其在治疗抑郁方面的整体改善。三甲丙咪嗪似乎是唯一可以促进睡眠但不影响 REM 的潜伏期或夜间阴茎肿胀的 TCA。如果不是偶尔会造成早上嗜睡、口干、便秘和体重增加,睡前服用 25~100 毫克的三甲丙咪嗪是理想的催眠药物。有自杀倾向的患者服用会有安全隐患。TCA 治疗失眠中研究最好的是多虑平(Silenor),也是唯一一个获得 FDA 批准的治疗用药。在成人(包括老年人)中,几个大型的多中心对照试验确定了 3~6 毫克/天的多虑平治疗失眠的有效性。与其他 TCA 类相比,多虑平是一个强有力的 H$_1$ 受体拮抗剂,突出了显著的抗毒蕈碱的效果。然而,在 265 名老年慢性失眠患者的四周试验中,6 毫克/天多虑平可以有效维持睡眠,并且没有产生记忆问题或抗胆碱能作用(Lankford 等,2012)。老年人长期使用是否会导致抗毒蕈碱的问题还有待观察。推荐的剂量已经足够低,可以避免这些副作用。与其他 TCA 类相比,多虑平不存在长期使用产生依赖的风险,并且突然停止 6 毫克剂量用药不会发生戒断反应。

自从加巴喷丁被批准用于治疗癫痫,它目前被广泛应用于治疗疼痛、焦虑和失眠。睡前 100~900 毫克剂量非常安全,也许还可以用更高的剂量。它不是通过身体代谢的,过量似乎也很安全,因为肠道吸收一次不会超过 900 毫克。它的滥用倾向有限,但极少数情况下出现了滥用加巴喷丁和普瑞巴林(Schifano,2014)。考虑到滥用倾向低,加巴喷丁有时会作为替代苯二氮䓬类药物用于酒精依赖患者。一项开放的研究发现,在有睡眠障碍的酗酒患者中,加巴喷丁似乎比曲唑酮作为催眠药更有效(Karam-Hage 和 Brower,2003)。此外,尽管经常被神经内科和精神科医生用于治疗失眠,但加巴喷丁没有 FDA 批准的治疗失眠的适应证。

所有这些非苯二氮䓬类药物(以及苯海拉明、褪黑激素和缬草)可能不易被滥用,是治疗失眠相对安全、有效的方法。如果有机构——也许是美国国立卫生研究院或者是加巴喷丁的制药公司——能够进行必要的研究来记录这些药物的潜在安全性和有效性,并且证明确实如此,那么所有在处方中为患者开这些药物的医生会更加心安理得。

二、苯二氮䓬类催眠药

在当今的美国,苯二氮䓬类药物仍然是被最广泛使用的镇静催眠药。尽管大多数苯二氮䓬类药物有催眠功效,截至写作本书时,只有 5 种苯二氮䓬类药物获得了 FDA 批准的催眠的适应证：氟西泮、替马西泮、艾司唑仑、夸西泮和三唑仑。5 种非苯二氮䓬类药物——唑吡坦、扎来普隆、艾司佐匹克隆、多虑平和雷美替胺也都是 FDA 批准的催眠药。

区分这些药物的原则类似于第六章（"抗焦虑药"）中抗焦虑苯二氮䓬类药物的描述：化学结构、药代动力学、吸收及分布（表 7-1）。例如，大多数的苯二氮䓬类催眠药属于不同的结构亚类：2-酮基（氟西泮）、3-羟基（替马西泮）和三唑酮（三唑仑和艾司唑仑）（图 7-1）。

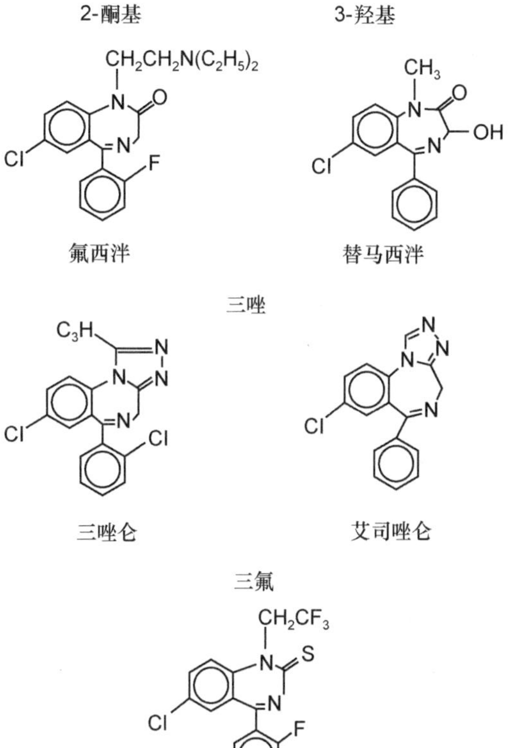

图 7-1 苯二氮䓬类催眠药的化学结构

这些亚类药物的代谢和半衰期对应于抗焦虑药。氟西泮在肝脏中氧化，就像地西泮，半衰期相对较长（40 小时）。它也形成了长效（100 小时）代谢物二烃基氟西泮，也是夸西泮的代谢物。替马西泮在肝脏与葡糖苷酸自由基相结合，有更短的半衰期（8 小时）且无活性代谢物。三唑仑和艾司唑仑会被氧化，但是没有活性代谢物；三唑仑半衰期极短（3～6 小时）（表 7-1），而艾司唑仑更像替马西泮。氟胺安定和三唑仑比替马西泮吸收更快（血药浓度峰值分别为 30 分钟和 20 分钟），替马西泮可能 45～60 分钟之内不能被吸收。吸收缓慢意味着患者服用这个药物后不会迅速入睡。临床工作者应建议患者睡前大约 1 小时服用替马西泮，避免提前发生不适和过早重复服药。

表 7-1　苯二氮䓬类催眠药物

通用名	商品名	剂型和单位剂量	剂量/(毫克/天)	吸收	主要活性代谢物	大致的半衰期/小时
氟西泮	氟胺安定[1]	胶囊：15毫克，30毫克	15～30	中速	hydroxyethylflurazepam 7-氯-5-(2-氟苯基)-1	1 100
替马西泮	替马西泮[1]	胶囊：7.5毫克，15毫克，22.5毫克，30毫克	15～30	中速	无	8
夸西泮	多拉	片剂：15毫克	7.5～15	中速	Oxoquazepam desalkyloxoquazepam	39 73
三唑仑[1]	酣乐欣	片剂：0.125毫克，0.25毫克	0.125～0.5	中速	—	3
艾司唑仑[1]	舒乐安定	片剂：1毫克，2毫克	1～4	中速	—	16

[1] 有仿制药。

在 20 世纪 90 年代早期批准使用苯二氮䓬类催眠药物夸西泮。在化学结构上，它不属于第六章("抗焦虑药")中描述的三种类别中的任何一种。然而，这种药物的药代动力学与氟西泮在同一个范畴，在体内代谢为二烃基氟西泮；药物及其代谢物的半衰期约为 40 小时。在老年患者体内的代谢和移除会放缓。这种模式表明，第二天早上的镇静应该比早期的反跳性失眠更有问题。夸西泮唯一的特点是选择性结合 1 型苯二氮䓬类受体，而氟西泮和其他老的苯二氮䓬类药物会同等地在大脑中与 1 型和 2 型结合。没有证据表明这种特殊的结合属性有特定的临床价值。夸西泮的活性代谢物会与这两个类型受体结合。夸西泮是长效催眠药，可能类似于氟胺安定的临床作用。有 7.5 毫克和 15 毫克的片剂。

镇静苯二氮䓬类药物在体内的扩散相当迅速。事实上，血药浓度峰值的急性形成可能会造成患者用药后入睡非常快速。即使仍有明显的血药浓度水平，峰值下降可能解释了为什么患者会经常醒来。此外，峰值下降情况和患者入睡需要的最高峰值也解释了为什么服用长效苯二氮䓬类催眠药(如氟胺安定)需要夜间剂量。

有些研究人员和临床工作者认为，非长效化合物(如替马西泮或唑吡坦)相较长效药物有很大优势，因为它们在第二天早上之前大部分都会移除。尽管至少有一项研究指出，在跨大西洋的航班上使用三唑仑诱导睡眠和预防时差是安全，但是特别短效的催眠药也会存在问题，尤其是反跳性失眠和顺行性遗忘。一些短效催眠药的反跳性失眠发生在停药后的前两个晚上，并且患者会感觉备受困扰。尽管短效药物出现反跳性失眠十分明显，而长效药物停药后 5～7 天才会出现，可能被误解为再次出现了基础性失眠而非反跳性现象。唑吡坦和扎来普隆较少出现这样的问题。当发生反跳性失眠时，临床工作者应该避免重新使用药物。相反，在几天内安慰患者并使用抗组胺镇静药（如 50 毫克的苯海拉明）、镇静抗抑郁药（如 50～100 毫克的曲唑酮）或加巴喷丁（睡前服用 100 毫克或 300 毫克）数天可能是有益的。如果不起效果，重新使用苯二氮䓬类药物并逐渐减量是另一种可选择的策略。

镇静催眠的苯二氮䓬类药物的副作用类似于相应的抗焦虑药。包括镇静、共济失调、顺行性遗忘、口齿不清和恶心。尽管这些副作用并不特别危险，但如果患者试图开车、驾驶重型机械，镇静可能是一个问题。有不充分的证据表明，更长半衰期的药物第二天会引起临床上重要的认知问题；然而，这一领域还没有得到充分研究。精确的和详细的心理测试通常可以发现服用苯二氮䓬类药物诱导睡眠后的第二天早晨的认知或精神运动功能的损害。真正重要的问题是这些损害是否有临床意义；绝大多数催眠药的使用者第二天并没有注意到行为方面的损害，除非他们有持续的镇静。然而，如前所述，服用三唑仑的患者有明显的顺行性遗忘的报告（"短暂空白"）。事实上，一些为了乘坐跨大西洋航班使用三唑仑的健康人群报告：不记得如何抵达欧洲或不记得第二天做的事情。根据一些服用苯二氮䓬类药物的患者和他们的朋友以及发生短暂空白的同事的描述，在不能回忆的期间患者看似可以进行日常工作。其他苯二氮䓬类药物和唑吡坦、扎来普隆也存在类似的反应。到目前为止，大量发表的研究或 FDA 报告的顺行性遗忘都涉及三唑仑，但是很难判断这种差异是真实的还是由于媒体对三唑仑的广泛报道所致（Bunney 等，1999）。

使用长效苯二氮䓬类药物的一个可能的问题是，多年夜间使用氟胺安定换成等效剂量的替马西泮，患者会明确出现苯二氮䓬类戒断综合征；短效药物不能在两次剂量之间的 24 小时内充分替代长效药物。

除了从药理学的角度解释一种催眠药到另一种的转换，有些患者（大力地）声称劳拉西泮非常有效，而新剂型替马西泮完全不起作用。除了上述情况以外，那些曾经使用过三唑仑或氟胺安定的患者常常拒绝或挑剔唑吡坦、艾司佐匹克隆和扎来普隆。在这些案例中，这些药物与苯二氮䓬类有足够的不同使他们主观上担忧催眠的"效果不佳"，尽管这些药物在那些从未服用过苯二氮䓬类药物的失眠患者中感觉催眠效果很好。这些新药主要是影响睡眠潜伏期，它们能够让患者入睡但不能让他（她）睡足够长的时间。唑吡坦、扎来普隆、艾司佐匹克隆与苯二氮䓬类药物不同的是没有反跳性失眠，但与老的苯二氮䓬类药物相比也有被滥用的可能（Rush 和 Griffths，1996；Rush 等，1999；Victorri-Vigneau 等，2007）。

随着时间的推移（和进一步的研究），这些新的非苯二氮䓬类催眠药看似有效，且相对容易被年轻患者和老年患者耐受。它们的好处是比水合氯醛或戊巴比妥更安全，比苯二氮䓬类药物催眠药更好，比非处方苯海拉明类型的抗组胺药更有效。

本章结束部分将讨论一种最新的天然的能诱导睡眠的激素——褪黑激素和一种古老的草药制剂缬草。

三、非苯二氮䓬类催眠药

唑吡坦、扎来普隆和艾司佐匹克隆这些药物缺乏苯二氮䓬类的化学结构（图 7-2）。然而，这些药物仍然作用于 GABA-A 受体上的 α_1 苯二氮䓬类结合点。

非苯二氮䓬类催眠药缺乏在 α_2 和外围 α_3 的苯二氮䓬类结合点的作用。因此,非苯二氮䓬类催眠药与苯二氮䓬类催眠药相比,不是一个强力的肌松剂和抗惊厥药。这些药物的特定的催眠效果在一些患者中有优势。例如,苯二氮䓬类药物的肌肉松弛特性可能进一步加重有睡眠呼吸暂停的患者的气道阻力。非苯二氮䓬类催眠药则在阻塞性睡眠呼吸暂停的患者中较少产生这个问题。同样地,我们希望患者接受电抽搐治疗(ECT)的前一晚使用非苯二氮䓬类催眠药而不是苯二氮䓬类药物催眠,因为非苯二氮䓬类催眠药较少地提高癫痫发作的阈值。

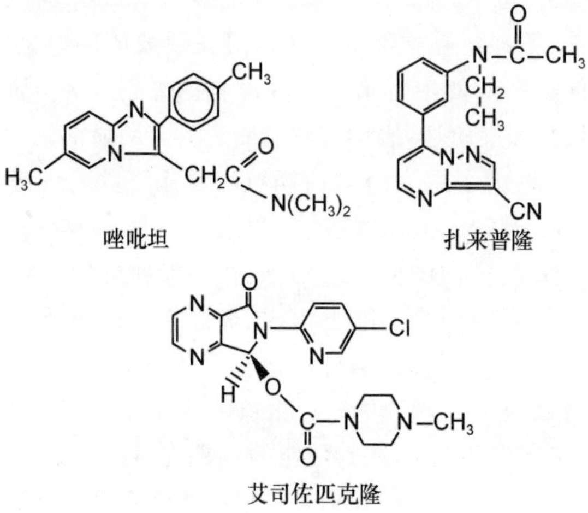

图 7-2　非苯二氮䓬类催眠药唑吡坦、扎来普隆和艾司佐匹克隆的化学结构

非苯二氮䓬类催眠药不像苯二氮䓬类药物易成瘾。目前尚不清楚这个说法是否准确。高剂量的非苯二氮䓬类催眠药可能诱发兴奋(Gelenberg,2000),在全世界的研究中出现了越来越多的依赖和滥用的案例。在科学文献调查中,2003 年只发现了 36 例唑吡坦依赖和 22 例佐匹克隆(与艾司佐匹克隆相关)依赖(Hajak 等,2003)。最近的调查显示,这些药物的依赖和滥用报告可能在上升(Victorri-Vigneau 等,2007)。最终滥用药物(如唑吡坦)的患者中超过半数有先前的物质滥用病史,但是大约 40% 使用此药物是为了催眠,逐渐产生了耐受性,然后开始服用越来越多的此药物。在文献报告中,在一些依赖唑吡坦的失眠患者中可能使用 300 毫克/天或更高的剂量。虽然这些情况似乎是例外,目前尚不清楚非苯二氮䓬类催眠药的潜在的滥用倾向是否显著低于苯二氮䓬类催眠药。

写作本书时,美国最常使用的催眠药是唑吡坦。它可能比苯二氮䓬类催眠药使用得更多,而且有比较便宜的仿制药。尽管所有非苯二氮䓬类催眠药在健康被试中半衰期短(扎来普隆,约 1~2 小时;唑吡坦,2~4 小时;艾司佐匹克隆,4~5 小时),许多患者服用这些药物,特别是唑吡坦和艾司佐匹克隆,能够整晚睡眠。唑吡坦的缓释剂型(唑吡坦缓释剂)与速释剂型的半衰期相同,但吸收更慢,所以可能会导致患者睡得更久。扎来普隆效果较弱,一些患者抱怨无法像服用唑吡坦那样容易入睡或保持睡眠。然而,扎来普隆是唯一可以在半夜服用且在清晨不会嗜睡的催眠药。

艾司佐匹克隆治疗与抑郁有关的失眠的研究相当广泛。至少有 2 个大型多中心试验表明,1~3 毫克的艾司佐匹克隆的确有助于与抑郁有关的失眠,也有助于心境的某些方面(Fava 等,2006;Joffe 等,2010)。也可能是对失眠的治疗在这些患者中改善了心境。

非苯二氮䓬类催眠药最常见的副作用是嗜睡和头晕。其他苯二氮䓬类药物的副作用(如共济失调、口齿不清和遗忘的症状)在非苯二氮䓬类催眠药中不太常见。然而,有研究报告了戒断症状(罕见),包括失眠、肌肉痉挛甚至癫痫发作。

非苯二氮䓬类催眠药空腹服用会更快诱导入睡。唑吡坦通常是在晚上服用 5~10 毫克的剂量。有些患者似乎需要 20 毫克,尽管没有证据表明这比 10 毫克的剂量更有效。但也没有证据表明它会比小剂量用药产生更多的问题。扎来普隆可以在晚上服用 10~20 毫克的剂量。如果患者在半夜醒来,可以再服用 10 毫克。艾司佐匹克隆通常是最初使用 1~2 毫克的剂量来促进入睡,如果 2 毫克不够维持睡眠,则用 3 毫克。在老年人中,推荐的剂量是 1~2 毫克/天。与大多数催眠药不同,在 12 个月治疗失眠的研究中,没有显著的证据证明艾司佐匹克隆有耐受性。

褪黑激素受体激动剂：雷美替胺和他司美琼

虽然褪黑激素已经作为非处方的治疗失眠和睡眠时相障碍的方法多年,但是褪黑激素的补充剂没有被精细和持续地制造。此外,大多数褪黑激素补充剂的功效是从温和的到作用非常小的。雷美替胺(Rozerem)是一种特定的褪黑激素 MT_1/MT_2 受体激动剂,2005 年被美国 FDA 批准为首个非管制类的催眠药。2014 年,第二个 MT_1/MT_2 受体激动剂他司美琼被批准用于治疗完全失明患者的非 24 小时睡眠-觉醒障碍。尽管没有被批准治疗其他形式的失眠,但他司美琼与雷美替胺相比在临床上有相似的概貌。这两种药物似乎都作用在负责睡眠-觉醒周期视交叉上核中的褪黑激素受体。因为它们不作用于苯二氮䓬受体,所以它们与潜在的滥用倾向、反跳性失眠、运动缺陷或慢性阻塞性肺病或阻塞性睡眠呼吸暂停的恶化无关。此外,它们不太可能在老年患者中导致像苯二氮䓬类或非苯二氮䓬类药物所致的混沌和记忆问题。另一方面,两个药物的主要功效是减少睡眠潜伏期或入睡时间,调节睡眠周期;它们在维持睡眠方面的作用弱于标准催眠药(Erman 等,2006;Rajaratnam 等,2009)。对这两种药物的研究表明,与安慰剂相比,它们能够减少入睡时间,在睡眠维持上的功效更温和。这两种药物都有助于与睡眠周期的时相延迟有关的时相转换障碍,例如,时差、老年人失眠、与其他神经精神障碍有关的失眠(Hardeland,2009;McGechan 和 Wellington,2005)。

褪黑激素受体激动剂的主要副作用包括头痛、嗜睡、疲劳、肝酶 ALT 水平温和地增加,但这些通常是轻微的,随着几周的治疗就可以改善。摄入太多高脂肪食物会减少该药吸收,因此应该提醒患者在进食大餐后短时间内不要服药。雷美替胺和他司美琼通过细胞色素 P450(CYP)3A4 和 1A2 代谢,氟伏沙明或酮康唑可能会大大增加血清水平,卡马西平可能会降低血清水平。

处方的褪黑激素受体激动剂与便宜的褪黑激素补充剂相比有怎样的效益,是一个合理的问题。当然,雷美替胺和他司美琼在生产上的一致性显著大于作为非处方食品补充剂的褪黑激素。处方药物的效价可能比非处方的褪黑激素药物好,但这尚未被证明,没有直接比较雷美替胺和他司美琼与非处方褪黑激素的研究报告。尽管如此,褪黑激素受体激动剂在目前可用的、没有滥用倾向的、耐受性良好的催眠药中有独特的地位。在有物质滥用史的患者,老年患者和初始失眠的患者中,在使用其他苯二氮䓬类药物和相关的催眠药之前,褪黑激素受体激动剂值得一试。一般来说,褪黑激素受体激动剂可能不如传统催眠药那样有持续功效,但也不太可能造成伤害。

雷美替胺与他司美琼最好在每天晚上的睡前 30 分钟的同一时间服用。治疗时差的时候,药物可以在达到新时区的前几天需要睡眠的前 30~60 分钟服用,以适应新的昼夜周期。推荐的雷美替胺剂量是 8~16 毫克/天,他司美琼的常用剂量是 20 毫克/天。

四、有催眠作用的镇静抗组胺药和其他非苯二氮䓬类精神活性药物

羟嗪化合物是在治疗焦虑的现有记录中唯一有疗效的抗组胺药。也可用于术前和麻醉后镇静。这些药物有片剂或胶囊剂型,剂量为 10~100 毫克。然而,我们治疗精神障碍患者的临床经验表明,药物不受患者欢迎,在偶尔几次试用中也不是特别有效。它们没有太多副作用,虽然羟嗪和其他抗组胺药有抗胆碱能作用。当用其他抗胆碱能药物、羟嗪和相关化合物时可能引发问题,特别是在高剂量的情况下。其主要价值可能作为拖延有滥用镇静催眠药或苯二氮䓬类药物患者的行为,因为它们不会引起躯体或心理依赖。

苯海拉明(Benadryl)是另一种抗组胺药,有时有镇静或催眠作用。关于它的功效并没有被很好地研究,但是它的镇静功效被许多患者接受。有对照研究表明,苯海拉明有治疗失眠的功效(Rickels 等,1983)。治疗失眠的剂量是 50~100 毫克。非处方苯海拉明的常规剂型是 25 毫克。它是抗胆碱能药物,可用于抗精神病药的急性肌张力反应(参见第四章"抗精神病药")。异丙嗪(非那根)是一个没有抗精神病功效的吩噻嗪类药物,被定位为有镇静功效的抗组胺药。使用 25~100 毫克的剂量作温和的镇静剂是有效的,但它不是主要的精神活性药物。另一种抗组胺药多西拉敏是大多数非处方药物(如 Unisom)的常见成分,被用于镇定或催眠。

几种 TCA 类起到显著抗组胺作用,是很好的催眠药(参见本章前面部分对多虑平的讨论)。曲唑酮作为一种杂环类抗抑郁药也有这样的作用。阿米替林和三甲丙咪嗪的适用剂量是睡前 25~75 毫克,而多虑平也被批准为催眠药,其中等剂量为 3~6 毫克/天。催眠药曲唑酮最好从 25~50 毫克的剂量起始,每次增加 50 毫克,逐渐增加至睡前 200 毫克。在这个剂量范围内可以改善睡眠,但可能在第二天早上出现不良的镇静作用。如果维持稳定的剂量用药 3~5 天,有些患者就不会出现这个副作用;其他患者需要更低剂量,才有希望减少残留作用。有时成人患者空腹服用催眠药曲唑酮,如果他们不马上去睡觉,会因引起体位性低血压而晕倒。

偶尔,老年患者在睡前服用此药,第二天会发生体位性低血压。一些曲唑酮对睡眠的影响和其他意想不到的领域[老年患者用 25 毫克剂量出现激越;以及 PTSD(Bajor 等,2011)]的研究逐渐出现。到目前为止,它仍保持着与其他所有抗精神病药混合使用相对无害的记录,包括 SSRI 类和单胺氧化酶抑制剂(MAOI 类)。甚至有一项研究显示,相对于三唑仑和唑吡坦,使用曲唑酮对有物质滥用病史的患者无欣快作用(Rush 等,1999)。剂量为7.5~15 毫克/天的米氮平也可以是一种有效的催眠药。该药物是一个强有力的 5-羟色胺 2(5-HT$_2$)受体拮抗剂,也有抗组胺药的作用。

加巴喷丁和普瑞巴林可能与曲唑酮治疗失眠一样安全和有效。他们都有潜在的催眠和镇痛的叠加作用,如在大型安慰剂对照研究中所见,对带状疱疹后神经痛患者或糖尿病神经痛患者有效,对那些妨碍睡眠的疼痛状况也有效。剂量的使用是一个问题,睡前服用加巴喷丁的剂量范围是 300~1200 毫克,而普瑞巴林的剂量范围为 150~600 毫克/天。γ-氨基丁酸(GABA)的类似物加巴喷丁和普瑞巴林对精神障碍患者的失眠或焦虑症状的疗效优于主要的心境稳定剂,尽管偶然有双相情感障碍的患者服用加巴喷丁效果良好(参见第五章"心境稳定剂")(Ketter 等,1999)。有一项令人懊恼的报告描述了这种戒断症状(即焦虑、激越和烦躁不安),它们比基线症状更加糟糕(Corá-Locatelli 等,1998),但我们从未观察到或听说过这样的现象。加巴喷丁与其他多种精神活性药物联合使用治疗双相患者时没有不良的相互作用(Chouinard 等,1998)。

很难明确建议使用苯二氮䓬类药物或相关的催眠药,还是曲唑酮、米氮平、加巴喷丁、普加巴林。很明显,有物质滥用倾向的患者服用苯二氮䓬类和相关的药物可能面临更大的依赖风险。显著的焦虑或抑郁患者使用普加巴林或米氮平可能催眠效果更好。相较于其他可能的催眠药,TCA 类服用过量时不太安全,应避免将其作为催眠药使用。

五、其他催眠药

在 20 世纪 40 年代末和 20 世纪 50 年代,人们希望研发出一些比巴比妥类药物更安全有效的催眠药物。不幸的是,这个希望没有实现。研究出的药物与巴比妥类药物一样有许多局限性。

这些药物目前都没有使用水合氯醛(参见图 7-3)(在 2013 年停止使用)。水合氯醛在睡前使用 500~1500 毫克是一种有效和相当安全的催眠药(表 7-2)。早期睡前 500 毫克剂量水平的处方经常不足以产生镇静效果,大多数处方都是 1000 毫克,尤其在年轻的成年患者中。在双盲试验中经常使用其他精神活性药物作为辅助药物,因为它的前提假设是安全和"干净的"。这并非完全是事实,特别是因为在英格兰 20 世纪初水合氯醛曾经被广泛滥用。它的安全窗口非常小,致死剂量约是催眠剂量的 10 倍。水合氯醛会刺激胃。它也常与酒精一同使用成为"蒙汗药"迫使受害者失去知觉。酒精和水合氯醛的代谢物及主要的活性成分三氯乙醇的相互作用能够增加它们的效价。三氯乙醇降低了乙醇的代谢,而乙醇加速了水合氯醛向三氯乙醇的转化(Rall,1993)。由于安全问题且有更好的替代选择,水合氯醛不再允许使用。

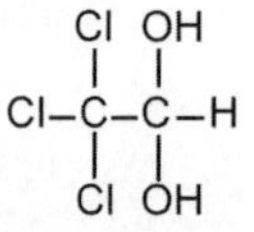

水合氯醛

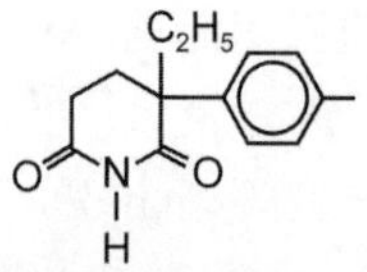

苯乙哌啶酮

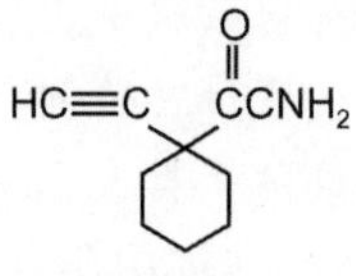

瓦尔米

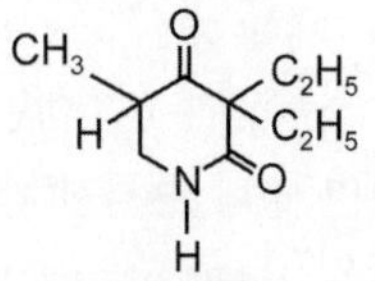

甲乙哌酮

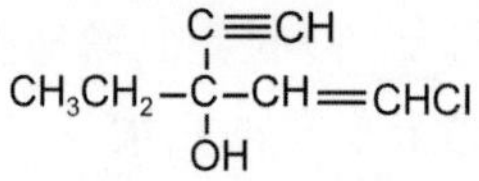

乙氯维诺

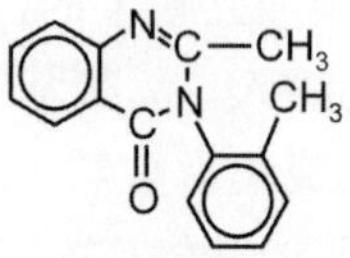

安眠酮

图 7-3　非巴比妥类催眠药的化学结构

巴比妥类药物被用于治疗失眠很多年,但在 20 世纪 60 年代被苯二氮䓬类药物取代。巴比妥类药物虽然有疗效,但治疗指数比苯二氮䓬类药物和相关催眠药低得多,且滥用风险更大。

其他非巴比妥类催眠药,包括苯乙哌啶酮、瓦尔米、甲乙哌酮、乙氯维诺和安眠酮,因为服用巴比妥类药物成瘾的风险和自杀的致命性而逐渐被发展起来。不幸的是,这些药物并没有被证明比想要取代的药物更安全或产生更少的躯体或心理依赖。类似地,在 19 世纪 80 年代,三聚乙醛开始作为催眠药被使用多年。现在三聚乙醛只在治疗癫痫时作为急救药品使用。目前在逻辑上没有任何原因来使用老药,而不是更安全的新药。

表 7-2　其他夜间催眠药物

通用名	商品名	剂型和单位剂量	剂量范围(毫克/天)①
唑吡坦	安必恩②	片剂:5 毫克、10 毫克	5～10
	安必恩-CR	片剂(缓释剂型):6.25 毫克、12.5 毫克	
	Edular	舌下含片:5 毫克、10 毫克	
	Zolpimist	口腔喷雾:5 毫克/喷雾(60 毫升)	
扎来普隆	索纳塔②	胶囊:5 毫克、10 毫克	5～10
右旋佐匹克隆	鲁尼斯塔②	片剂:1 毫克、2 毫克、3 毫克	1～3
雷美替胺	瑞美替昂	片剂:8 毫克	8

① 成人剂量。患者可能需要稍高剂量的水合氯醛或乙氯维诺。小儿剂量查阅 Goodman & Gilman's 的最新版本。

② 当与强力的细胞色素 P450 3A4 抑制剂结合时使用较低的剂量(如氟西汀)。

六、双促食素受体拮抗剂

促食素（有时也称为食欲素）是在下丘脑中发现的一种天然的神经肽，在睡眠/觉醒周期、觉醒和食欲中起重要作用。在 20 世纪 90 年代末发现了促食素受体（OxR1 和 OxR2）和一个促食素受体的突变似乎是一种犬发作性睡病的原因。下丘脑中只有约 10000～20000 个分泌促食素的神经元，这些神经元与大脑的很多区域及脊髓相连。因此，促食素通路可能不仅对睡眠有广泛影响，也对心境和食欲有广泛影响。低水平的促食素与抑郁症有关，而高水平的促食素与改善心境有关。因此，促食素受体拮抗剂可能对心境有负性影响。

几种双促食素受体拮抗剂（DORA 类）正在作为催眠药被开发中。第一个获得批准的双促食素受体拮抗剂是苏沃雷生，2014 年被批准用于有入睡困难或维持睡眠困难的成年失眠患者。几个多中心对照的研究结果表明，苏沃雷生的首次服药对提高睡眠效率和减少睡眠潜伏期有效（Herring 等，2012；Michelson 等，2014）。

苏沃雷生主要是通过 CYP 3A 代谢，与 CYP 3A 抑制剂如氟康唑和氟伏沙明相互作用将增加血清水平和副作用。类似地，CYP 3A 的诱导剂（如利福平）会降低苏沃雷生的水平。

已经发现许多与苏沃雷生剂量有关的副作用。其中最常见的是在使用高剂量后第二天会影响驾驶。尽管将剂量提升至 100 毫克/天进行了研究，高剂量使用仍是问题。推荐的剂量是睡前大约 30～60 分钟且觉醒前至少 7 小时服用 10～20 毫克。苏沃雷生不应在半夜服用，因为有残留的日间嗜睡问题。应该提醒患者注意，服用药物后的第二天可能会损害驾驶能力。另一个与剂量相关的副作用是增强自杀观念和抑郁症状。这些副作用可以从促食素拮抗作用中预测到。苏沃雷生的其他副作用包括头痛、头晕、记忆力问题、梦魇和梦游症。苏沃雷生是一种 DEA 控制药的第Ⅳ类药物，说明像服用苯二氮䓬类催眠药的患者一样会有滥用的倾向。此外，如果突然停药可能会发生戒断反应。

在其他催眠药中，双促食素受体拮抗剂（如苏沃雷生）的地位尚不完全清楚。双促食素受体拮抗剂的新机制使得它在其他催眠药无效的情况下有用处。然而，考虑到成本和副作用的概貌，很少首选苏沃雷生。此外，在某些情况下应禁止或谨慎使用苏沃雷生，包括治疗抑郁、自杀的患者和发作性睡病的患者。时间会告诉我们双促食素受体拮抗剂在临床实践中的最佳应用。

七、综合结论

对于那些最近开始失眠但没有明确的原发性躯体、精神或睡眠障碍（如不安腿综合征、睡眠呼吸暂停）的患者，医生在处方药物之前最好首先建议患者改善睡眠卫生习惯。如果改善睡眠卫生习惯失败，假设患者没有物质滥用的病史，医生可以处方少量的短效催眠药（唑吡坦、替马西泮、劳拉西泮），使用最低剂量每 3 天服用一次，使用 4 周。

对于短期缓解失眠,5～10毫克唑吡坦睡前服用的效果通常令人满意,尽管很难证明它是苯二氮䓬样药物中最好的一种。扎来普隆可能比唑吡坦产生更短的催眠效果,但尚未像唑吡坦那样经常被使用。艾司佐匹克隆有个主要的特点——短期使用和长期使用都有效。服用唑吡坦后经常早醒的患者,服用长效镇静药物替马西泮更好。然而,当给患者服用正确的剂量时,任何一种苯二氮䓬类药物都可以起效,尽管氟西泮、夸西泮和氯硝西泮都可能有很长的半衰期并导致早晨镇静或精神运动损害。

对长期失眠的患者来说,如果已经习惯了夜间服用苯二氮䓬类催眠药,可能会出现了躯体依赖,需要在几个月中缓慢地有目的地逐渐减少剂量,而不是在几天或几周内。如果换用非苯二氮䓬类催眠药(如曲唑酮),应该首先在开始减少苯二氮䓬类药物至少两周前加用新催眠药并确保睡眠得以改善。

睡前服用曲唑酮25～50毫克、米氮平7.5～15毫克、多虑平3～6毫克或加巴喷丁100～600毫克可达到与苯二氮䓬类药物一样的效果,并且可以夜间服用而不必担心躯体依赖;但因为这些是"超适应证"应用(除多虑平外,未经FDA批准),应该在病历中记载原因。类似地,有镇静作用的第二代抗精神病药如喹硫平在25～100毫克时可能对失眠的患者有效,包括那些有抑郁或焦虑的患者。然而对很多患者来说,有些药物(如多虑平或喹硫平)的副作用和风险性可能超过它们的益处。非处方药苯那君(苯海拉明)使用2粒25毫克胶囊可能一样有效。值得一提的是,服用曲唑酮的男性患者可能出现罕见的阴茎持续勃起症,应警示其如果持续勃起时间超过4小时要去急诊室寻求帮助(Thompson等,1990)。

除了苯二氮䓬类药物,上述所有药物都可用于有物质滥用病史的患者,尽管这样的患者有时会不理智地、迅速增加药物的剂量。对于非常不稳定的、容易冲动的患者,加巴喷丁或曲唑酮最为安全。另外,长期处于缓解期的酒精滥用的患者来到医生门诊寻求帮助,有棘手的、严重的、未治疗的失眠病史或者有安全的、谨慎的、合理的使用氯硝西泮类催眠药数月或数年,可以继续或开始使用苯二氮䓬样催眠药并持续进行监测,这是安全的做法。

对于那些长期失眠并使用催眠药治疗的患者,他们没有可以诊断的睡眠障碍,需要非催眠药进行治疗,此时应让患者继续服用催眠药,并且评估和治疗现有的任何轴Ⅰ的精神障碍是合理的。一旦患者的病情和医患关系稳定,就应该考虑替代疗法。这些包括换用非苯二氮䓬类催眠药物,缓慢减少原有的催眠药,转介患者到睡眠项目做更特定的诊断和可能的行为治疗或其他非镇静治疗,或做出一个更合理的治疗计划,让患者出于合理的原因(如等待离婚、完成一项重要工作、从躁狂发作中完全恢复)继续服用固定剂量的苯二氮䓬类药物一段时间,如一年。

另一个极端的情况是,那些不顾一切的、极度需要完整睡眠而服用数种大剂量药物(如每晚90毫克替马西泮,加200毫克曲唑酮,再加600毫克加巴喷丁)而几乎无效的患者。我们的经验是转介这类患者到睡眠门诊。由心理治疗师使用认知行为疗法治疗失眠,与长期使用催眠药一样有效,并且没有许多催眠药所致的认知、滥用或跌倒的风险。如果这些睡眠项目失败或没有这样的项目,那么需要告知患者催眠药不是解决问题的方法，服用 90 毫克的替马西泮或者无法工作或者会伤害他们，他们应该逐渐减少睡前服用药物的剂量，同时进行心理治疗，并寻找其他需要治疗的疾病。

参考文献

Backonja M, Beydoun A, Edwards K R, et al. Gabapentin for the symptomatic treatment of painful neuropathy in patients with diabetes mellitus: a randomized controlled trial. JAMA 280(21):1831—1836, 1998 9846777

Bajor L A, Ticlea A N, Osser D N. The Psychopharmacology Algorithm Project at the Harvard South Shore Program: an update on posttraumatic stress disorder. Harv Rev Psychiatry 19 (5):240—258, 2011 21916826

Bunney W E Jr, Azarnoff D L, Brown B W Jr, et al. Report of the Institute of Medicine Committee on the Efficacy and Safety of Halcion. Arch Gen Psychiatry 56 (4): 349—352, 1999 10197830

Buysse D J, Dorsey C M. Current and experimental therapeutics of insomnia, in American College of Neuro-Psychopharmacology: A Fifth Generation of Progress. Edited by Davis JM, Charney D, Coyle J, et al. Philadelphia, PA, Lippincott Williams & Wilkins, 2002, pp 1931—1943

Camargos E F, Louzada L L, Quintas J L, et al. Trazodone improves sleep parameters in Alzheimer disease patients: a randomized, double-blind, and placebo-controlled study (Epub ahead of print). Am J Geriatr Psychiatry (Jan):4, 2014 24495406

Chouinard G, Beauclair L, Bélanger M C. Gabapentin: long-term antianxiety and hypnotic effects in psychiatric patients with comorbid anxiety-related disorders. Can J Psychiatry 43 (3): 305, 1998 9561320

Corá-Locatelli G, Greenberg B D, Martin J D, Murphy D L. Rebound psychiatric and physical symptoms after gabapentin discontinuation (letter). J Clin Psychiatry 59 (3): 131, 1998 9541157

Dement W, Seidel W, Carskadon M, et al. Changes in daytime sleepiness/alertness with nighttime benzodiazepines, in Pharmacology of Benzodiazepines. Edited by Usdin E, Skolnick P, Tallman J F, et al. New York, Macmillan, 1982, pp 219—228

Earley C J, Allen R P. Pergolide and carbidopa/levodopa treatment of the restless legs syndrome and periodic leg movements in sleep in a consecutive series of patients. Sleep 19(10):801—810, 1996 9085489

Edinger J D, Means M K. Cognitive-behavioral therapy for primary insomnia. Clin Psychol Rev 25(5):539—558, 2005 15951083

Ehrenberg B L, Eisensehr I, Corbett K E, et al. Valproate for sleep consolidation in periodic limb movement disorder. J Clin Psychopharmacol 20(5):574—578, 2000 11001243

Elie R, Rüther E, Farr I, et al. Zaleplon Cinical Study Group: Sleep latency is shortened during 4 weeks of treatment with zaleplon, a novel nonbenzodiazepine hypnotic. J Clin Psychiatry 60(8):536—544, 1999 10485636

Erman M, Seiden D, Zammit G, et al. An efficacy, safety, and dose-response study of Ramelteon in patients with chronic primary insomnia. Sleep Med 7(1):17—24, 2006 16309958

Falco M. Methaqualone misuse: foreign experience and United States drug control policy. Int J
    Addict 11(4):597—610, 1976 992915

Fava M, McCall W V, Krystal A, et al. Eszopiclone co-administered with fluoxetine in patients
    with insomnia coexisting with major depressive disorder. Biol Psychiatry 59(11):1052—
    1060, 2006 16581036

Garfinkel D, Laudon M, Nof D, Zisapel N. Improvement of sleep quality in elderly people by
    controlled-release melatonin. Lancet 346(8974):541—544, 1995 7658780

Gelenberg A (ed). Zaleplon: a new nonbenzodiazepine hypnotic. Biological Therapies in Psychia-
    try 23:5—6, 2000

Gillin J C, Byerley W F. Drug therapy: The diagnosis and management of insomnia. N Engl J
    Med 322(4):239—248, 1990 2242104

Gillin J C, Reynolds C F, Shipley J E. Sleep studies in selected adult neuropsychiatric disorders,
    in Psychiatry Update: American Psychiatric Association Annual Review, Vol 4. Edited by
    Hales R E, Frances A J. Washington, DC, American Psychiatric Press, 1985, pp 352—360

Grandner M A, Pack A I. Sleep disorders, public health, and public safety (erratum: 307(4):
    363, 2012) JAMA 306(23):2616—2617, 2011. 22187285

Greenblatt D J, Shader R I, Abernethy D R. Drug therapy: current status of benzodiazepines. N
    Engl J Med 309(6):354—358, 1983a 6135156

Greenblatt D J, Shader R I, Abernethy D R. Drug therapy: current status of benzodiazepines. N
    Engl J Med 309(7):410—416, 1983b 6135990

Hajak G, Müller W E, Wittchen H-U, et al. Abuse and dependence potential for the non-benzo-
    diazepine hypnotics zolpidem and zopiclone: a review of case reports and epidemiological da-
    ta. Addiction 98(10):1371—1378, 2003 14519173

Hardeland R. Tasimelteon, a melatonin receptor agonist for the treatment of insomnia and circa-
    dian rhythm sleep disorders. Curr Opin Investig Drugs 10(7):691—701, 2009 19579175

Hauri P J, Sateia M J. Nonpharmacological treatment of sleep disorders, in Psychiatry Update:
    American Psychiatric Association Annual Review, Vol 4. Edited by Hales R E, Frances A
    J. Washington, DC, American Psychiatric Press, 1985, pp 361—378

Herring W J, Snyder E, Budd K, et al. Orexin receptor antagonism for treatment of insomnia: a
    randomized clinical trial of suvorexant. Neurology 79(23):2265—2274, 2012 23197752

Hertzman P A, Blevins W L, Mayer J, et al. Association of the eosinophilia-myalgia syndrome
    with the ingestion of tryptophan. N Engl J Med 322(13):869—873, 1990 2314421

Houghton P J. The scientific basis for the reputed activity of Valerian. J Pharm Pharmacol 51
    (5):505—512, 1999 10411208

Hughes R J, Sack R L, Lewy A J. The role of melatonin and circadian phase in age-related sleep-
    maintenance insomnia: assessment in a clinical trial of melatonin replacement. Sleep 21(1):
    52—68, 1998 9485533

Joffe H, Petrillo L, Viguera A, et al. Eszopiclone improves insomnia and depressive and anxious
    symptoms in perimenopausal and postmenopausal women with hot flashes: a randomized,
    double-blinded, placebo-controlled crossover trial. Am J Obstet Gynecol 202(2):171. e1—
    171. e11, 2010

Johnsa J D, Neville M W. Tasimelteon: a melatonin receptor agonist for non-24-hour sleep-wake disorder. Ann Pharmacother 48(12):1636—1641, 2014

Johnson M W, Suess P E, Griffiths R R. Ramelteon: a novel hypnotic lacking abuse liability and sedative adverse effects. Arch Gen Psychiatry 63(10):1149—1157, 2006 17015817

Kales A. Benzodiazepines in the treatment of insomnia, in Pharmacology of Benzodiazepines. Edited by Usdin E, Skolnick P, Tallman J F, et al. New York, Macmillan, 1982, pp 199—217

Kales A. Quazepam: hypnotic efficacy and side effects. Pharmacotherapy 10(1):1—10, discussion 10—12, 1990 1969151

Karam-Hage M, Brower K J. Open pilot study of gabapentin versus trazodone to treat insomnia in alcoholic outpatients. Psychiatry Clin Neurosci 57(5):542—544, 2003 12950711

Katz M M, Koslow S H, Maas J W, et al. The timing, specificity and clinical prediction of tricyclic drug effects in depression. Psychol Med 17(2):297—309, 1987 3299439

Katz M M, Koslow S H, Maas J W, et al. Identifying the specific clinical actions of amitriptyline: interrelationships of behaviour, affect and plasma levels in depression. Psychol Med 21 (3):599—611, 1991 1946849

Ketter T A, Post R M, Theodore W H. Positive and negative psychiatric effects of antiepileptic drugs in patients with seizure disorders. Neurology 53(5)(Suppl 2):S53—S67, 1999 10496235

Krystal A D, Lankford A, Durrence H H, et al. Efficacy and safety of doxepin 3 and 6 mg in a 35-day sleep laboratory trial in adults with chronic primary insomnia. Sleep 34(10):1433—1442, 2011 21966075

Lankford A, Rogowski R, Essink B, et al. Efficacy and safety of doxepin 6mg in a fourweek outpatient trial of elderly adults with chronic primary insomnia. Sleep Med 13(2):133—138, 2012 22197474

Lasagna L. Update to "Over-the-counter hypotics and chronic insomnia in the elderly" (guest editorial, J Clin Psychopharmacol 1995; 15:383—6). J Clin Psychopharmacol 16(2):191, 1996 8690837

McGechan A, Wellington K. Ramelteon. CNS Drugs 19(12):1057—1065 [discussion: 1066—1067], 2005

Melatonin. Med Lett Drugs Ther 37(962):111—112, 1995 7476672

Mendelson W B (ed). Current strategies in the treatment of insomnia. J Clin Psychiatry 53(12) (suppl):1—45, 1992 1531815

Michelson D, Snyder E, Paradis E, et al. Safety and efficacy of suvorexant during 1-year treatment of insomnia with subsequent abrupt treatment discontinuation: a phase 3 randomised, double-blind, placebo-controlled trial. Lancet Neurol 13(5):461—471, 2014 24680372

National Center on Sleep Disorders Research: Insomnia: Assessment and Management in Primary Care (NIH Publ No 98—4088). Washington, DC, National Center on Sleep Disorders Research, 1998

NIH State of the Science Conference statement on Manifestations and Management of Chronic Insomnia in Adults statement. J Clin Sleep Med 1(4):412—421, 2005 17564412

Nishino S, Okuro M. Armodafinil for excessive daytime sleepiness. Drugs Today (Barc) 44(6):

395—414, 2008 18596995

Rajaratnam S M, Polymeropoulos M H, Fisher D M, et al. Melatonin agonist tasimelteon (VEC-162) for transient insomnia after sleep-time shift: two randomised controlled multi-centre trials. Lancet 373(9662):482—491, 2009 19054552

Rall T W. Hypnotics and sedatives, ethanol, in Goodman and Gilman's The Pharmacologic Basis of Therapeutics, 8th Edition. Edited by Gilman A G, Rall T W, Nies A S, et al. New York, McGraw-Hill, 1993, pp 345—382

Regestein Q R. Specific effects of sedative/hypnotic drugs in the treatment of incapacitating chronic insomnia. Am J Med 83(5):909—916, 1987 2445202

Reiter R J, Melchiorri D, Sewerynek E, et al. A review of the evidence supporting melatonin's role as an antioxiant. J Pineal Res 18(1):1—11, 1995 7776173

Reynolds C F, Buysse D J, Kupfer D J. Disordered sleep: developmental and biopsychosocial perspectives on the diagnosis and treatment of persistent insomnia, in Psychopharmacology: The Fourth Generation of Progress. Edited by Bloom FE, Kupfer DJ. New York, Raven, 1995, pp 1617—1629

Rickels K, Morris R J, Newman H, et al. Diphenhydramine in insomnia. J Clin Psychiatry 23: 235—242, 1983

Rickels K, Ginsberg J, Morris R J, et al. Doxylamine succinate in insomniac family practice patients: a double-blind study. Current Therapeutic Research 35:532—540, 1984

Roffwarg H, Erman M. Evaluation and diagnosis of the sleep disorders: implications for psychiatry and other clinical specialties, in Psychiatry Update: American Psychiatric Association Annual Review, Vol 4. Edited by Hales R E, Frances A J. Washington, DC, American Psychiatric Press, 1985, pp 294—328

Roth T, Seiden D, Sainati S, et al. Effects of ramelteon on patient-reported sleep latency in older adults with chronic insomnia. Sleep Med 7(4):312—318, 2006 16709464

Rowbotham M, Harden N, Stacey B, et al. Gabapentin for the treatment of postherpetic neuralgia: a randomized controlled trial. JAMA 280(21):1837—1842, 1998 9846778

Rush C R, Griffiths R R. Zolpidem, triazolam, and temazepam: behavioral and subjectrated effects in normal volunteers. J Clin Psychopharmacol 16(2):146—157, 1996 8690830

Rush C R, Baker R W, Wright K. Acute behavioral effects and abuse potential of trazodone, zolpidem and triazolam in humans. Psychopharmacology (Berl) 144(3):220—233, 1999 10435388

Scharf M B, Mayleben D W, Kaffeman M, et al. Dose response effects of zolpidem in normal geriatric subjects. J Clin Psychiatry 52(2):77—83, 1991 1993640

Schifano F. Misuse and abuse of pregabalin and gabapentin: cause for concern? CNS Drugs 28 (6):491—496, 2014 24760436

Schneider-Helmert D. Why low-dose benzodiazepine-dependent insomniacs can't escape their sleeping pills. Acta Psychiatr Scand 78(6):706—711, 1988 2906215

Seidel W F, Roth T, Roehrs T, et al. Treatment of a 12-hour shift of sleep schedule with benzodiazepines. Science 224(4654):1262—1264, 1984 6729454

Shamir E, Laudon M, Barak Y, et al. Melatonin improves sleep quality of patients with chronic schizophrenia. J Clin Psychiatry 61(5):373—377, 2000 10847313

Sun H, Kennedy W P, Wilbraham D, et al. Effects of suvorexant, an orexin receptor antagonist, on sleep parameters as measured by polysomnography in healthy men. Sleep 36(2): 259—267, 2013 23372274

Tanimukai H, Murai T, Okazaki N, et al. An observational study of insomnia and nightmare treated with trazodone in patients with advanced cancer. Am J Hosp Palliat Care 30(4): 359—362, 2013 22777411

Thompson J W Jr, Ware M R, Blashfield R K. Psychotropic medication and priapism: a comprehensive review. J Clin Psychiatry 51(10):430—433, 1990 2211542

Victorri-Vigneau C, Dailly E, Veyrac G, Jolliet P. Evidence of zolpidem abuse and dependence: results of the French Centre for Evaluation and Information on Pharmacodependence (CEIP) network survey. Br J Clin Pharmacol 64(2):198—209, 2007 17324242

Wang M Y, Wang S Y, Tsai P S. Cognitive behavioural therapy for primary insomnia: a systematic review. J Adv Nurs 50(5):553—564, 2005 15882372

Wong A H, Smith M, Boon H S. Herbal remedies in psychiatric practice. Arch Gen Psychiatry 55(11):1033—1044, 1998 9819073

Zhdanova I V, Lynch H J, Wurtman R J. Melatonin: a sleep-promoting hormone. Sleep 20 (10):899—907, 1997 9415953

第八章 兴奋剂与其他速效药

像所有其他临床精神药理学的药物分类一样,兴奋剂这一术语涵盖了一系列药物,部分兴奋剂之间的药物作用会有重叠,兴奋剂可能对治疗一些疾病、综合征或症状有帮助(表 8-1)。在这里和别处一样,我们没有整理药物疗效与综合征一对一的关系。

表 8-1 兴奋剂:名称、剂型和单位剂量

通用名	商品名	剂型和单位剂量
右旋苯丙胺[1]	迪西卷分时溶解长效胶囊(缓释剂型)	胶囊:5 毫克,10 毫克,15 毫克
	速释剂型	2.5 毫克,7.5 毫克,15 毫克,20 毫克,30 毫克
苯丙胺/右旋苯丙胺[1,2]	阿德拉	片剂:5 毫克,7.5 毫克,10 毫克,12.5 毫克,15 毫克,20 毫克,30 毫克
	阿德拉 XR	胶囊:5 毫克,10 毫克,15 毫克,20 毫克,25 毫克,30 毫克
D-甲基苯丙胺[1]	Desoxyn	片剂:5 毫克
哌甲酯[1]	利他林	片剂:5 毫克,10 毫克,20 毫克
	甲木质	片剂,咀嚼片:2.5 毫克,5 毫克,10 毫克 口服液:5 毫克/5 毫升,10 毫克/5 毫升(500 毫升)
	甲木质 ER	片剂:10 毫克,20 毫克
	利他林 SR	片剂:20 毫克
	利他林 LA	胶囊:10 毫克,20 毫克,30 毫克,40 毫克
	Metadate ER	片剂:20 毫克
	Metadate CD	胶囊:10 毫克,20 毫克,30 毫克,40 毫克,50 毫克,60 毫克
	专注达	片剂:18 毫克,27 毫克,36 毫克,54 毫克
	Daytrana	透皮贴片:10 毫克,15 毫克,20 毫克,30 毫克/9 小时[3]
甲酯[1,2]	Focalin	片剂:2.5 毫克,5 毫克,10 毫克
	Focalin XR	胶囊:5 毫克,10 毫克,15 毫克,20 毫克,25 毫克,30 毫克,35 毫克,40 毫克
二甲磺酸赖右苯丙胺	Vyvanse	胶囊:20 毫克,30 毫克,40 毫克,50 毫克,60 毫克,70 毫克
莫达非尼[1]	不夜神	片剂:100 毫克,200 毫克
阿莫达非尼	Nuvigil	片剂:50 毫克,150 毫克,250 毫克
胍法辛缓释剂	Intuniv	片剂:1 毫克,2 毫克,3 毫克,4 毫克

[1] 有仿制药。

[2] 除了缓释剂型以外,有仿制药。

[3] 10 毫克,15 毫克,20 毫克和 30 毫克贴剂的给药速度分别为 1.1 毫克/小时,1.6 毫克/小时,2.2 毫克/小时和 3.3 毫克/小时,体内给药速度是基于 6~12 岁儿科患者 9 小时的外敷期。

　　兴奋剂的概念始于咖啡因,之后 1887 年在德国合成了苯丙胺。然而,苯丙胺的使用没有适应证,到 20 世纪 30 年代几乎被遗忘。另一种兴奋剂是在 20 世纪 30 年代从中国草药中提取的麻黄素。麻黄素可以引起欣快感、交感神经激越和警觉性提高。麻黄素是用于治疗哮喘的药物,从未试验过对注意缺陷/多动障碍(ADHD)、肥胖或者我们所知的发作性睡病的疗效。K. K. Chen 用麻黄素合成了一个变种苯丙胺,在 10 年中分离为两个立体异构体,D-苯丙胺(Dexedrine,迪西卷)和 L-苯丙胺。右旋异构体更强力,几乎是当前唯一一个应用于临床的。它可以有效地使儿童集中注意力和/或减少不良行为,这些儿童在如今会被诊断为 ADHD;可以有效地减少困倦(如发作性睡病);还可以有效地缓解由于疲劳所致的行为减少。它也可以降低食欲,已被广泛用于各类减肥药物。近些年来,D-苯丙胺在吸入器中作为感冒药出售,吸入时可以收缩鼻黏膜肿胀。它也被用于治疗抑郁和相关疲乏状态,直到 20 世纪 60 年代通过自我注射引起了它的类似物 D-甲基苯丙胺(冰毒)的广泛滥用,导致美国立法将大部分兴奋剂都归入药物管制局(DEA)的第Ⅱ类物质,如吗啡和强力阿片类。尽管事实上几乎所有滥用的甲基苯丙胺都是非法制造的,而不是从制药公司、药店或医生中获得的,但是仍然做出了这个决定。

　　由于立法的调整,兴奋剂在医学中的使用急剧下降,只被批准用于 ADHD、发作性睡病和肥胖症。哌甲酯(利他林)只在法律变化前销售,比 D-苯丙胺更广泛使用于 ADHD。在过去的几年里,一个"老"药物阿德拉——因为它在 1960 年初在所有老药评估中对治疗肥胖症有疗——重新被用于治疗 ADHD。阿德拉包含三种 D-苯丙胺的盐类和一种 L-苯丙胺。到目前为止,还没有比较阿德拉与 D-苯丙胺或哌甲酯在治疗 ADHD 方面的研究,但它似乎在任何情况下总是与 D-苯丙胺盐类一样有效。阿德拉有不同单位剂量的片剂(参见表 8-1);与相同剂量的 D-苯丙胺相比,它的效力可能略低,但药效持续时间可能更长。到 2001 年为止,它已经占领了 33%的市场份额(Rosak,2001)。阿德拉的一种长效形式阿德拉 XR,在早上服用 10~30 毫克/天可以持续 10 小时。

　　D-甲基苯丙胺作为 Desoxyn 可以从 Recordati Rare Disease 获得速效剂型。Wender 认为其缓释剂型的持续作用时间优于目前的利他林 XR(20 毫克的剂型)或迪西卷胶囊。后两者在第一或第二个小时释放出大部分兴奋剂,且可能没有预期的长效作用。现在有更新的、更长效的哌甲酯和苯丙胺。其中一个长效药物,专注达,是哌甲酯的长效剂式,药效可持续 12 小时,于 2000 年 7 月发布,可用剂量为 18 毫克、27 毫克、36 毫克、54 毫克。它看起来是真正的长效药物。

　　在过去的 10 年里出现了许多新的兴奋剂的剂型选择,Lawrence Greenhill 博士于 2001 年在美国儿童青少年精神医学学会年会上,在《精神病学新闻》杂志中报告了这些药物的相关研究(Rosak,2001)。哌甲酯有老的熟悉的速释剂型,外消旋 d,l-哌甲酯对 ADHD 症状的有效作用时间可持续 3~4 个小时,l-哌甲酯缓释剂(利他林 SR)已问世多年,在起效和持续时间上都弱于利他林速释剂型。诺华制药公司是利他林和利他林 SR 的制造商,开发了利他林 LA(长效),并设计为每次剂量的一半快速释放而另一半缓慢释放。然而,诺华也获得了纯 d-哌甲酯(盐酸右哌甲酯缓释胶囊），是外消旋利他林效力的 2 倍——2.5 毫克的盐酸右哌甲酯缓释胶囊相当于 5 毫克的 d,l-哌甲酯。d 异构体在统计学上甚至比 2 倍剂量的 d,l-哌甲酯更有效。

选择多了后可能会引起选择困难，希尔泰克制药公司生产了一种长效哌甲酯（盐酸哌甲酯），与专注达的 12 小时药效相比，它可产生大约 8 小时的药效。都比利他林 SR 和盐酸右哌甲酯缓释胶囊有"更好"的持续时间。此外，最近另一家公司开发了一种哌甲酯透皮贴片（Daytrana）。

阿德拉 XR 快速释放混合的苯丙胺代谢物的一半，再缓慢释放另一半，它们都是从像迪西卷分时溶解长效胶囊里使用的含有这些药物的小珠子里释放。这些小珠子可以从胶囊中取出，撒在苹果酱中吞食（但不能咀嚼）。

二甲磺酸赖右苯丙胺（Vyvanse）标志着另一种方法：一天一次的剂量。二甲磺酸赖右苯丙胺是一种药物前体，能够代谢为右旋苯丙胺。在 ADHD 的研究中，每天早上服用 30~70 毫克的剂量效果可持续一天。二甲磺酸赖右苯丙胺作为辅助治疗重性抑郁障碍的Ⅲ期试验在 2014 年报告，二甲磺酸赖右苯丙胺与安慰剂没有差别。

所有这些长效制剂如果被打碎就会失去长效作用。专注达片剂或它的残留物有时会出现在服药者的粪便中。

所有这些设计的最初想法是避免学校学生中午服药的尴尬，使学校护士的工作变得复杂或药物落入他人手中。一些患有 ADHD 的儿童需要持续服药才能完成家庭作业或在晚上进行其他活动。这些不同剂型的药物允许医生调整药物的剂量来满足患者的需要或降低副作用。如果患者晚餐食欲不振或失眠，他/她就不能服用像专注达这样的 12 小时的兴奋剂。

一个方法是用每日 2 次或 3 次的 d,l-哌甲酯或 D-苯丙胺的剂量，然后用适当的长效药物来替换这些多次服用的药物。

阿德拉在 ADHD 有 5 小时的作用时间，而阿德拉 XR 可以作用约 10 小时。

并不是所有兴奋剂都以相同的方式发挥作用。哌甲酯、D-安非他命和可卡因都能增加多巴胺释放到突触后间隙。D-安非他命也能影响突触前受体，而哌甲酯则不是这样。

临床工作者有使用 D-苯丙胺、哌甲酯和几种厌食剂如芬特明的多年经验。有时，不明原因地，患者使用一种药物的反应很好而对另一种药物没有反应。在精神医学实践中使用兴奋剂有许多的文献回顾（Chiarello 和 Cole，1987；Heal 等，2013；Satel 和 Nelson，1989）。还应该指出的是，在医院的药店里，对于不能服用片剂的患者可以使用肠道给药的栓剂。

1998 年年末，莫达非尼（Provigil）作为治疗与发作性睡病有关的日间嗜睡药物上市。这种药物已经在法国使用了许多年，没有发现滥用的情况。在一些有物质滥用风险的患者的实验中，据报告它"感觉"像兴奋剂，但比 D-苯丙胺起效慢、药效维持时间长。它似乎没有显著影响任何大脑的受体或生物胺。放射性莫达非尼集中在下丘脑，而传统的兴奋剂则不是这样。所以，我们有另一种非传统的"兴奋剂"。许多研究表明，莫达非尼可能有助于减少与不同疾病如轮班制工作和阻塞性睡眠呼吸暂停有关的疲劳和困倦。此外,前期研究也表明,莫达非尼治疗 ADHD 可能有效。我们小组和其他人的研究表明,添加 100～200 毫克/天剂量的莫达非尼到选择性 5-羟色胺再摄取抑制剂(SSRI)有助于减轻与抑郁有关的疲劳和嗜睡。

莫达非尼 R 型异构体阿莫达非尼,2008 年批准了其与莫达非尼一样的适应证。阿莫达非尼的半衰期比莫达非尼稍长,且有些许不同的副作用概貌。正在探索使用阿莫达非尼治疗除了睡眠障碍以外的几种疾病,包括与肿瘤和双相抑郁有关的疲劳。

目前治疗 ADHD 和发作性睡病(治疗抑郁时)的困难是需要使用苯丙胺维持治疗数年或至少数月,而 DEA 第 II 类药物限制每个处方每次只能使用一个月,这成为医生和患者的负担。

可以看到的是,关于兴奋剂的这一章涵盖了老的兴奋剂的核心适应证——ADHD、发作性睡病和肥胖症——无论它们在人或动物中是否有显著的兴奋作用。单胺氧化酶抑制剂(MAOI 类)也可以包括在这里,但这些药物的主要作用是治疗抑郁,因而在第三章("抗抑郁药")中被讨论。

一、苯丙胺滥用

D-苯丙胺和哌甲酯而不是莫达非尼或阿莫达非尼,被实验动物自发地给自己静脉注射,已知在人类身上也有滥用的倾向。

迄今为止最被滥用的兴奋剂之一是甲基苯丙胺。20 世纪 60 年代花童时期甲基苯丙胺曾被静脉注射很高的剂量,导致一些人被称为"冰毒怪胎",变得严重成瘾。这些人通常在几天内摄入相对大剂量的药物,然后停药 1～2 天,在重新开始前会经历崩溃。口服模式滥用的强烈程度和戏剧性要小一些(Grinspoon 和 Hedblom,1975)。

甲基苯丙胺滥用近年来再度出现。原来的配方被称为"speed"(可卡因加海洛因),是氢氯化物。晶体甲基苯丙胺被称为"ice"(冰毒),在夏威夷和加利福尼亚被广泛滥用。主要是通过吸食,但也用静脉注射,是 20 世纪 60 年代的首选途径。吸食时,它似乎会出现类似可卡因的冲击(迅速愉快的感觉),但愉悦状态持续时间更长。这个效果符合已知的药物动力学:甲基苯丙胺比可卡因代谢更慢。在猴子的试验中,静脉注射可卡因比甲基苯丙胺更易滥用;猴子会更努力工作更长时间来获取可卡因,不断自行注射好几天直到死亡。相比之下,苯丙胺没有这样的强度。

有合理的证据表明,高剂量的 D-苯丙胺,一般高于 80 毫克/天,有时甚至高达 1000～2000 毫克/天,可以产生急性精神病性症状,它类似于偏执型精神分裂症,有时会伴有谵妄和其他传统的毒品所致的精神病性症状体征。这种状况有时被认为是精神分裂症的模型,或者至少是急性偏执型精神病性症状的模型。此外,注射用哌甲酯被作为测试来预测精神分裂症患者精神病复发的风险。这些研究引起了伦理问题,大部分都被叫停了。

尽管莫达非尼和阿莫达非尼是第 IV 类控制药物,但 1998 年上市以来的市场调查很少有滥用的证据。因为莫达非尼与苯丙胺不同,并不影响那些大脑皮层中的调节犒赏机制的多巴胺能系统,所以滥用或依赖其的生理基础更少。该药物的快速撤药或停用一般并不引起戒断症状。然而,小鼠的临床前模型表明反复使用莫达非尼可能使伏隔核变得敏感,在某种程度上促进了依赖(Volkow 等,2009;Wuo-Silva 等,2011)。在可卡因和甲基苯丙胺的滥用者中,已有罕见的莫达非尼滥用的报告,莫达非尼有时还被用于治疗这些障碍。

二、兴奋剂的使用

(一)注意缺陷/多动障碍

除了发作性睡病和肥胖,FDA 目前唯一批准能使用兴奋剂的疾病是 ADHD。在儿童中,这种综合征表现为注意力很短、过度活跃、易怒、社会关系差、冲动性、偶尔狂怒或有攻击性行为、在学校表现不佳、明显无法服从指令或规定。一些有此综合征的儿童的父母也有类似的病史或症状。儿童偶尔有明确证据表明出生时或出生后有中枢神经系统(CNS)损伤;然而,大多数儿童没有"硬性"的可诊断脑损伤或异常的神经系统体征。

在 $70\%\sim80\%$ 有 ADHD 的儿童中,3 种药物中的任何一种在临床应用中都比安慰剂治疗的效果好;30% 显示出明确的、令人印象深刻的临床症状的改善,另有 40% 显示行为的调节可能有重要的临床意义。有时,这些药物使儿童更活跃。在第一个星期的治疗中,儿童经常看起来很压抑甚至是抑郁,很少表现出任何来自药物的欣快感。目前还不清楚这些药物显著减少活动的水平。它们可能是通过改善注意力和更有效地组织行为来发挥作用。偶尔报告儿童有一定程度的生长抑制或体重减轻,但这些通常不是主要问题。(参见第十二章"特定情境下的药物治疗"中对儿童使用兴奋剂的进一步讨论。)

佛蒙特大学的 Huessey(1979);波士顿的 Ratey 等(1994)和 Spencer 等(1995);犹他大学的 Wender 等(1985)确定成人 ADHD 患者的症状与儿童的症状相似,表明兴奋剂疗法对这样的成人也有效。这些药物治疗有反应的儿童很可能被父母记忆为活动过度的孩子。一些在童年期使用兴奋剂治疗有效的个体在成人的生活中可能需要且继续受益于兴奋剂治疗。然而,许多有 ADHD 的儿童,似乎在青春期的某段时间逐渐没有了该疾病的主要表现,尽管他们经常存在注意力集中能力或应对能力受损的残留症状,可能会也可能不会进一步受益于兴奋剂的治疗。这个问题 Volkow 和 Swanson 已经讨论过(2013)。

在治疗儿童或成人 ADHD 中,有趣的和临床上有用的兴奋剂治疗是在达到恰当剂量的一两天内就出现明确和戏剧性的临床效果。有快速临床反应的兴奋剂治疗,比传统抗抑郁药和抗精神病药更具戏剧性,传统药物通常需要几天甚至几周时间才能达到令人满意的临床效果。

在临床实践中,有人格障碍的成人,注意力持续时间短、坐立不安、多动、易激惹、冲动,还有其他相关症状,有时还有物质滥用的病史。治疗这样的个体,使用兴奋剂有伦理方面的问题:当明确了兴奋剂会被滥用时,就不能再使用该药物。但在以下情况下,兴奋剂可以用于有物质滥用病史的患者:

① 兴奋剂曾很显著地改善了功能而不是获得快感(产生兴奋);

② 有良好的治疗关系;

③ 药物可以被密切监测,比如在住院处;

④ 其他方法都失败了;

⑤ 患者的问题严重干扰他/她的生活功能。

所有这些药物都可以被可能滥用兴奋剂的患者使用,一些有 ADHD 的儿童和成人应使用安非他酮、托莫西汀或胍法辛。可乐定也可以给不能使用兴奋剂的患者作为替代药物。也有资料表明,莫达非尼可能对治疗有 ADHD 的儿童和青少年有效。

在有明确的 ADHD 病史的物质滥用者中,包括可卡因成瘾者(Schubiner 等,1995),使用兴奋剂治疗在开放标签的试验中已有记载,但在那些没有 ADHD 病史的可卡因使用者的戒断早期,没有使用兴奋剂治疗的资料;哌甲酯能够促使这样的患者重新使用可卡因。现在有少数的研究使用不同的抗抑郁药(去甲丙咪嗪、苯乙肼、安非他酮、SSRI 类、司立吉林、文拉法辛)治疗儿童和成人 ADHD 患者,在儿童和成人中都有报告。去甲丙咪嗪和安非他酮是记录最好的药物。大多数对照研究结果是阳性的。一些医生相信,至少在儿童中,去甲丙咪嗪往往随着时间的推移会失去其有效性。这些药物最好都从低剂量开始(如去甲丙咪嗪 10 毫克/天、安非他酮[SR]75 毫克/天),这是基于一些 ADHD 患者对低剂量药物有反应而使用较高剂量时会有明显的不良副作用而确定的。

成人 ADHD 存在的问题(或有注意缺陷而没有多动)在过去几年已经受到越来越多的关注。Ratey 等(1994)在临床报告中描述了这样的患者及其对各种药物的治疗反应,Spencer 等(1995)报告在麻省总医院治疗成人 ADHD 患者,哌甲酯的安慰剂对照试验的结果呈阳性。相对于心理社会治疗,兴奋剂治疗儿童 ADHD 的强力效果在联邦政府支持的多中心研究中获得了肯定(Jensen 等,2001)。此外,Klein 等(1997)的研究结果支持了兴奋剂在品行障碍儿童中的治疗效果。

(二) 抑郁

在精神医学中,早期使用苯丙胺的文献中,有许多案例报告了内源性抑郁综合征的患者对外消旋苯丙胺有戏剧性的效果。自 1970 年初以来已完成的少数双盲试验中,有一些证据表明在抑郁的门诊患者中兴奋剂的临床效果。一些研究仅仅是弱阳性的结果,其他大多数是明确的阴性(Satel 和 Nelson,1989)。一些无对照研究和更小的对照研究支持兴奋剂作为治疗抑郁的辅助用药(Trivedi 等,2013)。然而,兴奋剂作为辅助用药治疗重性抑郁最确定的试验都涉及二甲磺酸赖右苯丙胺的使用。在两项多中心随机对照试验中,每个都有超过 300 名的患者,在 2014 年报告二甲磺酸赖右苯丙胺并不优于安慰剂。

考虑到缺乏数据,在重性抑郁障碍早期单独使用兴奋剂治疗可能是不合理的。然而,对一系列标准抗抑郁药无反应的慢性难治性抑郁患者,兴奋剂偶尔可以很好地缓解症状,常常使患者在长时间内功能正常,且无任何副作用或药物被滥用或误用的迹象。有些患者有明确的植物人症状，其他似乎是非典型的抑郁，还有一些主要症状是疲劳或执行功能障碍。由于抗抑郁药治疗认知症状和疲劳的效果越来越不令人满意，兴奋剂被重新评估来治疗这些特定的症状。

不可能预先知道哪一种抑郁患者将受益于兴奋剂治疗。Rickels 等（1970）建议摄入相对大量的咖啡（每天 4 杯或更多）是良好临床反应的预示，至少对于镁匹莫林来说是这样。作为对照，那些不能容忍咖啡因的患者有时也不能忍受兴奋剂。

然而，根据 McLean 医院的经验，在一项对包括 30 名患者的非正式研究中，患者都是服用处方兴奋剂超过 2 年，一些对兴奋剂反应好的抑郁患者表示不喜欢或避免含咖啡因的饮料。只有 3 名患者的病史显示有儿童期 ADHD，但许多患者有明显的"思维障碍"（在工作上或学校中难以有效组织思维和发挥功能）。几乎所有患者都有严重抑郁，有几个存在暴食。除了那 3 名患者以外，所有患者都在 2～30 年间持续受益于兴奋剂治疗。

3 名效果不佳的患者的情况概括如下：一个是 20 年来使用很高剂量的兴奋剂，最初是为了减肥但反而体重猛增，最后进行了胃分流手术。他的职业生涯受到了负面影响成为家庭的灾难而导致了抑郁，从另一个州转诊到了 McLean 医院。另一个患者是从童年期起有明确的 ADHD 症状的专业人士，未经过兴奋剂治疗而取得了学业成功，最终服用哌甲酯 80～120 毫克/天，矛盾的是，导致了疲劳和无法从事专业活动。第三个患者在 10 年里反应良好，之后开始体验到婚姻的压力，并发展出偏执型的轻躁狂与抑郁交替的症状。每次重新使用兴奋剂来缓解她的慢性抑郁都导致她因偏执型兴奋而住院。

这 3 名效果不佳的患者必须与那些治疗中其他患者的显著的症状改善和功能改进相平衡。许多人在长达 15 年的跟踪中都持续受益（Cole 等，1993）。

兴奋剂在处理那些被抑郁严重损害功能的个体的危机管理中有作用，他们的生命状况如果不能在几天内恢复则会迅速恶化。在这种情况下，当功能被损害到可能被解雇或被退学，值得开始尝试莫达非尼、哌甲酯、D-苯丙胺或阿德拉来帮助患者度过危机。此时，弱的半兴奋剂如安非他酮不太可能迅速见效。莫达非尼或阿莫达非尼，有较好的副作用概貌，对于许多患者来说是一个不错的选择。然而，截止到写作本书时，它们对任何精神障碍的适应证都没有获得批准，保险公司也不愿为它们赔付。目前，D-苯丙胺的仿制药很便宜且比哌甲酯作用更强。患者可以首先在早上服用 D-苯丙胺 5 毫克，随后每天早上增加 5 毫克的剂量，直到患者感觉更好或者体验到不愉快的刺激。患者在这个过程中应进行日常检查。如果早晨的剂量有帮助，4～6 小时后应第二次服用同等剂量。如果 D-苯丙胺有不快的效果应该停用，并尝试哌甲酯 10 毫克（老年人或高血压患者服用 5 毫克）。阿德拉是苯丙胺盐的混合物，它的初始剂量是 10 毫克。也可以将 D-苯丙胺剂量提升至 20 毫克/天或 30 毫克/天，或使用两倍剂量的哌甲酯观察是否有反应。

对于特定的患者来说，给其他精神科医生推荐兴奋剂治疗的主要问题是患者可能在几周内服用了无效的剂量（如初始剂量 5～10 毫克每天一次或两次），最终因缺乏效果而停药。在成人精神障碍患者中，使用兴奋剂需要密切的——几乎每天——监测,至少也要通过电话,以便主诊医生确定所给药物的剂量是否有效。如果没有任何阳性或阴性的结果,剂量应稳定增加直到发生改变——相当于 40 毫克/天的 D-苯丙胺或 80 毫克/天哌甲酯。这种给药方法不常使用,也许是因为担心药物的滥用(在精神障碍患者中不常见),或因为精神科医生习惯使用药物 7～30 天后再做出改变,所以当使用不熟悉的快速作用的药物如 D-苯丙胺时也不改变他们的开药习惯。

有些患者最初对兴奋剂药物反应很好,然后快速产生耐药性直到所有效果都消失,还有其他患者在数月甚至数年间可受益于低剂量的兴奋剂治疗。其他患者在服用部分或全部兴奋剂时可能感到焦虑、激越和不愉快的"怪异感"。如果要停用药物,可以逐渐减量或突然停止。可能出现一些反弹性抑郁(参见第十一章"物质使用障碍的药物治疗")。有明显的心境紊乱病史的患者可能需要住院治疗。

D-苯丙胺有 5 毫克、10 毫克、15 毫克的胶囊(缓释剂型)。甲基苯丙胺(Desoxyn)有 5 毫克片剂。阿德拉有 5 毫克、7.5 毫克、10 毫克、12.5 毫克、15 毫克、20 毫克和 30 毫克片剂,与相同剂量的右旋苯丙胺等效。

哌甲酯有 20 毫克的缓释剂型。更好的是,事实上几种兴奋剂的长效制剂最近已经上市或现在正在开发中(参见本章前面的讨论部分)。其中一种专注达,有 18 毫克、27 毫克、36 毫克、54 毫克的 12 小时缓释片剂。几年前,在许多社区中越来越普遍使用哌甲酯令人担忧,关于它是否被过度使用已经引起了相当多的争论。

一些抑郁患者倾向于服用 D-苯丙胺或哌甲酯的普通片剂,一天服用一次的人群在增加,即使每天需要服用 30～60 毫克。这类患者感觉不到刺激或快感,但至少在 24 小时内可缓解抑郁。其他患者倾向于一天服用数次速释剂型,在第一次剂量作用消退时服用下一次。一些患者不喜欢这种开关效应,喜欢用缓释剂型。

过去几十年 D-苯丙胺和哌甲酯只有单一剂型,现在有几种不同的作用时间和剂型的缓释剂。有几种药物被设计用来避免 ADHD 儿童在中午服用第二次剂量,这很容易让老师或同学在学校发现儿童的"问题"。最近的变异型"贴片"可以绕过口服的方式,类似于使用"创可贴"的方法。目前判断这些剂型比已有的剂型更好或更坏还为时过早。我们建议初始使用普通的速释剂型,来调整药物的治疗反应(放学后有能力学习)或避免副作用(即神经性厌食或早期失眠)。

(三) 获得性免疫缺陷综合征

AIDS 患者经常有一个混合的抑郁、疲劳、难以起始活动的表现,也许是一种形式的运动不能(参见第十二章"特定情境下的药物治疗")。这类患者可能有艾滋病的 CNS 合并证,包括基底神经节萎缩。标准的三环类抗抑郁药(TCA 类)可能或不能被耐受,但担心这类药物会导致更严重的记忆问题或谵妄。哌甲酯看似可广泛用于治疗这类患者且结果良好,尽管关于这种使用的资料很少。患者可从服用低剂量(如 5 毫克每天 2 次)开始,滴定到可以缓解症状而不会引起副作用的水平。随着疾病的进展,剂量需要逐渐增加。波士顿当地专家给我们的印象是哌甲酯治疗 AIDS 相关的抑郁、迟钝和混乱就像左旋多巴治疗帕金森病一样——一种因大脑改变而需要的替代疗法。当然,这个想法是纯粹的推理。此外,大多数兴奋剂的厌食作用可能在治疗 HIV 相关的疾病中是一个问题。与蛋白酶抑制剂和抗反逆转录病毒药物如利托那韦的相互作用在理论上是可能的。

　　一直在探索莫达非尼和阿莫达非尼替代兴奋剂治疗与 HIV 相关的疲劳。例如,在一个双盲、随机对照试验中,接受阿莫达非尼治疗的 HIV 患者比接受安慰剂的患者更可能报告能量增加和良好的心境(Rabkin 等,2010,2011)。莫达非尼和阿莫达非尼与右旋苯丙胺相比,引起 HIV 患者体重减轻的可能性较小。然而,因为莫达非尼和阿莫达非尼是 CYP 3A4 的底物和诱导剂,这些药物与蛋白酶抑制剂、整合酶抑制剂、非核苷逆转录酶抑制剂(NNRTIs)同时使用可能导致 HIV 药物的血药浓度降低。因此,如果同时服用莫达非尼或阿莫达非尼需要监测这些药物的血药浓度。

(四)暴食障碍

　　DSM-5 的一个新类别暴食障碍(BED)是用来区别与贪食不同的没有清除行为的反复暴食。据报告,在Ⅲ期多中心试验中二甲磺酸赖右苯丙胺(Vyvanse)明显比安慰剂对 BED 更有效。2015 年 1 月,二甲磺酸赖右苯丙胺获得了 FDA 批准的治疗成人 BED 的适应证。它是获得批准的第一个治疗 BED 的药物。二甲磺酸赖右苯丙胺用于治疗 BED 从 30 毫克/天起始,如果能耐受则将剂量增加至 50 毫克/天或 70 毫克/天。

(五)其他躯体疾病

　　现在有越来越多的案例记录了在综合医院病房中使用兴奋剂来治疗患者。这些患者有各种不同的严重的抑郁和疲劳,使他们无法配合必要的治疗,体重迅速下降。在这种情况下,标准的抗抑郁药不能快速起效。兴奋剂大约有 50% 的概率可以快速起效。因此,兴奋剂在这种情况下更常使用且看似是安全的(Wallace 等,1995)。

三、联合用药

　　哌甲酯和 D-苯丙胺药物的组合都会与实验动物体内的丙咪嗪相互作用,来加强它们对愉悦中枢的电刺激的反应。这种增强作用是药代动力学的一部分,在某种意义上,兴奋剂和 TCA 会互相干扰彼此的代谢,导致彼此的血药浓度升高。这个特性有时会被应用于临床,当在 TCA 治疗早期加用哌甲酯会加速反应。如果患者使用哌甲酯加上丙咪嗪出现改善,则不可能知道临床治疗反应是由于:① 哌甲酯的单独作用;② 长期服用丙咪嗪;③ 哌甲酯使丙咪嗪血药浓度升高;④ 两种药物真正的联合效应。一般来说,我们不推荐这种联合用药的方法(参见第九章"难治性障碍的增效策略")。兴奋剂被用来抵抗抑郁患者中继发于 SSRI 治疗的无力。此时,SSRI 的血浆浓度可能升高。

　　直觉上,兴奋剂与 MAOI 的联合使用在临床是危险的,因为添加兴奋剂可能引发高血压危象。然而,我们知道一些患者自行添加镁匹莫林、哌甲酯或 D-苯丙胺来逆转 MAOI 诱发的镇静或缺少临床反应,他们声称主观上感觉良好并且对血压无明显影响。在文献中,有关于这样的患者的描述。我们看到了苯丙醇胺或伪麻黄碱添加到 MAOI 中所致的高血压危象,但到目前为止我们还没有遇到兴奋剂与 MAOI 联合使用所致的高血压危象。在一般的临床实践中,我们不推荐兴奋剂-MAOI 的联合使用;然而,这样的联合使用可以谨慎地用于对抗 MAOI 所致的低血压(参见第三章"抗抑郁药"),我们还用它来逆转 MAOI 所致的日间镇静,到目前为止还没有副作用发生。

四、精神病性症状

　　20 世纪 30 年代和 40 年代的老文献中,外消旋苯丙胺、D-苯丙胺、哌甲酯被用于治疗当时被称为慢性精神分裂症患者的结果是混合的:有些患者单独给予兴奋剂就有改善,有些则显示没有变化,有些甚至恶化了。然而,最近的单剂量静脉注射哌甲酯能够使不吸毒的急性躁狂或精神分裂症的患者的精神病性症状加重,但对于缓解期的患者有轻度的兴奋作用。Angrist 等(1980)和 Robinson 等(1991)的研究表明,慢性精神分裂症门诊的患者中,用单剂量兴奋剂后加重了精神病性症状导致精神障碍复发的患者,多于使用兴奋剂治疗没有出现恶化的患者。Lieberman 等(1994)的其他研究也支持这个发现,单剂量哌甲酯使精神病性症状加重,可以预测在稳定的患者中,如果抗精神病药剂量减少或停止的高复发风险。因为可能使患者病情恶化的伦理问题,这种类型的研究在近年来极具争议。

　　最常见的是,使用兴奋剂治疗精神分裂症试图改善该障碍的阴性和认知症状。在第四章的描述中,抗精神病药最适合治疗阳性症状。然而,精神分裂症的阴性和认知症状最能干扰患者的职业和人际功能(Tsang 等,2010)。莫达非尼、哌甲酯、苯丙胺、阿莫达非尼在治疗阴性和认知症状时有中等的效应(Lindenmayer 等,2013;Saavedra-Velez 等,2009)。在精神分裂症患者中与使用这些药物有关的主要风险是加重精神病性症状。即使风险看起来很小,目前也没有足够的证据表明收益大于风险。

五、兴奋剂的使用与滥用

　　我们偶尔见到患者使用处方兴奋剂多年,可以较好地治疗抑郁、疲劳或行为紊乱,而医生考虑到滥用的风险而经常停止使用这些药物。这种患者往往对许多传统 TCA 类治疗没有反应,且多年烦躁不安,无法正常发挥功能。当使用兴奋剂时,这些患者往往能够在长时间内做得很好。很难知道是否这些人(很少有 ADHD 的病史)真的有独特的对兴奋剂治疗有反应的障碍或是存在兴奋剂依赖。在任何一种情况下,当服用兴奋剂时应对良好且感觉舒服,服用低到中度剂量的处方药也没有发生耐受性,此时应该继续使用兴奋剂。如果医生对给这类患者继续处方兴奋剂感到不安,应该寻求临床药理学家会诊,后者可能在临床和伦理方面提供支持。

当然还存在更难的问题。当患者回忆使用 D-苯丙胺让他感觉"更好",但实际上不足以让他完成他的研究生课程,甚至没有足够的动机支付看精神科医生的费用,该怎么办?那些使用大量抗抑郁药都失败的患者,因限制饮食和用药风险而拒绝尝试 MAOI,该怎么办?他们应该被强迫试用 MAOI 且失败后再使用兴奋剂吗?对于那些表现差强人意有轻度偏执的、未经诊断的严重耳痛的年轻雇员,购买了非法的兴奋剂来缓解疼痛,该怎么办?兴奋剂并不能改善他的功能,也不会让他变得更偏执——兴奋剂只会让他感觉更好。长期非常抑郁的女人只有每天服用 200 毫克的哌甲酯才会感觉更好,该怎么办?当兴奋剂可以明显改善功能或至少能缓解无法忍受的痛苦时,我们处方兴奋剂会感到很舒心。如果他/她在过去已经有服用兴奋剂得到改善的经历,我们不会强迫患者尝试 MAOI,但这些都是我们个人的判断。

总之,我们认为有用的速效兴奋剂在美国成人精神障碍的实践中尚未充分使用。它们并不总是有作用或有帮助,但是当它们起作用时可以是非常有效的。目前还不清楚安非他酮是否在某些方面类似于兴奋剂或其他新药,而在哪些方面不是(参见第三章"抗抑郁药"),我们将提供更安全、更少可能被滥用的药物来帮助那些只对标准的传统的兴奋剂有反应的精神障碍患者。

六、托莫西汀

托莫西汀是纯粹的去甲肾上腺素再摄取阻滞剂,它是 FDA 批准的治疗儿童和成人 ADHD 的药物。它似乎没有潜在的滥用倾向,并且已被证明治疗儿童和青少年以及成人 ADHD 患者的效果显著优于安慰剂。它与其他抗抑郁药一样有黑框警告的增加自杀的风险。在 Spencer 等(1998)的一项小样本的成人研究中报告药物明显优于安慰剂。平均剂量为 76 毫克/天。随后,又有几个成人的阳性试验结果被报告(Michelson 等,2003)。类似地,该药物已经在一个儿童和青少年的大样本实验中被证明有效(Michelson 等,2002)(参见第十二章"特定情境下的药物治疗")。托莫西汀似乎在改善注意力方面强于控制多动。相对于兴奋剂的作用,托莫西汀对 ADHD 的作用也是逐渐发生的。兴奋剂倾向于有更快的效应。

成人每日剂量为 40~100 毫克,儿童每日剂量大约为 1.2 毫克/千克,不能超过 1.4 毫克/千克或 100 毫克,哪一种计算方法的剂量更少就使用哪一种。在儿童中,主要副作用是食欲不振和肠胃不适,在成人中则是胃肠不适、体位性低血压和失眠。相对于老的兴奋剂,托莫西汀的用量必须缓慢增加,以避免躯体副作用。

七、胍法辛

2009 年,胍法辛的缓释剂型成为继托莫西汀之后第二个被批准用于治疗 ADHD 的非兴奋剂药物。胍法辛是一个老的药物,历史上用于降血压,但现在很少使用这个适应证。药物是选择性的 α_{2A} 拮抗剂,它治疗儿童和青少年 ADHD 的有效性在两个随机的、对照的、固定剂量的试验中得到了确认。两个试验中儿童的年龄为 6~17 岁。其中一个试验评估服用胍法辛 2~4 毫克/天的剂量 8 周的效果,另一个则服用 1～4 毫克/天的剂量 9 周。这两项研究均使用 ADHD 评估量表 4(ADHD R4)来评估从基线到研究结束的变化。胍法辛在所有上述剂量上,在 ADHD R4 的评分的改进都优于安慰剂。有趣的是,似乎治疗反应与剂量相关,高剂量更有效但比低剂量有更多副作用。还没有或尚未完成对兴奋剂或盐酸托莫西汀的对比研究,所以目前尚不清楚胍法辛是否比其他药物的疗效更有优势。

胍法辛的副作用可以通过它的 α 肾上腺素能效应来预期:嗜睡、镇静、低血压/眩晕、心动过缓、口干、腹痛、便秘。约 33% 用胍法辛治疗的儿童经历了镇静/嗜睡,而约 12% 的使用安慰剂的儿童有这些症状。镇静是停药最常见的原因。大约 6% 的儿童有低血压,1% 有晕厥发作。在急性 ADHD 试验中,胃肠道副作用不是停药的常见原因。

胍法辛通过 CYP3A4 代谢,同时使用抑制剂如酮康唑可以增加其血浆浓度,而使用诱导剂如卡马西平或利福平可能降低血清浓度。

胍法辛缓释剂通常是早晨服用 1 毫克/天。日间镇静可能通过夜间服用胍法辛使患者变好。胍法辛剂量的增加不能超过每周 1 毫克,最多 4 毫克/天。建议在开始治疗时随着剂量的改变监测血压。

胍法辛,是另一种治疗 ADHD 有效的非兴奋剂。我们预测胍法辛作为非控制类药物,也没有导致自杀的黑框警告,会成为治疗 ADHD 的亮点。该药物的心血管问题和镇静作用对临床实践的影响还有待观察。

八、其他速效药

精神药理学主要涉及在治疗抑郁、躁狂、精神病性症状以及最近的痴呆方面的相对有用的复杂的药物的使用——这些药物有复杂的作用机制,需要数天或数周才能完全发挥临床作用。

200 年前,药物治疗主要在收容所中使用,是非常有限和完全不同的。几个世纪以来,阿片类物质被用来治疗暴力或激越的患者。到 19 世纪初,镇静剂——巴比妥类、水合氯醛、三聚乙醛——开始用于治疗兴奋的患者。大麻(19 世纪晚期在写给《英国医学杂志》编辑的信中)被报告在减少夜间激越、漫游的患者中有效。阿扑吗啡和东莨菪碱(Scopolamine)的联合使用在从曼哈顿贝尔维尤精神病院转移到周围几个州立医院的过程中用于"冷冻"患者。

然后出现了几种其他的生物治疗(电抽搐和戊四氮惊厥治疗,持续的睡眠治疗,胰岛素昏迷治疗和精神科手术),它们都是基于在几个患者身上快速显著的临床改善。这些治疗都非常有效但也存在许多问题。

根据我们的了解,兴奋剂——咖啡因、茶碱、可卡因——没有成为收容所的治疗方法,尽管人们怀疑弗洛伊德不是唯一一个探索过可卡因的作用的精神科医生。

20 世纪 30 年代,LSD-25 迅速"侵入"了瑞士药理学家的思想,他们不知不觉地吸收能够引起明显的精神活性作用的少量麦角酸酰二乙氨。同一时期,在中国发现了麻黄素,它可以被置换成 d-苯丙胺。后者在罗德岛布拉德利之家被尝试用于治疗儿童,据说可减少由于放射性脑研究造成的头痛。总而言之,d, l-苯丙胺有

非常明显的立即的良好的行为效应——它很容易在小型双盲法研究中被复制
(Cole,1969)。

最近,四氢大麻酚(Marinol,5 毫克片剂)已经被用于治疗与肿瘤有关的恶心和
呕吐。我们知道为数不多的非肿瘤患者有严重焦虑、恶心和体重下降,在其他疗法
无效时,对 Marinol 有良好的治疗反应。此外,疼痛的、失能的肌张力障碍的患者
在一天 3 次、每次 5 毫克 δ 四氢大麻醇治疗 3 个月后可有效缓解肌痉挛。

兴奋剂是这些药物中被广泛使用的例子。随着时间的推移,人们改变了对这
些药物的态度,从厌恶到最近被儿童和成人 ADHD 患者广泛接受,甚至是使阿德
拉和利他林这些老药被重新制造为各种不同的剂型。

许多静脉注射的潜在的抗抑郁药正在被研究来迅速改善抑郁症状。在第三章
已经讨论了氯胺酮和麻醉剂在治疗抑郁障碍中的使用。一些静脉给药的抗抑郁药
如氯米帕明曾经被探索过,但潜在的副作用包括显著的低血压和心律失常的风险
使这种方法不能用来快速治疗 OCD 和重性抑郁障碍。在一项评估单次静脉注射
4 微克/千克东莨菪碱治疗难治性抑郁障碍的小样本实验中(Drevets 和 Furey,
2010),静脉注射东莨菪碱在第 3 天就可以快速改善抑郁。东莨菪碱的使用似乎比
使用阿片类或氯胺酮在治疗抑郁障碍时的潜在问题更少,因为东莨菪碱不太可能
被滥用或造成呼吸抑制。然而,截止到本书写作时,东莨菪碱的使用尚不完全清
楚,该药物抗毒蕈碱的作用使其对许多患者来说都不适用,即使其疗效可以确定。
到目前为止,东莨菪碱治疗有效的预测因素包括双相抑郁和女性性别。

最后,致幻剂作为治疗方法的研究变得具有可能性,是通过美国食品和药品管
理局(FDA)的程序和态度的改变以及逐渐增多的证据,表明美国西南部使用佩奥
特掌和在巴西使用另一种迷幻剂并没有造成明显的伤害。此外,通过互联网能够
看到,许多网络用户声称单剂量的裸盖菇素就足以终止丛集性头痛的发作。

所有这些治疗方法在某种程度上都可以快速起效,并且在某些方面与社交场
合使用的其他药物相关,如阿片类、可卡因和酒精。酒精甚至曾经在精神医学中作
为处方药。在 20 世纪 70 年代早期,有一个激越的老年职业经理人在 McLean 医
院住院 6 个月期间,医生处方每周的两个晚上两杯马提尼酒来减少他离院与妻子
共进晚餐的焦虑。我们还听说过,在新一代的巴比妥类或苯二氮䓬类药物变得可
用之前,通过胃管给予酒精来成功地治疗歇斯底里瘫痪(或紧张症)。

参考文献

Angrist B, Rotrosen J, Gershon S. Responses to apomorphine, amphetamine, and neuroleptics
　　in schizophrenic subjects. Psychopharmacology (Berl) 67(1):31—38, 1980 6102776

Angrist B, Peselow E, Rubinstein M, et al. Amphetamine response and relapse risk after depot
　　neuroleptic discontinuation. Psychopharmacology (Berl) 85(3):277—283, 1985 2860683

August G J, Raz N, Papanicolaou A C, et al. Fenfluramine treatment in infantile autism: neuro-
　　chemical, electrophysiological, and behavioral effects. J Nerv Ment Dis 172(10):604—612,
　　1984 6384430

Biederman G. Fenfluramine (Pondimin) in autism. Biological Therapies in Psychiatry Newsletter

8:25—28, 1985

Biederman J, Faraone S V. Attention-deficit hyperactivity disorder. Lancet 366(9481):237—248, 2005 16023516

Biederman J, Melmed R D, Patel A, et al. Long-term, open-label extension study of guanfacine extended release in children and adolescents with ADHD. CNS Spectr 13(12):1047—1055, 2008a 19179940

Biederman J, Melmed R D, Patel A, et al. SPD503 Study Group: A randomized, doubleblind, placebo-controlled study of guanfacine extended release in children and adolescents with attention-deficit/hyperactivity disorder (Epub). Pediatrics 121(1):e73—e84, 2008b 18166547

Bodkin J A, Zornberg G L, Lukas S E, Cole J O. Buprenorphine treatment of refractory depression. J Clin Psychopharmacol 15(1):49—57, 1995 7714228

Chiarello R J, Cole J O. The use of psychostimulants in general psychiatry: a reconsideration. Arch Gen Psychiatry 44(3):286—295, 1987 2881528

Cole J O (ed). The amphetamines in psychiatry. Semin Psychiatry 1:128—137, 1969

Cole J O. Drug therapy of adult minimal brain dysfunction, in Psychopharmacology Update. Edited by Cole J O. Lexington, MA, Collamore Press, 1981, pp 69—80

Cole J O, Boling L A, Beake B J. Stimulant drugs: medical needs, alternative-indications and related problems, in Impact of Prescription Drug Diversion Control Systems on Medical Practice and Patient Care (NIDA Monogr No 131). Edited by Cooper J R, Czechowicz D J, Molinari S P. Rockville, MD, National Institute on Drug Abuse, 1993, pp 89—108

Davidoff E, Reifenstein E. Treatment of schizophrenia with sympathomimetic drugs: Benzedrine sulfate. Psychiatr Q 13:127—144, 1939

Drevets W C, Furey M L. Replication of scopolamine's antidepressant efficacy in major depressive disorder: a randomized, placebo-controlled clinical trial. Biol Psychiatry 67(5):432—438, 2010 20074703

Elizur A, Wintner I, Davidson S. The clinical and psychological effects of pemoline in depressed patients—a controlled stuy. Int Pharmacopsychiatry 14(3):127—134, 1979 391753

Ellinwood E H. Amphetamine psychosis: individuals, settings, and sequences, in Current Concepts on Amphetamine Abuse (DHEW Publ No HSM-729085). Edited by Ellinwood E H, Cohen S. Washington, DC, U.S. Government Printing Office, 1972, pp 143—158

Expert Roundtable Highlights. Stimulants and atomoxetine in the treatment of attentiondeficit/hyperactivity disorder. J Clin Psychiatry Monograph 19(1):1—23, 2004

Faraone S V, Glatt S J. Effects of extended-release guanfacine on ADHD symptoms and sedation-related adverse events in children with ADHD. J Atten Disord 13(5):532—538, 2010 19395648

Feighner J P, Herbstein J, Damlouji N. Combined MAOI, TCA, and direct stimulant therapy of treatment-resistant depression. J Clin Psychiatry 46(6):206—209, 1985 3997787

Feldman P E. Ancient psychopharmacotherapy. Bull Menninger Clin 29(5):256—263, 1965 5318413

Fernandez F, Levy J K, Galizzi H. Response of HIV-related depression to psychostimulants: case reports. Hosp Community Psychiatry 39(6):628—631, 1988 3402922

Greenhill L L, Osman B B (eds). Ritalin: Theory and Practice, 2nd Edition. Larchmont, NY,

Mary Ann Liebert, 2000

Grinspoon L, Hedblom P. The Speed Culture: Amphetamine Use and Abuse in America. Cambridge, MA, Harvard University Press, 1975

Heal D J, Smith S L, Gosden J, Nutt D J. Amphetamine, past and present——a pharmacological and clinical perspective. J Psychopharmacol 27(6):479—496, 2013 23539642

Horrigan J P, Barnhill L J. Low-dose amphetamine salts and adult attention-deficit/hyperactivity disorder. J Clin Psychiatry 61(6):414—417, 2000 10901338

Huessey H. Clinical explorations in adult minimal brain dysfunction, in Psychiatric Aspects of Minimal Brain Dysfunction in Adults. Edited by Bellak L. New York, Grune & Stratton, 1979

Hughes C H. Tranquilizer for maniacs. Alienist and Neurologist 32:163—166, 1911

Jackson J G. The hazards of smokable methamphetamine (letter). N Engl J Med 321(13):907, 1989 2770833

Jensen P S, Hinshaw S P, Swanson J M, et al. Findings from the NIMH Multimodal Treatment Study of ADHD (MTA): implications and applications for primary care providers. J Dev Behav Pediatr 22(1):60—73, 2001 11265923

Kaufmann M W, Murray G B, Cassem N H. Use of psychostimulants in medically ill depressed patients. Psychosomatics 23(8):817—819, 1982 7134365

Khajavi D, Farokhnia M, Modabbernia A, et al. Oral scopolamine augmentation in moderate to severe major depressive disorder: a randomized, double-blind, placebo-controlled study. J Clin Psychiatry 73(11):1428—1433, 2012 23146150

Klein R G, Mannuzza S. Hyperactive boys almost grown up, Ⅲ: methylphenidate effects on ultimate height. Arch Gen Psychiatry 45(12):1131—1134, 1988 3058089

Klein R G, Abikoff H, Klass E, et al. Clinical efficacy of methylphenidate in conduct disorder with and without attention deficit hyperactivity disorder. Arch Gen Psychiatry 54(12): 1073—1080, 1997 9400342

Kroft C, Cole J O. Adverse behavioral effects of psychostimulants, in Adverse Effects of Psychotropic Drugs. Edited by Kane JM, Lieberman JA. New York, Guilford, 1992, pp 153—162

Lieberman J A, Alvir J, Geisler S, et al. Methylphenidate response, psychopathology and tardive dyskinesia as predictors of relapse in schizophrenia. Neuropsycho-pharmacology 11(2): 107—118, 1994 7840862

Lindenmayer J P, Nasrallah H, Pucci M, et al. A systematic review of psychostimulant treatment of negative symptoms of schizophrenia: challenges and therapeutic opportunities. Schizophr Res 147(2—3):241—252, 2013 23619055

Mattes J A, Boswell L, Oliver H. Methylphenidate effects on symptoms of attention deficit disorder in adults. Arch Gen Psychiatry 41(11):1059—1063, 1984 6388523

Michelson D, Allen A J, Busner J, et al. Once-daily atomoxetine treatment for children and adolescents with attention deficit hyperactivity disorder: a randomized, placebo-controlled study. Am J Psychiatry 159(11):1896—1901, 2002 12411225

Michelson D, Adler L, Spencer T, et al. Atomoxetine in adults with ADHD: two randomized, placebo-controlled studies. Biol Psychiatry 53(2):112—120, 2003 12547466

Modafinil U S. US Modafinil in Narcolepsy Multicenter Study Group: Randomized trial of

modafinil for the treatment of pathological somnolence in narcolepsy. Ann Neurol 43(1):
88—97, 1998 9450772

The MTA Cooperative Group. Multimodal Treatment Study of Children with ADHD Group: a
14-month randomized clinical trial of treatment strategies for AD/HD. Arch Gen Psychiatry
56:1073—1088, 1999 10591283

Myerson A. The effect of benzedrine sulfate on mood and fatigue in normal and neurotic persons.
AMA Arch Neurol Psychiatry 36:816—822, 1936

Olin J, Masand P. Psychostimulants for depression in hospitalized cancer patients. Psychosomat-
ics 37(1):57—62, 1996 8600496

Rabkin J G, McElhiney M C, Rabkin R, McGrath P J. Modafinil treatment for fatigue in HIV/
AIDS: a randomized placebo-controlled study. J Clin Psychiatry 71 (6): 707—715,
2010 2049284

Rabkin J G, McElhiney M C, Rabkin R. Treatment of HIV-related fatigue with armodafinil: a
placebo-controlled randomized trial. Psychosomatics 52(4):328—336, 2011 2177771

Ratey J, Greenberg M S, Bemporad J R, et al. Unrecognized ADHD in adults. Journal of Child
and Adolescent Psychiatry 2:267—275, 1994

Rickels K, Gordon P E, Gansman D H, et al. Pemoline and methylphenidate in midly depressed
outpatients. Clin Pharmacol Ther 11(5):698—710, 1970 5455633

Ritvo E R, Freeman B J, Yuwiler A, et al. Study of fenfluramine in outpatients with the syn-
drome of autism. J Pediatr 105(5):823—828, 1984 6502317

Robinson D, Jody D, Lieberman J A. Provocative tests with methylphenidate in schizophrenia
and schizophrenia spectrum disorders, in Ritalin: Theory and Patient Management. Edited
by Greenhill L L, Osman B B. New York, Mary Ann Liebert, 1991, pp 309—320

Rosack J. ADHD treatment arsenal increasing rapidly. Psychiatr News 36(24):17, 28, 2001

Saavedra-Velez C, Yusim A, Anbarasan D, Lindenmayer J P. Modafinil as an adjunctive treat-
ment of sedation, negative symptoms, and cognition in schizophrenia: a critical review. J
Clin Psychiatry 70(1):104—112, 2009 19026265

Sallee F R, Lyne A, Wigal T, McGough J J. Long-term safety and efficacy of guanfacine extend-
ed release in children and adolescents with attention-deficit/hyperactivity disorder. J Child
Adolesc Psychopharmacol 19(3):215—226, 2009 19519256

Satel S L, Nelson J C. Stimulants in the treatment of depression: a critical overview. J Clin Psy-
chiatry 50(7):241—249, 1989 2567730

Savage G H. Hyoscyamine, and its uses. J Ment Sci 25:177—184, 1879

Schubiner H, Tzelepis A, Isaacson J H, et al. The dual diagnosis of attention-deficit/hyperactiv-
ity disorder and substance abuse: case reports and literature review. J Clin Psychiatry 56
(4):146—150, 1995 7713853

Shekim W O, Asarnow R F, Hess E, et al. A clinical and demographic profile of a sample of a-
dults with attention deficit hyperactivity disorder, residual state. Compr Psychiatry 31(5):
416—425, 1990 2225800

Spencer T, Wilens T, Biederman J, et al. A double-blind, crossover comparison of methylpheni-
date and placebo in adults with childhood-onset attention-deficit hyperactivity disorder. Arch
Gen Psychiatry 52(6):434—443, 1995 7771913

Spencer T，Biederman J，Wilens T，et al. Effectiveness and tolerability of tomoxetine in adults with attention deficit hyperactivity disorder. Am J Psychiatry 155(5)：693—695，1998 9585725

Spencer T，Biederman J，Wilens T，et al. A large，double-blind，randomized clinical trial of methylphenidate in the treatment of adults with attention-deficit/hyper activity disorder. Biol Psychiatry 57(5)：456—463，2005 15737659

Stoll A，Pillay S，Diamond L，et al. Methylphenidate augmentation of SSRIs：a case series. J Clin Psychopharmacol 57：72—76，1996

Trivedi M H，Cutler A J，Richards C，et al. A randomized controlled trial of the efficacy and safety of lisdexamfetamine dimesylate as augmentation therapy in adults with residual symptoms of major depressive disorder after treatment with escitalopram. J Clin Psychiatry 74 (8)：802—809，2013 24021497

Tsang H W，Leung A Y，Chung R C. Review on vocational predictors：a systematic review of predictors of vocational outcomes among individuals with schizophrenia：an update since 1998. Aust N Z J Psychiatry 44(6)：495—504，2010 20482409

Volkow N D，Swanson J M. Clinical practice：Adult attention deficit-hyperactivity disorder. N Engl J Med 369(20)：1935—1344，2013 24224626

Volkow N D，Fowler J S，Logan J，et al. Effects of modafinil on dopamine and dopamine transporters in the male human brain：clinical implications. JAMA 301(11)：1148—1154，2009 19293415

Wallace A E，Kofoed L L，West A N. Double-blind，placebo-controlled trial of methylphenidate in older，depressed，medically ill patients. Am J Psychiatry 152(6)：929—931，1995 7755127

Wender P H，Reimherr F W，Wood D，Ward M. A controlled study of methylphenidate in the treatment of attention deficit disorder，residual type，in adults. Am J Psychiatry 142(5)：547—552，1985 3885760

Wood D R，Reimherr F W，Wender P H，Johnson G E. Diagnosis and treatment of minimal brain dysfunction in adults：a preliminary report. Arch Gen Psychiatry 33(12)：1453—1460，1976 793563

Wuo-Silva R，Fukushiro D F，Borçoi A R，et al. Addictive potential of modafinil and cross-sensitization with cocaine：a pre-clinical study. Addict Biol 16(4)：565—579，2011 21790900

Young C M，Findling R L. Pemoline and hepatotoxicity. Int Drug Ther Newsl 33(9)：46—47，1998

第九章 难治性障碍的增效策略

临床工作者普遍希望患者对单个药物的治疗有反应。然而，这种治疗反应可能是例外而不是普遍规则。尽管长期以来人们对联合用药（患者接受多种不同类型的药物治疗）存在预期的恐惧，但许多患者确实需要多种药物同时治疗才能获得充分的治疗反应。联合用药的理由很多，其中最常见的理由是，增强一种药物的作用。例如，锂盐联合抗抑郁药来增强抗抑郁药的效果，或者同时使用两种心境稳定剂来减少躁狂。联合用药的第二个常见的理由是治疗疾病的另一个问题。例如，将催眠药加入抗抑郁药中来治疗失眠，或者将兴奋剂加入抗抑郁药中来治疗残留的疲劳。联合用药也常用来减轻特定药物的副作用——例如，将抗帕金森药物加入标准的抗精神病药中。

不幸的是，对于联合治疗的研究远远落后于对单个药物治疗的研究。多年来，无论是制药行业还是美国国立精神卫生研究院（NIMH）都没有动力研究联合用药的作用，除了它们的副作用。然而，近些年来一些制药公司开始寻求联合用药的批准。NIMH 已经资助了几个大型的治疗效力研究，例如在重性抑郁障碍中难治性抑郁的顺序替代治疗（STAR*D）和双相障碍系统性治疗增强项目（STEP-BD），这些都提供了关于最佳联合治疗策略的重要信息。然而，从这些研究中得出的结论是有限的，因为缺少安慰剂组以及它们是开放（非随机的）倾向的对照研究，因此不能在不同的治疗群中产生类似的结果。此外，这些研究倾向于不能使用很多的临床判断，而是随机将患者分到不同的增强策略组，不考虑症状的概貌和病史诊断。临床工作者们将会持续面对使用一种以上药物在个体患者中达到阳性治疗效果的状况，直到我们更多地知道各种不同障碍的生物化学基础以及现在和未来的药物的药理学治疗的范围。

显然，潜在的联合用药策略的数量是巨大的，考虑所有这些药物组合超出了本章所讨论的范围。所以，我们只能聚焦于那些在增强策略中使用的药物联合（表9-1，那些用于治疗副作用的药物已经在前面的章节中被讨论过了）。我们建议临床工作者应该熟悉几种常用的近年来报告的在特定的临床情境下特别有效的联合使用的药物或策略。此外，临床工作者应该熟悉由于药物之间的相互作用或叠加的副作用而带来的问题。

表 9-1　抗抑郁药的潜在增效药物

抗抑郁药	增效药物
三环/四环类	锂盐 甲状腺素补充剂 苯丙胺 SSRI 类

抗抑郁药	增效药物
三环/四环类	单胺前体 MAOI 类
SSRI 类	锂盐 甲状腺素补充剂 TCA 类 曲唑酮 丁螺环酮 心得乐 莫达非尼 兴奋剂 托莫西汀/罗匹尼罗 SGA 类 叶酸 普拉克索/罗匹尼罗 米氮平 安非他酮 拉莫三嗪 D-环丝氨酸
MAOI 类	锂盐 SGA 类 甲状腺素补充剂 TCA 类

注:SGA=第二代抗精神病药;SSRI=选择性 5 羟色胺再摄取抑制剂;MAOI=单胺氧化酶抑制剂;TCA=三环类抗抑郁药。

一、抑郁治疗的增效策略

(一)锂盐-抗抑郁药的联合

锂盐可能是治疗难治性抑郁障碍(TRD)患者时加入抗抑郁药中的被研究最多的增效剂。锂盐的增效研究比治疗难治性抑郁障碍中任何其他增效药物的研究都多。然而,所有这些研究中被试的数量不等同于治疗难治性抑郁障碍中 SGA 使用的被试数量。此外,锂盐是被研究最多的增效剂不等于它是最好的增效剂,也不等于在尝试其他方法之前应该首先使用锂盐。锂盐使用起来也存在一些问题,需要仔细滴定并监测血清水平,而且服用过量可能致死。尽管有许多增效策略,但锂盐仍然是治疗难治性抑郁障碍的重要选择。

锂盐作为一种抗抑郁药已被进行过深入研究。总的来说,这种药物对约 50%的患者有效,建议最好用于治疗男性双相抑郁患者(参见第三章"抗抑郁药"和第五章"心境稳定剂")。DéMontigny 等人(1981)报告将锂盐加入三环类抗抑郁药(TCA)导致那些单独使用 TCA 没有反应的患者在 72 小时之内出现临床症状改善。1986 年之前,锂盐的增效研究通常都是开放标签的研究,结果表明锂盐对于 TCA 类的增效反应率高达 75%。近来,安慰剂对照研究却没有确认这种快速的临床改善或反应率。然而,它们证明了增加锂盐比加入安慰剂更有效。尽管约四分之一的患者在一周之内对锂盐增效治疗有反应,但大多数患者需要 3 周或更长时间才能出现最强的反应。治疗反应通常出现在低剂量(600～1200 毫克/天)且相对低的血清水平上。目前的资料表明血清水平在 0.5～0.8 毫克当量/升时,锂盐对抗抑郁药的增效作用是有效(Bauer 和 Dopfmer,1999)。锂盐的作用机制被认为是能够加强 5-羟色胺的活动,通过增加其生物合成或受体适应。我们的经验是,这种联合用药策略是有益的,特别是在伴有明显的强迫和激越的抑郁患者中效果更好。然而,没有对照资料来支持这种临床印象。Price 等(1983)报告了锂盐能够在有妄想抑郁的患者中,当他们对阿米替林和奋乃静联合治疗无效时有治疗反应。

锂盐似乎也能增强其他抗抑郁药的治疗反应。例如,伴有嗜睡和食欲旺盛(先前被称为"非典型")的双相抑郁患者对锂盐和单胺氧化酶抑制剂(MAOI)反苯环丙胺的联合用药有显著的治疗反应。在一项开放标签的研究中,Price 等(1985)发现在伴有难治性抑郁的 12 个患者中,有 11 个患者对锂盐和反苯环丙胺的联合用药治疗有反应。许多这样的患者对锂盐-TCA 联合治疗无反应。在纽黑文市的一项随访研究中,单相抑郁患者服用去甲丙米嗪和锂盐治疗,可以在不接受药物治疗时比那些服用去甲丙米嗪加安慰剂获得改善的患者,在社区里维持更长时间的缓解(Nierenberg 等,1990)。

许多研究已经证明了锂盐对选择性 5-羟色胺再摄取抑制剂(SSRI 类)的增效作用的有效性。在一项早期报告中,Pope 等(1988)发现锂盐似乎能增强氟西汀的抗抑郁作用。最近的双盲研究已经确认了这个发现(Fava 等,1994;Katona 等,1995)。一些证据表明锂盐对 SSRI 类的增效作用优于对 TCA 类的增效作用。在一项双盲研究中,锂盐能够更有效地增强帕罗西汀的抗抑郁作用优于阿米替林,这些效用在实验的前两周就能出现且持续到实验的第六周。在 STAR*D 研究中,在前两项药物治疗试验无反应的患者中,将锂盐的增效与 L 三碘甲状腺氨酸钠(T3)做了对比(Nirerehberg 等,2006a)。在 STAR*D 的水平(3)上,患者使用不同的抗抑郁药来增效,它们包括西酞普兰、文拉法辛、安非他酮和舍曲林。这两种增效策略的作用都是中等的,在统计学上具有相同的有效性,但锂盐比 T3 更难耐受。实验组中约 16% 的接受锂盐增效的患者获得了缓解,而接受 T3 增效的小组中有约 25% 的患者得到缓解。就像锂盐对 TCA 的增效反应一样,锂盐对 SSRI 最大的增效作用需要充分的锂盐血清水平,以及需要至少 4 周时间(维持治疗的进一步讨论参见第三章)。总的来说,我们期待那些对 TCA 或者 SSRI 无反应的患者,约 50% 在增加锂盐后有治疗反应。

在抑郁的患者中,有某些特征可以预测在他们的抗抑郁药治疗中加入锂盐有治疗反应。抑郁患者如果表现出显著的精神运动迟钝,显著的厌食和体重减轻,低的血清皮质醇水平，那么他们更可能对锂盐的增效治疗有反应（Alvarez等,1997）。

如果要在治疗中加入锂盐，应该以300毫克每天两次持续两天,接下来900毫克/天持续3～4天,再进一步增加到1200毫克/天持续10～14天（Thase等,1998）。血清水平至少应该达到0.5毫克当量/升。如果患者无治疗反应且能够耐受,那么剂量应该逐渐增加直到血清水平达到1.2毫克当量/升。考虑到可能有对治疗反应的双峰分布,一些患者在开始的前两周会有反应而其他人可能需要一个月或更长时间才会有反应,我们不会将增加锂盐的试验视作失败,直到血清水平超过0.5毫克当量/升并持续至少6周,我们倾向于血清水平达到0.6毫克当量/升或者更高。

(二) 甲状腺素补充剂-抗抑郁药的联合

几年前在文献中就存在一个争论：是否甲状腺素（如：在甲状腺素[T4]和T3)与TCA联合使用能加快抗抑郁药的起效。早期对女性的研究表明确实存在这种效果,尽管后来对男性的研究中使用了高剂量的TCA类,却没能确认早期的发现。这种联合使用直到1982年,Goodwin等报告如果每天加入25～50微克的T3(三碘甲状腺氨酸钠)能够使那些对TCA没有反应的患者在7天之内出现临床反应。后续的许多临床报告确认了这一发现,尽管一些临床工作者报告这些反应需要至少14天的联合治疗。在R. T. Joffe等的试验中(1993),在TCA类中加入T3似乎和加入锂盐一样有效,并且这两者都显著优于安慰剂。随后的一项交叉试验显示接受T3增效治疗的患者比锂盐增效治疗的患者更可能出现治疗反应(Spoov和Lahdelma,1998)。先前我们已经回顾了,STAR*D研究发现T3增效与锂盐增效在统计上是相当的(Nierenberg等,2006a)。如果甲状腺素和锂盐的增效在难治性抑郁中都是有帮助的,那么也许锂盐、甲状腺素与抗抑郁药的联合使用会产生叠加效应。不幸的是,Joffe及其同事的研究(2006)并没有发现锂盐和甲状腺素的增效优于单独使用其中一种的增效。MAOI类的甲状腺素增效还没有被深入地研究。

几个案例报告表明,SSRI类的甲状腺素增效也是有效的。例如,R. T. Joffe(1992)发现三碘甲状腺氨酸钠(T3)以每天25～50微克/毫升加入氟西汀可以增强药物的抗抑郁作用并且可以被很好地耐受。许多案例报告表明甲状腺素补充剂能增强SSRI的抗抑郁作用(Crowe等,1990;Gupta等,1991)。在SSRI治疗初始阶段加入T3或在SSRI治疗无效后加入T3,对这一治疗的有效性来说很重要。例如,一项随机对照试验元分析中,在治疗的初始联合T3和SSRI没有发现甲状腺素的增效作用(Papakostas等,2009)。然而,回顾性研究发现在SSRI单药治疗无效后再加入T3,这一策略是有益的(Cooper-Kazaz等,2009)。

这些资料表明甲状腺素补充剂与许多抗抑郁药联合治疗有效。然而,仍然缺少好的研究,目前的研究还存在混合的结果。

T3对抗抑郁药的增效作用的机制尚不确定。一般来说,理论上认为T3通过促进肾上腺素能受体的适应性起作用。然而,Targum等(1984)报告了对T3有治疗反应的患者能够相对增强促甲状腺激素（TSH）对促甲状腺素释放激素（TRH）的反应，表明在这些患者中轻度的甲状腺功能失调可能起到了一定作用。Targum等建议有正常的 TSH 功能但对 TRH 刺激无反应的难治性抑郁障碍患者可能是甲状腺素增效治疗的合适人选。

临床工作者经常思考是否 T4（左甲状腺素）对 TCA 类的增效与 T3 同样有效。T4 在人体内会代谢为 T3。一项双盲对照研究比较了 T4 和 T3 两周的治疗，表明 T3 治疗更有效。然而，因为 T4 具有更长的半衰期，患者可能还没有达到 T4 的稳态，使得该研究的结论仍有疑问（R. T. Joffe 和 Singer，1987）。T3 在一些患者中更有效的可能的解释包括 T4 转变成 T3 的困难或甲状腺素转变到大脑中的困难。资料表明，抑郁障碍患者可能有较低浓度的脑脊液的甲状腺素转运蛋白，这会限制 T4 在大脑中的作用。临床上我们见到过一些对 T4 和抗抑郁药联合治疗无反应的患者，当把 T4 换成 T3 时就产生了治疗反应。偶尔，患者会从加入抗抑郁药的高剂量的 T4 中受益。许多年前，Arthur Prange 团队（Bunevicius 等，1999）报告使用 T4 治疗的患有甲状腺疾病的患者，在增加 T3 后与安慰剂相比会显著地改善心境和认知功能，表明那些个体在大脑中可能有相对的 T3 缺乏。在一项开放标签的研究中，被试持续 8 周平均每天使用 482 微克 T4，结果发现超过 50% 的难治性患者产生了很强的治疗反应（Bauer 等，1998）。尽管在这个试验中副作用并不常见，但是长期使用超过生理剂量的 T4 对一些患者来说可能是一个问题。

我们能够预测哪些患者最适合甲状腺素增效治疗吗？显然，那些甲状腺异常的患者包括亚临床甲状腺功能低下的患者似乎是最适合的人选。有证据表明，轻度甲状腺功能异常的患者（TSH 轻微升高，T3 和 T4 正常）对单独的抗抑郁药较少有反应，但对甲状腺素补充剂增效治疗有反应（Sokolov 等，1997）。年龄超过 50 岁的女性可能因为她们对甲状腺功能低下更敏感，似乎对甲状腺素增效治疗有很强的反应。总的来说，我们认为三碘甲状腺氨酸钠（T3）对有明显的精神运动迟滞的患者有帮助。三碘甲状腺氨酸钠会被患者体验到能量增加以及帮助那些有非典型特征的患者减轻体重。我们偶尔发现三碘甲状腺氨酸钠也能使那些先前使用 TCA 有反应但现在经历复发的患者再次产生治疗反应。最近，Lerer 小组报告对 T3 有治疗反应的患者可以通过较低的 T3 水平，以及是 T3 到 T4 的脱碘转化酶的 SNP 特定等位基因的携带者来确定（Cooper-Kazaz 等，2009）。这项发现需要被重复但可以解释为什么一些患者对甲状腺素增效治疗有显著的反应。在大样本的试验中已经证明，在抗抑郁药治疗初始阶段，加入三碘甲状腺氨酸钠并不优于加入安慰剂（Garlow 等，2012）。

通常情况下，三碘甲状腺氨酸钠（T3）每天 12.5～25 微克起始，剂量每周增加一次，直至 50 微克/天。左甲状腺素钠或左甲状腺素（T4）通常每天 50 微克起始，每周或每两周增加一次，直至 200 微克/天。T3 的充足疗程大概需要 1～4 周，然而因为 T4 有更长的半衰期可能需要 4～8 周。甲状腺素通常能够很好地被耐受，但在有冠心病、高血压或心律失常的患者中应该谨慎使用。如果甲状腺素增效作用导致显著的 TSH 抑制，那么在长期治疗中可能会出现骨头的去矿物质化。然而

Whybrow 小组(1994)发现在接受高剂量 T4 治疗的快速循环的双相患者中没有出现去矿物质化。药物过量偶尔会导致心脏失代偿。如果患者有阳性反应,我们建议继续使用 T3 60 天,然后逐渐按照每 3 天减少 12.5 微克的速度减量。一些患者的症状会重新出现,需要恢复 T3 治疗。我们的一个患者需要重新开始剂量并维持治疗超过一年直到逐渐停药。当该患者服用 T3 时,其甲状腺功能检测结果基本正常。在 T3 逐渐减药后,该患者的 T3 摄取,TSH 和 T4 水平均低于正常水平,但在 2～3 周之内恢复正常。该患者停药后没有立即出现任何与甲状腺功能低下状态有关的损伤。

(三) 雌激素、DHEA 和睾酮与抗抑郁药联合

多年来,雌激素有时被单独使用或与抗抑郁药联合使用来治疗那些绝经后或产后对标准治疗没有反应的女性抑郁患者。研究发现雌激素在一些女性中治疗抑郁是有帮助的,但另一些患者则没有效果。2002 年女性健康研究中有增加乳腺癌、心肌梗死和中风风险的发现导致许多女性放弃了激素替代疗法。然而,雌激素对心境确实会产生作用,一些女性已经明显从这些作用中受益。Coope (1981)发现当单独使用雌激素来治疗围绝经期抑郁时,没有显著的抗抑郁作用。另外,使用高剂量的结合雌激素(5～25 毫克/天)在绝经后的女性中有部分的抗抑郁作用。在这方面的一项研究(Soares 等,2001)发现,透皮贴片 17-β-雌二醇在减轻围绝经期女性的抑郁症状上显著优于安慰剂。这项研究具有合理的样本量(50 名被试)和充分的治疗时间。另一方面,由 Rasgon 及其同事(2007)的一项研究没有发现在舍曲林治疗绝经后抑郁的女性中加入雌激素治疗有太多益处。

雌激素对产后抑郁的疗效也是混合的。一些研究也没能发现其益处。然而,另一研究发现雌激素能有效预防产后反复出现的心境障碍(Sichel 等,1995)。在 Cochrane 的一项回顾研究中,产后服用黄体酮有增加抑郁的风险,而使用雌激素对产后抑郁有中等程度的效应(Dennis 等,2008)。我们的经验是在难治性抑郁的女性患者中单独使用雌激素没有特别的益处。

雌激素与抗抑郁药的联合使用产生了更持续的结果。1985 年的几项研究没能发现联合使用雌激素与 TCA 类在治疗女性抑郁患者中有额外的益处。然而,有案例报告口服避孕药能够加强难治性抑郁患者的抗抑郁药的效应(Sherwin,1991)。此外,与不使用雌激素替代疗法相比,使用雌激素替代疗法的绝经后女性对氟西汀的治疗反应更好(Schneider 等,1997,2001)。

患有心境障碍的女性服用雌激素时应该更加谨慎。在一些双相障碍的女性中,雌激素似乎能诱导快速循环,而黄体酮可能会抑制快速循环。此外,使用雌激素能够增加血栓性静脉炎以及乳腺癌、宫颈癌和子宫癌的风险。不幸的是,黄体酮可能在一些女性中诱发抑郁。雌激素似乎也能增加 TCA 类的生物利用度和血清水平。因此,当加入雌激素治疗时,应该使用较低剂量的 TCA 类。

目前,不推荐常规使用雌激素与抗抑郁药的联合。然而,一些产后或围绝经期

的难治性抑郁的女性患者可能会受益于这种联合。在研究中,雌激素的通常使用剂量是结合雌激素 5～25 毫克/天。然而,长期服用没有拮抗的雌激素治疗轻度抑郁障碍方面的风险太大。

脱氢表雄酮(DHEA)是一种雄激素和雌激素的类固醇前体,已经成为治疗烦躁的非常流行的非处方药物。一些对照研究报告表明每天服用 50～100 毫克的剂量会增强 40～70 岁女性患者躯体和心理的幸福感。一项早期研究发现,服用 DHEA 的剂量为 90 毫克/天时,在增强标准抗抑郁药的效果方面优于安慰剂(Wolkowitz 等,1997)。类似地,有一些证据表明 DHEA 在单独治疗持续性抑郁障碍方面优于安慰剂(Bloch 等,1999)。一些研究发现,DHEA 在治疗中年的(Schmidt 等,2005)和 HIV 相关的抑郁障碍方面也是有效的(Rabkin 等,2006)。

然而,DHEA 的问题是,它不是一种简单的食品补充剂;它是一种来自肾上腺的激素前体。雄激素的作用包括偶尔被报告的不可逆的脱发、多毛症和声音低沉。此外,有担心认为 DHEA 可能加速肿瘤生长,因为许多恶性肿瘤包括乳腺癌、子宫内膜癌和前列腺癌都对激素敏感。收集一些长期使用 DHEA 的安全性数据非常重要。因此,在更进一步的研究完成之前,我们建议谨慎地使用 DHEA。

在一项小型双盲安慰剂对照的试验中,睾酮凝胶治疗男性难治性抑郁有效(Pope 等,2003)。这项 8 周的研究是在低的或边缘性低睾酮水平的男性中进行的。在先前的一项试验中,肌注睾酮没能有别于安慰剂治疗(Seidman 等,2001)。类似地,之后由 Seidman 及其同事在对 SSRI 有阻抗的抑郁障碍患者的一项研究(2005)中显示,肌注睾酮补充剂与肌注安慰剂没有差别。总的来说,睾酮的抗抑郁效果更多地见于性腺机能减退的男性,也许在老年男性或患有与 HIV 相关的抑郁的男性患者中(Zarrouf 等,2009)。在睾酮补充剂的风险中,前列腺癌是最重大的风险,尽管其他雄激素和雌激素浓度的增加在升高患前列腺癌的风险方面大于睾酮(Raynaud,2006)。除了前列腺癌的风险,睾酮补充剂还可能增加患心血管疾病的风险以及睾酮补充剂治疗后胰岛素耐受性的改变。考虑到未知的风险,在抑郁伴睾酮水平正常的男性中不提倡睾酮治疗。

(四)多巴胺激动剂-抗抑郁药的联合

20 世纪 70 年代早期,Wharton 及其同事(1971)报告添加哌甲酯能够通过抑制微粒体在肝脏中的降解来增加 TCA 的血浆水平(类似于抗精神病药的竞争性抑制)。这个方法提供了一种可能,即在不增加 TCA 的剂量的情况下,增加 TCA 的血浆水平。此外,哌甲酯是一种兴奋剂,可能在治疗内源性抑郁导致的无力和精神运动迟滞方面有疗。然而,正如第八章中提到的,我们并不建议通过加入哌甲酯来增加血浆水平,因为较高的 TCA 血浆水平可以通过增加 TCA 的剂量来实现。而且,临床工作者可能因为增加能量的特性而使用哌甲酯,但需记住这也会同时增加 TCA 的血浆水平及其副作用。Fawcett(1991)等人发现在有严重的、难治性抑郁的患者中,将匹莫林或右旋苯丙胺加入到 MAOI 中能使患者得到改善。尽管这种联合用药是安全的且还没有高血压危象,但是大约 1/5 的患者治疗后出现了轻躁狂或躁狂。

传统的兴奋剂似乎在 TRD 同时伴有注意缺陷/多动障碍以及躯体疾病的患者中有治疗作用。兴奋剂在有躯体疾病的患者中能够增强能量和改善注意力,并且是很多类别的抗抑郁药的辅助用药。尽管对于新一代的抗抑郁药的联合研究较少,但是苯丙胺类药物在系列的案例报告中表明能够增强文拉法欣和 SSRI 类的作用。然而,在最近的研究中,二甲磺酸赖右苯丙胺(Vyvanse),一种类型的苯丙胺类药物在治疗难治性抑郁的患者中作为增效剂,与安慰剂没有差别。

多种新型多巴胺激动剂可能在治疗 TRD 中是潜在的增效剂。例如,D₂、D₃ 受体激动剂普拉克索(Mirapex)是 FDA 批准的治疗帕金森病的药物,同时也可用于治疗重性抑郁障碍。在一项研究中,普拉克索与安慰剂的差别类似于氟西汀(Corrigan 等,2000)。我们发现它作为 SSRI 类的一种辅助药物,服用剂量在 1 毫克/天的水平上对一些 TRD 患者有效(DeBattista,1997)。此外,普拉克索似乎对不安腿综合征具有疗效,包括因服用 SSRI 类而加重的不安腿综合征(DeBattista,2000)。近来,在两项小型双盲安慰剂对照的双相抑郁患者的研究中发现普拉克索能改善其抑郁(Goldberg 等,2004;Zarate 等,2004)。在一项开放标签的研究中,我们发现辅助服用罗匹尼罗 3~12 毫克/天的剂量在 72 个对标准抗抑郁药没有充分反应的患者中,使半数患者有治疗反应(DeBattista,2008)。这些发现类似于 Cassano 及其同事(2005)的报告,他们使用罗匹尼罗平均 1 毫克/天的剂量对标准抗抑郁药的增效作用。通常情况下,罗匹尼罗的副作用包括恶心、眩晕和头痛。一些罕见的副作用包括冲动行为,例如,赌博和视幻觉。一般来说,使用低剂量的罗匹尼罗比高剂量更易被耐受,如果其有效性能够被后续的研究证实,那么仅仅使用 1 毫克/天就是合理的增效剂量。

(五) 单胺前体-抗抑郁药的联合

将氨基酸加入抗抑郁药是基于在食物中补充单胺前体可能有助于纠正单胺能系统的缺陷。苯基丙氨酸是多巴胺和去甲肾上腺素的前体;色氨酸最终转变成 5-羟色胺(5-HT)。这些氨基酸与 MAOI 类、TCA 类和 SSRI 类联合在治疗难治性抑郁障碍中获得了不同程度的成功。"纽卡斯尔鸡尾酒"用于治疗难治性抑郁障碍,是氯米帕明或苯乙肼、锂盐和色氨酸的联合(Mongomery,1991)。这是一种有效的联合治疗方案,但也有一些 5-羟色胺综合征的风险。用于增效的色氨酸的剂量在 2~6 克/天。苯基丙氨酸作为一种补充剂的剂量在 0.5~5 克/天。我们认为苯基丙氨酸的增效没有特别的效果。相关策略是使用肌醇,它是细胞内第二信使系统的前体:磷脂酰肌醇(PI)系统。PI 系统在介导锂盐和不同抗抑郁药的作用方面是非常重要的。Levine 等(1995)的一项小型双盲研究表明,6 克每天 2 次的肌醇在治疗重性抑郁方面比安慰剂有效。然而,在后续的研究中,没有发现在增效 SSRI 类方面安慰剂和肌醇的差异(Levine 等,1999)。在双相抑郁的患者中,将

10～15 克肌醇加入到锂盐、丙戊酸钠或卡马西平中，与加入拉莫三嗪或利培酮一样有效（或者无效）（Nierenberg 等，2006b）。然而，在一项小型安慰剂对照试验中，没能证明肌醇对双相抑郁的辅助治疗明确优于安慰剂。事实上，一些被试特别是那些基线易激惹的被试患者，服用肌醇时出现了恶化。该研究的小样本量（N＝17）不能做出肯定的结论。

（六）SSRI 的联合

因为 SSRI 类是目前治疗抑郁障碍最常见的药物，许多潜在的增效药物在治疗 TRD 患者时已经与 SSRI 类联合使用。锂盐和甲状腺素增效通常用于增强 SSRI 的治疗反应，但许多其他药物也可能有效（参见表 9-1）。

目前在临床实践中最常使用的增效药物是安非他酮。许多研究表明安非他酮作为去甲肾上腺素能—多巴胺能药物，可以增强 SSRI 类和文拉法辛的抗抑郁作用（Bodkin 等，1997；Fatemi 等，1999；Kirsch 和 Louie，1999）。我们研究了在 SSRI 类中加入缓释型安非他酮（Wellbutrin SR），相信这是一种方便的和容易耐受的改善抗抑郁药治疗反应的方法（DeBattista 等，2003）。由于现在所有安非他酮的剂型都有仿制药，我们倾向于使用 XL 剂型，因为每天 1 次的剂量方便使用。起始服用安非他酮的剂量是 150 毫克，在治疗的第 2 周结束时剂量达到 300 毫克。当然我们还需要良好的双盲研究来证实这种方法的有效性，因为专利期的终止使得这种研究可能永远都不会完成。最大的开放标签但随机的安非他酮增效实验 STAR*D 发现，在西酞普兰中加入安非他酮在产生缓解水平的治疗反应方面与加入丁螺环酮一样有效（Trivedi 等，2006；参见本书第三章）。然而，如果聚焦于在这项研究中使用的标准抑郁量表（QID-SR-16）的一项绝对改变方面，安非他酮优于丁螺环酮。使用安非他酮后量表分数改变了 25％，而使用丁螺环酮只使分数改变了 17％。安非他酮的目标剂量是 300～400 毫克/天，而丁螺环酮的目标剂量是 45～60 毫克/天。

在治疗抑郁时，使用米氮平来增效 SSRI 类已经被证明对一些患者非常有效。早期研究表明，文拉法辛或 SSRI 加上米氮平在一些 TRD 患者中是有效的且容易被耐受（Carpenter 等，1999，2002）。在 STAR*D 研究中，在连续 3 次治疗抑郁失败的患者中，将米氮平加入到文拉法辛中的效果至少与换成 MAOI 一样有效且能够很好地被耐受（McGrath 等，2006）。不幸的是，这两种治疗对 TRD 患者都只是中等程度的有效。当换成强内心百乐明时仅有 6.9％的患者病情得到缓解，而将米氮平加入文拉法辛时有 13.7％的患者得到缓解。我们发现米氮平的服用剂量在每晚 15～45 毫克时可能比加入曲唑酮对失眠、焦虑和抑郁方面更有效。

在这些有关安非他酮和米氮平的试验后，最近有两项大型研究探索了联合用药是否可以加速治疗反应或缓解病情。其中一项——CoMED 研究——治疗开始时在复发或慢性抑郁患者中，联合使用安非他酮和艾司西酞普兰，单独使用艾司西酞普兰，或者使用服用文拉法辛和米氮平（Rush 等，2011）。这三组患者的治疗反应或缓解方面没有显著的差异。在另一项研究中,治疗开始时米氮平分别与氟西汀、文拉法辛或安非他酮联合使用,并与单独使用氟西汀进行比较。这三种联合用药的效果都比单独使用氟西汀更有效(Blier 等,2010)。

我们报告了一项安慰剂对照研究,在那些单独使用舍曲林无效的患者中,将托莫西汀加入舍曲林。我们发现托莫西汀并不优于安慰剂(Michelson 等,2006)。

莫达非尼是一种治疗发作性睡病的促进觉醒的药物(Ferraro 等,1997)。与兴奋剂相比,它没有潜在的成瘾性和血液动力学副作用。我们发现早晨与 SSRI 同时服用 100～200 毫克的莫达非尼能够很好地被耐受且有助于改善抑郁患者的疲劳和嗜睡(DeBattista 等,2003,2004;Fava 等,2007)。如果该药物是有帮助的,那么在服药的前两周会很快起效。通常情况下,莫达非尼与 SSRI 的联合用药耐受性良好。莫达非尼的副作用,例如头痛、恶心和焦虑通常是轻度的且容易处理。

在动物模型中,氟西汀与去甲丙咪嗪联合使用能够产生突触后-β-肾上腺素能受体的显著的快速的下调(Baron 等,1988),表明这种联合是有效的。一些报告也与这项结果相符(Nelson 和 Price,1995;Weilburg 等,1989)。在一项随机对照试验中,Nelson 及其同事(2004)报告了联合使用去甲丙咪嗪和氟西汀的抑郁住院患者比单独服用其中一种药物的患者,其病情更容易获得缓解。然而,TCA 的使用剂量必须保守,因为 SSRI 类能够通过对细胞色素 P450(CYP)2D6 和其他 CYP 酶的竞争性抑制来减慢 TCA 类在肝脏的降解(参见第三章),这可能导致 TCA 浓度升高以及增加其副作用。如果将 TCA 加入到已经服用 SSRI 治疗的患者中,则 TCA 的起始剂量应为低剂量:25 毫克/天的去甲替林或 50 毫克/天的丙咪嗪,如果能耐受则每 3 天增加 25 毫克,直到达到去甲替林的目标剂量 75 毫克/天或丙咪嗪的目标剂量 150～300 毫克/天。应该密切监测 TCA 的血浆水平,同时需要获得和密切监测心电图。将 SSRI 加入到 TCA 时,我们建议首先逐渐减少 TCA 的剂量直到去甲替林 100 毫克/天或丙米嗪 150 毫克/天,并监测其血浆水平。在剂量减少前后以及开始 SSRI 治疗后都应该监测 TCA 浓度。

在那些服用氟西汀而失眠的患者中使用曲唑酮通常是安全和有效的催眠药。在使用过程中,我们发现在氟西汀中加入曲唑酮后,患者的抑郁症状显著好转。一项研究(Nierenberg 等,1994)发现,在 15 名接受治疗的患者中有 10 名晚间服用 100 毫克的曲唑酮能够缓解氟西汀或安非他酮所致的失眠。曲唑酮 25～300 毫克的剂量对药物所致的失眠有效。关于曲唑酮增效氟西汀的文献很少;在一项研究中(Nierenberg 等,1992),8 名接受治疗的患者中有 3 名使用曲唑酮能够增效氟西汀的作用。曲唑酮和 SSRI 类联合用药通常有效且耐受性良好,但需要进一步的研究。SSRI 类联合那些作用于 5-羟色胺$_{1A}$(5-HT$_{1A}$)受体的药物来增强治疗反应并减少副作用。此外,Nierenberg 和 Keck(1989)报告了曲唑酮能够改善与 MAOI 治疗有关的失眠。

5-HT$_{1A}$受体部分激动剂丁螺环酮在开放标签试验中,包括了 R. T. Joffe 和 Schuller(1993)的研究,证明它能增强氟西汀的抗抑郁作用。丁螺环酮的剂量可以低至 5 毫克 /天和高达 50 毫克/天,足以使大部分先前没有治疗反应或仅有部分治疗反应的患者产生充分的治疗反应。另一方面,双盲研究没能证明治疗 OCD 时在氟西汀中加入丁螺环酮有任何作用。治疗 TRD 时,在丁螺环酮中加入 SSRI 类的双盲试验结果是混合的:一项研究显示丁螺环酮优于安慰剂(Bouwer 和 Stein,1997),而最近的一项研究却显示了负性的结果(Landén 等,1998)。如本章前面所述,在 STAR* D 试验中,丁螺环酮的效果类似于安非他酮增效 SSRI 的治疗反应(Trivedi 等,2006)。因为与其他潜在的增效剂相比,丁螺环酮是相对温和的药物,值得在难治性案例中考虑使用。丁螺环酮剂量从 30～60 毫克/天使用 4～6 周的试验足以确定其与 SSRI 的联合是否有效。此外,如第三章中所报告的,丁螺环酮可能有助于缓解 SSRI 所致的性功能失调。然而,我们并没有发现丁螺环酮作为增效剂或治疗 SSRI 所致的性功能失调方面有特别的效果。

另一个 SSRI 的增效策略是使用吲哚洛尔,它是一种具有 5-HT$_{1A}$ 受体的拮抗特性的 β-受体阻断剂。在两项开放标签的研究中(Artigas 等,1994;Blier 和 Bergeron,1995),发现它能够增强抗抑郁药的治疗反应。在这两项研究中,每天 3 次 2.5 毫克的吲哚洛尔似乎能够加速起效,并使大多数先前没有治疗反应的患者产生治疗反应。几个患者因变得更加易激惹而退出了这两项研究。后续对吲哚洛尔增效 SSRI 类的研究表明,除了可能加速治疗反应,吲哚洛尔在急性治疗中还能比单独使用 SSRI 产生更持续的反应。在一项研究中,70% 使用吲哚洛尔的患者能够在急性治疗结束后维持治疗反应,而单独使用氟西汀的患者中仅有 40% 具有类似的维持的效果(Portella 等,2009)。类似地,使用吲哚洛尔增效治疗后维持治疗反应的效果,在对双相抑郁患者的研究中也能被观察到(Geretsegger 等,2008)。然而,我们并不清楚使用吲哚洛尔作为增效剂产生的快速和维持治疗反应对预防后续复发是否有任何作用,目前还没有这样的研究。吲哚洛尔可以通过作用于树突自动受体来增强 5-羟色胺能的作用。

多年前我们试图使用吲哚洛尔来增强 SSRI 的治疗反应,得到了混合的结果。迄今为止已经完成的共 6 次吲哚洛尔增效对照试验中,3 次为阳性结果,3 次为阴性结果(McAskill 等,1998)。因为在难治性障碍的患者中我们并没有观察到很好的效果,所以我们已经停止使用该药物。

D-环丝氨酸是一种谷氨酸能药物,被用作精神分裂症的辅助药物(参见本章后面的"其他增效策略"部分),以及在焦虑障碍中与行为治疗联合使用。最近一项对 26 名患者的试验表明,高剂量 D-环丝氨酸 1000 毫克/天——比通常情况下治疗焦虑障碍的剂量高得多——在增强抗抑郁药治疗反应方面显著优于安慰剂(Heresco-Levy 等,2013)。该药物可引起激越,并且通常在联合其他药物(例如,SSRI)时需要更高剂量。最近,在一项大样本的拉莫三嗪的增效试验中,重性抑郁障碍患者服用高达 400 毫克/天的剂量,其疗效仍然不优于安慰剂(Barbee 等,2011)。

L-甲基叶酸是单胺氧化酶合成时的辅因子。抑郁与低血清和 CNS 的低叶酸水平有关。因此,补充甲基叶酸或叶酸在治疗抑郁障碍时有作用。在我们最新的版本之前,关于甲基叶酸治疗抑郁障碍的研究是有限的,大部分是开放标签试验,只有少数是对照试验。例如,Godfrey 及其同事(1990)发现,在使用 TCA 治疗那些红细胞叶酸水平低的抑郁患者中,加入 15 毫克甲基叶酸比单独使用 TCA 治疗的患者,在 6 个月内出现了更大的改善。类似地,Alpert 及其同事(2002)发现,在至少 4 周 SSRI 治疗无效的 22 名患者的开放标签研究中,补充亚叶酸能够产生中度但显著的改善。最近,Papakostas 等(2012)报告了两项对照试验。在较大的试验中,与安慰剂相比没有差异。在较小的试验中,该药物确实与安慰剂有差异。随后,该小组报告可能存在生物标记物来预测哪些患者会对治疗有反应;这些包括叶酸代谢的基因标记物(Papakostas 等,2014)。这种方法非常有趣。L-甲基叶酸通常具有良好的耐受性,其副作用在临床试验中与安慰剂所产生的副作用没有差别。甲基叶酸可降低同时使用的抗惊厥药(包括丙戊酸钠和卡马西平)的血清水平,因此可能需要调整服药剂量。

几项报告表明,在 SSRI 中加入氯硝西泮能够对惊恐障碍或重性抑郁障碍的患者产生快速治疗反应。Smith 等的一项研究(1998)中,在氟西汀治疗的前 3 周每晚加用氯硝西泮 0.5~1.0 毫克,似乎具有镇静作用并加速抗抑郁药的治疗反应。在另一项研究(Gddard 等,2001)中,每晚 1.5 毫克氯硝西泮能够加速惊恐障碍患者对舍曲林的治疗反应。最近,一项回顾性对照试验的分析表明,与单独服用氟西汀的患者相比,在氟西汀中加入氯硝西泮治疗的患者更可能得到缓解(Papakostas 等,2010)。

(七) 抗精神病药-抗抑郁药的联合

抗抑郁药和抗精神病药的联合已经被用于治疗精神病性和非精神病性抑郁。重性抑郁障碍住院患者中 25% 患有精神病性抑郁,与非妄想性抑郁相比,精神病性抑郁对单独使用抗抑郁药的治疗反应较小。资料表明,除了阿莫沙平以外,它在化学结构上与抗精神病药洛沙平相关,抗精神病药-抗抑郁药的联合使用或 ECT 治疗才能有效地治疗精神病性抑郁。然而,一些研究表明,单独使用 SSRI 和新一代的药物可能在治疗精神病性抑郁方面有效(Wijkstra 等,2006;Zanardi 等,2000)。此外,精神分裂症或分裂情感性障碍的患者经常抑郁发作,因此可能需要在其抗精神病药治疗方案中加入抗抑郁药。

大部分关于精神病性抑郁的研究都涉及联合 TCA 与标准抗精神病药。预先包装的阿米替林-奋乃静组合药可用于治疗精神病性和焦虑性抑郁。这种组合药有两个不同的商品名(Triavil 和 Etrafon),现已停止使用。不同单位剂量的组合被印在每一个胶囊上(表 9-2);首先给出的是奋乃静的剂量。例如,片剂 2~25 包含 2 毫克奋乃静和 25 毫克阿米替林。这种神经阻滞剂-TCA 的组合曾经广泛在美国使用,并且通常由主诊医生开出。然而,经验丰富的精神药理学家主张单独使用每种药物,这样能够在剂量方面更有弹性。

表 9-2　预先包装的抗抑郁药组合：名称、剂型和单位剂量以及剂量范围

通用名	商品名	剂型和单位剂量[①]	剂量范围[②]
利眠宁-阿米替林	—[③]	片剂：5～12.5，10～25	3 片 10～25 至 6 片 10～25
奋乃静-阿米替林	—[③]	片剂：2～10，2～25，4～10，4～25，4～50	2～25 一天 3 次至 4～50 一天 4 次
奥氮平-氟西汀	Symbyax	胶囊：3～25，6～25，6～50，12～25，12～50	

① 第一和第二种成分分别的单位剂量(毫克)。
② 成人剂量；一些患者可能需要降低剂量。
③ 仅有仿制药。

　　新一代的抗精神病药-抗抑郁药的联合是奥氮平和氟西汀(OFC 或 Symbyax)的组合。Symbyax 是最先被批准用于治疗双相抑郁的药物(2003)(参见第五章"心境稳定剂")，也是最先被批准用于治疗 TRD 的药物(2009)。在 853 名双相患者的对照试验中，单独使用奥氮平、安慰剂或 OFC(6 毫克/25 毫克至 12 毫克/50 毫克)，OFC 和奥氮平的疗效均优于安慰剂。OFC 比单独使用奥氮平的疗效更快、更显著(Keck，2002)。

　　第二代抗精神病药(SGA)伴有 5-羟色胺 2C 受体(5-HT 2C)拮抗特性，似乎是有效的 SSRI 的辅助药物。大鼠的研究表明，奥氮平与 SSRI 的联合可增加前额叶多巴胺的释放。自 2003 年以来，越来越多的证据表明，SGA 类是有效的增效剂，目前是 FDA 批准的治疗抑郁的唯一的辅助药物(有关该主题更完整的回顾，参见第四章"抗精神病药")。阿立哌唑在 2007 年被批准作为治疗单相抑郁的辅助药物，联合用药 OFC 在 2009 年被批准用于至少两种标准抗抑郁药治疗无效的患者。喹硫平现在也被 FDA 批准用于治疗 TRD。尽管 FDA 的适应证的措辞有些许不同，然而一般来说，已经研究的 SGA 类在治疗 TRD 方面有效。然而，仍然有许多问题关于如何更好地使用这些药物以及应该使用多长时间。考虑到代谢问题、锥体外系症状(EPS)和花费，联合用药治疗至少 3～6 个月有效后逐渐减少 SGA 的剂量似乎是合理的。我们的经验是，许多患者成功地使用抗抑郁药和 SGA 稳定一段时间后能够停用 SGA。然而，目前还没有研究指出，这种联合用药是否能减少复发的风险，以及这种风险是否小于其副作用的风险。一些患者在停用 SGA 后快速复发。因此，继续成功使用 SGA 的决定应该与每一位患者单独讨论。

　　轶事性地，我们已经使用了所有的非典型药物作为非精神病性抑郁的增效剂并取得了不同程度的成功。焦虑、激越的抑郁患者对加入 5～15 毫克/天的奥氮平或 100～200 毫克/天的喹硫平有治疗反应。嗜睡患者或担心体重增加的患者可能受益于 10～15 毫克/天的阿立哌唑的增效治疗。

(八) 其他 TCA 的联合

最有争议的 TCA 联合之一是与 MAOI 类的联合。尽管在《医生案头参考书》中被禁止使用,但该联合用药是相对安全的,并且对单独使用 MAOI 或 TCA 治疗无效的患者偶尔有效。如第三章中所描述的,将 MAOI 类与拟交感神经药物联合可导致急性高血压危象。因为 TCA 对交感神经的作用,所以需要谨慎使用。对该联合用药的早期恐惧主要来自于服药过量导致死亡的情况。然而,单独过量使用 TCA 类或 MAOI 类也可能是致死性的。

与早期报告相反,一些临床工作者认为该联合用药有独特的益处。然而,双盲研究比较 TCA、MAOI 及其联合用药,在非 TRD 患者中没能显示出该联合用药有叠加的益处。MAOI-TCA 联合用药缺少更好的疗效也可能反映了两种药物仅使用了有限的剂量(例如,45 毫克的苯乙肼和 150 毫克的阿米替林)。

一些研究者报告,较高剂量的这两种药物的联合是有效的,并且我们也注意到一些患者治疗后的阳性结果。然而,一般来说,关于 MAOI 和 TCA 联合用药的重要注意事项如下所述。

① 同时使用这两种药物似乎最安全。将 TCA 加入到 MAOI 中比将 MAOI 加入到 TCA 中危险。

② 氯米帕明联合 MAOI(特别是反苯环丙胺)比其他 TCA 类更容易产生 5-羟色胺综合征。因此应该避免这种组合。Lader 在英国建议在 MAOI 和氯米帕明之间转换时,无论是哪一个方向都应该有 4 周的间歇期。

③ 阿米替林和三甲丙咪嗪被认为是最适合与 MAOI 联合的 TCA 类——这种组合更少产生高血压危象和 5-羟色胺综合征。尽管有资料建议这样做,但这一点在很大程度上并未被证实。

④ 苯乙肼和异卡波肼可能比具有苯丙胺类作用的反苯环丙胺更少出现问题。

早期 TCA 的联合用药 Limbitrol(表 9-2)包括利眠宁。自 1980 年以来,Limbitrol 在美国上市,但该品牌已经停产,现在仅有仿制药。它是 FDA 批准的治疗混合性焦虑和抑郁的适应证。该药物类似于 Triavil(目前也只有仿制药)。Limbitrol 10~25 包括 10 毫克的利眠宁和 25 毫克的阿米替林。它也有 5~12.5 的剂型(表 9-2)。在成人中推荐起始剂量为每天 3~4 片 10~25 剂型,推荐每日最大剂量为 6 片。在老年患者中,推荐的起始剂量是每日 3 或 4 次,每次一片 5~12.5 剂型。尽管先前的研究资料表明利眠宁本身并不是有效的抗抑郁药,但是该联合用药能减轻焦虑,在治疗早期(前 2 周)帮助睡眠,并且与患者更好的依从性相关。然而,已发表的资料没能证明在初始的 4~6 周后继续有额外的益处。如果可能的话,临床工作者应在初始阶段使用该合剂,然后考虑将合剂中的药物单独处方,最终逐渐减少苯二氮䓬类药物的剂量。Limbitrol 现在很少使用,因为利眠宁的镇静作用与阿米替林的镇静作用是叠加的。许多服用阿米替林的患者不需要苯二氮䓬类的叠加作用。因此 Limbitrol 弊大于利。其他的苯二氮䓬类,如劳拉西泮和阿普唑仑,通常加入 TCA 中来治疗同时出现的激越或在 TCA 起效前数周内的惊恐发作。

二、双相障碍的增效/联合策略

(一)两种及以上心境稳定剂的联合

虽然在 1970 年,单独使用锂盐是双相障碍的标准治疗,但是随着许多更新的药物上市以及锂盐在大部分患者中有限的治疗效果,导致联合用药在许多(如果不是大多数)双相障碍的患者中成为新的治疗标准。锂盐可以与抗惊厥药联合治疗难治性躁狂。然而,一些前瞻性的使用这种联合的资料表明,这两种药物的联合治疗对于单独使用锂盐或卡马西平失败的患者有效(参见第五章"心境稳定剂")。在一项前瞻性的随机研究中(Juruena 等,2009),卡马西平和奥卡西平对于那些单独使用锂盐治疗无效的双相障碍患者的残留症状有效。有趣的是,奥卡西平平均剂量为 210 毫克/天持续使用 8 周比卡马西平更能有效地减少躁狂和抑郁的残留症状。回顾性研究也发现锂盐和卡马西平的联合是有用的和协同的(Lipinski 和 Pope,1982;Peselow 等,1994)。然而,至少有一项回顾性研究(Fritze 等,1994)未能证明锂盐和卡马西平联合治疗双相障碍的患者有效。还有证据表明,锂盐和卡马西平的联合治疗快速循环的双相障碍特别有效。锂盐和卡马西平的联合似乎具有良好的耐受性。有一个报告称,这种联合能增加窦房结功能失调的风险,但这种影响似乎很罕见(Steckler,1994)。此外,锂盐和卡马西平的联合可能具有累积的抗甲状腺效应(Kramlinger 和 Post,1990)。没有证据表明这种联合能增加神经毒性或血液病的风险。锂盐和卡马西林的剂量应该类似于单独使用它们的剂量。应该监测和维持这两种药物治疗时的血清水平。

锂盐通常与丙戊酸钠联合用于治疗双相障碍。单独使用锂盐而发生急性躁狂或抑郁症状的患者常常在加入丙戊酸钠后有治疗反应。然而,检验这个联合的前瞻性研究很少。研究表明,在锂盐中加入丙戊酸钠能够更有效地治疗急性躁狂或混合状态,如果锂盐的浓度大于 0.6 毫克当量/升(Muti 等,2013)。此外,对于女性,最近的物质滥用以及晚期发病的抑郁障碍都预示着在锂盐中加入丙戊酸钠会有不良的治疗反应(Gao 等,2010)。虽然有研究表明在治疗快速循环的双相障碍中,丙戊酸钠比锂盐更有效,但是对照研究却没有支持这个观点(Calabrese 等,2005),在锂盐中加入丙戊酸钠治疗快速循环的双相障碍可能并不比单独使用锂盐更有效。迄今为止,关于丙戊酸钠与锂盐的联合在预防双相 I 型障碍复发方面的最大的随机研究 BALANCE 试验(BALANCE Investigators 和 Collaborators,2010)发现,锂盐和丙戊酸钠的联合在预防复发方面并不比单独使用锂盐更有效,但比单独使用丙戊酸钠更有效。锂盐和丙戊酸钠的联合似乎耐受性良好,并且服用剂量应达到两种药物的充分的血清水平。偶尔,当锂盐不能被耐受或无效时,丙戊酸钠也可以与卡马西平联合使用。一些轶事性报告表明,这种联合有时有效。然而,丙戊酸钠和卡马西平竞争肝脏代谢,这种作用能够增加卡马西平的毒性。因此,一些研究者建议丙戊酸钠和卡马西平的联合应该被禁止使用。我们的经验表明,如果能够密切监测这两种药物的血清水平并根据需要调整剂量,那么这种联合用药是安全的。

如第五章所述,其他抗惊厥药如加巴喷丁、托吡酯和拉莫三嗪有时也可以与锂盐和丙戊酸钠联合使用来治疗难治性双相障碍。像大多数其他治疗双相障碍的联合一样,锂盐或丙戊酸钠与新一代的抗惊厥药联合的研究尚不充分。加巴喷丁和锂盐的联合在治疗双相障碍方面并不持续有效。早期的小剂量研究表明,在原有治疗药物中加入加巴喷丁可能有助于缓解抑郁症状(Ghaemi 等,1998;Perugi 等,1999;Young 等,1999)。此外,迄今为止唯一的双盲增效研究(Vieta 等,2006)发现,将加巴喷丁加入到标准心境稳定剂中对预防复发可能有中等的效应。显然,加巴喷丁与标准心境稳定剂的联合能够很好地被耐受,并且似乎对双相障碍患者的焦虑和激越症状有帮助,尽管其在治疗躁狂或抑郁时并没有效果。作为辅助用药,我们通常使用剂量为 900~1200 毫克/天,并且不建议单独使用加巴喷丁治疗双相障碍。

拉莫三嗪在预防双相患者的抑郁发作方面是有效的,并且与其他心境稳定剂的联合在预防双相抑郁方面可能更有效。在一项对照研究中,Bowden 及其同事(2012)发现,拉莫三嗪和丙戊酸钠的联合在预防双相抑郁发作方面比单独使用拉莫三嗪更有效。拉莫三嗪与丙戊酸钠或卡马西平的联合比与锂盐的联合更难以管理。丙戊酸钠能够使拉莫三嗪的血清水平加倍,增加皮疹的风险,而卡马西平能够使拉莫三嗪的血清水平减半。我们已经发现拉莫三嗪的剂量范围在 50~200 毫克/天时,与锂盐联合使用治疗双相抑郁更有效。

托吡酯作为辅助用药比作为增效剂更有效。在标准心境稳定剂治疗中加入 50~200 毫克托吡酯能缓解体重增加。目前尚不清楚托吡酯是否也有助于增效心境稳定作用。双相障碍的对照单药治疗的研究结果令人失望。

(二)心境稳定剂-抗精神病药的联合

SGA 和锂盐或丙戊酸钠的联合可能是治疗双相障碍的所有时相中最常使用的联合。SGA 类中的许多药物是经 FDA 批准的治疗急性躁狂或混合状态方面作为锂盐或丙戊酸钠的辅助药物。奥氮平和氟西汀(Symbyax)的联合,SGA 类的喹硫平和鲁拉西酮均已被批准用于双相抑郁的急性治疗。在维持治疗阶段,截至本书写作时,喹硫平与心境稳定剂的联合是唯一被批准的辅助治疗。锂盐没有抗多巴胺的特性,当锂盐与抗精神病药联合使用时,一些患者可能有更大的发生 EPS 的风险。这个现象在较高的或毒性的锂盐血清水平上尤其如此。类似地,也有资料表明在第一代抗精神病药治疗的患者中,锂盐会增加迟发性运动障碍的风险。然而,仍然不明确锂盐是否真的增加了抗精神病药所致的迟发性运动障碍的风险。如前所述,还没有证据表明锂盐与高效价的第一代抗精神病药联合使用能够增加神经毒性的风险。

Ketter 及其同事(2006)综合分析了五项大型 SGA 类联合锂盐或丙戊酸钠治疗急性躁狂与单独使用心境稳定剂相比的治疗试验得出结论,认为联合治疗与单独治疗相比有 20％的优势。这大致相当于单独使用心境稳定剂或 SGA 在治疗急性躁狂中相对于安慰剂的优势。因此,作者得出结论,联合 SGA 与锂盐或丙戊酸钠治疗急性躁狂有显著的优势。另外,SGA 与卡马西平的联合则不太成功。例如,相对于单独使用卡马西平,奥氮平与卡马西平的联合在治疗急性躁狂时似乎没有优势(Tohen 等,2008)。此外,与卡马西平单药治疗相比,该联合用药不容易被耐受。

喹硫平在 2008 年被批准与丙戊酸钠或锂盐联合用于双相Ⅰ型障碍的维持治疗。在那些使用锂盐或丙戊酸钠而使病情稳定的患者中,加入喹硫平在预防未来 24 周内抑郁和躁狂的发作方面显著优于安慰剂(Suppes 等,2009)。与锂盐或丙戊酸钠的单药治疗(52％)相比,使用该联合治疗的患者较少(20％)出现心境复发。如所预期的那样,喹硫平与锂盐或丙戊酸钠的联合与联合安慰剂相比耐受性更差,并且体重增加、镇静以及因副作用停药的概率也更高。

鲁拉西酮于 2013 年被 FDA 批准单药治疗或作为辅助用药与锂盐或丙戊酸钠联合治疗双相抑郁。将鲁拉西酮加入到治疗水平的丙戊酸钠或锂盐时发现,鲁拉西酮与心境稳定剂联合,20～120 毫克/天的剂量用于治疗双相抑郁的效果显著优于这两种心境稳定剂的单独使用(Loebel 等,2014)。在这项研究中尚不清楚是否该联合治疗优于鲁拉西酮的单药治疗。

其他的 SGA 类包括利培酮(Geller 等,2012;Ouyang 等,2012)、奥氮平(Katagiri 等,2013)、阿立哌唑(Woo 等,2011)和阿塞那平(Szegedi 等,2012)对于双相障碍的不同方面的辅助治疗都进行过研究,它们可能优于心境稳定剂的单药治疗。因此,在单独使用心境稳定剂出现双相抑郁或躁狂时,应该加入上述已获批准的一种 SGA 类来治疗。此外,SGA 和心境稳定剂的联合通常比单独使用心境稳定剂在预防复发方面更有效。

因为氯氮平的毒性和使用的复杂性,它是治疗难治性双相障碍的最后一个选择。如第五章所述,难治性双相障碍患者经常对氯氮平治疗有反应。锂盐和氯氮平的联合有协同作用,这就像一柄双刃剑。一方面,一些患有难治性疾病的患者在向他们的治疗方案中加入氯氮平后出现了治疗反应。此外,锂盐可以减轻与氯氮平有关的白细胞减少症(Adityanjee,1995)。另一方面,许多已知的与氯氮平有关的神经阻滞剂恶性综合征(NMS)都与同时使用锂盐有关。尽管如此,对于患有难治性双相障碍的患者,如果其他心境稳定剂和抗精神病药治疗失败,在治疗方案中加入或替换掉氯氮平仍然是一个重要的选择。

(三) 心境稳定剂-抗抑郁药的联合

使用抗抑郁药与心境稳定剂的联合来治疗双相障碍的抑郁相,是常见的临床实践。然而,这种联合的使用是有问题的。如第四章所述,大多数研究发现,将抗抑郁药加入到心境稳定剂中用于治疗双相抑郁的评估都没有发现明显优于加入安慰剂。例如,STEP-BD 发现,23％有双相抑郁的患者使用抗抑郁药与心境稳定剂的联合经过连续八周治疗达到心境正常,而在心境稳定剂中加入安慰剂则有 27％的患者达到正常(Sachs 等,2007)。类似地,Nemeroff 和其同事(2001)没有发现在治疗双相抑郁患者时,在锂盐中加入丙咪嗪或帕罗西汀与加入安慰剂相比存在优势。然而,有较低的锂盐血清水平(<0.8 毫克当量/升)的患者加入抗抑郁药与加入安慰剂相比治疗反应更好。因此,对那些不能耐受较高锂盐浓度的双相抑郁患者,可能从加入抗抑郁药治疗中受益。

因为在联合使用的研究中抗抑郁药的表现不佳,一个相关的问题是在治疗双相抑郁时,加入两种心境稳定剂是否优于抗抑郁药和一种心境稳定剂的联合。Young 等的一项研究(2000)试图回答这个问题。27 名抑郁的双相患者被随机分配接受帕罗西汀或额外的心境稳定剂(锂盐或丙戊酸钠)治疗。经过 6 周的试验,两种策略都改善了抑郁,但与心境稳定剂相比患者更可能受益于帕罗西汀。由于这是一项短期试验,仍然可以想象,在长期治疗中加入抗抑郁药与加入另一种心境稳定剂相比可能更有问题。虽然许多双相抑郁的患者似乎没有从抗抑郁药和心境稳定剂的联合中获益,但另一些患者明显从中获益。我们观察到一些双相患者当停止使用抗抑郁药时明显恶化。那些能够耐受联合用药并且从中受益的患者继续使用该组合是合理的。

在双相患者中使用抗抑郁药的潜在缺点是容易诱发快速循环和转变成躁狂(Wehr 和 Goodwin,1979;Wehr 等,1988)。快速循环常见于使用 TCA 类和 SNRI 类,但也可能出现在使用 MAOI 类、SSRI 类和其他类别的药物使用中。

安非他酮早期被认为不太可能诱导快速循环或混合状态,但是已经有一些与安非他酮诱导的混合状态和躁狂发作的报告。基于这些有限的资料,我们建议在治疗双相障碍的抑郁相时,使用去甲肾上腺素能抗抑郁药(包括 TCA 或 SNRI)之前,先使用安非他酮或 SSRI 类。如果诱发了快速循环,可能的话应停用抗抑郁药,并且考虑使用心境稳定剂之间的联合,加入或不加入甲状腺素补充剂。

(四) 心境稳定剂与 Omega-3 脂肪酸的联合

Omega-3 和 Omega-6 脂肪酸是脂肪的结构单元,正如氨基酸是蛋白质的结构单元一样。自 20 世纪 90 年代初以来的许多报告表明,情感障碍可能与 Omega-3 脂肪酸的缺乏有关。例如,与不太严重的抑郁患者相比,严重的抑郁患者中花生四烯酸和二十碳五烯酸的比例似乎更高。其他研究表明,与健康的对照被试相比,抑郁患者的红细胞膜中可能存在较低水平的 Omega-3 脂肪酸。此外,一些有限的证据表明 Omega-3 脂肪酸可能像锂盐那样影响信号转导。

一项早期双盲研究表明,在双相患者的药物治疗方案中补充 Omega-3 脂肪酸可改善其治疗结果(Stoll 等,1999)。在这项研究中,30 个双相患者被随机分配服用 9.6 克/天的 Omega-3 补充剂或橄榄油(作为对照)并持续 4 个月。他们还继续服用标准的心境稳定剂。与那些接受安慰剂治疗的患者相比，服用 Omega-3 的患者体验到更长的缓解期和更彻底的症状消失。在双相障碍和单相抑郁的患者中辅助使用 Omega-3 的最新研究是没有结论的（参见第五章）。Cochrane 回顾了 5 项使用 Omega-3 脂肪酸治疗双相障碍的对照研究得出结论，几乎没有证据表明这些补充剂有助于缓解躁狂症状但可能有助于缓解双相障碍的抑郁症状（Montgomery和 Richardson，2008）。最近对 Omega-3 脂肪酸治疗重性抑郁障碍（MDD）的荟萃分析也表明，该补充剂可能有助于 MDD 患者以及尚未达到 MDD 诊断标准的患者的抑郁症状（Grosso 等，2014）。

美国精神医学学会认为患有心境障碍的患者可能受益于在他们的饮食中添加Omega-3 脂肪酸。APA 建议每周至少食用两份脂肪鱼如三文鱼或每天 1 克EPA/DHA。由于这些脂肪酸相当吻合并且对健康可能具有其他益处，我们认为在双相患者的心境稳定剂治疗中补充 Omega-3 脂肪酸是合理的。虽然根据我们的经验，并不常见明显的效果但其不良效果也是微乎其微的。一个可能的缺点是Omega-3 脂肪酸具有抗凝血作用。因此，它们可能增加一些敏感患者出血的风险，包括那些使用抗凝剂和非甾体类抗炎药的患者。儿童和孕妇应避免食用汞（和其他重金属）含量高的鱼（如鲨鱼、鲭鱼和剑鱼）。此外，FDA 建议每周食用不超过 12盎司的汞含量较低的鱼，如罐装的淡金枪鱼、三文鱼、鳕鱼和鲶鱼。

三、精神分裂症的增效策略

（一）两种抗精神病药的联合

两种或更多种抗精神病药的联合（指抗精神病药联合治疗，即 APP）通常不受欢迎，因为该方法的用途不清楚。有几个州包括加利福尼亚州，在公共精神健康领域将减少使用 APP 作为一个重要目标。联合使用抗精神病药最常见的原因是精神分裂症患者对抗精神病药的单药治疗缺乏充足的治疗反应。早期发病，较长的病程以及频繁住院和存在暴力作为精神分裂症的症状更可能与 APP 有关（Sagud等，2013）。

尚不清楚 APP 相对于抗精神病药单药治疗的有效性。迄今为止，在一项涉及19 项临床试验的 APP 相较于单药治疗的荟萃分析表明，APP 在治疗难治性精神分裂症患者方面似乎优于单药治疗（Correll 等，2009）。然而，因为他们使用不同的结果测评并涉及许多不同的药物，因而这些不同研究的结果很难解释。在这些联合用药的研究中，氯氮平是最常用的抗精神病药。

直观地说，具有有限 D_2 拮抗作用的氯氮平与 D_2 拮抗剂的联合可能是有效的。几项研究表明联合氯氮平与阿立哌唑或氨磺必利可能比氯氮平单药治疗更有效（Porcelli 等，2012）。几个案例报告表明，将利培酮加入到氯氮平中可能对某些难治性精神分裂症患者有帮助（Morera 等，1999）。然而，利培酮的 α-肾上腺素能受体的阻断作用，可能使接受氯氮平治疗的一些患者出现问题，而加入氟哌啶醇也可能起作用并且有较少的并发症。在已经使用最大剂量的非典型抗精神病药却没有出现令人满意的效果时,联合非典型抗精神病药和标准抗精神病药可能是合理的。因为加入低效价药物会使得与非典型抗精神病药有关的体重增加、低血压和镇静问题变得复杂,所以我们倾向于加入高效价的药物。由于利培酮是一种强力的 D_2 受体拮抗剂,如果患者能够耐受,我们建议服用利培酮的剂量高达 12 毫克/天,而不是加入标准抗精神病药。

联合使用某些抗精神病药可能存在问题。例如,联合阿立哌唑与其他 D_2 受体拮抗剂有时会使症状恶化(Chan 和 Sweeting,2007;Chang 等,2006)。APP 可能有增加副作用的风险,包括帕金森综合征和泌乳素水平的升高(Gallego 等,2012)。

有时联合两种标准抗精神病药,但是其效果并不明确。最常见的是高效价药物如氟哌啶醇和低效价药物如氯丙嗪的联合。使用低效价药物的理由是帮助睡眠。然而,临床工作者可以通过在抗精神病药中加入更高剂量的苯海拉明(50～100 毫克睡前服用)或加入苯二氮䓬类药物来获得同样的效果。极少有患者服用两种不同的标准抗精神病药,在临床上有良好的治疗反应,但罕见的情况下,另一类药物(非典型抗精神病药、苯二氮䓬类或心境稳定剂)也没有作用。

(二)抗抑郁药和抗精神病药的联合

SSRI 类和其他抗抑郁药已经与抗精神病药联合被用于治疗精神分裂症、分裂情感性障碍和精神病性抑郁的阴性症状和抑郁。开放标签的研究表明,氟西汀和氟伏沙明有助于精神分裂症患者的阴性症状和心境症状(Goldman 和 Janecek,1990;Silver 和 Nassar,1992)。一个潜在的问题是,SSRI 类可能提高标准和非典型抗精神病药的血清水平。一项双盲试验发现,将氟西汀加入到肌注长效神经阻滞剂中,阴性症状得到了明显的改善,但是加入到肌注长效氟奋乃静后抗精神病药的血清水平平均升高 65%,加入到肌注长效氟哌啶醇后平均升高 20%(Goff 等,1995)。尽管在这项研究中 EPS 并没有加重,但是将氟西汀或其他 SSRI 类加入到抗精神病药的治疗方案中,一些患者的静坐不能和其他症状明显加重。因此,当抗精神病药与 SSRI 类联合使用时,可能需要较低的抗精神病药的剂量。如前所述,SSRI 特别是氟伏沙明可以显著提高氯氮平的血清水平。

其他抗抑郁药也可能对阴性症状有效。曲唑酮与吗氯贝胺一样,在阴性症状的治疗中显示出了中度的益处。将曲唑酮加入到标准抗精神病药中时,与加入安慰剂相比,能够使阴性症状产生显著但中度的改善(Decina 等,1994)。Bodkin 等(1996)发现,使用司来吉兰 5 毫克每日 2 次超过 6 周,在患有精神分裂症或分裂情感性障碍的 21 名患者中能够显著改善阴性症状和 EPS,但对阳性症状没有作用。在低剂量的情况下,我们预计不会与非典型的 5-羟色胺能抗精神病药发生相互反应,但仍需谨慎用药。司来吉兰透皮贴剂 6 毫克/天的剂量至少与低剂量的口服司来吉兰一样安全。然而,在本书写作时,司来吉兰透皮贴剂并未在精神分裂症中进行评估。

最后,低剂量的标准抗精神病药实际上可能通过刺激突触前多巴胺自动受体释放更多的多巴胺来增加突触间隙的多巴胺。一些轶事性报告表明,低剂量的抗精神病药可能加重阳性症状,改善阴性症状。一项安慰剂对照研究发现,低剂量的氨磺必利(一种阻抗多巴胺的苯甲酰胺抗精神病药,目前在美国没有上市)能显著改善精神分裂症的阴性症状(Boyer等,1995)。高剂量的氨磺必利和标准抗精神病药可能通过减少前额叶的多巴胺能神经元的功能使阴性症状加重。

(三)心境稳定剂和抗精神病药的联合

多达 1/3 的精神分裂症患者对抗精神病药没有充分的治疗反应。一项早期的治疗难治性精神分裂症的增效策略是加入锂盐。锂盐治疗精神分裂症增效神经阻滞剂使用的是相对较低的剂量(300～900 毫克/天)(Johns 和 Tompson,1995)。然而,大多数报告表明锂盐在治疗精神分裂症中是有用的增效剂仅仅是轶事性的。几项随机对照研究来评估在抗精神病药中加入锂盐的有效性。没有研究发现在精神分裂症的治疗中加入锂盐的效果优于加入安慰剂(Collins等,1999;Schulz等,1999;Wilson,1993)。早期报告可能包括了分裂情感性障碍或精神病性躁狂的患者,他们明显能受益于加入锂盐。由于锂盐与抗精神病药的联合使用似乎能够增加 EPS 甚至是 NMS 的风险,我们建议使用锂盐增效主要治疗那些疑似分裂情感性障碍的患者。抗精神病药的剂量在同时接受锂盐治疗的患者中需要减少。

丙戊酸钠作为辅助用药与抗精神病药联合使用治疗精神分裂症的急性加重期是有帮助的。Casey 及其同事(2003)报告,加入 15～30 毫克/(千克·天)的丙戊酸钠可以使急性精神分裂症患者的精神病性症状较早出现改善。然而,丙戊酸钠作为增效剂的作用在大多数研究结束时并不明显(Basan等,2004)。因此,丙戊酸钠的主要作用可能是加速治疗反应,或者在治疗某些患者的激越时作为辅助用药。

研究表明卡马西平可以增强抗精神病药的效果。与锂盐一样,许多轶事性和开放标签的研究表明,卡马西平有助于治疗难治性精神分裂症。然而,与锂盐一样,对照试验未能发现在抗精神病药中加入卡马西平有很大的益处(Llorca等,1993;Mattín Muñoz等,1992)。由于卡马西平可以显著地降低大多数同时使用的抗精神病药的血清水平,我们发现在治疗精神分裂症时使用卡马西平作为增效剂是不合适的。

托吡酯是卡马西平或丙戊酸钠作为治疗精神分裂症的辅助药物的替代选择。一项治疗难治性精神分裂症的对照试验发现,将托吡酯加入到抗精神病药中是有帮助的(Tiihonen等,2005,2009)。托吡酯也在减轻抗精神病药所致的体重增加方面有帮助。

一些证据表明,在氯氮平中加入拉莫三嗪可能有助于治疗难治性精神分裂症的患者。迄今为止已完成至少 5 项小型开放的或对照的将拉莫三嗪加入氯氮平的试验。一般来说,对氯氮平单药治疗无反应的患者在加入拉莫三嗪治疗后,其阳性症状和阴性症状似乎都有中度的改善(Citrome,2009)。另外,在其他 SGA 类中加入 100～400 毫克/天的拉莫三嗪没有出现更大的效应(Goff 等,2007)。目前正在研究拉莫三嗪作为治疗精神分裂症的辅助药物来治疗特定的认知缺陷,该潜在的益处已经在至少一项对照试验中被观察到。

一般来说,心境稳定剂作为增效剂在治疗精神分裂症的核心症状方面作用有限。另外,我们相信心境稳定剂作为辅助用药在治疗精神分裂症患者的攻击爆发和激越中具有作用。我们发现加巴喷丁在剂量高达 3600 毫克/天和丙戊酸钠在剂量 750～2000 毫克/天时,有助于治疗一些精神分裂症患者的激越和攻击行为。此外,加巴喷丁对那些使用标准抗精神病药治疗的患者的 EPS 有帮助(参见第五章"心境稳定剂")。

(四) 其他增效策略

由于精神分裂症的认知和执行功能缺陷是限制精神分裂症患者功能的主要因素之一,NIMH 一直资助一些研究来更好地改善这个群体的认知缺陷。改善精神分裂症患者认知的测评和治疗的研究(MATRICS)项目已经开始评估可能的治疗。兴奋剂、莫达非尼、托莫西汀和乙酰胆碱酯酶抑制剂以及其他药物能够作为辅助药物在改善精神分裂症患者的认知功能方面起到一定作用。小样本的研究表明,甲基苯丙胺可能有助于精神分裂症患者的记忆和执行功能失调。尽管兴奋剂可能加重阳性症状但能改善阴性症状(参见第四章)。作为对照,迄今为止,莫达非尼在治疗精神分裂症患者的执行功能缺陷方面并没有很大的帮助(Savvedra-Velez 等,2009),尽管它可能有助于治疗阴性症状。类似地,托莫西汀和乙酰胆碱酯酶抑制剂也不是特别有效(Kelly 等,2009)。寻找治疗精神分裂症认知缺陷的有效方案正在研究中。一个有前景的实验策略是潜在地使用 α_7 尼古丁受体激动剂(Barak 等,2009)。

谷氨酸传导异常特别是 N-甲基-D-天冬氨酸(NMDA)谷氨酸受体的低功能已经被报告是精神分裂症缺陷症状的病因。目前为此,许多研究已经检验了甘氨酸和 D-环丝氨酸增效抗精神病药的作用。D-环丝氨酸是 NMDA 受体的激动剂,许多对照试验表明,D-环丝氨酸能够改善服用标准抗精神病药(Goff 等,1999b;Rosse 等,1996;Tsai 等,1998)而不是服用氯氮平患者的阴性症状和神经心理功能(Goff 等,1996,1999a;Tsai 等,1999)。D-环丝氨酸最有效的服用剂量为 50 毫克/天且耐受性良好。D-环丝氨酸对阴性症状和认知功能的作用尽管是显著的但并非特别有效。

甘氨酸作为 NMDA 受体的共同激动剂是一种氨基酸。早期开放标签的试验表明,甘氨酸可以帮助一些精神分裂症患者但使另一些患者病情加重(Rosse 等,1989)。近期一项交叉试验发现,在抗精神病药中加入高剂量甘氨酸(0.8 克/千克)与加入安慰剂相比,阴性症状得到了显著改善(Heresco-Levy 等,1999)。甘氨酸增效治疗对改善阴性症状是相当温和的策略。然而,将甘氨酸加入到标准抗精神病药中用于改善阴性症状的效果不太可能优于简单地换成非典型抗精神病药。

对非典型抗精神病药无治疗反应的患者，加入甘氨酸或 D-环丝氨酸可能是一个选择。

赛庚啶（Periactin）是一种普通的主要用于治疗偏头痛和过敏的 5-羟色胺拮抗剂。它的 5-羟色胺受体拮抗作用使得临床工作者对其治疗精神分裂症的阴性症状方面感兴趣，因为所有非典型抗精神病药都有 5-HT$_2$ 受体的拮抗作用。在一项对照试验中，赛庚啶的剂量在 24 毫克/天能显著改善阴性症状且耐受性良好（Akhondzadeh 等，1999）。赛庚啶还具有抗胆碱能的优点并且可以帮助治疗 EPS。赛庚啶的问题是大多数患者会有镇静作用，24 毫克/天对于许多患者来说都是高剂量。尚不清楚较低剂量是否有效。

最后，5-羟色胺$_3$（5-HT$_3$）受体拮抗剂昂丹司琼也被报告作为治疗难治性精神分裂症的辅助用药有效。在过去 15 年中，一些轶事性报告表明，昂丹司琼主要作为抗恶心的药物帮助治疗精神分裂症的认知和阴性症状。将昂丹司琼用于治疗难治性精神分裂症的首项双盲研究似乎也支持它的益处（Zhang 等，2006）。与在氟哌啶醇中加入安慰剂治疗的患者相比，对氟哌啶醇没有治疗反应的精神分裂症患者可能在精神病性症状方面出现 30％的改善。昂丹司琼的耐受性良好但目前比较昂贵。昂丹司琼在 Zhang 等（2006）的研究中的使用剂量为 8 毫克/天，持续 12 周。

参考文献

Adityanjee. Modification of clozapine-induced leukopenia and neutropenia with lithium carbonate (letter). Am J Psychiatry 152(4):648—649, 1995 7694925

Akhondzadeh S, Mohammadi M R, Amini-Nooshabadi H, Davari-Ashtiani R. Cyproheptadine in treatment of chronic schizophrenia: a double-blind, placebo-controlled study. J Clin Pharm Ther 24(1):49—52, 1999 10319907

Alpert J E, Mischoulon D, Rubenstein G E, et al. Folinic acid (Leucovorin) as an adjunctive treatment for SSRI-refractory depression. Ann Clin Psychiatry 14(1):33—38, 2002 12046638

Alvarez E, Pérez-Solá V, Pérez-Blanco J, et al. Predicting outcome of lithium added to antidepressants in resistant depression. J Affect Disord 42(2—3):179—186, 1997 9105959

Aranow A B, Hudson J I, Pope H G Jr, et al. Elevated antidepressant plasma levels after addition of fluoxetine. Am J Psychiatry 146(7):911—913, 1989 2787124

Artigas F, Perez V, Alvarez E. Pindolol induces a rapid improvement of depressed patients treated with serotonin reuptake inhibitors. Arch Gen Psychiatry 51(3):248—251, 1994 8122960

Austin L S, Arana G W, Melvin J A. Toxicity resulting from lithium augmentation of antidepressant treatment in elderly patients. J Clin Psychiatry 51(8):344—345, 1990 2380160

Bakish D, Hooper C L, Thornton M D, et al. Fast onset: an open study of the treatment of major depressive disorder with nefazodone and pindolol combination therapy. Int Clin Psychopharmacol 12(2):91—97, 1997 9219044

BALANCE investigators and collaborators; Geddes J R, Goodwin G M, Rendell J, et al. Lithium plus valproate combination therapy versus monotherapy for relapse prevention in bipolar Ⅰ disorder （BALANCE）: a randomised open-label trial. Lancet 375（9712）:385—

395，2010

Barak S，Arad M，De Levie A，et al. Pro-cognitive and antipsychotic efficacy of the alpha7 nicotinic partial agonist SSR180711 in pharmacological and neurodevelopmental latent inhibition models of schizophrenia. Neuropsychopharmacology 34(7):1753—1763, 2009 19158670

Barbee J G，Thompson T R，Jamhour N J，et al. A double-blind placebo-controlled trial of lamotrigine as an antidepressant augmentation agent in treatment-refractory unipolar depression. J Clin Psychiatry 72(10):1405—1412, 2011 21367355

Barch D M，Carter C S. Amphetamine improves cognitive function in medicated individuals with schizophrenia and in healthy volunteers. Schizophr Res 77(1):43—58, 2005 16005384

Baron B M，Ogden A M，Siegel B W，et al. Rapid down regulation of beta-adrenoceptors by co-administration of desipramine and fluoxetine. Eur J Pharmacol 154(2):125—134, 1988 2465908

Basan A，Kissling W，Leucht S. Valproate as an adjunct to antipsychotics for schizophrenia: a systematic review of randomized trials. Schizophr Res 70(1):33—37, 2004 15246461

Bauer M，Dopfmer S. Lithium augmentation in treatment-resistant depression: metaanalysis of placebo-controlled studies. J Clin Psychopharmacol 19(5):427—434, 1999 10505584

Bauer M，Hellweg R，Gräf K J，Baumgartner A. Treatment of refractory depression with high-dose thyroxine. Neuropsychopharmacology 18(6):444—455, 1998 9571653

Bauer M，Zaninelli R，Müller-Oerlinghausen B，Meister W. Paroxetine and amitriptyline augmentation of lithium in the treatment of major depression: a doubleblind study. J Clin Psychopharmacol 19(2):164—171, 1999 10211918

Bell I R，Cole J O. Fluoxetine induces elevation of desipramine level and exacerbation of geriatric nonpsychotic depression (letter). J Clin Psychopharmacol 8(6):447—448, 1988 3266222

Blier P，Bergeron R. Effectiveness of pindolol with selected antidepressant drugs in the treatment of major depression. J Clin Psychopharmacol 15(3):217—222, 1995 7636000

Blier P，Ward H E，Tremblay P，et al. Combination of antidepressant medications from treatment initiation for major depressive disorder: a double-blind randomized study. Am J Psychiatry 167(3):281—288, 2010 20008946

Bloch M，Schmidt P J，Danaceau M A，et al. Dehydroepiandrosterone treatment of midlife dysthymia. Biol Psychiatry 45(12):1533—1541, 1999 10376113

Bodkin J A，Cohen B M，Salomon M S，et al. Treatment of negative symptoms in schizophrenia and schizoaffective disorder by selegiline augmentation of antipsychotic medication. A pilot study examining the role of dopamine. J Nerv Ment Dis 184(5):295—301, 1996 8627275

Bodkin J A，Lasser R A，Wines J D Jr，et al. Combining serotonin reuptake inhibitors and bupropion in partial responders to antidepressant monotherapy. J Clin Psychiatry 58(4):137—145, 1997 9164423

Bommer M，Naber D. Subclinical hypothyroidism in recurrent mania (also see comments). Biol Psychiatry 31(7):729—734, 1992 1599989

Bouwer C，Stein D J. Buspirone is an effective augmenting agent of serotonin selective reuptake inhibitors in severe treatment-refractory depression. S Afr Med J 87 (4, suppl):534—537, 540, 1997

Bowden C L，Myers J E，Grossman F，Xie Y. Risperidone in combination with mood stabilizers: a 10-week continuation phase study in bipolar I disorder. J Clin Psychiatry 65(5):707—714,

2004 15163260

Bowden C L, Singh V, Weisler R, et al. Lamotrigine vs. lamotrigine plus divalproex in randomized, placebo-controlled maintenance treatment for bipolar depression. Acta Psychiatr Scand 126(5):342—350, 2012 22708645

Boyer P, Lecrubier Y, Puech A J, et al. Treatment of negative symptoms in schizophrenia with amisulpride. Br J Psychiatry 166(1):68—72, 1995 7894879

Buchanan R W, Freedman R, Javitt D C, et al. Recent advances in the development of novel pharmacological agents for the treatment of cognitive impairments in schizophrenia. Schizophr Bull 33(5):1120—1130, 2007 17641146

Bunevicius R, Kazanavicius G, Zalinkevicius R, Prange A J Jr. Effects of thyroxine as compared with thyroxine plus triiodothyronine in patients with hypothyroidism. N Engl J Med 340 (6):424—429, 1999 9971866

Calabrese J R, Rapport D J, Youngstrom E A, et al. New data on the use of lithium, divalproate, and lamotrigine in rapid cycling bipolar disorder. Eur Psychiatry 20(2):92—95, 2005 15797691

Carpenter L L, Jocic Z, Hall J M, et al. Mirtazapine augmentation in the treatment of refractory depression. J Clin Psychiatry 60(1):45—49, 1999 10074878

Carpenter L L, Yasmin S, Price L H. A double-blind, placebo-controlled study of antidepressant augmentation with mirtazapine. Biol Psychiatry 51(2):183—188, 2002 11822997

Casey D E, Daniel D G, Wassef A A, et al. Effect of divalproex combined with olanzapine or risperidone in patients with an acute exacerbation of schizophrenia. Neuropsy-chopharmacology 28(1):182—192, 2003 12496955

Cassano P, Lattanzi L, Fava M, et al. Ropinirole in treatment-resistant depression: a 16-week pilot study. Can J Psychiatry 50(6):357—360, 2005 15999953

Cattell D L, King E A. Estrogen for postnatal depression. J Fam Pract 43(1):22—23, 1996 8691173

Chambers C D, Johnson K A, Dick L M, et al. Birth outcomes in pregnant women taking fluoxetine (also see comments). N Engl J Med 335(14):1010—1015, 1996 8793924

Chan J, Sweeting M. Review: Combination therapy with non-clozapine atypical antipsychotic medication: a review of current evidence. J Psychopharmacol 21(6):657—664, 2007 17092976

Chang J S, Ha K S, Young Lee K, et al. The effects of long-term clozapine add-on therapy on the rehospitalization rate and the mood polarity patterns in bipolar disorders. J Clin Psychiatry 67(3):461—467, 2006 16649834

Citrome L. Adjunctive lithium and anticonvulsants for the treatment of schizophrenia: what is the evidence? Expert Rev Neurother 9(1):55—71, 2009 19102669

Collins P J, Larkin E P, Shubsachs A P. Lithium carbonate in chronic schizophrenia—a brief trial of lithium carbonate added to neuroleptics for treatment of resistant schizophrenic patients. Acta Psychiatr Scand 84(2):150—154, 1991 1683094

Cooke R G, Joffe R T, Levitt A J. T3 augmentation of antidepressant treatment in T4-replaced thyroid patients (also see comments). J Clin Psychiatry 53(1):16—18, 1992 1737734

Coope J. Is oestrogen therapy effective in the treatment of menopausal depression? J R Coll Gen Pract 31(224):134—140, 1981 6268783

Cooper-Kazaz R, van der Deure W M, Medici M, et al. Preliminary evidence that a functional polymorphism in type 1 deiodinase is associated with enhanced potentiation of the antidepressant effect of sertraline by triiodothyronine. J Affect Disord 116（1—2）: 113—116, 2009 19064291

Correll C U, Rummel-Kluge C, Corves C, et al. Antipsychotic combinations vs monotherapy in schizophrenia: a meta-analysis of randomized controlled trials. Schizophr Bull 35(2):443—457, 2009 18417466

Corrigan M H, Denahan A Q, Wright C E, et al. Comparison of pramipexole, fluoxetine, and placebo in patients with major depression. Depress Anxiety 11(2):58—65, 2000 10812530

Crowe D, Collins J P, Rosse R B. Thyroid hormone supplementation of fluoxetine treatment (letter). J Clin Psychopharmacol 10(2):150—151, 1990 2341594

DeBattista C. Pramipexole in the treatment of resistant depression. Presentation at the annual meeting of the New Clinical Drug Evaluation Unit (NCDEU), Boca Raton, FL, 1997

DeBattista C, Schatzberg A F. Estrogen modulation of monoamines, in Estrogen in Mental Health: From the Bench to the Bedside. Edited by Liebenluft E. Washington, DC, American Psychiatric Publishing, 1999

DeBattista C, Solvason H B, Breen J A, Schatzberg A F. Pramipexole augmentation of a selective serotonin reuptake inhibitor in the treatment of depression. J Clin Psychopharmacol 20(2):274—275, 2000 10770475

DeBattista C, Solvason H B, Poirier J, et al. A prospective trial of bupropion SR augmentation of partial and non-responders to serotonergic antidepressants. J Clin Psychopharmacol 23(1):27—30, 2003 12544372

DeBattista C, Lembke A, Solvason H B, et al. A prospective trial of modafinil as an adjunctive treatment of major depression. J Clin Psychopharmacol 24(1):87—90, 2004 14709953

DeBattista C, Patkar P, Hawkins J. Ropinirole augmentation of standard antidepressants in the treatment of resistant depression. Presented at the 48th Annual Meeting of the New Clinical Drug Evaluation Unit (NCDEU), Session 1, Phoenix, AZ, 2008

Decina P, Mukherjee S, Bocola V, et al. Adjunctive trazodone in the treatment of negative symptoms of schizophrenia. Hosp Community Psychiatry 45(12):1220—1223, 1994 7868106

Dehydroepiandrosterone (DHEA). Med Lett Drugs Ther 8 (985; October 11):91—92, 1996

Dé Montigny C, Grunberg F, Mayer A, Deschenes J P. Lithium induces rapid relief of depression in tricyclic antidepressant drug non-responders. Br J Psychiatry 138:252—256, 1981 7272619

de Montigny C, Cournoyer G, Morissette R, et al. Lithium carbonate addition in tricyclic antidepressant-resistant unipolar depression. Correlations with the neurobiologic actions of tricyclic antidepressant drugs and lithium ion on the serotonin system. Arch Gen Psychiatry 40(12):1327—1334, 1983 6418109

Dennis C L, Ross L E, Herxheimer A. Oestrogens and progestins for preventing and treating postpartum depression. Cochrane Database Syst Rev October 8;(4):CD001690, 2008

Eden Evins A, Demopulos C, Nierenberg A, et al. A double-blind, placebo-controlled trial of adjunctive donepezil in treatment-resistant mania. Bipolar Disord 8(1):75—80, 2006a 16411983

Eden Evins A, Demopulos C, Yovel I, et al. Inositol augmentation of lithium or valproate for bipolar depression. Bipolar Disord 8(2):168—174, 2006b 16542187

Everett H C. The use of bethanechol chloride with tricyclic antidepressants. Am J Psychiatry 132 (11):1202—1204, 1975 1166898

Fatemi S H, Emamian E S, Kist D A. Venlafaxine and bupropion combination therapy in a case of treatment-resistant depression. Ann Pharmacother 33(6):701—703, 1999 10410184

Fava M, Rosenbaum J F, McGrath P J, et al. Lithium and tricyclic augmentation of fluoxetine treatment for resistant major depression: a double-blind, controlled study. Am J Psychiatry 151(9):1372—1374, 1994 8067495

Fava M, Thase M E, DeBattista C, et al. Modafinil augmentation of selective serotonin reuptake inhibitor therapy in MDD partial responders with persistent fatigue and sleepiness. Ann Clin Psychiatry 19(3):153—159, 2007 17729016

Fawcett J, Kravitz H M, Zajecka J M, Schaff M R. CNS stimulant potentiation of monoamine oxidase inhibitors in treatment-refractory depression. J Clin Psychopharmacol 11(2):127—132, 1991 2056139

Feighner J P, Brauzer B, Gelenberg A J, et al. A placebo-controlled multicenter trial of Limbitrol versus its components (amitriptyline and chlordiazepoxide) in the symptomatic treatment of depressive illness. Psychopharmacology (Berl) 61(2):217—225, 1979 108739

Ferraro L, Antonelli T, O'Connor W T, et al. Modafinil: an antinarcoleptic drug with a different neurochemical profile to d-amphetamine and dopamine uptake blockers. Biol Psychiatry 42(12):1181—1183, 1997 9426889

Flint A J, Rifat S L. A prospective study of lithium augmentation in antidepressant-resistant geriatric depression. J Clin Psychopharmacol 14(5):353—356, 1994 7806693

Fontaine R, Ontiveros A, Elie R, Vézina M. Lithium carbonate augmentation of desipramine and fluoxetine in refractory depression (erratum: Biol Psychiatry 31:322, 1992; also see comments). Biol Psychiatry 29(9):946—948, 1991 1904782

Freedman R, Olincy A, Buchanan R W, et al. Initial phase 2 trial of a nicotinic agonist in schizophrenia. Am J Psychiatry 165(8):1040—1047, 2008 18381905

Fritze J, Beneke M, Lanczik M, et al. Carbamazepine as adjunct or alternative to lithium in the prophylaxis of recurrent affective disorders. Pharmacopsychiatry 27(5):181—185, 1994 7838887

Gallego J A, Bonetti J, Zhang J, et al. Prevalence and correlates of antipsychotic polypharmacy: a systematic review and meta-regression of global and regional trends from the 1970s to 2009. Schizophr Res 138(1):18—28, 2012 22534420

Gao K, Kemp D E, Wang Z, et al. Predictors of non-stabilization during the combination therapy of lithium and divalproex in rapid cycling bipolar disorder: a posthoc analysis of two studies. Psychopharmacol Bull 43(1):23—38, 2010 20581798

Garlow S J, Dunlop B W, Ninan P T, Nemeroff C B. The combination of triiodothyronine (T3) and sertraline is not superior to sertraline monotherapy in the treatment of major depressive disorder. J Psychiatr Res 46(11):1406—1413, 2012 22964160

Geller B, Luby J L, Joshi P, et al. A randomized controlled trial of risperidone, lithium, or divalproex sodium for initial treatment of bipolar I disorder, manic or mixed phase, in children and adolescents. Arch Gen Psychiatry 69(5):515—528, 2012 22213771

Geretsegger C, Bitterlich W, Stelzig R, et al. Paroxetine with pindolol augmentation: a double-blind, randomized, placebo-controlled study in depressed in-patients. Eur Neuropsychopharmacol 18(2):141—146, 2008 18054209

Gerner R H, Stanton A. Algorithm for patient management of acute manic states: lithium, valproate, or carbamazepine? J Clin Psychopharmacol 12(1)(suppl):57S—63S, 1992 1541719

Ghaemi S N, Goodwin F K. Use of atypical antipsychotic agents in bipolar and schizoaffective disorders: review of the empirical literature. J Clin Psychopharmacol 19(4):354—361, 1999 10440464

Ghaemi S N, Sachs G S, Baldassano C F, Truman C J. Acute treatment of bipolar disorder with adjunctive risperidone in outpatients. Can J Psychiatry 42(2):196—199, 1997 9067070

Ghaemi S N, Katzow J J, Desai S P, Goodwin F K. Gabapentin treatment of mood disorders: a preliminary study. J Clin Psychiatry 59(8):426—429, 1998 9721823

Ghaemi S N, Schrauwen E, Klugman J, et al. Long-term lamotrigine plus lithium for bipolar disorder: One year outcome. J Psychiatr Pract 12(5):300—305, 2006 16998417

Gitlin M J, Weiner H, Fairbanks L, et al. Failure of T3 to potentiate tricyclic antidepressant response. J Affect Disord 13(3):267—272, 1987 2960719

Goddard A W, Brouette T, Almai A, et al. Early coadministration of clonazepam with sertraline for panic disorder. Arch Gen Psychiatry 58(7):681—686, 2001 11448376

Godfrey P S, Toone B K, Carney M W, et al. Enhancement of recovery from psychiatric illness by methylfolate. Lancet 336(8712):392—395, 1990 1974941

Goff D C, Midha K K, Sarid-Segal O, et al. A placebo-controlled trial of fluoxetine added to neuroleptic in patients with schizophrenia. Psychopharmacology (Berl) 117(4):417—423, 1995 7604142

Goff D C, Tsai G, Manoach D S, et al. D-cycloserine added to clozapine for patients with schizophrenia. Am J Psychiatry 153(12):1628—1630, 1996 8942463

Goff D C, Henderson D C, Evins A E, Amico E. A placebo-controlled crossover trial of D-cycloserine added to clozapine in patients with schizophrenia. Biol Psychiatry 45(4):512—514, 1999a 10071726

Goff D C, Tsai G, Levitt J, et al. A placebo-controlled trial of D-cycloserine added to conventional neuroleptics in patients with schizophrenia (also see comments). Arch Gen Psychiatry 56(1):21—27, 1999b 9892252

Goff D C, Keefe R, Citrome L, et al. Lamotrigine as add-on therapy in schizophrenia: results of 2 placebo-controlled trials. J Clin Psychopharmacol 27(6):582—589, 2007 18004124

Goldberg J F, Burdick K E, Endick C J. Preliminary randomized, double-blind, placebocontrolled trial of pramipexole added to mood stabilizers for treatment-resistant bipolar depression. Am J Psychiatry 161(3):564—566, 2004 14992985

Goldman M B, Janecek H M. Adjunctive fluoxetine improves global function in chronic schizophrenia. J Neuropsychiatry Clin Neurosci 2(4):429—431, 1990 1983785

Goodwin F K, Prange A J Jr, Post R M, et al. Potentiation of antidepressant effects by L-triiodothyronine in tricyclic nonresponders. Am J Psychiatry 139(1):34—38, 1982 7055275

Granacher R P, Baldessarini R J. Physostigmine. Its use in acute anticholinergic syndrome with antidepressant and antiparkinson drugs. Arch Gen Psychiatry 32(3):375—380, 1975 1115577

Grosso G, Pajak A, Marventano S, et al. Role of omega-3 fatty acids in the treatment of depressive disorders: a comprehensive meta-analysis of randomized clinical trials. PLoS ONE 9

(5):e96905，2014 24805797

Gupta S，Masand P，Tanquary J F. Thyroid hormone supplementation of fluoxetine in the treatment of major depression. Br J Psychiatry 159:866—867，1991 1790460

Hayes S G. Barbiturate anticonvulsants in refractory affective disorders. Ann Clin Psychiatry 5 (1):35—44，1993 8348197

Heninger G R，Charney D S，Sternberg D E. Lithium carbonate augmentation of antidepressant treatment: an effective prescription for treatment-refractory depression. Arch Gen Psychiatry 40(12):1335—1342，1983 6418110

Heresco-Levy U，Javitt D C，Ermilov M，et al. Efficacy of high-dose glycine in the treatment of enduring negative symptoms of schizophrenia (also see comments). Arch Gen Psychiatry 56 (1):29—36，1999 9892253

Heresco-Levy U，Gelfin G，Bloch B，et al. A randomized add-on trial of high-dose D-cycloserine for treatment-resistant depression. Int J Neuropsychopharmacol 16(3):501—506，2013 23174090

Hollander E，DeCaria C M，Schneier F R，et al. Fenfluramine augmentation of serotonin reuptake blockade antiobsessional treatment. J Clin Psychiatry 51(3):119—123，1990 2106515

Holsboer F，Grasser A，Friess E，et al. Steroid effects on central neurons and implications for psychiatric and neurological disorders. Ann N Y Acad Sci 746:345—359 (discussion 359—361)，1994

Hopwood S E，Bogle S，Wildgust H J. The combination of fluoxetine and lithium in clinical practice. Int Clin Psychopharmacol 8(4):325—327，1993 8277157

Howland R H. Lithium augmentation of fluoxetine in the treatment of OCD and major depression: a case report (letter). Can J Psychiatry 36(2):154—155，1991 1904303

Howland R H. Thyroid dysfunction in refractory depression: implications for pathophysiology and treatment. J Clin Psychiatry 54(2):47—54，1993 8444820

Hunter M D，Ganesan V，Wilkinson I D，Spence S A. Impact of modafinil on prefrontal executive function in schizophrenia. Am J Psychiatry 163(12):2184—2186，2006 17151173

Joffe G，Appelberg B，Rimón R. Adjunctivenefazodone in neuroleptic-treated schizophrenic patients with predominantly negative symptoms: an open prospective pilot study. Int Clin Psychopharmacol 14(4):233—238，1999 10468316

Joffe R T. Triiodothyronine potentiation of fluoxetine in depressed patients. Can J Psychiatry 37 (1):48—50，1992 1551045

Joffe R T，Schuller D R. An open study of buspirone augmentation of serotonin reuptake inhibitors in refractory depression. J Clin Psychiatry 54(7):269—271，1993 8335654

Joffe R T，Singer W. Thyroid hormone potentiation of antidepressants. Neuroendocrinology Letters (St. Michael's Hospital) 9:172，1987

Joffe R T，Levitt A J，Bagby R M，et al. Predictors of response to lithium and triiodothyronine augmentation of antidepressants in tricyclic non-responders. Br J Psychiatry 163:574—578，1993 8298824

Joffe R T，Sokolov S T，Levitt A J. Lithium and triiodothyronine augmentation of antidepressants. Can J Psychiatry 51(12):791—793，2006 17168254

Johns C A，Thompson J W. Adjunctive treatments in schizophrenia: pharmacotherapies and electroconvulsive therapy. Schizophr Bull 21(4):607—619，1995 8749888

Juruena M F, Ottoni G L, Machado-Vieira R, et al. Bipolar Ⅰ and Ⅱ disorder residual symptoms: oxcarbazepine and carbamazepine as add-on treatment to lithium in a double-blind, randomized trial. Prog Neuropsychopharmacol Biol Psychiatry 33(1):94—99, 2009 19007842

Karunakaran K, Tungaraza T E, Harborne G C. Is clozapine-aripiprazole combination a useful regime in the management of treatment-resistant schizophrenia? J Psychopharmacol 21(4): 453—456, 2007 17050662

Katagiri H, Tohen M, McDonnell D P, et al. Efficacy and safety of olanzapine for treatment of patients with bipolar depression: Japanese subpopulation analysis of a randomized, double-blind, placebo-controlled study. BMC Psychiatry 13:138, 2013 23672672

Katona C L, Robertson M M, Abou-Saleh M T, et al. Placebo-controlled trial of lithium augmentation of fluoxetine and lofepramine. Int Clin Psychopharmacol 8(4):323, 1993 8277156

Katona C L, Abou-Saleh M T, Harrison D A, et al. Placebo-controlled trial of lithium augmentation of fluoxetine and lofepramine. Br J Psychiatry 166(1):80—86, 1995 7894881

Keck P E. A randomized, placebo-controlled trial of olanzapine and olanzapine-fluoxetine combination in the treatment of bipolar depression. Presentation at the 155th annual meeting of the American Psychiatric Association, Philadelphia, PA, May 2002

Keck P E Jr, McElroy S L, Vuckovic A, Friedman L M. Combined valproate and carbamazepine treatment of bipolar disorder. J Neuropsychiatry Clin Neurosci 4(3):319—322, 1992 1498585

Kelly D L, Buchanan R W, Boggs D L, et al. A randomized double-blind trial of atomoxetine for cognitive impairments in 32 people with schizophrenia. J Clin Psychiatry 70(4):518—525, 2009 19358788

Kemp D E, Gao K, Ganocy S J, et al. A 6-month, double-blind, maintenance trial of lithium monotherapy versus the combination of lithium and divalproex for rapidcycling bipolar disorder and Co-occurring substance abuse or dependence. J Clin Psychiatry 70(1):113—121, 2009 19192457

Ketter T A, Winsberg M E, DeGolia S G, et al. Rapid efficacy of olanzapine augmentation in nonpsychotic bipolar mixed states (letter) (also see comments). J Clin Psychiatry 59(2): 83—85, 1998 9501894

Ketter T, Wang P, Nowakowski C. Treatment of acute mania in bipolar disorder, in Advances in Treatment of Bipolar Disorder. Edited by Ketter TA. Washington, DC, American Psychiatric Publishing, 2005, pp 11—55

Ketter T A, Wang P W, Chandler R A, et al. Adjunctive aripiprazole in treatment-resistant bipolar depression. Ann Clin Psychiatry 18(3):169—172, 2006 16923655

Kirsch M A, Louie A K. Combination treatment with venlafaxine and bupropion (letter). Am J Psychiatry 156(3):494, 1999 10080572

Kishimoto A. The treatment of affective disorder with carbamazepine: prophylactic synergism of lithium and carbamazepine combination. Prog Neuropsychopharmacol Biol Psychiatry 16(4): 483—493, 1992 1641493

Kline N S, Pare M, Hallstrom C, Cooper T B. Amitriptyline protects patients on MAOIs from tyramine reactions. J Clin Psychopharmacol 2(6):434—435, 1982 7174870

Kramlinger K G, Post R M. Addition of Lithium carbonate to carbamazepine: hematological and thyroid effects (also see comments). Am J Psychiatry 147(5):615—620, 1990 2109539

Kusalic M. Grade Ⅱ and grade Ⅲ hypothyroidism in rapid-cycling bipolar patients. Neuropsychobiology 25(4):177—181, 1992 1454157

Landén M, Björling G, Agren H, Fahlén T. A randomized, double-blind, placebocontrolled trial of buspirone in combination with an SSRI in patients with treatment-refractory depression. J Clin Psychiatry 59(12):664—668, 1998 9921700

Lemberger L, Rowe H, Bosomworth J C, et al. The effect of fluoxetine on the pharmacokinetics and psychomotor responses of diazepam. Clin Pharmacol Ther 43(4):412—419, 1988 3128416

Levine J, Barak Y, Gonzalves M, et al. Double-blind, controlled trial of inositol treatment of depression. Am J Psychiatry 152(5):792—794, 1995 7726322

Levine J, Mishori A, Susnosky M, et al. Combination of inositol and serotonin reuptake inhibitors in the treatment of depression. Biol Psychiatry 45(3):270—273, 1999 10023500

Lipinski J F, Pope H G Jr. Possible synergistic action between carbamazepine and lithium carbonate in the treatment of three acutely manic patients. Am J Psychiatry 139(7):948—949, 1982 6807113

Llorca P M, Wolf M A, Lançon C, Bougerol T. (Comparative efficacy of bromocriptine, carbamazepine and cyproheptadine with neuroleptics in 24 refractory chronic schizophrenic patients) (in French). Encephale 19(5):565—571, 1993 8306925

Loebel A, Cucchiaro J, Silva R, et al. Lurasidone as adjunctive therapy with lithium or valproate for the treatment of bipolar I depression: a randomized, double-blind, placebo-controlled study. Am J Psychiatry 171(2):169—177, 2014 24170221

Martín Muñoz J C, Moriñigo Domínguez A V, Mateo Martín I, et al. (Carbamazepine: an efficient adjuvant treatment in schizophrenia) (in Spanish). Actas Luso Esp Neurol Psiquiatr Cienc Afines 20(1):11—16, 1992 1502960

McAskill R, Mir S, Taylor D. Pindolol augmentation of antidepressant therapy (also see comments) (erratum: Br J Psychiatry 173:443, 1998). Br J Psychiatry 173:203—208, 1998 9926094

McElroy S L, Pope H G Jr (eds). Use of Anticonvulsants in Psychiatry: Recent Advances. Clifton, NJ, Oxford Health Care, 1988

McGinness J, Kishimoto A, Hollister L E. Avoiding neurotoxicity with lithiumcarbamazepine combinations. Psychopharmacol Bull 26(2):181—184, 1990 2236454

McGrath P J, Stewart J W, Fava M, et al. Tranylcypromine versus venlafaxine plus mirtazapine following three failed antidepressant medication trials for depression: a STAR* D report. Am J Psychiatry 163:1531—1541 [quiz 1666], 2006

McIntyre A, Gendron A, McIntyre A. Quetiapine adjunct to selective serotonin reuptake inhibitors or venlafaxine in patients with major depression, comorbid anxiety, and residual depressive symptoms: a randomized, placebo-controlled pilot study. Depress Anxiety 24(7):487—494, 2007 17177199

Michelson D, Aller A A, Amsterdam J D, et al. Addition of atomoxetine for depression incompletely responsive to sertraline: a randomized, double-blind, placebocontrolled study, in Syllabus and Proceedings Summary, American Psychiatric Association Annual Meeting, Toronto, ON, Canada, May 20—25, 2006, p 74

Mitchell P, Withers K, Jacobs G, Hickie I. Combining lithium and sodium valproate for bipolar disorder. Aust N Z J Psychiatry 28(1):141—143, 1994 8067959

Montgomery P, Richardson A J. Omega-3 fatty acids for bipolar disorder. Cochrane Database Syst Rev April 16;(2):CD005169, 2008

Montgomery S A. Selectivity of antidepressants and resistant depression, in Advances in Neuro-psychiatry and Psychopharmacology, Vol 2: Refractory Depression. Edited by Amsterdam JD. New York, Raven, 1991, pp 93—104

Morera A L, Barreiro P, Cano-Munoz J L. Risperidone and clozapine combination for the treatment of refractory schizophrenia. Acta Psychiatr Scand 99:305—306 [discussion: 306—307], 1999

Mouaffak F, Tranulis C, Gourevitch R, et al. Augmentation strategies of clozapine with antipsychotics in the treatment of ultraresistant schizophrenia. Clin Neuropharmacol 29(1):28—33, 2006 16518132

Muly E C, McDonald W, Steffens D, Book S. Serotonin syndrome produced by a combination of fluoxetine and lithium (letter). Am J Psychiatry 150(10):1565, 1993 8379573

Muti M, Del Grande C, Musetti L, et al. Prescribing patterns of lithium or lithium+valproate in manic or mixed episodes: a naturalistic study. Int Clin Psychopharmacol 28(6):305—311, 2013 23873290

Nelson J C, Price L H. Lithium or desipramine augmentation of fluoxetine treatment (letter). Am J Psychiatry 152(10):1538—1539, 1995 7573606

Nelson J C, Mazure C M, Jatlow P I, et al. Combining norepinephrine and serotonin reuptake inhibition mechanisms for treatment of depression: a double-blind, randomized study. Biol Psychiatry 55(3):296—300, 2004 14744472

Nemeroff C B, Evans D L, Gyulai L, et al. Double-blind, placebo-controlled comparison of imipramine and paroxetine in the treatment of bipolar depression. Am J Psychiatry 158(6):906—912, 2001 11384898

Nierenberg A A, Keck P E Jr. Management of monoamine oxidase inhibitor-associated insomnia with trazodone. J Clin Psychopharmacol 9(1):42—45, 1989 2708555

Nierenberg A A, Price L H, Charney D S, Heninger G R. After lithium augmentation: a retrospective follow-up of patients with antidepressant-refractory depression. J Affect Disord 18(3):167—175, 1990 2139061

Nierenberg A A, Cole J O, Glass L. Possible trazodone potentiation of fluoxetine: a case series. J Clin Psychiatry 53(3):83—85, 1992 1548249

Nierenberg A A, Adler L A, Peselow E, et al. Trazodone for antidepressant-associated insomnia. Am J Psychiatry 151(7):1069—1072, 1994 8010365

Nierenberg A A, Fava M, Trivedi M H, et al. A comparison of lithium and T(3) augmentation following two failed medication treatments for depression: a STAR*D report. Am J Psychiatry 163(9):1519—1530, 2006a 16946176

Nierenberg A A, Ostacher M J, Calabrese J R, et al. Treatment-resistant bipolar depression: a STEP-BD equipoise randomized effectiveness trial of antidepressant augmentation with lamotrigine, inositol, or risperidone. Am J Psychiatry 163(2):210—216, 2006a 16449473

Okuma T. Effects of carbamazepine and lithium on affective disorders. Neuropsychobiology 27(3):138—145, 1993 8232828

Ontiveros A, Fontaine R, Elie R. Refractory depression: the addition of lithium to fluoxetine or desipramine. Acta Psychiatr Scand 83(3):188—192, 1991 1903237

Ouyang W C, Hsu M C, Yeh I N, Kuo C C. Efficacy and safety of combination of risperidone and haloperidol with divalproate in patients with acute mania. Int J Psychiatry Clin Pract 16 (3):178—188, 2012 22404731

Palinkas L A, Barrett-Connor E. Estrogen use and depressive symptoms in postmenopausal women. Obstet Gynecol 80(1):30—36, 1992 1603493

Papakostas G I, Cooper-Kazaz R, Appelhof B C, et al. Simultaneous initiation (coinitiation) of pharmacotherapy with triiodothyronine and a selective serotonin reuptake inhibitor for major depressive disorder: a quantitative synthesis of double-blind studies. Int Clin Psychopharmacol 24(1):19—25, 2009 19092448

Papakostas G I, Clain A, Ameral V E, et al. Fluoxetine-clonazepam cotherapy for anxious depression: an exploratory, post-hoc analysis of a randomized, double blind study. Int Clin Psychopharmacol 25(1):17—21, 2010 19898245

Papakostas G I, Shelton R C, Zajecka J M, et al. L-methylfolate as adjunctive therapy for SSRI-resistant major depression: results of two randomized, double-blind, parallel-sequential trials. Am J Psychiatry 169(12):1267—1274, 2012 23212058

Papakostas GI, Shelton RC, Zajecka JM, et al. Effect of adjunctive L-methylfolate 15 mg among inadequate responders to SSRIs in depressed patients who were stratified by biomarker levels and genotype: results from a randomized clinical trial (Epub ahead of print). J Clin Psychiatry 75(8):855—863, 2014 24813065

Pare C M B, Kline N, Hallstrom C, Cooper T B. Will amitriptyline prevent the "cheese" reaction of monoamine-oxidase inhibitors? Lancet 2(8291):183—186, 1982 6123888

Perugi G, Toni C, Ruffolo G, et al. Clinical experience using adjunctive gabapentin in treatment-resistant bipolar mixed states. Pharmacopsychiatry 32(4):136—141, 1999 10505483

Peselow E D, Fieve R R, Difiglia C, Sanfilipo M P. Lithium prophylaxis of bipolar illness. The value of combination treatment. Br J Psychiatry 164(2):208—214, 1994 7909713

Pope H G Jr, McElroy S L, Nixon R A. Possible synergism between fluoxetine and lithium in refractory depression. Am J Psychiatry 145(10):1292—1294, 1988 3262313

Pope H G Jr, Cohane G H, Kanayama G, et al. Testosterone gel supplementation for men with refractory depression: a randomized, placebo-controlled trial. Am J Psychiatry 160(1): 105—111, 2003 12505808

Porcelli S, Balzarro B, Serretti A. Clozapine resistance: augmentation strategies. Eur Neuropsychopharmacol 22(3):165—182, 2012 21906915

Portella M J, de Diego-Adeliño J, Puigdemont D, et al. Pindolol augmentation enhances response outcomes in first depressive episodes. Eur Neuropsychopharmacol 19 (7): 516—519, 2009 19419845

Price L H, Conwell Y, Nelson J C. Lithium augmentation of combined neurolepictricyclic treatment in delusional depression. Am J Psychiatry 140(3):318—322, 1983 6131612

Price L H, Charney D S, Heninger G R. Efficacy of lithium-tranylcypromine treatment in refractory depression. Am J Psychiatry 142(5):619—623, 1985 3920923

Rabkin J G, McElhiney M C, Rabkin R, et al. Placebo-controlled trial of dehydroepiandrosterone (DHEA) for treatment of nonmajor depression in patients with HIV/AIDS. Am J

Psychiatry 163(1):59—66, 2006 16390890

Rapaport M H, Gharabawi G M, Canuso C M, et al. Effects of risperidone augmentation in patients with treatment-resistant depression: Results of open-label treatment followed by double-blind continuation (erratum: Neuropsychopharmacology 31:2514, 2006). Neuropsychopharmacology 31(11):2505—2513, 2006 16760927

Rasgon N L, Dunkin J, Fairbanks L, et al. Estrogen and response to sertraline in postmenopausal women with major depressive disorder: a pilot study. J Psychiatr Res 41(3—4):338—343, 2007 16697413

Raynaud J P. Prostate cancer risk in testosterone-treated men. J Steroid Biochem Mol Biol 102 (1—5):261—266, 2006 17113983

Remington G, Saha A, Chong S A, Shammi C. Augmentation strategies in clozapineresistant schizophrenia. CNS Drugs 19(10):843—872, 2005 16185094

Rosse R B, Theut S K, Banay-Schwartz M, et al. Glycine adjuvant therapy to conventional neuroleptic treatment in schizophrenia: an open-label, pilot study. Clin Neuropharmacol 12(5): 416—424, 1989 2611765

Rosse R B, Fay-McCarthy M, Kendrick K, et al. D-cycloserine adjuvant therapy to molindone in the treatment of schizophrenia. Clin Neuropharmacol 19(5):444—450, 1996 8889288

Rothschild A J, Samson J A, Bessette M P, Carter-Campbell J T. Efficacy of the combination of fluoxetine and perphenazine in the treatment of psychotic depression. J Clin Psychiatry 54 (9):338—342, 1993 8104930

Rothschild A J, Williamson D J, Tohen M F, et al. A double-blind, randomized study of olanzapine and olanzapine/fluoxetine combination for major depression with psychotic features. J Clin Psychopharmacol 24(4):365—373, 2004 15232326

Rush A J, Trivedi M H, Stewart J W, et al. Combining medications to enhance depression outcomes (CO-MED): acute and long-term outcomes of a single-blind randomized study. Am J Psychiatry. 2011 Jul;168(7):689—701, 2011

Saavedra-Velez C, Yusim A, Anbarasan D, Lindenmayer J P. Modafinil as an adjunctive treatment of sedation, negative symptoms, and cognition in schizophrenia: a critical review. J Clin Psychiatry 70(1):104—112, 2009 19026265

Sachs G S, Weilburg J B, Rosenbaum J F. Clonazepam vs. neuroleptics as adjuncts to lithium maintenance. Psychopharmacol Bull 26(1):137—143, 1990 1973545

Sachs G S, Grossman F, Ghaemi S N, et al. Combination of a mood stabilizer with risperidone or haloperidol for treatment of acute mania: a double-blind, placebocontrolled comparison of efficacy and safety. Am J Psychiatry 159(7):1146—1154, 2002 12091192

Sachs G S, Nierenberg A A, Calabrese J R, et al. Effectiveness of adjunctive antidepressant treatment for bipolar depression. N Engl J Med 356(17):1711—1722, 2007 17392295

Sagud M, Vuksan-Cusa B, Zivkovic M, et al. Antipsychotics: to combine or not to combine? Psychiatr Danub 25(3):306—310, 2013 24048402

Schatzberg A F, DeBattista C B, DeGolia S. Valproate in the treatment of agitation associated with depression. Psychiatr Ann 26:1—4, 1996

Schmidt P J, Daly R C, Bloch M, et al. Dehydroepiandrosterone monotherapy in midlife-onset major and minor depression. Arch Gen Psychiatry 62(2):154—162, 2005 15699292

Schneider L S, Small G W, Hamilton S H, et al. Fluoxetine Collaborative Study Group: Estrogen replacement and response to fluoxetine in a multicenter geriatric depression trial. Am J Geriatr Psychiatry 5(2):97—106, 1997 9106373

Schneider L S, Small G W, Clary C M. Estrogen replacement therapy and antidepressant response to sertraline in older depressed women. Am J Geriatr Psychiatry 9(4):393—399, 2001 11739065

Schulz S C, Thompson P A, Jacobs M, et al. Lithium augmentation fails to reduce symptoms in poorly responsive schizophrenic outpatients. J Clin Psychiatry 60(6):366—372, 1999 10401914

Seidman S N, Spatz E, Rizzo C, Roose S P. Testosterone replacement therapy for hypogonadal men with major depressive disorder: a randomized, placebo-controlled clinical trial. J Clin Psychiatry 62(6):406—412, 2001 11465516

Seidman S N, Miyazaki M, Roose S P. Intramuscular testosterone supplementation to selective serotonin reuptake inhibitor in treatment-resistant depressed men: randomized placebo-controlled clinical trial. J Clin Psychopharmacol 25(6):584—588, 2005 16282843

Sharma V, Persad E. Augmentation of valproate with lithium in a case of rapid cycling affective disorder. Can J Psychiatry 37(8):584—585, 1992 1423163

Shelton R C. The combination of olanzapine and fluoxetine in mood disorders. Expert Opin Pharmacother 4(7):1175—1183, 2003 12831342

Shelton R C, Tollefson G D, Tohen M, et al. A novel augmentation strategy for treating resistant major depression. Am J Psychiatry 158(1):131—134, 2001 11136647

Shelton R C, Williamson D J, Corya S A, et al. Olanzapine/fluoxetine combination for treatment-resistant depression: a controlled study of SSRI and nortriptyline resistance. J Clin Psychiatry 66(10):1289—1297, 2005 16259543

Sherwin B B. Estrogen in refractory depression, in Advances in Neuropsychiatry and Psychopharmacology, Vol 2: Refractory Depression. Edited by Amsterdam J D. New York, Raven, 1991, pp 209—218

Sichel D A, Cohen L S, Robertson L M, et al. Prophylactic estrogen in recurrent postpartum affective disorder. Biol Psychiatry 38(12):814—818, 1995 8750040

Silver H, Nassar A. Fluvoxamine improves negative symptoms in treated chronic schizophrenia: an add-on double-blind, placebo-controlled study. Biol Psychiatry 31(7):698—704, 1992 1599987

Simhandl C, Denk E, Thau K. The comparative efficacy of carbamazepine low and high serum level and lithium carbonate in the prophylaxis of affective disorders. J Affect Disord 28(4):221—231, 1993 8227758

Smith W T, Londborg P D, Glaudin V, Painter J R. Short-term augmentation of fluoxetine with clonazepam in the treatment of depression: a double-blind study. Am J Psychiatry 155(10):1339—1345, 1998 9766764

Soares C N, Almeida O P, Joffe H, Cohen L S. Efficacy of estradiol for the treatment of depressive disorders in perimenopausal women: a double-blind, randomized, placebo-controlled trial. Arch Gen Psychiatry 58(6):529—534, 2001 11386980

Sokolov S T, Levitt A J, Joffe R T. Thyroid hormone levels before unsuccessful antidepressant therapy are associated with later response to T3 augmentation. Psychiatry Res 69(2—3):

203—206, 1997 9109188

Spiker D G, Weiss J C, Dealy R S, et al. The pharmacological treatment of delusional depression. Am J Psychiatry 142(4):430—436, 1985 3883815

Spoov J, Lahdelma L. Should thyroid augmentation precede lithium augmentation—a pilot study. J Affect Disord 49(3):235—239, 1998 9629954

Steckler T L. Lithium-and carbamazepine-associated sinus node dysfunction: nineyear experience in a psychiatric hospital. J Clin Psychopharmacol 14(5):336—339, 1994 7806689

Stein G, Bernadt M. Lithium augmentation therapy in tricyclic-resistant depression. A controlled trial using lithium in low and normal doses. Br J Psychiatry 162:634—640, 1993 8149115

Stoll A L, Locke C A, Marangell L B, Severus W E. Omega-3 fatty acids and bipolar disorder: a review. Prostaglandins Leukot Essent Fatty Acids 60(5—6):329—337, 1999 10471117

Strömgren L S. The combination of lithium and carbamazepine in treatment and prevention of manic-depressive disorder: a review and a case report. Compr Psychiatry 31(3):261—265, 1990 2187656

Suppes T, Vieta E, Liu S, et al. Trial 127 Investigators: Maintenance treatment for patients with bipolar I disorder: results from a north american study of quetiapine in combination with lithium or divalproex (trial 127). Am J Psychiatry 166(4):476—488, 2009 19289454

Szegedi A, Verweij P, van Duijnhoven W, et al. Meta-analyses of the efficacy of asenapine for acute schizophrenia: comparisons with placebo and other antipsychotics. J Clin Psychiatry 73 (12):1533—1540, 2012 23290326

Takahashi N, Terao T, Oga T, Okada M. Comparison of risperidone and mosapramine addition to neuroleptic treatment in chronic schizophrenia. Neuropsychobiology 39 (2): 81—85, 1999 10072664

Targum S D, Greenberg R D, Harmon R L, et al. Thyroid hormone and the TRH stimulation test in refractory depression. J Clin Psychiatry 45(8):345—346, 1984 6746579

Thase M E, Kupfer D J, Frank E, Jarrett D B. Treatment of imipramine-resistant recurrent depression: II. An open clinical trial of lithium augmentation. J Clin Psychiatry 50(11):413—417, 1989 2509437

Thase M E, Howland R H, Friedman E S. Treating antidepressant nonresponders with augmentation strategies: an overview. J Clin Psychiatry 59 (5, suppl):5—12 [discussion:13—15], 1998

Tiihonen J, Halonen P, Wahlbeck K, et al. Topiramate add-on in treatment-resistant schizophrenia: a randomized, double-blind, placebo-controlled, crossover trial. J Clin Psychiatry 66(8):1012—1015, 2005 16086616

Tiihonen J, Wahlbeck K, Kiviniemi V. The efficacy of lamotrigine in clozapine-resistant schizophrenia: a systematic review and meta-analysis. Schizophr Res 109 (1—3): 10—14, 2009 19186030

Tohen M, Chengappa K N, Suppes T, et al. Efficacy of olanzapine in combination with valproate or lithium in the treatment of mania in patients partially nonresponsive to valproate or lithium monotherapy. Arch Gen Psychiatry 59(1):62—69, 2002 11779284

Tohen M, Bowden C L, Smulevich A B, et al. Olanzapine plus carbamazepine v. carbamazepine alone in treating manic episodes. Br J Psychiatry 192(2):135—143, 2008 18245032

Tollefson G D, Sanger T M, Anderson S W. The use of an olanzapine: fluoxetine combination in the treatment of major depression with psychotic features: results from a large, prospective double-blind trial, in Abstracts of the 40th Annual Meeting of the American College of Neuropsychopharmacology, Waikoloa, HI, 2001, p 58

Trivedi M H, Fava M, Wisniewski S R, et al. STAR* D Study Team: Medication augmentation after the failure of SSRIs for depression. N Engl J Med 354(12):1243—1252, 2006 16554526

Tsai G, Yang P, Chung L C, et al. D-serine added to antipsychotics for the treatment of schizophrenia (also see comments). Biol Psychiatry 44(11):1081—1089, 1998 9836012

Tsai G E, Yang P, Chung L C, et al. D-serine added to clozapine for the treatment of schizophrenia. Am J Psychiatry 156(11):1822—1825, 1999 10553752

The Upjohn Company. Technical Report Synopsis: A Multicenter Study to Evaluate the Pharmacokinetic and Clinical Interactions Between Alpraz-olam and Imipramine. Kalamazoo, MI, The Upjohn Company, 1986

The Upjohn Company. Technical.Report Synopsis: A Pharmacokinetic/Pharmacodynamic Evaluation of the Combined Administration of Alprazolam and Fluoxetine. Kalamazoo, MI, The Upjohn Company, 1990

Vieta E, Sánchez-Moreno J, Goikolea J M, et al. Effects on weight and outcome of longterm olanzapine-topiramate combination treatment in bipolar disorder. J Clin Psychopharmacol 24 (4):374—378, 2004 15232327

Vieta E, Manuel Goikolea J, Martínez-Arán A, et al. A double-blind, randomized, placebo-controlled, prophylaxis study of adjunctive gabapentin for bipolar disorder. J Clin Psychiatry 67 (3):473—477, 2006 16649836

Vieweg V, Shutty M, Hundley P, Leadbetter R. Combined treatment with lithium and carbamazepine (letter) (also see comments). Am J Psychiatry 148(3):398—399, 1991 1899545

Wehr T A, Goodwin F K. Rapid cycling in manic-depressives induced by tricyclic antidepressants. Arch Gen Psychiatry 36(5):555—559, 1979 435015

Wehr T A, Sack D A, Rosenthal N E, Cowdry R W. Rapid cycling affective disorder: contributing factors and treatment responses in 51 patients. Am J Psychiatry 145(2):179—184, 1988 3341463

Weilburg J B, Rosenbaum J F, Biederman J, et al. Fluoxetine added to non-MAOI antidepressants converts nonresponders to responders: a preliminary report. J Clin Psychiatry 50(12): 447—449, 1989 2600061

Wharton R N, Perel J M, Dayton P G, Malitz S. A potential clinical use for methylphenidate with tricyclic antidepressants. Am J Psychiatry 127(12):1619—1625, 1971 4998422

Wheatley D. Potentiation of amitriptyline by thyroid hormone. Arch Gen Psychiatry 26(3): 229—233, 1972 4551047

White K, Simpson G. Combined MAOI-tricyclic antidepressant treatment: a reevaluation. J Clin Psychopharmacol 1(5):264—282, 1981 7037873

Whybrow P C. The therapeutic use of triiodothyronine and high dose thyroxine in psychiatric disorder. Acta Med Austriaca 21(2):47—52, 1994 7998482

Whybrow P C, Bauer M S, Gyulai L. Thyroid axis considerations in patients with rapid cycling affective disorder. Clin Neuropharmacol 15(Suppl 1 Pt A):391A—392A, 1992 1498888

Wijkstra J, Lijmer J, Balk F J, et al. Pharmacological treatment for unipolar psychotic depression: Systematic review and meta-analysis. Br J Psychiatry 188:410—415, 2006 16648526

Wilson W H. Addition of lithium to haloperidol in non-affective, antipsychotic nonresponsive schizophrenia: a double blind, placebo controlled, parallel design clinical trial. Psychopharmacology (Berl) 111(3):359—366, 1993 7870975

Wolkowitz O M, Reus VI, Roberts E, et al. Antidepressant and cognition-enhancing effects of DHEA in major depression. Ann N Y Acad Sci 774:337—339, 1995 8597481

Wolkowitz O M, Reus VI, Roberts E, et al. Dehydroepiandrosterone (DHEA) treatment of depression. Biol Psychiatry 41(3):311—318, 1997 9024954

Woo Y S, Bahk W M, Chung M Y, et al. Aripiprazole plus divalproex for recently manic or mixed patients with bipolar I disorder: a 6-month, randomized, placebocontrolled, double-blind maintenance trial. Hum Psychopharmacol 26(8):543—553, 2011 22134973

Young L T, Robb J C, Hasey G M, et al. Gabapentin as an adjunctive treatment in bipolar disorder. J Affect Disord 55(1):73—77, 1999 10512610

Young L T, Joffe R T, Robb J C, et al. Double-blind comparison of addition of a second mood stabilizer versus an antidepressant to an initial mood stabilizer for treatment of patients with bipolar depression. Am J Psychiatry 157(1):124—126, 2000 10618026

Zanardi R, Franchini L, Serretti A, et al. Venlafaxine versus fluvoxamine in the treatment of delusional depression: a pilot double-blind controlled study. J Clin Psychiatry 61(1):26—29, 2000 10695642

Zarate C A Jr, Payne J L, Singh J, et al. Pramipexole for bipolar II depression: a placebocontrolled proof of concept study. Biol Psychiatry 56(1):54—60, 2004 15219473

Zarrouf F A, Artz S, Griffith J, et al. Testosterone and depression: systematic review and meta-analysis. J Psychiatr Pract Jul;15:289—305, 2009

Zhang Z J, Kang W H, Li Q, et al. Beneficial effects of ondansetron as an adjunct to haloperidol for chronic, treatment-resistant schizophrenia: a double-blind, randomized, placebo-controlled study. Schizophr Res 88(1—3):102—110, 2006 16959472

第十章　急诊室治疗

精神科医生不仅在急诊室处理急诊患者,而且(偶尔)也会在他们的办公室里、家访过程中或在医疗或养老院里处理急诊患者。在本章中,我们将描述一些临床精神科医生面临的常见的急诊情况。

在急诊的情况下,精神科医生往往面临突然的或新近发生的有精神科症状的患者的诊断和治疗。从症状学的角度,这些症状可大致分为以下几种类型:

① 激越和暴力行为,伴有或不伴有酒精或其他物质中毒的体征;

② 有自杀观念的抑郁,伴有或不伴有近期的自杀企图;

③ 急性精神病性发作,通常伴有明显的思维障碍,偏执观念和/或幻觉和明显的恐惧或愤怒;

④ 谵妄伴有失定向和混沌,有或没有精神病性症状;

⑤ 无精神病性症状的严重焦虑,但常伴有躯体症状;

⑥ 心因性木僵/紧张症。

在这些情境下,精神科医生有时可以从患者或其朋友或亲属处获得病史。有时患者可能携带了足够的身份信息,可以使精神科医生能够迅速联系到他们的朋友或亲属。但最糟糕的情况下,除了患者的行为和简短的躯体检查以外,精神科医生没有获得其他的信息。当患者存在严重的紊乱、缺乏反应或混沌,没有提供病史也没有可以诊断的特征(如针眼、明显的阿托品样中毒体征)时,需要在专业的医疗急诊机构中住院或不给予特定的药物治疗,至少进行躯体检查伴毒品筛查、心电图等检查。

我们强调试图了解在药物治疗开始之前患者使用过什么药物或可能使用过什么药物的重要性。尤其是在早期,当各种类别的药物都有较大的副作用风险时。例如,将三环类抗抑郁药(TCA)或哌替啶给予已经在服用单胺氧化酶抑制剂(MAOI类)的患者会导致死亡。对已经酒精中毒或使用其他镇静类药物的患者再给予镇静剂是不明智的。给可能患有神经阻滞剂恶性综合征(NMS)的患者使用神经阻滞剂明显是禁忌的。类似地,如果 TCA 过量可能已经影响了心脏功能,此时精神科医生选择药物必须慎重。总之,当患者可能已经服用先前的药物或可能过量服用某种未知药物时,精神科医生在弄情况清楚之前最好避免用药。

一、激越和暴力

很少遇到比控制激越、暴力的患者更困难的急诊室案例。许多诊断类别的患者都可能以激越、暴力的状态出现在急诊室。在一项调查中,80％教学医院的急诊室报告工作人员受到过患者的攻击,至少 25％的急诊室不得不每日强制约束患者(Lavoie 等,1988)。很难估计患者攻击医疗工作者的频率,因为绝大多数这类攻击都没有被报告(Barlow 和 Rizzo,1997)。暴力往往代表着患者在感到恐惧和无助的情况下企图控制局面的心理。

对于带着愤怒来到急诊室的非精神病性患者,以及基于家庭成员斗殴或其他人际危机而严重焦虑的患者,支持性的倾听、肯定和给予充足的时间,经常使患者逐渐变得冷静和理智而并不需要特定的药物治疗。镇静剂或与酒精中毒相关的激越状态也经常随着时间、谈话和外部环境的控制而逐渐恢复。

从法律的角度来看,使用外部的强制约束有时被认为比非自愿使用精神活性药物的侵害性更小。对于有潜在暴力倾向的患者可以给予安慰,如果有必要的话,充分展示武力来强制约束患者是最有效的干预。当所有限制性较小的选择都已经用尽或无效时,强制性约束患者通常是最后的选择。因此,如果患者对自己或他人有即时的危险应使用这个选择。然而,一些患者在限制性的约束中很容易精疲力竭或受伤。在这种情况下,经常需要添加药物。

在激越患者的"快速镇静"方面,有几项开放标签的实验研究了不同的精神活性药物的使用。天普大学的 William Dubin 医生使用了这个术语来描述每半个小时到一个小时使用抗精神病药联合苯二氮䓬类药物治疗激越、运动兴奋、紧张和敌意的目标症状。尽管 Dubin 医生描述的快速镇静策略已有 20 多年的历史,但急诊室医生仍然在使用类似的策略(Allen 等,2005)。现在有一些提法建议使用第二代抗精神病药(SGA)作为首选药物,以及对于非精神病性疾病更多地使用苯二氮䓬类药物。快速镇静有时与快速的神经阻滞剂化相混淆,后者是使用第一代抗精神病药的高滴定剂量,有时使用高达 100 毫克/天的氟哌啶醇以加速精神病性症状的缓解。不幸的是,研究表明这种策略并不成功,副作用明显。快速镇静策略已经在精神病性和非精神病性患者中都进行过研究。

通常,快速镇静的方法使用了肌注的能够快速吸收和提高生物利用度的药物(表10-1)。然而,Dubin 等(1985)建议与使用针剂相比,口服浓缩剂型的抗精神病药在那些易感患者中能够快速起效并减少无助感。在 159 名激越的精神障碍患者的研究中,他们被随机分为肌注组或口服浓缩剂型的替沃噻吨、氟哌啶醇或硫醚嗪组,使用肌注的患者有很小的时间优势但需要注射数次才能获得满意的治疗反应(Dubin 等,1985)。SGA 类也有口服剂型,相对于肌注剂型来说,它们可能也有类似的优势。在外科手术患者中,静脉给药也是一种常见的选择。Müller 等(1982)发现,静脉注射氟哌啶醇比口服氟哌啶醇能够在前 3 小时快速起效。然而,3 小时后口服和静脉注射氟哌啶醇治疗组之间无显著差异。其他几个开放标签试验证实了静脉注射氟哌啶醇和苯二氮䓬类药物(劳拉西泮)在处理激越的躯体-外科患者中的作用。

表 10-1　激越患者快速镇静的药物选择(每 30～60 分钟使用)

药　　物	剂　　量			镇静的平均总剂量
	肌注	口服	吸入	
氟哌啶醇	2.5～5 毫克	5～10 毫克		10～20 毫克
替沃噻吨	10～20 毫克[①]	5～10 毫克		15～30 毫克
氟哌利多	2.5～5 毫克	无		5～20 毫克
洛沙平	10～15 毫克[①]	25 毫克		30～60 毫克
			10 毫克/24 小时[②]	10 毫克

续表

药　物	剂　量			镇静的平均总剂量
	肌注	口服	吸入	
氯丙嗪	50 毫克	100 毫克		300～600 毫克
劳拉西泮	0.5～1 毫克	1～2 毫克		4～8 毫克
地西泮	无	5～10 毫克		20～60 毫克
奥氮平	2.5～10 毫克	2.5～5 毫克		10～20 毫克
齐拉西酮	10～20 毫克	40～160 毫克		10～20 毫克
阿立哌唑	9.75 毫克	10～30 毫克		9.75～19.5 毫克

① 不再在美国使用。

② 一次性使用 10 毫克吸入器；必须由医护人员使用。

　　相对于肌注第一代 SGA 类药如肌注氟哌啶醇，肌注第二代 SGA 类药物如肌注奥氮平、肌注齐拉西酮和肌注阿立哌唑的使用越来越频繁。然而，几乎没有证据表明，它们比第一代 SGA 类药更有效。相反，肌注 SGA 类药的优点是减少急性锥体外系症状（EPS），特别是静坐不能和肌张力障碍。另一方面，非典型肌注剂型显著的缺点是，它们比仿制药如氟哌啶醇更加昂贵。肌注奥氮平现已被批准用于治疗与精神病性有关的激越。已经研究了它在精神分裂症、痴呆和双相障碍中的急性治疗。对于急性伴有痴呆的激越患者中，肌注奥氮平 2.5 毫克或 5 毫克在注射后 2～24 个小时比安慰剂更能有效降低激越（使用劳拉西泮 1 毫克则无效）（Meehan 等，2002）。在有精神分裂症的患者中，肌注奥氮平 5～10 毫克比安慰剂在注射后 2～24 个小时更有效（Breier 等，2001）；类似的资料表明在急性躁狂的患者中，肌注奥氮平 10～25 毫克也有类似的效果（Meehan 等，2001）。与肌注氟哌啶醇相比，肌注奥氮平的主要优点是快速起效和 EPS 更少（Wright 等，2003）。肌注奥氮平可在 30 分钟内起效，极少有发生 EPS 的报告。最常见的副作用为嗜睡和眩晕。偶有轻度低血压和心动过缓的报告。

　　齐拉西酮注射剂于 2002 年上市。齐拉西酮已在几项治疗急性激越的双盲试验中被评估。肌注 10 毫克和 20 毫克似乎是有效的，但肌注 2 毫克无效。如奥氮平一样，肌注齐拉西酮的 EPS 发病率较低。在精神障碍患者的急性激越的研究中，10～20 毫克/天的剂量与氟哌啶醇在治疗激越上同样有效，并且在治疗精神病上更有效。肌注齐拉西酮最常见的副作用包括头痛、恶心、嗜睡。

　　阿立哌唑是最新批准的用于治疗与双相障碍、分裂情感性障碍和精神分裂症有关的急性激越的非典型抗精神病药。几项阿立哌唑减少激越的急性作用的研究已证明该药优于安慰剂以及相当于肌注氟哌啶醇（见 Andrezina 等，2006a，2006b）。肌注阿立哌唑出现 EPS 的概率比肌注氟哌啶醇更少，仅约 2% 经阿立哌唑治疗的患者出现静坐不能，1% 的患者出现肌张力障碍。反复使用可能增加 EPS 的风险，这是可能的但未经证实。与安慰剂相比，肌注阿立哌唑的其他常见的副作用包括头痛、嗜睡、恶心、眩晕。

最近被批准的吸入剂型的第一代抗精神病药洛沙平（Loxitane）可能对激越患者来说有一些优点。该剂型（Adasuve）的使用剂量为 5 毫克或 10 毫克（Keating，2013）。但我们还没有使用这一剂型的经验。

对于严重激惹或即将发生暴力的患者，快速镇静策略需要每 30～60 分钟使用一次抗精神病药，直到敌意、激越和攻击的目标症状减少。大多数研究表明，抗精神病药所需的通常剂量是 300～600 毫克的氯丙嗪，10～20 毫克的氟哌啶醇，或 10～20 毫克的奥氮平，在 2～4 个小时周期内（参见表 10-1）。高效价的典型抗精神病药的优点是在紧急情况下不产生显著的肾上腺素能阻断。然而，静坐不能、肌张力障碍可能是问题，特别是在年轻男性中。我们发现，交替使用抗精神病药与苯二氮䓬类也是一个可靠的策略。常见的用药方案是，每 30 分钟交替肌注氟哌啶醇 5 毫克与肌注劳拉西泮 1～2 毫克，直到获得镇静。氟哌利多（Droperidol）有时被用于快速镇静，但现在因诱发心脏 QTc 延长而被"黑框警告"。氟哌利多还与低血压和呼吸抑制有关。因此，它在精神科的使用很少，与先前相比其易得性变得更加受限。

劳拉西泮是唯一可经所有给药途径被可靠吸收的苯二氮䓬类药物。然而，对于口服制剂来说，地西泮可能起效最快。苯二氮䓬类药物和抗精神病药的联合有一些优点。通常情况下，两类药物联合使用时都只需要较低剂量就足够了。较低剂量可降低苯二氮䓬类药物或抗精神病药出现副作用的风险。此外，苯二氮䓬类药物可能会治疗一些抗精神病药的副作用，包括静坐不能。类似地，联合高效价的第一代 SGA 类药能够减少单独使用苯二氮䓬类药物所致的过度镇静。然而，一些资料表明：单独使用苯二氮䓬类药物在第一个 24 小时可能与抗精神病药同样有效，即使是对于精神病性症状显著的患者（Saklad 等，1985）。

对于不太严重的急性激越来说，特别是非精神病性患者或仅有有限的信息时，单独使用苯二氮䓬类药物似乎是足够的。每小时 1～2 毫克劳拉西泮直到最大剂量 10 毫克，或每小时 5～10 毫克地西泮直到最大剂量 60 毫克，通常足以对中度激越的患者有镇静作用。

有几种长效策略用于治疗攻击行为。心境稳定剂如锂盐、卡马西平、丙戊酸钠已经被证明对控制一些患者的攻击行为和暴力冲动有效。选择性 5-羟色胺再摄取抑制剂（SSRI 类）已在治疗攻击性人格障碍患者的研究中取得了一定的成功。类似地，长期使用丁螺环酮、普萘洛尔、曲唑酮和氯氮平，时均可减少一些患者的攻击行为。

二、抑郁和自杀

抑郁、自杀和激越的患者，代表了急诊室医生所面临的最常见的和最严重的挑战。在许多急诊室，主诉抑郁和自杀观念伴有/没有自杀企图，代表了精神障碍住院的最常见的原因。即使是有经验的精神科医生，预测即将发生的自杀有时也不是件容易的事情。众所周知，许多已知的因素会增加自杀的风险，包括老龄、重性抑郁障碍的诊断，男性性别、同时使用酒精，可行的自杀计划以及严重的自杀企图的病史。在美国，每年完成自杀的约 30000 人中的绝大多数是 45 岁以上的白种人男性。此外,约 75% 的自杀患者有抑郁或使用酒精(Bongar,1992)。Fawcett 等 (1990)试图进一步阐明那些能够增加自杀的立即风险的因素,包括严重失眠和严 重焦虑(表 10-2)。

表 10-2　抑郁患者自杀的短期(6～12 个月)风险因素

强迫特征
严重的绝望
惊恐、严重的焦虑和激越
严重失眠
严重的认知困难和精神病性思维
青少年期缺乏朋友
急性过度使用酒精
反复的抑郁

来源:编辑自 Fawcett 等,1990 年。

　　被送到急救室的有威胁的或没有伤害的想自杀的抑郁患者,对于临床判断来 说是一个真正的挑战。保守的做法是将这样的患者收入封闭的住院病房。有时 候,这似乎是不明智的或不现实的。如果临床工作者可以与这样的患者建立治疗 关系并且能够随访患者,和/或患者的朋友或亲属在下一次诊疗之前能够可靠地监 管患者,那么患者可作为门诊随访。一般来说,任何有自杀观念或自杀企图的患 者,有精神病性症状的抑郁患者,那些不能日常照料自己的患者,或有急性中毒的 患者,或临床工作者怀疑其不能照顾自己的患者,都应该住院观察。

　　很少有躯体治疗能够在急诊室的环境下快速起效。但是,氯胺酮(Ketamine)是 个例外,它是 N-甲基-D-天冬氨酸(NMDA)谷氨酸能受体拮抗剂,是一种麻醉剂且有 潜在的物质滥用的可能。静脉注射低于麻醉剂量的氯胺酮能够产生急性的人格瓦 解,但在注射 1 个小时或 2 个小时后出现心境改善且持续一周。该药物已被证明比 安慰剂更有效(Berman 等,2000;Zarate 等,2006),最近又被证明比咪达唑仑更有效 (Murrough 等,2013a)。不幸的是,目前还不清楚除了静点以外如何进行治疗,许多 策略都被证明无效。后续的氯胺酮静点在 2 周内似乎有效(Murrough 等,2013b),但 这不是一个实用的策略。而且,尚不清楚 NMDA 的拮抗作用是否是它的作用机制。 这种药物也与阿片类受体结合。因为氯胺酮是可能滥用的药物之一,我们不知道后 续该如何进行治疗,我们认为它不应该被常规临床使用(Schatzberg,2014),尽管有人 建议它可以在急诊室使用。最近的一份报告表明,该药的鼻腔喷雾制剂显示有效 (Lapidus 等,2014),而且一家公司正在测试(S)-氯胺酮的鼻腔喷雾制剂。

　　考虑到 Fawcett 等(1990)描述的立即风险因素的类型,苯二氮䓬类药物在急 诊室和紧急场所中治疗自杀患者方面可能未被充分使用。苯二氮䓬类药物可能对 严重失眠和焦虑等风险因素有立即的作用。患者的绝望也部分归因于他们相信自 己永远不会好转。当他们使用苯二氮䓬类药物并很快感觉好转后,他们的信念可能 就会发生足够的改变来缓解即将发生的自杀风险。我们发现每日 4 次、每次 0.5～ 1 毫克的劳拉西泮,并在睡前给予最后一个剂量,即使对于不那么激越的自杀患者也可以产生显著的不同。综上所述,很少有证据表明苯二氮䓬类药物能帮助那些急性的想自杀的患者(Youssef 和 Rich,2008)。也需要考虑到一些想自杀的患者可能会在服用苯二氮䓬类药物后变得更加抑郁或失抑制。因此,当有自杀倾向的患者开始使用苯二氮䓬类药物时,对他进行仔细观察是很重要的。

在管理即将发生自杀的患者中,几种其他的躯体干预方式值得考虑。电抽搐治疗(ECT)是其中一种。ECT 在严重抑郁的自杀患者中能够快速起效,因此是一种可以挽救生命的方法。在美国,治疗抑郁患者的 ECT 平均治疗次数是 8~9 次,因此在治疗的前两周就能出现明显的益处。此外,也有一些证据表明,快速滴定一些抗抑郁药可能与早期起效有关。例如,上市前的研究表明,文拉法辛在前 7 天的治疗中滴定至 300 毫克或更高剂量时能够快速发挥作用(Montgomery,1993)。不幸的是,我们发现,许多患者无法耐受这种快速滴定。与抑郁自杀患者快速起效有关的其他策略包括对各种抗抑郁药的兴奋剂或锂盐的增效作用。锂盐具有抗自杀性能的证据也许比其他任何药物都多。锂盐似乎能减少反复出现的心境障碍患者的自杀行为和自杀企图(Cipriani 等,2005;Kovacsics 等,2009;Prien 等,1984),它现在获得了FDA 批准的预防自杀的适应证。然而,低的治疗窗口使它成为不宜在急诊室开始使用的药物。另一方面,在自杀患者的急性住院期间可能是一种合理的药物。

许多抑郁患者在自杀企图中使用了他们的抗抑郁药。完成自杀的患者最常使用的抗抑郁药是 TCA 类(表 10-3)。在这些案例中常见的致死原因是恶性心律失常。处理 TCA 类过量包括活性炭洗胃(50 克悬浮液之后通过鼻饲管重复使用 25克),让患者住院来监测心脏功能,静脉输液治疗肾上腺素能阻滞,肌注 1 毫克毒扁豆碱治疗严重的抗胆碱能症状,如果必要的话使用碳酸氢钠治疗酸中毒。

表 10-3　抗抑郁药的过量使用和治疗

药　　物	中毒剂量	毒性表现	治　　疗
TCA 类	>1500 毫克(丙咪嗪以及大多数 TCA 类)	抗胆碱能症状,心律失常、低血压、谵妄、癫痫	洗胃、输液支持、心脏监测
MAOI 类	≥2 毫克/千克	CNS 兴奋、低血压或高血压、谵妄、发热、心律失常、癫痫、横纹肌溶解症	洗胃、输液、心脏监测、降压药、躯体降温、针对 CNS 症状的苯二氮䓬类药物治疗,维持 MAOI 的饮食
安非他酮	>2 克	CNS 兴奋、癫痫	洗胃、苯二氮䓬类药物、抗惊厥药
SSRI 类	未知	CNS 兴奋、嗜睡、GI 激惹	洗胃、支持疗法
SNRI 类(文拉法辛、度洛西汀)	未知	心脏毒性、高血压、癫痫、5-羟色胺作用	洗胃、支持疗法

注:CNS=中枢神经系统;GI=胃肠道;MAOI=单胺氧化酶抑制剂;SNRI=5-羟色胺-去甲肾上腺素再摄取抑制剂;SSRI 类=选择性 5-羟色胺-再摄取抑制剂;TCA=三环类抗抑郁药。

MAOI 过量仅仅 2 毫克/千克即可致死。MAOI 过量导致死亡的原因包括从心律失常和心脏衰竭到横纹肌溶解症和肾衰。过量的急性处理方式包括洗胃、维持 MAOI 的饮食,至少 24 个小时的心脏监测,使用苯二氮䓬类药物治疗中枢神经系统的激活,以及使用硝普钠或静推酚妥拉明 5 毫克治疗高血压。

MAOI 类也与另一种医疗急诊有关:发生 5-羟色胺综合征。联合 MAOI 类与 5-羟色胺能药物如 SSRI 类药物和氯米帕明(参见第三章"抗抑郁药")是出现 5-羟色胺综合征最常见的原因。5-羟色胺综合征的症状是震颤、发汗、强直,肌阵挛和自主神经失调,可能发展为高热、横纹肌溶解症、昏迷和死亡。5-羟色胺综合征的治疗包括停用致病药物,监测生命体征和维持重要的生理功能。冷却毯通常是有益的。赛庚啶(Cyproheptadine)一种常见的 5-羟色胺(5-羟色胺;5-HT)受体拮抗剂,偶尔每天口服高达 16 毫克来治疗 5-羟色胺综合征。丹曲林(Dantrolene)分次静脉使用每次 1 毫克/千克用于治疗严重案例中的肌肉强直和横纹肌溶解症。对 5-羟色胺综合征的关键治疗是停用致病药物并提供支持疗法。

幸运的是,许多新的抗抑郁药在"过量使用"时比 TCA 类和 MAOI 类问题少得多。SSRI 类和 5-HT 受体拮抗剂过量时通常没有症状或可能出现胃肠道不适、激越和嗜睡。治疗的选择是洗胃和支持疗法。英国药物管理局警告,文拉法辛过量可能比 SSRI 类过量更具致死性。他们的数据表明,文拉法辛过量致死的风险与 TCA 类相当。美国食品和药品管理局的回顾调查导致文拉法辛在 2006 年改变了药品说明,这件事也表明文拉法辛在过量致死性后果的风险方面可能大于 SSRI 类但小于 TCA 类。过量的致死性风险不仅与心脏事件有关,而且也与癫痫、横纹肌溶解症和其他病因有关。服用文拉法辛的患者往往比服用 SSRI 类的患者病情严重,这可能与出现过量的风险更大有关(Rubino 等,2007)。一个可能的增加风险的机制是对钠通道的作用。安非他酮过量的风险也倾向于小于 TCA 类。然而,至少有一例与神经毒性和癫痫有关的死亡报告(参见第三章"抗抑郁药")。

三、急性精神病性发作

精神病性症状可以是物质中毒、躁狂、抑郁、精神分裂症、痴呆、谵妄或各种不同的其他疾病的表现。如果可能的话,精神病性症状的器质性基础可以通过病史、躯体检查以及滥用的物质的尿液和(或)血液来除外。

(一)混合精神病性特征

假设精神病性症状是由于非法或合法的药物的毒性所致,可出现各种不同的复杂的临床表现。非法的药物使用者经常同时服用多种药物和(或)酒精。有精神分裂症的患者滥用物质和(或)有酒精中毒,以及药物所致的急性精神病性症状有时会持续数天或数周,变得难以与精神分裂症区别。药物治疗的问题是在急性使用抗精神病药、苯二氮䓬类药物与观察等待之间做出选择,同时检查尿液或血液中的非法药物,评估可能的躯体原因,并从朋友或亲属处获得最近的病史。苯二氮䓬类药物不能在已经滥用酒精或镇静剂的患者中使用,但通常用于治疗 CNS 抑制剂的戒断。

(二) 精神分裂症、精神分裂症样障碍和躁狂性精神病性症状

当物质所致的精神病性症状的可能性较低,且患者表现出急性精神病性症状——偏执、紊乱、幻觉、激越、攻击等,那么先前描述的快速镇静策略是有用的。患者通常不反对口服氟哌啶醇;在这样的案例中,液体药物是首选,因为服用可以被确定。

肌注抗精神病药(如氯丙嗪 50 毫克,阿立哌唑 9.75 毫克,奥氮平 10~30 毫克,齐拉西酮 10~20 毫克,氟哌啶醇 5~10 毫克)都是有效的。在使用典型抗精神病药的同时可给予患者抗帕金森药物,能够其帮助预防肌张力障碍。

急性躁狂通常使用抗精神病药、苯二氮䓬类药物和心境稳定剂联合治疗。虽然负荷剂量的锂盐没有证明是有用的,负荷剂量的丙戊酸钠钠可能加速治疗反应。口服丙戊酸钠的负荷剂量是 20 毫克/(千克·天),与在数天内就出现抗躁狂作用有关。标准剂量的心境稳定剂可能需要一周或更长时间才能充分控制躁狂。苯二氮䓬类药物在急性治疗非精神病性躁狂的患者中与抗精神病药一样有效。然而,精神病性患者和非精神病性患者都可受益于使用非典型药物,这些药物比心境稳定剂在治疗急性躁狂方面起效更快。因此,我们通常会给躁狂患者使用 SGA 类药,如果需要再加入苯二氮䓬类药物或心境稳定剂。

当精神病性患者在可获得的抗精神病药中能够提供倾向使用的药物的病史,或亲属提供或过去的病史中记录了相关信息时,对于特定的患者应该使用过去报告的最有效的药物。

患者可能会因多种抗精神病药的并发症而出现在急诊室(表 10-4)。相当常见的形式可能是发生急性 EPS。最令人担忧的急性 EPS 是肌张力障碍。如第四章("抗精神病药")中所讨论的那样,年轻男性最容易发生急性肌张力障碍,包括动眼

表 10-4　抗精神病药使用的急性并发症

并发症	风险因素	临床表现	治　疗
肌张力障碍	年龄<40 岁,男性,高效价药物	斜颈,角弓反张、动眼危象、牙关紧闭、喉痉挛	苯海拉明(iv)或苯甲托品(iv),劳拉西泮和喉痉挛时要维持气道开放
过量	年龄<40 岁,男性,受过教育,精神分裂症、精神病性抑郁	低热/高热、EPS、低血压、抗胆碱能毒性、癫痫、心律失常	洗胃、输液、抗帕金森药物治疗 EPS、心脏监测
神经阻滞剂恶性综合征	脱水、使用锂盐、高剂量	谵妄、高热、严重的 EPS,自主神经不稳、升高的 CK 和 LETs	停用抗精神病药,丹曲林(iv)、溴隐亭、劳拉西泮(iv)

注:CK＝肌酸激酶;EPS＝锥体外系症状;iv＝静脉使用;LFT ＝肝功能试验。

危象、角弓反张、斜颈、牙关紧闭或喉痉挛。所有的肌张力障碍对患者来说都是恐怖的,但喉痉挛影响呼吸道有潜在的致死性。严重的肌张力障碍可能发生在治疗的任何时间,但通常发生在神经阻滞剂使用的前几天。而且,高效价的典型抗精神病药可能与肌张力障碍有更大的相关性。最可靠和快速治疗肌张力障碍的方式是每30分钟静脉注射苯海拉明50毫克或苯甲托品2毫克直到肌张力障碍缓解。喉痉挛可能需要插管和静脉注射劳拉西泮进行治疗。如果不能静脉使用,则必须肌注该药物。虽然非典型药物与肌张力障碍相关性较小,但这种反应有时仍然可以出现。

过量使用抗精神病药很少致命。然而,过量使用可能导致低热、高热、严重的EPS以及偶尔的心律失常。低效价药物还可产生抗胆碱能毒性和低血压。低血压也是利培酮过量的并发症。所有抗精神病药均可降低癫痫发作的阈值,但氯氮平在过量使用时特别有问题。精神病性抑郁患者和年轻的受过教育的男性精神分裂症患者在抗精神病药过量使用方面的风险更大。抗精神病药过量使用通常用洗胃和支持疗法有效,包括输液、抗帕金森药物治疗EPS和心脏监测。

NMS是使用抗精神病药的一种相对罕见的并发症,已在第四章中讨论过。它是一种医疗急诊,以严重的EPS、谵妄、高热和自主神经异常为特征。典型和非典型的抗精神病药如氯氮平有时与NMS相关。EPS主要的风险因素是脱水、同时使用锂盐以及快速滴定较高剂量的所有标准的神经阻滞剂。治疗包括立即停止抗精神病药,支持重要的生理功能,每6个小时静脉使用丹曲林0.8～1毫克/千克作为肌肉松弛剂持续2周。长期使用可能与严重的呼吸抑制和肌肉萎缩有关。溴隐亭在剂量高达5毫克每天3次时可能有助于缓解EPS,静脉使用1毫克每天3次的劳拉西泮也可能有缓解作用。在难治性案例中,ECT也可能有帮助。

(三)谵妄

DSM-Ⅳ-TR(美国精神医学学会,2000)和DSM-5(美国精神医学学会,2013)对"谵妄"的标准定义包括意识紊乱、认知改变、波动的病程以及障碍的器质性基础。谵妄的常见病因包括戒断综合征、药物过量、内分泌疾病、代谢异常和感染。非常年老的患者似乎容易发生谵妄,但它可能发生在任何年龄。谵妄的存在是医疗急诊,与显著的发病率和死亡率有关。

谵妄的临床治疗聚焦于对基础病因的评估和提供支持治疗。躯体约束往往是必要的,优于使用精神活性药物,因为药物可能使得临床表现变得更加复杂。当需要使用药物来控制激越、谵妄的患者时,低剂量的高效价抗精神病药可能是治疗的首选。药物如氟哌啶醇不引起显著的抗胆碱能和 α-肾上腺素能症状,往往不会引起心脏或呼吸抑制的问题。氟哌啶醇用于治疗老年谵妄患者的通常剂量是每日2次、每次0.5毫克。另一个药物选择是使用低剂量的3-羟基苯二氮草类药物,如劳拉西泮和奥沙西泮,它们没有活性代谢产物且半衰期短,即使在老年患者中也能很好地代谢。劳拉西泮可以每30分钟静脉使用0.5～1毫克,如果缓慢使用可以避免血清浓度峰值和随后的呼吸抑制。奥沙西泮不仅没有肌注剂型,而且还有吸收缓慢和起效慢的缺点。如果患者能够口服药物,奥沙西泮 15 毫克每日 3 次可以考虑被用于治疗激越,但通常不如劳拉西泮受欢迎。另一个临床工作者有一些成功的经验用于治疗术后谵妄的策略包括使用加巴喷丁(Leung 等,2006)。加巴喷丁也与降低围手术期疼痛和减少对镇痛药的需求相关。

四、重度焦虑

患者可以表现为惊恐、严重的恐惧和焦虑或多种躯体症状。重度焦虑的症状与许多躯体疾病有关,包括甲状腺功能低下、低血糖、冠心病、类癌综合征和嗜铬细胞瘤。此外,重度焦虑也可能是其他精神障碍的特征,包括精神分裂症、急性药物中毒、酒精戒断和抑郁。

焦虑障碍的患者出现在急诊室最可能是由于惊恐障碍和创伤后应激障碍(PTSD)。如果躯体疾病可被快速除外或患者有已知的惊恐发作的病史,口服地西泮因起效快速而有着显著的优势。可以根据需要尝试使用 5 毫克或 10 毫克,基于焦虑障碍的严重程度和过去对镇静剂的反应。然而,如果需要肌注,地西泮不是一个理想的选择,因为其吸收的不规律性。每小时重复肌注劳拉西泮 1 毫克能够有效治疗重度焦虑。抗抑郁药可以作为惊恐障碍的长期治疗但它们起效缓慢,在患者经历急性、严重的焦虑时没有即刻的效果。因此,在抗惊恐治疗初始的几周内,联合使用苯二氮䓬类药物和抗抑郁药是恰当的。一个月后,当抗抑郁药已经开始起效,苯二氮䓬类药物可以逐渐停药。氯硝西泮是一种有效的抗惊恐药物,起始可以使用 0.5 毫克每日 2 次的剂量。尽管偶尔可以使用抗惊厥药如加巴喷丁和噻加宾,但它们似乎不像苯二氮䓬类那样快速起效。

PTSD 患者经常因为伴有显著的来自闪回的自主神经觉醒、侵袭性思维和失眠的症状而来到急诊室。重要的是评估患者的共病障碍,如抑郁和物质滥用。暴力或激越的 PTSD 患者该使用先前讨论的"快速镇静"的方法来治疗。β-受体拮抗剂在治疗自主神经过度觉醒方面也是有帮助的。然而,长期治疗包括抗抑郁药和心境稳定剂的使用,最好在急性痛苦减轻以及确定了长期的随访后开始。

一些专家倾向于在边缘或其他人格障碍患者有急性危机时使用低剂量的抗精神病药。如果患者过去有镇静剂滥用史,可以使用奥氮平 5～10 毫克,喹硫平 25～50 毫克或氯丙嗪 25～50 毫克。氯丙嗪的镇静作用可能会持续多个小时——有时比需要的时间更长。如果患者目前依赖于镇静剂,如果药物突然停止服用,必须考虑戒断反应的问题。丁螺环酮可用于治疗焦虑,但单一剂量对于减轻急性症状没有帮助。

五、木僵和紧张症

紧张症是一种可由多种躯体和精神障碍所致的综合征。它在 DSM-5 中有一个单独的诊断编码。它特征性地表现为猝倒和蜡样屈曲,缄默症、抵抗命令或抵抗试图移动(阴性症状),以及间歇性激越。紧张症的病因从代谢性疾病如肝性脑病、酮症酸中毒到癫痫发作后的状态以及基底神经节病变。情感障碍是最常见的引起紧张症的原因,尽管该综合征经常出现在精神分裂症中。

非精神障碍的病因在紧张症的案例中占很大的比例。因此,医生需要询问详细的病史、躯体检查和实验室评估。如果可以排除木僵的躯体或神经系统病因,一般可以让患者到精神科病房住院。如果患者没有可用的信息,静脉使用苯二氮䓬类(如劳拉西泮1~2毫克)有时能促进患者相对自由地说话以获取病史。历史上,静脉使用异戊巴比妥。然而,这种方法需要临床工作者在技术上富有经验,最好在住院病房中进行(参见第六章“抗焦虑药”)。静脉使用异戊巴比妥给予50毫克/分钟,直至最大剂量700毫克。滴定的剂量根据患者的体重和年龄确定;较瘦的和老年的患者需要更低的剂量。高剂量会有显著的呼吸抑制的风险,必须有一个可用的急救车或在困难案例中开第二条静脉输液线。

有一些致命形式的紧张症表现为高热、极端强直、精神状态改变、肌肉降解、横纹肌溶解症和肾衰。这种所谓的致命性或恶性紧张症很难与NMS鉴别。这种区别是重要的,因为致命性紧张症可能对抗精神病药治疗有反应,而治疗NMS时抗精神病药则是禁忌。幸运的是,NMS和致死性紧张症都对ECT治疗有反应。

六、急诊室转介

精神障碍患者经常在他们的精神科医生接到电话或办公室访谈后,被精神科医生转介到综合医院急诊室。确定的或可能的药物过量,原因不明的混沌状态,或严重的药物副作用(如与MAOI相关的高血压危象或急性肌张力障碍)是恰当转介的合理的例子。

对于精神科医生来说,重要的是记住急诊科医生对精神活性药物的副作用了解较少,尽管人们很自然地希望急诊科医生无所不知、拥有资源。因此,为了确保知识层面不存在偏差,在患者到达前和(或)患者开始初始评估时给急诊室打电话沟通是值得的。许多医生从未听说将哌替啶加入到MAOI中是致死性的。有些医生不知道TCA类对心脏传导有奎尼丁样的作用,可能使用奎尼丁治疗TCA过量导致的心律失常。在急诊室中常见的是,患者由于高血压危象所致的严重头痛可能被忽略(即让患者等待),直到头痛自行缓解。

如果患者病情严重达到住院标准,精神科医生知道其使用苯二氮䓬类药物的病史,应该提醒工作人员关注戒断症状,如癫痫或谵妄。急诊室医生应该被告知SSRI类、5-羟色胺$_2$(5-HT$_2$)拮抗剂、文拉法辛和安非他酮过量很可能相对温和。根据我们的经验,当负责任的精神科医生给急诊室的工作人员打电话并提供临床和精神活性药物方面的建议时,急诊室的工作人员似乎是感兴趣的,并欣赏这种做法。

参考文献

Allen M H, Currier G W, Carpenter D, et al. Expert Consensus Panel for Behavioral Emergencies 2005：The expert consensus guideline series：treatment of behavioral emergencies 2005. J Psychiatr Pract 11(Suppl 1)：5—108, quiz 110—112, 2005 16319571

American Psychiatric Association. Diagnostic and Statistical Manual of Mental Disorders, 4th Edition, Text Revision. Washington, DC, American Psychiatric Association, 2000

American Psychiatric Association. Diagnostic and Statistical Manual of Mental Disorders, 5th Edition. Arlington, VA, American Psychiatric Association, 2013

Andrezina R, Josiassen R C, Marcus R N, et al. Intramuscular aripiprazole for the treatment of acute agitation in patients with schizophrenia or schizoaffective disorder: a double-blind, placebo-controlled comparison with intramuscular haloperidol. Psychopharmacology (Berl) 188 (3):281—292, 2006a 16953381

Andrezina R, Marcus R N, Oren D A, et al. Intramuscular aripiprazole or haloperidol and transition to oral therapy in patients with agitation associated with schizophrenia: sub-analysis of a double-blind study. Curr Med Res Opin 22(11):2209—2219, 2006b 17076982

Barlow C B, Rizzo A G. Violence against surgical residents. West J Med 167(2):74—78, 1997 9291743

Bazire S. MAOIs and narcotic analgesics (letter). Br J Psychiatry 151:701—710, 1987 2895679

Berman R M, Cappiello A, Anand A, et al. Antidepressant effects of ketamine in depressed patients. Biol Psychiatry 47(4):351—354, 2000 10686270

Bongar B. Suicide Guidelines for Assessment, Management and Treatment. New York, Oxford University Press, 1992

Breier A, Wright P, Birkett M, et al. Intramuscular olanzapine: dose-related improvement in acutely agitated patients with schizophrenia. Presentation at the 154th annual meeting of the American Psychiatric Association, New Orleans, May 5—10, 2001

Browne B, Linter S. Monoamine oxidase inhibitors and narcotic analgesics: a critical review of the implications for treatment. Br J Psychiatry 151:210—212, 1987 2891392

Cipriani A, Pretty H, Hawton K, Geddes J R. Lithium in the prevention of suicidal behavior and all-cause mortality in patients with mood disorders: a systematic review of randomized trials. Am J Psychiatry 162(10):1805—1819, 2005 16199826

Cole J. Drugs and seclusion and restraint. McLean Hospital Journal 10:37—53, 1985

Crome P. Antidepressant overdosage. Drugs 23(6):431—461, 1982 6213400

Dubin W R, Feld J A. Rapid tranquilization of the violent patient. Am J Emerg Med 7(3):313—320, 1989 2565724

Dubin W, Stolberg R. Emergency Psychiatry for the House Officer. New York, SP Medical & Scientific Books, 1981

Dubin W R, Waxman H M, Weiss K J, et al. Rapid tranquilization: the efficacy of oral concentrate. J Clin Psychiatry 46(11):475—478, 1985 2865251

Fawcett J, Scheftner W A, Fogg L, et al. Time-related predictors of suicide in major affective disorder. Am J Psychiatry 147(9):1189—1194, 1990 2104515

Goldberg R J, Dubin W R, Fogel B S. Behavioral emergencies. Assessment and psychopharmacologic management. Clin Neuropharmacol 12(4):233—248, 1989 2680076

Hillard J R (ed). Manual of Clinical Emergency Psychiatry. Washington, DC, American Psychiatric Press, 1990

Hughes D H. Trends and treatment models in emergency psychiatry. Hosp Community Psychiatry 44(10):927—928, 1993 8225271

Hyman S E, Tesar G E. Manual of Psychiatric Emergencies, 3rd Edition. Boston, MA, Little, Brown, 1994

Keating G M. Loxapine inhalation powder: a review of its use in the acute treatment of agitation in patients with bipolar disorder or schizophrenia. CNS Drugs 27(6):479—489, 2013 23740380

Kovacsics C E, Gottesman Ⅱ, Gould T D. Lithium's antisuicidal efficacy: elucidation of neurobiological targets using endophenotype strategies. Annu Rev Pharmacol Toxicol 49:175—198, 2009 18834309

Lapidus K A, Levitch C F, Perez A M, et al. A randomized controlled trial of intranasal ketamine in major depressive disorder (Epub ahead of print). Biol Psychiatry (Apr):3, 2014 24821196

Lavoie F W, Carter G L, Danzl D F, Berg R L. Emergency department violence in United States teaching hospitals. Ann Emerg Med 17(11):1227—1233, 1988 3189977

Leung J M, Sands L P, Rico M, et al. Pilot clinical trial of gabapentin to decrease postoperative delirium in older patients. Neurology 67(7):1251—1253, 2006 16914695

Meehan K, Zhang F, David S, et al. A double-blind, randomized comparison of the efficacy and safety of intramuscular injections of olanzapine, lorazepam, or placebo in treating acutely agitated patients diagnosed with bipolar mania. J Clin Psychopharmacol 21(4):389—397, 2001 11476123

Meehan K M, Wang H, David S R, et al. Comparison of rapidly acting intramuscular olanzapine, lorazepam, and placebo: a double-blind, randomized study in acutely agitated patients with dementia. Neuropsychopharmacology 26(4):494—504, 2002 11927174

Möller H J, Kissling W, Lang C, et al. Efficacy and side effects of haloperidol in psychotic patients: oral versus intravenous administration. Am J Psychiatry 139(12):1571—1575, 1982 7149056

Montgomery S A. Venlafaxine: a new dimension in antidepressant pharmacotherapy. J Clin Psychiatry 54(3):119—126, 1993 8468312

Müller-Oerlinghausen B, Berghöfer A, Ahrns B. The antisuicidal and mortalityreducing effect of lithium prophylaxis: consequences for guidelines in clinical psychiatry. Can J Psychiatry 48(7):433—439, 2003 12971012

Munizza C, Furlan P M, d'Elia A, et al. Emegency psychiatry: a review of the literature. Acta Psychiatr Scand Suppl 374:1—51, 1993 7905227

Murrough J W, Iosifescu D V, Chang L C, et al. Antidepressant efficacy of ketamine in treatment-resistant major depression: a two-site randomized controlled trial. Am J Psychiatry 170(10):1134—1142, 2013a 23982301

Murrough J W, Perez A M, Pillemer S, et al. Rapid and longer-term antidepressant effects of repeated ketamine infusions in treatment-resistant major depression. Biol Psychiatry 74(4):250—256, 2013b 22840761

Prien R F, Kupfer D J, Mansky P A, et al. Drug therapy in the prevention of recurrences in unipolar and bipolar affective disorders: report of the NIMH Collaborative Study Group comparing lithium carbonate, imipramine, and a lithium carbonateimipramine combination. Arch Gen Psychiatry 41(11):1096—1104, 1984 6437366

Puryear D A. Proposed standards in emergency psychiatry. Hosp Community Psychiatry 43(1):14—15, 1992 1544641

Rubino A, Roskell N, Tennis P, et al. Risk of suicide during treatment with venlafaxine, citalopram, fluoxetine, and dothiepin: retrospective cohort study. BMJ 334(7587):242, 2007 17164297

Saklad S R, Ereshefsky L, Jann M W, et al. Usefulness of injectable and oral-lorazepam in psychotic and developmentally disabled patients. Paper presented at the 138th annual meeting of the American Psychiatric Association, Dallas, TX, May 20—23, 1985

Schatzberg A F. A word to the wise about ketamine. Am J Psychiatry 171(3):262—264, 2014 24585328

Szuster R R, Schanbacher B L, McCann S C, McConnell A. Underdiagnosis of psychoactive-substance-induced organic mental disorders in emergency psychiatry. Am J Drug Alcohol Abuse 16(3—4):319—327, 1990 2288329

Weissberg M P. Emergency psychiatry: a critical educational omission (editorial). Ann Intern Med 114(3):246—247, 1991 1984751

Wright P, Lindborg S R, Birkett M, et al. Intramuscular olanzapine and intramuscular haloperidol in acute schizophrenia: antipsychotic efficacy and extrapyramidal safety during the first 24 hours of treatment. Can J Psychiatry 48(11):716—721, 2003 14733451

Youssef N A, Rich C L. Does acute treatment with sedatives/hypnotics for anxiety in depressed patients affect suicide risk? A literature review. Ann Clin Psychiatry 20(3):157—169, 2008 18633742

Zarate C A Jr, Singh J B, Carlson P J, et al. A randomized trial of an N-methyl-D-aspartate antagonist in treatment-resistant major depression. Arch Gen Psychiatry 63(8):856—864, 2006 16894061

第十一章　物质使用障碍的药物治疗

物质使用障碍患者的药物治疗有时是必要的或有用的，但却很少能够治愈该障碍。如果非法的药物被重性抑郁障碍患者过度使用来降低精神痛苦，或被躁狂患者用于过度活跃和不受控制的享乐，或被其他共病有主要的轴Ⅰ障碍的患者使用，那么使用恰当的药物治疗他们基础的主要精神障碍会非常有帮助。不幸的是，一些有明确的临床综合征（如抑郁、双相障碍、精神分裂症）的患者即使他们的综合征得到完全或部分缓解，仍然继续滥用这些非法的药物，而其他患者通过恰当的药物治疗，两类疾病都会改善。

然而，对于物质依赖的一些方面有特定的药物治疗。药物治疗可用于减轻镇静剂或阿片类物质的躯体依赖所致的戒断症状。用于维持治疗的美沙酮或丁丙诺啡比海洛因更长效、更易控制、更安全，并且可以无限期地使用用来替换海洛因。纳曲酮，一种阿片类受体拮抗剂，也可无限期地使用以阻止患者从海洛因中获得欣快感，并且已被发现可用于酒精滥用的维持治疗。戒酒硫（安塔布司）有时用于治疗慢性酒精滥用，使患者在继续饮酒时难以忍受。纳曲酮或阿坎酸可降低酒精依赖患者复发的风险。

当然，一些类别的非法药物不会造成严重的躯体依赖。这些药物包括大麻、吸入剂和致幻剂（例如，麦角酸二乙胺[LSD]和麦司卡林）。使用苯环利定（PCP）很少出现戒断症状。这类药物即使在大量和频繁的使用者中有时也可突然停用。然而，药物治疗在减少或阻止这些药物的使用方面，在临床上可能非常有帮助。偶尔或规律的使用药物治疗的毒品依赖综合征涉及兴奋剂、阿片类药物、镇静催眠药和酒精。

许多有趣的、充满希望的对各种不同物质使用障碍的药物治疗已经被提出并研究，但是基本的、被批准的、可用的药物治疗改变很少。该现状令人兴奋、感到挫折甚至有时是恼人的。然而，人们普遍认为，许多心理、社会的干预方法对于物质使用障碍特别对阿片类、可卡因和酒精依赖是有效的，甚至可能比大多数可用的或潜在的药物治疗更有效。也有观点认为，药物治疗必须在心理、社会治疗的背景下使用，包括十二步治疗项目和强制性治疗。

十余年来，唯一被批准用于治疗酒精滥用的新药是阿坎酸（Campral）。阿坎酸于 2004 年被美国食品和药品管理局（FDA）批准，而自 20 世纪 90 年代初以来该药就一直在欧洲使用。

基于已发表的资料，丁丙诺啡，一种混合的阿片类受体激动剂-拮抗剂，似乎在阿片类物质的脱毒和维持治疗中有效且优于美沙酮，特别是没有美沙酮和 L-α-乙酰基美沙醇（LAAM）立法方面的麻烦。2002 年，丁丙诺啡被批准用于阿片类物质依赖的维持治疗。目前可用的是 2 毫克和 8 毫克的舌下片剂（Subutex）和注射剂型（Buprenex）。丁丙诺啡也有与纳洛酮的联合剂型（Suboxone），它是舌下片剂（2 毫克丁丙诺啡/0.5 毫克纳洛酮和 8 毫克丁丙诺啡/ 2 毫克纳洛酮）。

许多药物治疗(如三环类抗抑郁药[TCA 类])在早期对照试验中,对可卡因滥用的治疗效果优于安慰剂,但在许多其他类似的对照研究中没有发现其疗效。新瓶装老药(例如,戒酒硫治疗可卡因滥用)和全新的方法(例如,针对可卡因的抗体)正在研发中。

在物质使用障碍的药物治疗中,相对可靠的进展是有几个良好的对照研究显示物质使用障碍和重性抑郁障碍的患者在被强制戒毒之前就可从标准抗抑郁药中受益。

近来一些报告表明加巴喷丁有助于减少酒精和大麻的滥用。

一、药物检测

许多不同的灵感性方法可用来监测和检测非法药物的使用。其中,最常见的是的尿液的药物筛查用来评估"NIDA 5",它是联邦药物检测项目中通常需要评估的 5 类药物:大麻、阿片类物质、可卡因、苯丙胺和 PCP。许多实验室也可检测苯二氮䓬类、巴比妥类、致幻剂和吸入剂。

尿液的药物检测是最不具侵入性的测试,价格便宜且通常相当可靠。办公室检测的费用约为 5~50 美元。尿液的药物检测受到药物筛选之前戒毒的影响,主要能够发现该检测前 7 天内服用的药物。然而,在尿液的药物检测的 12 周之内的长期大麻使用可被检测出来,而尿液检测前数天内的单次使用也可能被发现。唾液检测通常在实验室中进行,往往比尿液的药物检测更贵(20~100 美元)。唾液检测能够发现最近(过去 1 个小时左右)使用过的、在尿液检测中遗漏的药物。像尿液检测一样,它主要检测的是之前 3 天内使用的药物。血清的血液检测是最灵敏也是最昂贵的检测。对于大多数药物来说,血清检测能够发现之前 3~7 天内使用的药物。其他类型的检测包括头发测定,它可以发现过去 90 天内使用的大多数药物,而贴片或汗液检测既不准确又不方便。对于大多数办公室而言,考虑到便利性、费用和可靠性,尿液的药物检测是最佳选择。

二、兴奋剂

兴奋剂,包括可卡因、苯丙胺及其不同形式,在美国是最常被滥用的药物。据美国国立药物滥用研究院(NIDA)估计,至少 1‰~2‰的人滥用可卡因,而苯丙胺的滥用率较低。兴奋剂过量使用或滥用是城市中急诊室(ER)就诊和住院治疗的相当常见的原因。当依赖兴奋剂的患者住院时,兴奋剂的使用应该立即停止。不需要逐渐减量。大量(例如,每天服用超过 50 毫克 D-苯丙胺或几个剂量的可卡因)使用兴奋剂的患者检经常出现戒断症状,包括抑郁、疲劳、摄食过量和嗜睡。在不稳定的患者中,这种反弹性抑郁可能是主要的临床表现,持续数天至数周但通常不会很严重。

不同的药物,主要是多巴胺能或去甲肾上腺素能药物(去甲丙咪嗪、金刚烷胺、溴隐亭、安非他酮)甚至氟西汀,已被用于可卡因戒断试验或作为可能的长期治疗,但没有持续的效果。丙咪嗪、去甲丙咪嗪和文拉法辛在治疗可卡因依赖的抑郁患者方面表现出"有希望的结果",能够减少抑郁症状和可卡因使用,但完全的对照研究而不是初始研究关于这些药物治疗那些使用可卡因的重性抑郁障碍患者的作用方面,并没有产生明确有效的结论。

卡马西平曾被用于减少由可卡所致的脑刺激,但没有成功。托吡酯在治疗可卡因依赖方面显示出初步成功(Reis 等,2008),并且对酒精和尼古丁依赖可能也有帮助。钙通道阻滞剂已被尝试用于改善可卡因使用者的脑血流,但这项工作只是在初始阶段。

戒酒硫(Antabuse,安塔布司)在治疗慢性酒精滥用方面被重新采用,因为其抑制了多巴胺-β-羟化酶,从而可以提高脑内的可卡因和多巴胺水平。人们可以想象这个作用只会使可卡因产生的"快感"持续更久,但戒酒硫在使用可卡因的患者中会增加焦虑、偏执和烦躁。几项小样本研究显示,可卡因使用的减少可能继发于被试害怕使用酒精来调节可卡因所致的激越。在一项研究中,在戒酒硫小组中,可卡因使用的减少甚至可以出现在那些否认先前使用酒精的患者中(Petrakis 等,2000)。戒酒硫的使用剂量是 250 毫克/天。如果患者不顾出现严重反应的警告仍然饮酒,那么目前尚不清楚该疗法长期使用是否安全。

其他正在研发中的方法包括多巴胺₁受体阻断剂定依考匹泮和胞磷胆碱,先前用于治疗神经障碍,修复损伤的细胞膜。甚至,阿司匹林也被用于预防血小板聚集以及改善脑血流,在一项研究中,还用于改善神经心理功能(O'Leary 和 Weiss,2000)。

如前所述,一种可卡因"疫苗"——能够结合到体液中的可卡因上的一种大型抗体——正在研发中。动物实验表明这种方法的前景良好。最近一项研究表明,其在人类试验中具有潜在的疗效;然而,作者得出结论,该疫苗并没有产生足够的作用,因此需要更好的疫苗(Martell 等,2009)。

任何或所有上述潜在的疗法都应该与聚焦于成瘾的心理治疗相结合(Najavits 和 Weiss,1994)。

苯丙胺的滥用,甚至是相对近期出现的"强效可卡因"类型的 D-甲基苯丙胺("冰毒")吸入型,没能激发出任何新型的药物治疗方法——无论是在概念上还是在经验上——尽管用于治疗可卡因使用的方法可能对"可卡因加海洛因"的使用也有效。

滥用的问题也涉及医疗处方的兴奋剂。如果患者有临床抑郁,只对兴奋剂治疗有效或患有明确的成人注意缺陷/多动障碍,并且以稳定的形式服用中等剂量的兴奋剂能够产生良好的社会功能,那么兴奋剂将有助于治疗(参见第八章"兴奋剂")。如果患者为了产生欣快感而服用高剂量的兴奋剂,或使用剂量达到产生偏执或其他严重症状的程度,那么兴奋剂的处方显然应当被禁止使用。

三、阿片类物质

(一)脱毒

阿片类物质包括海洛因及其类似物,海洛因是最常见的街头麻醉品。此外,该大类还包括常用的治疗性药物,例如吗啡、可待因、美沙酮和其他处方麻醉镇痛药。

禁戒症状可以早在最后一次使用海洛因或其他短效阿片类物质的 6 个小时后出现。戒断症状包括焦虑、失眠、打呵欠、出汗和鼻液溢，接着出现瞳孔散大、震颤、起鸡皮疙瘩、发抖、厌食和肌肉痉挛。最后一次剂量使用一天后，脉搏、血压、呼吸和体温都可能升高，并且可能出现腹泻、恶心和呕吐。该综合征如果不治疗，可在 2～3 天达到峰值，在 10 天左右消退，尽管各种不同的轻度的主诉可能持续数周。

由于大量的街头海洛因的效果微弱，因此一些非法海洛因使用者没有真正的躯体依赖。此外，街头的和医用的阿片类物质使用者，无论是否有真正的躯体依赖，经常会有意或无意地夸大他们的戒断痛苦，以便从医生手中获得更多的阿片类物质。考虑到这些原因，戒断综合征的药物治疗应基于阿片类物质戒断的客观体征而非主观抱怨。这些体征被列在表 11-1 中。

表 11-1　客观的阿片类物质戒断的体征

1. 脉搏超过基线 10 次/分或更多，或超过 90 次/分，如果没有心动过速的病史和未知基线（基线：接受 10 毫克美沙酮 1 个小时后的生命体征数值）
2. 收缩压超过基线 10 毫米汞柱或更多，或在没有高血压的患者中超过 160/95 毫米汞柱
3. 瞳孔放大
4. 起鸡皮疙瘩、出汗、鼻液溢或流泪

美沙酮，一种长效阿片类药物，由于其良好的药代动力学（长半衰期）被用于治疗戒断症状。短效药物如吗啡必须每几个小时给药一次来阻断戒断症状，而美沙酮一天 2 次给药就能达到同样的效果。美沙酮的初始剂量应为 10 毫克口服液或粉碎的片剂，不要让患者在脱毒过程中知道初始剂量和后续剂量。每 4 个小时应该对患者进行一次评估，如果至少符合表 11-1 中 4 条标准中的 2 条，则应额外服用 10 毫克美沙酮。除非患者的戒断来自高剂量的美沙酮维持治疗，否则在开始的前 24 个小时内美沙酮的剂量不应超过 40 毫克。

前 24 个小时美沙酮的总剂量应被作为稳定剂量。该剂量在第二天以粉状或液体形式分 2 次给药（例如，上午 8 点和晚上 8 点各 15 毫克）。该药物应在工作人员的直接观察下使用以避免非法转送他人。该稳定剂量随后可以每天减少 5 毫克直至完全停用。对镇静剂和阿片类物质有躯体依赖的患者应当继续服用稳定剂量的美沙酮直到完全停用镇静剂。

另一种阿片类物质戒断的方法被使用了数年。这种方法使用了非阿片类的抗高血压药物可乐定，它主要是一种 α_2-肾上腺素能激动剂。它可以抑制阿片类物质戒断的客观和主观症状。在开始可乐定治疗时，Kleber 等的方法（1985）如下：给予初始剂量 0.1 毫克的可乐定用以评估患者对该疗法的耐受性。低血压、眩晕、镇静和口干是常见的副作用。如果初始剂量能够被患者很好地耐受，那么在阿片类物质戒断的早期阶段可以每 8 个小时给予 0.1～0.2 毫克，2～3 天后剂量增加至每个 8 小时 0.2～0.4 毫克。每次服药前应测量血压，如果血压低于 85/55 毫米汞柱，则不应给予该剂量。每次给药后 2～3 个小时戒断症状的改善可以达到高峰。可乐定不能很好地抑制肌肉疼痛、易激惹和失眠。

在一项使用可乐定给来自于美沙酮维持治疗戒断脱毒的住院患者的研究中，患者戒断美沙酮的前 8 天，需要可乐定的平均剂量为 1 毫克/天。在一项使用可对门诊患者脱毒的研究中，开始阶段根据需要每 4～6 个小时需要 0.1 毫克，接着剂量增加至每 4～6 个小时 0.2 毫克，最大剂量为 1.2 毫克/天（每日平均最大剂量为 0.8 毫克）。如果要避免建立美沙酮脱毒项目，可以使用一些不同的用药策略。

对该疗法感兴趣的医生应仔细阅读 Kosten 等（1989）的文章，或者寻求当地使用该疗法的项目会诊。

对门诊患者使用可乐定用于阿片类物质脱毒的成功率低于在住院患者中使用。可乐定（Catapres）有 0.1 毫克、0.2 毫克和 0.3 毫克的片剂，也有可每周使用的透皮贴剂。

在阿片类物质脱毒的领域有 3 个不同的进展。其中之一是使用丁丙诺啡，一种混合的阿片类激动剂-拮抗剂，而不使用美沙酮加速脱毒过程以及用于维持治疗（Umbrecht 等，1999）。丁丙诺啡的另一个实验性应用是将其与阿片类拮抗剂纳曲酮或纳洛酮联合使用进行快速、短期的禁戒治疗，使患者在 1～2 天后不再躯体依赖阿片类物质制（或对阿片类物质具有耐受性）。

丁丙诺啡辅助的戒断和快速拮抗剂的戒断治疗都不能在专业治疗机构以外进行。通常情况下，专业工作者需要丁丙诺啡的使用证书，并且美国精神医学学会的年会上可以提供该课程。

（二）维持治疗

多年来，美沙酮的维持治疗在大城市专门的门诊作为一种对海洛因或其他非法的阿片类物质的替代治疗，它主要服务于那些脱毒后不能维持禁戒状态的成瘾者。每一个治疗项目使用的剂量有所不同；一些门诊中使用高达 80 毫克/天的剂量；现在的反复实践表明，60 毫克/天的剂量的长期效果优于低剂量的维持治疗。

患者通常在有直接监督的门诊每天服药一次，并进行尿液检查观察其是否使用其他非法药物。如果患者表现良好且一直维持禁戒状态，可以允许患者在家服用美沙酮，每隔一天来诊所服药。药物通常被溶解在果汁中，以防止在家服用时静脉使用。尽管这一治疗方法似乎对于已经确认的阿片类物质成瘾者是一个流行的替代方案，但是患者通常在数周或数月的治疗后放弃美沙酮的维持治疗项目。

多年来，逐渐明确的一点是，美沙酮的维持治疗和相关项目的目的不是使患者在数周或数月内逐渐停用绝美沙酮，而是要稳定患者以改善其心理社会功能，或者至少使其不再从事获得海洛因的犯罪活动。同时，"脏的"尿液样本表明患者正在使用其他的滥用的药物，这会成为一个咨询的问题，而不是让患者停止美沙酮项目的理由。

LAAM 是比美沙酮更长效的药物，即使每周服药 3 次也是有效的。这一特征解决了患者每日前往门诊以及将其带回家中后可能转送他人的难题。1993 年，

FDA 批准 LAAM 用于治疗阿片类物质依赖。然而,LAAM 与心室心律失常有关,2001 年退出欧洲市场。2003 年,LAAM 最常见的制剂形式 Orlaam 也退出了美国市场。

美沙酮或 LAAM 能够在海洛因成瘾者中治疗戒断症状以及去除对阿片类物质的渴求。这两种药物都能够提供对阿片类物质的高水平的耐受,以至于自行使用街头海洛因或其他非法的吗啡样药物时不再有欣快感。

美沙酮的维持治疗对一些阿片类物质成瘾者能够起稳定的作用,但不能完全抑制其寻求药物的行为,即使是对海洛因来说;在美沙酮项目中的患者经常继续存在滥用其他药物的问题,特别是酒精和可卡因。美沙酮维持治疗即使有最好的支持项目,也不能解决许多海洛因成瘾者的多重问题。

美沙酮的维持治疗是特定的项目,精神科医生不能在日常的临床实践中参与。考虑到参与治疗阿片类物质依赖患者的精神科医生的困境,这些患者不断寻求住院参与脱毒项目,但还没有到住院的日期。那么,精神科医生该怎么做呢?给患者处方阿片类物质维持成瘾是非法的。最好的办法是咨询脱毒项目的工作人员该如何进行。根据我们的理解,美国禁毒执法局(DEA)的规定是,在等待脱毒时,为了避免急性戒断,临床医生可以每天处方每日所需阿片类物质的剂量,最多连续 3 天。此外,临床医生也可以为那些成瘾者提供维持治疗,"他们因躯体疾病而不是因为成瘾而住院,或在住院关键期需要短暂的维持治疗的患者,或正在参与的治疗项目已经被批准的患者"(美国健康系统药剂师协会,2003,第2040 页)。在进行这样的实践之前,临床医生前应咨询当地的 DEA 办公室。如果患者存在显著的慢性疼痛,在美沙酮门诊之外给予患者阿片类药物是合法的。在发生这种情况之前,临床医生应该向疼痛专家咨询或者将患者转介到疼痛门诊。

另一种用于维持治疗的药物是阿片类受体拮抗剂纳曲酮(ReVia)。该药与纳洛酮(Narcan)类似,长期以来被用于治疗阿片类物质使用过量。然而,纳曲酮是长效的且有口服剂型。理论上,这两种药物都可以每日大剂量口服来慢性阻断阿片类受体,能够可靠地阻断使海洛因或其他吗啡样物质的欣快作用。纳洛酮是较弱的短效药物,口服几乎没有作用。纳曲酮的这一作用是充分的,但在阿片类物质成瘾患者中不如美沙酮流行。纳曲酮已开始被临床工作者使用,它可能在阿片类物质成瘾者的长期维持治疗特别是动机较强的患者中发挥有效作用。当然,问题是纳曲酮和戒酒硫一样容易被规避。阿片类物质成瘾者仅需停止使用纳曲酮 2～3天,然后注射海洛因就可以体验到该毒品的完全的作用。然而,目前纳曲酮主要用于专门的治疗项目,而不被普通的精神科医生所使用,除非这些医生被要求接管那些在专门的项目中服用纳曲酮已经使病情稳定的患者。阿片类物质成瘾者的纳曲酮维持治疗的剂量通常为 50 毫克/天。它可以一周使用 3 次(100 毫克,100 毫克,然后 150 毫克),但该方案经常导致胃肠道副作用。澳大利亚近来的一份报告表明,植入形式的纳曲酮在促进长期禁戒方面比口服形式的纳曲酮更有效(Hulse等,2009)。

丁丙诺啡[舌下片剂仿制药,2011 年(Subutex)停止使用;Butrans(透皮贴剂);舒倍生(丁丙诺啡和纳洛酮的合剂)],一种混合的激动剂和拮抗剂,于 2002 年被 FDA 批准作为美沙酮的替代药物用于阿片类物质成瘾者的维持治疗。丁丙诺啡的批准使得在高度管制的美沙酮门诊之外基于办公室的治疗成为可能。丁丙诺啡是控制类药物的第Ⅲ类,而美沙酮是第Ⅱ类,其使用需要严格的管制。研究表明,基于门诊的丁丙诺啡治疗在减少复发方面非常有效,能够增强十二步治疗项目的依从性,并且比美沙酮治疗更安全(Bell 等,2009;Parran 等,2010)。该药物的剂量通常为 6～20 毫克/天,目标剂量为 16 毫克/天。丁丙诺啡是舌下含服以避免损害肝脏,如果作为普通药物吞服就会出现此现象。这种舌下含服的剂型在许多欧洲国家是最常用的镇痛药,已经被 DEA 列为第Ⅲ类药物。

丁丙诺啡是良好的镇痛药,就像许多其他混合的阿片类物质激动剂-拮抗剂(例如,喷他佐辛)一样。然而,Jasinski 等(1978)在 NIDA 成瘾研究中心测试丁丙诺啡在人体中的滥用倾向时发现,即使长期高剂量服用,它也能够很好地被耐受且只会引起轻度的依赖和戒断症状。

丁丙诺啡可以替代其他阿片类物质,并且阻断阿片类物质诱导的欣快感。对阿片类物质成瘾者数周的测试表明,该药比纳曲酮更易被患者接受,可能是因为前者只能产生轻度的欣快作用。它能够降低非法药物的使用,通过尿液检测,与美沙酮一样有效(不是完全的但很显著)。丁丙诺啡在阿片类物质戒断的研究中表明,它与美沙酮的效果相当,优于其他药物如可乐定(Janiri 等,1994)。

患者停止丁丙诺啡的维持治疗比停止美沙酮的维持治疗更容易。该药物在药房里有小瓶的剂型(肌注用),如前所述,该药(第Ⅲ类)比美沙酮(第Ⅱ类)的使用限制更少。丁丙诺啡可能是第一个对慢性阿片类物质使用者的维持治疗的合理的良好的药物,可以在普通医院、诊所、医生办公室以及普通药房获得。该药的易得性将避免美沙酮门诊的问题:许多街头使用者在同一诊所里相互"感染"。

另一个改变是我们对美沙酮患者和其他物质使用者抑郁治疗的态度。在 Nunes 及其同事(1998)的一项研究中,丙咪嗪在减轻美沙酮维持治疗合并重性抑郁障碍患者的抑郁方面优于安慰剂。同时可以减少非法药物的使用。

任何使用精神活性药物来治疗美沙酮门诊患者的轴Ⅰ障碍时,都应当知道潜在的药物会相互作用。卡马西平,而不是丙戊酸或锂盐,能增强肝脏代谢并降低美沙酮的血液浓度,也许应该增加美沙酮的每日剂量。然而,氟伏沙明会阻断美沙酮代谢并提高血药浓度(如果停止使用氟伏沙明,美沙酮的血药浓度会下降)。

一般来说,选择性 5-羟色胺再摄取抑制剂(SSRI 类)或其他新的抗抑郁药,每天服用一次,不需要调整剂量,在抑郁和物质使用障碍的患者中更容易使用。与其他药物共同使用,患者的依从性可能不好,病情没有改善或单方面增加剂量导致中毒。我们见过这样的门诊患者,在服用阿米替林 5 天后出现谵妄;因为处方剂量(50 毫克)不能快速缓解病情,所以患者自行每天服用 500 毫克。

四、镇静剂和催眠药

在过去的 50 年中,镇静剂成瘾(躯体和心理依赖)的问题从几乎完全滥用短效或中效的巴比妥类(例如,异戊巴比妥、戊巴比妥、塞巴比妥)到滥用新的催眠药(戊二酰亚胺、甲喹酮),再到最近的苯二氮䓬类(例如地西泮、阿普唑仑)。所有这些药物(和酒精)都会产生交叉耐受——即来自于依赖上述任何一种药物的躯体的戒断症状可以被充足剂量的另一种药物缓解。戒断症状的时间进程因所涉及药物的半衰期而不同,在服用最后一剂短效药物(例如,异戊巴比妥、阿普唑仑)后的 12~16 个小时内开始,或者在服用最后一剂地西泮的 2~5 天内开始。

早期戒断症状包括焦虑、坐立不安、激越、恶心、呕吐和疲劳。然后会表现出无力,通常伴有腹部痉挛、心动过速、体位性低血压、反射亢进以及静止性震颤,也可能出现失眠和梦魇。在一些案例中,高峰期的症状有时包括癫痫大发作,出现在服用最后一剂短效药物(例如,异戊巴比妥、劳拉西泮、阿普唑仑)后 1~3 天或者最后一剂长效药物(例如,地西泮、氯拉草酸)后 5~10 天。在癫痫发作的患者中,半数会出现谵妄伴失定向、焦虑和视幻觉。即使没有癫痫发作,苯二氮䓬类戒断的患者也可能出现轻度的混沌,感觉灯光太亮、声音太大,变得轻度偏执和人格瓦解。

镇静剂戒断特别是来自巴比妥类,如果进展到谵妄且没有很快逆转的话可能是致死的。因此,来自镇静剂依赖的戒断应该被考虑为医疗急诊,有戒断症状的患者应被作为急诊患者进行治疗。来自苯二氮䓬类药物的戒断症状则不那么严重。相比之下,阿片类物质的戒断症状很少危及生命,再次给予阿片类物质则总是能够逆转。

目前使用长效镇静剂如苯巴比妥、利眠宁或地西泮以改善镇静剂的戒断症状。过去,最常用的方法是使用短效的巴比妥,戊巴比妥(Nembutal,耐波他)确定依赖的程度,接着转用长效的苯巴比妥用于真正的脱毒治疗。这种方法即戊巴比妥耐药性试验现在已经很少使用;目前推荐使用的治疗镇静剂依赖的方法是使用长效的苯二氮䓬类然后逐渐减少其剂量。

五、苯二氮䓬类

对于更常见的精神障碍患者服用中等剂量的处方苯二氮䓬类超过一年可能产生躯体依赖,如果患者能够忍受这样的治疗项目,苯二氮䓬类可以在门诊患者中逐渐减量。有研究表明,对较高剂量(如 6 毫克/天)的阿普唑仑有治疗反应的惊恐患者,剂量每周减少 0.5 毫克至 2 毫克/天通常耐受性良好。更进一步地减少剂量到低于 2 毫克/天直至停药将使患者感到相当不适。在剂量等于或低于 2 毫克/天时,建议更缓慢地减量——每周到每天 0.25 毫克。

如果逐渐减少短效的苯二氮䓬类药物会带来不适症状,可以尝试将短效药物如劳拉西泮或阿普唑仑换成长效药物如氯硝西泮。对于出现特别不适的患者,尚不清楚是否需要住院快速戒断,但是如果门诊戒断治疗不能被耐受,那么这个方法似乎是合理的。数周的慢速戒断可能比快速的、系统的住院治疗更令患者感到难以忍受。然而,尽管是系统的住院治疗也有巨大的复发风险。Joughlin 等(1991)的一项研究发现,大部分有长期苯二氮䓬类依赖的患者即使成功地住院脱毒后表现也不好。在 6 个月后的随访中仅有 38％的患者有"良好"的结果,而其他患者会出现复发或面临着其他困难,包括自杀。老年患者以及那些共病抑郁障碍的患者的表现特别差。我们认为,对于一些患者来说,苯二氮䓬类的维持治疗可能优于戒断治疗。

Herman 等(1987)报告从阿普唑仑换成氯硝西泮后,患者的反应良好。他们用 1 毫克的氯硝西泮置换 2 毫克的阿普唑仑,并且允许患者在接受氯硝西泮的第一周内根据需要服用额外剂量的阿普唑仑。服用氯硝西泮后病情稳定的患者更容易逐渐戒断长效药物。

动物研究(Galpern 等,1991)表明,与其他的苯二氮䓬类药物类似,氯硝西泮可能有依赖和耐受的风险,但其长半衰期能够温和地戒断。然而,我们也看到一些患者戒断氯硝西泮存在困难。

卡马西平也被尝试用于阿普唑仑和其他短效苯二氮䓬类的戒断治疗,但出现了混合的结果。在开始逐渐减少苯二氮䓬类药物的剂量时,卡马西平的给药剂量为 200～800 毫克/天,与那些使用安慰剂的患者相比,使用苯二氮䓬类药物的患者的禁戒期更长(Schweizer 等,1991)。类似地,那些先前阿普唑仑减药治疗失败的老年患者同时使用卡马西平后可能会获得成功(Swantek 等,1991)。然而,很难证明使用卡马西平作为辅助药物治疗苯二氮䓬类戒断的患者时其症状会减轻,而且并非所有研究都能证明该治疗方案具有显著效果。需要记住的是,卡马西平可能在肝脏中诱导细胞色素 P450 3A3/4 和其他 P450 酶,从而降低阿普唑仑的血浆浓度并加重戒断症状。因此,一些临床工作者使用则丙戊酸钠。

另一个值得注意的问题是,在精神病院住院患者中,当先前的镇静性苯二氮䓬类药物突然停用时,应该仔细观察其轻度的苯二氮䓬类戒断症状。一些规律性服药多年的患者在服用低至 5 毫克/天的地西泮或 30 毫克/天的氟西泮突然停药时,会变得相当难受且出现典型的戒断症状。这类患者的戒断症状可持续数周。临床医生可能忘记了镇静剂的戒断症状可能出现直到抑郁或精神分裂症患者变得更加激越时,或当患者突然出现癫痫大发作时,他们可能才会惊讶地意识到。

真正的问题是,对于长期规律性服用长效苯二氮䓬类药物——氯硝西泮 0.5 毫克每天 3 次和 1 毫克每晚 1 次——治疗焦虑的门诊患者,是否应该不顾他们的反对坚定地减药?如果他们有物质使用障碍的病史,并且在服药数月或数年后病情得到稳定,那么长期使用处方药是否会使他们增加严重的物质滥用的复发风险? 在专门的物质滥用治疗项目之外看这些"普通"精神科门诊患者的临床医生有时并不知道患者的物质滥用病史。那些治疗重度物质使用障碍患者的临床医生得知他们的患者使用苯二氮䓬类药物作为其慢性焦虑障碍的维持治疗时,通常会感到恐惧。

发表的文献存在混合的结果。专家们一般反对在物质使用障碍的患者中使用苯二氮䓬类药物,但缺乏这样治疗患者的副作用的临床报告。基于我们的猜测以及我们督导住院医生治疗这类患者的经验,我们推测在酒精、镇静剂或其他脱毒后不久,如果患者使用苯二氮䓬类药物会增加回归物质滥用的风险,但晚些时候使用这些镇静剂则是合理和有益的。

一些有物质使用障碍的患者可能同时患有非常严重的焦虑障碍,他们会快速服用任何可以获得的药物来缓解不适;给予这些患者服用处方的可监测的镇静剂的效果优于服用非法药物(Mueller 等,1996)。任何临床医生给物质使用障碍患者规律性处方苯二氮䓬类药物用于维持治疗时,都应该详细记录每份处方的原因,并需要得到外部会诊以预防背离标准治疗的指控。

六、酒精

(一) 脱毒

乙醇是一种短效镇静剂,其戒断症状类似于巴比妥类的戒断症状。戒断的症状和体征与本章"镇静剂和催眠药"的"脱毒"部分描述的相同,但需要注意,酒精滥用的患者可能有轻度的躯体依赖,但也可以有酒精所致的其他麻烦或营养不良和(或)严重的躯体疾病。由于酒精滥用治疗项目用于治疗大量的患者,因此他们通常会选择一个"标准的"脱毒项目,这个项目对于每一个机构来说都是标准的,但从一个机构到另一个机构会有显著的不同。有人使用利眠宁进行酒精脱毒,这或许是个不错的选择,因为其半衰期长并且不像地西泮那样会引起欣快感。使用苯二氮䓬类药物治疗急性酒精戒断已成为急性医疗场所中有复杂戒断症状患者的标准治疗(Blondell,2005)。由于酗酒患者可能出现韦尼克氏综合征,因此入院时必须给予硫胺素 100 毫克口服或肌注。接下来的一个月给药 50 毫克/天。1 毫克/天的口服叶酸在酒精脱毒方案中也很常见。利眠宁起始的最大剂量为 200 毫克/天持续 2 天,然后剂量每天减少 25% 直到 0,如果戒断症状没有得到充分控制,根据需要可以每天肌注或口服额外的剂量。

Sellers 等(1983)(参见表 11-2)开发的另一种更简单的用于酒精滥用患者的戒断治疗的替代方法是,每 1～2 个小时服用地西泮 20 毫克直到戒断症状缓解。然后停止用药。当这种长效苯二氮䓬类药物的负荷剂量达到了症状的抑制作用时,脱毒就可以顺利进行而不需要进一步的药物治疗。

表 11-2　急性酒精脱毒的单独药物策略

药　物	给药方案	
	固定的	可变的
地西泮	每 4～6 个小时 10～20 毫克,使用 2～3 天,然后每天减量 25%	每 1～2 个小时 5～10 毫克,根据 DBP、脉搏>100
利眠宁	每 4～6 个小时 25～50 毫克,使用 2 天,然后每天减量 25%	每 1～2 个小时 25～50 毫克,根据 DBP、脉搏>100
可乐定	每 4～6 个小时 0.1～0.2 毫克,使用 2 天,然后每天减量 25%～33%	根据 BP 和脉搏滴定

注:BP=血压;DBP=舒张压。

由于仅有约5%的酒精依赖患者出现严重的戒断症状，一些脱毒中心甚至不使用药物策略。在一些医院中，如果患者没有被观察到有复杂的戒断病史，苯二氮䓬类药物的剂量根据生理参数滴定。当舒张血压或脉搏大于100毫米汞柱时，每小时给予地西泮5～10毫克或利眠宁25～50毫克。

一些临床医生使用劳拉西泮作为酒精滥用患者脱毒治疗的首选药物，因为其经过葡萄糖醛酸化，没有活性代谢产物，并且有中等的半衰期。因此，与使用其他苯二氮䓬类药物脱毒相比，酒精性肝病的患者使用劳拉西泮脱毒，发生毒性的风险较低。另一方面，劳拉西泮较短的半衰期对于酒精依赖患者获得平和的戒断治疗并不理想。不幸的是，没有对照研究比较各种不同的苯二氮䓬类药物在酒精脱毒中的优点和缺点(Bird和Makela，1994)，因此也没有证据支持或反对常规使用劳拉西泮作为酒精戒断治疗的一线药物。

可乐定在一些情况下也被用于减少酒精戒断带来的不适。在一项研究中，透皮可乐定贴片在治疗急性酒精戒断时与利眠宁一样耐受性良好且有效(Baumgartner和Bowen，1991)。可乐定能够降低与戒断有关的高血压、心动过速和颤抖。然而，在罕见的复杂的戒断案例中，可乐定并不能防止癫痫发作或谵妄。用药后需要定期监测患者的生命体征。口服剂量平均在0.4～0.6毫克/天，分2～4次服用。可乐定也有透皮贴片。每张可乐定贴片药效持续近1周，并且输送0.1～0.3毫克/天的固定剂量，这取决于贴片的单位剂量。然而，贴片并不允许在脱毒时经常需要的每日调整剂量。

苯妥英钠(Dilantin，狄兰汀)有时被用于有戒断性癫痫病史的患者或病史不详的患者。极少数患者使用上述治疗仍然发生谵妄应当转介到大型综合医院进行治疗。

门诊脱毒适用于具有充分动机和社会支持系统的患者。在控费时代，门诊脱毒比住院脱毒更常见。对于门诊患者的脱毒，每4个小时服用25毫克利眠宁或在不需要时给予更少，适用于第一天治疗，随后可以逐渐减量。对于颤抖的门诊患者，之前使用过肌注100毫克利眠宁。从组织中缓慢吸收是该药物的优点，而在治疗精神障碍患者需要快速镇静时则是缺点。肌注利眠宁不再使用。

就像阿片类物质戒断和维持治疗那样，普通的精神科医生经常转介患者参与专门的戒酒项目，至少进行脱毒以及可能的躯体或神经系统并发症的治疗。

（二）维持治疗

大多数酒精滥用治疗项目主要是由匿名戒酒互助会加上其他教育、心理治疗和心理社会模式来提供维持治疗。戒酒硫(Antabuse，安塔布司)有时被使用(或被推荐使用)。通常，慢性酒精滥用患者的每天推荐剂量为125毫克。如果每天服用戒酒硫并饮酒，那么以下症状就会按顺序出现：潮红、出汗、心悸、呼吸困难、过度换气、心动过速、低血压、恶心和呕吐。接下来通常伴随着困倦，但在患者休息一段时间后好转。

肌注 50 毫克苯海拉明可能对严重的戒酒硫酒精反应有帮助。低血压、休克和心律失常可以根据症状治疗。氧气对呼吸困难的患者有帮助。可能出现低钾血症。严重反应需要在医疗场所紧急治疗。

显然，愿意服用戒酒硫并承诺不再饮酒或承担饮酒所产生的不愉快的反应，是维持禁戒动机的测验。经过这么多年，该药物并没有超过对动机或遵从治疗的测验。长效注射剂型或植入剂型的戒酒硫已在国外进行过测试，但在美国没有上市。

那些有动机不惜一切代价保持禁戒的患者，服用戒酒硫是有问题的，不应该对其继续处方戒酒硫。事实上，怀疑使用戒酒硫的效果导致其在酒精治疗项目中的使用逐年下降。戒酒硫的副作用包括疲劳、金属味、阳痿（罕见）、毒性精神病性症状（更罕见）和严重的偶尔出现的致死性的中毒性肝炎（极罕见）。最后一种副作用出现在早期的治疗中，通常在服用戒酒硫后的 2～8 周内，因此推荐在开始使用戒酒硫之前进行肝功能检查并在治疗 8 周后重复检查。戒酒硫也是强力的细胞色素 P450 酶的抑制剂，因此可以显著提高苯妥英钠、口服抗凝药物和其他药物的浓度。

甲硝唑（Flagyl，灭滴灵）具有轻度的戒酒硫样特性，同时使用酒精时会引起不良反应。有关在酒精滥用者中使用甲硝唑的研究通常是阴性的。

20 世纪 90 年代初，纳曲酮与戒酒硫都是用于酒精滥用的维持治疗策略。Volpicelli 等（1992）发现，50 毫克/天纳曲酮在 12 周内，预防酒精滥用复发的效果是安慰剂的两倍。另一项类似的研究也使用了支持疗法或应对技能和复发预防的方法，发现纳曲酮的效果优于安慰剂；它与支持疗法联合使用时的效果最好（O'Malley 等，1992）。纳曲酮似乎能够改变酒精对内源性阿片类物质的增强作用（Swift，1995）。纳曲酮的进一步研究出现了混合的结果；但是，该药物在剂量约 50 毫克/天时是酒精依赖维持治疗的选择。

纳曲酮并不能完全停止酒精的使用，但能显著地降低失控的暴饮的可能性。那些对该药物治疗有反应并且在 3～6 个月内表现良好的患者，停止使用该药物并继续其他的心理社会治疗似乎是合理的。服用纳曲酮 3 个月仍然表现不佳的患者，更长期的治疗也不太可能有所改善。然而，阿片类物质使用者服用纳曲酮的经验表明，如果患者（或医生）感觉继续该药物治疗的效果是确定的，那么持续治疗 1 年或多年是安全的。

纳曲酮在 50 毫克/天的剂量下耐受性良好。然而，该药也有一些常见的副作用（表 11-3）。至少 10％的患者体验过胃肠道副作用，包括恶心、呕吐、厌食、便秘和腹痛。胃肠道紊乱往往随着时间而减弱，并且当患者不空腹服药时症状会减轻。中枢神经系统（CNS）的副作用，例如紧张、头痛、嗜睡、失眠和激越也是相当常见。降低该药物的剂量和避免睡前服药通常有助于缓解中枢神经系统的症状。10％的患者会出现关节疼痛和肌肉疼痛，并且与安慰剂相比，肝酶、皮疹和寒战发生的可能性也会增加。

表 11-3　纳曲酮治疗的常见副作用

胃肠道系统	中枢神经系统 CNS	肌肉骨骼系统
恶心和呕吐	紧张	关节疼痛
腹痛和痉挛	激越	肌肉酸痛
便秘	头疼	
烧心	失眠	
肝酶升高	嗜睡	
厌食		

注：CNS 表示中枢神经系统。

　　关于慢性酒精滥用的替代维持治疗,阿坎酸(Campral)已在欧洲进行过广泛研究并于 2004 年在美国获得批准。其作用机制尚不清楚。该药物是一种牛磺酸类似物,能减少动物酒精滥用模型的酒精摄取,也能减少人类酒精戒断的症状,并且作为一种慢性治疗在剂量高达 3000 毫克/天时能够减少饮酒复发和酒精渴求(Sass 等,1996;Swift,1998)。在 4 个多中心的美国临床试验中的 3 个表明,阿坎酸对于那些在治疗开始时是禁戒的患者的维持治疗是有效的。那个失败的试验发生在多种物质滥用的患者中。作为对照,近 20 个阳性的欧洲研究没有要求在禁戒或脱毒后,这可能解释早期研究的不同。阿坎酸和纳曲酮的联合使用可能比单独使用每种药物更有效(Bouza 等,2004)。其主要副作用是腹泻和头疼。然而,该药总体上耐受性良好。目标剂量为 666 毫克,每日 3 次。尽管分次服药会带来依从性的挑战,但是许多患者仍能坚持长期的维持治疗。与苯二氮䓬类药物、纳曲酮或戒酒硫之间没有显著的药物相互作用。

　　最近,Mason 及其同事报告加巴喷丁剂量在 900 毫克/天和 1800 毫克/天能在酒精依赖的患者中显著减少酒精的使用(Mason 等,2014)。较高的剂量似乎比900 毫克/天的剂量更有效。该药物耐受性良好,并且没有明显的副作用。糖皮质激素拮抗剂米非司酮被报告在啮齿类动物模型中能够减少酒精的使用,这与在杏仁核中上调糖皮质激素受体的活性相关(Vendruscolo 等,2012)。Mason 的研究小组(2012)在她的实验室动物模型中的初步资料表明,米非司酮能够减少重度饮酒者的酒精使用。

　　先前人们对 5-羟色胺受体激动剂和再摄取抑制剂用于治疗酒精滥用者方面有很大的兴趣。它们的使用源于对许多动物实验的观察:在那些遗传杂交的偏爱饮酒而不是饮水的大鼠中,通过给予 L-色氨酸和 SSRI 类(例如,氟西汀)而不是去甲肾上腺素能 TCA 类来降低酒精的使用。在 5-HT 受体 $5-HT_{1B}$、$5-HT_2$ 和 $5-HT_3$ 的异常已经在一些酒精滥用的案例中被观察到。早期对社交性饮酒者的研究中,齐美利定(一种曾在欧洲使用的 SSRI 类)能够显著地增加饮酒的时间间隔期。然而,被试每次仅减少了饮酒 10 杯,表明这种策略最多只是辅助治疗。作用机制涉及了增加饱腹感而不是通过传统的厌恶或增强机制。SSRI 类产生恶心的作用也不能解释它们对酒精使用的影响。在美国,SSRI 类目前并不被作为一种治疗酒精滥用的药物。

　　然而,有证据表明与酒精依赖共病的重性抑郁障碍应该使用抗抑郁药治疗。Mason 等(1996)和 McGrath 等(1996)的研究表明,TCA 类在能显著改善酒精滥用患者的抑郁同时减少酒精使用。Cornelius 等(1997)在氟西汀的安慰剂对照研究中得到了相似的结果。多年来,大部分临床医生认为酒精滥用患者在接受药物治疗其抑郁之前应该至少禁戒 4 周(仍然抑郁)。Greenfield 等的一项研究(1998)对该方法产生了严重的怀疑。他们发现,所有先前有重性抑郁障碍并住院接受脱毒治疗的酒精滥用患者出院后复发,2/3 的患者在 1 个月内复发。根据当时的惯例,没有一个患者被给予抗抑郁药治疗。该研究是在发表抗抑郁药在非禁戒的抑郁的酒精滥用患者中的阳性作用这篇文章之前就已完成。这两组资料共同鼓励在抑郁的酒精滥用患者中使用抗抑郁药治疗,即使患者可能继续饮酒。

　　很明显,对物质使用障碍的患者应该同时使用药物治疗和心理社会治疗。在开始抗抑郁药治疗之前维持禁戒,这一旧信条是有问题的。临床医生应该同时治疗物质滥用和非物质相关的精神障碍(Weiss,2003)。SSRI 类不能直接抑制饮酒,但是它们和其他新药可能更易使用,因此在治疗抑郁的酒精滥用患者方面比 TCA 类更有效(或更易被接受)。

　　显然,如果患者有对药物治疗有反应的精神障碍,例如重度抑郁障碍,那么除了酒精滥用,第二种障碍也应该被适当地治疗。治疗脱毒后慢性或发作性的残留焦虑症状也是一个问题。使用苯二氮䓬类药物通常是不被推荐的。(然而也有这样的情况,利眠宁被认为是与美沙酮等效的镇静剂,它可以稳定地、被控制地被使用,而酒精用于治疗焦虑则可能导致非控制的使用。)在治疗焦虑、禁戒的酒精滥用的患者中,镇静性苯二氮䓬类的非滥用替代药物包括普萘洛尔、可乐定、羟嗪、TCA 类、非典型抗精神病药、丁螺环酮、SSRI 类和 5-羟色胺-去甲肾上腺素再摄取抑制剂(SNRI;例如,文拉法辛)。

七、尼古丁

　　尼古丁依赖作为药物治疗的目标已经多年。早期疗法涉及使用不同的药物输送方法的尼古丁替代疗法(例如贴片、戒烟糖)。两种非替代药物现已获批并在美国普遍使用。第一种是抗抑郁药安非他酮 SR 于 1997 年获批,商品名为 Zyban。它能降低患者对尼古丁的渴求。其目标剂量为每日 2 次、每次 150 毫克。据报告,该药物能增加两倍的禁戒率(Hughes 等,2014)。副作用与其作为抗抑郁药时相同(参见第三章"抗抑郁药")。

　　近来的一种方法是使用瓦伦尼克林(Chantix,伐尼克兰),该药在 2006 年获FDA 批准。它是一种特定的 α_4-β_2 尼古丁受体部分激动剂,能够阻断尼古丁的戒断症状和作用。据报告,该药物比安非他酮和安慰剂都更有效(Gonzals 等,2006;Jorenby 等,2006)。剂量为每日 2 次、每次 1 毫克。副作用包括恶心、睡眠紊乱、胃肠道不适(例如,嗳气、便秘、恶心)和抑郁。该药物与抗抑郁药一样有防止自杀观念的黑框警告。

八、大麻

在美国,大麻的使用仍然相当流行:5%的人使用该毒品。大麻植物的树脂——Δ-9-四氢大麻酚(THC)能导致急性中毒状态。大麻中毒的症状包括行为或心理变化,例如欣快、焦虑、判断受损、食欲增加、口干和心率增加。使用者的运动技能和协调能力通常会受到影响。罕见的大麻所致的谵妄和精神病性症状也被报告(Luzi 等,2008;Tunving,1985)。

大麻中毒很少需要药物治疗。最常需要干预的症状是严重焦虑。这种焦虑通常可以通过适量的口服苯二氮䓬类药物,例如每4个小时服用1毫克劳拉西泮来治疗。通常,1~2个剂量就足以控制焦虑。类似地,如果存在精神病性症状,1~2个剂量的氟哌啶醇2~5毫克口服就能控制这些症状,这在高效价大麻的频繁使用者中偶尔被报告。

长期大麻依赖的戒断症状相当罕见,除非在每天使用高效价的或高剂量的大麻使用者中。戒断症状包括轻度失眠、易激惹、震颤和恶心。这些症状通常不需要治疗。长期依赖的治疗选择包括联合使用教育、毒品咨询和支持疗法。寻求治疗的物质滥用患者中约25%是大麻依赖。最近的报告表明,加巴喷丁1200毫克/天可以减少大麻的依赖/使用(Mason 等,2012)。

九、致幻剂

致幻剂包括 LSD、墨斯卡灵、裸盖菇素和相关药物,其主要作用是增加知觉的敏感性,现实瓦解,视错觉和幻觉。偶尔,这些知觉的改变与恐慌反应(也叫"bad trip")、抑郁或偏执观念有关。致幻剂中毒的症状通常在最后一次服用1个小时后出现,通常持续8~12个小时。LSD的使用在美国西部最常见,年轻男性群体比其他群体使用更多。

时间和镇静的支持的环境能够使那些处于致幻剂所致的幻觉中且伴有惊恐的患者平静下来。苯二氮䓬类如地西泮10~20毫克口服能够降低焦虑,并通常能够使患者通过睡眠来缓解致幻剂的影响。医生也可以使用抗精神病药,但很少需要。医生应当避免使用低效价的抗精神病药,因为其抗胆碱能作用可加剧幻觉。氟哌啶醇5~10毫克肌注或口服优于其他抗精神病药,但没有对照研究来支持这种常见的临床实践。对反复出现的闪回,苯二氮䓬类药物可能与抗精神病药一样有效。

慢性致幻剂的戒断症状非常罕见,不需要脱毒治疗。慢性致幻剂的使用最好通过心理社会干预来治疗,如毒品咨询和支持小组。

十、苯环利定

自20世纪60年代中期以来,苯环利定(PCP,也叫天使粉)开始在街头使用并且仍然相当流行。该物质通常是吸入式的,能够快速通过血脑屏障。苯环利定似乎能够增强了多巴胺的传递,也能够调节 N-甲基-D-天冬氨酸(NMDA)和谷氨酸受体的活性。急性PCP中毒不仅产生类似偏执型精神分裂症或躁狂状态的行为,而且还会产生比苯丙胺或 LSD 更古怪、更暴力的行为。有时会出现肌肉紧张、心动过速、高血压、流涎、水平和垂直眼震。其他神经学体征包括痛觉缺失、体位感缺失和共济失调。

　　PCP 中毒的治疗包括隔离和约束,因为至少 1/3～2/3 的 PCP 患者来到急诊室时处于激越或暴力的状态。通过谈话让这些患者平静下来通常会失败并且是危险的;将其隔离在安静的环境中更好。这些患者的激越或暴力的行为可通过高效价的抗精神病药或交替使用苯二氮䓬类药物来治疗,如第十章("急诊室治疗")所述。低效价的抗精神病药可能加重 PCP 严重的抗胆碱能作用,并且有时与谵妄有关。用氯化铵(在 3 盎司的生理盐水中加入 2.75 毫克当量/千克)酸化患者的尿液可加快排除,也可以使用活性炭洗胃。

　　PCP 的戒断症状在人类中非常罕见,但在动物中偶尔有报告。不需要脱毒治疗,只需要控制中毒症状。不幸的是,目前还没有关于慢性 PCP 滥用或依赖的药物治疗策略的前瞻性研究。

　　维持治疗包括毒品咨询、支持小组(包括像麻醉品匿名协会那样的十二步治疗项目)以及规律性毒品检测以监测进展。

参考文献

Arndt I O, Dorozynsky L, Woody G E, et al. Desipramine treatment of cocaine dependence in methadone-maintained patients. Arch Gen Psychiatry 49(11):888—893, 1992 1444727

Arndt I O, McLellan A T, Dorozynsky L, et al. Desipramine treatment for cocaine dependence. Role of antisocial personality disorder. J Nerv Ment Dis 182(3):151—156, 1994 8113775

American Society of Health-System Pharmacists. AHFS Drug Information 2003. Besthesda, MD, ASHP, 2003

Bagasra O, Forman L J, Howeedy A, Whittle P. A potential vaccine for cocaine abuse prophylaxis (also see comments). Immunopharmacology 23(3):173—179, 1992 1500284

Batki S L, Manfredi L B, Jacob P 3rd, Jones R T. Fluoxetine for cocaine dependence in methadone maintenance: quantitative plasma and urine cocaine/benzoylecgonine concentrations. J Clin Psychopharmacol 13(4):243—250, 1993 8376611

Baumgartner G R, Rowen R C. Transdermal clonidine versus chlordiazepoxide in alcohol withdrawal: a randomized, controlled clinical trial. South Med J 84(3):312—321, 1991 2000517

Bell J, Trinh L, Butler B, et al. Comparing retention in treatment and mortality in people after initial entry to methadone and buprenorphine treatment. Addiction 104(7):1193—1200, 2009 19563562

Bird R D, Makela E H. Alcohol withdrawal: what is the benzodiazepine of choice? Ann Pharmacother 28(1):67—71, 1994 8123967

Blondell R D. Ambulatory detoxification of patients with alcohol dependence. Am Fam Physician 71(3):495—502, 2005 15712624

Bouza C, Angeles M, Muñoz A, Amate J M. Efficacy and safety of naltrexone and acamprosate in the treatment of alcohol dependence: a systematic review. Addiction 99(7):811—828, 2004 15200577

Carroll K M, Rounsaville BJ, Nich C, et al. One-year follow-up of psychotherapy and pharmacotherapy for cocaine dependence: delayed emergence of psychotherapy effects. Arch Gen Psychiatry 51(12):989—997, 1994 7979888

Charney D S, Sternberg D E, Kleber H D, et al. The clinical use of clonidine in abrupt withdrawal from methadone: effects on blood pressure and specific signs and symptoms. Arch Gen Psychiatry 38(11):1273—1277, 1981 7305608

Cheskin L J, Fudala P J, Johnson R E. A controlled comparison of buprenorphine and clonidine for acute detoxification from opioids. Drug Alcohol Depend 36(2):115—121, 1994 7851278

Cole J O, Ryback R S. Pharmacological therapy, in Alcoholism: Interdisciplinary Approaches to an Enduring Problem. Edited by Tarter R, Sugarman A A. Reading, MA, Addison-Wesley, 1976, pp 687—734

Cornelius J R, Salloum I M, Ehler J G, et al. Fluoxetine in depressed alcoholics: a doubleblind, placebo-controlled trial. Arch Gen Psychiatry 54(8):700—705, 1997 9283504

Farrell M, Ward J, Mattick R, et al. Methadone maintenance treatment in opiate dependence: a review. BMJ 309(6960):997—1001, 1994 7950725

Franklin J E. Addiction medicine. JAMA 273(21):1656—1657, 1995 7752401

Galanter M. Network therapy for addiction: a model for office practice (also see comments). Am J Psychiatry 150(1):28—36, 1993 8417577

Galloway G P, Newmeyer J, Knapp T, et al. Imipramine for the treatment of cocaine and methamphetamine dependence. J Addict Dis 13(4):201—216, 1994 7734470

Galpern W R, Lumpkin M, Greenblatt D J, et al. Chronic benzodiazepine administration, VII: behavioral tolerance and withdrawal and receptor alterations associated with clonazepam administration. Psychopharmacology (Berl) 104(2):225—230, 1991 1652144

Gawin F H, Ellinwood E H Jr. Cocaine and other stimulants: actions, abuse, and treatment. N Engl J Med 318(18):1173—1182, 1988 3283549

Gawin F H, Allen D, Humblestone B. Outpatient treatment of 'crack' cocaine smoking with flupenthixol decanoate: a preliminary report. Arch Gen Psychiatry 46(4):322—325, 1989a 2930329

Gawin F H, Kleber H D, Byck R, et al. Desipramine facilitation of initial cocaine abstinence. Arch Gen Psychiatry 46(2):117—121, 1989b 2492422

Ginzburg H M. Naltrexone: its clinical utility (DHHS Publ No ADM-84-1358). Washington, DC, U. S. Government Printing Office, 1984

Gonzales D, Rennard S I, Nides M, et al. Varenicline Phase 3 Study Group: Varenicline, an alpha4beta2 nicotinic acetylcholine receptor partial agonist, vs sustainedrelease bupropion and placebo for smoking cessation: a randomized controlled trial. JAMA 296(1):47—55, 2006 16820546

Grabowski J, Rhoades H, Elk R, et al. Fluoxetine is ineffective for treatment of cocaine dependence or concurrent opiate and cocaine dependence: two placebo-controlled double-blind trials. J Clin Psychopharmacol 15(3):163—174, 1995 7635993

Greenfield S F, Weiss R D, Muenz L R, et al. The effect of depression on return to drinking: a prospective study. Arch Gen Psychiatry 55(3):259—265, 1998 9510220

Herman J B, Rosenbaum J F, Brotman A W. The alprazolam to clonazepam switch for the treatment of panic disorder. J Clin Psychopharmacol 7(3):175—178, 1987 3597803

Higgins S T, Budney A J, Bickel W K, et al. Incentives improve outcome in outpatient behavioral treatment of cocaine dependence. Arch Gen Psychiatry 51(7):568—576, 1994 8031230

Hughes J R, Stead L F, Hartmann-Boyce J, et al. Antidepressants for smoking cessation. Cochrane Database Syst Rev Jan 8 (1):CD000031, 2014

Hulse G K, Morris N, Arnold-Reed D, Tait R J. Improving clinical outcomes in treating heroin dependence: randomized, controlled trial of oral or implant naltrexone. Arch Gen Psychiatry 66(10):1108—1115, 2009 19805701

Janiri L, Mannelli P, Persico A M, et al. Opiate detoxification of methadone maintenance patients using lefetamine, clonidine and buprenorphine. Drug Alcohol Depend 36(2):139—145, 1994 7851281

Jasinski D R, Pevnick J S, Griffith J D. Human pharmacology and abuse potential of the analgesic buprenorphine: a potential agent for treating narcotic addiction. Arch Gen Psychiatry 35(4):501—516, 1978 215096

Jorenby D E, Hays J T, Rigotti N A, et al. Varenicline Phase 3 Study Group: Efficacy of varenicline, an alpha4beta2 nicotinic acetylcholine receptor partial agonist, vs placebo or sustained-release bupropion for smoking cessation: a randomized controlled trial. JAMA 296(1):56—63, 2006 16820547

Joughin N, Tata P, Collins M, et al. In-patient with drawal from long-term benzodiazepine use. Br J Addict 86(4):449—455, 1991 1675899

Kampman K M, Pettinati H, Lynch K G, et al. A pilot trial of topiramate for the treatment of cocaine dependence. Drug Alcohol Depend 75(3):233—240, 2004 15283944

Kleber H D, Riordan C E, Rounsaville B, et al. Clonidine in outpatient detoxification from methadone maintenance. Arch Gen Psychiatry 42(4):391—394, 1985 3977557

Kosten T R. Current pharmacotherapies for opioid dependence. Psychopharmacol Bull 26(1):69—74, 1990 2196628

Kosten T R, Kleber H D. Buprenorphine detoxification from opioid dependence: a pilot study. Life Sci 42(6):635—641, 1988 3276999

Kosten T A, Kosten T R. Pharmacological blocking agents for treating substance abuse. J Nerv Ment Dis 179(10):583—592, 1991 1919542

Kosten T R, Kleber H D, Morgan C. Role of opioid antagonists in treating intravenous cocaine abuse. Life Sci 44(13):887—892, 1989 2927249

Kreek M J. Rationale for maintenance pharmacotherapy of opiate dependence. Res Publ Assoc Res Nerv Ment Dis 70:205—230, 1992 1346939

Landry D W, Zhao K, Yang G X, et al. Antibody-catalyzed degradation of cocaine. Science 259(5103):1899—1901, 1993 8456315

Lejoyeux M, Solomon J, Adès J. Benzodiazpine treatment for alcohol-dependent patients. Alcohol Alcohol 33(6):563—575, 1998 9872344

Luzi S, Morrison P D, Powell J, et al. What is the mechanism whereby cannabis use increases risk of psychosis? Neurotox Res 14(2—3):105—112, 2008 19073418

Mann K. Pharmacotherapy of alcohol dependence: a review of the clinical data. CNS Drugs 18(8):485—504, 2004 15182219

Martell B A, Orson F M, Poling J, et al. Cocaine vaccine for the treatment of cocaine dependence in methadone-maintained patients: a randomized, double-blind, placebo-controlled effi-cacy trial. Arch Gen Psychiatry 66(10):1116—1123, 2009 19805702

Mason B J, Kocsis J H, Ritvo E C, Cutler R B. A double-blind, placebo-controlled trial of desi-pramine for primary alcohol dependence stratified on the presence or absence of major de-pression (see comments). JAMA 275(10):761—767, 1996 8598592

Mason N A. Disulfiram-induced hepatitis: case report and review of the literature. DICP 23 (11):872—875, 1989 2688328

Mason B J, Crean R, Goodell V, et al. A proof-of-concept randomized controlled study of gabap-entin: effects on cannabis use, with drawal and executive function deficits in cannabis-de-pendent adults. Neuropsychopharmacology 37(7):1689—1698, 2012 22373942

Mason B J, Quello S, Goodell V, et al. Gabapentin treatment for alcohol dependence: a random-ized clinical trial. JAMA Intern Med 174(1):70—77, 2014 24190578

McGrath P J, Nunes E V, Stewart J W, et al. Imipramine treatment of alcoholics with primary depression: a placebo-controlled clinical trial. Arch Gen Psychiatry 53(3):232—240, 1996 8611060

Messinis L, Lyros E, Andrian V, et al. Neuropsychological functioning in buprenorphine main-tained patients versus abstinent heroin abusers on naltrexone hydrochloride therapy. Hum Psychopharmacol 24(7):524—531, 2009 19650155

Miller N S. Pharmacotherapy in alcoholism. J Addict Dis 14(1):23—46, 1995 7632745

Miller N S, Sheppart L M. Addiction treatment and continuing care in forensic populations. Psy-chiatr Ann 30:589—596, 2000

Milne M, Crouch B I, Caravati E M. Buprenorphine for opioid dependence. J Pain Palliat Care Pharmacother 23(2):153—155, 2009 19492216

Moak D H. Assessing the efficacy of medical treatments for alcohol use disorders. Expert Opin Pharmacother 5(10):2075—2089, 2004 15461543

Mueller T I, Goldenberg I M, Gordon A L, et al. Benzodiazepine use in anxiety disordered pa-tients with and without a history of alcoholism. J Clin Psychiatry 57(2):83—89, 1996 8591974

Murphy D L. Neuropsychiatric disorders and the multiple human brain serotonin receptor sub-types and subsystems. Neuropsychopharmacology 3(5—6):457—471, 1990 2078279

Najavits L M, Weiss R D. The role of psychotherapy in the treatment of substance-use disor-ders. Harv Rev Psychiatry 2(2):84—96, 1994 9384886

Naranjo C A, Sellers E M. Research Advances in New Psychopharmacological Treatments for Alcoholism. New York, Excerpta Medica, 1985

Nunes E V, Quitkin F M, Donovan S J, et al. Imipramine treatment of opiate-dependent patients with depressive disorders: a placebo-controlled trial. Arch Gen Psychiatry 55(2):153—160, 1998 9477929

O'Connor P G, Kosten T R. Rapid and ultraraid opioid detoxification techniques. JAMA 279 (3):229—234, 1998 9438745

O'Connor P G, Carroll K M, Shi J M, et al. Three methods of opioid detoxification in a primary care setting. A randomized trial. Ann Intern Med 127(7):526—530, 1997 9313020

O'Leary G, Weiss R D. Pharmacotherapiesfor cocaine dependence. Curr Psychiatry Rep 2(6):

508—513，2000 11123003

O'Malley S S. Integration of opioid antagonsts and psychosocial therapy in the treatment of narcotic and alcohol dependence. J Clin Psychiatry 56(Suppl 7):30—38，1995 7673103

O'Malley S S, Jaffe A J, Chang G, et al. Naltreone and coping skills therapy for alcohol dependence. A controlled study. Arch Gen Psychiatry 49(11):881—887，1992 1444726

O'Mara N B, Wesley L C. Naltrexone in thetreatment of alcohol dependence. Ann Pharmacother 28(2):210—211，1994 8173139

Parran T V, Adelman C A, Merkin B, et al. Long-term outcomes of office-based buprenorphine/naloxone maintenance therapy. Drug Alcohol Depend 106(1):56—60，2010 19717249

Petrakis I L, Carroll K M, Nich C, et al. Disulfiram treatment for cocaine dependence in methadone-maintained opioid addicts. Addiction 95(2):219—228，2000 10723850

Reis A D, Castro L A, Faria R, Laranjeira R. Craving decrease with topiramate in outpatient treatment for cocaine dependence: an open label trial. Rev Bras Psiquiatr 30(2):132—135，2008 18470406

Salvato F R, Mason B J. Changes in transaminases over the course of a 12-week, double-blind nalmefene trial in a 38-year-old female subject. Alcohol Clin Exp Res 18(5):1187—1189，1994 7847604

Sass H, Soyka M, Mann K, Zieglgänsberger W. Relapse prevention by acamprosate. Results from a placebo-controlled study on alcohol dependence. Arch Gen Psychiatry 53(8):673—680，1996 8694680

Schweizer E, Rickels K, Case W G, Greenblatt D J. Carbamazepine treatment in patients discontinuing long-term benzodiazepine therapy. Effects on withdrawal severity and outcome. Arch Gen Psychiatry 48(5):448—452，1991 2021297

Sellers E M, Naranjo C A, Harrison M, et al. Diazepam loading: simplified treatment of alcohol withdrawal. Clin Pharmacol Ther 34(6):822—826，1983 6641099

Sinclair J D. Drugs to decrease alcohol drinking. Ann Med 22(5):357—362，1990 2291844

Smith D E, Wesson D R. Phenobarbital technique for treatment of barbiturate dependence. Arch Gen Psychiatry 24(1):56—60，1971 5538852

Stine S M, Kosten T R. Use of drug combinations in treatment of opioid withdrawal. J Clin Psychopharmacol 12(3):203—209，1992 1629388

Stine S M, Kosten T R. Reduction of opiate withdrawal-like symptoms by cocaine abuse during methadone and buprenorphine maintenance. Am J Drug Alcohol Abuse 20(4):445—458，1994 7832179

Swantek S S, Grossberg G T, Neppe V M, et al. The use of carbamazepine to treat benzodiazepine withdrawal in a geriatric population. J Geriatr Psychiatry Neurol 4(2):106—109，1991 1854420

Swift R M. Effect of naltrexone on human alcohol consumption. J Clin Psychiatry 56(Suppl 7):24—29，1995 7673102

Swift R M. Pharmacological treatments for drug and alcohol dependence: experimental and standard therapies. Psychiatr Ann 28:697—702，1998

Teoh S K, Mello N K, Mendelson J H, et al. Buprenorphine effects on morphine-and cocaine-induced subjective responses by drug-dependent men. J Clin Psychopharmacol 14(1):15—27，

1994 8151000

Tunving K. Psychiatric effects of cannabis use. Acta Psychiatr Scand 72（3）：209—217，1985 3000137

Umbricht A，Montoya I D，Hoover D R，et al. Naltrexone shortened opioid detoxification with buprenorphine. Drug Alcohol Depend 56(3):181—190，1999 10529020

U. S. Department of Justice. Drug Enforcement Administration：Controlled Substances Act as Amended to July 1，1991. Washington，DC，West Publishing，1991，pp 977—978

Vendruscolo L F，Barbier E，Schlosburg J E，et al. Corticosteroid-dependent plasticity mediates compulsive alcohol drinking in rats. J Neurosci 32(22):7563—7571，2012 22649234

Verheul R，Lehert P，Geerlings P J，et al. Predictors of acamprosate efficacy：results from a pooled analysis of seven European trials including 1485 alcohol-dependent patients. Psychopharmacology（Berl）178(2—3):167—173，2005 15322728

Volpicelli J R，Alterman A I，Hayashida M，O'Brien C P. Naltrexone in the treatment of alcohol dependence (also see comments). Arch Gen Psychiatry 49(11):876—880，1992 1345133

Washton A M，Resnick R B. Clonidine for opiate detoxification：outpatient clinical trials. Am J Psychiatry 137(9):1121—1122，1980 7425173

Weiss R D. Pharmacotherapy for co-occurring mood and substance use dis-orders，in Integrated Treatment for Mood and Substance Disorders. Edited by Westermeyer JJ，Weiss RD，Ziedonis DM. Baltimore，MD，Johns Hopkins University Press，2003，pp 122—139

第十二章　特定情境下的药物治疗

　　临床工作者面临的困难之一是,典型的临床患者通常与用作研究的患者并不相似。大多数发表的报告是评估精神活性药物对经过筛选的躯体健康的成年精神障碍患者的疗效,而不是老年、儿童或怀孕的患者。

　　不幸的是,在临床实践中,临床工作者经常遇到的精神障碍患者可能是:孕妇、儿童、老年人、脑损伤的或有躯体疾病的患者,除了这些患者以外,其他的则是适合传统药物治疗的患者。

　　过去10年,我们学习了很多关于使用精神活性药物治疗特定人群的信息。在本章,我们将讨论这些特定的情境。

一、怀孕

　　正怀有身孕或计划怀孕对精神科医生、精神障碍患者和胎儿来说都是个很复杂的问题。传统观念认为怀孕期是一个相对受保护的时期,女性较不易患精神障碍。但不幸的是,事实并非如此。怀孕并不能在患者的精神障碍的发病率、复发或者恶化方面提供保护。例如,大多数反复抑郁的患者在备孕时停止服用抗抑郁药,但是在分娩前不得不再次使用。在孕期至少有10%的人符合抑郁障碍的诊断标准。孕期似乎会增加患OCD和其他焦虑障碍的风险。躁狂和精神分裂症在孕期可能出现或加重。

　　孕期服用药物的风险包括致畸,特别是在孕期的头3个月,甚至可能有行为异常(表12-1)。Newport及其同事(2009)提供了这方面很好的回顾研究。所有精神活性药物都能在不同程度上穿过胎盘。明显的躯体畸形很容易被发现和记录,但是仍然没有明确的证据表明孕期服用这些药物会影响多年后的大脑功能和行为。药物对胎儿的毒性作用可能在怀孕的晚期出现。药物可能影响生产和分娩,对产后婴儿的行为会有残留作用。母乳喂养时,所有精神活性药物可以不同程度地出现在母乳中。这使得患者和医生都处于非常不愉快的状态。理想状态下,每位母亲孕期都不应该服用药物。然而,许多情况下,停止服用精神活性药物的已知风险大于继续服药的未知风险。

　　在孕期不治疗精神障碍有显著的风险。重度抑郁的孕妇不能很好地照顾自己,而且有矛盾的报告表明未经治疗的抑郁孕妇有更高的婴儿出生低体重和早产的风险。当自杀的风险被考虑在内时,不治疗就会成为非常大的风险。类似地,未治疗的精神分裂症与围产期的死亡率增加有关。精神病性症状对母亲和胎儿都是有害的。至少有理论上的风险表明,孕期与严重压力有关的皮质醇水平的增高可能影响胎儿的大脑发育。

表 12-1　精神活性药物的致畸风险

类　别	药　物	风险等级①	可能的影响
抗焦虑药	苯二氮䓬类	D	"松软婴儿"戒断,增加唇裂或腭裂的风险
	催眠性苯二氮䓬类	X	降低胎儿宫内生长
	丁螺环酮	C	未知
抗抑郁药	TCA 类		胎儿心动过速、胎儿戒断,胎儿的抗胆碱能效应,尿潴留,肠梗阻
	阿米替林、丙咪嗪、去甲替林	D	
	其他 TCA 类	C	
	MAOI 类	C	罕见胎儿畸形;由于高血压而罕见用于孕期
	SSRI 类	C	增加围产期并发症
	帕罗西汀	D	心血管畸形,增加围产期并发症
抗精神病药	FGA 类	C	罕见的异常,胎儿黄疸,胎儿出生时的抗胆碱能效应
	SGA 类		妊娠期糖尿病,高出生体重婴儿
	氯氮平	B	
	阿立哌唑、利培酮、奥氮平、喹硫平、齐拉西酮、伊潘立酮、阿塞那平	C	
心境稳定剂	锂盐	D	与出生畸形有关,包括心脏畸形,特别是爱勃斯畸形;行为影响
	丙戊酸钠	D	神经管缺陷
	卡马西平	D	神经管缺陷,轻微异常
	奥卡西平	C	未知
	拉莫三嗪	C	未知
	加巴喷丁/普瑞巴林	C	未知

注：FGA ＝第一代抗精神病药；MAOI＝单胺氧化酶抑制剂；SGA ＝第二代抗精神病药；SSRI ＝选择性5-羟色胺再摄取抑制剂；TCA＝三环类抗抑郁药。

① 美国食品和药品管理局在孕期使用的风险类别。A：对照研究表明对人类没有风险。B：没有在人类中有风险的证据,但也没有充分的人类研究。C：风险不能除外。D：对人类有阳性风险的证据；潜在的利益可能超过风险。X：孕期禁用。〔当这一版本准备出版时,FDA 发布了孕期、哺乳和标签规则(PLLR),它需要在处方药物标签的"帮助健康专业工作者评估利益与风险以及那些需要服用药物的孕妇和需要哺乳的母亲的后续咨询"这一部分做出改变,并且去掉了孕期信件的部分。详情请参见 http://www.fda.gov/Drugs/DevelopmentApprovalProcess/DevelopmentResources/Labeling/ucm093307.htm。〕

　　这一难题在下述案例中得以说明：一个显著躁狂的未服药的被认为怀孕 6 周的患者在几年前住过院。她在隔离时一直没有用药并经常被约束持续一周,因为主诊精神科医生担心使用神经阻滞剂治疗会损伤胎儿。一位会诊医生建议使用氟哌啶醇治疗,尽管假设她怀孕了,但严重的过度活动和痛苦对患者和胎儿都有风险,并且也没有直接证据表明氟哌啶醇或任何其他抗精神病药会导致任何特定的出生缺陷。主诊医生没有同意这个治疗方案。最终超声检查证明是假性怀孕,并开始了恰当的药物治疗。这个案例表明了临床面临的难题。沙利度胺，由于它能引起显著的胎儿畸形，仍然影响着所有的药物治疗。

目前我们所知的在精神医学中常用的被证明可能引起特定出生缺陷的药物是锂盐、大多数的抗惊厥药、帕罗西汀和苯二氮䓬类药物。锂盐与心脏畸形特别是爱波斯坦畸形有关，抗惊厥药与许多出生缺陷包括面部畸形和脊柱裂有关。然而，在20世纪90年代的研究（Cohen等，1994）表明，锂盐在孕期头3个月的致畸作用在早期研究中被放大了，在一些患者中，停用锂盐的风险大于出生缺陷的风险。

除此之外，至今仍未有明确的证据表明任何标准的精神活性药物引起（或不引起）出生缺陷。未使用药物治疗的母亲中，4％的新生儿有轻度的先天异常。然而，普遍的怀疑是任何药物治疗都有可能对胎儿有害，也没有任何一位医生能完全安心地给最近备孕或即将怀孕的患者推荐药物治疗。在这些情境下，如果可能，要尽量避免药物治疗。

不幸的是，一些有严重甚至致残的精神障碍的想要或者已经怀孕的女性，必须在治疗患者和避免药物治疗影响胎儿之间做出抉择。如果情境不是危机，就像那些正在维持治疗的患者想要怀孕，需要请外面的有经验的精神科医生或在大型医学中心寻找新生儿畸形专家（出生缺陷领域的专家）与产科医生一起会诊。

电话热线也能提供一些关于药物对胎儿的影响的信息。其中之一叫作加利福尼亚致畸信息服务（CTIS，1-800-532-3749），它是由加利福尼亚大学圣地亚哥分校和斯坦福大学主办。专业工作人员都愿意接听热线电话并将其转介到全国恰当的治疗项目中。在网站上也会讨论一些药物和怀孕的问题——例如，CTIS（www.ctispregnancy.org），它是致畸信息服务组织（OTIS）（www.otispregnancy.org）的成员，以及伊利诺伊致畸信息专家（www.fetal-exposure.org）。

来自生殖精神医学专家或热线电话的信息可以指出某种特定的药物致畸是否有确凿的证据，但是不能解决临床工作者的所有问题。最后的决定必须基于患者痛苦的严重程度和想要孩子的愿望。不管是由于怀孕让患者停止使用药物并承担风险，还是尽管怀孕仍然继续使用药物，来自患者及其家属（包括她的丈夫或她的父母，在恰当的时候）对这样的治疗计划的知情同意是必要的。

在怀孕前2～3周停止大多数精神活性药物治疗就足以避免畸形。

如果怀孕的头3个月可以避免使用药物，胎儿畸形的风险会显著降低，但可能会发生其他的风险。母亲躯体依赖镇静剂或阿片类物质的新生儿可能有戒断症状并需要出生后治疗。如果母亲一直服用三环类抗抑郁药（TCA类）或短效抗抑郁药如帕罗西汀和文拉法辛，新生儿可能出现自主神经的戒断症状。在一些情况下，在分娩前数周内，孕妇应该谨慎地停药。然而，胎儿/新生儿的风险比产后不治疗易患的女性的风险更小。

总体而言，相对于其他所有药物，在怀孕期间，抗抑郁药可能是被研究得最透彻的药物。在孕期使用氟西汀的最新资料和回顾研究（Rehimi等，2006；Yonkers等，2009）表明，氟西汀并不与较高比率的出生畸形有关。在美国国家数据库中对超过5000名女性服用氟西汀进行了前瞻性研究，没有明确的证据表明氟西汀的致畸作用。然而,怀孕期使用选择性 5-羟色胺再摄取抑制剂(SSRI)与较高比率的自然流产(Rahimi 等,2006)和一种特征性表现为影响运动、易激惹、胃肠道不适的自限性新生儿行为综合征有关(Moses-Kolko 等,2005),甚至可能有出生后肺动脉高压的低风险(Chambers 等,2006;Källén 和 Olausson,2008)。此外,怀孕期间暴露于高剂量氟西汀的女性会增加分娩低出生体重儿的风险(Hendrick 等,2003;Simon 等,2002)。新生儿低出生体重的临床意义尚不清楚,怀孕期抑郁也与分娩低出生体重儿有关。初步的证据也表明,西酞普兰和舍曲林似乎并不致畸(Einarson 等,2009)。然而,帕罗西汀可能潜在地与增加心血管畸形有关,包括心房和间隔缺损(Cuzzell,2006)。但是其他研究(Louik 等,2007)并没有发现这种相关性。然而,基于现有的证据,FDA 将帕罗西汀的分类从 C 类改为 D 类,表明了阳性的致畸作用的风险。因此,如果可能的话,帕罗西汀应该避免在怀孕期使用,特别是在怀孕头 3 个月。考虑到停用抗抑郁药的复发或反复发作的风险,我们与患者共同得出结论认为,许多时候在怀孕期间继续使用 SSRI 类是更好的选择。

除了帕罗西汀以外,所有 SSRI 类目前被美国食品和药品管理局(FDA)认定为 C 类药物,即因证据不足,其致畸作用的风险不能被排除。然而,FDA 对孕期服用药物的分类是不充分的。[①] 安非他酮属于 B 类药物,这表明安非他酮的已知风险小于 SSRI 类。尽管关于安非他酮的动物实验资料可能表明其致畸作用的风险极小,但是实际上没有临床资料支持。因此,我们不认为在孕期使用安非他酮优于 SSRI。同样,一些 TCA 类如去甲替林是 D 类药物,表明有阳性的风险。对去甲替林有明确治疗反应的患者来说,继续使用去甲替林比换用 SSRI 更安全。

有令人信服的资料表明,丙戊酸钠与怀孕头 3 个月的各种神经管缺陷有关,这些缺陷包括脊柱裂、无脑儿、脑积水、小脑症、泌尿生殖缺陷以及胎儿丙戊酸钠综合征(参见第五章"心境稳定剂")。与丙戊酸钠有关的主要的先天畸形的发生率约为6%~20%(Harden 等,2009)。乙内酰脲和卡马西平可能会导致相似的缺陷。胎儿抗惊厥药的血清水平约为母体的 50%~80%。因此,大部分抗惊厥药属于 D 类药物。我们对孕期使用拉莫三嗪、托吡酯和加巴喷丁的影响所知甚少,尽管这些药物目前被认为是 C 类药物,仅仅是因为没有资料来定义它们的风险。现有资料表明,拉莫三嗪有一些致畸风险,尽管少于锂盐、丙戊酸钠和卡马西平。拉莫三嗪可能与较高比率的唇裂和腭裂有关(4~9/1000),这比普通人群的发生率高 10 倍以上(Viguera 等,2007)。

在孕期使用丙戊酸钠除了与神经管缺陷有关以外,越来越多的证据表明,在子宫内暴露于该药物的儿童与低 IQ 有关。Meador 及其同事(2009)检查了 309 名在子宫内暴露于各种抗癫痫药的儿童的认知功能。在 3 岁时,暴露于丙戊酸钠的儿

---

① 在本版(英文原版——编者注)待出版之际,美国食品和药品管理局发布了《妊娠哺乳和贴标规则》(PLLR),要求对处方药标签进行更改,以帮助临床工作者评估收益及风险,为孕妇和哺乳母亲提供咨询。并删除了"怀孕标签"类别。参见 http://www.fda.gov/Drugs/DevelopmentApprovalProcess/DevelopmentResources/Labeling/ucm093307.htm for details.

童比暴露于拉莫三嗪的儿童 IQ 低 9 分,比暴露于卡马西平的儿童低 6 分。此外,Meador 等人发现母体高剂量服用丙戊酸钠与其后代的低 IQ 有关。这项研究支持了早期的工作,表明母亲暴露于丙戊酸钠与其后代高比例的精神发育迟滞有关(Thomas 等,2008;Vinten 等,2005)。越来越多的证据支持母亲服用丙戊酸钠与后代的认知功能下降有关,建议在孕期不应该使用丙戊酸钠作为双相障碍患者的一线药物。

第二代抗精神病药(除氯氮平)属于 C 类药物。到目前为止,SGA 类的使用经验没有表明这些药物的致畸作用(Einarson 等,2009;McKenna 等,2005)。然而,SGA 类在孕期使用有其他风险,包括妊娠期糖尿病和大胎儿。我们有信心在孕期使用第一代抗精神病药,因为自 20 世纪 50 年代以来已有许多女性使用了这些药物。很多女性都在孕期头 3 个月使用吩噻嗪类药物治疗恶心,没有其致畸作用的明确证据。由于在孕期的精神病性症状是非常危险的,使用典型的抗精神病药的益处大于未经治疗的精神病的风险。目前倾向于在孕期使用高效价的第一代抗精神病药而不是有代谢综合征风险的 SGA 类或低效价的有显著的抗胆碱能作用的第一代抗精神病药。

传统观念认为苯二氮䓬类药物在孕期是禁忌的。在孕期,许多苯二氮䓬类药物被 FDA 定为 X 类风险,表明这些药物的致畸风险通常大于其潜在的益处,因而被禁用。主要是担心怀孕头 3 个月暴露于这些药物与增加唇腭裂的风险有关。腭裂与暴露于苯二氮䓬类药物的关系在一些研究中受到了质疑(Dolovich 等,1998;Eros 等,2002)。孕期暴露于苯二氮䓬类药物与口腔裂的风险似乎小于我们原来估计的风险,但也确实增加了一些风险。

孕期服用药物导致行为畸形的风险更难以评估。孕期使用可卡因和酒精与儿童发育中的行为问题有关,即使他们没有躯体缺陷。躯体的畸形很容易量化,但行为的效应可能更隐晦。至今最好的研究发现,在子宫内暴露于氟西汀或 TCA 类的135 名儿童在语言、气质、活动水平或智力方面与没有暴露于这些药物的儿童相比并无差异(Nulman 等,1997,2002)。由斯坦福小组所做的早期研究表明,在子宫内暴露于抗抑郁药的儿童可能有轻度的运动差异,但对精神发育没有影响(Casper 等,2003)。Casper 等的近期研究(2011)发现,胎儿暴露于 SSRI 类的时间长度与婴儿在婴幼儿发育量表中较低的行为分数有关。子宫内暴露于氟西汀的小鼠研究也报告了运动发育延迟。然而,在该研究中,胚胎期暴露于氟西汀对幼鼠后续的认知能力有意想不到的益处(Bairy 等,2007)。直到 4 岁时(Slone 等,1977),服用第一代抗精神病药的母亲所生的儿童也没有表现出运动发育、生长或智力方面的显著差异。这些研究虽然重要,但都不足以回答子宫内暴露于精神活性药物是否有负性的行为影响。最近有两项研究是关于在子宫内暴露于 SSRI 类与自闭症谱系障碍之间的关系。在瑞典的流行病学研究中,胎儿期暴露于 SSRI 类与增加 3.36 倍无发育障碍的自闭有关(Rai 等,2013),但这种增加的风险仅能解释 0.6% 的自闭案例。在另一个案例对照研究中,胎儿的暴露可以增加男孩患自闭症的风险(Harrington 等,2014)。这些资料表明暴露于 SSRI 类可能会有行为效应,尽管很难分辨风险的增加是来自药物还是母亲的心境和焦虑障碍的影响。然而我们的临床经验并没有表明在孕期暴露于抗抑郁药有任何明确的行为效应，但肯定需要进一步的研究。

　　婴儿出生后，那些服用药物的哺乳的母亲会在母乳中分泌一些药物，因为所有已知的精神活性药物都会在乳汁中分泌。虽然胎儿的抗抑郁药血清水平可达到母体血清水平的50％，而母乳中仅存在母体剂量的1％。在缺乏特定药物母乳浓度数据的情况下，很难评估这个问题的严重性；然而，一般来说，母乳中药物的浓度远远低于血液中药物的浓度，婴儿摄入的总剂量可能相当小（Berle等，2004）。研究表明，母亲服用抗抑郁药，母乳喂养的婴儿的抗抑郁药的血清水平通常检测不到（Brinbaum等，1999；Gentile等，2007）。Stowe等（1995）追踪了7例严重的产后抑郁症并服用舍曲林的哺乳女性患者后发现，婴儿暴露的每日最大剂量为0.026～0.044毫克/千克。在相关研究（Winn等，1995）中，母乳喂养暴露于母乳中的舍曲林的婴儿，其成长曲线、患病数量和发育里程碑与对照组相比，未发现副作用。正如医学上许多风险和利益的情况，母亲的痛苦必须与婴儿的未知风险相平衡，这些需要由医生、患者及其家属来考量。

二、儿童精神活性药物

　　使用药物治疗有精神障碍的儿童或青少年的决定必须基于明确的临床需要。关于儿童期使用精神活性药物治疗对脑功能、行为或成人躯体健康的长期影响方面的资料很少。精神障碍对儿童的发育和健康构成了显著的威胁，只有在躯体和精神的评估后才能考量。

　　青春期前的儿童有相对高效的肝脏。这通常允许他们迅速代谢药物，使他们在每单位体重上比成人能够耐受更高剂量的精神活性药物。青春期后，药物代谢类似于年轻成人。当然这并不是说要给予7岁的儿童高剂量的药物，而是应该从非常低的剂量开始，如果没有反应，剂量可逐渐增加至成人剂量并根据体重调整，而且不用担心不寻常的毒性。

　　应该注意的是，大多数标准抗精神病药并没有被FDA批准用于儿童甚至是青少年，主要是因为还没有进行必要的研究。

　　最近，FDA开始要求抗抑郁药的生产商对儿童和青少年用药进行研究。

（一）兴奋剂

　　在有精神障碍的儿童中被研究得最充分和最有效的药物是治疗注意缺陷/多动障碍（ADHD）所使用的兴奋剂（D-苯丙胺和哌甲酯；参见第八章"兴奋剂"）。超过170个兴奋剂治疗ADHD的试验，5000多名儿童受益于这些药物。自20世纪90年代初以来，服用兴奋剂的儿童数量急剧增加。在1990～1993年，ADHD的门诊人数从每年160万增加到420万，其中90％被诊断为ADHD的儿童接受了兴奋剂治疗（Swanson等，1995）。仅1996年，就有超过1000万哌甲酯的处方。到2004

年,兴奋剂的处方率(4.63/1000)比 10 年前增加了一倍(Winterstein 等,2008)。目前尚不清楚兴奋剂处方的明显增加是由于更好地识别 ADHD 的结果还是过度处方,但可能同时涉及这两个因素(Greenhill 等,1999)。然而,一些人认为 ADHD 只是治疗儿童恼人的行为问题的借口或为了出售更多的药物,这种观点并不可靠。

关于兴奋剂对各种行为的影响的研究表明,药物的作用是复杂的。控制过度活动的最佳剂量可能对改善学习来说剂量过高。兴奋剂可能会减慢身高增长,在整个发育期可能减少 1～3 厘米的高度,尽管最近的随访研究表明暴露于兴奋剂的儿童在成年后身高没有影响(Kramer 等,2003)。儿童服用兴奋剂可能会出现副作用,如食欲减退、失眠、烦躁甚至抽动。

一些有 ADHD 的儿童会显著受益——通常在行为上比在学习成绩上更明显——而另一些儿童只获得了一些益处,也有少数人没有受益甚至变得更加激越。使用兴奋剂可以改善注意力不集中、明显的攻击和日常课堂表现,停药或替换为安慰剂时则会恶化。大多数的研究持续 12 周或更少。然而,兴奋剂与托莫西汀的长期试验已经证实,药物治疗儿童的 ADHD 的益处是可持续的(Arnold 等,1997;Barbaresi 等,2006;Kratochvil 等,2006)。

目前有一些长效的或每天 1 次的兴奋剂剂型。哌甲酯的一种长效剂型(Concerta,专注达)目前被广泛用于治疗 ADHD。专注达解决了在校期间每天 3 次剂量的问题,且似乎与短效的哌甲酯同样有效。专注达的剂量一般高于哌甲酯总剂量的 20%。因此,专注达总剂量是 18～54 毫克,每天 1 次。哌甲酯也有透皮贴剂,每天 1 次,以及几种其他的长效口服剂型。二甲磺酸赖右苯丙胺是右旋苯丙胺的前体,也是一天服用 1 次。

一些儿童不可预测地对两种标准兴奋剂中的一种而不是另一种有治疗反应。哌甲酯通常从 5 毫克每天 2 次开始,剂量随着时间可以增加到 20 毫克每天 3 次。右旋苯丙胺比利他林便宜,但现有的大多数兴奋剂都有仿制药。它从 2.5 毫克每天 2 次开始,剂量逐渐增加到最高 40 毫克,分 2～4 次服用。短效兴奋剂在临床实践中常见的用法是每天 2 次给药,最后一次剂量在中午服用以降低失眠的风险。Kent 等人的报告(1995)表明在下午晚些时候增加第 3 次剂量很少干扰睡眠。然而,对于学龄儿童来说中午的剂量经常是个问题。缓释剂型的 D-苯丙胺、哌甲酯和甲基苯丙胺都已上市,但它们对 ADHD 儿童的疗效并没有很好的记录。如果需要一天一次的剂型,则这些药物都可以尝试。在药物反应良好的患者中,可以每隔几个月尝试一段休药期来检验是否仍然需要继续用药。实践证明,ADHD 儿童只在上学期间用药可能会损害儿童的家庭、同伴关系以及校外的学习。一些儿童可能继续受益于兴奋剂的治疗直至青春期甚至成人期。随着儿童的成长和成熟,剂量可能需要增加或减少。

其他一些药物已被证明可有效治疗 ADHD。TCA 类(例如去甲丙咪嗪,desipramine)在低剂量(10～25 毫克,每天一次)时可能有用但起效很慢,可能需要几周来发挥作用。此外,几个月后它们的作用会逐渐减弱。另一种治疗 ADHD 可能有

效的抗抑郁药是安非他酮。研究表明,安非他酮可能对与 ADHD 有关的行为
(Casat 等,1989)和认知问题以及成人 ADHD 的治疗有效(Wilens 等,1995)。在
儿童中,安非他酮的剂量为 3~6 毫克/(千克·天),分次服用。一例案例报告表
明,SSRI 类治疗 ADHD 也可能有效(Frankenburg 和 Kanbo,1994)。胍法辛
(Tenex)是抗高血压药物,多年来作为非适应证被用于治疗 ADHD。在 2009 年,
长效剂型的胍法辛(Intuniv)被官方批准了用于治疗 ADHD 的适应证。在 ADHD
的治疗中,胍法辛的疗效可能弱于抗抑郁药。

最后,可乐定经常联合兴奋剂使用来减少副作用并增强在活动过度和运动机
能亢进方面的疗效。可乐定 0.1 毫克 1 天 3 次的剂量可降低兴奋剂所致的失眠和
冲动。然而,作为单药治疗 ADHD,可乐定的疗效弱于去甲丙咪嗪(Singer 等,
1995)。

各种不同的抗抑郁药,包括文拉法辛、安非他酮、去甲丙咪嗪都被发现治疗
ADHD 有效,将在本章稍后部分讨论。

两种新型"非兴奋剂"药物——托莫西汀和莫达非尼——已被研究用于治疗
ADHD。托莫西汀是一种纯粹的突触前去甲肾上腺素转运体抑制剂,在 2003 年被
批准用于治疗儿童和成人 ADHD。托莫西汀剂量为 1.2 毫克/(千克·天)和 1.8
毫克/(千克·天)治疗儿童和青少年 ADHD 优于安慰剂(Buitelaar 等,2004;
Kelsey 等,2004)。大多数儿童每天服药一次,剂量为 40~80 毫克/天。

口服托莫西汀吸收良好,半衰期约 4 小时。然而,细胞色素 P450(CYP)2D6
的慢代谢者能够更慢地代谢该药物。我们预期联合使用托莫西汀和 SSRI 类可能
增加毒性。因此,当患者服用氟西汀和帕罗西汀时,需要降低托莫西汀的剂量。

托莫西汀比标准兴奋剂具有的优势是没有明显的滥用倾向。因此,托莫西汀
不需要像标准兴奋剂那样的管制药物的特殊处方。另一方面,托莫西汀与兴奋剂
一样有抑制体重和增加心率及血压的倾向。

托莫西汀的厌食和心血管的作用似乎与剂量有关。其他已被报告的副作用包
括皮疹、焦虑、嗜睡和最近的肝功能化验异常。托莫西汀和抗抑郁药一样,也有关
于自杀的黑框警告。

有几项研究评估了托莫西汀相较于安慰剂或标准兴奋剂的疗效。在一项随
机的 228 例 ADHD 儿童中比较托莫西汀和哌甲酯疗效的研究中,两种药物同样
有效(Kratochvil 等,2002)。在 297 例 ADHD 儿童的安慰剂对照研究中,托莫西
汀对注意力和多动的疗效持续优于安慰剂(Michelson 等,2001)。此外,相对于
安慰剂来说,托莫西汀也可改善社交和家庭功能。

莫达非尼是一种被 FDA 批准用于治疗发作性睡病的药物,也被用于治疗
ADHD。莫达非尼由于不需要管制药物的处方而明显优于兴奋剂,因为其潜在的
滥用可能性很低。此外,它比苯丙胺更容易耐受和更易使用。

如前所述,像阿托西汀一样,莫达非尼被认为不作用于多巴胺系统,没有明显
的滥用可能。因此,莫达非尼是美国禁毒执法局(DEA)的第Ⅳ类药物,不需要管制
药物处方。莫达非尼作用于大脑特定区域的兴奋性组胺突触,缺乏兴奋剂的广义

作用。然而，它也可能作用于多巴胺。它还能对下丘脑分泌素/食欲素系统有影响。因此，与苯丙胺或托莫西汀相比，它较少产生因体重增加所致的心血管变化。莫达非尼最常见的副作用是头疼，但它也会产生一些轻度的胃肠道副作用。中枢神经系统(CNS)的副作用如焦虑或失眠较少出现。莫达非尼是 CYP 3A3/4 酶的诱导剂，因此能够加速口服避孕药、类固醇和其他依赖于 3A3/4 的化合物的代谢。因此，服用避孕药的女性应该被告知，理论上同时服用莫达非尼会有避孕失败的风险。

莫达非尼也在许多与疲劳有关的状况中被研究，这些状况包括轮班工作、睡眠呼吸暂停、多发性硬化症、纤维肌痛、帕金森病和抑郁(参见第九章"难治性障碍的增效策略")。前期试验结果表明，莫达非尼可能在治疗许多疾病的疲劳方面有作用且没有明显的副作用。

莫达非尼治疗 ADHD 的有效性已经经过了大量的试验验证。莫达非尼治疗儿童 ADHD 的研究表明，其效果优于安慰剂且与右旋苯丙胺相同(Rugino 和 Copley，2001；Taylor 和 Russo，2000)。在为期 4 周的 248 例 ADHD 儿童的研究中，莫达非尼剂量为 300～400 毫克/天治疗 ADHD 的症状优于安慰剂且耐受性良好(Biederman 等，2006b)。类似地，在为期 9 周的 194 例儿童和青少年 ADHD 的双盲试验中，与 18％ 随机分配到安慰剂组的儿童相比，52％ 被随机分配到莫达非尼组的患者获得了改善(Greenhill 等，2006)。这些资料应该足以使莫非达尼于 2005 年获批治疗儿童 ADHD。然而，参与其中一项试验的一名儿童报告可能发生 Stevens Johnson 综合征。这种皮疹的病因目前还不清楚，但可能与研究药物有关。该报告导致 FDA 要求额外的安全信息。该公司决定撤回莫非达尼治疗 ADHD 的申请，显然是因为最终批准需要更广泛的安全性研究。莫达非尼的 R-对映异构体目前正被研究用于治疗 ADHD 和其他适应证如双相抑郁。

(二) 抗精神病药

很少有针对精神分裂症儿童的抗精神病药试验。一般的印象是，与成人相比，儿童较少受益于抗精神病药。然而，基于儿童精神分裂症药物治疗的有限资料，很难做出任何普遍性的结论。迄今为止，仅有少数几个在儿童中进行的抗精神病药的对照试验。在 75 例有精神分裂症的青少年中，比安慰剂相比，氟哌啶醇、洛沙平第一次表现出中等的益处。另一项研究表明，氟哌啶醇治疗儿童精神分裂症优于安慰剂(Spencer 等，1992)。

日益增长的资料表明 SGA 类治疗儿童精神分裂症和双相障碍的效果和安全性。阿立哌唑在 2008 年被批准用于青少年精神分裂症和双相障碍的治疗。在 2009 年，FDA 委员会建议批准奥氮平和喹硫平用于儿童精神病性障碍的治疗。利培酮在儿童双相的被试中，比丙戊酸钠起效更快且停药的患者较少。最近，齐拉西酮被报告对儿童期双相障碍的治疗效果更佳(Findling 等，2013)。

氯氮平在小样本的儿童研究中被调查过。关于非典型药物治疗儿童精神分裂症的有效性和安全性的资料更少。在一个 21 例患者为期 6 周的对照试验中,将氯氮平与氟哌啶醇进行了比较(Kumra 等,1996)。被随机分到氯氮平组的患者的阳性症状和阴性症状的改善均优于氟哌啶醇。然而,氯氮平耐受性差。10 例儿童中有 5 例在接受氯氮平治疗时出现中性粒细胞减少。此外,10 名儿童中有 2 名经历过癫痫发作。氯氮平的平均剂量为 237 毫克/天。另一个小样本随机对照试验发现,奥氮平与利培酮在治疗儿童精神分裂症方面比氟哌啶醇更有效(Sikich 等,2004)。然而,用 SGA 类药物治疗的儿童体重增加是一个显著的问题。的确,在 Cochrane 的回顾性研究中,没有发现 SGA 类治疗有精神病性症状的青少年比第一代抗精神病药更有效。SGA 类的副作用较少,尽管奥氮平、氯氮平和利培酮均与体重增加有关。

在需要多年治疗的群体中,SGA 类有明显的优势。典型抗精神病药的锥体外系症状(EPS)的风险在需要从儿童期治疗到成年期的人群中是非常显著的。尽管 SGA 类治疗儿童会有静坐不能和肌张力障碍,但迟发性运动障碍的风险显然较小(Correll 等,2004)。另一方面,肥胖症可能是 SGA 类使用的一个限制性因素。低剂量的利培酮(1～2 毫克/天)似乎对许多人有效且没有其他 SGA 类相关的体重增加(Ben Amor,2012),尽管最近的自闭症试验中观察到也有体重增加(Findling 等,2014)。在典型和非典型药物治疗都失败的儿童中,氯氮平是最后的选择。

表 12-2 列出了在儿童中使用抗精神病药常见的治疗剂量范围。在那些有发育障碍如自闭症的儿童中,抗精神病药有更明显的效用。事实上,在 2006 年,利培酮成为第一个被 FDA 批准用于治疗自闭症的行为问题的药物。尽管可能出现过度活动和紊乱行为的减少,但在 15 岁以下有发育障碍的儿童中使用抗精神病药治疗,很少表现出显著的改善。事实上,在 SGA 类治疗儿童期所有疾病的最好的研究是使用利培酮治疗有广泛性发育障碍的儿童。例如,在 101 个自闭症儿童的一项多中心研究中,利培酮比安慰剂明显更能有效控制发脾气、攻击和自我伤害行为(McCracken 等,2002)。此外,该作用可以持续至少 6 个月。该药物已获得 FDA 批准用于治疗自闭症的易激惹行为(例如攻击行为)。

表 12-2　儿童抗精神病药的剂量范围

药　　物	常见的儿童治疗剂量
氯丙嗪	0.25 毫克/千克每日 3 次
三氟拉嗪	0.5～10 毫克 每日 2 次
氟哌啶醇	0.15～0.5 毫克/(千克·天)(每日 2 次,分次服用)
阿立哌唑	2～10 毫克/天
奥氮平	2.5～5 毫克 睡前服用
喹硫平	25～300 毫克/天
利培酮	1～2 毫克/天

抗精神病药也有助于儿童中与情感障碍有关的精神病性症状。除了在青春期男性中治疗早期肌张力障碍的发生率较高,没有证据表明儿童对这些药物比成人的耐受性差。然而,迟发性运动障碍的风险和显著改善的可能性较低使得

临床工作者使用这些药物时必须谨慎、仔细观察并记录临床作用,周期性评估患者没有药物治疗时的情况,以确保维持治疗真正有效。在年龄较大的青少年中,急性精神病性综合征类似于在成人中,可以使用同样的方法治疗(参见第四章"抗精神病药")。

镇静性第一代抗精神病药(如硫利达嗪、氯丙嗪)可能会干扰学习。在非镇静性神经阻滞剂中,氟哌啶醇在自闭症儿童(广泛性发育障碍)中被研究得最多,其效果有限。最近的报告研究了非典型抗精神病药的使用,如利培酮和氯氮平在精神病性儿童中的治疗。早期案例报告证明了氯氮平对儿童和青少年精神分裂症患者中的有效性(Mozes 等,1994)。

使用低剂量的抗精神病药(如氟哌啶醇 0.5~3 毫克/天或匹莫齐特 2~10 毫克/天)也可以控制抽动秽语综合征的抽动。可乐定也被报告能够治疗该障碍的严重案例。可乐定抑制抽动的效果相当好,但它可能对抽动秽语综合征的患者爆发性的暴力行为更有效。可乐定会引起口干、镇静、便秘和低血压。

抗精神病药常用来控制愤怒的冲动的儿童和伴有精神病性症状的青少年的行为。这种用途没有得到很好的验证,但大多数临床工作者使用低剂量的抗精神病药控制儿童或青少年住院患者的愤怒或暴力行为。一些医生倾向于使用低剂量的氟哌啶醇(如每小时 2 毫克,直到患者平静下来),而另一些医生则使用更镇静的药物如氯丙嗪 10~50 毫克剂量,每日 3~4 次。利培酮已被研究用于治疗与成人自闭症有关的攻击,明显优于安慰剂(McDougle 等,1998)。利培酮治疗儿童攻击行为的开放标签的研究和报告表明,1~2 毫克/天的剂量是有效的(Horrigan 和 Barnhill,1997;Schreier,1998)。

一项比较氟哌啶醇(2~6 毫克/天)、锂盐和安慰剂对非精神病性伴有品行障碍的住院儿童的攻击性行为的对照研究表明,两者在各种不同的测评中都明显优于安慰剂(Platt 等,1984)。护理人员判断锂盐治疗的患者的反应更好。服用氟哌啶醇的患者会有镇静和肌张力障碍方面的问题。这种用法的风险和益处尚不清楚。如果抗精神病药被用来减少有品行障碍儿童的攻击行为实际上是有效的,那么继续使用这些有潜在危害的药物来控制反叛行为,必须有合理的理由。对于每一个特定的患者,药物必须能够显示出非常重要的和有临床意义的不同。

另一个在儿童中逐渐增加的抗精神病药的使用是治疗厌食症。没有已知有效的治疗神经性厌食的药物。然而,初步研究显示,非典型抗精神病药可能对激越、强迫思维和与神经性厌食有关的认知障碍有所帮助(Dennis 等,2006;Mondrary 等,2005)。奥氮平和喹硫平是被研究最多的药物,正如预期的那样,也与稳定的体重增加有关。额外的试验明确证明抗精神病药治疗儿童厌食症的有效性。

抗精神病药的副作用和风险包括典型药物的迟发性运动障碍和非典型药物的体重增加,在儿童与成人中均可发生。然而,这些药物导致认知损害的可能性更多地出现在儿童中。那些不学习或没有功能的呆滞的儿童对其他人来说可能不是一个困扰,但如果减少用药或停药,则儿童可能发育正常。此外,青少年男性出现肌张力障碍的风险大于老年人(Rosenberg 等,1994)。

当儿童或青少年使用抗精神病药时,必须获得来自有监护权的父母的知情同意。即使儿童或青少年患者太年轻不能签署知情同意书,也应该向患者解释药物的风险和益处,并且如果可能的话,也应该获得他们对治疗的同意(参见第一章"精神活性药物治疗的一般性原则")。

(三)抗抑郁药

2004 年,FDA 委员会对在儿童中使用抗抑郁药做出了黑框警告,似乎对儿童和青少年使用这些药物产生了影响。FDA 回顾了 25 项涉及 4600 名儿童的研究,表明自杀观念或行为的风险在使用抗抑郁药治疗的患者中增加了 3%,而在使用安慰剂的患者中只有 1.5%,但是这项回顾性研究并没有充分评估不治疗的风险。此外,增加的自杀活动并没有导致任何死亡。黑框警告导致处方的减少,特别是在儿科医生中(Nemeroff 等,2007)。在荷兰有类似的黑框警告,也观察到了自杀的增加(Gibbons 等,2007)。经过 1~2 年的时间,处方减少的情况趋于稳定。我们的观点是,虽然部分儿童服用抗抑郁药似乎增加了自杀观念的风险,但药物所带来的益处远大于风险。我们怀疑儿童抑郁更可能与双相障碍有关,这些患者在治疗中出现的更大风险可能是静坐不能。然而,并没有这样的研究。必须综合考量与抗抑郁药有关的轻度的风险增加和治疗不充分或未经治疗的抑郁儿童完成自杀的风险。

SSRI 类被认为是儿童和青少年抑郁的药物治疗的首选。氟西汀仍然是 FDA 批准用于治疗儿童抑郁的唯一的药物,而舍曲林、氟伏沙明被批准用于儿童 OCD。尽管难以证明 TCA 类或其他抗抑郁药治疗儿童抑郁比安慰剂更有效,至少有一些证据表明氟西汀对儿童的疗效优于安慰剂。此外,SSRI 类的安全性与药物副作用优于 TCA 类。Emslie 和他的同事(1997)随机分配 76 名儿童(年龄 7~17 岁)服用氟西汀 20 毫克/天或安慰剂。56%服用氟西汀的患者在 8 周内有反应,而仅有 33%安慰剂治疗的患者有反应。然而,症状消失对两组患者都是罕见的。Emslie 和他的同事们最近(2002)在 219 名儿童中的研究还发现,氟西汀治疗儿童抑郁的耐受性和效果良好。此外,氟西汀维持治疗似乎能有效防止儿童的复发(Emslie 等,2004)。

氟西汀的口服药剂在儿童中相当有效。经验表明,儿童服用氟西汀从较低剂量起始更好。我们倾向于由 5 毫克/天起始,每 1~2 周增加剂量,直到最大剂量 60 毫克/天。

其他 SSRI 类药物对儿童抑郁的有效性研究不那么确定。关于舍曲林治疗儿童抑郁的两个已经发表的临床研究表明,在服用舍曲林 10 周后有中等的效果,但在统计学上是显著的(Wagner 等,2003)。一项研究表明,帕罗西汀治疗儿童抑郁的症状消失率较高,但在 8 周结束后平均抑郁评分的差异不大(Keller 等,2001)。在另一项研究中,帕罗西汀(20~40 毫克/天)和丙咪嗪(200~300 毫克/天)用于青少年抑郁在最大剂量上的效果与安慰剂并无差别(Keller 等,2001)。此外,两个已发表的研究没有发现帕罗西汀对青少年抑郁有效。一项研究表明,平均剂量 23 毫克/天的西酞普兰治疗儿童/青少年抑郁优于安慰剂(Wagner 等,2001)。然而,这两种药物(36%)和安慰剂(24%)的治疗反应率都相对较低。该药物的耐受性良好。

综合已发表和未发表的研究表明,SSRI 类中氟西汀对儿童的效益最佳。其他 SSRI 类,包括帕罗西汀、西酞普兰、艾司西酞普兰和舍曲林,似乎有一些效益,但这些效益都是中等的且没有建立对照研究。一些研究者得出结论,当未发表的研究也被考虑在内时,SSRI 类在儿童中的风险和效益相比,其效益并不显著(Wittington 等,2004)。作为对比,一项荟萃分析显示了 SSRI 类在治疗重性抑郁障碍、OCD 和焦虑障碍方面优于安慰剂(Bridge 等,2007)。此外,如前所述,FDA 关于 SSRI 类引起自杀行为的风险的黑框警告使使用 SSRI 类产生了降温作用(Nemeroff 等,2007),不幸的是,青少年的自杀率仍然有所升高(Gibbons 等,2007)。考虑到只完成了相当少的关于 SSRI 类治疗儿童抑郁的研究,我们认为现在得出在儿童中使用 SSRI 类的结论还为时过早。显然,需要临床工作者能够接触到先前未发表的研究。一些儿童和青少年能够受益于抗抑郁药,药物治疗也应该谨慎并进行监测。

在儿童抑郁障碍的对照研究中很难证明 TCA 类和其他抗抑郁药的有效性。例如,荟萃分析 12 名抑郁儿童的随机对照研究未能证明 TCA 类相对于安慰剂有显著差异(Hazell 等,1995)。然而,那些明显符合重性抑郁障碍的儿童对 TCA 类有明确的治疗反应。FDA 指南建议丙咪嗪治疗剂量的上限为 2.5 毫克/千克;然而,一些研究报告表明,达到临床反应的必要剂量高达 5 毫克/千克(表 12-3)。

表 12-3　儿童常见抗抑郁药的剂量范围

药　　物	剂量范围	血清浓度/(纳克/毫升)
丙咪嗪	1~5 毫克/(千克·天)	150~250
去甲丙咪嗪	1~5 毫克/(千克·天)	150~250
去甲替林	0.5~2 毫克/(千克·天)	75~150
苯乙肼	0.25~1 毫克/(千克·天)	NA
氟西汀	5~30 毫克/(千克·天)	NA
安非他酮	1~7 毫克/(千克·天)	NA
西酞普兰	10~20 毫克/(千克·天)	NA

注:NA=不适用。

儿童使用 TCA 类时监测心脏功能是明智的:应在开始治疗前做心电图(ECG),当剂量超过 3 毫克/千克时再次测量心电图,之后如果剂量增加,则每 2 周测量一次。没有外部会诊时,剂量不能超过 5 毫克/千克。心脏传导显著减缓(PR 间期超过 0.20 毫秒,QRS 间期超过 0.12 毫秒)时需要降低剂量。在 1986 年到 1992 年期间,至少有 4 例儿童服用去甲丙咪嗪猝死的报告。心脏 QT 延长综合征被认为是这类猝死的作用机制(Biederman 等,1995)。近期回顾性的研究未能发现去甲丙咪嗪的使用与 5~14 岁儿童的猝死之间有强相关性。

　　TCA 类治疗遗尿症有效,丙咪嗪或类似药物在剂量 0.3～1.0 毫克/千克时有
效,但一般首选行为治疗,因为它们是有效的且可能有较低的复发率。ADHD 倾
向于对相同剂量范围有反应。有趣的是,TCA 类可在短短几天内改善遗尿症,而
对 ADHD 或抑郁障碍则需要 1～4 周。单胺氧化酶抑制剂(MAOI 类)也被认为可
有效治疗遗尿症和 ADHD,但它们的使用还没有被充分研究。氯米帕明也可用于
治疗 OCD;已证明对儿童和青少年 OCD 有效(详见第六章"抗焦虑药")。

　　儿童使用抗抑郁药的副作用类似于成人。血药浓度的监测与成人一样有
用。即对 TCA 类有用而对其他抗抑郁药没用,除非是为了检验依从性。丙咪嗪
是被研究得最好的 TCA,在临床试验中它的血药浓度与症状改善呈正相关。我
们多年的经验表明,青少年的抑郁症状很少包括食欲的重大改变或早醒。更常
见的是熟睡、长时间睡眠和觉醒期的烦躁。躯体症状、疲劳、易激惹、愤怒和迟滞
在日间的前几个小时可能会出现,并且没有主观意识到抑郁或悲伤,以及性欲降
低。这些青少年常有情感障碍的家族史。这种模式往往对 TCA 类治疗有效,尽
管正式的对照研究尚未完成。青少年可能出现伴有场所恐怖的惊恐障碍,可以
使用抗抑郁药治疗。

　　关于使用 5-羟色胺(5-HT$_2$)受体拮抗剂、选择性 5-羟色胺-去甲肾上腺素再摄
取抑制剂(SNRI 类)和安非他酮治疗儿童抑郁,仅有很少的资料。一个小样本对照
试验显示文拉法辛治疗儿童抑郁无效(Mondoki 等,1997)。此外,两个未发表的研
究没有表现出文拉法辛对儿童抑郁的效益。然而,如果儿童对 SSRI 类或 TCA 类
治疗没有反应,可以谨慎使用安非他酮。安非他酮剂量 3～7 毫克/(千克·天),分
次服用治疗 ADHD 有效。此外,我们(Killen 等,2004)报告了安非他酮 SR 联合尼
古丁贴片治疗青少年戒烟的试验。这些药物的耐受性良好。此外,开放标签的研
究表明,安非他酮治疗青少年抑郁共病 ADHD 有重要作用(Daviss 等,2001;Solh-
khah 等,2005)。厌食和癫痫的风险对一些儿童来说可能是个问题,在这些儿童中
剂量应该缓慢增加。一些小样本的 MAOI 类治疗儿童抑郁和恐怖症的研究有阳
性发现,但结果并不确定。

(四) 心境稳定剂

　　有典型双相障碍的青少年经常对锂盐治疗或 SGA 治疗有反应。青春期前的
儿童很少表现出躁狂,但他们可以表现出环性心境和行为转移,伴有周期性的冲
动、过度活动、社交侵入性、发怒、心境不稳定和非精神病性的欣快感,也可以转变
为植物症状,有时对锂盐治疗有反应。然而,没有样本量充分的对照研究证明锂盐
治疗儿童双相方面的有效性(Kafantaris,1995;Lopez-Larson 和 Frazier,2006)。
其中一个较好的研究是使用锂盐治疗双相障碍伴物质滥用的青少年(B. Geller 等,
1998)。锂盐似乎能够治疗双相障碍和物质滥用。一项随机比较锂盐和丙戊酸钠
维持治疗儿童(平均年龄 10.8 岁)双相障碍的研究发现,丙戊酸钠和锂盐在需要额
外干预时同样有效(Findling 等,2005)。小样本的开放标签试验表明,锂盐在儿童

中联合使用丙戊酸钠对治疗双相抑郁和稳定双相障碍有效（Patel 等，2006），并且通常耐受性良好（Findling 等，2006）。

在一些研究中，有品行障碍、精神发育迟滞和过度活动的儿童患者的爆发性暴力行为对锂盐治疗有反应（Campbell 等，1984；Lopez-Larson 和 Frazier，2006；Vetró 等，1985）。

没有人知道从儿童期或青少年期开始的锂盐长期维持治疗的后果。儿童相对于成人有更高的肾脏清除率，可能耐受更大剂量的锂盐。对于 12 岁以上的儿童，锂盐剂量通常与成人剂量一样（表 12-4）。然而，25 千克以下的年幼儿童最好从150～300 毫克/天起始。如果能够耐受的话，该剂量可以每 3～7 天增加 150～300 毫克，每天 3 次服用。通常，儿童需要 2100 毫克/天的剂量、分次服用以维持足够的血清水平。应仔细监测血清水平，每次增加剂量后 3～5 天检查一次。锂盐在儿童中的副作用与成人相同。

表 12-4　儿童常见心境稳定剂的剂量范围

药　　物	剂量范围	血清浓度
锂盐	300～2400 毫克/天	0.5～1.2 毫克当量/升
丙戊酸钠	15～60 毫克/（千克·天）	50～100 微克/毫升
卡马西平	10～50 毫克/（千克·天）	8～12 微克/毫升
奥卡西平	5～30 毫克/（千克·天） （150～1200）毫克/天	NA（不适用）
拉莫三嗪	0.15～5.0 毫克/（千克·天） （25～200）毫克/天	NA（不适用）

卡马西平、奥卡西平、拉莫三嗪与丙戊酸钠对儿童的精神障碍也有作用。对照研究资料证实了卡马西平治疗儿童和青少年的品行障碍和间歇性暴怒障碍的有效性。也有资料表明抗惊厥药可用于治疗双相障碍和其他儿童疾病。奥卡西平在儿童中容易使用，但唯一的对儿童双相障碍的双盲研究未能证明奥卡西平对该群体的益处（Wagner 等，2006），后来 Cochrane 的回顾研究（Vasudev 等，2011）也证明了这一点。在加拿大的研究中，有双相障碍的青少年更愿意使用丙戊酸钠而不是锂盐（Saxena 等，2006；Steiner 等，2003）。

丙戊酸钠被报告能够治疗青少年的攻击行为，无论其是否有心境障碍。虽然拉莫三嗪治疗儿童双相障碍还没有对照研究，但开放标签的研究报告其治疗双相抑郁有益处（Chang 等，2006）。在儿童中抗惊厥药的副作用与成人类似。然而，丙戊酸钠在非常年幼的儿童（2 岁以下）中出现肝中毒的风险最大。与锂盐一样，儿童经常基于毫克/千克的量级，比成人需要更高剂量的卡马西平或丙戊酸钠，如前所述，因为他们的肝肾代谢更有效率。服用拉莫三嗪，儿童比成人更容易发生皮疹，应该缓慢滴定该药物到治疗水平。卡马西平在儿童中的剂量范围是 10～50 毫克/（千克·天），分次服用；丙戊酸钠的剂量范围是 15～60 毫克/（千克·天）。女孩使用丙戊酸钠的一个问题是，随着其发育成熟有患多囊卵巢的风险。

(五) 抗焦虑药

苯二氮䓬类药物有时被短期使用来治疗儿童的夜惊或睡行。当然,苯二氮䓬类和非苯二氮䓬类催眠药如唑吡坦也与儿童和成人的梦游和失忆有关。如果用于治疗日间焦虑,可能会引起活动增加,产生或加重行为障碍,特别是在有 ADHD 的儿童中。严重的学校恐怖症使用抗抑郁药治疗可能更好,尽管单剂量的苯二氮䓬类药物可能偶尔减轻预期焦虑,帮助儿童第一次回到使其恐惧的情境中。阿普唑仑已被成功用于治疗儿童的惊恐障碍、广泛性焦虑障碍和回避型人格障碍。丁螺环酮对儿童焦虑也有一定的作用(Siméon,1993)。儿童短期使用镇静性抗组胺药被认为有抗焦虑或催眠作用。长期使用可能导致抗胆碱能副作用和认知损害。帕罗西汀被报告在大型多中心试验中对儿童和青少年的社交恐怖症高度有效(Wagner 等,2004)。值得记住的是,新的药物在上市之前很少在儿童或青少年身上进行研究,即使是老的药物在儿童和青少年中也仅仅进行部分研究。新的抗惊厥药如普瑞巴林,尚未在儿童焦虑中进行研究,但很可能是苯二氮䓬类药物的有效替代药物。

对于儿童和青少年的药物治疗仍然存在争议。药物应该仅用于治疗痛苦显著或功能紊乱的情况,当心理或社会治疗失败或可能只有短期收益时。药物治疗需要谨慎监测,也需要医生、父母、学校工作人员或其他照顾者之间的密切合作。长期维持药物治疗有时是合理的,但应该有强有力的有益的临床证据,经常需要尝试停药来确认药物仍然有效。

三、老年精神活性药物

当精神科医生考虑给老年精神障碍患者使用精神活性药物时存在许多潜在的问题。老年患者可能对某些药物的代谢能力下降,尽管被记录得很少。这些患者可能有较低的血清蛋白浓度,这可能导致在任何给定的血药浓度上有较高水平的自由药物(不与蛋白质结合的药物)。自由药物通常被认为更活跃,更有可能穿过血脑屏障。在同等剂量或血药浓度上,老年患者对周围的副作用(如低血压、便秘)可能比年轻患者更敏感。他们更容易出现 CNS 副作用(如谵妄、震颤、迟发性运动障碍)。这些假设都没有很好的记录,除了谵妄和迟发性运动障碍,主要是因为没有进行充分的研究。

老年人的大脑功能和心脏功能的储备降低,这使他们更容易受到药物副作用的影响。老年患者肝功能和肾功能下降也更容易引起副作用。此外,药物副作用的后果——如由于体位性低血压而摔倒或由于混沌而摔倒,或共济失调或由于长期镇静所致的褥疮——可能在老年患者中更严重。该情况可能由于共病躯体疾病或使用其他药物在老年患者中治疗这些疾病而变得更加糟糕。此外,缺乏明确的标准来预测哪些老年患者需要谨慎的低剂量的精神活性药物,哪些患者需要(和耐受)高剂量的药物以达到充足的治疗反应。

此外,老年的定义随着时间而改变。今天60岁的老年人比20年前的同龄人更健康,可能不会出现任何药物代谢或耐受性方面的显著下降。对于标准的精神障碍,如抑郁、躁狂、慢性精神分裂症、广泛性焦虑障碍,唯一安全、合理的方法是排除其他器质性病因后从非常低的药物剂量起始然后谨慎地增加剂量。例如,对于65岁以上的健康老年患者来说,睡前服用25毫克丙咪嗪或三甲丙咪嗪是一个合理的起始剂量,对于大于70岁或大于60岁同时有躯体问题或有痴呆的证据的老年患者来说,10毫克的起始剂量是合理的。在这些患者中,剂量应每3～7天计划性地递增,不是每天都增加,以便临床工作者有机会在增加剂量之前评估其副作用。

(一) 抗抑郁药

大多数抗抑郁药和电抽搐治疗(ECT)已有效地被用于有重性抑郁障碍的老年患者。在过去的20年中,SSRI类特别是舍曲林、西酞普兰、艾司西酞普兰在老年抑郁障碍的一线治疗中变得更受欢迎。此外,米氮平的对照试验表明,在很多老年抑郁患者中药物的镇静和增重作用对其有益。此外,米氮平在老年患者中相比于其他SSRI类如帕罗西汀可能有更好的耐受性。在大多数老年患者中,SSRI类的副作用优于TCA类。所有的TCA类包括仲胺,缺点是至少会产生一些抗胆碱副作用和体位性低血压。然而,更严重的老年抑郁障碍患者,许多临床医生更喜欢使用文拉法辛或去甲替林而不是SSRI类。一些有争议的资料表明,在老年内源性抑郁患者中使用去甲替林可能优于氟西汀(参见第三章"抗抑郁药")。根据我们的经验,通过与其他老年精神科医生和家庭医生的讨论,确认在老年抑郁住院患者中使用TCA类比氟西汀和其他SSRI类更有用。

过去的五项老年抑郁障碍的研究值得评论。一项研究是在年龄超过65岁的抑郁患者中,文拉法辛、氟西汀和安慰剂的疗效类似。安慰剂的高反应率限制了从这项研究中得到结论。这两种活性药物的耐受性良好。这两种药物对ECG和血压的影响很小(Schatzberg和Roose,2006)。作为对比,一个涉及医疗养老院患者的研究报告,使用文拉法辛比舍曲林有更高的反应率,或许更不安全(Oslin等,2003)。在另一项研究中,在所谓的更老的老年患者中,西酞普兰不比安慰剂更有效(Roose等,2004)。再一次观察到了高安慰剂反应(Raskin等,2004)。在另一项研究中,对老年抑郁患者来说度洛西汀比安慰剂更有效。综合认知分数作为主要的结果测评工具。在一个为期8周的试验研究中,前6周米氮平比帕罗西汀更有效。与帕罗西汀相比,使用米氮平的患者更少由于副作用而退出试验。在这项研究中,这两种药物的平均剂量为30毫克/天(Schartzberg等,2002)。在最近的一份报告中,舍曲林与跌倒的风险增加有关(Flint等,2014),并需要进一步的研究。

曲唑酮在老年抑郁患者中有一些抗抑郁作用,是一种很好的催眠药。除了晚间用药的数小时以外,它不应该引起体位性低血压。然而,一些70～80岁的老年人使用曲唑酮治疗会产生日间低血压。奈法唑酮在老年患者中耐受性良好,但在一些老年患者中与体位性低血压和烦躁的激活有关。肝毒性的风险限制了奈法唑酮在中老年患者中的使用，现在已经很少使用。在老年患者中必须使用低剂量的曲唑酮和奈法唑酮，特别是在初始治疗时。

安非他酮治疗老年抑郁能够很好地被耐受，但有些患者有过度激活的表现。在许多老年抑郁患者中，200～300 毫克/天的剂量范围是充足的。

ECT 仍然是老年抑郁患者在药物治疗失败时的主要治疗手段。ECT 往往非常有效。然而，一些反复抑郁的患者在第三到第十个疗程后会停止对 ECT 有治疗反应，类似于一些患者使用抗抑郁药后"丧失反应"。

尽管兴奋剂在伴有躯体问题的新近发生抑郁的老年患者中很有效，但它们通常在难治性老年抑郁患者中仅诱发激越。我们已经看到早晨在老年患者的标准抗抑郁药中加入 100～200 毫克莫达非尼（Provigil）是有益的。Alexopoulos 等（2005）提出一些生命晚期抑郁的老年患者表现出执行功能和脑白质改变的问题，可能对多巴胺受体激动剂和莫达非尼反应更好。

在老年患者治疗中的另一个假设是，抗胆碱能药物会增加谵妄的可能性。在此基础上，去甲丙咪嗪应该比阿米替林更安全，氟奋乃静应该比硫利达嗪更安全。然而，我们对老年患者使用 TCA 的文献回顾表明，谵妄经常出现在那些 TCA-抗精神病药联合使用的患者中，这种副作用可能是短暂的且相对容易应对。同样，关于这个问题没有充分的对照研究。

（二）催眠药和抗焦虑药

如果苯二氮䓬类药物被用作催眠药或治疗日间焦虑，首先需要使用最低剂量，然后观察这个剂量是否充分，再决定药物是否能够被很好地耐受。老年患者更可能比年轻患者出现认知副作用、跌倒，以及服用苯二氮䓬类药物会影响驾驶（Madhusoodanan 和 Bogunovic，2004）。这些在老年人群中是非常严重的问题。在一般情况下，3-羟基苯二氮䓬类药物如替马西泮和劳拉西泮是老年患者首选的药物，因为它们没有活性代谢产物且代谢比较简单。有证据表明，苯二氮䓬类药物在老年人中代谢减慢，有一种假设认为累积的血药浓度与行为中毒有关。

偶尔，老年患者（和年轻患者）主诉在服用代谢较慢的催眠药如氟西泮会出现过度的早晨镇静作用。然而，在缓慢代谢的后果能否引起临床问题方面有相当大的个体差异。而且，长效苯二氮䓬类药物如氟西泮，因其半衰期长且有残留的日间困倦症状，使其治疗任何失眠障碍都不是特别好的选择。替马西泮可能是苯二氮䓬类催眠药中最好的选择，因为它半衰期短且无活性代谢产物。

目前，唑吡坦是在老年患者中使用最为广泛的催眠药之一。尽管它是一种非常有效的药物，它的耐受性比扎来普隆差，后者有更短的半衰期且与唑吡坦一样有效。扎来普隆已经被用于老年患者的研究，当一些患者半夜醒来无法再次入睡、非常痛苦时，它有能够在夜间服用的优势。夜间或觉醒时 0.5 毫克的剂量通常是充分的。类似地，艾司佐匹克隆每晚服用 1～2 毫克。该药物滥用的可能性较低，显著的药物相互作用或加重睡眠呼吸暂停的可能性也很低。FDA 最近降低了该药的推荐起始剂量。

曲唑酮在老年患者中仍然是一种有价值的催眠药。老年患者使用较高剂量会增加体位性低血压的风险。因此，我们建议检查基线的体位性血压，并随着剂量的增加再次检查。最常见的剂量是睡前 1～2 小时服用 50～100 毫克。米氮平是另一种较好的催眠药。像曲唑酮一样，它没有依赖的风险而且耐受性良好。睡前服用 7.5～15 毫克至少与曲唑酮同样有效且没有体位性低血压的风险。

雷美替安在老年患者使用其他催眠药之前值得一试。不同于其他标准的催眠药，雷美替安不太可能导致混沌或失忆，也不会像曲唑酮一样产生体位性低血压。它似乎对维持睡眠不太有效。

（三）心境稳定剂

一般来说，在老年患者中，作为与年龄有关的肾功能下降的结果，锂盐的排除减缓。因此，锂盐在老年患者中应从低剂量起始——60 岁和 70 岁早期的患者为 300 毫克/天，更年长的患者为 150 毫克/天。应该谨慎监测锂盐浓度和临床的中毒体征。在我们的印象中，老年患者比年轻成年患者能够更快、更隐匿地从治疗到中毒的血药浓度。此外，老年患者常同时服用多种药物可能增加锂盐中毒的风险，包括非甾体类抗炎药（NSAID 类）、噻嗪类利尿剂、血管紧张素转换酶（ACE）抑制剂。另一方面，锂盐在一些老年双相患者中的效果与在年轻患者中一样，尽管一些起病较晚的老年患者可能有基础的器质性障碍，因而对锂盐治疗没有反应。

丙戊酸钠在老年患者中的耐受性优于锂盐。在老年患者中服用较低剂量的丙戊酸钠就能达到充分的血清水平。我们观察到剂量低至 250 毫克/天似乎就会对一些老年患者起到心境稳定的作用。然而，更多患者服用剂量低于 750 毫克/天不能达到充分的血清水平。加巴喷丁在老年患者中的耐受性良好，但在治疗双相障碍方面没有作用。它可能与普瑞巴林一样对老年激越和焦虑方面更有用。

其他抗惊厥药如奥卡西平、拉莫三嗪在老年双相障碍患者中没有得到充分的研究，但通常具有良好的耐受性。卡马西平与多种药物有潜在的相互作用，通常在老年患者中不是一个好的选择。

（四）抗精神病药

在老年慢性精神分裂症患者中有一个观点，需要使用比年轻成年患者更低的抗精神病药剂量。并没有真实的证据来支持这种观点，但有一些证据表明，相同剂量的抗精神病药在老年患者中能够产生的血药浓度是年轻患者的 1.5～2 倍。年龄超过 60 岁的接受神经阻滞剂维持治疗的精神分裂症患者需要逐渐、谨慎地减药。当这样的患者停止服药出现急性精神病症状，应该在第一周试用低剂量的药物（如氟哌啶醇或利培酮 0.5 毫克/天，或奥氮平 1.25～5 毫克）来观察是否不用恢复到高剂量就可获得临床反应。然而，如果患者没有改善且有需要和耐受更高剂量的神经阻滞剂的病史,剂量可逐渐增加同时监测副作用。喹硫平即使在较高剂量时 EPS 的风险也非常低,一些老年精神科医生倾向于使用它。

使用抗帕金森病药物可能导致谵妄,但让患者发生肌张力障碍或假性帕金森同样不可取;医生需要在益处最大化和副作用最小化之间寻找平衡。该原则同样适用于在年轻成年患者中使用抗精神病药,但在老年患者中,试图获得药物使用的平衡这样的问题出现得更频繁。阿立哌唑、奥氮平、利培酮、喹硫平,提供了标准抗精神病药的替代选择。继发于使用这些药物的体位性低血压有时会导致后果严重的跌倒。氯氮平的抗胆碱能作用使老年患者趋向于耐受不良。奥氮平也有一定的抗胆碱能作用。然而,老年患者对较低剂量的非典型抗精神病药经常能够耐受并有治疗反应。

迟发性运动障碍在统计学上更常见于老年患者,尤其是在服用抗精神病药维持治疗的女性中,但是慢性精神分裂症患者的运动障碍通常已经存在多年,并且不是使用抗精神病药缓解精神病性症状的禁忌。然而,老年患者比年轻患者似乎更容易发生 EPS,特别是假性帕金森病。罕见的老年慢性病患者新发生的肌张力障碍,应该尝试停用抗精神病药。并发假性帕金森病和肌张力障碍在老年患者中比在其他患者中更常见。

在痴呆的老年患者中使用 SGA 与死亡率增加有关。事实上,所有的 SGA 类都有 FDA 的黑框警告,表明这些药物用于治疗老年痴呆患者时有增加死亡率的风险。没有 SGA 被批准用于治疗老年痴呆。总体而言,老年痴呆患者使用 SGA 类治疗的死亡率的风险似乎比使用安慰剂高 1.6~1.7 倍。奥氮平治疗痴呆的对照试验中,发生 CVAs 的风险率为 1.3%,安慰剂组为 0.4%。类似地,利培酮对照研究中,发生 CVAs 的风险率为 4%,安慰剂组为 2%。然而,在安大略省医疗数据库11 400 名患者使用抗精神病药治疗的大样本的观察性研究中,未能发现年龄超过66 岁的患者使用奥氮平或利培酮会增加 CVAs 的风险(Hermann 等,2004)。事实上,标准抗精神病药的使用可能同样与老年患者的死亡率风险有关(Trifirò 等,2007)。在退伍军人管理局的研究中,没有发现 SGA 类增加死亡率的风险(Barnett 等,2007)。在本书的上一版中,我们注意到在一些仔细设计的研究中,考虑到抗精神病药的潜在毒性和相对缺乏益处(Schneider 等,2006),应该避免在痴呆的人群中常规性地使用抗精神病药。在痴呆患者行为紊乱的案例中,应该首先尝试非药物干预。如果这些干预措施失败,可以尝试抗精神病药,但这种使用应该经常重新评估。当其他方法都失败时,我们一直在老年痴呆患者中使用 SGA 类进行治疗。

(五)痴呆的药物治疗

大多数有轻度、中度或重度痴呆的老年患者有阿尔茨海默病,尽管一些患者有多发梗塞性痴呆,少数患者两者都有,还有一些患者则都没有。痴呆的最佳治疗方法是诊断一种可治疗的可逆性病因,如维生素缺乏、甲状腺功能低下或心衰,以及治疗基础疾病。其他共病的诊断是继发于重性抑郁的假性痴呆。一些研究者认为老年人的抑郁可以导致痴呆，抑郁可以加重轻度的、先前存在的认知障碍。抑郁可能暴露一些痴呆。因此，如果跟踪一段时间会发现老年患者的"假性痴呆"代表了早期的进展性痴呆。有证据明确表明，当认知损害和抑郁同时存在时，应该仔细并彻底地治疗抑郁。近年来，血管性抑郁越来越受到重视，它与明显的认知损害有关。现在还没有最佳的治疗方法，尽管本领域的研究者认为钙通道阻滞剂和MAOI类可能是有用的，也许联合使用更好。撰写本书时还没有这方面的资料。

抗抑郁药可能在有中风或器质性心境不稳的患者中使用，即使只有部分的抑郁综合征。至少16个对照研究证明，抗抑郁药治疗脑卒中后抑郁有效，其益处超出了心境本身（Chen等，2006）。使用SSRI类和其他药物治疗脑卒中后抑郁在日常活动（ADLs）方面、情绪失控和幸福感方面有益处。尽管应该从低剂量起始并谨慎增加，但在器质性缺陷加重方面可能有显著的改善。显然，由于中风所致的行为缺陷，表现为失眠、体重减轻、激越和无法参加康复项目，可以使用TCA类和其他抗抑郁药来改善。有几个使用去甲替林治疗脑卒中后抑郁的阳性报告。使用去甲替林的策略是因为与其他TCA类相比，它在治疗的血药浓度方面不太可能产生体位性低血压（参见下文）。此外，对照试验表明，氟西汀在治疗脑卒中后抑郁方面优于马普替林（Dam等，1996）。在另一项研究中（Robinson等，2000），去甲替林在帮助心境和焦虑症状方面而不是认知方面显著优于氟西汀和安慰剂。不能因为中风患者的烦躁与其残疾相比是恰当的而停止治疗：抑郁与中风患者较高的致死率有关。

他克林出现之前，单独的痴呆不是药物治疗的适应证。先前在美国上市的针对老年症状的唯一药物是甲磺酸双氢麦角碱（Hydergine，海得琴），它在大样本的双盲、安慰剂对照研究中，仅比安慰剂更有效一点；然而，其效果是弱的，在不同的研究中也有差异，通常在2～3个月后有效，使该药物治疗的应用是有限的。许多其他治疗老年痴呆的药物，包括吡拉西坦、长春胺、卵磷脂、口服毒扁豆碱都进行了研究，但到目前为止，只有少数被证明有一些用处。

FDA批准的第一个用于治疗阿尔茨海默病的药物是四氢氨基吖啶（THA；他克林）。他克林是来自澳大利亚的一种老药，在那里用来治疗药物所致的昏迷。它是中枢性胆碱酯酶抑制剂，被认为是通过提高脑内乙酰胆碱水平和增加脑内胆碱能活性起作用。在《新英格兰医学杂志》（Summers等，1986）发表了首项非常阳性的研究结果后，美国国立老年病研究院发起了一个他克林治疗阿尔茨海默病痴呆的多中心对照临床研究。来自于他克林研究小组（Davis等，1992；Farlow等，1992；Knapp等，1994）的几个对照研究确认了他克林治疗有轻度到中度痴呆的阿尔茨海默病患者的有效性。他克林似乎对影响大多数阿尔茨海默病患者的全面认知缺陷有中度的作用。不幸的是，他克林有肝毒性，现在已很少使用，尽管仍然可以通过主要的药物经销商获得。

目前，最常用的治疗阿尔茨海默病的药物是多奈哌齐（Aricept，安理申）。多奈哌齐比他克林更温和，但可能不是更有效。大量已经完成的研究表明，在使用阿尔茨海默病评估量表(ADAS)或简易精神状态检查方面,多奈哌齐显著优于安慰剂(Burns 等,1999;Greenberg 等,2000)。多奈哌齐可以改善认知功能的 5%～10%,尽管是中度的,但可以改善一些患者及其照料者的生活质量。除了阿尔茨海默病,多奈哌齐也被证明在其他痴呆的治疗中有轻度的作用,包括路易体痴呆和血管性痴呆。

多奈哌齐往往耐受性良好,有与剂量相关的副作用增加。5 毫克/天的剂量倾向于被很好地耐受;10 毫克剂量常见的副作用是恶心、腹泻、失眠、疲劳、肌肉痉挛和厌食。大多数这些副作用会随着时间的推移而适应。

一些轶事性报告表明,多奈哌齐可能有助于改善抑郁并加重躁狂(Benazzi 和 Rossi,1999)。一些患者报告认知有改善,尽管他们没有痴呆,还有一些报告表明多奈哌齐可改善药物所致的记忆问题(Jacobsen 和 Comas-Díaz,1999)。

另一种胆碱酯酶抑制剂卡巴拉汀(Exelon,艾斯能)被批准(2000)用于治疗痴呆。卡巴拉汀产生与剂量有关的乙酰胆碱的增加似乎不经过肝脏代谢。因此,它似乎对肝功能是安全的。卡巴拉汀的半衰期为 10 小时,对胆碱能系统的中枢性作用强于周围性作用,这一特征使得它的耐受性更好。肠胃道不适是最常见的副作用。有两个大样本的研究表明,6～12 毫克/天治疗阿尔茨海默病痴呆的效果优于安慰剂(Jann,2000)。在一些患者中它比多奈哌齐更容易耐受。卡巴拉汀被报告比多奈哌齐产生更少的和不严重的胃肠道作用,包括腹泻;然而,它似乎并不比多奈哌齐更有效。在 2007 年,卡巴拉汀的透皮贴剂被 FDA 批准用于阿尔茨海默病痴呆。卡巴拉汀的透皮贴剂不经过肠道代谢,往往比口服剂型更容易被耐受。

加兰他敏(Reminyl,利忆灵)是继卡巴拉汀后的下一个在美国上市的胆碱酯酶抑制剂。加兰他敏在乙酰胆碱酯酶抑制剂上的作用机理是不同的。该药物是一种乙酰胆碱酯酶的竞争性抑制剂,并且能够调节胆碱能传递的功能。这种机制理论上能够给予加兰他敏一些优于其他乙酰胆碱酯酶抑制剂的优势,但都没有被证明。已被证明的是加兰他敏在治疗阿尔茨海默病的认知缺陷方面优于安慰剂,这些作用可持续至少 12 个月。24～32 毫克/天的剂量耐受性良好,接受治疗的患者中高达 40%出现恶心,高达 19%出现腹泻。肝功能或其他实验室检查未观察到显著影响。

在 2003 年,美金刚(Namenda)成为第一个被批准用于治疗中度至重度阿尔茨海默病的药物。美金刚是一个中度的 N-乙酸甲酯-D-天冬氨酸(NMDA)受体拮抗剂,被认为通过拮抗 NMDA 受体,减轻神经元中钙离子内流带来的毒性作用。这种拮抗作用减少了在阿尔茨海默病中低谷氨酸水平和钙离子内流增加所致的神经退行。美金刚改善中度或重度痴呆患者的认知功能和 ADLs 的效果显著优于安慰剂(Reisberg 等,2003)。重要的是,美金刚也小幅降低了照料者照顾阿尔茨海默病患者的时间。此外,那些已经服用胆碱酯酶抑制剂如多奈哌齐的患者,在治疗中加入美金刚会出现改善(Tariot 等,2004)。

美金刚能够快速用于临床实践中,不是因为它有戏剧性的效果,而是因为它非常温和。在临床试验中,副作用发生率与安慰剂组相比没有差异。事实上,不超过

5％的患者出现副作用,在统计学上与安慰剂没有不同。最常见的副作用是眩晕、混沌、头疼和幻觉。

该药物不是一个强有力的抑制剂或是任何 CYP 酶的依赖性底物。其结果是,它有较少的药物相互作用。唯一已知的能够显著影响美金刚血清水平的情况是碱化尿液。尿液 pH>8,例如尿路感染或碳酸酐酶抑制剂能够显著降低该药物的清除,并且可能与副作用的增加有关。

美金刚通常从 5 毫克/天起始,目标剂量为 20 毫克/天。每周增加 5 毫克剂量通常没有问题,直到患者服用 10 毫克,一天两次。虽然许多患者能耐受快速的滴定,但目前还不清楚快速滴定是否有任何优势。

对临床工作者来说,有一些选择是很好的事情,但任何乙酰胆碱酯酶抑制剂加入或不加入美金刚在大多数痴呆患者的认知功能和行为困难方面,不太可能产生超过中等益处的作用。多奈哌齐是目前大多数临床工作者的首选药物,仅仅因为它被研究得最多且没有证据表明新的药物有更好的疗效。美金刚是患者重要的额外选择。然而,对于拥有能够显著影响阿尔茨海默病患者的疾病病程或生活质量的药物干预方法,还有很长的路要走。

(六) 激越的药物治疗

慢性痴呆患者经常表现出激越、易怒、夜游、偏执观念或幻觉,他们在家或精神病院或医疗养老院成为管理上的问题。行为失控是老年患者住进医疗养老院最常见的原因。许多这样的患者常规地使用低剂量的典型抗精神病药如氟哌啶醇治疗,经常有不确定的疗效。在这些方面,几个对照研究的回顾表明,只有 1/3 的患者明显受益于低剂量的(典型的)神经阻滞剂治疗(Cole,1990)。

最近的研究也对非典型抗精神病药治疗痴呆患者的行为问题的实用性和安全性产生了疑问(参见本章前面的"抗精神病药"部分)。根据我们的经验,硫利达嗪的耐受性并不优于低剂量的更强力的抗精神病药;所有典型抗精神病药都会不幸地在老年患者中倾向于引起假性帕金森病和静坐不能。这些问题包括增加的迟发性运动障碍的风险,以及当加入抗帕金森病药物时可能会增加混沌状态的风险,经常使得典型抗精神病药在治疗痴呆患者的激越方面不是一个理想的选择。我们发现,低剂量非典型抗精神病药(0.5~1 毫克利培酮或 2.5~5 毫克奥氮平)有时有助于控制与痴呆相关的激越和精神病性症状。这些药物在低剂量时往往产生很少的(如果有的话)EPS。然而,如前所述,最近 CATIE 的研究中(Schneider 等,2006),奥氮平、利培酮或喹硫平未能显示出比安慰剂更多的疗效,而这些药物有更多的副作用。

治疗痴呆患者的激越还有一些其他的选择。首先,可以使用乙酰胆碱酯酶抑制剂治疗基础的痴呆,通常能够帮助与痴呆有关的行为问题。因此,应首先尝试乙酰胆碱酯酶抑制剂。我们使用中等剂量的丙戊酸钠(500~1250 毫克/天)治疗激越的抑郁患者取得了一些成功的经验(Schatzberg 和 DeBattista,1999)。然而,许多老年患者不能耐受高剂量的丙戊酸钠。Tariot 研究小组首次报告，这类人群最大耐受剂量约 800 毫克/天，或11.5 毫克/（千克·天）（Profenno 等，2005）。一项涉及 153 例患者的多中心临床试验（Tariot 等，2005），未能发现丙戊酸钠在平均剂量 800 毫克/天时在治疗医疗养老院患者的激越方面优于安慰剂。最近一项研究未能观察到该药物在预防痴呆患者的激越或精神病性症状方面优于安慰剂（Tariot 等，2011）。大量的研究已经表明卡马西平治疗激越的老年痴呆患者的有效性（Gleason 和 Schneider，1990）。有一项对照试验证明，300 毫克的卡马西平在减少痴呆患者的激越方面显著优于安慰剂（Tariot 等，1998）。我们仍然倾向于使用丙戊酸钠而不是卡马西平，因为卡马西平更不容易被耐受，具有较低的治疗窗口，并在使用多种药物的老年患者中有更多的药物相互作用。

新的抗惊厥药如加巴喷丁、普瑞巴林和噻加宾，直觉上能够治疗激越但未经测试。与苯二氮䓬类药物一样，加巴喷丁可以诱发某些脑损伤患者的激越但却能帮助另一些患者（Goldenberg 等，1998；Miller，2001）。一些患者会对苯二氮䓬类药物治疗有反应，尤其是奥沙西泮，因为它简单的代谢作用和较低的滥用可能。如果剂量使用恰当的话，该药物至少有希望出现早期反应。许多痴呆患者使用苯二氮䓬类药物后变得混沌，我们更倾向于使用非典型抗精神病药和丙戊酸钠而不是苯二氮䓬类药物。

其他药物的使用都是基于个案报告。普洛萘尔是被研究最广泛的，但主要是治疗非老年的脑损伤患者的激越和攻击行为（Greendyke 和 Kanter，1986；Greendyke 等，1989；Weiler 等，1988）。一些病例报告表明，只要普萘洛尔达到正确的剂量，激越就会降低，但大多数研究报告显示，在服用正确剂量 1 个月后情况才会有所改善。对于住院的激越、坐立不安、愤怒的老年痴呆患者，1 个月的时间太长，并且普萘洛尔会带来体位性低血压导致跌倒的风险。如果在老年患者中尝试用药，起始剂量应为 10 毫克每天 2 次，剂量应该每 2 天增加 10～20 毫克，直到 200 毫克/天。如果发生体位性低血压或其他副作用，则应使用较低的剂量。普萘洛尔可引起谵妄。Glassman 等（1979）表明，服用多种心脏病药物的心脏病患者由于 TCA 类所致的体位性低血压比躯体健康的抑郁患者更严重。普萘洛尔也一样——不应该在服用多种心脏病药物或其他药物的患者身上尝试。

也有一些关于使用曲唑酮和丁螺环酮治疗老年痴呆患者的激越的研究（Colenda，1988；Lebert 等，1994；Pinner 和 Rich，1988；Sultzer 等，2001）。后者在一些医疗养老院的环境下，使用 10～45 毫克/天的剂量相当常见。最近的 SSRI 类对照试验，如西酞普兰 20 毫克/天已经被证明在治疗老年痴呆患者的行为爆发方面有作用。

心理社会的方法在治疗老年痴呆患者的激越方面可能比药物更有用。简单的干预措施，如使用日历和时钟帮助患者定向，并保持开灯，可以显著减少老年痴呆患者的激越。此外，寻找和治疗并发的躯体疾病如尿路感染，往往比使用药物治疗激越更有效。老年患者需要更好的多种药物治疗的研究，但在没有这些研究的情况下，临床工作者必须谨慎地使用目前已经获得的方法。

四、智力障碍

与老年痴呆患者一样,有严重智力障碍的住院患者在过去几十年来一直使用抗精神病药对各种不同的行为障碍进行常规治疗,如低剂量的氟哌啶醇或利培酮。许多有轻度智力缺陷的患者也服用抗精神病药或心境稳定剂来控制行为问题(Haw 和 Stubbs,2005)。当他们不服用药物时,法庭可以要求强制评估这些患者,现在看来,临床上只有一小部分长期服用抗精神病药的患者比不服药的结果稍好。对抗精神病药有治疗反应的智力障碍患者没有被很好地确认,但一些有精神病性症状的患者可能符合精神分裂症的诊断。自 20 世纪 90 年代中期以来,非典型抗精神病药已越来越多地被用于治疗智力障碍和脑损伤患者的行为失控。有证据表明,药物如利培酮在急性或长期治疗智力低下患者的破坏性行为、情感症状或自我伤害行为方面有帮助(Biederman 等,2006a;Reyes 等,2006b;Shedlack 等,2005)。

治疗智力障碍患者的一般性原则可以作为一个指南。这样的患者往往表现出异常的行为(如脱衣服、跳、用手指戳眼睛),在他们精神不安时会显著增加。在不能言语的患者中,记录(监测)这些目标行为对于治疗效果来说是一个有用的指南。真正的诊断可能从植物症状如睡眠、食欲、运动活动的改变方面或精神障碍家族史方面推导出来。这一切对于行为紊乱的智力障碍患者的药物治疗的试错肯定了 Sovner(1989)在试验之前或在试验中检测目标行为或症状的实践。需要数周才能确定任何药物治疗是否有效。

一些文献记录了在那些相对或完全不能言语的患者中存在不典型的抑郁和双相障碍(Sovner 和 Hurley,1983)。这些患者是使用标准抗抑郁药或心境稳定剂治疗的恰当人选。

如果过度反应、紊乱和对他人或自己的周期性暴力行为不是智力障碍患者的精神病性表现,或者这些不是使用抗精神病药能够治疗的行为,那是什么呢?可供选择的药物包括非典型抗精神病药,SSRI 类、丙戊酸盐、丁螺环酮、普萘洛尔、加巴喷丁、卡马西平。这些药物都没有在紊乱的智力障碍患者中做过有安慰剂的对照临床试验。然而,所有这些药物在小样本的开放标签试验中有持续的延迟的益处。

除了抗精神病药,锂盐和丙戊酸钠在多种精神障碍患者中被证明是有效的抗愤怒药物。如果患者有癫痫,转换成卡马西平或丙戊酸钠似乎是明智的。纳多洛尔在理论上更有用,因为它是一种不穿过血脑屏障的 β 受体拮抗剂,被认为是通过对肌肉的周围作用来降低发作性的暴力。普萘洛尔需要更多的滴定(30~480 毫克/天)才能确定其有效剂量,它可引起低血压、心动过缓和谵妄。在剂量超过 120 毫克/天时需要监测生命体征,但在一些住院机构中是不现实的。

丁螺环酮在 15~60 毫克/天的剂量时是有益的,但是其临床作用的起效似乎是延迟的。许多专家告诉我们,丁螺环酮在治疗有暴力倾向的智力障碍患者方面的疗效较差。初始资料表明,SSRI 类治疗这些患者有效。这些药物的进一步讨论可以参见第三章("抗抑郁药"),第四章("抗精神病药")和第五章("心境稳定剂")。

在有癫痫障碍的患者中,无论是否存在智力发育障碍,都会担心精神活性药物包括 TCA 类和神经松弛剂会降低癫痫发作的阈值以及增加抽搐的可能性或频率。没有确凿的证据表明会发生这种情况。我们的经验表明马普替林、丙咪嗪和阿米替林与抑郁患者的癫痫发作有关,但这些药物也是在 McLean 医院系统中治疗癫痫发作时最常使用的 TCA 类。曲唑酮是影响癫痫发作阈值可能性最小的药物。安非他酮和氯米帕明也与癫痫发作有关。有观点认为在典型抗精神病药中,氟哌啶醇、吗茚酮影响癫痫发生的可能性最小。根据我们的经验,氯丙嗪、洛沙平偶尔与癫痫发作有关,但是与癫痫更有关的是氯氮平(参见第四章)。在那些充分使用抗惊厥药治疗的已知的癫痫患者中,标准抗精神病药在临床上相对不太可能引起癫痫发作频率的不同。使用苯妥英钠、苯巴比妥、扑米酮来控制癫痫发作的智力障碍患者中,控制发作的药物很可能引起认知障碍。患者可能值得转换使用卡马西平来确定不同药物是否会有更好的功效。

兴奋剂可以用于那些受到密切观察的有过度活动的智力障碍的患者。兴奋剂的优势是在达到充足剂量的几小时或几天内就可以引起明显的临床作用(改善或加重);因此,试用兴奋剂可以在 1~2 周内完成。

五、躯体疾病

一些精神障碍综合征是由躯体疾病引起或强烈相关。其他的则通常与用于治疗躯体或神经系统疾病的药物有关。另一方面,一些躯体疾病和用于治疗躯体疾病的药物使得使用标准精神活性药物治疗共存的精神障碍状况变得复杂。

(一)来自于躯体疾病的精神障碍

精神障碍特别是抑郁可以与(大概是)甲状腺或肾上腺皮质功能紊乱、尿毒症、胰腺癌和任何转移癌同时出现,因此需要判断在抑郁的患者中是否存在这些疾病。其他更明显的疾病如中风、多发性硬化症、红斑狼疮和帕金森病经常与抑郁有关,也与器质性脑功能失调有关。

慢性疼痛综合征包括头痛和下腰痛,与抑郁症状密切相关,经常需要使用抗抑郁药治疗,而且是有效的。对于躯体疾病如甲状腺功能低下,首先需要治疗基础疾病。对于其他不可治疗的躯体或神经系统疾病,本质上并不是标准抗抑郁药治疗的禁忌。

甲状腺功能亢进、咖啡因中毒、低血糖、颞叶癫痫、阵发性心动过速和嗜铬细胞瘤都可能引起类似惊恐障碍,应该被除外。如果标准药物治疗失败应该重新做躯体检查。Raj 和 Sheehan(1988)的综述性研究表明,一些有用的贴士可以帮助做出关键的鉴别诊断。例如,阵发性房性心动过速发作通常是温和的,比惊恐发作结束得突然,能够产生的发作心率为 140~200 次/分。作为对比,惊恐发作时的心率很少超过 140 次/分。在嗜铬细胞瘤中,焦虑是第四位常见的症状,许多有这种疾病的患者在没有恐惧感的情况下经历过心动过速和血压升高;该疾病一般有神经纤维瘤和咖啡牛奶色素斑的家族史。

甲状腺功能亢进经常与睡眠紊乱、心脏敏感和长时间的震颤等其他症状有关。最后,颞叶癫痫可能是一个更困难的诊断。几乎在该疾病 25% 的患者中,焦虑可以出现在先兆期或发作间期。然而,这些患者经常主诉其他症状,例如知觉扭曲和注意力不集中。在评估可能有惊恐障碍的患者时,应该获得常规的躯体疾病病史并进行躯体检查。还应该做必要的实验室检查来排除可疑的疾病。

现在逐渐有关于使用兴奋剂的阳性报告——主要是 10 毫克哌甲酯,每日 1 次或 2 次——在医疗机构中有严重的躯体或外科疾病的患者中。这些患者在精神科会诊时被发现是抑郁的、迟滞的甚至几乎是缄默的,体重减轻,不进食,不配合治疗,且是退缩的和绝望的。兴奋剂可以在一天或两天内使症状缓解,当患者获得改善时可以在 2~4 周后停药。在 17 个这样的案例报告中,没有发现任何严重的副作用。根据推断,脉搏增加或血压升高不是问题。尽管兴奋剂会有刺激超重患者减少食欲的作用,这些躯体疾病的患者服用哌甲酯会迅速增重。有时使用兴奋剂是因为禁忌使用 TCA 类,但兴奋剂的阳性结果,可以作为治疗这些患者的首选药物。标准抗抑郁药很少能在几天内改善心境或功能。

近年来脑卒中后抑郁得到了一些特殊的研究。显然,CVA 后抑郁出现在半数患者中,可以使用抗抑郁药获得缓解(Chen 等,2006;Gaete 和 Bogousslavsky,2008)。事实上,抗抑郁药治疗脑卒中后抑郁的大多数研究已经发现其对心境和行为甚至日常生活活动的显著益处。有一些对照研究,其中一个是去甲替林(Lipsey 等,1984),一个是曲唑酮(Reding 等,1986),另一个是氟西汀(Dam 等,1996)。去甲替林一般是有效的,但 17 例患者中有 3 例发生了谵妄(Lipsey 等,1984)。使用该药物进行长期治疗的患者,血浆水平超过 100 纳克/毫升效果更好。曲唑酮相对于安慰剂来说作用较弱,但在地塞米松非抑制患者和抑郁症状水平较高的患者中发现显著的阳性效应(Reding 等,1986)。两种药物应该缓慢、谨慎地增加剂量以避免副作用。氟西汀(20 毫克/天)似乎能显著促进中风后患者的康复过程(Dam 等,1996)。在 52 个严重残疾的偏瘫患者中,与接受马普替林和安慰剂治疗的患者相比,氟西汀治疗的患者在抑郁、ADLs 和神经系统缺陷方面有显著的改善。事实上,马普替林似乎会阻碍康复,而氟西汀治疗 3 个月一般来说有益于中风后患者的康复。氟西汀可能也有助于中风后经常出现的情绪失控(Choi-Kwon 等,2006)。也有报告 ECT 治疗脑卒中后抑郁有效。大部分在 ECT 治疗前有认知功能损害的患者在治疗后有明显改善。作为对比,Robinson 等(2000)报告,去甲替林治疗脑卒中后抑郁优于氟西汀或安慰剂。如前所述,舍曲林可以预防中风中后抑郁。

许多精神障碍可能会出现在 AIDS 患者中,但这些障碍的患病率并不高于其仔细匹配的对照组。研究表明,阈下抑郁在这一人群中是最常见的障碍,并认为 SSRI 类治疗这些患者可能有效。然而,一些精神障碍可能是 HIV 感染神经系统的直接后果。HIV 脑炎在大多数 AIDS 患者疾病的某一时期会出现。脑炎的早期可能出现心境和人格的改变,晚期可能出现精神病性症状、躁狂和痴呆。因 HIV 感染而造成其他神经系统后果的患者,包括脑淋巴瘤和弓形虫感染,经常伴有认知和精神病性症状。这些问题通常在疾病进程的晚期出现。

　　齐多夫定（原名叠氮脱氧胸苷或 AZT）经常有助于逆转与 HIV 脑病有关的精神病理。抗抑郁药、锂盐和高效价的抗精神病药也可能有助于治疗与 HIV 有关的精神病理。然而，由于 AIDS 患者往往对精神活性药物的副作用相当敏感，因此必须谨慎使用。

　　最近的蛋白酶抑制剂在治疗 HIV 阳性患者方面产生了巨大的影响。目前所有的蛋白酶抑制剂都是 CYP 3A3/4 酶的强力抑制剂，并且它们自己也通过这种酶进行代谢。因此，应该谨慎将这些药物与奈法唑酮、氟伏沙明和圣约翰草联合使用。此外，一种蛋白酶抑制剂利托那韦（Norvir）也抑制 CYP 2D6 酶，因此可以增加 TCA 类和其他依赖该酶的药物的血清水平。

（二）与非精神活性药物有关的精神障碍

　　许多老的降压药物（如利血平、甲基多巴）有时与抑郁相关。这些药物很少被用于目前的临床实践。然而，现在常用的普萘洛尔，有时与重性抑郁障碍有关。在许多情况下，β-受体拮抗剂似乎并不诱发抑郁。而且，高剂量的亲脂性 β-受体拮抗剂如普萘洛尔可引起昏睡和淡漠，有时会与抑郁混淆。转换使用噻嗪类利尿剂或不同的非中枢性 β-受体拮抗剂（如阿替洛尔）是有益的，或单独使用 TCA 有时可以充分治疗抑郁和高血压。

　　地西泮偶尔与抑郁增加有关。苯二氮䓬类和巴比妥类可加重 ADHD。苯二氮䓬类药物有时可能产生记忆问题，特别是在老年患者中。

　　兴奋剂可加重精神分裂症或躁狂。类固醇和左旋多巴可以类似于几乎任何已知的精神障碍综合征，包括谵妄、偏执型精神病性症状、躁狂、抑郁和焦虑。

　　用于治疗帕金森病的许多药物可以导致幻觉和混沌。有时用于治疗胃肠道疾病的抗胆碱能药物也可引起抗胆碱能性混沌和谵妄，如洋地黄类和西咪替丁类药物。不可能列出或预测所有的药物或药物组合在某些剂量上会诱发或加重某些患者的精神障碍症状。在那些使用几种药物治疗躯体疾病并在药物治疗开始后出现抑郁、焦虑或精神病性症状的患者中，必须仔细地重新评估患者的药物治疗。当必须进行药物治疗时，停止明显不太必要的药物并转换成中枢作用较少的替代药物是合理的步骤。

（三）被躯体疾病复杂化的精神障碍

1. 肾脏疾病

　　许多躯体疾病对标准的精神活性药物的药代动力学有合理的可预测的影响，但从理论资料到实际应用往往并不准确。在肾衰和锂盐治疗的案例中，事实是清楚的。如果肾脏清除率下降，锂盐排泄将会成比例地下降。当患者有升高的血清肌酐和血液尿素氮浓度且没有急性肾衰的患者中，锂盐可以从低剂量（如 150 毫克/天）谨慎地起始，并且可以像健康的患者一样滴定，但要非常谨慎和更小剂量的增加。在这种情况下，给予锂盐的毫升剂量可以有额外的弹性。一些肾脏透析的患者可以使用锂盐来稳定，每一次透析后给予单次 300 毫克的剂量。这种剂量可以维持充足的血药浓度，直到下一次透析消除掉锂盐为止。类似地，老年患者的肾小球滤过率降低了 30％～40％，因此比年轻患者需要更低的起始剂量和最大剂量。

TCA 类的羟基化代谢产物和其他精神活性药物也可能在老年患者和那些严重肾病患者中更高。这表明在这两类人群中需要更温和的药物滴定。

脱水状态并不少见，它们可以增加锂盐治疗的毒性。此外，有一些证据表明，脱水是神经阻滞剂恶性综合征的一个风险因素，尽管这种相关性较弱。最后，脱水会加剧利培酮、氯氮平、TCA 类和 MAOI 类所致的体位性低血压。

尿潴留在老年患者中是相当大的问题，特别是在那些有前列腺问题的男性患者中。大多数抗胆碱能药物，包括叔胺 TCA 类（阿米替林、丙咪嗪）、低效价的神经阻滞剂和抗帕金森病药物如苯甲托品，应该避免在老年患者中使用。

2. 肝脏疾病

由于正常老化，当肝脏损伤或肝脏效率下降时，其影响更复杂。大多数药物由小肠吸收（首过效应）后在肝脏代谢。当肝脏组织受损时，许多药物会在较高的水平上进入血液循环。通常，葡萄糖醛酸化是一种药物灭活的很好的保存方法，而去甲基化和其他代谢过程更容易被破坏。这就是为什么药物如地西泮，在肝硬化时需要去甲基化引起每单位剂量更高的浓度，而药物如劳拉西泮只需要葡萄糖醛酸化就能正常代谢。不幸的是，即使是对于非常有经验的临床药理学家也并不总是很清楚慢性肝脏疾病对任何特定药物的影响。

在部分肝衰的患者中，标准 TCA 类如阿米替林和丙咪嗪将较不容易转化为它们的去甲基代谢物去甲替林和去甲丙咪嗪。这种后果——也许有更镇静、混沌或有抗胆碱能的副作用——是不清楚的。这就需要非常谨慎的滴定；如果可能的话，使用血药浓度来做决定；假设肝脏损伤会显著增加药物的半衰期，经过几周在固定每日剂量的情况下会使血药浓度变得越来越高。大多数精神科医生发现氟西汀是一种安全的药物，尽管它的半衰期很长。同时，尽管很罕见，有活动性肝病的患者不应该使用奈法唑酮，因为基线异常可能会使监测奈法唑酮所致的肝脏毒性变得复杂。

在肝脏疾病中常见的低血液蛋白质水平可能增加不与蛋白质结合的自由药物的浓度，在传统方式测量下使药物在较低的总血药浓度上更强力。文拉法辛引起这个问题较小，它与蛋白质的结合率较低。

过度活跃的肝脏也是问题。一些已知的药物，如巴比妥类、苯妥英钠、卡马西平和尼古丁会诱导肝酶增加，增加一些精神活性药物的代谢率，使其需要较高的剂量才能达到临床效果（参见第三章"抗抑郁药"，第五章"心境稳定剂"和第九章"难治性障碍的增效策略"）。值得注意的是，即使是不服用药物的患者，药物自然代谢率方面也有很大程度的生物学差异。例如，在 Glassman 等（1977，在第三章中曾讨论）的经典研究中，发现接受 2.5 毫克/千克丙咪嗪治疗的抑郁患者，丙咪嗪的血药浓度在 40 到 1040 纳克/毫升之间变化。这里的信息是因为躯体疾病而使用其他药物可能会改变治疗反应,是基于刚加入治疗的精神活性药物增加或减少的肝脏代谢(这还没有提及药物的相互作用,如叠加的镇静或体位性低血压)。

在特定的患者中缺乏明确的药物相互作用的知识,例如,西咪替丁、苯妥英钠、氯噻嗪、异烟肼与丙咪嗪之间,所以临床工作者在患者服用其他药物时加入丙咪嗪必须谨慎行事,如果既没有副作用也没有临床反应出现,且血药浓度低,没有观察到心电图改变时,才可以使用高剂量的丙咪嗪。很明显,一些精神活性药物可能与导致肝酶升高有关。SSRI类、TCA类、卡马西平、丙戊酸钠和其他药物可能与天冬氨酸转氨酶(AST;原血清谷草转氨酶[SGOT])和丙氨酸转氨酶(ALT;原血清谷氨酸丙酮酸转氨酶[SGPT])的升高有关。这些升高的临床意义还不清楚。然而,持续地比正常浓度升高 2 倍以上需要特别注意。有一个罕见的案例报告,2 岁以下儿童服用丙戊酸钠导致暴发性肝衰;在成人中的风险似乎很小。几个孤立的个案报告认为一些儿童的肝衰与使用 TCA 有关。总的来说,谨慎的做法是开始使用卡马西平、丙戊酸钠治疗时要获得基线的肝功能检查(LETs),之后每 6~12 个月重复检查。

一些药物在有严重肝脏疾病的患者中很少引起问题,是因为它们不由肝脏代谢。这些药物包括加巴喷丁、普瑞巴林和锂盐。司来吉兰透皮贴剂也不经过肝脏代谢,可以用于有严重肝脏疾病的患者。

3. 心脏疾病

有越来越多的证据表明抑郁是冠心病的风险因素,也是显著增加心肌梗死(MI)患者的死亡率的风险因素。事实上,与许多直觉因素如心脏的收缩期射血分数相比,MI 后的抑郁是更强的后续死亡率的预测指标。抑郁可能增加 MI 或 MI 后死亡的风险的作用机制还不明确。目前的推测是,抑郁可能增加血小板的聚集,因此引起凝血,或者抑郁可能降低心率的反应性。在任何情况下,知道 MI 后抗抑郁药治疗是否会降低死亡率都是有帮助的。有证据表明,在心肌梗死后的舍曲林治疗能够被很好地耐受并对同时出现的抑郁有效(MacFarlane 等,2001)。然而,在这个小样本的开放标签试验中,不可能确定对凝血或心脏节律方面的益处。

一些随机试验表明,SSRI类至少和 TCA 类一样有效,甚至在心脏病患者中能够更好地被耐受。帕罗西汀和去甲替林的比较研究表明两种药物都非常有效,但帕罗西汀是更安全的,耐受性更好(Nelson 等,1999)。

在心脏病患者中,长期以来一直担心所有 TCA 类似乎都会产生心脏毒性并可能造成灾难性的心律失常。尽管在躯体健康的抑郁患者中会产生轻度的心动过速(增加 10 次/分),潜在的导致心律失常的作用主要发生在服用该类药物过量时。TCA 类与马普替林影响心脏功能的机制是奎尼丁类药物表现出的心脏传导缓慢问题。TCA 类能够降低心脏的易激惹并抑制早搏。因此,在伴有心室早搏的抑郁患者中的正常剂量并没有禁忌,他们很可能有助于心脏易激惹和抑郁。去甲替林已被证明对有内源性抑郁的心脏病患者有效且耐受性良好(Roose 等,1994)。最近的研究表明,帕罗西汀在 MI 后的患者中与去甲替林一样有效,从心血管的角度来看耐受性更好(Roose 等,1998)。

　　TCA 类应该谨慎地被用于先前存在传导缺陷（如束支传导阻滞）的患者。当使用 TCA 类时，一级传导阻滞的患者有 9％ 的概率发生 2：1 的房室传导阻滞，而没有一级传导阻滞的患者仅有 0.7％ 的发生率。TCA 类不应该被用于已知有心内传导延迟的患者。这种情况特别是在那些已经服用抗心律失常药物的患者中，它能使心脏传导减慢，因为对传导的叠加效应是有害的。并不是所有的心内科医生都知道 TCA 类对心脏的影响，精神科医生应该与心内科医生或主诊医生合作进行会诊。

　　对心脏易激惹可能有作用的其他抗抑郁药包括曲唑酮和文拉法辛。曲唑酮并不影响传导，但偶尔（不规律）与心室早搏（PVCs）增加有关，应避免在心室早搏或心室二联律的患者中使用。有人担心，文拉法辛过量比 SSRI 类更可能与更高的死亡率有关，大部分是心脏问题。文拉法辛过量，常与其他药物或酒精联合，与 QT 间期延长、心动过缓、室性心动过速等心律失常有关。因此，文拉法辛的药物说明书在 FDA 的要求下已做出更改以反映这一问题。其风险似乎显著小于 TCA 类过量，通常反映了非常严重的患者才会使用文拉法辛而不是 SSRI 类治疗。然而，建议进行更仔细的监测。文拉法辛，类似 SSRI 类，可以产生轻度心率增加。它也可以增加舒张压。因此，对于目前存在严重的充血性心衰的患者来说，文拉法辛治疗不是一个好的选择。有高血压病史的患者在文拉法辛治疗时也需要提高警惕。在一份报告中，医疗养老院中有心脏病的患者不能耐受文拉法辛（Oslin 等，2003）。基于这些副作用以及考虑到英国药物管理机构关于该药物过量时致死性的报告，在易感人群（如老年心脏病患者）中应该谨慎用药。

　　SSRI 类在躯体健康的抑郁患者中能产生轻度心率增加（3 次/分）。尽管这些药物尚未在心肌梗死后的患者中进行广泛的研究，但基于动物实验以及在心血管健康的抑郁患者中的资料，推荐在此类患者中使用。此外，这些药物比其他抗抑郁药能产生对血压的轻度改变。然而，SSRI 类可以减缓各种心血管药物的代谢，包括地高辛、β-受体拮抗剂和 1C 类抗心律失常药。SSRI 类可通过竞争性抑制 CYP 2D6 酶来增加其他药物的血药浓度，需要密切监测（表 12-5）。在一项研究中，氟西汀被报告在抑郁的心脏病患者中比去甲替林的效果差，虽然有其他的资料表明它在轻度抑郁的心脏病患者中有效且相对安全。此外，有报告指出帕罗西汀比去甲替林在心肌梗死后抑郁的患者中有效且在心血管方面能够被更好地耐受。在过去的十年中，两个大型多中心研究探索了舍曲林对心脏病患者的效果。该药物能提高生活质量，提高长期生存率，虽然对心境方面没有显著的作用（O'Connor 等，2010；Swenson 等，2003；Taylor 等，2005）。

　　TCA 类和 MAOI 类的主要副作用是体位性低血压，它可以加重（或强化）那些已经服用药物如普萘洛尔所致的低血压。尽管没有心衰的稳定性心脏病患者可能能够耐受抗抑郁药，然而服用多种心脏病药物的患者特别容易出现体位性低血压和其他的心脏副作用。对于有重性抑郁的严重心脏病患者，ECT 可能是治疗的首选。

表 12-5 常用精神活性药物与心血管药物的相互作用

药　　物	TCA	SSRI	抗精神病药	锂　盐	卡马西平
钙通道受体拮抗剂	增加低血压	NA	增加低血压	提高或降低锂盐浓度,心动过缓	增加卡马西平浓度
噻嗪类利尿剂	可能增加低血压	NA	增加低血压	增加锂盐浓度	NA
β-受体拮抗剂	可能增加低血压	可能增加 β-受体拮抗剂	提高抗精神病药浓度	NA	降低 β-受体拮抗剂浓度
利血平、胍乙啶	拮抗抗高血压药物	NA	增加低血压	NA	未知
可乐定、哌唑嗪	增加低血压	NA	增加低血压	NA	未知
1A 类抗心律失常药物	延长心脏传导	NA	延长心脏传导	延长窦房结恢复时间	可能降低抗心律失常药物浓度
1C 类抗心律失常药物	延长心脏传导	增加 1C 浓度	延长心脏传导	延长窦房结恢复时间	可能降低抗心律失常药物浓度
洋地黄	增加地高辛和 TCA 浓度	可能增加地高辛浓度	可能增加地高辛浓度	延长窦房结恢复时间	未知

注:NA＝不适用;SSRI＝选择性 5-羟色胺再摄取抑制剂;TCA＝三环类抗抑郁药。

安非他酮在中度抑郁的心脏病患者中,似乎比 TCA 类容易耐受。即使在服用过量的患者中,安非他酮对心脏也没有严重的影响(Spiller 等,1994)。

4. 肺部疾病

在精神科实践中经常遇到有肺部疾病的患者,包括哮喘、肺气肿、睡眠呼吸暂停,精神活性药物在此类人群中会引起一些问题。例如,苯二氮䓬类在有睡眠呼吸暂停的患者中可能是禁忌的;苯二氮䓬类可以松弛呼吸道,进一步加重已经受限的气流。与苯二氮䓬类药物相比,唑吡坦则不太可能产生这个问题。此外,苯二氮䓬类可以减少通气的低氧反应,因此在有 CO_2 储留的慢性阻塞性肺病患者中需要慎用。而且,有显著抗胆碱能活性作用的精神活性药物可减少气管分泌,加重肺部疾病。因此,在使用药物如阿米替林或苯扎托品治疗有肺部疾病的患者时应谨慎。

许多治疗肺部疾病的药物可能受同时使用的一些精神活性药物所影响。例如,氟伏沙明能够抑制茶碱的代谢,从而导致潜在的中毒水平。因此,如果必须同时使用氟伏沙明,则应该频繁检测茶碱水平。反之,茶碱类药物能够增加锂盐的分泌并降低其血清水平。

5. 癫痫

许多精神活性药物都可以降低癫痫发作的阈值,因此,在有癫痫病史的患者中必须谨慎使用。许多抗精神病药有这样的潜在作用,尽管吗茚酮和硫利达嗪在癫痫患者中较少发生问题。在所有的抗精神病药中,氯氮平最可能诱发癫痫:剂量超过 600 毫克/天时,5％的患者发生癫痫。TCA 类和四环类药物都有降低癫痫发作阈值的可能性;其中阿米替林、马普替林的问题更大。安非他酮在已知的癫痫患者中禁忌使用,因为它有与剂量相关的诱发癫痫的潜在可能性。然而,在这类患者中,SSRI 类和文拉法辛似乎相对安全。

抗惊厥药也与各种药物的相互作用有关。卡马西平是一个酶诱导剂,会降低许多药物包括 TCA 类、氯硝西泮和大多数抗精神病药的血清水平。奥卡西平是 3A3/4 酶较弱的诱导剂。另一方面,SSRI 类可能显著增加卡马西平的浓度。

其他叠加的或拮抗的相互作用也必然出现。聚焦于特定药物类别的药物相互作用已在前面的章节中详细地讨论过。

6. 疼痛障碍

抗抑郁药和其他精神活性药物已经长期被用于治疗多种疼痛包括三叉神经痛、周围神经病变、关节炎、肌筋膜疼痛、纤维肌痛、偏头痛的预防以及与各种癌症有关的疼痛。40 多个安慰剂对照研究报告表明,抗抑郁药治疗疼痛能够独立于患者的临床表现是否存在抑郁。

TCA 类有非常悠久的记录,是用于治疗疼痛的最持续有效的精神活性药物。叔胺 TCA 类,特别是阿米替林、丙咪嗪、多虑平得到了很好的研究并发现它们治疗各种疼痛有效。最初,人们认为这些药物的作用机制是增加周围的 5-羟色胺,然后调节疼痛的反应。这个解释似乎不正确。一些 TCA 类主要是去甲肾上腺素能而不是 5-羟色胺能,似乎可以治疗疼痛,而 SSRI 类可有效地增加周围 5-羟色胺,但作用较小。例如,一项比较西酞普兰和阿米替林(SSRI)在预防慢性紧张性头疼的研究中发现,阿米替林是有效的而西酞普兰是无效的(Bendtsen 等,1996)。剂量低至 25~50 毫克/天的阿米替林或丙咪嗪被用于预防和治疗疼痛经常有效。然而,TCA 类的镇痛作用与剂量相关,因此高剂量可能比低剂量更有效。

SSRI 类在治疗疼痛方面令人失望,尽管有一些证据表明,它们可能有助于治疗神经痛。一些患者报告使用 SSRI 类预防偏头痛有益,尽管许多患者报告在初始治疗时会经历更严重的头痛。帕罗西汀的开放标签研究的结果表明,10~50 毫克/天的剂量对慢性每日头疼是有帮助的(Foster 和 Bafaloukos,1994),但双盲研究没有发现这样的结果(Langemark 和 Olesen,1994)。

文拉法辛和度洛西汀,这两者的作用机制类似于 TCA 类,已经在治疗慢性疼痛方面进行了广泛的研究。低剂量的文拉法辛 25~75 毫克/天似乎有用,但是,像 TCA 类一样,高剂量可能会产生更强的镇痛作用。在 6 周的双盲研究中,150~225 毫克/天的文拉法辛 XR 在减轻糖尿病的神经痛方面显著优于安慰剂。75 毫克/天的文拉法辛 XR 则与安慰剂没有差别(Kunz 等,2000)。初步证据表明,SNRI 度洛西汀与文拉法辛和 TCA 类在剂量为 60~80 毫克/天时治疗神经痛有相似的益处。

在 2004 年,度洛西汀成为第一个被批准用于治疗糖尿病神经病变疼痛的药物。在 2009 年,它被批准用于治疗纤维肌痛(Arnold 等,2004)。随后,它又被批准用于治疗背部疼痛。糖尿病疼痛研究发现,度洛西汀在治疗的第一周就可以显著减少日间和夜间的糖尿病疼痛。在临床试验中证明,度洛西汀治疗糖尿病神经病变的有效剂量是 60~120 毫克/天。度洛西汀也能减少抑郁患者的疼痛症状,包括肌肉疼痛和背部疼痛。因此,度洛西汀在疼痛门诊中被使用的频率越来越高。对于那些伴有抑郁的慢性神经痛患者,度洛西汀似乎是一个特别好的选择。

　　其他精神活性药物也被认为治疗疼痛有效。新的 SNRI 类包括米那普仑和去甲文拉法辛治疗一些疼痛有效。米那普仑在 2009 年被批准用于治疗纤维肌痛。到目前为止,去甲文拉法辛的疼痛适应证的研究还没有结果。

　　正如第五章("心境稳定剂")报告的那样,加巴喷丁和普瑞巴林治疗神经痛方面已有很好的研究。加巴喷丁在治疗剂量为 3600 毫克/天时对许多疼痛患者有效且耐受性良好。因此,加巴喷丁在大多数疼痛门诊中变成了标准治疗。普瑞巴林也被批准用于治疗糖尿病神经痛以及三叉神经痛。它也是第一个被批准用于治疗纤维肌痛的药物。普瑞巴林治疗疼痛的典型剂量是 150～300 毫克/天,分两次服用。研究发现高达 600 毫克/天的剂量并不比低剂量更有效。

　　在一些开放标签的研究中,已发现氟哌啶醇和氯丙嗪在治疗神经痛方面有效。卡马西平治疗周围神经病变是有效的,而锂盐有时被用于治疗丛集性头痛。

　　一些常见的用于治疗疼痛的药物可能与常见的精神活性药物有相互作用。例如,曲马多被用于治疗中度至重度疼痛,除了镇痛作用,它还是一种 SNRI。此外,它还是 CYP 2D6 的底物。因此,它与一些 SSRI 类可能出现药代动力学和药效动力学的相互作用,联合使用时偶尔会出现 5-羟色胺综合征。当阿片类药物与 CNS 抑制剂(包括苯二氮䓬类药物)联合使用时,有时与呼吸抑制有关,特别是在过量时。类似地,卡立普多(Soma)可能与其他 CNS 抑制剂有相互作用,包括巴比妥类和苯二氮䓬类药物,会产生镇静、眩晕以及过量时的呼吸抑制。哌替啶(杜冷丁)与 MAOI 类联合使用时可能诱导 5-羟色胺综合征,因此该联合使用是禁忌的。而 MAOI 类与其他麻醉药联合使用是安全的,与阿片类药物如芬太尼的相互作用有时是不可预测的。

六、结论

　　我们现有的关于药物相互作用的知识被用于精确的临床实践中,在评估加入一种新的精神活性药物到已有的躯体和精神活性药物的混合治疗方案中是有帮助的。不幸的是,药物并不是简单的代数相加。有人会认为,例如,人们认为 D-苯丙胺是一种间接的多巴胺受体激动剂,会被氟哌啶醇即一种纯粹的多巴胺受体拮抗阻断。然而在实践中,当将 D-苯丙胺加入氟哌啶醇时,一些患者感觉功能很好且没有更严重的精神病性症状。药物通常作用于几个受体上,有时作用于同一类型的突触前和突触后受体,从而导致复杂的作用和相互作用。临床工作者经常面临治疗精神分裂症、场所恐怖症伴惊恐发作,或伴有几种躯体疾病的抑郁患者。在这种情况下,治疗躯体疾病所需的药物治疗可能会影响精神活性药物的代谢或吸收,或与恰当的精神活性药物联合使用时有叠加的、拮抗的或(更可能有)未知的作用。

　　所有的药物治疗都要经过一系列的临床研究,有躯体疾病的患者需要经过更复杂的临床试验。精神科医生试图猜测新的药物更可能的作用方式或患者的躯体疾病和持续的药物治疗的影响,但这也仅仅是猜测。如果预测到可能存在的负性的相互作用,医生可以通过选择较少引起问题的精神活性药物来回避或密切监测患者可预测的或不可预测的副作用,以及在与管理患者的非精神障碍的临床工作者的合作中谨慎地进行。人们可能担心,躯体疾病的患者非常虚弱,服用精神活性药物时容易中毒,但这并不是普遍的情况,一些患者可能出现问题,而另一些患者可能耐受精神活性药物。

参考文献

ACOG Committee on Practice Bulletins——Obstetrics. ACOG Practice Bulletin: Clinical management guidelines for obstetrician-gynecologists number 92, April 2008 (replaces practice bulletin number 87, November 2007). Use of psychiatric medications during pregnancy and lactation. Obstet Gynecol 111(4):1001—1020, 2008 18378767

Alessi N, Naylor M W, Ghaziuddin M, Zubieta J K. Update on lithium carbonate therapy in children and adolescents. J Am Acad Child Adolesc Psychiatry 33 (3): 291—304, 1994 8169173

Alexopoulos G S, Schultz S K, Lebowitz B D. Late-life depression: a model for medical classification. Biol Psychiatry 58(4):283—289, 2005 16026764

Altshuler L L, Szuba M P. Course of psychiatric disorders in pregnancy. Dilemmas in pharmacologic management. Neurol Clin 12(3):613—635, 1994 7990794

Aman M G, De Smedt G, Derivan A, et al. Risperidone Disruptive Behavior Study Group: Double-blind, placebo-controlled study of risperidone for the treatment of disruptive behaviors in children with subaverage intelligence. Am J Psychiatry 159 (8): 1337—1346, 2002 12153826

Aman M G, Gharabawi G M. Special Topic Advisory Panel on Transitioning to Risperidone Therapy in Patients with Mental Retardation and Developmental Disabilities: Treatment of behavior disorders in mental retardation: report on transitioning to atypical antipsychotics, with an emphasis on risperidone. J Clin Psychiatry 65(9):1197—1210, 2004 15367046

Arnold L E, Abikoff H B, Cantwell D P, et al. National Institute of Mental Health Collaborative Multimodal Treatment Study of Children with ADHD (the MTA): design challenges and choices. Arch Gen Psychiatry 54(9):865—870, 1997 9294378

Arnold L M, Lu Y, Crofford L J, et al. A double-blind, multicenter trial comparing duloxetine with placebo in the treatment of fibromyalgia patients with or without major depressive disorder. Arthritis Rheum 50(9):2974—2984, 2004 15457467

Asarnow J R, Tompson M C, Goldstein M J. Childhood-onset schizophrenia: a followup study. Schizophr Bull 20(4):599—617, 1994 7701271

Bairy K L, Madhyastha S, Ashok K P, et al. Developmental and behavioral consequences of prenatal fluoxetine. Pharmacology 79(1):1—11, 2007 17077648

Barbaresi W J, Katusic S K, Colligan R C, et al. Long-term stimulant medication treatment of attention-deficit/hyperactivity disorder: results from a population-based study. J Dev Behav Pediatr 27(1):1—10, 2006 16511362

Barbarich N C, McConaha C W, Gaskill J, et al. An open trial of olanzapine in anorexia nervosa. J Clin Psychiatry 65(11):1480—1482, 2004 15554759

Barkley R A, Cunningham C E. Do stimulant drugs improve the academic performance of hyperkinetic children? A review of outcome studies. Clin Pediatr (Phila) 17(1):85—92, 1978 22418

Barnett M J, Wehring H, Perry P J. Comparison of risk of cerebrovascular events in an elderly VA population with dementia between antipsychotic and nonantipsychotic users. J Clin Psychopharmacol 27(6):595—601, 2007 18004126

Barrickman L L, Perry P J, Allen A J, et al. Bupropion versus methylphenidate in the treatment of attention-deficit hyperactivity disorder. J Am Acad Child Adolesc Psychiatry 34(5):649—657, 1995 7775360

Bellantuono C, Migliarese G, Gentile S. Serotonin reuptake inhibitors in pregnancy and the risk of major malformations: a systematic review (erratum: Hum Psychopharmacol 22:413, 2007). Hum Psychopharmacol 22(3):121—128, 2007 17397101

Ben Amor L. Antipsychotics in pediatric and adolescent patients: a review of comparative safety data. J Affect Disord 138(suppl):S22—S30, 2012 22405602

Benazzi F. Mania associated with donepezil (letter). Int J Geriatr Psychiatry 13(11):814—815, 1998 9850879

Benazzi F, Rossi E. Mania and donepezil (letter). Can J Psychiatry 44(5):506—507, 1999 10389619

Bendtsen L, Jensen R, Olesen J. A non-selective (amitriptyline), but not a selective (citalopram), serotonin reuptake inhibitor is effective in the prophylactic treatment of chronic tension-type headache. J Neurol Neurosurg Psychiatry 61(3):285—290, 1996 8795600

Berle J O, Steen V M, Aamo T O, et al. Breastfeeding during maternal antidepressant treatment with serotonin reuptake inhibitors: infant exposure, clinical symptoms, and cytochrome p450 genotypes. J Clin Psychiatry 65(9):1228—1234, 2004 15367050

Biederman J, Thisted R A, Greenhill L L, Ryan N D. Estimation of the association between desipramine and the risk for sudden death in 5-to 14-year-old children. J Clin Psychiatry 56(3):87—93, 1995 7883735

Biederman J, Mick E, Faraone S V, et al. Risperidone for the treatment of affective symptoms in children with disruptive behavior disorder: a post hoc analysis of data from a 6-week, multicenter, randomized, double-blind, parallel-arm study. Clin Ther 28 (5): 794—800, 2006a 16861101

Biederman J, Swanson J M, Wigal S B, et al. Modafinil ADHD Study Group: A comparison of once-daily and divided doses of modafinil in children with attentiondeficit/hyperactivity disorder: a randomized, double-blind, and placebo-controlled study. J Clin Psychiatry 67(5): 727—735, 2006b 16841622

Birnbaum C S, Cohen L S, Bailey J W, et al. Serum concentrations of antidepressants and benzodiazepines in nursing infants: A case series. Pediatrics 104(1):e11, 1999 10390297

Bridge J A, Iyengar S, Salary C B, et al. Clinical response and risk for reported suicidal ideation and suicide attempts in pediatric antidepressant treatment: a meta-analysis of randomized controlled trials. JAMA 297(15):1683—1696, 2007 17440145

Briggs G, Bodendorfer T, Freeman R, et al. Drugs in Pregnancy and Lactation: A Reference Guide to Fetal and Neonatal Risk. Baltimore, MD, Williams & Wilkins, 1983

Buitelaar J K, Danckaerts M, Gillberg C, et al. Stomoxetine International Study Group: A prospective, multicenter, open-label assessment of atomoxetine in non-North American children and adolescents with ADHD. Eur Child Adolesc Psychiatry 13(4):249—257, 2004 15365896

Burns A, Rossor M, Hecker J, et al. The effects of donepezil in Alzheimer's disease—results from a multinational trial. Dement Geriatr Cogn Disord 10(3):237—244, 1999 10325453

Burt T, Sachs G S, Demopulos C. Donepezil in treatment-resistant bipolar disorder. Biol Psychiatry 45(8):959—964, 1999 10386177

Campbell M. Drug treatment of infantile autism: the past decade, in Psychopharmacology: The Third Generation of Progress. Edited by Meltzer HY. New York, Raven, 1987, pp 1225—1232

Campbell M, Spencer E K. Psychopharmacology in child and adolescent psychiatry: a review of past 5 years. J Am Acad Child Psychiatry 27:269—279, 1988

Campbell M, Small A M, Green W H, et al. Behavioral efficacy of haloperidol and lithium carbonate: a comparison in hospitalized aggressive children with conduct disorder. Arch Gen Psychiatry 41(7):650—656, 1984 6428371

Campbell M, Adams P B, Small A M, et al. Lithium in hospitalized aggressive children with conduct disorder: a double-blind and placebo-controlled study. J Am Acad Child Adolesc Psychiatry 34(4):445—453, 1995 7751258

Casat C D, Pleasants D Z, Schroeder D H, Parler D W. Bupropion in children with attention deficit disorder. Psychopharmacol Bull 25(2):198—201, 1989 2513592

Casper R C, Fleisher B E, Lee-Ancajas J C, et al. Follow-up of children of depressed mothers exposed or not exposed to antidepressant drugs during pregnancy. J Pediatr 142(4):402—408, 2003 12712058

Casper R C, Gilles A A, Fleisher B E, et al. Length of prenatal exposure to selective serotonin reuptake inhibitor (SSRI) antidepressants: effects on neonatal adaptation and psychomotor development. Psychopharmacology (Berl) 217(2):211—219, 2011 21499702

Chambers C D, Johnson K A, Dick L M, et al. Birth outcomes in pregnant women taking fluoxetine. N Engl J Med 335(14):1010—1015, 1996 8793924

Chambers C D, Anderson P O, Thomas R G, et al. Weight gain in infants breastfed by mothers who take fluoxetine. Pediatrics 104(5):e61, 1999 10545587

Chambers C D, Hernandez-Diaz S, Van Marter L J, et al. Selective serotonin-reuptake inhibitors and risk of persistent pulmonary hypertension of the newborn. N Engl J Med 354(6):579—587, 2006 16467545

Chang K, Saxena K, Howe M. An open-label study of lamotrigine adjunct or monotherapy for the treatment of adolescents with bipolar depression. J Am Acad Child Adolesc Psychiatry 45(3):298—304, 2006 16540814

Chavez B, Chavez-Brown M, Rey J A. Role of risperidone in children with autism spectrum disorder. Ann Pharmacother 40(5):909—916, 2006 16684811

Chavez B, Sopko M A Jr, Ehret M J, et al. An update on central nervous system stimulant formulations in children and adolescents with attention-deficit/hyperactivity disorder. Ann Pharmacother 43(6):1084—1095, 2009 19470858

Chen Y, Guo J J, Zhan S, Patel N C. Treatment effects of antidepressants in patients with post-stroke depression: a meta-analysis. Ann Pharmacother 40(12):2115—2122, 2006 17119102

Choi-Kwon S, Han S W, Kwon S U, et al. Fluoxetine treatment in poststroke depression, emotional incontinence, and anger proneness: a double-blind, placebo-controlled study. Stroke 37(1):156—161, 2006 16306470

Cohen B M, Sommer B R. Metabolism of thioridazine in the elderly. J Clin Psychopharmacol 8 (5):336—339, 1988 3183071

Cohen D J, Detlor J, Young J G, Shaywitz B A. Clonidine ameliorates Gilles de la Tourette syndrome. Arch Gen Psychiatry 37(12):1350—1357, 1980 6255888

Cohen L S, Rosenbaum J F. Birth outcomes in pregnant women taking fluoxetine. N Engl J Med 336(12):872—873, author reply 873, 1997 9072682

Cohen L S, Heller V L, Rosenbaum J F. Treatment guidelines for psychotropic drug use in pregnancy. Psychosomatics 30(1):25—33, 1989 2643809

Cohen L S, Friedman J M, Jefferson J W, et al. A reevaluation of risk of in utero exposure to lithium (erratum: JAMA 271:1485, 1994; also see comments: 271:1828—1829, 1994). JAMA 271(2):146—150, 1994 8031346

Cole J O. Research issues, in Anxiety in the Elderly. Edited by Salzman C, -Lebowitz B D. New York, Springer, 1990

Cole J, Hardy P, Marcel B, et al. Organic states, in Common Treatment Problems in Depression. Edited by Schatzberg A F. Washington, DC, American Psychiatric Press, 1985, pp 79—100

Colenda C C 3rd. Buspirone in treatment of agitated demented patient (letter). Lancet 1(8595): 1169, 1988 2896993

Correll C U, Leucht S, Kane J M. Lower risk for tardive dyskinesia associated with second-generation antipsychotics: a systematic review of 1-year studies. Am J Psychiatry 161(3):414—425, 2004 14992963

Courtney D B. Selective serotonin reuptake inhibitor and venlafaxine use in children and adolescents with major depressive disorder: a systematic review of published randomized controlled trials. Can J Psychiatry 49(8):557—563, 2004 15453105

Cumming R G, Le Couteur D G. Benzodiazepines and risk of hip fractures in older people: a review of the evidence. CNS Drugs 17(11):825—837, 2003 12921493

Cuzzell J Z. Paroxetine may increase risk for congenital malformations. Dermatol Nurs 18(1): 68, 2006 16617525

Dahlin M, Knutsson E, Nergårdh A. Treatment of spasticity in children with low dose benzodiazepine. J Neurol Sci 117(1—2):54—60, 1993 8410067

Dam M, Tonin P, De Boni A, et al. Effects of fluoxetine and maprotiline on functional recovery in poststroke hemiplegic patients undergoing rehabilitation therapy. Stroke 27(7):1211—1214, 1996 8685930

Davis K L, Thal L J, Gamzu E R, et al. The Tacrine Collaborative Study Group: A double-blind, placebo-controlled multicenter study of tacrine for Alzheimer's disease. N Engl J Med 327(18):1253—1259, 1992 1406817

Daviss W B, Bentivoglio P, Racusin R, et al. Bupropion sustained release in adolescents with comorbid attention-deficit/hyperactivity disorder and depression. J Am Acad Child Adolesc Psychiatry 40(3):307—314, 2001 11288772

DelBello M P, Kowatch R A, Adler C M, et al. A double-blind randomized pilot study comparing quetiapine and divalproex for adolescent mania. J Am Acad Child Adolesc Psychiatry 45 (3):305—313, 2006 16540815

Dennis K, Le Grange D, Bremer J. Olanzapine use in adolescent anorexia nervosa (Epub). Eat Weight Disord 11(2):e53—e56, 2006 16809970

DeVane C L, Sallee F R. Serotonin selective reuptake inhibitors in child and adolescent psychopharmacology: a review of published experience. J Clin Psychiatry 57(2):55—66, 1996 8591970

Dietrich A, Mortensen M E, Wheller J. Cardiac toxicity in an adolescent following chronic lithium and imipramine therapy. J Adolesc Health 14(5):394—397, 1993 7691178

DiGiacomo J. The hypertensive or cardiac patient, in Common Treatment Problems in Depression. Edited by Schatzberg AF. Washington, DC, American Psychiatric Press, 1985, pp 29—56

Djulus J, Koren G, Einarson T R, et al. Exposure to mirtazapine during pregnancy: a prospective, comparative study of birth outcomes. J Clin Psychiatry 67(8):1280—1284, 2006 16965209

Dodd S, Berk M. The safety of medications for the treatment of bipolar disorder during pregnancy and the puerperium. Curr Drug Saf 1(1):25—33, 2006 18690912

Dolovich L R, Addis A, Vaillancourt J M, et al. Benzodiazepine use in pregnancy and major malformations or oral cleft: meta-analysis of cohort and case-control studies. BMJ 317(7162): 839—843, 1998 9748174

Dopheide J A, Pliszka S R. Attention-deficit-hyperactivity disorder: an update. Pharmacotherapy 29(6):656—679, 2009 19476419

Einarson A, Boskovic R. Use and safety of antipsychotic drugs during pregnancy. J Psychiatr Pract 15(3):183—192, 2009 19461391

Einarson A, Choi J, Einarson T R, Koren G. Incidence of major malformations in infants following antidepressant exposure in pregnancy: results of a large prospective cohort study. Can J Psychiatry 54(4):242—246, 2009 19321030

Eisendorfer C, Fann W E (eds): Psychopharmacology and Aging. New York, Plenum, 1973

Emslie G J, Rush A J, Weinberg W A, et al. A double-blind, randomized, placebocontrolled trial of fluoxetine in children and adolescents with depression. Arch Gen Psychiatry 54(11): 1031—1037, 1997 9366660

Emslie G J, Heiligenstein J H, Wagner K D, et al. Fluoxetine for acute treatment of depression in children and adolescents: a placebo-controlled, randomized clinical trial. J Am Acad Child Adolesc Psychiatry 41(10):1205—1215, 2002 12364842

Emslie G J, Heiligenstein J H, Hoog S L, et al. Fluoxetine treatment for prevention of relapse of depression in children and adolescents: a double-blind, placebocontrolled study. J Am Acad Child Adolesc Psychiatry 43(11):1397—1405, 2004 15502599

Eros E, Czeizel A E, Rockenbauer M, et al. A population-based case-control teratologic study of nitrazepam, medazepam, tofisopam, alprazolum and clonazepam treatment during pregnancy. Eur J Obstet Gynecol Reprod Biol 101(2):147—154, 2002 11858890

Farlow M, Gracon S I, Hershey L A, et al. The Tacrine Study Group: A controlled trial of tacrine in Alzheimer's dsease. JAMA 268(18):2523—2529, 1992 1404819

Fedoroff J P, Robinson R G. Tricyclic antidepressants in the treatment of poststroke depression. J Clin Psychiatry 50(7)(suppl):18—23, discussion 24—26, 1989 2661548

Field T. Breastfeeding and antidepressants. Infant Behav Dev 31(3):481—487, 2008 18272227

Findling R L, Aman M G, Eerdekens M, et al. Risperidone Disruptive Behavior Study Group: Long-term, open-label study of risperidone in children with severe disruptive behaviors and below-average IQ. Am J Psychiatry 161(4):677—684, 2004 15056514

Findling R L, McNamara N K, Youngstrom E A, et al. Double-blind 18-month trial of lithium versus divalproex maintenance treatment in pediatric bipolar disorder. J Am Acad Child Adolesc Psychiatry 44(5):409—417, 2005 15843762

Findling R L, McNamara N K, Stansbrey R, et al. Combination lithium and divalproex sodium in pediatric bipolar symptom re-stabilization. J Am Acad Child Adolesc Psychiatry 45(2): 142—148, 2006 16429084

Findling R L, Cavus I, Pappadopulos E, et al. Efficacy, long-term safety, and tolerability of ziprasidone in children and adolescents with bipolar disorder. J Child Adolesc Psychopharmacol 23(8):545—557, 2013 24111980

Findling R L, Mankoski R, Timko K, et al. A randomized controlled trial investigating the safety and efficacy of aripiprazole in the long-term maintenance treatment of pediatric patients with irritability associated with autistic disorder. J Clin Psychiatry 75 (1): 22—30, 2014 24502859

Flint A J, Iaboni A, Mulsant B H, et al. STOP-PD Study Group: Effect of sertraline on risk of falling in older adults with psychotic depression on olanzapine: results of a randomized placebo-controlled trial. Am J Geriatr Psychiatry 22(4):332—336, 2014 23642462

Foster C A, Bafaloukos J. Paroxetine in the treatment of chronic daily headache. Headache 34 (10):587—589, 1994 7843954

Frankenburg F R, Kando J C. Sertraline treatment of attention deficit hyperactivity disorder and Tourette's syndrome (letter). J Clin Psychopharmacol 14(5):359—360, 1994 7806695

Friedel R. Pharmacokinetics in the geropsychiatric patient, in Psychopharmacology: A Generation of Progress. Edited by Lipton M, DiMascio A, Killam K. New York, Raven, 1978, pp 1499—1506

Gaete J M, Bogousslavsky J. Post-stroke depression. Expert Rev Neurother 8(1):75—92, 2008 18088202

Geller B, Cooper T B, Sun K, et al. Double-blind and placebo-controlled study of lithium for adolescent bipolar disorders with secondary substance dependency. J Am Acad Child Adolesc Psychiatry 37(2):171—178, 1998 9473913

Geller D A, Hoog S L, Heiligenstein J H, et al. Fluoxetine Pediatric OCD Study Team: Fluoxetine treatment for obsessive-compulsive disorder in children and adolescents: a placebo-controlled clinical trial. J Am Acad Child Adolesc Psychiatry 40(7):773—779, 2001 11437015

Gentile S. Pregnancy exposure to serotonin reuptake inhibitors and the risk of spontaneous abortions. CNS Spectr 13(11):960—966, 2008 19037175

Gentile S. Antipsychotic therapy during early and late pregnancy: a systematic review. Schizophr Bull 36(3):518—544, 2010 18787227

Gentile S, Bellantuono C. Selective serotonin reuptake inhibitor exposure during early pregnancy and the risk of fetal major malformations: focus on paroxetine. J Clin Psychiatry 70(3): 414—422, 2009 19254517

Gentile S, Rossi A, Bellantuono C. SSRIs during breastfeeding: spotlight on milk-to-plasma ratio. Arch Women Ment Health 10(2):39—51, 2007 17294355

Georgotas A, McCue R E, Cooper T B. A placebo-controlled comparison of nortriptyline and phenelzine in maintenance therapy of elderly depressed patients. Arch Gen Psychiatry 46 (9):783—786, 1989 2673129

Gibbons R D, Hur K, Bhaumik D K, Mann J J. The relationship between antidepressant prescription rates and rate of early adolescent suicide. Am J Psychiatry 163(11):1898—1904, 2006 17074941

Gibbons R D, Brown C H, Hur K, et al. Early evidence on the effects of regulators' suicidality warnings on SSRI prescriptions and suicide in children and adolescents. Am J Psychiatry 164 (9):1356—1363, 2007 17728420

Glassman A H. The newer antidepressant drugs and their cardiovascular effects. Psychopharmacol Bull 20(2):272—279, 1984 6427837

Glassman A H, Perel J M, Shostak M, et al. Clinical implications of imipramine plasma levels for depressive illness. Arch Gen Psychiatry 34(2):197—204, 1977 843179

Glassman A H, Bigger J T Jr, Giardina E V, et al. Clinical characteristics of imipramineinduced orthostatic hypotension. Lancet 1(8114):468—472, 1979 85056

Glassman A H, Walsh B T, Roose S P, et al. Factors related to orthostatic hypotension associated with tricyclic antidepressants. J Clin Psychiatry 43(5 Pt 2):35—38, 1982 7076637

Gleason R P, Schneider L S. Carbamazepine treatment of agitation in Alzheimer's outpatients refractory to neuroleptics (see comments). J Clin Psychiatry 51(3):115—118, 1990 1968457

Gold M, Estroff T, Pottash A. Substance-induced organic mental disorders, in Psychiatry Update: The American Psychiatric Association Annual Review, Vol 4. Edited by Hales R E, Frances A J. Washington, DC, American Psychiatric Press, 1985, pp 227—240

Goldenberg G, Kahaner K, Basavaraju N, Rangu S. Gabapentin for disruptive behaviour in an elderly demented patient (letter). Drugs Aging 13(2):183—184, 1998 9739506

Goldstein D J, Corbin L A, Sundell K L. Effects of first-trimester fluoxetine exposure on the newborn. Obstet Gynecol 89(5 Pt 1):713—718, 1997a 9166307

Goldstein D J, Sundell K L, Corbin L A. Birth outcomes in pregnant women taking fluoxetine. N Engl J Med 336(12):872—873, author reply 873, 1997b 9072683

Greenberg S M, Tennis M K, Brown L B, et al. Donepezil therapy in clinical practice: a randomized crossover study. Arch Neurol 57(1):94—99, 2000 10634454

Greendyke R M, Kanter D R. Therapeutic effects of pindolol on behavioral disturbances associated with organic brain disease: a double-blind study. J Clin Psychiatry 47(8):423—426, 1986 3525523

Greendyke R M, Berkner J P, Webster J C, Gulya A. Treatment of behavioral problems with pindolol. Psychosomatics 30(2):161—165, 1989 2652180

Greenhill L L, Halperin J M, Abikoff H. Stimulant medications. J Am Acad Child Adolesc Psychiatry 38(5):503—512, 1999 10230181

Greenhill L L, Biederman J, Boellner S W, et al. A randomized, double-blind, placebocontrolled study of modafinil film-coated tablets in children and adolescents with attention-deficit/hyperactivity disorder. J Am Acad Child Adolesc Psychiatry 45(5):503—511, 2006 16601402

Gualtieri T C, Barnhill J, McGinsey J, Schell D. Tardive dyskinesia and other movement disorders in children treated with psychotropic drugs. J Am Acad Child Psychiatry 19(3):491—510, 1980 6106027

Guérin P, Barthélémy C, Garreau B, et al. The complexity of dopamine receptors and psychopharmacotherapy in children. Acta Paedopsychiatr 56(2):139—151, 1993 7510920

Gupta S, Ghaly N, Dewan M. Augmenting fluoxetine with dextroamphetamine to treat refractory depression. Hosp Community Psychiatry 43(3):281—283, 1992 1555827

Harden C L, Meador K J, Pennell P B, et al. American Academy of Neurology; American Epilepsy Society: Management issues for women with epilepsy-Focus on pregnancy (an evidence-based review), II: teratogenesis and perinatal outcomes: Report of the Quality Standards Subcommittee and Therapeutics and Technology Subcommittee of the American Academy of Neurology and the American Epilepsy Society. Epilepsia 50 (5): 1237—1246, 2009 19507301

Harrington R A, Lee L C, Crum R M, et al. Prenatal SSRI use and offspring with autism spectrum disorder or developmental delay (epub). Pediatrics (April):14, 2014 24733881

Haw C, Stubbs J. A survey of off-label prescribing for inpatients with mild intellectual disability and mental illness. J Intellect Disabil Res 49(Pt 11):858—864, 2005 16207284

Hazell P, O'Connell D, Heathcote D, et al. Effcacy of tricyclic drugs in treating child and adolescent depression: a meta-analysis. BMJ 310(6984):897—901, 1995 7719178

Hechtman L. Multimodal treatment plus stimulants vs stimulant treatment alone in ADH: results from a collaborative 2-year comparative treatment study. Presented at the annual meeting of the American Academy of Child and Adolescent Psychiatry, New Orleans, October 1995

Hellings J A, Zarcone J R, Reese R M, et al. A crossover study of risperidone in children, adolescents and adults with mental retardation. J Autism Dev Disord 36 (3): 401—411, 2006 16596465

Helms P M. Efficacy of antipsychotics in the treatment of the behavioral complications of dementia: a review of the literature. J Am Geriatr Soc 33(3):206—209, 1985 2857741

Hendrick V, Smith L M, Suri R, et al. Birth outcomes after prenatal exposure to antidepressant medication. Am J Obstet Gynecol 188(3):812—815, 2003 12634662

Herrmann N, Mamdani M, Lanctôt K L. Atypical antipsychotics and risk of cerebrovascular accidents. Am J Psychiatry 161(6):1113—1115, 2004 15169702

Horrigan J P, Barnhill L J. Risperidone and explosive aggressive autism. J Autism Dev Disord 27(3):313—323, 1997 9229261

Huessy H R, Ruoff P A. Towards a rational drug usage in a state institution for retarded individuals. Psychiatr J Univ Ott 9(2):56—58, 1984 6379717

Jacobsen F M, Comas-Díaz L. Donepezil forpsychotropic-induced memory loss. J Clin Psychiatry 60(10):698—704, 1999 10549687

Jann M W. Rivastigmine, a new-generation cholinesterase inhibitor for the treatment of Alzheimer's disease. Parmacotherapy 20(1):1—12, 2000 10641971

Janowsky D S, Barnhill L J, Shetty M, Davis J M. Minimally effective doses of conventional antipsychotic medications used to treat aggression, self-injurious and destructive behaviors in mentally retarded adults. J Clin Psychopharmacol 25(1):19—25, 2005 15643096

Kafantaris V. Treatment of bipolar disorder in children and adolescents. J Am Acad Child Adolesc Psychiatry 34(6):732—741, 1995 7608046

Källén B, Olausson P O. Materal use of selective serotonin re-uptake inhibitors and persistent pulmonary hypertension of the newborn. Pharmacoepidemiol Drug Saf 17(8):801—806, 2008 18314924

Kalra S, Born L, Sarkar M, Einarson A. The safety of antidepressant use in pregnancy. Expert Opin Drug Saf 4(2):273—284, 2005 15794719

Kaplan C A. Depression in childhood. 1. Drugs may be useful. BMJ 300(6734):1260—1261, 1990 2191737

Keller M B, Ryan N D, Strober M, et al. Efficacy of paroxetine in the treatment of adolescent major depression: a randomized, controlled trial. J Am Acad Child Adolesc Psychiatry 40(7):762—772, 2001 11437014

Kelsey D K, Sumner C R, Casat C D, et al. Once-daily atomoxetine treatment for children with attention-deficit/hyperactivity disorder, including an assessment of evening and morning behavior: a double-blind, placebo-controlled trial. Pediatrics e114:1—8, 2004

Kent J D, Blader J C, Koplewicz H S, et al. Effects of late-afternoon methylphenidate administration on behavior and sleep in attention-deficit hyperactivity disorder. Pediatrics 96(2 Pt 1):320—325, 1995 7630692

Killen J D, Robinson T N, Ammerman S, et al. Randomized clinical trial of the efficacy of bupropion combined with nicotine patch in the treatment of adolescent smokers. J Consult Clin Psychol 72(4):729—735, 2004 15301658

Knapp M J, Knopman D S, Solomon P R, et al. The Tacrine Study Group: A 30-week randomized controlled trial of high-dose tacrine in patients with Alzheimer's disease. JAMA 271(13):985—991, 1994 8139083

Koren G, Graham K, Feigenbaum A, Einarson T. Evaluation and counseling of teratogenic risk: the motherisk approach. J Clin Pharmacol 33(5):405—411, 1993 8331196

Kramer J R, Loney J, Ponto L B, et al. Predictors of adult height and weight in boys treated with methylphenidate for childhood behavior problems. J Am Acad Child Adolesc Psychiatry 39(4):517—524, 2000 10761355

Kratochvil C J, Heiligenstein J H, Dittmann R, et al. Atomoxetine and methylphenidate treatment in children with ADHD: a prospective, randomized, open-label trial. J Am Acad Child Adolesc Psychiatry 41(7):776—784, 2002 12108801

Kratochvil C J, Wilens T E, Greenhill L L, et al. Effects of long-term atomoxetine treatment for young children with attention-deficit/hyperactivity disorder. J Am Acad Child Adolesc Psychiatry 45(8):919—927, 2006 16865034

Kumar A, Datta S S, Wright S D, et al. Atypical antipsychotics for psychosis in adolescents. Cochrane Database Syst Rev 10:CD009582, 2013 DOI: 10.1002/14651858.CD009582.pub2 24129841

Kumra S, Frazier J A, Jacobsen L K, et al. Childhood-onset schizophrenia. A doubleblind clozapine-haloperidol comparison. Arch Gen Psychiatry 53(12):1090—1097, 1996 8956674

Kumra S, Oberstar J V, Sikich L, et al. Efficacy and tolerability of second-generation antipsychotics in children and adolescents with schizophrenia. Schizophr Bull 34(1):60—71,

2008 17923452

Kunz N R, Goli V, Entsnah A R. Venlafaxine extended release in the treatment of pain associated with diabetic neuropathy. Neurology 54(suppl 3):A444, 2000

Langemark M, Olesen J. Sulpiride and paroxetine in the treatment of chronic tensiontype headache: an explanatory double-blind trial. Headache 34(1):20—24, 1994 8132436

Lavenstein B. Neonatal signs after in utero exposure to selective serotonin reuptake inhibitors. JAMA 294(18):2300 [author reply: 2300—2301], 2005

Lebert F, Pasquier F, Petit H. Behavioral effects of trazodone in Alzheimer's disease. J Clin Psychiatry 55(12):536—538, 1994 7814348

Leonard H L, Swedo S E, Rapoport J L, et al. Treatment of obsessive-compulsive disorder with clomipramine and desipramine in children and adolescents: a double-blind crossover comparison. Arch Gen Psychiatry 46(12):1088—1092, 1989 2686576

Lipsey J R, Robinson R G, Pearlson G D, et al. Nortriptyline treatment of post-stroke depression: a double-blind study. Lancet 1(8372):297—300, 1984 6141377

Lopez-Larson M, Frazier J A. Empirical evidence for the use of lithium and anticonvulsants in children with psychiatric disorders. Harv Rev Psychiatry 14(6):285—304, 2006 17162653

Louik C, Lin A E, Werler M M, et al. First-trimester use of selective serotonin-reuptake inhibitors and the risk of birth defects. N Engl J Med 356(26):2675—2683, 2007 17596601

MacMillan C M, Korndörfer S R, Rao S, et al. A comparison of divalproex and oxcarbazepine in aggressive youth with bipolar disorder. J Psychiatr Pract 12(4):214—222, 2006 16883146

Madhusoodanan S, Bogunovic O J. Safety of benzodiazepines in the geriatric population. Expert Opin Drug Saf 3(5):485—493, 2004 15335303

Mandoki M W, Tapia M R, Tapia M A, et al. Venlafaxine in the treatment of children and adolescents with major depression. Psychopharmacol Bull 33(1):149—154, 1997 9133767

March J S, Klee B J, Kremer C M. Treatment benefit and the risk of suicidality in multicenter, randomized, controlled trials of sertraline in children and adolescents. J Child Adolesc Psychopharmacol 16(1—2):91—102, 2006 16553531

Marcus A, Bahro M, Sartoris J, Schmidt M H. Acute exogenic psychosis following oral ingestion of 2 mg lormetazepam in an eleven-year-old boy. Pharmacopsychiatry 26(3):102—103, 1993 8105496

McClellan J, Werry J. American Academy of Child and Adolescent Psychiatry: Practice parameters for the assessment and treatment of children and adolescents with schizophrenia. J Am Acad Child Adolesc Psychiatry 33(5):616—635, 1994 8056725

McCracken J T, McGough J, Shah B, et al. Research Units on Pediatric Psychopharmacology Autism Network: Risperidone in children with autism and serious behavioral problems. N Engl J Med 347(5):314—321, 2002 12151468

McDougle C J, Holmes J P, Carlson D C, et al. A double-blind, placebo-controlled study of risperidone in adults with autistic disorder and other pervasive developmental disorders (see comment: Arch Gen Psychiatry 55:643—644, 1998). Arch Gen Psychiatry 55(7):633—641, 1998 9672054

McFarlane A, Kamath M V, Fallen E L, et al. Effect of sertraline on the recovery rate of cardiac autonomic function in depressed patients after acute myocardial infarction. Am Heart J 142

(4):617—623, 2001 11579351

McGlashan T H, Zipursky R B, Perkins D, et al. The PRIME North America randomized double-blind clinical trial of olanzapine versus placebo in patients at risk of being prodromally symptomatic for psychosis, I: study rationale and design. Schizophr Res 61(1):7—18, 2003 12648731

McKenna K, Koren G, Tetelbaum M, et al. Pregnancy outcome of women using atypical antipsychotic drugs: a prospective comparative study. J Clin Psychiatry 66(4):444—449, quiz 546, 2005 15816786

Meador K J, Baker G A, Browning N, et al. NEAD Study Group: Cognitive function at 3 years of age after fetal exposure to antiepileptic drugs. N Engl J Med 360(16):1597—1605, 2009 19369666

Mellow A M, Solano-Lopez C, Davis S. Sodium valproate in the treatment of behavioral disturbance in dementia. J Geriatr Psychiatry Neurol 6(4):205—209, 1993 8251047

Merlob P, Birk E, Sirota L, et al. Are selective serotonin reuptake inhibitors cardiac teratogens? Echocardiographic screening of newborns with persistent heart murmur. Birth Defects Res A Clin Mol Teratol 85(10):837—841, 2009 19691085

Michelson D, Faries D, Wernicke J, et al. Atomoxetine ADHD Study Group: Atomoxetine in the treatment of children and adolescents with attention-deficit/hyperactivity disorder: a randomized, placebo-controlled, dose-response study. Pediatrics 108(5):E83, 2001 11694667

Miller L J. Gabapentin for treatment of behavioral and psychological symptoms of dementia. Ann Pharmacother 35(4):427—431, 2001 11302405

Mondraty N, Birmingham C L, Touyz S, et al. Randomized controlled trial of olanzapine in the treatment of cognitions in anorexia nervosa. Australas Psychiatry 13(1):72—75, 2005 15777417

Morgan M H, Read A E. Antidepressants and liver disease. Gut 13(9):697—701, 1972 4639404

Morrison J L, Riggs K W, Rurak D W. Fluoxetine during pregnancy: impact on fetal development. Reprod Fertil Dev 17(6):641—650, 2005 16263070

Moses-Kolko E L, Bogen D, Perel J, et al. Neonatal signs after late in utero exposure to serotonin reuptake inhibitors: literature review and implications for clinical applications. JAMA 293(19):2372—2383, 2005 15900008

Mosholder A D, Willy M. Suicidal adverse events in pediatric randomized, controlled clinical trials of antidepressant drugs are associated with active drug treatment: a meta-analysis. J Child Adolesc Psychopharmacol 16(1—2):25—32, 2006 16553526

Mozes T, Toren P, Chernauzan N, et al. Clozapine treatment in very early onset schizophrenia. J Am Acad Child Adolesc Psychiatry 33(1):65—70, 1994 8138523

Mozes T, Greenberg Y, Spivak B, et al. Olanzapine treatment in chronic drug-resistant childhood-onset schizophrenia: an open-label study. J Child Adolesc Psychopharmacol 13(3):311—317, 2003 14642019

Nelson J C, Kennedy J S, Pollock B G, et al. Treatment of major depression with nortriptyline and paroxetine in patients with ischemic heart disease. Am J Psychiatry 156(7):1024—1028, 1999 10401446

Nemeroff C B, Kalali A, Keller M B, et al. Impact of publicity concerning pediatric suicidality data on physician practice patterns in the United States. Arch Gen Psychiatry 64(4):466—472, 2007 17404123

Newport D J, Fernandez S V, Juric S, Stowe Z N. Psychopharmacology during pregnancy and lactation, in The American Psychiatric Publishing Textbook of Psychopharmacology, 4th Edition. Edited by Schatzberg A F, Nemeroff C B. Washington, DC, American Psychiatic Publishing, 2009, pp 1373—1412

Nguyen H T, Sharma V, McIntyre R S. Teratogenesis associated with antibipolar agents. Adv Ther 26(3):281—294, 2009 19330496

Nulman I, Koren G. The safety of fluoxetine during pregnancy and lactation. Teratology 53(5): 304—308, 1996 8879088

Nulman I, Rovet J, Stewart D E, et al. Neurodevelopment of children exposed in utero to antidepressant drugs. N Engl J Med 336(4):258—262, 1997 8995088

Nulman I, Rovet J, Stewart D E, et al. Child development following exposure to tricyclic antidepressants or fluoxetine throughout fetal life: a prospective, controlled study. Am J Psychiatry 159(11):1889—1895, 2002 12411224

O'Connor C M, Jiang W, Kuchibhatla M, et al. SADHART-CHF Investigators: Safty and efficacy of sertraline for depression in patients with heart failure: results of the SADHART-CHF (Sertraline Against Depression and Heart Disease in Chronic Heart Failure) trial. J Am Coll Cardiol 56(9):692—699, 2010 20723799

Oslin D W, Ten Have T R, Streim J E, et al. Probing the safety of medications in the frail elderly: evidence from a randomized clinical trial of sertraline and venlafaxine in depressed nursing home residents. J Clin Psychiatry 64(8):875—882, 2003 12927001

Patel N C, DelBello M P, Bryan H S, et al. Open-label lithium for the treatment of adolescents with bipolar depression. J Am Acad Child Adolesc Psychiatry 45(3): 289—297, 2006 16540813

Pavuluri M N, Henry D B, Carbray J A, et al. Divalproex sodium for pediatric mixed mania: a 6-month prospective trial. Bipolar Disord 7(3):266—273, 2005 15898964

Pavuluri M N, Henry D B, Findling R L, et al. Double-blind randomized trial of risperidone versus divalproex in pediatric bipolar disorder. Bipolar Disord 12(6):593—605, 2010 20868458

Paykel E S, Fleminger R, Watson J P. Psychiatric side effects of antihypertensive drugs other than reserpine. J Clin Psychopharmacol 2(1):14—39, 1982 6121825

Pinner E, Rich C L. Effects of trazodone on aggressive behavior in seven patients with organic mental disorders. Am J Psychiatry 145(10):1295—1296, 1988 3048122

Platt J E, Campbell M, Green W H, Grega D M. Cognitive effects of lithium carbonate and haloperidol in treatment-resistant aggressive children. Arch Gen Psychiatry 41(7):657—662, 1984 6428372

Pliszka S R, Matthews T L, Braslow K J, Watson M A. Comparative effects of methylphenidate and mixed salts amphetamine on height and weight in children with attention-deficit/hyperactivity disorder. J Am Acad Child Adolesc Psychiatry 45(5):520—526, 2006 16670648

Pomp E F, Gedde-Dahl A. Fluoxetine——safe during pregnancy and breast feeding (in Norwegian). Tidsskr Nor Laegeforen 121(9):1156—1157, 2001 11354903

Pool D, Mileke D H, Ronger J J, et al. A controlled evaluation of Loxitane in 75 schizophrenic adolescents. Curr Res Ther 19:99—104, 1976

Popper C W. Psychopharmacologic treatment of anxiety disorders in adolescents and children. J Clin Psychiatry 54(suppl):52—63, 1993 8099578

Prien R F. Chemotherapy in chronic organic brain syndrome——a review of the literature. Psychopharmacol Bull 9(4):5—20, 1973 4148528

Profenno L A, Jakimovich L, Holt C J, et al. A randomized, double-blind, placebo-controlled pilot trial of safety and tolerability of two doses of divalproex sodium in outpatients with probable Alzheimer's disease. Curr Alzheimer Res 2(5):553—558, 2005 16375658

Purdon S E, Lit W, Labelle A, Jones B D. Risperidone in the treatment of pervasive developmental disorder. Can J Psychiatry 39(7):400—405, 1994 7527293

Rahimi R, Nikfar S, Abdollahi M. Pregnancy outcomes following exposure to serotonin reuptake inhibitors: a meta-analysis of clinical trials. Reprod Toxicol 22(4):571—575, 2006 16720091

Rai D, Lee B K, Dalman C, et al. Parental depression, maternal antidepressant use during pregnancy, and risk of autism spectrum disorders: population based casecontrol study. BMJ 346 (April):f2059, 2013 DOI: 10.1136/bmj. f2059 23604083

Raj A B, Sheehan D V. Medical evaluation of the anxious patient. Psychiatr Ann 18:176—181, 1988

Raskin D E. Antipsychotic medication and the elderly. J Clin Psychiatry 46(5 Pt 2):36—40, 1985 2859280

Raskin D E, et al. Presentation at the International College of Geriatric Psychopharmacology, Basel, Switzerland, 2004

Rasmussen A, Lunde M, Poulsen D L, et al. A double-blind, placebo-controlled study of sertraline in the prevention of depression in stroke patients. Psychosomatics 44(3):216—221, 2003 12724503

Ratey J J, Sovner R, Mikkelsen E, Chmielinski H E. Buspirone therapy for maladaptive behavior and anxiety in developmentally disabled persons. J Clin Psychiatry 50(10):382—384, 1989 2793836

Ray W A, Griffin M R, Schaffner W, et al. Psychotropic drug use and the risk of hip fracture. N Engl J Med 316(7):363—369, 1987 2880292

Ray W A, Griffin M R, Downey W. Benzodiazepines of long and short elimination halflife and the risk of hip fracture. JAMA 262(23):3303—3307, 1989 2573741

Reding M J, Orto L A, Winter S W, et al. Antidepressant therapy after stroke: a doubleblind trial. Arch Neurol 43(8):763—765, 1986 3729755

Reisberg B, Ferris S H, Gershon S. An overview of pharmacologic treatment of cognitive decline in the aged. Am J Psychiatry 138(5):593—600, 1981 7015883

Reisberg B, Doody R, Stöffler A, et al. Memantine Study Group: Memantine in moderate-to-severe Alzheimer's dsease. N Engl J Med 348(14):1333—1341, 2003 12672860

Reiter S, Kutcher S, Gardner D. Anxiety disorders in children and adolescents: clinical and related issues in pharmacological treatment. Can J Psychiatry 37(6):432—438, 1992 1394022

Reyes M, Buitelaar J, Toren P, et al. A randomized, double-blind, placebo-controlled study of risperidone maintenance treatment in children and adolescents with disruptive behavior disorders. Am J Psychiatry 163(3):402—410, 2006a 16513860

Reyes M, Croonenberghs J, Augustyns I, Eerdekens M. Long-term use of risperidone in children with disruptive behavior disorders and subaverage intelligence: efficacy, safety, and tolerability. J Child Adolesc Psychopharmacol 16(3):260—272, 2006b 16768634

Richardson M A, Haugland G, Craig T J. Neuroleptic use, parkinsonian symptoms, tardive dyskinesia, and associated factors in child and adolescent psychiatric patients. Am J Psychiatry 148(10):1322—1328, 1991 1680296

Richardson P H, Williams A C. Meta-analysis of antidepressant-induced analgesia in chronic pain: comment (comment) (letter) (also see comments). Pain 52(2):247—249, 1993 8455971

Riddle M A, Geller B, Ryan N. Another sudden death in a child treated with desipramine (also see comments). J Am Acad Child Adolesc Psychiatry 32(4):792—797, 1993 8340300

Robinson R G, Schultz S K, Castillo C, et al. Nortriptyline versus fluoxetine in the treatment of depression and in short-term recovery after stroke: a placebo-controlled, doubleblind study. Am J Psychiatry 157(3):351—359, 2000 10698809

Roose S P, Glassman A H, Attia E, et al. Selective serotonin reuptake inhibitor efficacy in melancholia and atypical depression. Paper presented at the 147th annual meeting of the American Psychiatric Association, Philadelphia, PA, May 21—26, 1994

Roose S P, Laghrissi-Thode F, Kennedy J S, et al. Comparison of paroxetine and nortriptyline in depressed patients with ischemic heart disease. JAMA 279(4):287—291, 1998 9450712

Roose S P, Sackeim H A, Krishnan K R, et al. Old-Old Depression Study Group: Antidepressant pharmacotherapy in the treatment of depression in the very old: a randomized, placebo-controlled trial. Am J Psychiatry 161(11):2050—2059, 2004 15514406

Rosenberg D R, Holttum J, Gershon S. Textbook of Pharmacotherapy for Child and Adolescent Psychiatric Disorders. New York, Brunner/Mazel, 1994

Rugino T A, Copley T C. Effects of modafinil in children with attention-deficit/hyperactivity disorder: an open-label study. J Am Acad Child Adolesc Psychiatry 40(2): 230—235, 2001 11211372

Rugino T A, Samsock T C. Modafinil in children with attention-deficit hyperactivity disorder. Pediatr Neurol 29(2):136—142, 2003 14580657

Ryan N D. The pharmacologic treatment of child and adolescent depression. Psychiatr Clin North Am 15(1):29—40, 1992 1549547

Ryan N D. Pharmacological treatment of child and adolescent major depression. Encephale 19 (2):67—70, 1993 8275899

Salzman C. Practical considerations in the pharmacologic treatment of depression and anxiety in the elderly. J Clin Psychiatry 51(1)(suppl):40—43, 1990 2404003

Saxena K, Howe M, Simeonova D, et al. Divalproex sodium reduces overall aggression in youth at high risk for bipolar disorder. J Child Adolesc Psychopharmacol 16(3): 252—259, 2006 16768633

Schaerf F W, Miller R R, Lipsey J R, McPherson R W. ECT for major depression in four patients infected with human immunodeficiency virus. Am J Psychiatry 146(6):782—784, 1989 2729429

Schatzberg A F, DeBattista C. Phenomenology and treatment of agitation. J Clin Psychiatry 60 (Suppl 15):17—20, 1999 10418809

Schatzberg A, Roose S. A double-blind, placebo-controlled study of venlafaxine and fluoxetine in geriatric outpatients with major depression. Am J Geriatr Psychiatry 14(4):361—370, 2006 16582045

Schatzberg A F, Kremer C, Rodrigues H E, Murphy G M Jr. Mirtazapine vs. Paroxetine Study Group: Double-blind, randomized comparison of mirtazapine and paroxetine in elderly depressed patients. Am J Geriatr Psychiatry 10(5):541—550, 2002 12213688

Scheffer R E, Kowatch R A, Carmody T, Rush A J. Randomized, placebo-controlled trial of mixed amphetamine salts for symptoms of comorbid ADHD in pediatric bipolar disorder after mood stabilization with divalproex sodium. Am J Psychiatry 162(1):58—64, 2005 15625202

Schneider L S, Tariot P N, Dagerman K S, et al. CATIE-AD Study Group: Effectiveness of atypical antipsychotic drugs in patients with Alzheimer's disease. N Engl J Med 355(15): 1525—1538, 2006 17035647

Schreier H A. Risperidone for young children with mood disorders and aggressive behavior. J Child Adolesc Psychopharmacol 8(1):49—59, 1998 9639079

Schvehla T J, Mandoki M W, Sumner G S. Clonidine therapy for comorbid attention deficit hyperactivity disorder and conduct disorder: preliminary findings in a children's inpatient unit. South Med J 87(7):692—695, 1994 8023201

Shader R I (ed): Psychiatric Complications of Medical Drugs. New York, Raven, 1972

Shapiro A K, Shapiro E, Wayne H. Treatment of Tourette's syndrome with haloperidol, review of 34 cases. Arch Gen Psychiatry 28(1):92—97, 1973 4509400

Shea S, Turgay A, Carroll A, et al. Risperidone in the treatment of disruptive behavioral symptoms in children with autistic and other pervasive developmental disorders (Epub). Pediatrics 114(5):e634—e641, 2004 15492353

Shedlack K J, Hennen J, Magee C, Cheron D M. Assessing the utility of atypical antipsychotic medication in adults with mild mental retardation and comorbid psychiatric disorders. J Clin Psychiatry 66(1):52—62, 2005 15669889

Sheehan D V, Raj A B, Sheehan K H, Soto S. The relative efficacy of buspirone, imipramine and placebo in panic disorder: a preliminary report. Pharmacol Biochem Behav 29(4):815—817, 1988 3413203

Sheikha S H, Wagner K D, Wagner R F Jr. Fluoxetine treatment of trichotillomania and depression in a prepubertal child. Cutis 51(1):50—52, 1993 8419112

Shepard T H. The Catalogue of Teratogenic Agents, 4th Edition. Baltimore, MD, Johns Hopkins University Press, 1983

Sikich L, Hamer R M, Bashford R A, et al. A pilot study of risperidone, olanzapine, and haloperidol in psychotic youth: a double-blind, randomized, 8-week trial. Neuropsychopharmacology 29(1):133—145, 2004 14583740

Silver J M, Hales R E, Yudofsky S C. Psychopharmacology of depression in neurologic disorders. J Clin Psychiatry 51(1)(suppl):33—39, 1990 2404002

Siméon J G. Use of anxiolytics in children. Encephale 19(2):71—74, 1993 7903927

Simon G E, Cunningham M L, Davis R L. Outcomes of prenatal antidepressant exposure. Am J Psychiatry 159(12):2055—2061, 2002 12450956

Singer H S, Brown J, Quaskey S, et al. The treatment of attention-deficit hyperactivity disorder in Tourette's syndrome: a duble-blind placebo-controlled study with clonidine and desipramine. Pediatrics 95(1):74—81, 1995 7770313

Sivojelezova A, Shuhaiber S, Sarkissian L, et al. Citalopram use in pregnancy: prospective comparative evaluation of pregnancy and fetal outcome. Am J Obstet Gynecol 193(6):2004—2009, 2005 16325604

Slone D, Siskind V, Heinonen O P, et al. Antenatal exposure to the phenothiazines in relation to congenital malformations, perinatal mortality rate, birth weight, and intelligence quotient score. Am J Obstet Gynecol 128(5):486—488, 1977 879206

Solhkhah R, Wilens T E, Daly J, et al. Bupropion SR for the treatment of substance-abusing outpatient adolescents with attention-deficit/hyperactivity disorder and mood disorders. J Child Adolesc Psychopharmacol 15(5):777—786, 2005 16262594

Sovner R. The use of valproate in the treatment of mentally retarded persons with typical and atypical bipolar disorders. J Clin Psychiatry 50(3)(suppl):40—43, 1989 2494159

Sovner R, Hurley A D. Do the mentally retarded suffer from affective illness? Arch Gen Psychiatry 40(1):61—67, 1983 6849621

Spencer E K, Kafantaris V, Padron-Gayol M V, et al. Haloperidol in schizophrenic children: early findings from a study in progress. Psychopharmacol Bull 28(2):183—186, 1992 1513922

Spencer T J, Faraone S V, Biederman J, et al. Concerta Study Group: Does prolonged therapy with a long-acting stimulant suppress growth in children with ADHD? J Am Acad Child Adolesc Psychiatry 45(5):527—537, 2006 16670649

Spiller H A, Ramoska E A, Krenzelok E P, et al. Bupropion overdose: a 3-year multicenter retrospective analysis. Am J Emerg Med 12(1):43—45, 1994 8285970

Steiner H, Petersen M L, Saxena K, et al. Divalproex sodium for the treatment of conduct disorder: a randomized controlled clinical trial. J Clin Psychiatry 64 (10): 1183—1191, 2003 14658966

Stowe Z N, Owens M J, Landry J C, et al. Sertraline and desmethylsertraline in human breast milk and nursing infants. Am J Psychiatry 154(9):1255—1260, 1995 9286185

Sullivan M J, Reesor K, Mikail S, Fisher R. The treatment of depression in chronic low back pain: review and recommendations (also see comments). Pain 50(1):5—13, 1992 1387469

Sultzer D L, Gray K F, Gunay I, et al. Does behavioral improvement with haloperidol or trazodone treatment depend on psychosis or mood symptoms in patients with dementia? J Am Geriatr Soc 49(10):1294—1300, 2001 11890487

Summers W K, Majovski L V, Marsh G M, et al. Oral tetrahydroaminoacridine in longterm treatment of senile dementia, Alzheimer type. N Engl J Med 315 (20): 1241—1245, 1986 2430180

Swanson J M, Lerner M, Williams L. More frequent diagnosis of attention deficithyperactivity disorder (letter). N Engl J Med 333(14):944, 1995 7666894

Swenson J R, O'Connor C M, Baron D, et al. Sertraline Antidepressant Heart Attack Randomized Trial (SADHART) Group: Influence of depression and effect of treatment with sertraline on quality of life after hospitalization for acute coronary syndrome. Am J Cardiol 92 (11):1271—1276, 2003 14636902

Tariot P N, Erb R, Podgorski C A, et al. Efficacy and tolerability of carbamazepine for agitation and aggression in dementia. Am J Psychiatry 155(1):54—61, 1998 9433339

Tariot P N, Jakimovich L J, Erb R, et al. Withdrawal from controlled carbamazepine therapy followed by further carbamazepine treatment in patients with dementia. J Clin Psychiatry 60 (10):684—689, 1999 10549685

Tariot P N, Farlow M R, Grossberg G T, et al. Memantine Study Group: Memantine treatment in patients with moderate to severe Alzheimer disease already receiving donepezil: a randomized controlled trial. JAMA 291(3):317—324, 2004 14734594

Tariot P N, Raman R, Jakimovich L, et al. Alzheimer's Disease Cooperative Study; Valproate Nursing Home Study Group: Divalproex sodium in nursing home residents with possible or probable Alzheimer Disease complicated by agitation: a randomized, controlled trial. Am J Geriatr Psychiatry 13(11):942—949, 2005 16286437

Tariot P N, Schneider L S, Cummings J, et al. Alzheimer's Disease Cooperative Study Group: Chronic divalproex sodium to attenuate agitation and clinical progression of Alzheimer disease. Arch Gen Psychiatry 68(8):853—861, 2011 21810649

Taylor C B, Youngblood M E, Catellier D, et al. ENRICHD Investigators: Effects of antidepressant medication on morbidity and mortality in depressed patients after myocardial infarction. Arch Gen Psychiatry 62(7):792—798, 2005 15997021

Taylor F B, Russo J. Efficacy of modafinil compared to dextroamphetamine for the treatment of attention deficit hyperactivity disorder in adults. J Child Adolesc Psychopharmacol 10(4): 311—320, 2000 11191692

Thakur A, Jagadheesan K, Sinha V K. Lamotrigine add-on to valproate therapy for paediatric bipolar affective disorder. Aust N Z J Psychiatry 39(7):639, 2005 15996148

Thomas S V, Ajaykumar B, Sindhu K, et al. Motor and mental development of infants exposed to antiepileptic drugs in utero. Epilepsy Behav 13(1):229—236, 2008 18346940

Thompson T L 2nd, Moran M G, Nies A S. Psychotropic drug use in the elderly. (Second of two parts). N Engl J Med 308(4):194—199, 1983 6129574

Tinetti M E, Speechley M. Prevention of falls among the elderly. N Engl J Med 320(16):1055—1059, 1989 2648154

Trifirò G, Verhamme K M, Ziere G, et al. ll-cause mortality associated with atypical and typical antipsychotics in demented outpatients. Pharmacoepidemiol Drug Saf 16(5):538—544, 2007 17036366

Troost P W, Lahuis B E, Steenhuis M P, et al. Long-term effects of risperidone in children with autism spectrum disorders: a placebo discontinuation study. J Am Acad Child Adolesc Psychiatry 44(11):1137—1144, 2005 16239862

Tsuang M M, Lu L M, Stotsky B A, Cole J O. Haloperidol versus thioridazine for hospitalized psychogeriatric patients: double-blind study. J Am Geriatr Soc 19 (7): 593—600, 1971 4937658

Turner D C, Clark L, Dowson J, et al. Modafinil improves cognition and response inhibition in adult attention-deficit/hyperactivity disorder. Biol Psychiatry 55 (10): 1031—1040, 2004 15121488

Varkukla M, Viguera A C, Gonsalves L. Depression and pregnancy. Compr Ther 35(1):44—49, 2009 19351104

Vasudev A, Macritchie K, Vasudev K, et al. Oxcarbazepine for acute affective episodes in bipolar disorder. Cochrane Database Syst Rev Dec 7;(12):CD004857, 2011 22161387

Vetró A, Szentistványi I, Pallag L, et al. Therapeutic experience with lithium in childhood aggressivity. Neuropsychobiology 14(3):121—127, 1985 3938528

Viguera A C, Koukopoulos A, Muzina D J, Baldessarini R J. Teratogenicity and anticonvulsants: lessons from neurology to psychiatry (erratum: J Clin Psychiatry 68:1989, 2007). J Clin Psychiatry 68(Suppl 9):29—33, 2007 17764382

Vinten J, Adab N, Kini U, et al. Liverpool and Manchester Neurodevelopment Study Group: Neuropsychological effects of exposure to anticonvulsant medication in utero. Neurology 64 (6):949—954, 2005 15781806

Wagner K D, Fershtman M. Potential mechanism of desipramine-related sudden death in children. Psychosomatics 34(1):80—83, 1993 8426895

Wagner K D, Robb A S, Findling R, et al. Citalopram is effective in the treatment of major depressive disorder in children and adolescents: results of a placebo-controlled trial, in Abstracts of the 40th Annual Meeting of the American College of Neuropsychopharmacology, Waikoloa, HI, 2001

Wagner K D, Ambrosini P, Rynn M, et al. Sertraline Pediatric Depression Study Group: Efficacy of sertraline in the treatment of children and adolescents with major depressive disorder: two randomized controlled trials. JAMA 290(8):1033—1041, 2003 12941675

Wagner K D, Berard R, Stein M B, et al. A multicenter, randomized, double-blind, placebo-controlled trial of paroxetine in children and adolescents with social anxiety disorder. Arch Gen Psychiatry 61(11):1153—1162, 2004 15520363

Wagner K D, Kowatch R A, Emslie G J, et al. A double-blind, randomized, placebocontrolled trial of oxcarbazepine in the treatment of bipolar disorder in children and adolescents (erratum: Am J Psychiatry 163(10):1843, 2006). Am J Psychiatry 163(7):1179—1186, 2006 16816222

Weiler P G, Mungas D, Bernick C. Propranolol for the control of disruptive behavior in senile dementia. J Geriatr Psychiatry Neurol 1(4):226—230, 1988 3252890

Weller E B, Weller R A, Fristad M A. Bipolar disorder in children: misdiagnosis, underdiagnosis, and future directions. J Am Acad Child Adolesc Psychiatry 34(6):709—714, 1995 7608043

Whitaker A, Rao U. Neuroleptics in pediatric psychiatry. Psychiatr Clin North Am 15(1):243—276, 1992 1347940

Whittington C J, Kendall T, Fonagy P, et al. Selective serotonin reuptake inhibitors in childhood depression: systematic review of published versus unpublished data. Lancet 363:1341—1345, 2004

Wilens T E, Biederman J, Mick E, Spencer T J. A systematic assessment of tricyclic antidepressants in the treatment of adult attention-deficit hyperactivity disorder. J Nerv Ment Dis 183 (1):48—50, 1995 7807071

Wilens T E, Haight B R, Horrigan J P, et al. Bupropion XI in adults with attentiondeficit/hyperactivity disorder: a randomized, placebo-controlled study. Biol Psychiatry 57(7):793—801, 2005 15820237

Winn S, Stowe Z N, Landry J C, et al. Sertraline in breast milk and nursing infants, in 1995 New Research Program and Abstracts, American Psychiatric Association 148th Annual Meeting, Miami, FL, May 20—25, 1995. Washington, DC, American Psychiatric Association, 1995, p 73

Winterstein A G, Gerhard T, Shuster J, et al. Utilization of pharmacologic treatment in youths with attention deficit/hyperactivity disorder in Medicaid database. Ann Pharmacother 42 (1):24—31, 2008 18042808

Wragg R E, Jeste D V. Neuroleptics and alternative treatments: management of behavioral symptoms and psychosis in Alzheimer's disease andrelated conditions. Psychiatr Clin North Am 11(1):195—213, 1988 2898133

Wragg R E, Jeste D V. Overview of depression and psychosis in Alzheimer's disease. Am J Psychiatry 146(5):577—587, 1989 2653053

Yacobi S, Ornoy A. Is lithium a real teratogen? What can we conclude from the prospective versus retrospective studies? A review. Isr J Psychiatry Relat Sci 45(2):95—106, 2008 18982835

Yonkers K A, Wisner K L, Stewart D E, et al. The management of depression during pregnancy: a report from the American Psychiatric Association and the American College of Obstetricians and Gynecologists. Gen Hosp Psychiatry 31(5):403—413, 2009 19703633

Yudofsky S C, Silver J M, Schneider S E. The use of beta blockers in the treatment of aggression. Psychiatry Letters 6:15—23, 1988

建议读物

对医生

American Psychiatric Association. Diagnostic and Statistical Manual of Mental Disorders, 5th Edition. Arlington, VA, American Psychiatric Association, 2013

DeBattista C, Glick I R. The Medical Management of Depression, 4th Edition. Dallas, TX, Essential Medical Information Systems, 2003

Brunton L L, Lazo J S, Parker K L (eds). Goodman and Gilman's The Pharmacologica Basis of Therapeutics, 11th Edition. New York, Pergamon, 2006

Goodwin F K, Jamison K R. Manic-Depressive Illness, 2nd Edition. New York, Oxford University Press, 2007

Janicak P G, Davis J M, Preskorn S H, et al. Principles and Practice of Psychopharmacotherapy, 2nd Edition. Baltimore, MD, Williams & Wilkins, 1997

Jefferson J W, Greist J H, Ackerman D L, et al. Lithium Encyclopedia for Clinical Practice, 2nd Edition. Washington, DC, American Psychiatric Press, 1987

Ketter T A (ed). Handbook of Diagnosis and Treatment of Bipolar Disorders. Washington, DC, American Psychiatric Publishing, 2009

Koran L M. Obsessive-Compulsive and Related Disorders in Adults. Cambridge, UK, Cambridge University Press, 1999

Nestler E J, Hyman S E, Malenka R C. Molecular Neuropharmacology: A Foundation for Clinical Neurosciences, 2nd Edition. New York, McGraw-Hill, 2008

Schatzberg A F, Nemeroff C B (eds). The American Psychiatric Publishing Textbook of Psychopharmacology, 4th Edition. Washington, DC, American Psychiatric Publishing, 2009

Schatzberg A F, Nemeroff C B (eds). Essentials of Clinical Psychopharmacology, 3rd Edition. Washington, DC, American Psychiatric Publishing, 2013

Stahl S M. Essential Psychopharmacology: Neuroscientific Basis and Practical Applications, 5th Edition. New York, Cambridge University Press, 2014

对患者及其家人

Allen J G. Coping With Depression: From Catch 22 to Hope. Washington, DC, American Psychiatric Publishing, 2006

Burns D D. The Feeling Good Handbook (1999). New York, HarperCollins, 2012

Charney D S, Nemeroff C B. The Peace of Mind Prescription. Boston, MA, HoughtonMifflin, 2004

Duke P, Hochman G. A Brilliant Madness: Living With Manic-Depressive Illness. New York, Bantam Books, 1992

Fawcett J, Golden B, Rosenfeld N, et al. New Hope for People With Bipolar Disorder. New York, Crown/Random House, 2000

Gilson M, Freeman A. Overcoming Depression: A Cognitive Approach to Taming the Depression Beast. San Antonio, TX, Harcourt Press/Psychological Corporation, 2000

Graves B B. Bulimia: Perspectives on Mental Illness. Mankato, MN, Lifematters Books/Capstone Press, 2000

Hales D, Hales R E. Caring for the Mind. New York, Bantam Press, 1996

Healy D. The Antidepressant Era. Boston, MA, Harvard University Press, 1998

Jamison K R. An Unquiet Mind. New York, Alfred A Knopf, 1995

Jamison K R. Touched With Fire: Manic-Depressive Illness and the Artistic Temperament. New York, Free Press, 1996

Jamison K R. Night Falls Fast: Understanding Suicide. New York, Vintage Books/Random House, 1999

Karp D A. The Burden of Sympathy: How Families Cope With Mental Illness. New York, Oxford University Press, 1999

Kerns L L, Lieberman A B. Helping Your Depressed Child: A Reassuring Guide to the Causes and Treatment of Childhood and Adolescent Depression. Roseville, CA, Prima, 1993

Kramer P D. Listening to Prozac. New York, Viking, 1993

Levenkron S. The Anatomy of Anorexia. New York, WW Norton, 2000

Mondimore F M. Bipolar Disorder: A Guide for Patients and Families. Baltimore, MD, Johns Hopkins University Press, 1999

Rosen L E, Amador X F. When Someone You Love Is Depressed. New York, Free Press, 1996

Rothschild B. The Body Remembers: The Psychophysiology of Trauma and Trauma Treatment. New York, WW Norton, 2000

Shields B. Down Came the Rain: My Journey Through Postpartum Depression. New York, Hyperion, 2006

Solomon A. The Noonday Demon: An Atlas of Depression. New York, Touchstone, 2002

Styron W. Darkness Visible: A Memoir of Madness. New York, Random House, 1990

Torrey E F. Surviving Schizophrenia: A Manual for Families, Consumers, Providers. New York，Harper & Row，2001

Weiden P. Breakthroughs in Antipsychotic Medications：A Guide for Consumers，
Families，and Clinicians. New York，WW Norton，2000

Weissman M. Mastering Depression Through Interpersonal Psychotherapy. San
Antonio，TX，Harcourt Press/Psychological Corporation，2000

Whybrow P. American Mania：When More Is Not Enough. New York，WW
Norton，2006

索 引

所有**黑体字**的页码均指表格或图表

(Page numbers printed in boldface type refer to tables or figures.)

· DSM-5 系列书单 ·

精神障碍诊断与统计手册（第五版）	精装
精神障碍诊断与统计手册（案头参考书）（第五版）	精装
DSM-5® 鉴别诊断手册	平装
理解精神障碍：你的 DSM-5®指南	平装
临床精神药理学手册（第八版）	精装

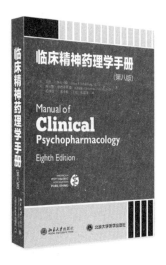
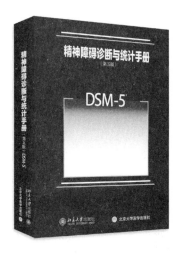
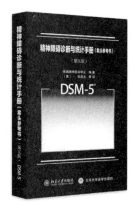

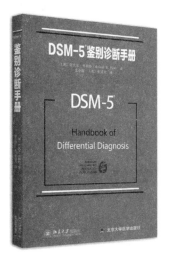
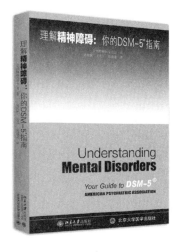

DSM-5
系列微店二维码